AF657777

पशु–चिकित्सा आयुर्विज्ञान

पशुधन एवं कुक्कुट रोग

VETERINARY MEDICINE

LIVESTOCK AND POULTRY DISEASES

प्रोफेसर (डा.) एम.सी. शर्मा
Prof. (Dr.) M.C.Sharma

डा. रूपसी तिवारी
Dr. Rupasi Tiwari

डा. के.के. मिश्रा
Dr. K. K. Mishra

डॉ0 मृत्युंजय कुमार
Dr. Mritunjay Kumar

पशु–चिकित्सा आयुर्विज्ञान

पशुधन एवं कुक्कुट रोग

VETERINARY MEDICINE

LIVESTOCK AND POULTRY DISEASES

प्रोफेसर (डॉ0) एम0सी0 शर्मा

Prof. (Dr.) M.C.Sharma

M.V.Sc, Ph.D (Veterinary Medicine)

Director and Vice-chancellor, Indian Veterinary Research Institute, Bareilley (U.P), India
Former Director, Central Institute of Research on Goats, Mukhdoom, National Fellow (ICAR),
Prof. & Head, Medicine, Joint Director (Ext. Edu.), GBPUA&T, Pantnagar and Joint Director (Ext. Edu.),
IVRI, Diplomatic Indian Expert (ITEC), Govt. of Vietnam and Govt. of Mauritius

डॉ0 रूपसी तिवारी

Dr. Rupasi Tiwari

Msc, Ph.D (Extension Education)
Senior Scientist and Incharge, ATIC, IVRI, Izatnagar

डॉ0 के0के0 मिश्रा

Dr. K. K. Mishra

M.V.Sc, Ph.D (Veterinary Medicine), Associate Professor (Veterinary Medicine)
College of Veterinary and Animal Sciences, Riwa (M.P)

डॉ0 मृत्युंजय कुमार

Dr. Mritunjay Kumar

M.V.Sc, Ph.D (Veterinary Medicine), Assistant Professor (Veterinary Medicine)
C.V.Sc & A.H., R.K. Nagar, Tripura

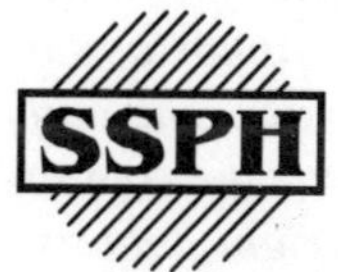

SATISH SERIAL PUBLISHING HOUSE

403, Express Tower, Commercial Complex, Azadpur, Delhi-110033 (India)
Phone : 011-27672852, Fax : 91-11-27672046
E-mail :info@satishserial.com, hkjain1975@yahoo.com
Website : www.satishserial.com

Published by :

SATISH SERIAL PUBLISHING HOUSE
403, Express Tower, Commercial Complex, Azadpur, Delhi-110033 (INDIA)
Phone : 011-27672852 Fax : 91-11-27672046
E-mail : info@satishserial.com, hkjain1975@yahoo.com

ISBN 978-93-81226-77-3

Typeset at: Harminder Kharb *for* Laxmi Art Creation # 9811482328
Printed at: Salasar Imaging Systems, Delhi-110035

प्राक्कथन (फोरवर्ड)

पशु चिकित्सा विज्ञान ऐतिहासिक रूप से मानव पशु सम्बन्धों एवं पशु स्वास्थ्य तथा खाद्य सुरक्षा की दृष्टि से, उभरती हुई विदेशी एवं खाद्यजनित बीमारियों से मुकाबला करने के फलस्वरूप विश्व शान्ति के प्रमुख घटक के रूप में सक्रिय रहा है। इन उद्देश्यों की पूर्ति संभव करने हेतु एवं अपने देश की जरूरतों के हिसाब से भी अधिकाधिक लोगों, संगठनों, एजेंसियों, शिक्षकों एवं उद्योगों, जो कि पशुचिकित्सकों को प्रशिक्षित करने एवं रोजगार प्राप्त करने में जुटे हैं, के बीच संचार, समन्वयन एवं सहयोग अपेक्षित है। किसी भी पशुधन से जुड़े व्यवसाय की सफलता हेतु उच्च गुणवत्ता से लैस पशुचिकित्सा सेवाओं का प्रावधान एक प्रमुख घटक है, क्योंकि समुचित पशु स्वास्थ्य परम्पराओं के न रहने की दशा में दक्षता के साथ–साथ इष्टतम लाभ में भी कमी आ जाती है। उच्च गुणवत्तायुक्त पशुधन उत्पादन एवं पशुचिकित्सा सेवाओं के बीच एक सीधा सम्बन्ध है। आधुनिक पशुचिकित्सा विज्ञान उन्नत नैदानिक और चिकित्सीय तकनीकों की उपलब्धता द्वारा पोषित है। पशुचिकित्सकों को प्राप्त शिक्षा एवं प्रशिक्षण जिसमें पशुस्वास्थ्य एवं खाद्य स्वच्छता घटक दोनों ही सम्मिलित हैं, उन्हें खाद्य सुरक्षा विशेषकर पशुमूल के खाद्य पदार्थों की सुरक्षा को सुनिश्चित करने में एक केन्द्रीय भूमिका निभाने में विशिष्टता प्रदान करता है। यहां पर उन्हें पशुधन एवं कुक्कुट के स्वास्थ्य से सम्बन्धित नवीनतम दृष्टिकोणों एवं प्रोन्नतियों द्वारा ज्ञान संवर्धन की नितान्त आवश्यकता है। लगातार बढ़ती जनसंख्या, भोजन एवं चारे की जरूरत, प्राकृतिक संसाधनों की उपलब्धता में गिरावट, जलवायु परिवर्तन, नये परजीवी, कृषि आधारित आय में धीमी वृद्धि एवं नये वैश्विक व्यापार नियमों जैसी विविध चुनौतियों एवं बाधाओं के परिणामस्वरूप पशुचिकित्सा शिक्षा कार्यक्रमों को तैयार करने एवं उन्हें लागू करने की दिशा में महत्वपूर्ण बदलावों की आवश्यकता निहित है।

पूर्वोक्त घटनाक्रमों द्वारा लाई गई बदलती जरूरतों के परिणामस्वरूप एक ऐसी पुस्तक की बहुत आवश्यकता महसूस की जा रही थी जो सरल भाषा में व्यावसायिक पशुचिकित्सकों, विद्यार्थियों एवं पशुधन चिकित्सा क्षेत्र से जुड़े अन्य लोगों को उचित जानकारी प्रदान कर सकें। वर्तमान में पशुचिकित्सा व्यवसाय के क्षेत्र में कई पुस्तकें उपलब्ध हैं जो कि विशेष चिकित्सीय तौर–तरीकों के बारे में अधिकाधिक विचार–विमर्श प्रस्तुत करते हैं लेकिन हमारे देश की परिस्थितियों के अनुरूप एवं मातृभाषा में पुस्तकों का सहज अभाव है।

प्रस्तुत मातृ भाषा पुस्तक में विभिन्न संक्रामक, गैर–संक्रामक, चयापचयी, अल्पता, प्राणिरूज्जा एवं परजीवी रोगों के साथ –साथ विभिन्न पद्धतियों के संकुलों का समावेश किया गया है जिन्हें एक आदर्श पशु–प्रक्षेत्र में अपनाया जा सके। इसके साथ ही पशुचिकित्सा शास्त्र एवं विधि शास्त्र से सम्बन्धित उद्यत संदर्भों को भी सम्मिलित किया गया है ताकि इनकी भी अधिकाधिक जानकारी लोगों तक पहुंच सके। विभिन्न अध्यायों को उद्दीपक एवं विचारोत्तेजक चित्रों तथा रेखांकित एवं जीवन्त माध्यमों द्वारा एक आकर्षक रूप में संगठित किया गया है ताकि विषय की रोचकता एवं पाठकों की उत्सुकता बरकरार रह सके। ज्यादातर स्थानों पर पठनीय सामग्री को एक बिन्दुगत एवं तालिका के रूप में सटीक एवं सुसंहत रूप में प्रस्तुत किया गया है। विभिन्न पशुओं एवं कुक्कुट रोगों के अतिरिक्त जैव–नमूनों के संग्रह व संरक्षण एवं पशुचिकित्सा न्यायशास्त्र के विभिन्न पहलुओं से सम्बन्धित व्यापक जानकारी दी गई है, जिसके द्वारा क्षेत्ररत पशुचिकित्सकों को एक ही स्थान पर ऐसी बहुमूल्य जानकारियां उपलब्ध कराकर उनकी चिर–अपेक्षित जरूरतों को पूरा किया जा सकेगा।

प्रो0 महेश चन्द्र शर्मा

प्रस्तावना (प्रीफेस)

भारतीय ग्रामीण अर्थव्यवस्था में पशुपालन प्राचीनकाल से ही मानव सभ्यता का अंग रहा है। इस समय देश में लगभग 530 मिलियन पशुधन है जिसमें गौपशु (199 मिलियन), भैंस (105 मिलियन), बकरियां (140मिलियन), भेंड़ (71 मिलियन), शूकर (11 मिलियन) एवं कुक्कुट (635 मिलियन) हैं। पशुधन पर आधारित उद्यम भारतीय अर्थव्यवस्था में एक "खजाने" की तरह माना जाता रहा है, विशेषकर ग्रामीण प्रणालियों हेतु। पशुधन क्षेत्र में पशुरोग एक प्रमुख समस्या है। भारत को प्रतिवर्ष लगभग पचास हजार करोड़ रूपये विभिन्न बीमारियों के परिणामस्वरूप पशुओं के प्रतिकूल प्रदर्शन के कारण नुकसान होता है। एक वैश्विक आर्थिक परिप्रेक्ष्य में, दुनिया के इस महत्वपूर्ण उद्योग को प्रभावित करने में, पशु रोग सबसे महत्वपूर्ण तथ्य है। किसी समुदाय/क्षेत्र विशेष में संक्रामक रोगों के परिणामस्वरूप स्थानीय बाजार में अवरोध उत्पन्न होता है जिसके कारण पशुओं के आने–जाने पर प्रतिबन्ध होता है एवं पशुपालक पशुधन एवं पशुधन उत्पादों को इष्टतम समय पर बाजार में उपलब्ध नहीं करा पाता है या निम्नतम मूल्यों का सामना करता है जिससे नुकसान और अधिक बढ़ जाता है। इसके अतिरिक्त अन्तर्राष्ट्रीय व्यापार प्रतिबन्ध के कारण पशुधन से जुड़े रोजगार एवं अन्य सहायक क्षेत्रों पर संभावित गुणक प्रभावों के कारण बड़े पैमाने पर वाणिज्यिक नुकसान का सामना करना पड़ सकता है। प्राणि रुज्जीय एवं खाद्यजनित रोगों के कारण लोगों के उत्पादकता एवं जीवन की गुणवत्ता में कमी के कारण एवं इलाज के लिए खर्चों द्वारा आर्थिक नुकसान भी बढ़ जाता है। इसके अतिरिक्त पशुरोग, खाद्य असुरक्षा, निम्न पोषण एवं पशुपालकों की आय में कमी का कारण बनते हैं। जब तक पशुओं के आमरोगों जैसे–मुँहपका, खुरपका, थनैला, गलघोंटू, बुसील्लता, क्षयरोग, आई.बी.आर. के नियन्त्रण एवं प्रबन्धन हेतु गंभीर प्रयास नहीं होते, हम 2020 तक 160–170 मि0 टन के लक्षित दुग्ध उत्पादन से दूर रहेंगे। इसके अलावा अन्य पशुरोगों जैसे–शूकर ज्वर, पी.पी.आर., नील जिह्वा रोग एवं कुक्कुट रोग भी पशुपालकों को भारी नुकसान पहुँचाते रहेंगे।

पशुचिकित्सा औषधि एक बहुत ही सम्मानित एवं संवेदनशील व्यवसाय है। आधुनिक नैदानिक उपकरणों एवं रोगों की विकृति–जैविकीय समझ के कारण, पशु एवं कुक्कुट रोगों के कारणों, लक्षणों एवं चिकित्सा के साथ–साथ बचाव एवं रोकथाम में उल्लेखनीय जानकारी हासिल की गई है। देर से ही सही, परन्तु

रोग के लिए जिम्मेदार कारकों (जिसमें प्रबन्धन से सम्बन्धित कारक भी शामिल हैं) पर जोर दिया जाने लगा है। इसके लिए विभिन्न हितधारकों जैसे–पशुचिकित्सा छात्रों, क्षेत्रीय पशुचिकित्सकों, शोधकर्ताओं, शिक्षकों एवं पशुस्वामियों के बीच मौजूदा ज्ञान के नवीनीकरण के प्रयासों की सतत् आवश्यकता है। पशुधन स्वामियों द्वारा भी पशुचिकित्सकों के कार्यों के प्रति आकांक्षायें दिनों–दिन बढ़ती जा रही हैं ताकि पशुधन स्वास्थ्य पर विशेष जोर दिया जा सके।

हमेशा से ही एक ऐसी सरल पुस्तक की आवश्यकता महसूस की जाती रही है जो व्यस्त पशुचिकित्सकों को विभिन्न प्रकार के संक्रामक, गैर–संक्रामक, परजीवी, पशुजन्य रोगों के साथ–साथ अल्पता रोग एवं चयापचयी रोगों के विषय में, सम्बन्धित चित्रों द्वारा समर्थित सटीक तरीके से एवं विश्वासपूर्ण जानकारी उपलब्ध कराये। पहले से उपलब्ध कई पुस्तकें या तो बहुत ही अधिक वर्णनात्मक हैं जिसे पढ़ने एवं समझने के लिए बहुत अधिक समय की आवश्यकता पड़ती है या फिर विदेशी परिस्थितियों पर आधारित होती हैं जो हमारी स्थानीय परिस्थितियों के बिल्कुल भी अनुकूल नहीं है। इसके अलावा, पशुचिकित्सा व्यवसाय से जुड़े पेशेवरों के विभिन्न वर्गों से हमेशा से यह मांग रही है कि एक सरल भाषा में पशुधन एवं कुक्कुट रोगों, पशुचिकित्सा के वैधानिक नियमों एवं कानूनों, क्लीनिको–पैथोलोज़िक नमूनों की प्रयोगशाला में नैदानिक जाँच हेतु संग्रह, संरक्षण एवं प्रेषण विधियों, मरणोत्तर परीक्षण एवं पशुशव के वैज्ञानिक निपटान इत्यादि के विषय में जानकारी एवं विभिन्न पहलुओं से युक्त व्यापक संदर्भ पुस्तक उपलब्ध हो, ताकि वह क्षेत्रीय अभ्यासरत् पशुचकित्सकों के समक्ष उत्पन्न होने वाले सवालों के लिए अधिकारिक जबाब के रूप में कार्य कर सके। हालांकि, एक एकल पाठ्य पुस्तक के रूप में पशुचिकित्सा औषधि के क्षेत्र में एक भी पुस्तक उपलब्ध नहीं है जो पशुचकित्सा के उपरोक्त सभी पहलुओं को समाहित करता हो, जिससे इससे जुड़े लोगों को काफी कठिनाईयों का सामना करना पड़ता है। यहां यह भी उल्लेख करना प्रासंगिक होगा कि हमारे देश के कॉलेजों एवं विश्वविद्यालयों को अभी भी विदेशी लेखकों द्वारा लिखी गई पुस्तकों पर निर्भर रहना पड़ता है जो उनके स्वयं के देशों से सम्बन्धित मुद्दों पर अपनी अवधारणा से सम्बन्धित होती है। हमारे देश में विगत कुछ वर्षों में पशुओं से सम्बन्धित मुकदमों में अभूतपूर्व वृद्धि हुई है। इसमें प्रमुख मुद्दे उम्र निर्धारण, मृत्यु के कारण एवं पशु–कल्याण से सम्बन्धित हैं। इसके साथ ही अक्सर पेशेवर कदाचार का आरोप एवं बीमा दावों से सम्बन्धित घटनाएं भी फोरेंसिक पशुचिकित्सा शास्त्र का एक महत्वपूर्ण घटक है। पशुचकित्सकों को विभिन्न पशुचिकित्सा विधानों एवं अधिनियमों से सम्बन्धित ज्ञान–संवर्द्धन की आवश्यकता है।

उपरोक्त पृष्ठभूमि में, इस पुस्तक में विभिन्न जीवाणु–जनित, विषाणुजनित, कवक जनित परजीवी एवं प्रोटोजोआ, चयापचयी एवं गैरसंक्रामक रोगों, अल्पता रोगों के साथ–साथ सूचनीय एवं प्राणि रुज्जी रोगों को समर्पित अध्यायों को शामिल करके उन्हें पाठकों के समक्ष एक रोचक प्रारूप में प्रस्तुत करने का एक अटूट प्रयास किया गया है। इसके अतिरिक्त महत्वपूर्ण कुक्कुट रोगों पर भी एक अध्याय शामिल किया गया है एवं प्रमुख विषय एवं उनके उपचार, सामान्य कानूनों एवं विनियमों तथा क्लीनिको–पैथोलोजिकल नमूनों/सामग्रियों के प्रयोगशाला निदान हेतु संग्रह, संरक्षण एवं संप्रेषण पर भी अध्याय सम्मिलित किये गये हैं। साथ ही मरणोत्तर परीक्षण, पशु शव का वैज्ञानिक निपटान एवं विभिन्न रोकथाम पद्धतियों के संकुलों का भी समावेश किया गया है। इस पुस्तक को

लिखने का प्रमुख उद्देश्य, पशुचिकित्सा क्षेत्र से सम्बन्धित पेशेवरों एवं अन्य लोग जिनका पशुओं से सम्बद्ध हैं, उनके लिए पशुचिकित्सा औषधि से सम्बन्धित एक तैयार मार्गदर्शक एवं संदर्भस्रोत प्रदान करना है एवं इस आशा के साथ कि यह पुस्तक सभी सम्बन्धित लोगों की विशिष्ट जरूरतों को पूरा करने में सक्षम होगी।

कई महान विभूतियों ने इस पुस्तक की संरचना के दौरान हमें अपने ज्ञान और अनुभव के साथ प्रबुद्ध किया है। हम उनका इस पुस्तक हेतु मूल्यवान समय एवं सामग्रियों को प्रदान करने के लिए हार्दिक आभार व्यक्त करते हैं। वास्तव में इस पुस्तक के विकास के लिए उत्तम तकनीकी मार्गदर्शन और संरक्षण हेतु हमारे कृतज्ञता शब्द अपर्याप्त हैं। उनकी कार्यभावना, सतत एवं अटूट सहयोग, समर्थन का भी आभार व्यक्त करने के लिए धन्यवाद हेतु हमारे समक्ष शब्दों की अपार कमी है। हम उन सभी के प्रति आभारी हैं जिन्होंने परोक्ष या अपरोक्ष रूप में हमें समर्थन एवं सहयोग प्रदान किया है।

लेखकगण

विषय सूची

अध्याय 1

सामान्य जाँच तथा नैदानिक विधियाँ

(जनरल एग्जामिनेशन एण्ड डायग्नोस्टिक प्रोसीजर्स)

स्वास्थ्य से तात्पर्य पशु प्रजातियों के लिए मान्य प्रतिमानकों के अनुरूप उनके शारीरिक एवं दैहिकी रूप से सुचारू कार्य करने से है। स्वास्थ्य में किसी तरह का विकार उत्पन्न होने को रोग के रूप में परिभाषित किया जा सकता है। प्रतिमानक में किसी तरह का परिवर्तन पशु के लक्षणों से दृष्टिगोचर होता है और स्वास्थ्य में आये इस परिवर्तन को ठीक करने के लिए नैदानिक उपचार की जरूरत होती है। पशु समूह के प्रबन्धक/चिकित्सक के लिए स्वास्थ्य के लक्षणों का ज्ञान रखना बहुत आवश्यक है, पशु–चिकित्सकों को पशुओं की विभिन्न प्रजातियों का उपचार करने की कला कौशलता आनी चाहिए।

किसी भी पशु या पशु समूह के रोग अन्वेषण में सबसे महत्वपूर्ण तथ्य है कि उसकी सही एवं पूरी जाँच की जाए। रोग निदान एवं उपचार पशु रोग के इतिहास एवं लक्षणों पर काफी निर्भर करता है। पशु चिकित्सकों के लिए पशुओं के रोग निदान एवं श्रम साध्य प्रक्रिया है क्योंकि रोग के बारे में वे साक्ष्यों पर आधारित अनुमान लगाकर ही निर्णय लेते हैं। साक्ष्य पशु के मालिक द्वारा दिये जाते हैं और पशु गृह, आहार प्रबन्धन, विद्यमान पर्यावरण एवं जलवायु आदि की सूचना सही रोग निदान में अत्यधिक सहायक है। पशु मालिक द्वारा बताये गये पशु इतिहास के वृत्तान्त में सही जानकारी नहीं होने के कारण उत्पादन से सम्बन्धित रोगों का निदान अत्यधिक कठिन हो जाता है। ऐसे ही विष या जहर सम्बन्धी व्याधियों का निदान भी आसान नहीं है क्योंकि संभावित कारकों के बारे में पशु स्वामी का ब्यौरा एवं रोग ग्रस्त पशुओं द्वारा प्रदर्शित लक्षण संदिग्ध होते हैं। परिवेश (वातावरण) का अन्वेषण भी रोग निदान में सहायक हो सकता है।

इसके लिए निम्नांकित बिन्दुओं पर ध्यान केन्द्रित किया जाए :–

- क्या पीड़ा है।
- रोग के कारण क्या है।
- रोग या पीड़ा को कैसे ठीक किया जा सकता है।
- रोग ग्रस्त पशु का उपचार क्या है।

पीड़ा का अध्ययन करने के लिए निम्नांकित कदम उठाए जाएँ :

- उपलब्ध आँकड़ों एवं पशु स्वामी से परामर्श करके रोगी पशु का पूरा ब्यौरा तैयार किया जाए। पशु स्वामी की शिकायत के साथ ही रोग अन्वेषण शुरू कर देना चाहिए। रोग निदान के लिए पशु चिकित्सक द्वारा रोग एवं पशु के प्रत्येक पहलू पर सर्वप्रथम सावधानी से पशु मालिक से पूछताछ करनी चाहिए। तत्पश्चात् निम्न जाँच की जाए।
- पशुचिकित्सक द्वारा रोगी पशु की सम्पूर्ण जाँच।
- सहायक तकनीकों जैसे–थर्मामीटर, नेत्र–अन्तर्दशी, ऑटोस्कोप, स्टेथोस्कोप का युक्ति संगत उपयोग और आधुनिक तकनीकों जैसे–एक्स–रे, ई.सी.जी., अल्ट्रासाउन्ड आदि का समुचित उपयोग और बीमार पशु के लक्षण एवं इतिहास के आधार पर अन्य विशिष्ट जाँच। ऐसे में गोबर की जाँच, रक्त की जाँच, पेशाब की जाँच, दुग्ध जाँच, सी.एस.एफ. आदि प्रयोगशाला सम्बन्धी जाँचें भी रोग अन्वेषण एवं सही रोग निदान में महत्वपूर्ण भूमिका अदा करती हैं।
- बीमारी की हालत में पशुचिकित्सक द्वारा रोगी पशु का गहनता से निरीक्षण एवं परीक्षण।
- पशु के पर्यावरण की जाँच। पशु स्वामी द्वारा बतलाए गए पशु के रोग इतिहास एवं विभिन्न जाँचों के आधार पर पशुचिकित्सक रोग के कारणों के बारे में कुछ निष्कर्ष निकाल सकते हैं या अनुमान लगा सकते हैं।
- रोग उपचार की कार्यवाई का आरम्भ।

रोग उत्पन्न होने का इतिहास (हिस्ट्री)

नैदानिक जाँच बहुत ही महत्वपूर्ण है और ये जाँचें रोग निदान में महत्वपूर्ण भूमिका अदा करती हैं। पशु के मालिक से प्राप्त पशु रोग का ब्यौरा किसी भी रोग के निदान में

बहुत सहायक सिद्ध होता है लेकिन पशु का रोग इतिहास सही एवं पूर्ण होना चाहिए। पशु रोग का गलत इतिहास रिकार्ड पशुचिकित्सक के लिए अड़चन उपस्थित कर सकता है और उसका समय एवं ऊर्जा व्यर्थ में खर्च हो सकती है, साथ ही उपचार को खर्चीला भी बना सकता है। रोगी पशु अपनी बीमारी के बारे में कोई तथ्य या सूचना नहीं दे सकता है। अतः पशुमालिक की टिप्पणी या विचार ही अंतिम रोग निदान में अहम साबित होते हैं। पशु मालिक ही पशु के बारे में महत्वपूर्ण तथ्य उपलब्ध कराता है।

पशु मालिक से पशु का इतिहासवृत्त प्राप्त करते समय पशुचिकित्सक को सावधानी बरतनी चाहिए और मुवक्किल–पशुचिकित्सक में सौहार्दपूर्ण सम्बन्ध विकसित करने हेतु पशु के बारे में पशु मालिक की राय को प्राथमिकता देनी चाहिए। जहाँ तक संभव हो सके पशु मालिक से सीधे तौर पर यह नहीं पूछना चाहिए कि आपके पशु को क्या हुआ है। ऐसे प्रश्नों के बजाय पशुचिकित्सक को यह पूछना चाहिए कि आपको कैसे पता चला कि आपका पशु निरोगी नहीं है या आपका पशु कब से बीमार है, पशु के जीवनवृत्त द्वारा रिकार्ड किये गये सभी महत्वपूर्ण बिन्दुओं की पुष्टि परस्पर प्रश्नोत्तर द्वारा की जानी चाहिए। बेहतर जानकारी के लिए स्थानीय भाषा का प्रयोग किया जाए और कठिन व तकनीकी शब्दों का प्रयोग पशुपालक के साथ नहीं किया जाए। पशु का इतिहास रिकार्ड करते समय पशुचिकित्सक को यह भी विचार करना चाहिए कि पशुओं में प्रजाति–विशिष्ट रोग जैसे गोवंशियों में गलघोंटू एवं लंगड़ी और श्वानों में डिस्टेम्पर रोग होते हैं। अधिक दूध देने वाले पशुओं में नस्ल विशिष्ट रोग जैसे–दुग्ध ज्वर, थनैला एवं कीटोनमयता रोग भी हो सकते हैं। आयु–विशिष्ट रोग जैसे दो वर्ष या इससे अधिक की आयु वाले पशुओं में लंगड़ी रोग एवं वयस्क पशु में सूखा रोग जैसी व्याधियाँ भी हो सकती हैं। मादा पशुओं में लिंग विशिष्ट रोग जैसे थनैला एवं मेट्राइटिस हो सकती हैं। पशुचिकित्सक को यह भी विचार करना चाहिए कि रोगग्रस्त सभी पशुओं की भूख कम हो जाती है और उनकी उत्पादन क्षमता में भी कमी आ जाती है। गोवंशियों में अपच, दृढ़ीकरण (इम्पेक्शन) के मामले में वे जुगाली करना कम कर देते हैं। रोग निदान का शीघ्र निर्णय लेने एवं बाद की जाँचों के लिए पशु के इतिहास का रिकार्ड रखने का विशिष्ट तरीका अपनाना चाहिए । विद्यमान रोग के बारे में प्राप्त इतिहास की पुष्टि की जानी चाहिए और रोगी की क्लीनिकल दशा के साथ क्रास–जाँच की जानी चाहिए।

वर्तमान इतिहासवृत्त (प्रजेन्ट हिस्ट्री)

उपस्थित पशु की समस्या के ब्यौरे की रिकार्डिंग को वर्तमान इतिहास के रूप में जाना जाता है। विद्यमान समस्या से एक पशु या बहुत से पशु प्रभावित हो सकते हैं। अनेक पशु

प्रकोप के मामले में आवश्यकीय इतिहास अत्यन्त सहयोग प्रदान करता है। अनेक अवसरों पर यह देखा गया है कि पशु मालिक घर पर स्वयं द्वारा या स्थानीय लोगों द्वारा उपचार कराने के बाद पशु को पशुचिकित्सक के पास ले जाते हैं। अतः पूर्व में किये गये उपचार के बारे में सही जानकारी होने से रोग निदान में सहायता मिलती है। अतः पशु मालिक से अन्य जानकारी प्राप्त करने के साथ–साथ पूर्व उपचार की भी जानकारी अवश्य प्राप्त की जाए। पशु मालिक से पशु स्वास्थ्य की प्रमुख परेशानियों को क्रमवार रूप से ज्ञात कर उनका रिकार्ड रखा जाए। किसी निष्कर्ष पर पहुँचने से पूर्व पशु मालिक द्वारा व्यक्त विचारों के बारे में खूब जिरह करनी चाहिए। पशु मालिक ही पशु में हुए शारीरिक बदलावों के बारे में बता सकता है और पशु चिकित्सक को पशु में आये विकारों के समय, परिवर्तनों की संख्या, तीव्रता आदि के बारे में पशु मालिक से जानकारी प्राप्त करनी चाहिए। चारा खाने/पानी पीने में आये बदलाव, श्वसन दर, पेशाब करने, दुग्ध उत्पादन, पसीना आने, लार गिरने, चाल, आवाज, दुर्गन्ध, विकास एवं ढाँचा आदि के बारे में पशुपालक को रिकार्ड रखना चाहिए। वर्तमान बीमारी एवं पशु कितने समय से रोगग्रस्त है, परिवर्तनों का समय और किये गये उपचार आदि के बारे में आवश्यक रिकार्ड रखा जाए।

पशु का पूर्व इतिहास/जीवनवृत्त (प्रिवियस हिस्ट्री)

रोग निदान की बेहतर संभावनाओं के लिए पशुचिकित्सक को यह अवश्य जान लेना चाहिए कि पहले पशु को किस प्रकार की व्याधियाँ हुई थी और उनका वर्तमान रोग से कितना सम्बन्ध है। यदि पशु पहले भी किसी रोग से ग्रसित हुआ है तो ऐसे मामले में पूर्व निदान के बारे में निम्नांकित जानकारी अवश्य हासिल की जाए :

- क्या कारण था।
- कितने समय तक पशु बीमार रहा।
- पशु को किस तरह का उपचार दिया गया।
- कैसे स्वास्थ्य लाभ प्राप्त किया।
- कार्य निष्पादन पर क्या प्रभाव पड़ा।
- क्या रोग या व्याधि अकेले पशु को हुई थी या ऐसी बीमारी से बहुत से और भी पशु प्रभावित हुए थे।
- क्या हाल ही में पशु को ढोकर लाया गया है।
- अस्वस्थता दर, मृत्यु दर एवं मामले की घातकता की दर।
- पूर्व अस्वस्थता के दौरान दिये गये आहार, प्रबन्धन, उपचार एवं दूसरे सम्बन्धित तथ्यों का इतिहास।

उक्त ब्यौरा प्राप्त कर उन्हें अच्छी तरह लेखबद्ध किया जाए। यदि अनेक पशु अस्वस्थ हुए हैं तो अस्वस्थता दर, मृत्युदर, रोग घातकता की दर का भी विचार किया जाए। इससे प्रभावी उपचार और रोग नियन्त्रण की नीतियाँ तैयार करने में मदद मिल सकती है। किसी रोग के अन्वेषण के दौरान चाहे वे नैदानिक रूप से प्रभावित पशु हो, उनमें से कुछ पशु प्रयोगशाला की जाँचों के अनुसार रोग से प्रभावित हो सकते हैं लेकिन नैदानिक जाँच में उनका रोग स्पष्ट नहीं हो पाता है। रोग की प्रभावी रोकथाम एवं नियन्त्रण के कारगर उपाय करने के लिए ऐसे पशुओं का गहन अध्ययन बहुत जरूरी है। जहाँ पशु रहता है उसके आसपास के क्षेत्र पर भी ध्यान देना आवश्यक है। क्या रोग कारक एजेन्ट की उत्तरजीविता एवं रोग की घटना परपोषी एवं वातावरण पर निर्भर करती है?

पूर्व उपचार, निरोधक एवं नियन्त्रण के उपाय (प्रीवियस ट्रीटमेंट, प्रीवेंशन एण्ड कन्ट्रोल)

पशुचिकित्सक को बुलाने से पूर्व पशु मालिक को उपचार के समय पशु को दी गई वैकल्पिक औषधियों की जानकारी रखनी चाहिए। यदि बीमार पशु का कोई पूर्व उपचार किया गया है तो उसका रिकार्ड अवश्य रखना चाहिए। यह रोग नैदानिक संभावनाओं को तलाशने एवं बेहतर निरोधक युक्ति तैयार करने में सहायता करता है। इसी समय पशु मालिक द्वारा अपने फार्म में दी गई रोग हटाने वाली औषधियों एवं किये गये रोग नियन्त्रण के उपायों के बारे में भी अवश्य पूछताछ करनी चाहिए। इससे पशुचिकित्सक औषधि का नुस्खा लिखते समय कुछ औषधियों को अपने विवेकानुसार कम कर देता है और इससे उपचार की लागत में भी कमी आती है। इन सभी तथ्यों के ज्ञान से न सिर्फ उचित रोग निदान में सहायता मिलती है बल्कि उपचार के समय एवं लागत में भी कमी आती है।

आहार सम्बन्धी पशुओं का इतिहास (न्यूट्रीशलन हिस्ट्री)

बीमारी से पूर्व पशु को दिये गये आहार एवं चारे के बारे में जानकारी हासिल की जानी चाहिए। दुग्ध ज्वर, किटोसिस, प्रसवोत्तर हीमोग्लोबीन्यूरिया एवं दूसरे रोग सीधे पोषण से जुड़े हुए हैं।

- खनिज एवं विटामिन दिये जा रहे हैं अथवा नहीं।
- आहार सम्पूरक दिये जा रहे हैं या घर में बने खनिज मिश्रण प्रयोग किये जा रहे हैं।
- क्या आहार में किसी तत्व या विटामिन की अधिकता की कोई संभावना है।

किसी विशेष पशु की पोषक आवश्यकताओं की तुलना पोषाहार ग्रहण करने की क्षमता के साथ रोग के बारे में आधार सूत्र उपलब्ध कराते हैं और पोषण की योजना को अंतिम रूप देने में सहायता करती है। बढ़ते हुए, गर्भवती एवं दूध देने वाले पशुओं के पोषण की

ओर विशेष ध्यान देना चाहिए। जो पशु चरने के लिए भेजे जाते हैं, वे पूरी तरह भिन्न प्रकार के रोगों से ग्रसित हो जाते हैं और वे सामूहिक रूप से रोग से ग्रसित होते हैं। एक स्थान पर खड़े रहकर चारे चरने वाले पशुओं में परजीवी प्रकोपों, संक्रामक रोगों एवं खनिज न्यूनता की आशंका अधिक रहती है।

सामान्य प्रबन्धन का इतिहास (हिस्ट्री ऑफ जनरल मैनेजमेंट)

इसके अंतर्गत आवास, आहार, पानी देने की क्रिया, प्रजनन एवं पशु की दूसरी पालन विधियां सम्मिलित हैं। नियमित पालन रीतियों में हुई कोई भूल/परिवर्तन से बीमारी का पता लगाया जा सकता है। प्रबन्धन में छोटा सा भी परिवर्तन पशु को रोगी बना सकता है। ऐसा मुख्यतया थनैला रोग के मामलों में देखा गया है। कुछ पशुओं को एक जैसा आहार ही दिया गया हो लेकिन उनके पालन की रीतियों में परिवर्तन कर दिया जाए तो प्रबन्धन के कारण उनमें रोग उत्पन्न हो सकता है। ऐसे ही यदि कुछ समय कुछ पशुओं को एक ही आवासीय दशाओं में रखा जाए लेकिन उनके आहार में परिवर्तन कर दिया जाए तो उसे भी पोषक मूल की बीमारियां पैदा हो जायेंगी। अधिक दूध देने वाले पशुओं की ओर व्यक्तिगत ध्यान देना आवश्यक है चाहे भले ही संगठित फार्म में बड़ी संख्या में पशु क्यों न रखे हों।

जब भी पशुधन के प्रबन्धन में लापरवाही बरती गई है तब ही स्वास्थ्य एवं उत्पादन से सम्बन्धित अनेक समस्याएं उत्पन्न हुई हैं। आवास के लिए कम स्थान, शुद्ध हवा का आवागमन, घूमने–फिरने की सुविधा, पानी और मैले की निकासी, साफ–सफाई और स्वास्थ्य विज्ञान का ज्ञान आदि ऐसे घटक हैं जो रोग की घटनाओं में महत्वपूर्ण भूमिका अदा करते हैं। किसी भी रोग निदान से पूर्व साफ–सफाई, स्वास्थ्य विज्ञान, प्रदूषण की सघनता, आहार की गुणवत्ता, आवास आदि पर भी हमेशा ध्यान दिया जाना चाहिए।

कृषि जलवायु की दशाओं का इतिहास (एग्रो–क्लाइमेटिक हिस्ट्री)

कई ऐसे रोग होते हैं जो विशिष्ट कृषि जलवायुकी क्षेत्र में ही होते हैं। उदाहरणस्वरूप थाइलेरियोसिस, बबेसियता एवं अन्य वेक्टर–जनित रोग वही होते हैं जहां लम्बे समय से गर्म जलवायु की दशाएं या स्थितियां बन रही हैं। पैर सड़ने की घटनाएं कभी भी सूखे क्षेत्र में नहीं होती है। फैसिओलियता घटनाएं मुख्यतया उन्हीं क्षेत्रों में होती है जहां लम्बे समय से गर्म आर्द्र मौसम रहता है और यह रोग कच्छ की भूमि में भी होता है। सर्दियों के दौरान अवयस्क पशुओं में डिस्टोकिया एवं मैग्नीशियम न्यूनता सम्बन्धित रोग सामान्य रूप से पाये जाते हैं। इसके अतिरिक्त एफ.एम.डी., अल्पकालिक ज्वर एवं वायु प्रदूषण से सम्बन्धित रोग वायु के वेग एवं इसकी दिशा द्वारा प्रभावित होते हैं।

पशु के पर्यावरण की जाँच (एक्जामिनेशन ऑफ एन्वायरनमेंट)

रोग उत्पन्न करने वाले एजेन्टों की गुणन क्रिया या विस्तार में पर्यावरण कारक बहुत बड़ी भूमिका अदा करते हैं और कारणात्मक कारकों के संचारण में पर्यावरण की अहम भूमिका है। पर्यावरण, परपोषी एवं रोग कारक एजेन्टों के बीच गहरा सम्बन्ध होने के कारण पर्यावरण नैदानिक जाँच की अहम् भाग है। इस निमित्त एकल पशु या पशु समूह के पर्यावरण का विस्तृत अध्ययन नैदानिक जाँच का अनिवार्य भाग होना चाहिए। पशुपालन की रीतियों के आधार पर वाह्यीय/चरागाह में चरने वाले पशु एवं अन्दर ही बंधे हुए चारा चरने वाले पशु के रूप में पर्यावरण जांच के दो प्रकार होते हैं जैसे इन्डोर एवं आउटडोर पर्यावरण नैदानिक जाँच।

पशु बाड़े के अन्दर के पर्यावरण की परीक्षा (एक्जामिनेशन ऑफ इन्डोर एन्वायरनमेंट)

पशुचिकित्सक को इंडोर पर्यावरण परीक्षण के सभी पहलुओं पर विचार कर उसका आँकलन करना चाहिए क्योंकि अपर्याप्त आवास एवं हवा के आगमन, अधिक भीड़–भाड़ एवं अन्य असुविधाजनक दशाएं अन्दर रहने वाले पशुओं पर प्रभाव डालती हैं और उन्हें संक्रामक रोगों से ग्रसित होने की संभावना अधिक होती है। कमजोर स्वास्थ्य से संक्रामक रोगों की घटनाएं अधिक होती हैं। अतिसार, थनैला एवं सामान्य रोगों के कारण नवजात बछड़ों में मृत्यु, गोबर एवं मूत्र की समुचित रूप से सफाई नहीं करने एवं कीटनाशक दवाओं का पर्याप्त उपयोग न करने से होती है। अतः पशुओं के बाड़े की सही ढंग से साफ–सफाई आवश्यक है, उनमें हवा के आवागमन एवं प्रकाश की सही व्यवस्था आवश्यक है। सफाई एवं संक्रमण हरण के लिए अपनाई जाने वाली विधियों की भी जाँच की जानी चाहिए। जब से पशु के पशुशाला की सफाई एवं असंक्रमित नहीं किया गया है उस पूरे समय को भी सावधानीपूर्वक दर्ज करना चाहिए। मल–मूत्र की सफाई करने में देरी होने से संक्रमण का खतरा बढ़ जाता है और इससे पशुओं में अस्वस्थता एवं मृत्यु की दर बढ़ जाती है।

पशु बाड़े में हवा के आवागमन अर्थात् बाड़े में आर–पार हवा का संचरण होने की ओर भी ध्यान देना चाहिए। गर्मियों में पशु गृह का अधिक गर्म होना एवं सर्दियों के दौरान उनमें ठंड एवं सीलन का बढ़ना हवा के अपर्याप्त आवागमन के कारण ही होता है। इस तथ्य पर बहुत ध्यान देने की आवश्यकता है क्योंकि इससे उत्पादन एवं पुनरुत्पादन प्रभावित होता है और शूकर पशुओं के लिए स्थानिक निमोनिया रोग हेतु आधार तैयार होता है। पशुओं के नीचे बिछाई जाने वाली सामग्री की मात्रा एवं गुणवत्ता पर भी ध्यान देना चाहिए। लकड़ी का बुरादा सामान्यतया कोलीफार्म थनैला का कारण बनता है और सर्दियों के दौरान गीला बिछौना बछड़ों में सामान्यतया स्थानिक निमोनिया के लिए उत्तरदायी होता है। किसी पशु गृह के फर्श की गुणवत्ता पेशी, कंकाल तंत्र एवं चर्मरोगों के लिए उत्तरदायी है। चिकने फर्श

पर बछड़ा देने वाली गाय के फिसलने की संभावना बनी रहती है और डाउनर काउ सिन्ड्रोम के आसार बनने लगते हैं। क्षतिग्रस्त या कमजोर ढंग से बनाए गए फर्श के कारण पैरों में चोट या घाव हो सकते हैं।

सामान्यतया पशु गृह की बनावट एवं उसके फर्श की योजना को अच्छी तरह जांच लेना चाहिए और यह जान लेना आवश्यक है कि पशु एवं पशु अनुचर फर्श पर ठीक ढंग से चल पा रहे हैं। पशु गृह में नालियां सही तरह से काम कर रही हैं। गोबर एवं मूत्र की सही निकासी नहीं होने से संदूषणों के माध्यम से बीमारी फैल सकती है। प्रकाश के अभाव एवं उचित प्रबन्धन की कमी से पशु जल्दी रोग ग्रस्त हो जाते हैं। यह भी रिकार्ड किया जाए कि पशु गृहों में सूर्य का प्रकाश कितने समय उपलब्ध रहता है क्योंकि पर्याप्त रोशनी का अभाव एवं साफ–सफाई के पर्याप्त प्रबन्धन के अभाव में पशु स्वस्थ नहीं रह पाते हैं।

बाहरी पर्यावरण की परीक्षा (एक्जामिनेशन ऑफ एक्सटर्नल एन्वायरनमेंट)

बाहरी पर्यावरण की जाँच (चित्र 1) को मौलिक रूप से विभिन्न शीर्षों के तहत् रखा गया है। चरागाह की बनावट, चरागाह की भूमि एवं लकड़ी वाले क्षेत्र रोग की घटनाएं घटित होने में योगदान दे सकते हैं और ये कम उत्पादन एवं अपर्याप्त पुनरूत्पादन में भी अहम भूमिका अदा कर सकते हैं। पानी से भरी हुई जमींन एवं कम दलदली क्षेत्रों में कृमिजनित एवं भूमिजनित रोग जैसे–लेप्टोस्पारियता रूग्णता, जोन्सरोग, फैसियोला रूग्णता एवं लंगवर्म निमोनिया जिनके लिए नम स्थितियां एवं दशाऐं अनुकूल हैं, फैलने की संभावना अधिक रहती है। ऐसे चरागाह जहां लकड़ी वाले पेड़ अधिक हैं वहां मादाओं के मदचक्र की पीक अवधि में सांड़ों की जननात्मक कार्य शक्ति पर प्रतिकूल असर पड़ सकता है। लेकिन बिना पेड़–पौधे वाले सपाट क्षेत्रों में पशुओं की हवा से सुरक्षा नहीं हो पाती है और प्रतिकूल मौसम में गायों को लैक्टेशन टीटेनी के लिए प्रवृत्त करते हैं। ऐसे क्षेत्र की मृदा का प्रारूप भी पोषक तत्वों की कमी से होने वाले रोगों के बारे में महत्वपूर्ण जानकारी प्रदान कर सकता है। सड़ी हुई लकड़ी वाली मृदा में ताँबे की कमी एवं मोलीब्लेडम की अधिकता सामान्य तौर पर पाई जा सकती है। तटवर्ती बालू पर ताँबे एवं कोबाल्ट की कमी सामान्य तौर पर देखी गई है।

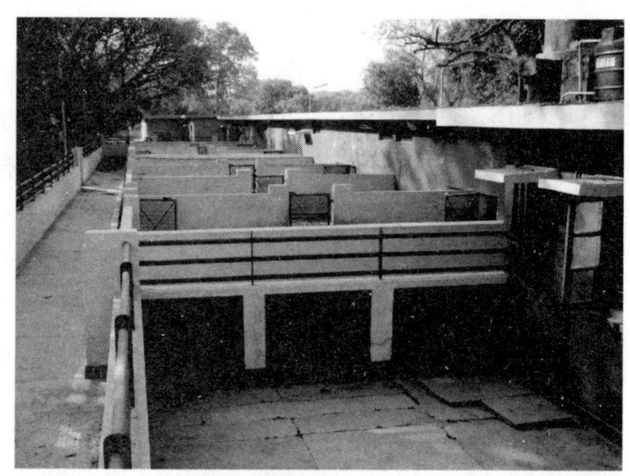

चित्र 1

सामान्य तौर पर चलने वाली हवा, वर्षा, बर्फवारी एवं सूर्य की गर्मी से पर्याप्त सुरक्षा के अभाव में उत्पादन प्रभावित हो सकता है ओर रोगों का प्रकोप बढ़ सकता है। जहां धरातल पर गन्दा पानी, कीचड़ एवं मैला भरा रहता है और उसमें पशु के पैर एवं थन सन जाते हैं, इससे पशुओं में पैर सम्बन्धी बीमारी एवं थनैला रोग की आशंका अधिक हो जाती है।

पशुओं को दिये जाने वाले आहार एवं पानी की गुणवत्ता व मात्रा के साथ पशु रोग प्रकोपों का गहरा सम्बन्ध है क्योंकि पशुओं में 80 प्रतिशत से अधिक रोग प्रकोपों का कारण ये ही हैं। चरागाह एवं इसके आस–पास के पानी पीने के सभी स्रोतों जहां चरने के बाद पशु पानी पीते हैं, जाँच के समय इसका भी सर्वेक्षण किया जाए। बहते हुए पानी में उद्योगों से निकली धारा या शहर की सीवर लाइन का गन्दा पानी भी मिला हो सकता है। पीने के पानी की आपूर्ति एवं इसके स्रोत की जांच अवश्य की जाए क्योंकि यह रोगों की उत्पत्ति में अहम् भूमिका निभाता है। स्थिर पानी में शैवाल, न्यूरोटॉक्सिन या यकृत विषकारी शैवाल हो सकते हैं। आउटडोर के रूप में पाले जा रहे पशुओं के आहार पूर्ति के स्रोतों को फफूंदी, मल–मूत्र के संदूषण एवं वर्षा व हिमपात से बचाव के अभाव के कारण उनमें होने वाले नमी की मात्रा की जाँच अवश्य की जानी चाहिए।

पशुओं की अत्यधिक संख्या से भी रोग प्रकोप की संभावना बढ़ जाती है। पशुओं द्वारा अत्यधिक मल–मूत्र त्यागने के कारण उनमें संक्रमण का खतरा बढ़ जाता है। अधिक भीड़–भाड़ से रहने की जगह ज्यादा नमी वाली हो जाती है। अधिक भीड़ की दशा में बीमारी अधिक होती है या पशु के मद चक्र में परेशानी आ सकती है। सुविधापूर्वक चारों ओर घूमने में परेशानी होने पर एवं घूमने की पर्याप्त जगह के अभाव में पशुओं में आक्रामकता एवं लड़ने की प्रवृत्ति की घटनाएं सामान्य तौर पर हो जाया करती हैं।

जहां पर पशु चरते हैं वहां के चरागाह या वहां प्राकृतिक रूप से उगे हुए एवं लगाए गए पेड़ पौधों की भी जाँच की जाए। विष या जहर पैदा करने वाले पौधों की उपस्थिति एवं उन्हें अधिक मात्रा में चर लेने एवं पशुओं द्वारा हड्डी चबाने की प्रवृत्ति की जाँच वातावरण की स्थिति के आधार पर की जाए। अनेक बार अर्गट एवं एस्ट्रोजनयुक्त घास गर्भपात के लिए उत्तरदायी हो सकती है। फैलारिश कन्द से आच्छादित चरागाह ब्रेन प्रकार्यात्मक रोग की घटना के लिए उत्तरदायी हो सकती है। आहारजनित जहरवाद की समस्याएं चरागाह के पेड़–पौधों में रसायन की मात्रा के द्वारा निर्धारित की जा सकती है।

फैक्ट्रियों या राष्ट्रीय सड़क मार्ग की मौजूदगी के आधार पर चरागाह में वातावरणीय प्रदूषण की संभावना तलाशी जा सकती है।

वर्तमान में पशुपालन का कार्य अत्यधिक बढ़ जाने के कारण पशुओं के मल–मूत्र का निस्तारण करना एक बड़ी समस्या बन गई है। चरागाह की जमींन पर या मनुष्यों द्वारा पैदा की जानी वाली सब्जियों के मैदानों पर मैला या गन्दा पानी फैल जाता है जिससे संक्रामक रोग बढ़ रहे हैं। मरे हुए पशुओं के शवों का अवैज्ञानिक तरीके से निस्तारण होने के कारण एन्थ्रैक्स, ब्लैक क्वार्टर, हीमोरेजिक सेप्टीसीमिया, टी.बी. जैसे संक्रामक रोगों की घटनाएं बढ़ सकती है। यद्यपि दलदली क्षेत्र या उथले पानी की झीलें मक्खियों के प्रजनन के लिए आदर्श स्थितियां उत्पन्न करती हैं लेकिन ये पशुओं के लिए बाधाएं ही उत्पन्न करती हैं।

रोगी पशु की जाँच (एग्जामिनेशन ऑफ सिक एनिमल)

पशु की नैदानिक रूप से पूरी जाँच की जाए। पशु के किसी भी अंग के मूल्यांकन में होने वाली छोटी सी भी चूक गलत रोग निदान के लिए उत्तरदायी हो सकती है। सामान्य तौर पर जाँच को दो भागों–प्रारम्भिक सामान्य जाँच एवं क्रमबद्ध जाँच में विभाजित किया गया है।

पशु की प्रारम्भिक सामान्य जाँच (इनिशियल जनरल एग्जामिनेशन)

चूंकि पशु अपनी बीमारी के बारे में नहीं बता सकते हैं अतः बीमार पशु की जाँच करने में कोई भी भूल नहीं करनी चाहिए। किसी एक या अधिक अंगों में रोग के लक्षण प्रकट होने के कारण पशु के सामान्य स्वास्थ्य में विकार उत्पन्न हो सकता है। सामान्य जाँच में यह देखा जाए कि पशु का स्वास्थ्य कैसा है और बीमारी के कारण उसमें कितना परिवर्तन आया है। दोनों बिन्दुओं का तुलनात्मक अध्ययन किया जाए और इसके लिए व्यवस्थित व अच्छे तरीके अपनाये जायें। किसी भी तरह की उलझन से बचने एवं रोगी पशु को बेहतर सेवाएं प्रदान करने के लिए पर्याप्त समय एवं ध्यान दिया जाना चाहिए। उचित इतिहासवृत्त, शरीर में बाहरी तौर पर होने वाले परिवर्तनों का लेखा–जोखा, रोगी पशु का व्यवहार, चारा ग्रहण करने की रूचि एवं मल–मूत्र त्यागने की समुचित जानकारी प्राप्त करने से सही रोग निदान करने में सहायता मिलती है। रोग के साथ पशु के प्रजाति, आयु, लिंग, नस्ल को भी जाँच के दौरान ध्यान में रखा जाए। हीमोरेजिक सेप्टीसीमिया, ब्लेकक्वार्टर, दुग्ध ज्वर जैसे रोग बोवाइन पशुओं में एवं डिस्टेम्पर व संक्रामक हिपेटाईटिस श्वानों में होते हैं। ऐसे ही ब्लेकक्वार्टर व सूखा रोग वयस्क पशुओं में दिखाई दिये हैं जबकि टी.बी. वृद्ध पशुओं में होती है। थनैला (चित्र 2) एवं गर्भाशय पेशी शोथ व प्रसवोत्तर रोग सिर्फ मादा पशुओं में ही होते हैं जबकि वृषण शोथ नर पशुओं में ही देखे जा सकते हैं। इसी भांति दुग्ध ज्वर एवं कीटोसिस अधिक उत्पादन देने वाली गाय की नस्लों में एवं विदेशी गाय की नस्लों में थाइलेरियता एवं खुरपका–मुँहपका रोग अधिक देखा गया है। पशु के रोग की जाँच इतिहास पूछकर एवं पशु के पर्यावरण का निरीक्षण करके की जाए। तत्पश्चात् स्पर्शन,

परितारण एवं परिश्रवण की विधि अपनाई जाए और प्रयोगशाला जाँच का प्रयोग किया जाए। यद्यपि अधिकांश पशुचिकित्सक आगे से पीछे की ओर जाँच प्रारम्भ करते हैं लेकिन यह उनके विवेक पर निर्भर करता है कि रोगी पशुओं की जाँच किस क्रम में शुरू करें। पशु के इतिहास, शरीर के अंगों की स्थिति, उनके स्वाभाविक व्यवहार में परिवर्तन, आहार ग्रहण करने एवं मल–मूत्र त्यागने जैसे तथ्यों पर भी उचित ध्यान दिया जाना चाहिए।

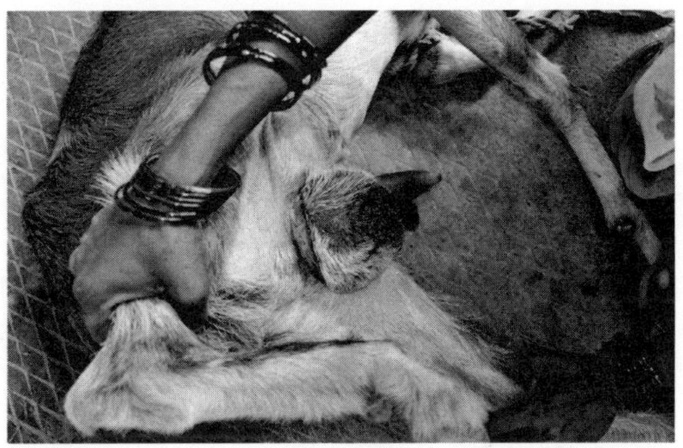

चित्र 2

दूरी से जाँच करना/सामान्य निरीक्षण (डिस्टैन्ट एग्जामिनेशन)

एक निश्चित दूरी (1 से 2 मीटर) से पशु का परीक्षण करना अधिक आवश्यक है। जहां पर पशु बंधा हुआ है वहीं पर उसका निरीक्षण करने के उपाय किये जाएं जिससे पशु गृह के पर्यावरण एवं प्रबन्धन का अनुमान लगाने का अवसर भी मिल जाएगा और पशुचिकित्सालय के अपरिचित वातावरण में पशु के व्यवहार में होने वाले परिवर्तन की संभावना भी कम हो जाएगी, क्योंकि पशुचिकित्सालय में रहने वाले व्यक्ति एवं दूसरे पशु उसके लिए पूरी तरह अनजान होते हैं। व्यवहार, रूचि, चाल की स्थिति जैसे बहुत से निरीक्षण पशु को परेशान किये बिना ही किये जा सकते हैं। सामान्य निरीक्षण में रूप एवं हाव–भाव में परिवर्तन को भी सम्मिलित किया जाए। आहार ग्रहण करने की अभिरूचि, गोबर करना, पेशाब करना, आवाज की स्थिति, चमड़ी की चमक, बैठने की स्थिति, चाल में परिवर्तन और सिर, गर्दन, वक्ष, पेट, जननांग, स्तन ग्रंथियों एवं अंगों की कार्यप्रणाली में आये परिवर्तनों का भी परीक्षण करना परम आवश्यक है।

हाव–भाव एवं अभिव्यक्ति में परिवर्तन (चेंजिज एन अपीयरेंस एण्ड बिहेवियर)

कुछ दूरी से पशु के रूप एवं हाव–भाव (चित्र 3) देखकर उसके स्वास्थ्य एवं रोग का आंकलन किया जा सकता है। पशु के व्यवहार, चाल, उठने–बैठने की स्थिति की जाँच अवश्य की जाए। पशु की आंतरिक एवं बाहरी

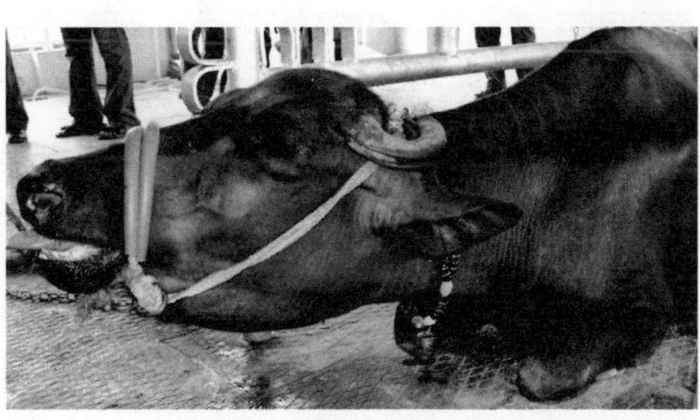

चित्र 3

अनुक्रिया उसके व्यवहार से प्रदर्शित होती है। पर्यावरण का प्रभाव पशु के व्यवहार पर पड़ता है। रोगी पशु सामान्यतया स्वस्थ्य पशुओं से भिन्न प्रकार का व्यवहार करता है। अधिकांश रोगी पशुओं के बाहरी हाव–भावों जैसे–आवाज, स्पर्श ज्ञान एवं गति में परिवर्तन आ जाते हैं। दूध देने वाली गाय द्वारा दूध देने के दौरान लात मारने की घटना में वृद्धि एवं कुत्ते द्वारा अपने मालिक की उपेक्षा करना पशु के व्यवहार में आये परिवर्तन को दर्शाता है और इससे पशु के बीमार होने का संकेत मिलता है। अधिकांश बीमार पशु स्वस्थ पशुओ से अपने को अलग करने की कोशिश करते हैं, अकेले खड़े रहते हैं और या तो वे बहुत सुस्त हो जाते हैं या उग्र हो जाते हैं।

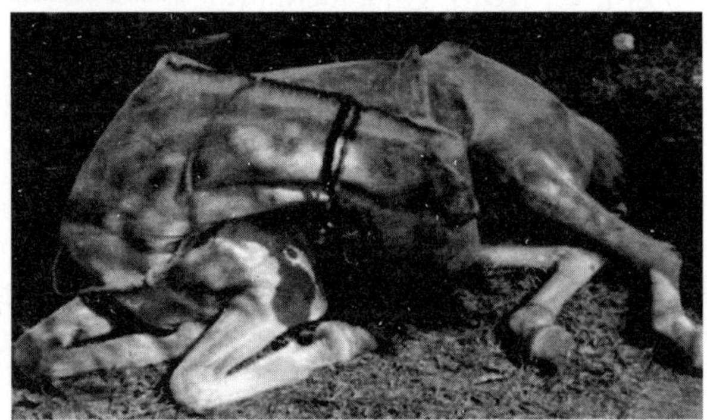

चित्र 4

अभिव्यक्ति पशु की एक प्रतिक्रिया है जो उसके चेहरे से प्रदर्शित होती है (चित्र 4)। कीटोनमयता के तीव्र रूप में पशु में व्याकुलता दिखाई देती है जबकि रैबीज से ग्रसित कुत्ते में व्याकुलता के भाव देखे गये हैं। श्वांस सम्बन्धी रोग से ग्रसित पशु मुँह खोलकर सांस ले सकते हैं और उनके नथुने फूले हुए होते हैं। व्यग्रता, बारम्बार बैठने एवं खड़े होने, लात मारने, गुस्से से देखने, रोलिंग, भोंकने या रम्भाने की आवाज निकालने सहित पशु में आकुलता या भय और तीव्र दर्द के लक्षण उदर सम्बन्धी पीड़ा के कारण हो सकते हैं क्योंकि जठरांत्र शोथ जैसी कुछ स्थितियों में ऐसा ही होता है। उन्माद की स्थिति में पशु असामान्य गति करने लगता है और आंख मूंदकर बिना उद्देश्य के चलने लगता है और उग्र रूप धारण कर लेता है। कोई भी उसको छूने की कोशिश करता है या उसके पास पहुंचने का प्रयत्न करता है तो वन्य पशुओं की भांति पशु हरकत करने एवं खतरनाक होने का संकेत देता है। ऐसी स्थिति सीसा (लेड) विषाक्तता, रैबीज एवं एसिटोनीमिया के विभिन्न स्तरों में देखी जा सकती है।

पशुओं के खड़े होने का सामान्य तरीका उसके हाव–भाव से प्रकट होता है और शरीर में दूसरे परिवर्तनों के साथ इसे भी ध्यान में रखा जाना चाहिए। हाव–भाव में होने वाले साधारण परिवर्तन की प्रायः उपेक्षा कर दी जाती है लेकिन रोग निदान करने में यह उपयोगी हो सकता है। कशेरू के स्तम्भ की वक्रता, सिर एवं गर्दन को तिरछा करना, सिर को घुमाना एवं अंगों की असामान्य स्थिति आदि कुछ विषम हाव–भाव हैं। बड़े पशुओं में दोनों कूल्हों में जोड़ भंग होने की स्थिति में वे मेंढक की भांति टांगों को पीछे की ओर फैला देते हैं।

सुमशोथ (लेमीनाइटिस) में घोड़े के भार में लगातार परिवर्तन होता है। तीव्र पेट दर्द में अक्सर पशु सभी पैरों को पीछे की ओर फैला देते हैं। गर्भावस्था विष–रक्तता की प्रारम्भिक अवस्था के दौरान भेंड़ कान खड़े करने के साथ सिर को उठी हुई हालत में रखती है। हाल ही में ब्याने वाली गाय में पार्श्व झुकाव के साथ पेट तक सिर को झुकाना, पार्श्व पेशीय पक्षाघात का संकेत देता है। चक्कर काटने के साथ ही यदि घोड़ा कुत्ते की भांति उठता–बैठता है और पेट पर लात मारता है तो उसका ऐसा करना अधिक अन्नकण खाने के बाद उसके पेट फूल जाने से होता है। ऐसी ही स्थिति अस्थि संधि शोथ से ग्रसित वयस्क गाय द्वारा भी प्रकट की जाती है।

चाल (चित्र 5) को पशु के चलने के ढंग के रूप में जाना जाता है। भेंड़ों में गति की मात्रा को लूपिंग–इल के आधार पर जाँचा जा सकता है। लिस्टेरियोसिस और कीटोसिस में अंगों की पंगुता, कठोरता, विस्तार एवं घुमाव सामान्य रूप से देखे गये हैं। गति सम्बन्धी बाधा निरन्तर रूप से या रूक–रूक कर बनी रहती है। अधिक गति से पैर उठाकर चलने से पशु के चलने की गति ज्ञात हो जाती है और इससे कंकालीय, पेशीय व तंत्रिका तंत्र के रोगों की जाँच की जा सकती है।

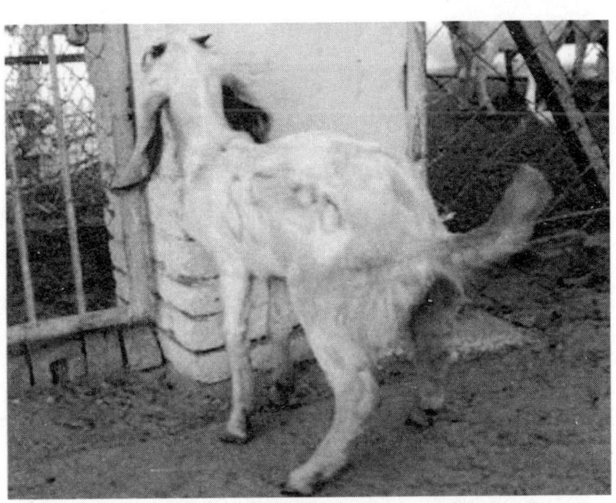

चित्र 5

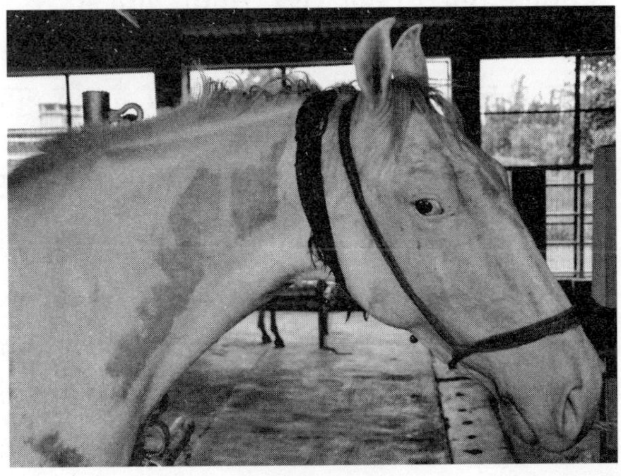

चित्र 6

यद्यपि पशु के रोम आवरण को दूरी से ही देखा जा सकता है लेकिन चमड़ी में होने वाले परिवर्तनों के बारे में जानने के लिए सघन जाँच जरूरी है। कुछ निश्चित रोगों में असामान्य पसीना, बढ़ा हुआ लसिका ग्रन्थि एवं रक्तस्राव भी देखने में आये हैं जिनका दूसरी रोग दशाओं के साथ सम्बन्ध हो सकता है, उनकी पुष्टि करना आवश्यक है (चित्र 6)। अति कीरेटिनता (अतिवृद्धि) के मामले में त्वचा के सिकुड़ने एवं भारी होने की घटनाएं हो सकती हैं। दूसरे प्रकट लक्षणों के साथ आवाज का सहसम्बन्ध भी रोग

निदान की पुष्टि में मार्गदर्शन कर सकता है। पशु में आवाज की तीव्रता की घटना उसके शरीर के कुछ भागों में दर्द का संकेत देती है, विशेषकर पेट दर्द का। पशुओं में ध्वनि रहित आवाज की घटना गले के पक्षाघात या रैबीज में होती है। गायों में प्रगामी गर्भावस्था में गर्भाशय मरोड़ के मामले में बारम्बार डकारने या चिल्लाने की स्थिति देखने में आयी है।

पशु की प्रवृत्ति में परिवर्तन रोग का प्रथम लक्षण है जो पशु मालिक द्वारा सबसे पहले देखा जाता है। रोग की स्थिति के अनुसार पशु के प्रवृत्ति या रूचि में घटोत्तरी या बढ़ोत्तरी हो सकती है। इसके अतिरिक्त पशु के ध्यान, चबाने के कार्य, निगलने, जुगाली करने में विषमता हो सकती है जो कि पोषण, पेशीय कमजोरी, तंत्रिका तंत्र या संक्रमण की उत्पत्ति से सम्बन्धित अनेक रोगों का संकेत है। पशुपालन की उचित रीति का प्रयोग नहीं करने के साथ अधिक आहार या असंतुलित आहार देने से शरीर के विभिन्न भागों के आकार, स्थिति एंव बनावट में बदलाव की घटनाऐं हो जाती हैं। बहुत से पुराने रोगों में शरीर देखने में कमजोर लगता है, रोग की अवधि एवं तीव्रता के अनुसार दुर्बल या रोगी हो जाता है। दीर्घावधि से परजीवी संक्रमण के मामले में समस्त शरीर कमजोर या दुर्बल हो जाता है लेकिन शरीर की बनावट या रचना में परिवर्तन के साथ ही पेट का आकार बढ़ जाता है। लेकिन पुष्टिजनक रोग निदान के लिए अन्य जाँचों के साथ–साथ प्रयोगशालीय जाँचें भी करनी चाहिए।

मल विसर्जन की मात्रा एंव गुणवत्ता में परिवर्तन पाचन संबंधी विघ्नों का संकेत देता है जो विभिन्न कारणों जैसे–संक्रमण, परजीवी प्रकोप, पोषण संबंधी असंतुलन एंव तंत्रिका तन्त्र संबंधी बाधाओं से हो सकते हैं। कुछ अवसरों पर वयस्क पशु में थोड़ा गोबर करना कब्ज का भ्रम पैदा करता है और गुदा संवरणी का लकवा, अतिसार का भ्रम पैदा करता है। अतिसार एवं कब्ज को सामान्यतया पाचन संबंधी परेशानियों के लक्षणों से जाना जाता है (चित्र 7)।

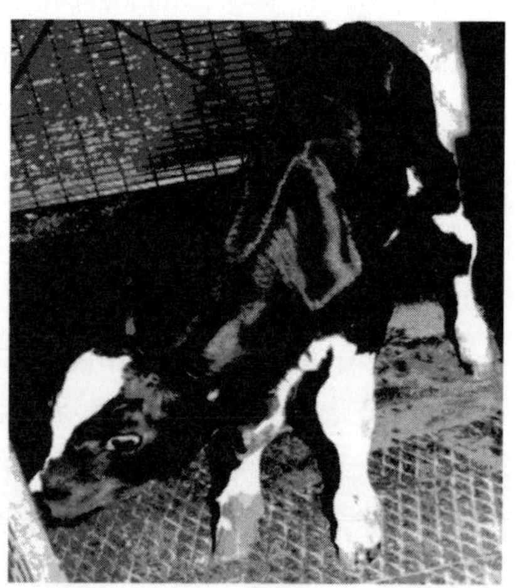

चित्र 7

मूत्र एवं प्रजनन अंगों की जॉच एंव मूत्र का विस्तृत रूप से विश्लेषण रोग निर्णय करने एवम् इसका उपचार करने के लिए किया जाता है। मूत्र में आई विषमता या बाधा मूत्र मार्ग में हुए गुदा रोग या मूत्र रोग का संकेत देती हैं। मूत्र का बूंद–बूंद कर आना लकवा या मूत्रमार्ग के अवरोध उत्पन्न होने के कारण होता है। मूत्र का कम मात्रा में बार–बार आने का संबंध मूत्र मार्ग की दर्दपूर्ण स्थितियों या मादा के मदचक्र से संबंधित है।

शरीर के भागों/तन्त्रों में परिवर्तन (शरीर के भागों का निरीक्षण/सिस्टीमिक एग्जामिनेशन)

पशुचिकित्सक को पशु शरीर के अत्यन्त महत्वपूर्ण मानदण्डों या किसी अन्य सघन जाँच की रिकार्डिग के लिए जहाँ तक संभव हो पशु को अशान्त होने से पहले ही कर लेनी चाहिए। चिकित्सक को पशु को छूने से पहले या पशु के उत्तेजित होने से पूर्व ही उसको अच्छी तरह देख लेना चाहिए। यही ज्यादा उचित होगा कि पशु के विभिन्न क्षेत्रों/भागों की जाँच आगे से पीछे की ओर की जाए। शरीर की स्थिति का जायजा लेने के बाद उसके व्यवहार, हाव–भाव, चलने के ढंग आदि की स्थानीय आधार पर विस्तृत जाँच की जानी चाहिए। अधिकांश सूचना पशु के शरीर के भागों को देखकर ही प्राप्त की जा सकती है।

सामान्य निरीक्षण (जनरल एग्जामिनेशन)

सामान्य निरीक्षण के दौरान सर्वप्रथम पशु के चेहरे पर आने वाले भावों की ओर ध्यान दिया जाना चाहिए क्योंकि इससे जाँच किये जाने वाले पशु के आचरण के संकेत मिल जाते हैं। पशु के आचरण की जैसी आशा की जाती है वह उसका संकेत आवाज निकालकर एंव छूकर अपनी प्रतिक्रिया व्यक्त करता है। स्वस्थ्य पशु सामान्य तौर पर सजग रहते हैं लेकिन सीसा विषाक्तता या रैबीज के मामले में अधिक सजग या उत्तेजित नहीं दिखाई पड़ते हैं। वयस्क पशुओं में चेहरे के भावों में परिवर्तन आसानी से दिखाई पड़ जाते हैं लेकिन नवजात पशुओं में विशेषकर बछड़ों में जिनमें हाइड्रोसेफालस एवं एकोंन्ड्रोप्लासिया जैसे जन्मजात विकार होते हैं, उनमें चेहरे के भावों का पता लगाना बड़ा कठिन हो जाता है। कॉन्ड्रोप्लास्टिक बौने बछड़ों में मैक्सिला की वृद्धि पाई जाती है। अस्थि–दुष्पोषण में मैंडिबल एवं मैक्सिला की सुडौल वृद्धि शरीर के निचले हिस्से/भाग की सूजन के कारण देखने में आई है। सामान्य रूप से देखने से दिखाई पड़ने वाले विकार बाहरी रूप से मानसिक संतुलन में दिखाई पड़ने वाली बाधा किसी प्रत्यक्ष या अप्रत्यक्ष व्याधिकीय कारक के कारण होती हैं। क्षेत्रीय तंत्रिका घात के कुछ मामलों में पलकों के गिरने एवं होंठों की कोमलता दर्ज की जा सकती है। स्ट्रिकनीन विष, मैग्नीसियम टिटैनी, टिटनस में ऐंठन उत्पन्न करने वाले प्रसंग या मामले ओपिस्थोटोनस एवं ऑर्थोटोनस में देखे गये हैं। रक्ताल्पता दाढ़ की हड्डी के क्षेत्र की परिधियों में परिवर्तन की दशा में कोमल ऊतक की विरूपताएं सामान्यतया एक्टिनोबेसिलस रूग्णता (चित्र 8),

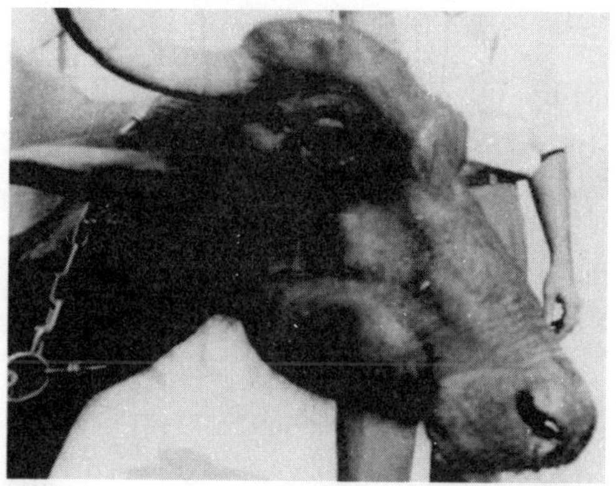

चित्र 8

स्ट्रैंगल्स में एवं सिर के क्षेत्र में मवाद पड़ जाने पर देखी गई है। टिटनस में चेहरे के क्षेत्र के कोमल ऊतकों में विषमताऐं आ जाती है जिससे नथुनों के विस्फारण, पलक झपकने की क्रिया (चित्र 9) एवं कान के ऊपरी भाग के कड़ेपन में परिवर्तन हो जाते हैं।

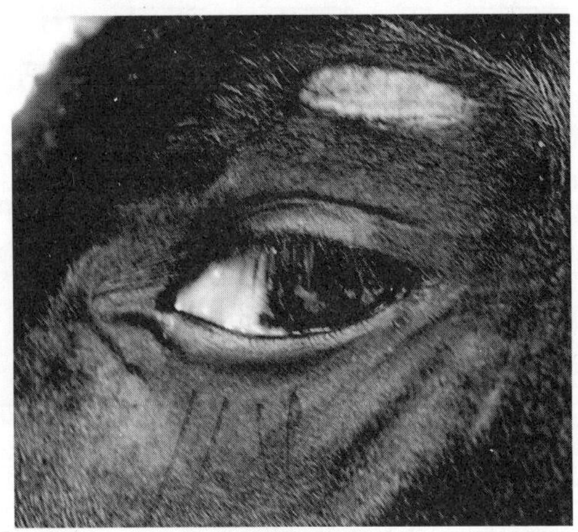

चित्र 9

गर्दन की दशा एवं रूप–आकार में अधिकांश विषमतायें सिर की विषमताओं के कारण होती है विशेषकर जब उत्तेजक स्थितियों के कारण कोमल ऊतक भी इसमें अन्तर्निहित रहते हैं। गर्दन के क्षेत्र के अंगों की जाँच करते समय लसिका ग्रन्थि, थाइरॉइड ग्रन्थि, पैरोटाइड ग्रन्थि, सैलिबरी ग्रन्थि, ग्रासनली, ग्रसनी, स्वर यंत्र, श्वास पथ या कंठ एवं गरदन की नाड़ी की जाँच करनी चाहिए। श्वास संबंधी क्रिया या पाचक शक्ति की शारीरिक रूकावट को भी दर्ज करना चाहिए। कमजोर पशु एवं छोटे मोटे रोगों में गर्दन पर नाड़ी स्पन्द दिखाई दे सकते हैं। किसी भी सूजन को अंगों के निरीक्षण द्वारा सहजता से दर्ज किया जा सकता है। हीमोरेजिक सेप्टिसिमिया में सोट ऊतक सूजन की घटनाएँ होती है (चित्र 11)। थाइराइड की स्थिति में गलगंड/घेंघा (ग्वाइटर) देखा जा सकता है और इसमें गर्दन में आगे की ओर नीचे के जबड़े के पीछे सूजन देखी जा सकती है (चित्र 10)।

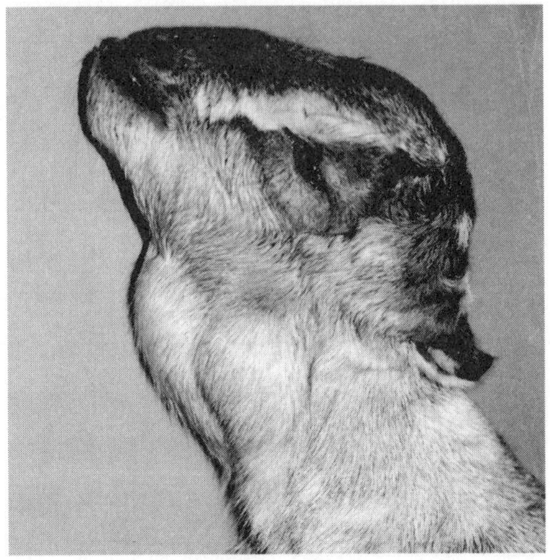

चित्र 10

फेफड़ों, हृदय एवं बहुत से दूसरे बड़े अंग जो वक्ष या उर में स्थित होते हैं जहाँ वे पसलियों, हंसुली, कशेरूका एवं पेशियों से अच्छी तरह संरक्षित रहते हैं। वक्ष की जाँच में सांस की क्रिया के बारे में जानना बहुत

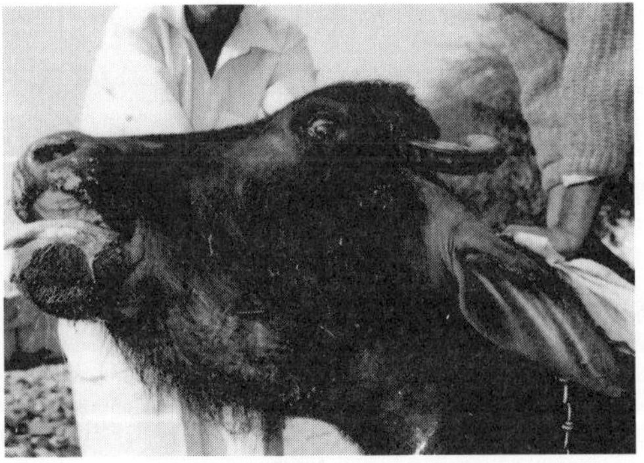

चित्र 11

आवश्यक है। वक्ष क्षेत्र की जाँच द्वारा श्वसन की दर, रिदम, गहराई एवं प्रकार को देखा जा सकता है। बाधायुक्त श्वसन या सांस लेने में कष्ट, तीक्ष्ण हृदय–संबंधी एवं फेफड़ों संबंधी रोगों, श्वसन क्रिया की रूकावट, प्लूरिसी, पेरिटोनाइटिस इत्यादि में देखा गया है। इस क्षेत्र में हुई सूजन, क्षति एवं त्वचा विक्षतियों की जाँच करने की आवश्यकता पड़ती है। पशु द्वारा धीरे–धीरे गहरी सांस लेना और श्वसन क्रिया की रूकावट की घटना को सिन्कोपटिक श्वसन के रूप में जाना जाता है और यह विषरक्तता में दर्ज की गई है। श्वसन के लुप्त होने या अत्यधिक मन्द होने को चेन स्टोक के रूप में जाना जाता है जो श्वसन क्रिया मन्द होने या 15–30 सैकंड साँस रूक जाने और फिर श्वसन क्रिया शुरू हो जाने के कारण होता है। यह स्थिति सामान्यतया ह्रदय एवं फेफड़ों के गंभीर रोगों में होती है। श्वास अवरोध की अवधियों सहित तीव्र एवं मन्द श्वास गति की बार–बार होने वाली सिरीज को बायोट्स श्वसन के रूप में जाना जाता है और यह मेरूरज्जु शीर्ष की विकृत अवस्था में देखी गई है। फेफड़ों संबंधी रोगों एवं मधुमेहजनित कीटोन–अम्लयता की गंभीर अवस्था से गुजर रहे पशुओं में श्वसन का एक रूप कुसमौल श्वसन देखने में आया है। वक्ष की जॉच से श्वसन की आवाज का पता लगाया जा सकता है। परिश्रवण के दौरान श्वसन पर एवं श्वांस लेने के प्रयत्न का अवलोकन बहुत महत्वपूर्ण है। वक्ष संबंधी गहन जाँच तब ही अधिक की जाए जब उदर संबंधी क्षेत्र में पेरिटोनाईटिस, हेपेटाइटिस एवं डायाफ्रामेटिक जैसे रोग से दर्द उत्पन्न हो रहे हैं। वक्ष संबंधी दीवार की गतियों में रूकावट रैकाइटिक रोजरी जैसी दशाओं में देखी गई है जो सूखा (रिकेट्स) रोग में घटित होती है। चिह्नित उदर संबंधी श्वसन की घटनाएं तब ही घटित होती है जब वक्ष क्षेत्र में दर्द होता है। यह घटना निमोनिया, प्लूरिसी, ह्रदयावरण शोथ, उदर सम्बन्धी क्षेत्र में क्षतियाँ घाव की स्थिति में देखी जा सकती है।

उदर के आकार में आई भिन्नता स्पष्ट तौर पर देखी जा सकती है (चित्र 12) पेट के आकार में कमी दुर्बलता के कारण हो सकती है। उपवास, तीव्र अतिसार एवं पुराने रोगों में भूख कम हो जाने के कारण पेट का आकार घट जाता है। उदर संबंधी दीवार के हर्नियेशन के कारण पेट की अलक्षणी सूजन देखी जा सकती है। पाचक अंगों में आहार एवं गोबर की वृद्धि के कारण या परजीवीयों के परिणामस्वरूप नवजात पशुओं में पेन्डुलम की भॉति पेट लटक जाता है। अधिकांशतया पेट के आकार में बढ़ोतरी तरल पदार्थ, आहार, गैस, गर्भ, गोबर की वृद्धि के कारण देखी गई है। मूत्राशय संबंधी रोग या मूत्र मार्ग संबधी विकृति में पेशाब का रूक–रूक कर आने की घटनाएं देखी जा सकती है।

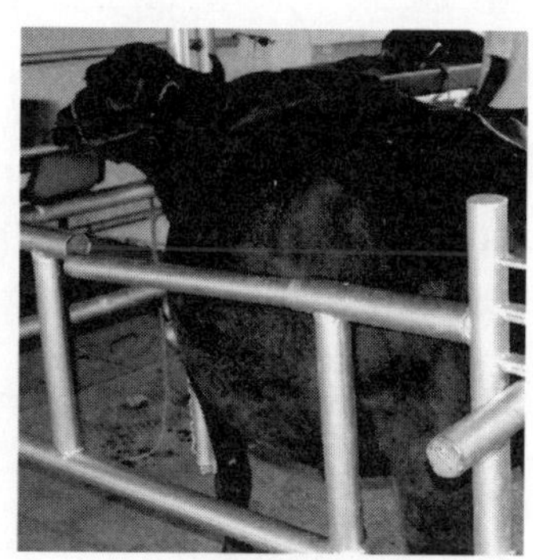

चित्र 12

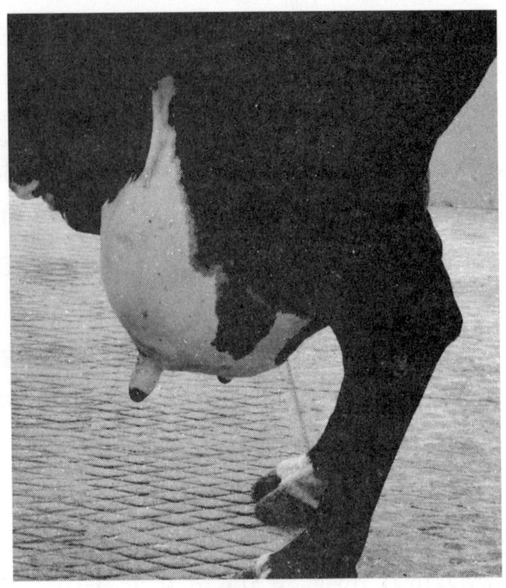
चित्र 13

दुधारू पशुओं में स्तनशोथ (थनैला) का पता लगाने एवं प्रसव का प्रत्याशित समय निर्धारित करने में स्तन ग्रन्थियों का निरीक्षण बहुत आवश्यक है (चित्र 13)। अच्छा थन सुडौल स्थिति में रहता है और दूध दोहने में भी अच्छा रहता है। सूजन या दाह के कारण स्तन ग्रन्थि छोटी हो सकती है या उनमें अधिक वृद्धि हो सकती है। थन के विभिन्न रोग या व्याधि का निर्धारण स्पर्शन के आधार पर एवं दूध या अन्य स्राव की जाँच से किया जा सकता है। पेट झूलने एवं पेट की अनियमित बनावट बच्चा देने के बाद शोफ (एडेमा) की बार–बार पुनरावृतियों के कारण होने वाले तनाव का ही परिणाम है। असामान्य थन दूध निकालने में पेरशानी कर सकते हैं लेकिन इससे पशु रोगग्रस्त नहीं माना जा सकता है। थन के ग्रंथि वाले ऊतक की विषमताओं में शोफ (एडेमा), कड़ापन एंव तीव्र सूजन भी सम्मिलित है।

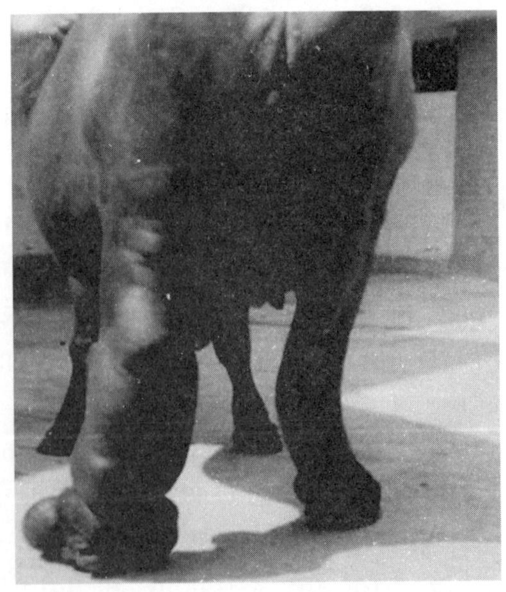
चित्र 14

नवजात पशुओं में जन्म जात विषमताओं को समझने के लिए अंगों की जाँच जरूरी है। वयस्कों में लंगड़ापन की स्थिति निर्धारण करने के लिए अंगों की जांच बहुत महत्वपूर्ण है (चित्र 14)। अस्थियों, जोड़ों, स्नायुओं, बुर्सल एवं लसिका ग्रन्थि की विषमताएं अंगों के सूक्ष्म निरीक्षण द्वारा ही ज्ञात की जा सकती है। अस्थि भंग के बेहतर प्रबन्धन के लिए अंगों की पूरी जाँच की जानी चाहिए।

नर पशु के बाहरी जननांग की सामान्य जाँच से उनके शिश्न की अग्र त्वचा से संबंधित आवरण या वृषण शोथ या निओप्लासटिक, शिश्न के मुख पर की खुली त्वचा या त्वचा से संबंधित आवरण पर व्रणों की उपस्थिति एवं कोई असामान्य विसर्जन का पता चल सकता है। रक्त, श्लेष्मा, स्त्राव के

प्रमाण के लिए योनि के आसपास एवं पूँछ के क्षेत्र की जाँच की जाए (चित्र 15)। गाय सामान्य तौर पर अपनी पूँछ एवं इसके आसपास के क्षेत्र को साफ रखती है। यदि पूँछ पर अत्यधिक गोबर सना हुआ है तो गाय को डायरिया या पूँछ का घात हो सकता है। आयतन, रंग, फाइबर की लम्बाई, गाढ़ापन, स्त्राव–कवरिंग एवं गन्ध के लिए गोबर की जाँच की जाए। शारीरिक जाँच के दौरान गोबर के उत्पादन की कमी से पता चल जाता है कि पशु ने गोबर कम किया है। कम आहार लेनी वाली गायें कम एवं पीला गोबर करती हैं और उनमें आन्तरिक रूकावट के साथ कम गोबर करने या गोबर में रक्त के धब्बे एवं गंदला श्लेष्मा युक्त गोबर आने की समस्या हो जाती है। पूँछ पर ताजा रक्त के धब्बों या निशान से यह प्रतीत हो जाता है कि गाय हाल ही में मदचक्र में आई है। साफ, अत्यधिक चिपचिपा श्लेष्मा की हल्की धारा या प्रवाह से स्पष्ट हो जाता है कि गाय मदचक्र में आ सकती है या आ गई है। अनेक बार पतला व साफ श्लेष्मा योनिशोथों या मूत्राशय संबंधी व डिम्ब ग्रंथि संबंधी रोग से ग्रसित गायों में भी देखा जा सकता है। योनि संबंधी/गर्भाशय संबंधी स्रावों में परिवर्तन लैक्टेशन के स्तर पर निर्भर करता है। हाल ही में बछड़ा देने वाली गाय में प्रसूति स्त्राव 3 से 12 दिन तक चल सकता है। पानी जैसा सफेद–लाल रंग का यह स्त्राव बदबूदार होता है। गर्भाशय पेशीशोथ में भी गाय के शरीर से कम या अधिक स्त्राव निकलता है।

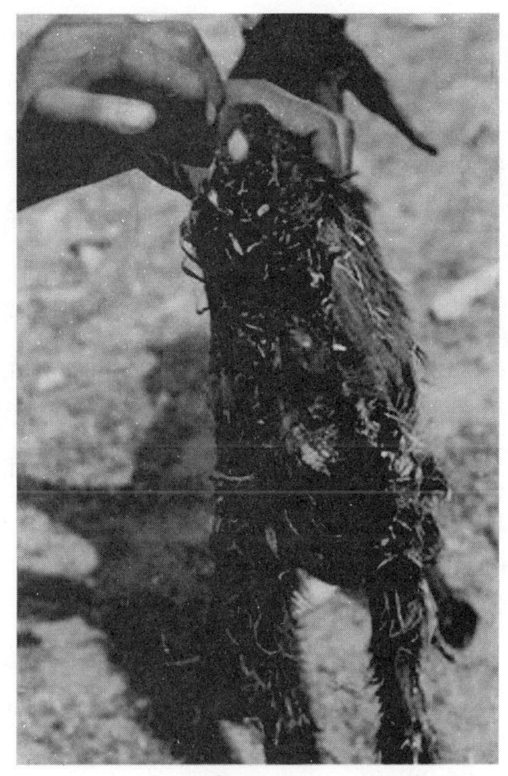

चित्र 15

उदर संबंधी परिश्रवण एवं प्रतिघात की व्याख्या में कोई गड़बड़ी न हो इसके लिए गुदा संबंघी परीक्षा सबसे बाद में की जानी चाहिए। गुदा या मलाशय की जाँच शारीरिक जाँच का एक बहुत महत्वपूर्ण भाग है और इस प्रक्रिया से पूर्व भले ही रोग निर्णय निश्चित कर लिया हो फिर भी इस जाँच को नहीं छोड़ना चाहिए। जाँच को एक नियमित क्रम में अंजाम दिया जाना चाहिए और जाँचकर्ता को अत्यधिक लुब्रिकेशन का प्रयोग करना चाहिए। गुदा या मलाशय के स्पर्शन से कुछ विशिष्ट विषमताएं देखी जाती हैं जिनमें एल–शेप (L) के आकार का पेट, अन्धान्त्र विस्फारण एवं आँतों की ऐंठन, दाहिनी तरफ की फैलावट, एबोमेसम

का विस्थापन एवं ऐंठन, एबोमेसल इम्पेक्शन, एबोमेसम की बायीं तरफ का विस्थापन, बड़े पशुओं में आन्त्रान्प्रवेश, अन्त्रपेशी संबंधी ऐंठन, आँतों की ऊपरी झिल्ली संबंधी शोथ एंव ओमेनटल श्लेष्मापुटी शोथ सम्मिलित हैं।

परीक्षण तकनीकियाँ (एग्जामिनेशन टैक्नीक्स)

पशु शरीर को बिना किसी बाधा के परीक्षित किया जाना चाहिए। रोग के कारण व क्षति को जानना लाभदायक होगा। गहन परीक्षण के बाद रोग की प्रकृति, विस्तार तथा रोग कारकों के कारण हुई क्षति को जानना भी आवश्यक है। कुछ विशेष निम्नांकित वर्णित तकनीकों का प्रयोग शारीरिक परीक्षणों के लिए होता है। विभिन्न तकनीकियों जैसे स्पर्शीय परीक्षण, टैक्टाइल परीक्षण, स्पर्शीय आघात, परिश्रवण, फेफड़ा परिश्रवण, हृदय परिश्रवण, हल्लन विधि आदि शारीरिक परीक्षणों के लिए प्रयोग में लाई जाती है।

परिस्पर्शन (पल्पेशन)

शरीर के विभिन्न अंगों का स्पर्श के माध्यम से बाह्य परीक्षण ''पाल्पेशन'' नाम से जाना जाता है। यह उँगलियों की सहायता से अथवा किसी उपकरण जैसे प्रॉब, कैथेटर अथवा पेट–ट्यूब की सहायता से प्रयुक्त होता है। पल्पेशन शरीर के हिस्से के आकार, दर्द की उपस्थिति (कितना दर्द है), दर्द की तीव्रता, किसी भी प्रकार की असमान्यता, विशेष अंगों की स्थिति, तापमान, शोथ (गाढ़ता) व संवेदनशीलता को व्यक्त करती है। यदि परीक्षित अंग का स्पर्श (कसिंसटेंसी) यकृत की भांति हो तो समझना चाहिए कि यह ठीक है, कभी–कभी इसका स्पर्श हड्डी की भांति कठोर भी हो सकता है। अंग विशेष के प्रति दृढ़तापूर्वक रोग चिन्हित किया जा सकता है। परीक्षित अंग को दबाने के बाद छोड़ा जाये तो शोफ की पहचान की जा सकती है, शोफ की स्थिति में गड्ढे जैसी आकृति बन जाती है अथवा ऊतक अपनी सामान्य स्थिति में आ जाता है। कभी–कभी इसका स्पर्श हड्डी की भांति भी हो सकता है।

मलाशयी (रेक्टल) पल्पेशन तकनीक का प्रयोग बड़े पशुओं जैसे गाय, बैल, घोड़े, भैंस आदि के लिए करने पर कई महत्वपूर्ण जानकारियाँ मिलती हैं जैसे–मूत्र नली, पुनर्उत्पादक नलियां, धमनियों, पेरीटोनियम तथा पेल्विक आकार से संबंधित जानकारियाँ। स्पर्श के माध्यम से पाचन नली की असमानताएं जैसे वाल्वुलिस, इन्टस्ससेप्शन या स्ट्रेंगुलेशन, तथा मूत्राशय व गर्भाशय संबंधी असमानताएं देखी जा सकती हैं। प्रथम आमाशय (रूमेन) भी स्पर्शीय तकनीक द्वारा आकार तथा शोथ रोगों की विभिन्न दशाओं के लिए परीक्षित किया जा सकता है। छोटी आँत तथा अंध्रनाल भी बायीं किडनी के दायीं तरफ देखे जा सकते

हैं। यदि सब कुछ सामान्य हो तो पेट के दांयी तरफ का हिस्सा खाली प्रतीत होगा। इस क्षेत्र में संभावित विकृत स्थितियां जैसे बढ़ी हुई अंध्रनाल या छोटी आंत स्पर्शीय तकनीक द्वारा जानी जा सकती है। अक्सर पाइलोनेराइटिस संक्रमित किडनी स्पर्श द्वारा परीक्षित होने पर दर्दयुक्त होती है। रेक्टल परीक्षण की नियमित श्रृंखला स्थापित की जानी चाहिए तथा परीक्षणकर्ता को अत्यधिक चिकने पदार्थ का प्रयोग करना चाहिए।

परितारण (पर्कशन)

इस तकनीक में निदानकर्ता शरीर के कुछ गहरे हिस्सों पर तरंगे उत्पन्न करने के लिए आघात करता है तथा ऊतकों द्वारा निकली ध्वनियों को रिकार्ड करता है। एक हाथ की हथेली को शरीर के हिस्से पर रखा जाता है तथा दूसरे हाथ की उँगलियों द्वारा हथेली के पीछे हिस्से पर आघात किया जाता है तथा उससे होने वाली ध्वनियों द्वारा रोग को चिन्हित किया जाता हैं। इसका प्रयोग वहां नहीं भी किया जा सकता जहां वृत्त या अंडाकार लौह या कठोर काठ पट्टी प्लेक्सीमीटर के समान तथा एक दृढ़ रबरयुक्त हैमर या प्लैक्सर का प्रयोग इस उद्देश्य के लिए किया जा रहा हो। छोटे पशुओं में सीधा घात अधिक लाभदायक है बड़े पशुओं में आघात द्वारा परीक्षण विधि सीमित है क्योंकि बड़े पशुओं के आंतरिक अंग बहुत बड़े तथा मांसपेशियाँ आदि चर्बी के कारण अत्यधिक मोटी होती हैं। कभी–कभी प्लैक्सीमीटर तथा प्लैक्स द्वारा भी उपयोगी जानकारी नहीं मिल पाती। ड्रम जैसी घ्वनि अंगों द्वारा गैस के दाब द्वारा तथा धीमी डल ध्वनि जिगर (लीवर) जैसे शरीर के स्थूल हिस्सों से उत्पन्न ध्वनि को प्रकट किया जा सकता है। गले पर बढ़ी हुई सूजन बढ़े हुए रोग की ओर इंगित करता है। जबकि गले के ऊपर बढ़ी हुई गूंज से यह पता चलता है कि पशु एम्फाईसेमा अथवा न्यूमोथोरेक्स से ग्रसित है। एक ''पिंग''(ध्वनि स्पंद) अंतरापृष्ठ द्रवित गैस को दर्शाता है।

गाय के बायीं तरफ गैस, पेट, रोमान्थ या पैरीटोनियल रिक्ति को दर्शाती है। एल.डी.ए. ध्वनि स्पंद विभिन्न ध्वनियों युक्त हो सकते हैं तथा अक्सर एल.डी.ए. के क्षेत्र के आस–पास टिंकलिंग ध्वनियां सुनाई पड़ती हैं। रोमांथन ध्वनि स्पंद रोमंथी क्षेत्र के ऊपर स्थित होते हैं तथा एकदिष्ट हेतु प्रवृत्त होते है। कोई भी कारण जो गाय का क्षुधा ह्रास (आफॅ–फीड) कर सकता है जैसे मैटराइटिस, थनैला (मसटाइटिस), मिल्क फीवर (पोस्ट पार्चुरेंट फीवर / हाईपोकैलसीमिया) न्यूट्रीशनल लैमनेस या दूसरी कोई तंत्र सम्बन्धी बीमारी एल.डी.ए. को प्रभावित कर सकती है। जबकि अधिकतर स्पंदन गाय के बायीं तरफ एल.डी. ए. में तथा स्पाइरल कोलोन तथा सिकम से दायीं तरफ स्पंद होते हैं।

स्पर्शीय परितारण (बैलॉटमेंट)

अंगो के गाढ़ेपन एवं सीमाओं के बारे में जानकारी प्राप्त करना संभव हो सकता है यदि स्पर्शन व आघातन विधि को संयुक्त कर दिया जाये केवल आघातन विधि द्वारा यह संभव नहीं है। आघातन विधि की संशोधन प्रणाली को फ्लोटिंग ऑरगेन्स को खोजने हेतु बैलॉटमेंट के समान संदर्भित किया जाता है। इस परीक्षण में एक मजबूत आघात पशु शरीर के सुनिश्चित भाग पर किया जाता है यह जानने के लिए कि कोई अन्तर्निहित ऊतक या गुच्छ आदि तो नहीं है साथ ही उँगलियों से अंग विशेष के भीतर उपस्थित किसी भी प्रकार के गुच्छ आदि की उपस्थिति, आकृति व आकार को जानने की कोशिश की जाती है। यह अत्यन्त लाभदायक तरीका है जिसके माध्यम से रिक्त स्थान पर द्रव पदार्थ का पता लगाया जा सकता है जबकि ऐसी गुहिका या खोखले स्थान पर यदि एक तरफ से तीव्रता से आघात किया जाये तो तरल पदार्थ इस प्रकार दूसरी तरफ व्यवस्थित हो जाता है। भ्रूण, फोड़ा, बड़ा ट्यूमर तथा ऐसे अन्य पेट सम्बन्धी दूसरे गुहिका जन्य रोगों का पता बैलॉटमेंट विधि द्वारा लगाया जा सकता है। इस प्रकार द्रव्य तरंगों द्वारा उत्पन्न ऐसी झनझनाहट को तरल रोमांच नाम दिया जा सकता है। इस विधि द्वारा पैरीटोनियल गुहिका में पाई जाने वाली जलोदर (एसाइटिस) तथा अत्यधिक तरल पदार्थ से जुड़ी बीमारियां भी खोजी जा सकती है।

परिश्रवण (ऑसकलटेशन)

अपनी बहुत सारी कार्यकारी प्रक्रियाओं के दौरान बहुत सारे अंग विशिष्ट ध्वनियां उत्पन्न करते हैं जिन्हें किसी उपकरण की सहायता से कान के माध्यम से सुना जा सकता है इसे ऑसकलटेशन/परिश्रवण कहा जाता है। इसे सामान्यतः फेफड़ों, श्वासनली, हृदय तथा पाचन नली द्वारा उत्पन्न ध्वनियों को पहचानने के लिए प्रयोग में लाया जाता है। इस विधि में स्टेथोस्कोप या फोनेन्डोस्कोप का इस्तेमाल किया जाता है।

फेफड़ा परिश्रवण (ऑसकलटेशन ऑफ लंग्स)

किसी भी चिकित्सक को रोगी पशु की असामान्य अवस्था को भली प्रकार जानने के लिए रोग ग्रस्त भाग की तुलना स्वस्थ भाग से हमेशा करनी चाहिए जब वह परिश्रवण विधि का प्रयोग कर रहा हो । सामान्य श्वास–प्रश्वास ध्वनि 'V' अक्षर के ध्वन्यात्मक स्वर का बोध कराती है जब इसे अत्यन्त कोमलता से फुसफुसाया जाये। यह ध्वनि युवा पशुओं में, हाइपरएपनिया, पेन्टिंग तथा प्रसव में तीव्र हो जाती है। सीने में घनी दीवारों के कारण, प्रारंभिक स्तर के निमोनिया तथा फुस्फुसावरण में संकुचन के कारण इसका आयाम कम हो जाता है। श्वसनीय घरघराहट उन क्षेत्रों में अनुपस्थित हो सकती है जहाँ फेफड़े, भवसनी तथा श्वसनिकाओं में वायु अनुपस्थित होती है। श्वास–प्रश्वास के दौरान फटी या भारी ध्वनियां श्वसन शोथ एवं पल्मोनरी संकुचन में तीव्र कर्णभेदी ध्वनि सुनी जा सकती है। जब

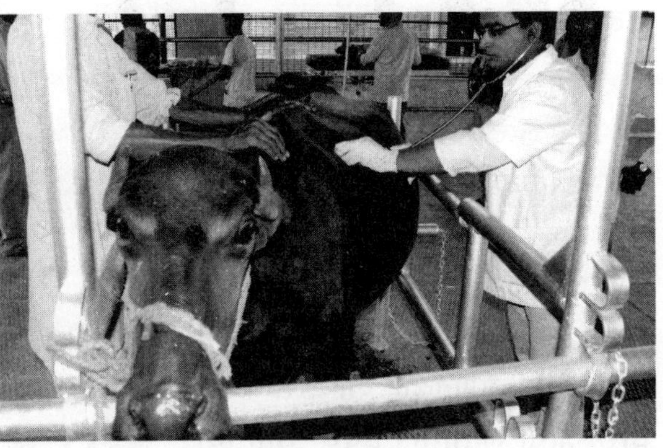

चित्र 16

फुफुस ऊतकों के खिंचाव में कमी हो या तीव्र श्वसन शोथ हो तब जर्क (झटका दे–देकर, रूक–रूक कर) श्वास–प्रश्वास ध्वनी या पहिंये के दाँतों के समान (कॉग–व्हील) वाली ध्वनि सुनाई पड़ती है (चित्र 16)।

श्वसन शोथ–प्रश्वस ध्वनि लक्षणों के आधार पर एक लम्बी कंठ्य ध्वनी से मिलती जुलती है तथा जो शुरू होती है तथा अचानक रूक जाती हैं तथा पुनः सुनी जाती है। जहाँ ये ध्वनियाँ सुनाई पड़ती है वहाँ यह समझना चाहिए कि पशु निमोनिया, हाइड्रोथोरेक्स, पल्मोनरी नियोप्लास्म तथा तीव्र श्वसन सम्बन्धी विकृतियों से ग्रसित है। अन्य श्वसनीय ध्वनि जिसे कैम्फरिक ध्वनि के नाम से जाना जाता है वह ऐसी ध्वनि से मिलती है जैसे एक छोटे मुँह वाले बड़े वर्तन में दबाव सहित वायु को भरा जा रहा हो, तथा यह ध्वनि फेफड़ों के गैंग्रीन रोग का परिचायक होती है जहाँ श्वसन द्वारा फेफड़ों में विशाल गुहिका का पता चलता है। श्वांस–प्रश्वांस संबंधी ध्वनियाँ श्वसन शोथ अथवा धमनी शोथ रोग की परिचायक हो सकती है तथा अपरिमित श्वसनीय ध्वनियों को संदर्भित करती है।

जीवाणुजनित श्वसन शोथ श्वसन निमोनिया तथा पल्मोनरी हेमरेज के दौरान धमनियों से स्त्रावित म्यूकस आर्द्र श्वास घरघराहट की उपस्थिति को दर्शाता है जबकि सूखी घरघराहट कंठ म्यूकस, या श्वास नली मार्ग की सूजन अथवा सामान्यतः एलर्जी के कारण और विषाणुजनित श्वसन निमोनिया की सूचक है।

जीवाणु जनित श्वसन की शोथ (ब्रोकाइटिस) ब्रोंकोन्युमोनिया एवं पल्मोनरी हेमरेज के दौरान कम लसलसाहट वाली श्लेष्मा की उपस्थिति के लिए उत्तरदायी हैं। शुष्क रेल्स चिपचिपे श्लेष्मा की उपस्थिति या श्वसन सम्बन्धी मार्ग की सूजन का संकेत देती हैं। ऐसा सामान्यतया एलर्जीजनित एवं विषाणुजनित ब्रोंकोन्युमोनिया के दौरान देखने में आया है। कड़कड़ करने वाली रालें स्वेदस्त्राव युक्त तरल पदार्थ या फूले हुए श्वसन सम्बन्धी श्लेष्मा के साथ उपस्थित रहती हैं। पुराने या दीर्घकालिक वायुकोश वातस्फीति के दौरान सुनाई देने योग्य वातस्फीति (एम्फीसेमेट्स) श्वसन सम्बन्धी रेल्स सम्पूर्ण गति के दौरान सुनाई देती है।

हृदय परिश्रवण (ऑसकलटेशन ऑफ हार्ट)

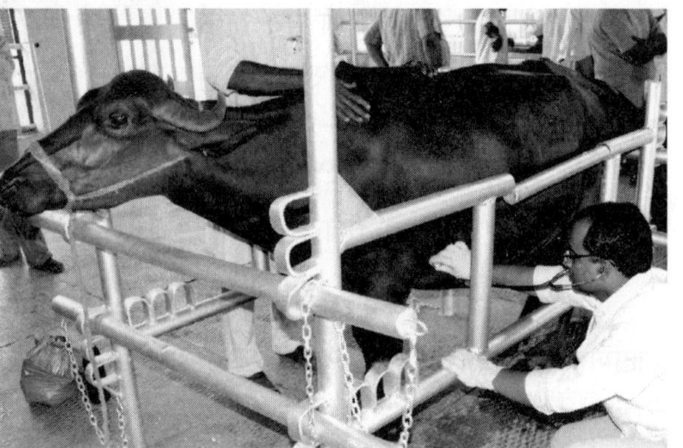

चित्र 17

हृदय संबंधी रोगों के परीक्षण के लिए हृदय परिश्रवण विधि का प्रयोग किया जाता है (चित्र 17)। यह फेफड़ों के परीक्षण के समान ही प्रयोग किया जाता है। हृदय की गतिशीलता, गहनता एवं हृदय की ध्वन्यात्मक गुणवत्ता को इस विधि द्वारा जाना जाता है। हृदय–धमनियो में दो प्रकार की आवाजें सुनी जा सकती है एक रूक–रूक कर आने वाली आवाज दूसरी फुसफुसा कर आने वाली ध्वनि। रूक–रूक कर आने वाली ध्वनि सामान्य हृदय ध्वनियों (प्रथम, द्वितीय, तृतीय व चतुर्थ) अनुशिथिलन (डायस्टोल) गैलोप ध्वनियों तथा प्रकुंचन (सिस्टोल) ध्वनियों को जोड़ती है। हृदय वाल्व सम्बन्धी रोग जैसे एन्डोकार्डियम, पेरीकार्डियम आदि हृदय सम्बन्धी क्रियाओं को परिवर्तित कर देते हैं जिसके फलस्वरूप असामान्य हृदय ध्वनियां उत्पन्न होती है। हृदय से आने वाली गहन ध्वनियों के कारण दिल के संवृद्ध होने सम्बन्धी रोग उत्पन्न होते हैं। हृदय से हल्की ध्वनियाँ आना सामान्य बात है जबकि इससे दिल की क्षमता प्रभावित होती है। हृदय की असामान्य ध्वनियां हृदय–फुसफुसाहटों (कार्डियक मरमर) के नाम से जानी जाती है। घोड़ों में पांचवे अंतर्पसलीय (इन्टरकोस्टल) स्थान के बायीं तरफ मीट्रल ध्वनियाँ तीव्रतम होती हैं जबकि हृदय के बायीं तरफ से रक्त ले जाने वाली महाधमनी की ध्वनियाँ कंधों के बिन्दु स्तर के चौथे इन्टरकोस्टल स्थल पर तीव्र होती है। फुस्फुसी ध्वनियां अंतःप्रकोष्ठिका के (ओलेक्रोनन बिन्दु के पीछे) तृतीय इन्टरकोस्टल स्थान पर सुनी जा सकती है। रोमंथी पशुओं में मिट्रल ध्वनियाँ चौथे इन्टरकोस्टल स्थान के बायीं तरफ तथा फुस्फुसी ध्वनियाँ तृतीय इन्टरकोस्टल स्थान पर सबसे तेज होती हैं। हृदय संबंधी रोग दूसरे रूप में गैस्ट्रोइन्टेस्टाइनल रोगों जैसे ''हार्डवेयर'' (अभिघातक रेटीक्यूलो–पेरीकार्डाइटिस) रोग में उभरकर आते हैं। वाशिंग मशीन सहित अथवा बिना वाशिंग के जैसी ध्वनियां उत्पन्न होती हैं वैसी ध्वनियां अर्थात् दबी हुई अस्पष्ट हृदय ध्वनियां ग्रीवा, नसों, ग्रीवा नब्जो तथा ब्रिस्केट इडिमा जैसे रोगों की पहचान कराती हैं। अनियंत्रित हृदय गति सामान्यतः जठरांत्र संबंधी (गैस्ट्रोइन्टेस्टाइनल) समस्या का परिचायक होती है।

परिताड़न एंव परिश्रवण (पर्कशन एन्ड ऑसकलटेशन)

बड़े पशुओं में नैदानिक परिक्षण के लिए पेट के बांये तथा दांये तरफ परिताड़न एंव परिश्रवण तकनीक बहुत उपयोगी है इस तकनीक द्वारा गौजातीय पशुओं के पेट में गैस परिपूर्ण हिस्से, अमाशय का अपने स्थान से खिसक जाना, अमाशय का वाल्वूलस, अंध्रनाल विस्फारण तथा मरोड़ एवं तीव्र पीड़ा युक्त अन्तर नलियों की विकृत स्थिति, न्यूमोपेरिटोनियम आदि की जाँच के लिए यह विधि उपयोगी है। इसमें स्टैथोस्कोप को परीक्षण वाले क्षेत्र के ऊपर रखा जाता है तथा छाती के चारों ओर थपथपाकर परीक्षण किया जाता है।

हल्लन (सक्यूजन)

यह भी एक संयुक्त तरीका है पशुओं के रोग परीक्षण का जहाँ पशु शरीर को एक ओर से दूसरी तरफ हिला–हिलाकर तथा युगपत परिश्रवण विधि द्वारा द्रव की उपस्थिति का पता लगाया जाता है। जब शरीर को हिलाया जाये तब बड़ी सावधानीपूर्वक इस परीक्षण को किया जाना चाहिए ताकि पेट में द्रव्य या आँत में द्रव्य पदार्थ की ध्वनियों के आधार पर रोग को जाना जा सके।

अन्वेशी वेधन (एक्सप्लोरेटरी पंक्चर)

इस विधि का उपयोग पशु विशेष के अंगों अथवा ऊतकों की दशा को जानने के लिए बड़े ही क्रमानुसार किया जाता है जिससे रोग की स्थिति का पता लगाया जा सकता है। इस विधि में पशु शरीर के सूजे हुए सतह पर संक्रमणमुक्त अल्कोहलयुक्त सुई को लगाया जाता है। जब सुई डाली जाती है तब फोड़े, व्रण आदि से पस (मवाद), रक्त की बूँदें लेकर रोग की जाँच की जाती है कि फोड़ा सिस्ट है या ट्यूमर है या कुछ और रोग है। जब अन्वेशी वेधन पशु शरीर के खोखले (कैविटी) हिस्से में किया जाता है तब इसे पारवेधन (पेरासिन्टेसिस) नाम से जाना जाता है। इस विधि का प्रयोग उदर पर, गले पर तथा श्रोणी गुहिका पर भी किया जा सकता है।

उदरीय पारवेधन (एब्डोमिनोसिन्टेसिस)

उदर गुहिका में एकत्रित द्रव्य के प्रकार को जानने के लिए इस विधि का प्रयोग अत्यन्त लाभकारी है। पारवेधन विधि मध्य रेखा से जुड़े अभ्युदर तथ्यों को जानने के लिए प्रयुक्त होती है। इससे लिए गये द्रव्य पदार्थ के परीक्षण के उपरान्त हमें इसके अन्तर का पता चलता है कि यह पारस्राव (शोथी) है अथवा अशोथी है। इसके प्रयोग से मूत्र की उपस्थिति द्वारा विक्षत मूत्राशय का भी पता लगाया जा सकता है।

परिहृदयी पारवेधन (पेरीकार्डियल पेरासिन्टेसिस)

तृतीय अन्तर्पसलीय स्थान का प्रयोग परिहृदयी द्रव्य को प्राप्त करने हेतु किया जाता है। इस परिहृदयी द्रव्य का परीक्षण पसकोशिका या एसिड ग्रसित रोगी अंगों का पता लगाने तथा परिहृदयी रोगों के विषय में पता लगाने हेतु किया जाता है।

नेत्र पारवेधन (ओकुलर पेरासिन्टेसिस)

वेधनीय प्रक्रिया द्वारा नेत्रों के खोखलेपन, नेत्र संबंधी आंतरिक रोगों का पता नेत्र वेधन परीक्षण द्वारा चलता है। इस परीक्षण में सुई को लिंबस (किनारी) के समीप नेत्रकोण के मध्य वेध कर परीक्षण होता है। घोड़ों में सेटेरिया परजीवी को इस तकनीक द्वारा नेत्रों के अन्तर्भाग से आसानी से दूर किया जा सकता है।

छाती पारवेधन (थोरैकोसिन्टेसिस)

कंठ से अथवा परिफुफुस गुहिका से द्रव्य पदार्थ लेने के लिए हम बड़े पशुओं में सप्तम अंतर्पसलीय तथा छोटे पशुओं में षष्टम् अन्तर्पसलीय स्थान का प्रयोग कर सकते हैं। इस विधि में सुई को अन्तर्पसलीय स्थान के 1/3 नीचे वेधा जाता है तथा जहाँ तक संभव हो पसली के किनारे तक।

भौतिकीय पैमानों की रिकार्डिंग (रिकार्डिंग ऑफ फिजीकल पैरामीटर्स)

विभिन्न भौतिकीय पैमानों के परीक्षण भी अंग विशेष या रोग तंत्र का पता लगाने में सहयोग करता है। इन परीक्षणों के दौरान पशु को शान्त तथा भली भांति संयत होना चाहिए। इन परीक्षणों द्वारा शरीर की गति, उत्तेजना तथा तनाव आदि का पता चलता है।

दृष्टिगत श्लेष्मल झिल्ली (विजिबल म्यूकस मेम्ब्रेन)

श्लेष्मा झिल्ली परीक्षण प्रमुखतः सूजनवाली तथा शरीर में किसी कमी के कारण होने वाली बीमारियों मे लाभदायक है (चित्र 18)। नेत्र श्लेष्मा शोथ सामान्यतः सर्वाधिक परीक्षित श्लेष्मा झिल्ली रोग है। इन परीक्षणों में नासिकीय, मुखीय, योनिय, मूत्राशयी तथा मलाशयी श्लेष्मा झिल्ली तथा श्लेष्मल झिल्ली से धिरी मुख

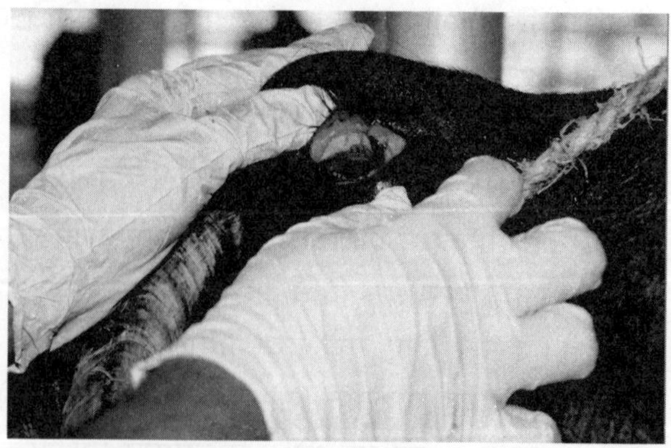

चित्र 18

सम्बन्धी बीमारियों का परीक्षण सम्मिलित है। दोनों नेत्रों का परीक्षण किसी भी प्रकार की असमानता को दूर करने हेतु किया जाना चाहिए। पीले वर्ण की श्लेष्मा पीलिया, पीले व श्वेत (पानी के समान) श्लेष्मा रक्ताल्पता तथा फीके एवं सूखे वर्ण की श्लेष्मा आघात को इंगित करती है। ईंट के समान लाल श्लेष्मा झिल्लियां आर्सनिक विषाक्तता, नीलवर्णीय श्लेष्मा रक्त नीलिमा (सायनोसिस) को प्रदर्शित करती है। इससे अलग शोथ स्थिति में हायपरेमिया एवं सूजन दृष्टिगत होती है। जैसे नेत्रों की श्लेष्मा शोथ एवं भगयोनि शोथ।

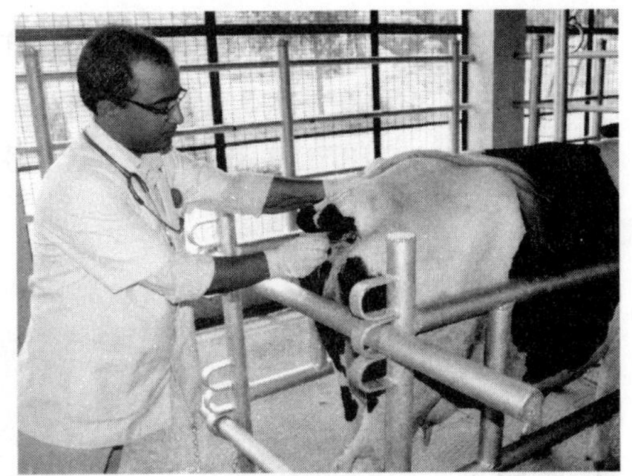

चित्र 19

तापमान (टेम्परेचर)

पशुओं में तापमान को गुदा में थर्मामीटर डालकर नापा जाता है। इसके लिए थर्मामीटर के पारे को पहले सामान्य स्थिति में लाया जाता है। थर्मामीटर के बल्ब को सावधानीपूर्वक गुदा में सामान्यतः दो मिनट श्लेष्मल झिल्ली को स्पर्श कराते हुए भीतर डालना चाहिए। मलाशयी लकवे से ग्रस्त पशुओं में योनिय तापमान लिया जा सकता है। पशुओं के सामान्य तापमान विभिन्न परिस्थितियों जैसे आयु, शरीर भार, दुग्धपान, उत्तेजना, मदमय, कसरत तथा रोगों में भिन्नता दर्शाती है। इन सब तथ्यों के अतिरिक्त कुछ रोगजनक स्थितियां जैसे संक्रमण, सूजन व दर्द से भी तापमान बढ़ जाता है। सेप्टीसीमिया, दिमागी बुखार, हृदयाघात, लू लगने के स्थिति में अचानक बढ़े हुए तापमान को देखा जा सकता है। चिरकालीन मूत्राशय संक्रमण तथा तपेदिक जैसे रोगों में तापमान धीमे–धीमे बढ़ता है। साल्मोनेलोसिस जैसे रोगों में तापमान सीढ़ी दर सीढ़ी बढ़ता हुआ देखा जा सकता है। तापमान नियन्त्रण तंत्र की गड़बड़ी के कारण हुई शारीरिक तापमान की गिरावट को हाइपोथरमिया कहा जाता है। शीतवायु तथा आद्र वातावरण के प्रभाव के कारण कमजोर अथवा अत्यन्त छोटे पशुओं में हाइपोथरमिया हो सकता है।

श्वसन (रेस्पाइरेशन)

श्वसन दर बहुत से आंतरिक अथवा वाह्‌य तथ्यों को प्रभावित करती है। युवा पशु वृद्ध पशुओं की तुलना में तीव्र गति से सांस लेते हैं। मादा पशु विशेषतया गर्भधारण के दौरान नर पशुओं की तुलना में तीव्र गति से श्वास लेती है। पशुओं में श्वसन दर को तब देखा जाना चाहिए जब पशु शांत होकर खड़ा हो, तब पशु की पसलियों व उदरीय सतह पर हथेली से थपथपाकर श्वसन गति को देखा जाना चाहिए तथा एक मिनट तक उसके नथुनों

के सामने हथेली को रखकर श्वसन गति को अनुभव करना चाहिए। विकृति बढ़ने पर श्वसन गति (डिस्पनिइया या लेबर्ड ब्रीथिंग) ज्वर में बढ़ता है तथा फेफड़ों तथा सीने सम्बन्धी दूसरी परेशानियों में तापमान में वृद्धि हो जाती है।

नब्ज (पल्स)

हृदयवाहिनी तथा अन्य तंत्र सम्बन्धी असमानताओं को नब्ज परीक्षण द्वारा पहचानी जा सकती है (चित्र 20)। पालतू पशु में सामान्य नब्ज दर में विभिन्नता देखी जा सकती है। अधिक जानकारी प्राप्त करने के लिए इसे सदैव हृदय गति के साथ परीक्षित किया जाना चाहिए। उसे गुदा से लगभग 10 सेमी दूर मध्य अनुत्रिका धमनी (मिडिल कोक्सीडियल आर्ट्री) से नब्ज को रिकार्ड किया जाना चाहिए। बाह्य फैशियल धमनी, ट्रांसवर्स फैशियल धमनी तथा मध्य धमनी दूसरी तरफ होती है। बकरियों तथा भेड़ों में ऊरू (फिमोरल) धमनी जांघ के अन्दर ऊंची होती है। जहां से धमनी ग्रोइन से नीचे की ओर जाती है। घोड़ों में सामान्यतः बाह्य मैक्सीलरी धमनी द्वारा परीक्षण किया जाता है। किन्तु मेटाटारसल धमनी, मध्य धमनी तथा ट्रांसवर्स धमनी भी प्रयोग में लाई जा सकती हैं। शूकरों में नब्ज गति जानने हेतु उरू धमनी को देखा जाता है किन्तु अत्यधिक मात्रा में वसा के जमाव के कारण यह अत्यन्त दुष्कर कार्य होता है। बेहतर परिणामों को जानने के लिए नब्ज की जाँच के समय वातावरण, आयु, लिंग, गर्भधारणकाल आदि के बारे में विचार किया जाना चाहिए। कुछ रोगों जैसे हाइड्रोसेफिलिस, पीलिया, हृदय अवरूद्धि, अपच, अलिंद तंतुविकंपन, और्गेनो फास्फेरस विषाक्तता आदि में अल्प नब्ज गति देखी गई।

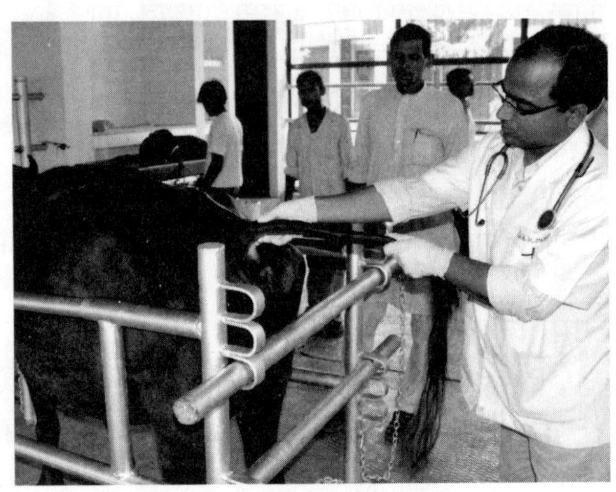

चित्र 20

दूसरी तरफ नब्ज गति में वृद्धि अलिंद स्फुरण, गठिया, ग्रेन इन्गोर्जमेंट, हिमोग्लोबीन्यूरिया वेन्ट्रीकुलर टेकीकार्डिया, लेमीनाइटिस तथा हैमरेज आदि के कारण देखी जा सकती है। पशुओं में तीव्र ज्वर, गहन रक्ताल्पता, यकृत सिरोसिस आदि के कारण उच्च नब्ज गति को देखा जा सकता है। निम्न नब्ज गति को आयोर्क्टिक स्टेनोसिस, प्लाज्मा एवं रक्त की क्षति तथा पानी की कमी (डिहाईड्रेशन) के कारण रिकार्ड किया गया। नब्ज की गुणवत्ता के आधार पर नब्ज के कई प्रकार हो सकते हैं।

रोमान्थ गतिविधि (रूमन मूवमेंट)

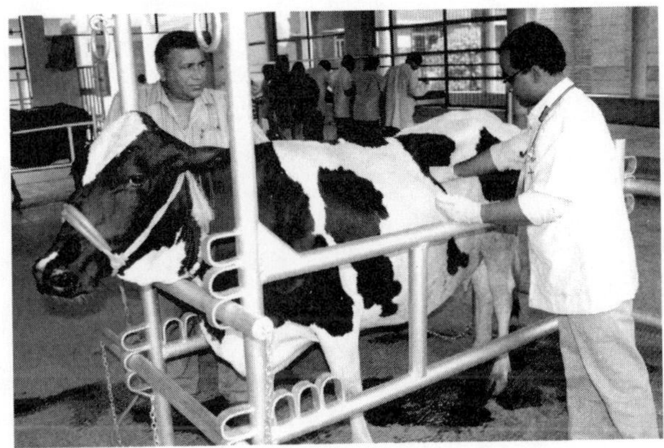
चित्र 21

पेट की कार्य करने की स्थिति को बायीं बगल में स्पर्श कर आंका जा सकता है। रोमान्थ की गतियों (चित्र 21) को दर्ज करने के लिए हथेली या मुट्ठी का प्रयोग किया जाए। रोमान्थ की जांच करते समय उदर सम्बन्धी पेशी की तान की सही स्थिति ज्ञात करने हेतु पर्याप्त एवं युक्तिसंगत दबाव दिया जाना चहिए। पेट सम्बन्धी प्रत्येक रूमेन गति में ऊपर की ओर होने वाली गतियों की पृष्ठीय थैलीनुमा झिल्ली आसानी से पहचानी जा सकती है। रोमान्थ के बल को गति के प्रभाव से पहचाना जाता है। सिकुड़नों या ऐठनों को कई समूहों जैसे कमजोर, मध्यम, अच्छी एवं तेज के रूप में बांटा जा सकता है। सामान्यतया प्रत्येक पांच मिनट में 5–7 गतियां होती हैं। रूमीनल गति की आवृत्ति में कमी या पूर्ण अभाव रोग की दशाओं में दर्ज की गई है। अन्न–कण के अधिक सेवन, आंतरिक प्रभाव एवं घाव सम्बन्धी रेटिकुलो–पेरिटोनाइटिस के दौरान रोमान्थीय गतियों का पूर्ण अभाव दृष्टिगोचर होता है। वेगस अपच, ऐक्टिनोवेसिलोसिस, नियोप्लॉज्म, सामान्य अपच आदि में रूमीनल गति की दर में गिरावट या कमी देखी गई है। रोमान्थ इम्पैक्सन में बायीं बगल में स्पर्श करने एवं कसकर रोमान्थ को दबाने से दर्द मालूम किया जा सकता है। रोमान्थ इम्पैक्सन में चारे से भरे हुए रोमान्थ को परितारण करने पर मन्द–मन्द आवाजे सुनाई देती है। झाग आने वाली सूजन (ब्लोट) में परितारण पर गूंजने वाली आवाजें सुनाई पड़ती हैं। गैसीय सूजन (ब्लोट) में परितारण के दौरान नगाड़े की आवाज (टिम्पैनिक) जैसे ध्वनियां सुनाई देती हैं। मलाशय द्वारा स्पर्शीय परीक्षण से रोमान्थ को पेट में मध्य से बायीं एवं आगे की ओर अनुभव किया जाता है। रोमान्थ के पृष्ठीय अवयव में कुछ वायु की मात्रा होती है तथा पृष्ठीय भाग लिसलिसा (डफी) होता है जबकि रोमान्थ के आधारीय भाग के अवयव में द्रव की अधिकता होती है।

□□□

अध्याय 2

जीवाणु जनित रोग

(बैक्टीरियल डिसीजिज)

प्लीहा रोग (एन्थ्रेक्स)

परिचय (एपीडेमियोलॉजी)

- प्लीहा रोग एक घातक संसर्गीय एवं जीवाणुजन्य रोग है जो मनुष्य को भी प्रभावित कर सकता है।
- भारत में इसे विज्ञाप्य वर्ग सूची में सम्मिलित किया गया है।
- यह रोग पशुओं में *बैसिलस ऐन्थ्रेसिस* नामक जीवाणु के कारण होता है।
- गाय, भैंस, भेड़ एवं बकरी इस रोग से अति सुग्राही हैं।
- गर्म एवं आर्द्र जलवायु में रोग महामारी का रूप ले सकता है (चित्र 1)।

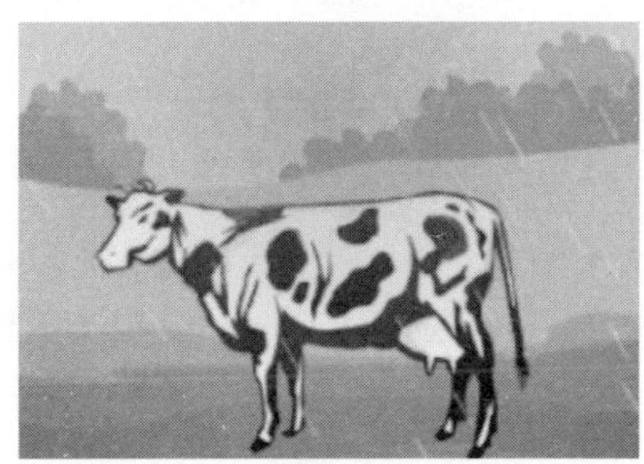

चित्र 1

- मृत पशु के सभी प्राकृतिक छिद्रों जैसे मुँह, नाक, कान, गुदा, मूत्र मार्ग से गहरे रंग के रक्त का रिसाव रोग का प्रमुख़ लक्षण है ।
- पशु आवास में पशुओं की अधिक संख्या, त्वचा एवं मुखीय श्लेष्मा की खरोंच के साथ–साथ रूक्ष भोजन इस रोग को व्यापकता प्रदान करने में सहायक है।
- इस रोग का प्रसारण संक्रमित भोजन ग्रहण करने अथवा त्वचा एवं श्वाँस के द्वारा होता है।

रोग के लक्षण (सिम्पटम्स)

- गाय, भैंस एवं भेड़ में प्लीहा रोग की घातकता अत्यधिक होती है।
- अति प्रभावित पशु 2 घंटे के भीतर ही मौत का शिकार हो सकता है (चित्र 2)।

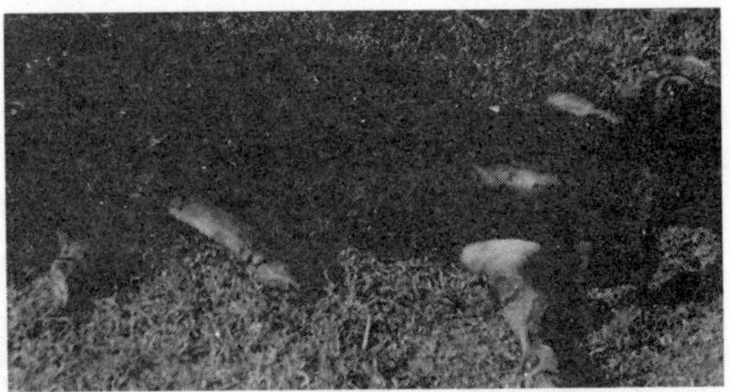

चित्र 2

- मृत्यु के पूर्व रोगी पशु में मांसपेशियों की अकड़न, श्वांस की कठिनाई और क्रमिक दौरे के लक्षण देखे जा सकते हैं।
- 3–4 दिन की रोग अवधि में प्रभावित पशु में अति ताप (104–108^0 फा.), मानसिक अवसाद, जीभ, गले एवं कोख की सूजन पाई जा सकती है। रोगी पशु की चाल असन्तुलित हो जाती है (चित्र 3)।

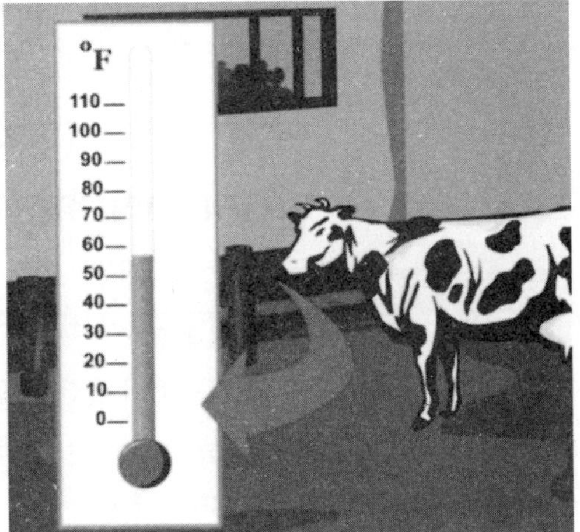

चित्र 3

- श्वसन दर एवं हृदय गति बढ़ जाती है, जबकि रूमेन की गति लगभग बन्द हो जाती है।
- श्लेष्मिक झिल्लियाँ लालिमा युक्त हो सकती हैं।
- मृत पशु के सभी प्राकृतिक छिद्रों जैसे मुँह, नाक, कान, गुदा, मूत्र मार्ग से गहरे लाल रंग के रक्त का रिसाव रोग का प्रमुख लक्षण है (चित्र 4)।

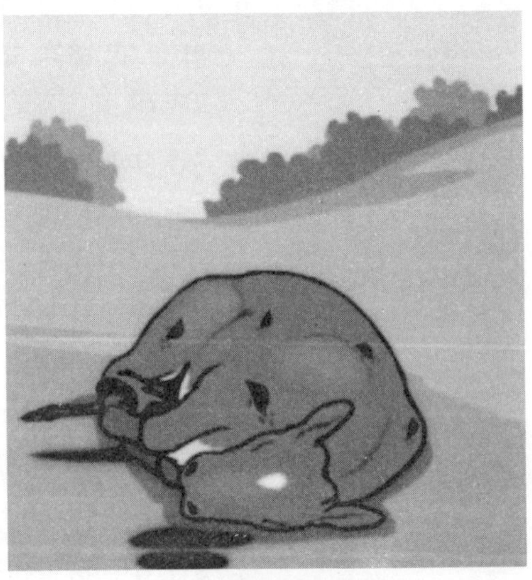

चित्र 4

चिकित्सा (ट्रीटमेंट)

- रोग की स्थिति में तत्काल पशु चिकित्सक को बुलाकर निदान सुनिश्चित कराये।

- पशु को बाड़े के अन्य पशुओं से तत्काल अलग करें।
- पशु बाड़े के संक्रमित भोजन एवं अन्य सामग्री को अलग कर जला दें (चित्र 5)।

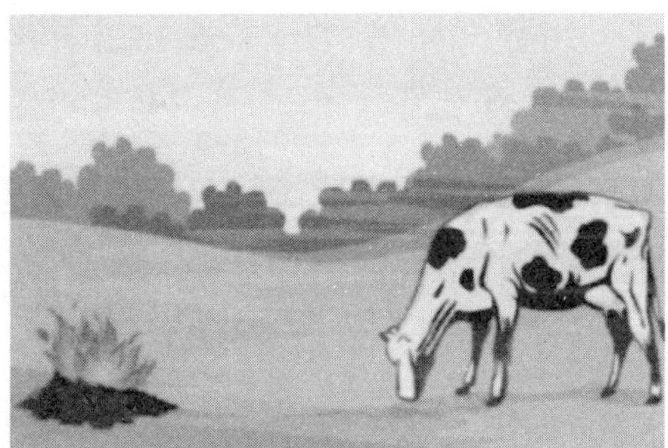

चित्र 5

- बाड़े के आस–पास मानव की आवा जाही प्रतिबन्धित करें।
- पशु बाड़े की भूमि को 5–10 प्रतिशत कास्टिक सोडा घोल या 5 प्रतिशत फिनाईल या 2–4 प्रतिशत फोर्मलिन घोल से विसंक्रमित करें (चित्र 6)।

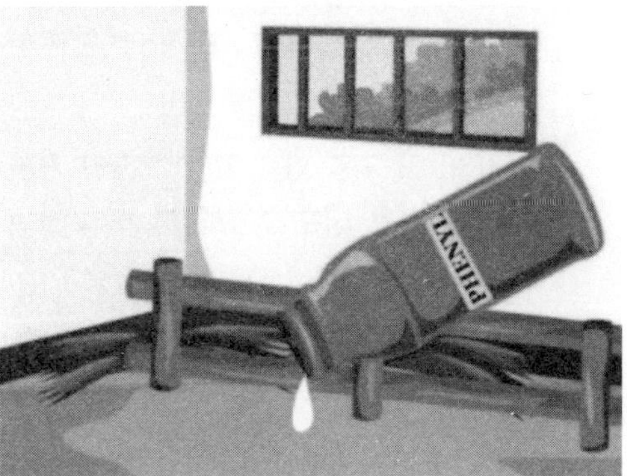

चित्र 6

- एन्थ्रेक्स रोधी सीरम (100–250मि.ली.) उत्तम औषधि है।
- पेन्सिलिन इस रोग की प्रारम्भिक अवस्था में प्रभावशाली औषधि है। दूसरी ऐन्टीबायोटिक जैसे स्ट्रप्टोमाइसिन या ऑक्सीटेट्रासाईक्लीन का प्रयोग भी किया जा सकता है।
- सहायक चिकित्सा के रूप में यकृत रक्षक विटामिन एवं मांसपेशियों को राहत देने वाली औषधियों का प्रयोग किया जा सकता है।

रोकथाम (प्रीवेंशन)

- 4–6 माह की आयु में प्रथम टीका लगायें तथा हर साल अप्रैल से जून की अवधि में ऐन्थ्रेक्स के टीके लगवाऐं।
- प्रभावित क्षेत्र से पशुओं की आवा जाही एवं खरीद फरोख्त प्रतिबन्धित करें।

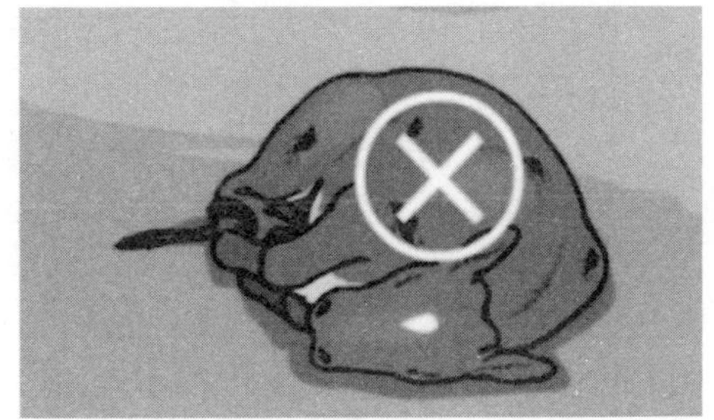

चित्र 7

- उत्तम प्रबन्ध की व्यवस्था करें।
- संगरोध (क्वारेनटाइन) का आवश्यक रूप से पालन करें।
- मृत पशु के शरीर को परीक्षण के लिए न खोलें और न ही खाल उतारने दें (चित्र 7)।

- मृत पशु के शरीर को जला कर नष्ट करें या नदी नाले से दूर पर्याप्त मात्रा में चूने/नमक के साथ गहरे गड्ढ़े में दबा दें (चित्र 8)।

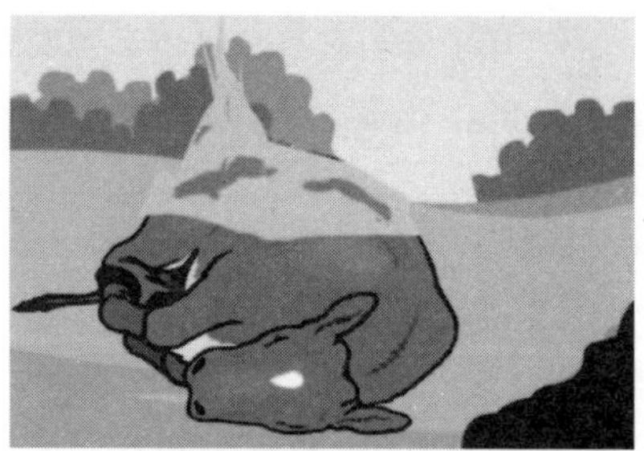

चित्र 8

गलघोंटू या घुर्रका रोग (हिमोरेजिक सेप्टिसिमिया)

परिचय (एपीडेमियोलॉजी)

- गलघोंटू रक्त के संक्रमण से उत्पन्न पशु रोग है जो अति ताप, श्वास की कठिनाई, गले एवं झोली की सूजन, मुख से अति लार तथा श्लेष्मिक झिल्लियों के रक्त रंजन के रूप में प्रकट होता है (चित्र 1)।

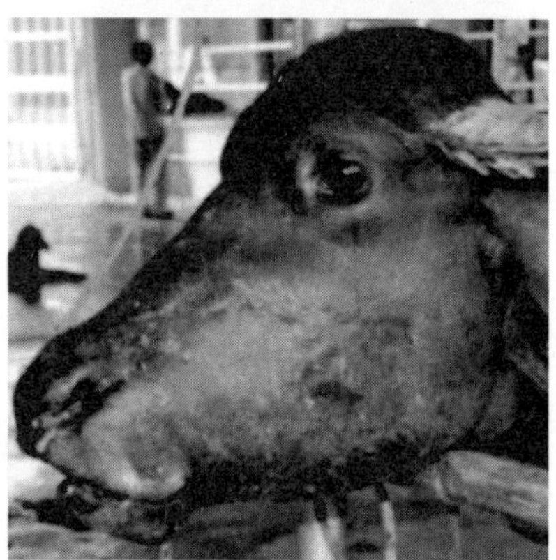

चित्र 1

- पशुओं में यह रोग *पाश्चुरेल्ला मल्टोसिडा* एवं *पाश्चुरेल्ला हिमोलाईटिका* के संक्रमण से होता है (चित्र 2)।
- गाय, भैंस एवं भेड़ में यह अति घातक है परन्तु बकरी, शूकर एवं ऊँट में भी रोग देखा गया है।
- बाड़े में रोग की प्रभावन दर एवं प्रभावित पशुओं में मृत्यु दर चिकित्सा न मिलने की स्थिति में काफी अधिक होती है।

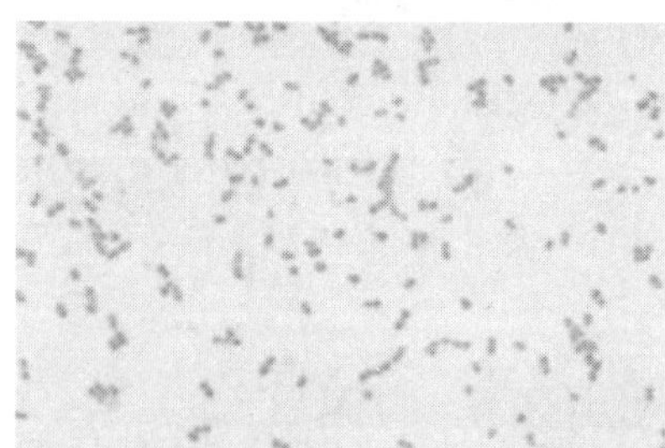

चित्र 2

- रोग का प्रकोप वर्षाकाल में अधिक होता है तब यह महामारी का रूप ले सकता है, परन्तु कुपोषण, परिवहन के दबाव एवं दुष्कर मौसम में रोग कभी भी देखा जा सकता है।
- रोग की उत्पत्ति महामारी काल में संक्रमित भोजन एवं पानी ग्रहण करने से होती है परन्तु प्रत्यक्ष एवं परोक्ष रूप से संक्रमित पशु का संसर्ग रोग को जन्म दे सकता है।

रोग के लक्षण (सिम्पटम्स)

- उच्च ताप (106–107^{0} फा.), क्षुदा हानि, श्वांस की कठिनाई, श्वाँस के साथ–साथ घुर्र–घुर्र की आवाज, अति अवसाद, मुख से लार का बहना,

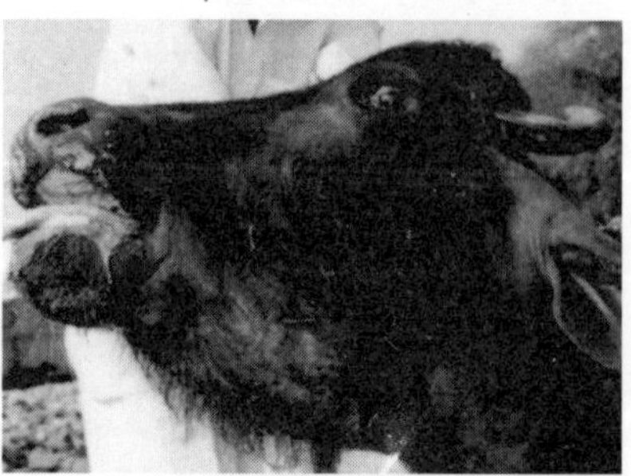

चित्र 3

नासिका स्त्राव, अश्रुपातन गर्दन एवं झूल के साथ–साथ गुदा के आस पास (पेरिनियम) की सूजन, रोग के सामान्य लक्षण हैं (चित्र 3)। रोग की घातकता कम होने की स्थिति में निमोनिया, दस्त या पेचिस के लक्षण पाये जा सकते हैं (चित्र 4)। कालान्तर में पशु धराशायी हो जाता है।

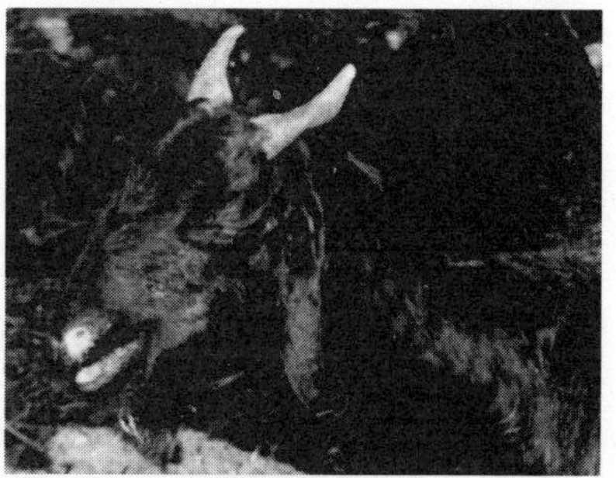

चित्र 4

- अति प्रभावित पशुओं में या समय पर उपयुक्त चिकित्सा न मिलने से मृत्यु दर बढ़ जाती है।

चिकित्सा (ट्रीटमेंट)

- रोग के होने की स्थिति में तत्काल पशु चिकित्सक से सम्पर्क करें।
- प्रभावित पशु को अन्य पशुओं से अलग करें।
- 20 मि.ली. यूकेलिप्टिस तेल, 20 मि.ली. मेन्था तेल, 20 ग्राम कपूर तथा 20 ग्राम अमोनियम कार्बोनेट एवं कुटी सौंठ 230 ग्राम को 10 ली. उबलते पानी में डालकर पशु को भपारा दें (चित्र 5)।

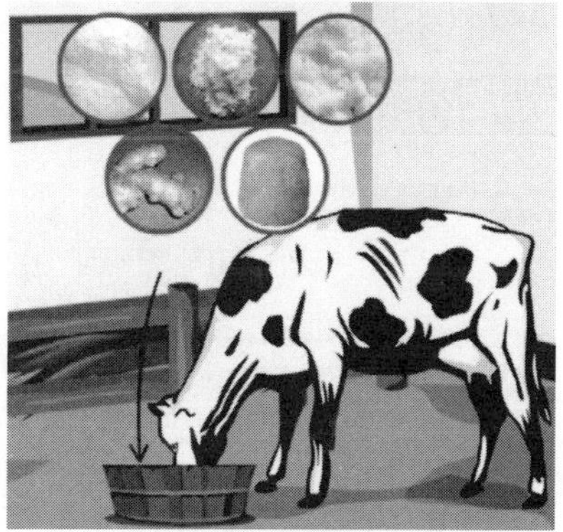

चित्र 5

- 30 ग्राम खाने का सोडा, 30 ग्राम अमोनियम कार्बोनेट (नौसादर), 10 ग्राम कपूर, 50 ग्राम कुटी सौंठ को एक कि.ग्रा. गुड़ के साथ पशु के जीभ पर चाटने के लिए लगाएँ (चित्र 6)।

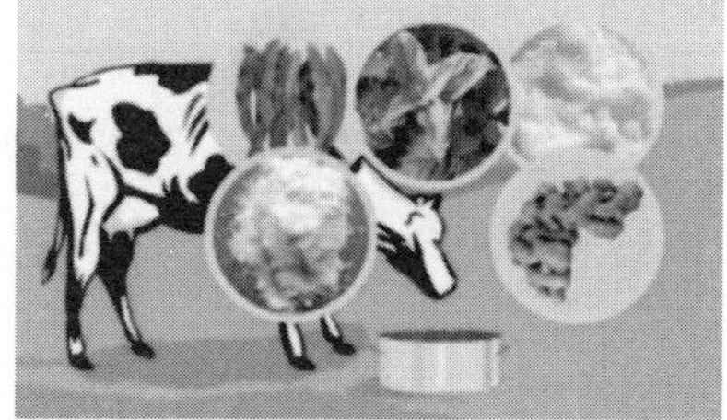

चित्र 6

- प्रभावित गाय/भैंस को 50 ग्राम अजवाइन, 30 ओटी ग्राम सोंठ, 20 ग्राम तुलसी, 250 ग्राम गुड़, 1–2 लीटर दूध के साथ पिलायें (चित्र 7)।
- अतिघातकता की स्थिति में प्रभावित पशु को ऐंटीबायोटिक जैसे टेट्रासाइक्लीन, जेंटामाइसिन, ऑक्सीटेट्रासाइक्लीन या सल्फा ड्रग जैसे सल्फाडिमीडीन, ट्राईमीथोप्रिम + सल्फाथायोजोल एवं शोथ रोधी औषधियों का प्रयोग करें।

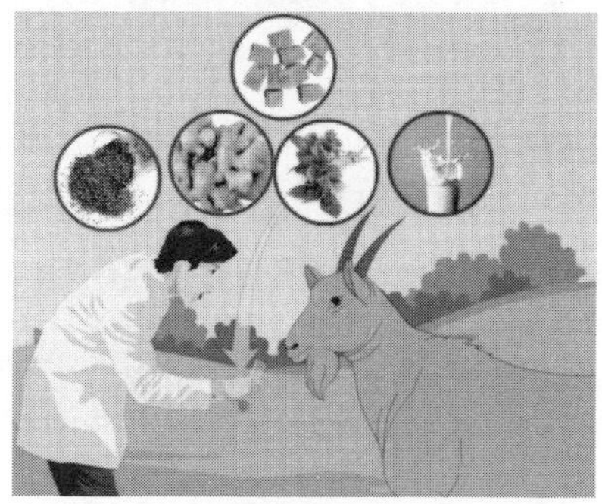

चित्र 7

- रोग प्रतिरोधी रक्तोदक (सीरम) का प्रयोग अति प्रभावी उपचार है।

रोकथाम (प्रीवेंशन)

- गौ–वंशी पशुओं तथा भैंस में 4–6 माह की आयु पर प्रथम टीकाकरण करें तथा वर्षा काल प्रारम्भ होने के पहले वार्षिक टीका लगवायें।
- रोग की स्थिति में प्रभावित पशु को तत्काल स्वस्थ पशुओं से अलग करें।
- पशु बाड़े को 10 प्रतिशत कास्टिक सोडा या 5 प्रतिशत फिनाईल या 2 प्रतिशत कापर सल्फेट (तूतिया) के घोल से विसंक्रमित करें (चित्र 8)।
- पशु पर दबाव को कम करें। लम्बे परिवहन से पशुओं को बचायें (चित्र 9)।
- मृत पशु के शरीर का समुचित निस्तारण करें।
- बाड़े में सफाई व्यवस्था को दुरस्त करें।
- महामारी काल में पशुओं की आवा–जाही को रोकें।
- मरे पशु के शव को भलीभांति चूने या नमक के साथ निस्तारित करें। संगरोध को कठोरता से लागू करें।

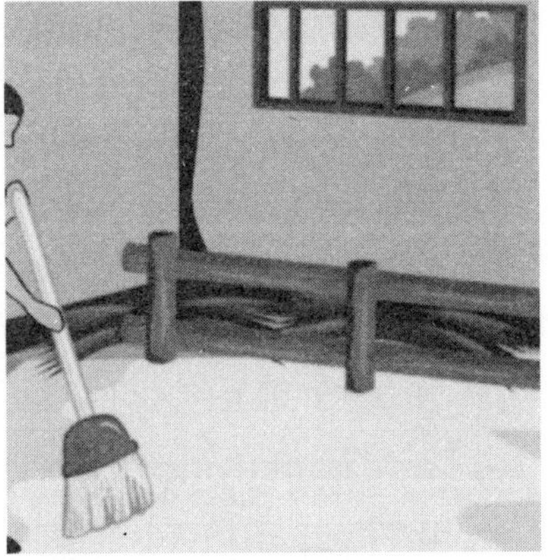

चित्र 8

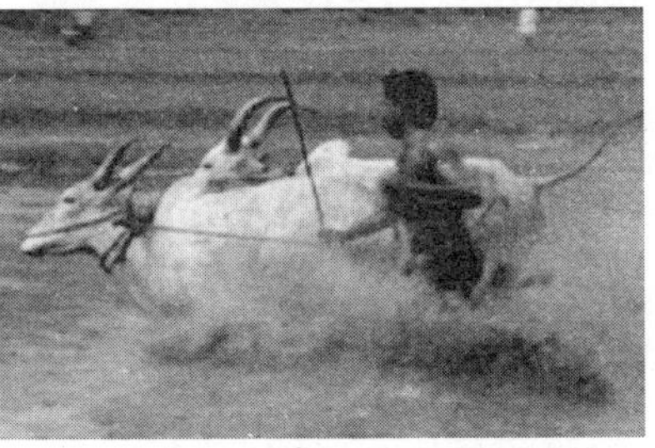

चित्र 9

तपेदिक रोग (टी.बी. या क्षय रोग)

परिचय (एपीडेमियोलॉजी)

- पशुओं में तपेदिक एक दीर्घकालीन क्षयकारी संक्रामक रोग है जो गाय, भेड़, बकरी, शूकर के अतिरिक्त दूसरे स्तनधारियों एवं पक्षियों में भी पाया जा सकता है (चित्र 1)।
- पशुओं में तपेदिक रोग मुख्यतः *माइकोबैक्टिरियम बोविस* नामक जीवाणु से होता है (चित्र 2)।
- यह एक संसर्गी रोग है जो रोगी पशु के सम्पर्क में आने पर हो सकता है।

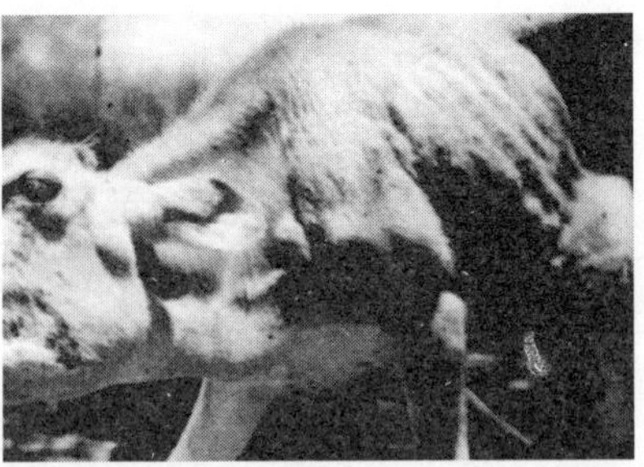

चित्र 1

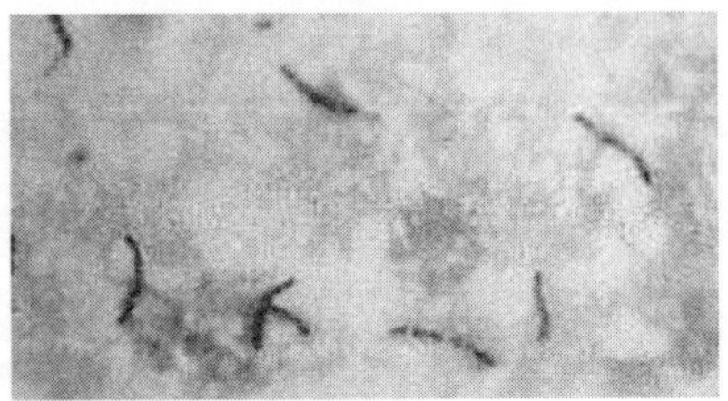

चित्र 2

- मनुष्य में तपेदिक रोग श्वाँस के साथ या दूध में श्रावित जीवाणु के ग्रहण करने से हो सकता है (चित्र 3)।

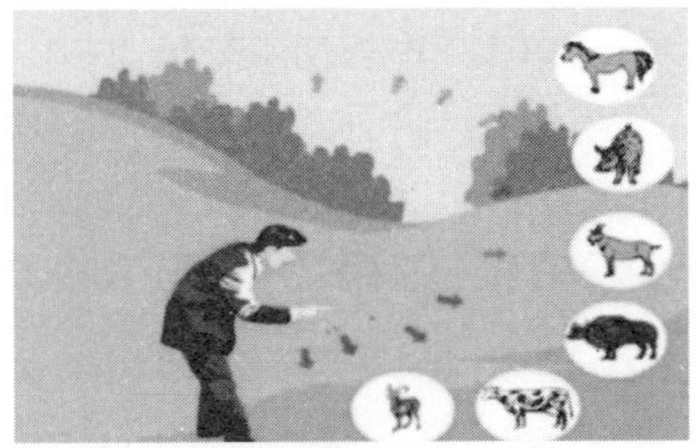

चित्र 3

रोग के लक्षण (सिम्पटम्स)

- प्रभावित पशु में हल्का ज्वर (102.5–103^0 फा.), जो श्रम करने एवं ठंड में बढ़ जाती है।
- भूख की कमी, दीर्घगामी खाँसी, कठिन श्वाँस, क्रमिक शारीरिक क्षय जिससे वजन का ह्रास, कृश शरीर, रूक्ष एवं शुष्क चमड़ी, कार्य क्षमता का ह्रास (चित्र 4), कन्धे एवं पुट्ठे की लसिका ग्रन्थियों के आकार में वृद्धि (चित्र 5) आदि लक्षण देखे जा सकते हैं।
- कभी–कभी अयन की सूजन जो थनैला को जन्म देती है इस रोग में देखी जा सकती है (चित्र 6)।

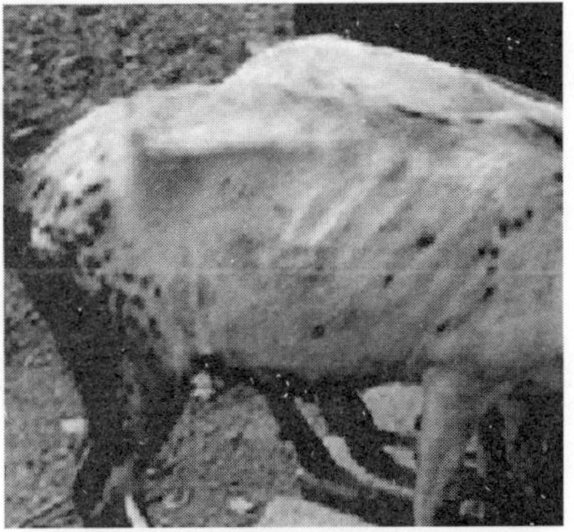

चित्र 4

चिकित्सा (ट्रीटमेंट)

- रोगी पशु को तत्काल बाड़े के अन्य पशुओं से अलग करें।
- पशु चिकित्सक द्वारा रोग निदान सुनिश्चित करें।
- तपेदिक रोग की पशुओं में चिकित्सा दीर्घकालीन, मंहगी तथा आर्थिक रूप से उपयुक्त नहीं है (चित्र 7)।

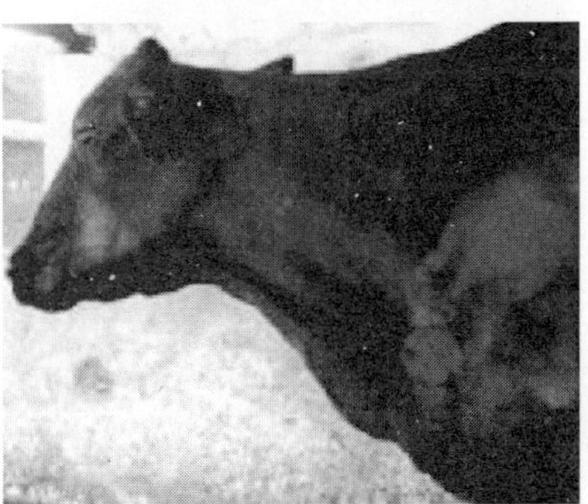

चित्र 5

- स्ट्रेप्टोमाइसिन, रिफाम्पिसिन, आइसोनियाजिड का संयुक्त रूप से दीर्घकालिक प्रयोग (कम से कम 6 माह) लाभकारी होगा।
- पौष्टिक आहार (खनिज एवं विटामिन पूरित), बाड़े में पर्याप्त स्थान, नियमित विसंक्रमण (2 प्रतिशत तूतिया या 5 प्रतिशत चूना या 5

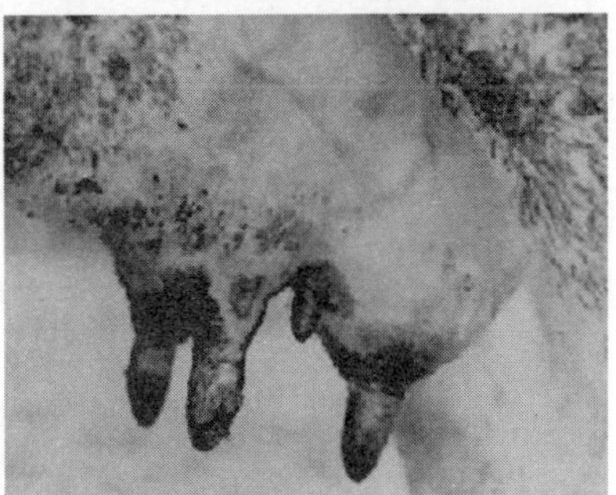

चित्र 6

प्रतिशत फिनाईल या 2–4 प्रतिशत फार्मेलिन द्वारा) रोग रोधन के लिए आवश्यक है (चित्र 8)।

रोकथाम (प्रीवेंशन)

- प्रभावित पशु की पहचान कर बाड़े से निकालकर एकांत में रखें (चित्र 9)।
- साफ सफाई को प्राथमिकता दें और प्रबन्ध को सुधारें।

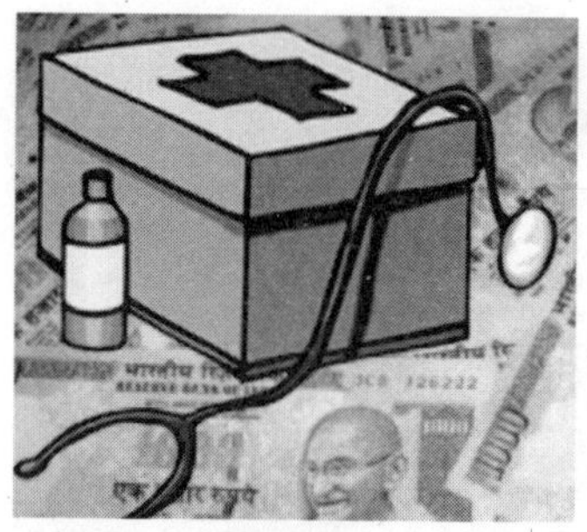

चित्र 7

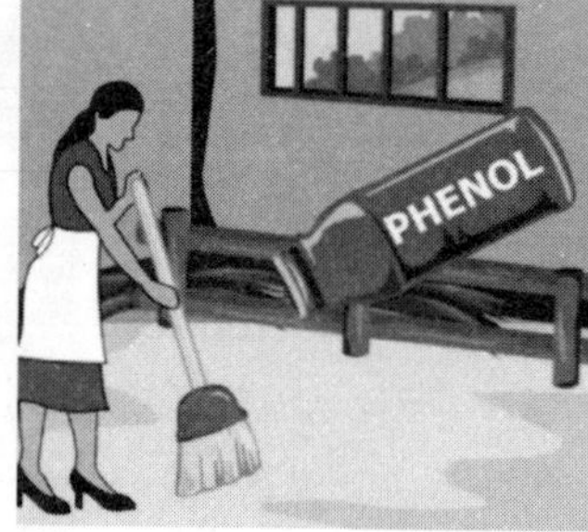

चित्र 8

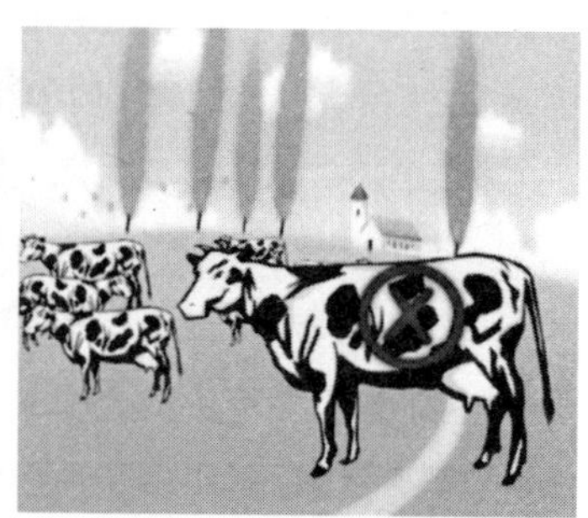

चित्र 9

लंगड़िया रोग (ब्लैक क्वॉटर)

परिचय (एपीडेमियोलॉजी)

- यह एक टाँगिया रोग के नाम से भी जाना जाता है।
- यह एक घातक संक्रामक रोग है जो अति विषाक्तता एवं मांस पेशियों की सूजन के रूप में प्रकट होता है (चित्र 1)।
- एक टांगिया का रोग *क्लोस्ट्रिडियम चौवियाई* नामक जीवाणु के संक्रमण से होता है (चित्र 2)।
- यह एक मृदा जन्य रोग है जो ज़ीवाणु द्वारा दूषित भोजन ग्रहण करने तथा बाल एवं पूँछ कर्तन के समय हुए घावों के संक्रमण से होता है।

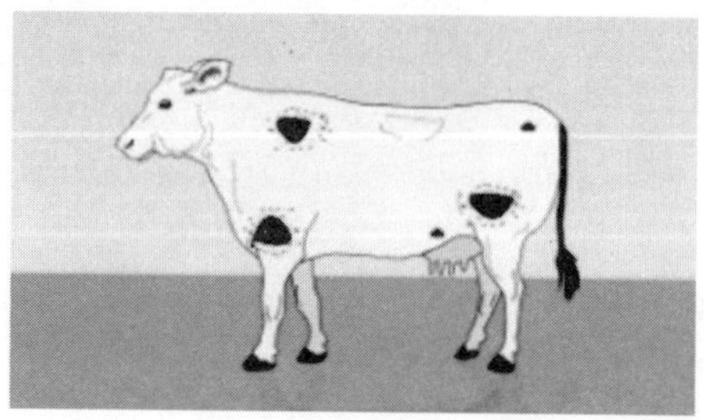

चित्र 1

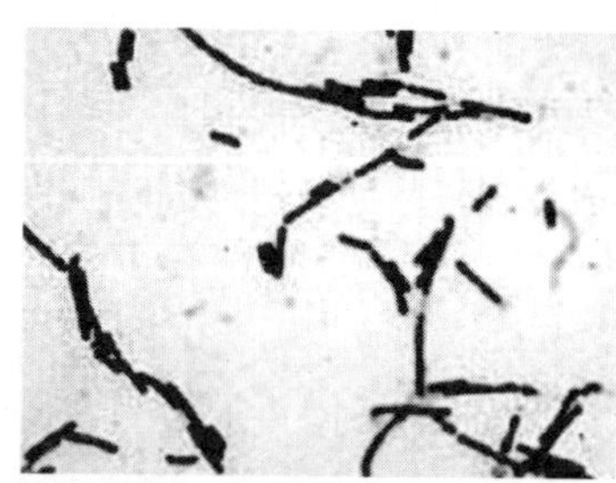

चित्र 2

- गाय, भैंस, भेड़ तथा बकरियों में यह प्रचलित रोग है जो 6 माह की आयु से 4 वर्ष की आयु में अधिक पाया जाता है।
- महामारी की स्थिति में रोग प्रभावन दर एवं प्रभावित पशुओं में मृत्यु दर काफी अधिक होती है।
- एक टांगिया रोग वर्षाकाल में अधिक प्रचलित है।

रोग के लक्षण (सिम्पटम्स)

- एक टांगिया रोग से अति प्रभावित पशु 24 घंटे के भीतर बिना किसी लक्षण के मर सकता है (चित्र 3)।
- सामान्यतः प्रभावित पशु मानसिक अवसाद से ग्रसित होता है और सुस्त हो जाता है।
- पशु में भूख की हानि तथा उच्च ताप देखा जा सकता है।
- हृदय गति एवं श्वसन दर बढ़ जाती है।
- प्रभावित पशु के कन्धों, गर्दन, पुट्ठों के अतिरिक्त वक्ष, जंघाओं और अगले पिछले हिस्सों की मांस पेशियों की सूजन पाई जाती है। इन स्थानों पर पशु को छूने पर गर्म और दबाने पर दर्द की अनुभूति होती है (चित्र 4)।

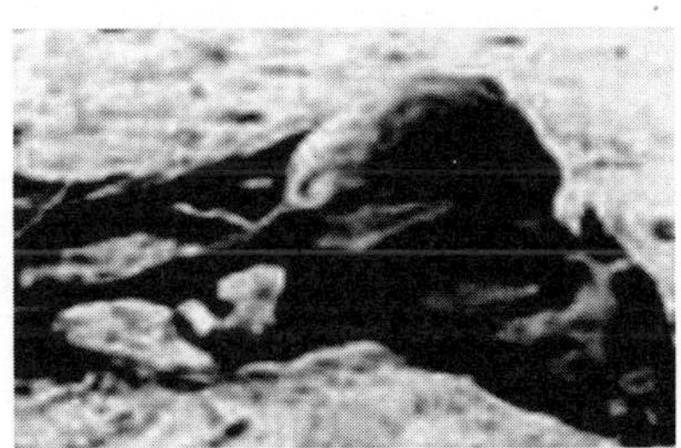

चित्र 3

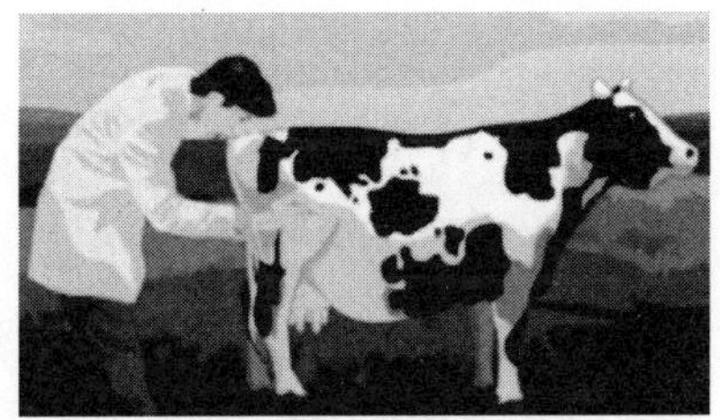

चित्र 4

- पशु के प्रभावित हिस्सों को दबाने पर चरचराहट की आवाज होती है ।
- प्रभावित शरीर के हिस्से का रंग गहरे काले रंग का हो जाता है तथा सुई से छेद करने पर उससे गैस निकलती है।

चिकित्सा (ट्रीटमेंट)

- रोग प्रभावित पशु को तत्काल अलग करें।
- पशु चिकित्सक से तत्काल परामर्श करें।
- रोग प्रतिरोधी रक्तोदक (सीरम) का प्रयोग करें।
- अधिक मात्रा में पेन्सिलीन का प्रयोग लाभकारी है।

- सहायक चिकित्सा के रूप में यकृत पोषी टानिक, विटामिन बी, बी–6 एवं बी–12 से पूरित संतुलित आहार का प्रयोग शीघ्र स्वास्थ्य लाभ के लिए उपयोगी है।

रोकथाम (प्रीवेंशन)

- बाड़े की स्वच्छता पर विशेष ध्यान दें।
- स्वच्छ एवं शुद्ध आहार की व्यवस्था करें (चित्र 5)।
- ऊन और पूँछ कर्तन में घावों को तत्काल उपचारित करें।
- 4–6 माह की आयु में टीकाकरण करें। अप्रैल–जून की अवधि में प्रतिवर्ष टीका लगायें।
- चूना (10 प्रतिशत), फिनाईल (5 प्रतिशत) या फार्मलिन (2–4 प्रतिशत) से बाड़े का कीटनाशन करें (चित्र 6)।

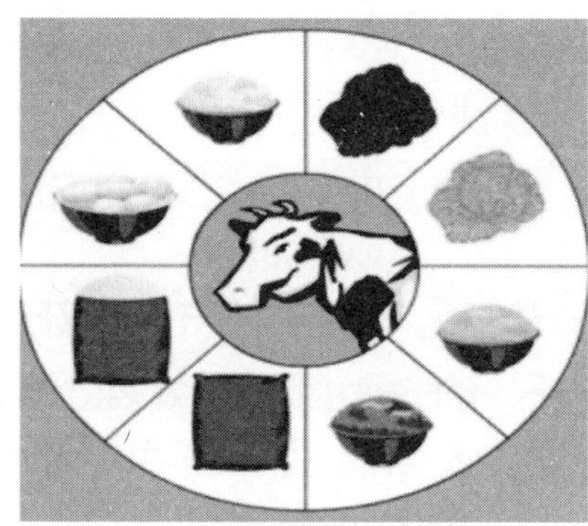

चित्र 5

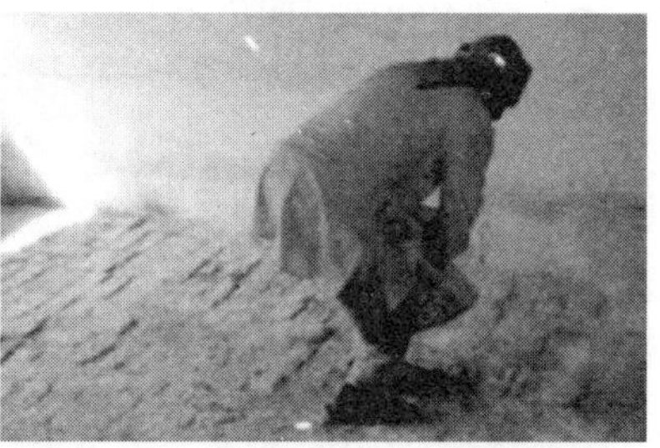

चित्र 6

थनैला रोग (मस्टाईटिस)

परिचय (एपीडेमियोलॉजी)

- यह एक अयन को प्रभावित करने वाला रोग है जो समस्त पशु प्रजातियों के मादा पशुओं को प्रभावित करता है (चित्र 1)।
- गाय, भैंस, भेड़, बकरी तथा ऊँटनी आदि सभी पशुओं को समान रूप से प्रभावित करता है।
- ब्याँत के बाद प्रथम सप्ताह में ही रोग का पता चलता है।
- अयन का प्रभावित हिस्सा सूजन और दर्द से प्रभावित होता है तथा अति प्रभावित स्थिति में गर्म महसूस होता है (चित्र 2)।
- अयन के प्रभावित हिस्से से प्राप्त दूध में भौतिक एवं रासायनिक परिवर्तन हो जाते हैं।

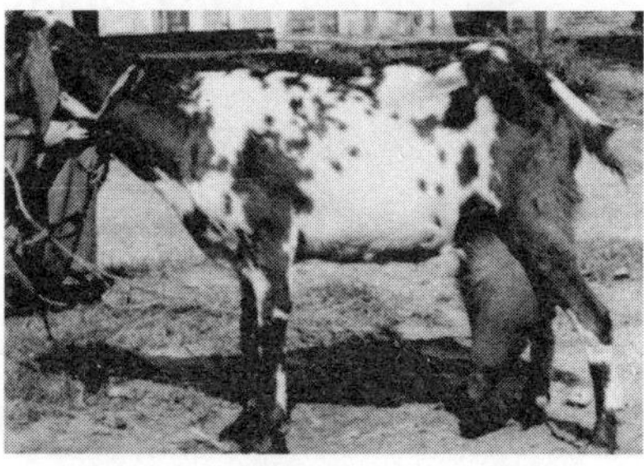

चित्र 1

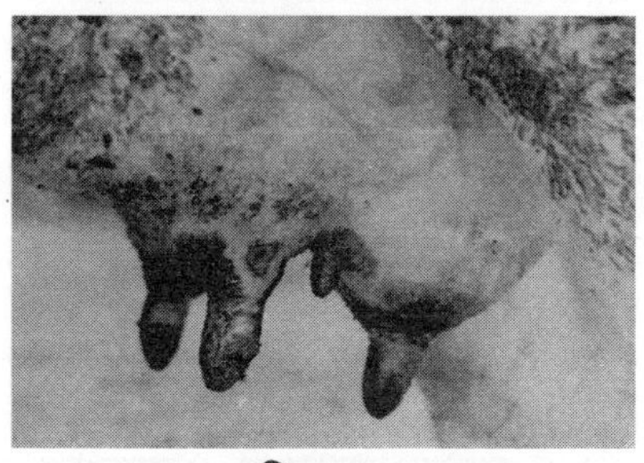

चित्र 2

- दूध लालिमा युक्त हो सकता है, जिसमें रक्त के थक्के एवं छिछड़ापन हो सकता है।
- अधिकांशतः यह रोग पशुओं में जीवाणु संक्रमण के कारण होता है तथा अनेक प्रकार के जीवाणु इस रोग का कारक हो सकते हैं (चित्र 3)।

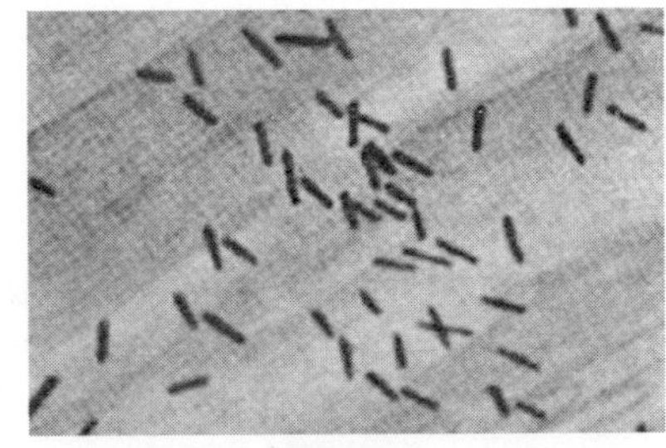

चित्र 3

- रोग का प्रसारण संक्रमित पानी, बिछावन, उपयोग में लाने वाले उपकरण तथा दूध दोहने वाले के हाथों से हो सकता है।
- सामान्यतः दुग्धकाल के प्रारम्भ या अंत में यह संक्रमण होता है।
- वयस्क/अधिक आयु वाले पशु इस रोग से अधिक प्रभावित होते हैं।
- अधिक दूध देने वाले पशु इस रोग से अति प्रभावित होते हैं।

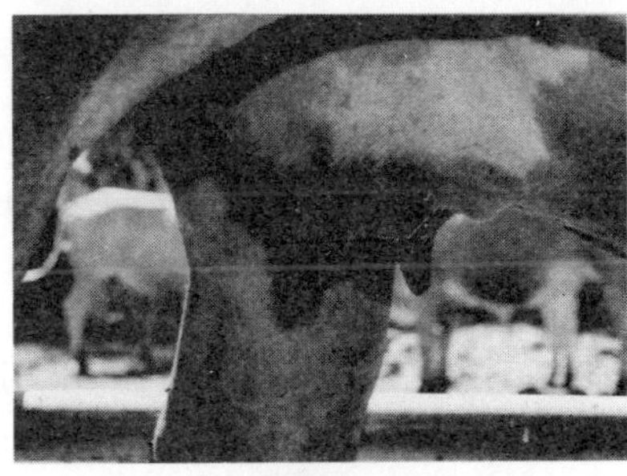

चित्र 4

- बाड़े में पाई गई अस्वच्छता, अयन या थन की चोट तथा अपूर्ण दूध निकालना पशु को रोग के प्रति संवेदनशील बनाता है (चित्र 4)।

रोग के लक्षण (सिम्पटम्स)

- यह रोग तीव्र, दीर्घकालिक या लक्षणहीन अवस्था में हो सकता है।
- रोगी पशु का दूध गाढ़ा तथा मवाद के जैसा हो जाता है (चित्र 5)। अयन पर सूजन का फैलाव एवं दर्द हो सकता है।
- कभी–कभी प्रभावित पशु ज्वर से प्रभावित होता है।

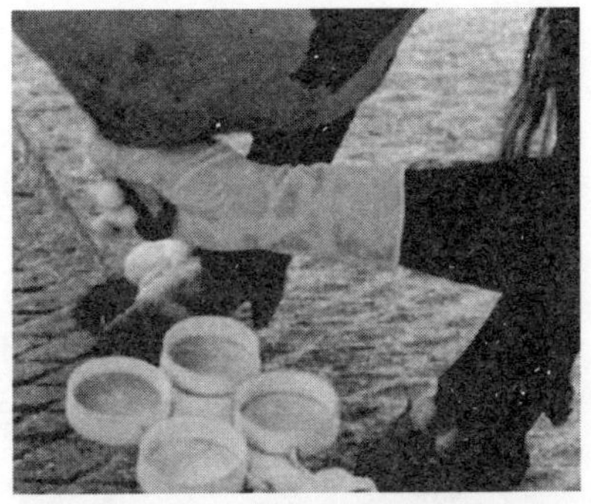

चित्र 5

- दूध में फाइब्रिन के थक्के तथा रक्त पाया जा सकता है।
- प्रभावित अयन से दूध आना कम हो जाता है या बंद हो जाता है (चित्र 6)।
- समुचित चिकित्सा न मिलने से प्रभावित अयन कड़ा और पत्थर के जैसा होकर बेकार हो जाता है।

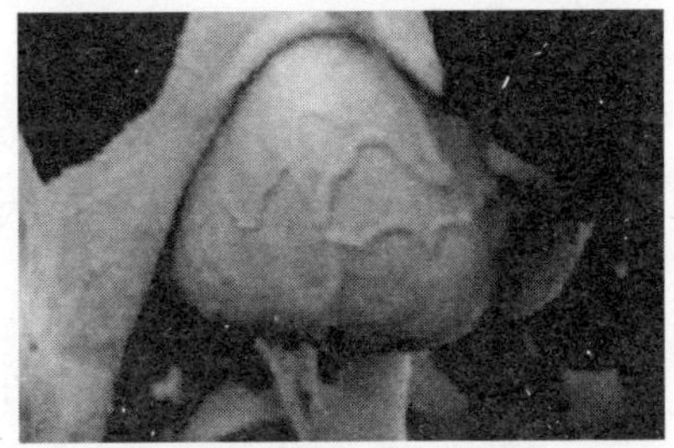

चित्र 6

- विशेष परिस्थितियों में अयन काला तथा ठंडा पाया जा सकता है।
- कभी–कभी गैंगरीन बन जाने से थन टूट कर गिर जाता है। यह स्थिति बकरियों में अक्सर देखी जाती है (चित्र 7)।

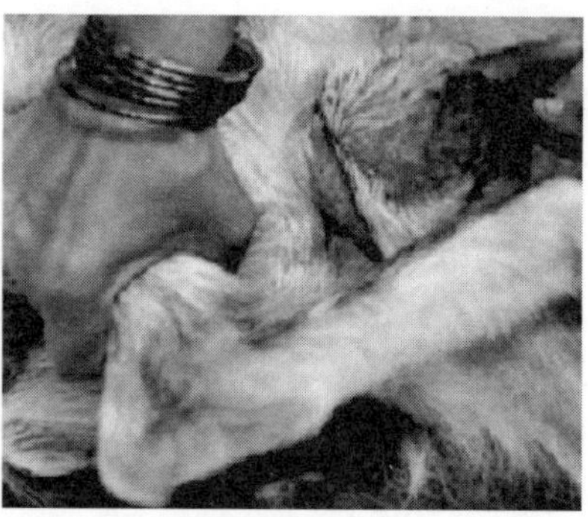
चित्र 7

चिकित्सा (ट्रीटमेंट)

- प्रभावित पशु को तत्काल अन्य पशुओं से अलग करें।
- रोग की सम्भावना की स्थिति में पशु चिकित्सक से सम्पर्क करें।
- उपचार के लिए अयन को धोकर साफ हाथों से दूध निकालें एवं अयन को पूर्णतः खाली करें। इसके उपरान्त थनों को एक प्रतिशत बोरिक एसिड या 0.01 प्रतिशत पोटेशियम परमैंगनेट या 1 प्रतिशत फिटकरी के घोल से धोऐं। 1 प्रतिशत नमक के साथ मक्खन से थन की मालिश करें (चित्र 8)।

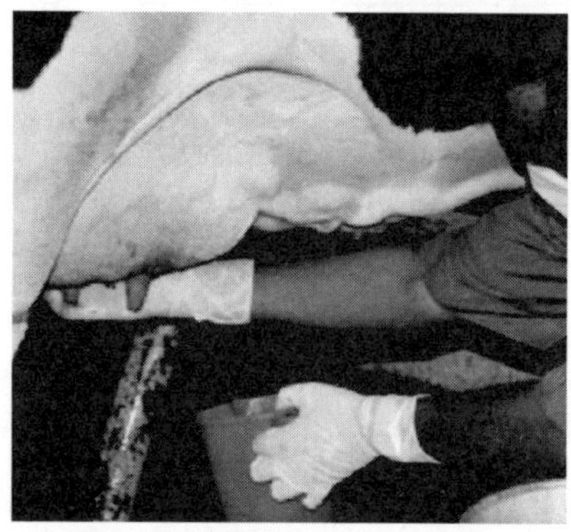
चित्र 8

- थनों में या आन्त्रेतर मार्ग में ऐन्टिबायोटिक का प्रयोग शोथ रोधी औषधियों के साथ लाभकारी है (चित्र 9)।

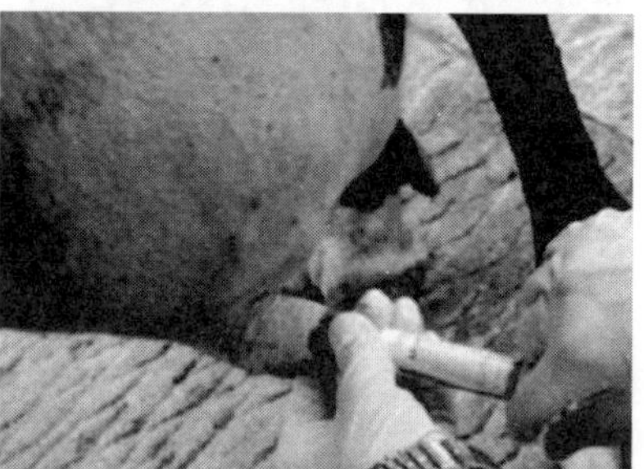
चित्र 9

- ऐम्पिसिलिन, एमोक्सीसिलिन, क्लोक्सासिलिन, पेन्सिलिन–जी, टेरामाइसिन, इरीथ्रोमाइसिन, टाईलोसिन, नियोमाइसिन, नाइट्रोफ्यूराजोन, जेन्टामाइसिन, सिफैलोस्पोरिन तथा सल्फा वर्ग की औषधियाँ लाभकारी हैं।
- सूजन होने की स्थिति में अयन एवं थनों को नमक के गर्म पानी से धोकर गेंदे के फूल की पत्ती का लेप लगायें (चित्र 10)।

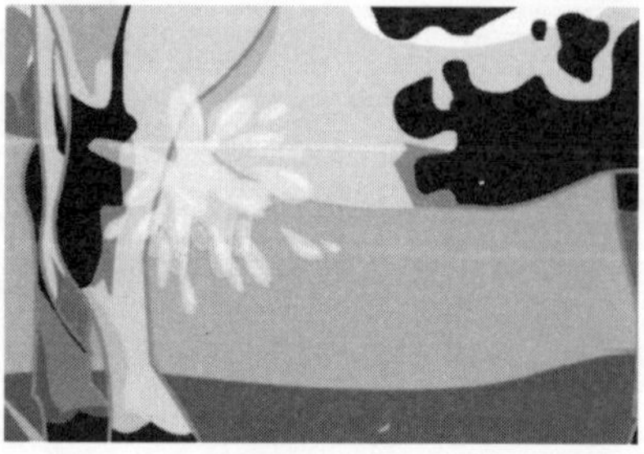
चित्र 10

- आवश्यकता अनुसार स्थानीय तथा मुख या इंजेक्शन द्वारा ऐंटीबायोटिक का प्रयोग करें।

रोकथाम (प्रीवेंशन)

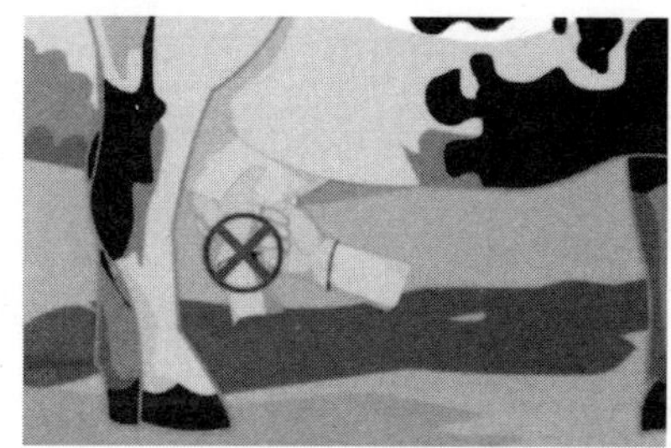

चित्र 11

- पशु बाड़े में समुचित सफाई व्यवस्था करें।
- दूध का पूर्ण दोहन करें एवं दोहन के पहले और बाद में अयन की धुलाई आवश्यक रूप से करें।
- दूध निकालते समय अंगूठे का प्रयोग न करें (चित्र 11)।
- रोगी पशु से प्राप्त दूध का बाड़े से दूर किसी गडढे में निस्तारण करें।

संसर्गीय गर्भपात (ब्रुसेल्लोसिस)

परिचय (एपीडेमियोलॉजी)

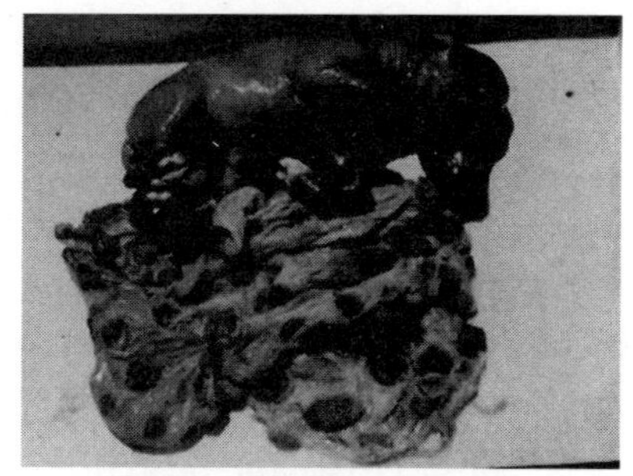

चित्र 1

- यह एक जीवाणु जन्य रोग है जो गाय भैंस, भेड़, बकरी, अश्व एवं शूकर आदि सभी पशु प्रजातियों के साथ मनुष्य को भी प्रभावित कर सकता है (चित्र 1)।
- रोग से प्रभावित मादा पशु में गर्भावस्था में गर्भपात एवं बांझपन की समस्या उत्पन्न हो सकती है।

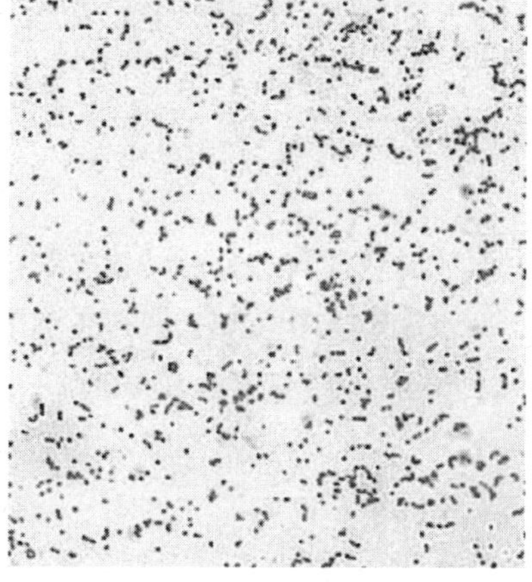

चित्र 2

- यह रोग पशुओं में *ब्रुसेला अर्बाटस* एवं *ब्रुसेला मेलीटेन्सिस* (चित्र 2) के कारण होता है तथा अधिकतर वयस्क पशु में देखा जाता है।
- रोग का प्रसारण संक्रमित भोजन तथा जीवाणु द्वारा त्वचा, योनि या अयन में प्रवेश से होता है। कभी–कभी यह रोग संक्रमित वीर्य से पशु के गर्भधारण के समय भी संचरित हो सकता है। प्रभावित मादा पशु से योनि स्राव रोग प्रसारण में अति प्रभावी है।
- मनुष्य में यह रोग प्रभावित पशु के विभिन्न स्राव तथा गर्भपातित भ्रूण के निस्तारण के समय हो सकता है।

रोग के लक्षण (सिम्पटम्स)

- अतिसंवेदी गाभिन गाय या भैंस हाईग्रोमा से प्रभावित होते हैं (चित्र 3)।
- तीसरे या अंतिम चरण में गर्भपात इस रोग की सम्भावना व्यक्त करता है।
- प्रभावित नर पशु के वृषण बड़े तथा सूजे हुए और छूने पर दर्द दर्शाते हैं और कालान्तर में नर पशु स्थाई रूप से प्रजनन के लिए बेकार हो जाते हैं।
- रोग की साधारण स्थिति में पशु जोड़ों की सूजन और दर्द के शिकार हो जाते हैं (चित्र 4)
- गर्भपातित भ्रूण में जेर की सूजन, अपरादल का परिगलन, कोरियोन के चकत्ते, भ्रूण झिल्लियों की सूजन देखी जा सकती है।

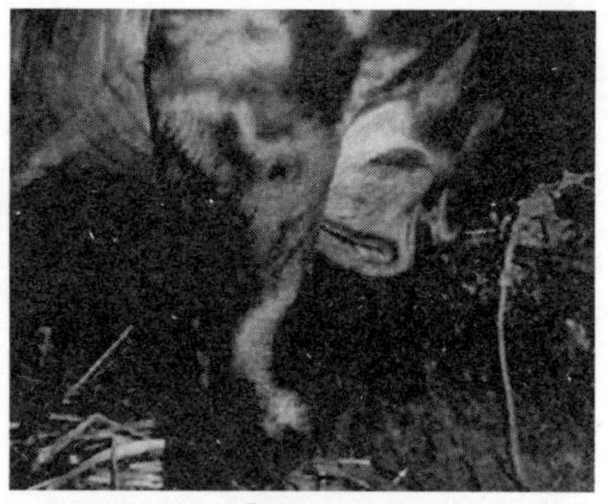

चित्र 3

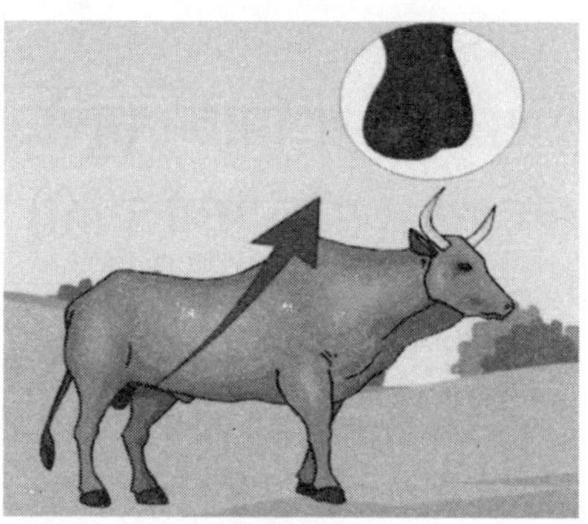

चित्र 4

चिकित्सा (ट्रीटमेंट)

- रोग की कोई प्रभावी चिकित्सा उपलब्ध नहीं है।
- लम्बे समय तक ऑक्सीटेट्रासाइक्लीन के साथ स्ट्रेप्टोमाईसिन का प्रयोग लाभकारी हो सकता है।

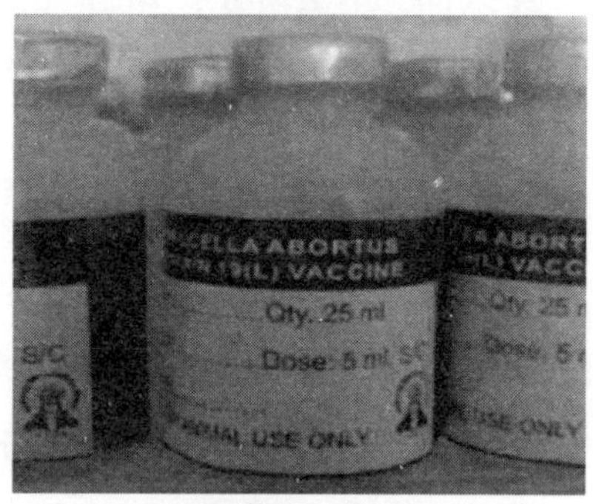

चित्र 5

रोकथाम (प्रीवेंशन)

- ब्रुसेला रग्स स्ट्रेन–19 टीके का प्रयोग करें। अवयस्क (91–180 दिन) पशुओं में यह टीकाकरण किया जाना चाहिए तथा गाभिन पशुओं का टीकाकरण न करें। प्रजनन के लिए प्रयोग में लाये गये नर का टीकाकरण न करें (चित्र 5)।
- गर्भपात (तोये) हुए बच्चे, जेर एवं योनि से प्राप्त स्राव का समुचित निस्तारण करें।
- गर्भपात की स्थिति में बाड़े को विसंक्रमित करें। इसके लिए 5 प्रतिशत फिनाईल या 5–10 प्रतिशत चूना या 2 प्रतिशत तूतिया के घोल का प्रयोग करें।
- गर्भपात के बाद मादा के दूध को पास्चुरित कर ही मानव उपयोग में लाया जा सकता है।

खुर गलन (फुट रॉट)

परिचय (एपीडेमियोलॉजी)

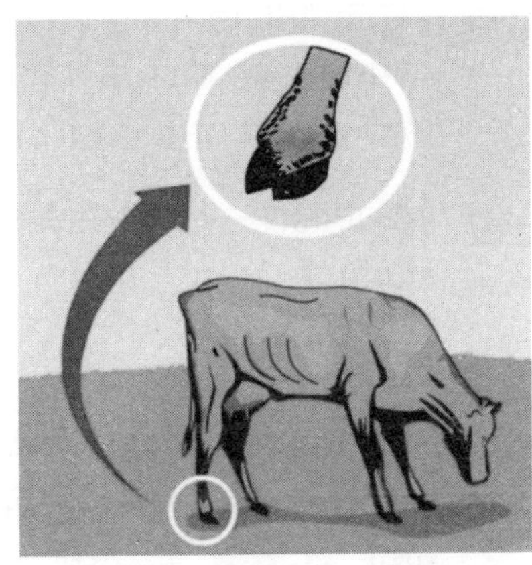
चित्र 1

- दुधारू पशु में पाया जाने वाला यह रोग खुरों के बीच के स्थान एवं उनके ऊपरी स्थान के शोथ तथा जलन के रूप में प्रकट होता है (चित्र 1)।
- खुर गलन का यह रोग गाय, भैंस, भेड़ एवं बकरियों में पाया जाता है।
- आर्द्र जलवायु वाले स्थान में यह रोग अधिक होता है।
- इस रोग की उत्पत्ति *स्फेरोफोरस नेक्रोफोरस* नामक जीवाणु के संक्रमण से होती है।

रोग के लक्षण (सिम्पटम्स)

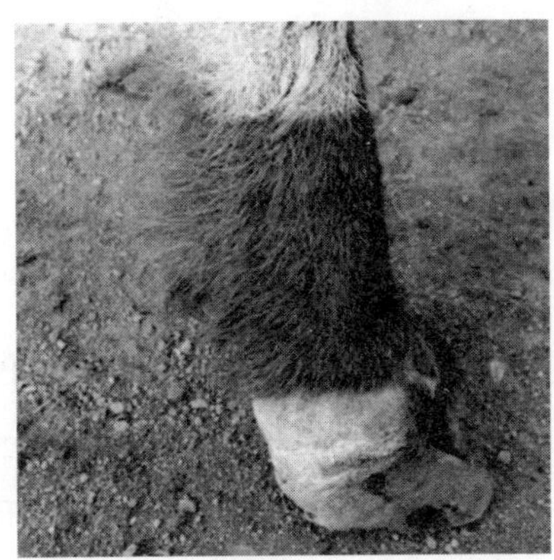
चित्र 2

- खुरों के बीच के स्थान की सूजन एवं आस–पास की त्वचा का गीलापन देखा जा सकता हैं (चित्र 2)।
- रोग से प्रभावित पशु लंगडाहट दर्शाता है। ऐसी स्थिति में प्रभावित पशु की भूख कम हो जाती है तथा कभी–कभी ज्वर का शिकार हो जाता है।
- प्रभावित पशु में जोड़ों का दर्द एवं मोच जैसे लक्षण भी मिलते हैं।
- खुरों के बीच के ऊतकों में मवाद पड़ जाता है तथा उनसे बदबू आती है (चित्र 3)।
- प्रभावित पशु पैर को झटकता है तथा चलने में लचकता है।

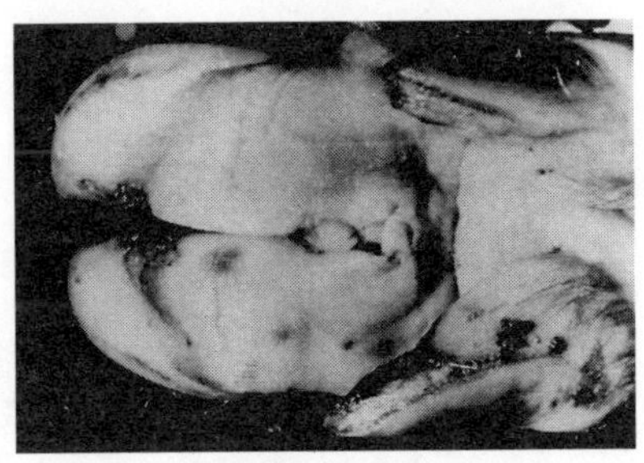
चित्र 3

चिकित्सा (ट्रीटमेंट)

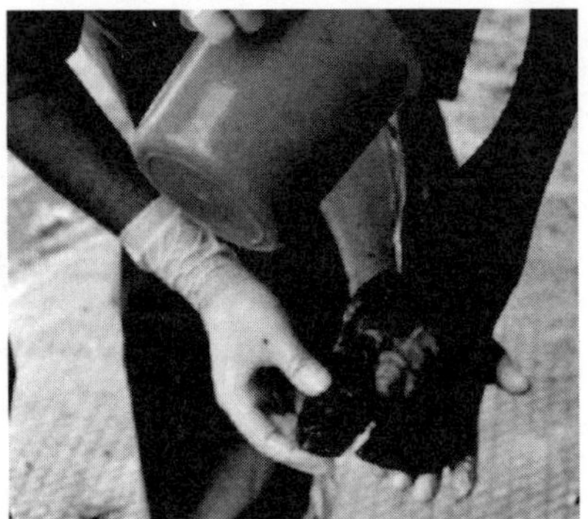

चित्र 4

- पशु के प्रभावित पैरों को 0.1 प्रतिशत पोटेशियम परमैंगनेट के घोल से धोऐं एवं ऐंटीबायोटिक क्रीम का लेप करें (चित्र 4)।
- स्ट्रैप्टोमाइसिन एवं पेन्सिलिन इस रोग में प्रभावी औषधि है।
- पशु को शुष्क एवं स्वच्छ स्थान पर रखें।
- नील खुरी नामक पौधे की पत्तियों का लेप या नीम और बबूल की पत्तियों का लेप या इन पौधीं की छाल को पीस करके घाव पर लेप करना लाभकारी है (चित्र 5)।
- तुलसी की पत्तियों का लेप भी इस रोग में लाभकारी है।

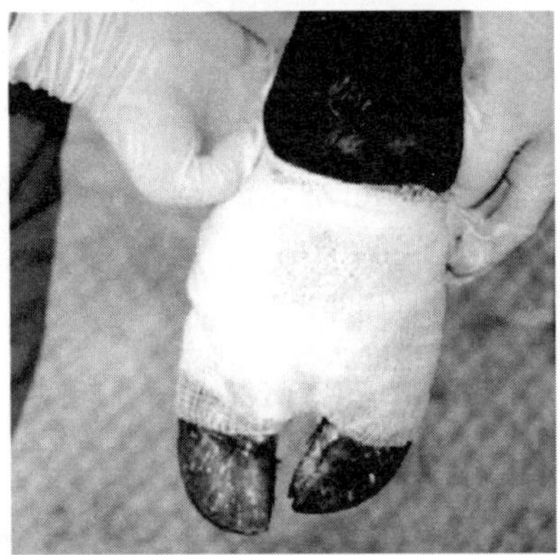

चित्र 5

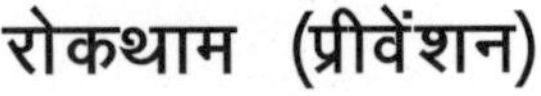

रोकथाम (प्रीवेंशन)

- पशुओं को पैरों की चोट से बचायें।
- अति प्रभावित पशुओं का निष्कलन करें।
- बाड़े में 0.1 प्रतिशत पोटेशियम परमेंगनेट या 1 प्रतिशत फिटकरी घोल में पैर डुबाने की व्यवस्था करें। क्लोरटेट्रासाईक्लीन एवं कार्बनिक आयोडीन से उपचार करें।
- बाड़े को 5 प्रतिशत फिनाईल या 2–4 प्रतिशत फार्मलिन या 5–10 प्रतिशत कास्टिक सोडा से विसंक्रमित करें।

नवजात गौ/भेड़–बकरी दस्त (काफ स्कॉर)

परिचय (एपीडेमियोलॉजी)

- यह नवजात गौ वंश का एक रोग है जो सामान्यतः 3 माह की आयु के बछड़ा/बछिया को प्रभावित करता है। यह नवजात पड्डे/पड़ियों, मेमनों और बकरी के शावकों में भी होता है (चित्र 1)।

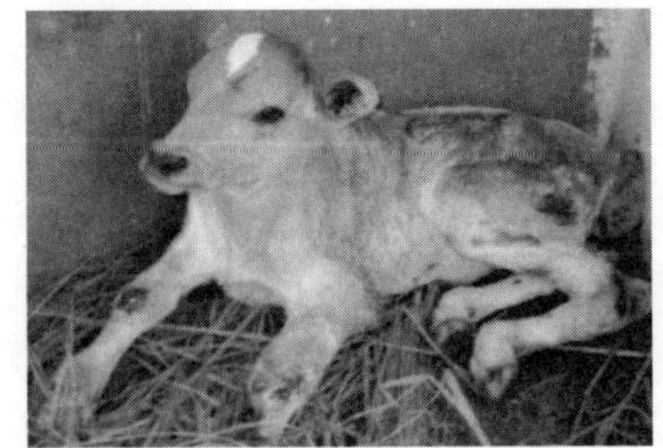

चित्र 1

- यह रोग अनुचित खान–पान तथा जीवाणु, विशेष रूप से ई. *कोलाई*, के संक्रमण के कारण होता है (चित्र 2)।

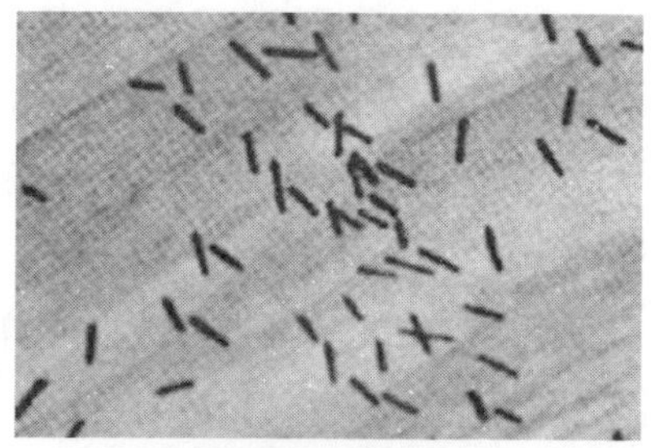
चित्र 2

रोग के लक्षण (सिम्पटम्स)

- रोग की अति घातक स्थिति में प्रभावित पशु सुस्त और दुर्बल हो जाता है। पशु की भूख समाप्त हो जाती है तथा ज्वर (103.5-107^0 फा.) हो सकता है।
- रोग की शुरूआत तीव्र और अचानक होती है।
- प्रारम्भिक ताप बढ़ोत्तरी के बाद पशु तेज दस्त का शिकार होता है तथा मल का रंग पीला होता है (चित्र 3)।

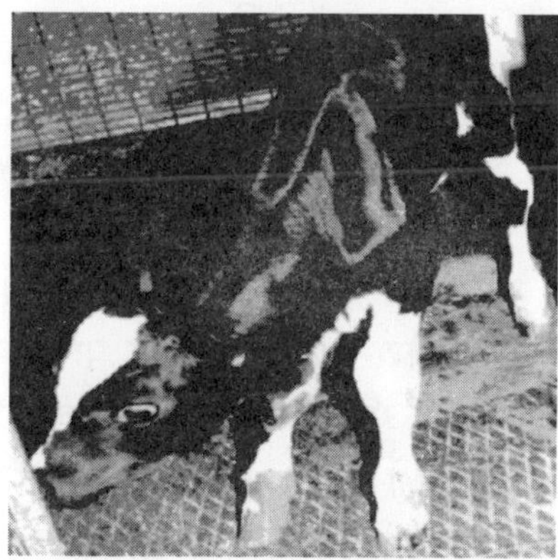
चित्र 3

- प्रभावित पशु में भूख की कमी व जल की कमी हो जाती है। उसकी आँख गड्ढें में चली जाती हैं और पेट पिचक जाता है।
- सांस की गति बढ़ जाती है और नाक से स्राव का रिसाव भी पाया जा सकता है।
- प्रभावित नवजात सुस्त, बेजान और धराशायी हो सकते हैं।
- शरीर का ताप पहले 12–24 घंटे में बढ़ता है परन्तु 18–72 घंटे में ताप की अधिक बढ़ोत्तरी देखी गयी है।

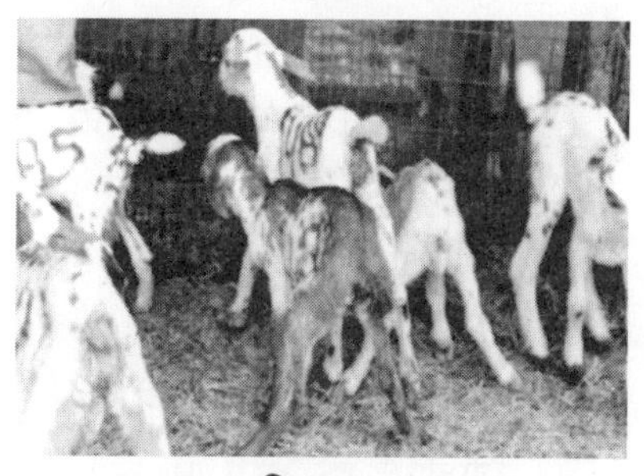
चित्र 4

- रोग की कम घातक स्थिति में पशु मल 1–3 दिन तक लेही जैसा हो सकता है।
- बकरी व भेड़ के मेमनों में भी कुछ ऐसे ही लक्षण देखे जाते हैं तथा रोग 1 माह से कम आयु में पाया जाता है (चित्र 4)।

चिकित्सा (ट्रीटमेंट)

- शरीर में पानी की कमी को रोकने के लिए दूध को बन्द कर खनिज मिश्रण युक्त पुनः आर्द्रीकरण चिकित्सा प्रारम्भ करें जिसके लिए ओ.आर.एस. का प्रयोग कर सकते हैं।

- मुख और आंत्रेतर मार्ग से ऐन्टिबायोटिक का प्रयोग करें।
- ऑक्सीटेट्रासाईक्लीन, टेट्रासाईक्लीन, ट्राईमिथोप्रिम, सल्फा ड्रग, क्लोरम्फैनिकोल, स्ट्रेप्टोमाइसिन, नाइट्रोफ्यूराजोन, युराजोलिडान, नॉरफ्लोक्स, सल्फाडिमिडीन आदि का प्रयोग लाभकारी है।
- सहायक चिकित्सा के रूप में रिंगर लेक्टेट या 5–10 प्रतिशत डी.एन.एस. (5.1) दिया जाना लाभकारी होगा।
- दस्त एवं अधिक ताप को रोकने हेतु सुलभ सहायक चिकित्सा करें।
- पारम्परिक चिकित्सा के रूप में रोग की प्रारम्भिक अवस्था में 100 ग्राम पतले दलिए में 10 ग्राम रवडिया (केओलिन), 5 ग्राम नमक एवं 50 ग्राम गुड़ मिलाकर पशु को खिलाऐं या 20 ग्राम शीशम की पत्ती का पाऊडर एवं 10 ग्राम बेल के गुद्दे का चूर्ण मिलाकर दिन में दो बार दें। दही (100 ग्राम) में इसबगोल भूसी (30 ग्राम) मिलाकर देने से भी दस्तों में फायदा होता है (चित्र 5)।

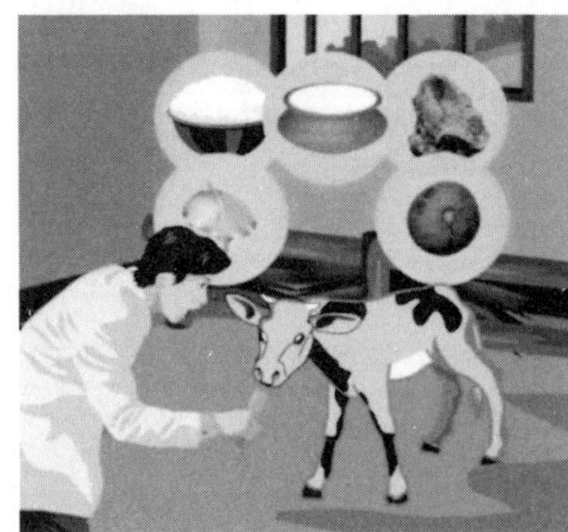

चित्र 5

- जौं का आटा 100 ग्राम, केओलिन 10 ग्राम, दही 100 ग्राम तथा गुड़ 50 ग्राम का मिश्रण भी लाभकारी है।

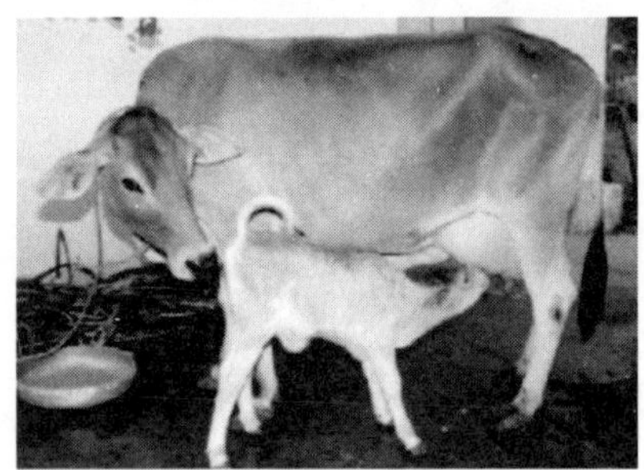

चित्र 6

रोकथाम (प्रीवेंशन)

- नवजात बछड़ों/बछियों व अन्य पशुओं के शिशुओं के बाड़े में सफाई व्यवस्था सुनिश्चित करें।
- जन्म के 8 घंटे के भीतर पर्याप्त मात्रा में कीला (खीस/फेनुस) पिलाऐं (चित्र 6)।
- बाड़े में सहज एवं स्वच्छ परिस्थितियाँ प्रदान करें।
- सम्भावित रोग को रोकने के लिए बछड़ों/बछियों में एन्टीबायोटिक का रक्षात्मक रूप से प्रयोग कर सकते हैं।
- दैनिक जांच, अस्वस्थ पशु का अलग कर इलाज करना रोग से बचाव के प्रमुख उपाय है।
- समुचित देखभाल एवं स्वच्छ पशुपालन इस रोग के रोधन की कुंजी है।

चकरी रोग (लिस्टिरिओसिस)

परिचय (एपीडेमियोलॉजी)

- यह एक गौ–वंशी पशुओं तथा भेड़–बकरियों में पाया जाने वाला संक्रामक रोग है।
- इस रोग की उत्पत्ति *लिस्टिरिया मोनोसाईटोजिनस* नामक जीवाणु के संक्रमण से होती है (चित्र 1)।
- गर्म एवं आर्द्र जलवायु में रोग अधिकता से फैलता है।
- रोग का प्रसारण सामान्यतः संक्रमित भोजन, जल एवं वीर्य के द्वारा होता है।
- यह मानव में भी एक पशुजन्य रोग है और संक्रमित दूध पीने से होता है।

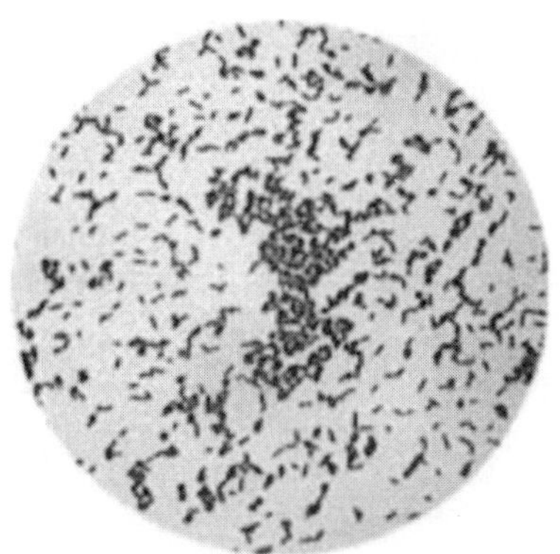

चित्र 1

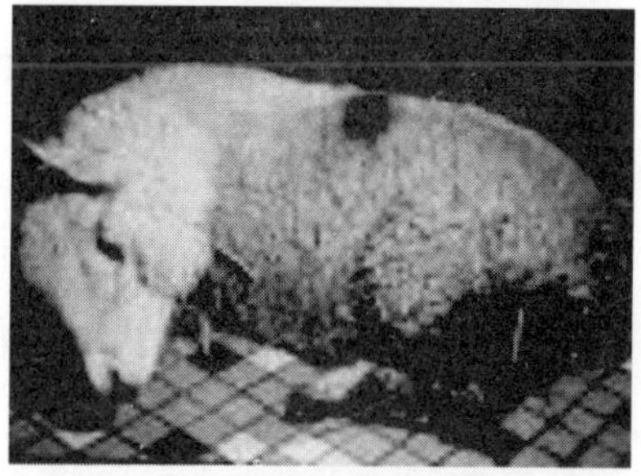

चित्र 2

रोग के लक्षण (सिम्पटम्स)

- हल्का तथा कभी तीव्र ज्वर (104–107^0 फा.) भूख की कमी, असमंजस, अधिक लार और मांसपेशियों की शिथिलता (चित्र 2)।
- मानसिक रूप से प्रभावित पशुओं में चक्कर, घिन्नी एवं भौचक्कापन देखा जाता है जो भेड़–बकरी में अधिक देखा गया है।
- प्रभावित पशु अपने सिर को किसी सख्त वस्तु से टकराने लगता है तथा बायें या दायें को रखता है। मुख का पक्षाघात भी इस रोग में देखा जा सकता है (चित्र 3)।
- पशु सुस्त एवं कभी अन्धेपन का शिकार हो सकता है और उसकी चाल अस्थिर हो जाती है (चित्र 4)।
- अधिक घातक स्थिति में श्वांस का गतिरोध होने से मृत्यु हो सकती है।

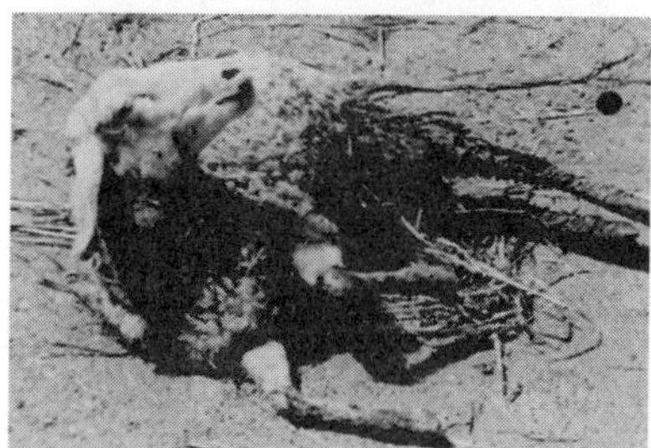

चित्र 3

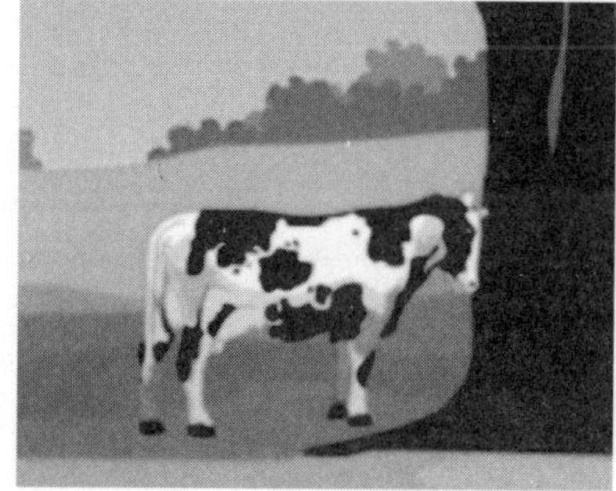

चित्र 4

चिकित्सा (ट्रीटमेंट)

- ऐन्टिबायोटिक का प्रयोग लाभकारी है। पेन्सिलीन, टेट्रासाईक्लीन एवं सल्फा ड्रग का प्रयोग करें।
- द्रव चिकित्सा शीघ्र स्वास्थ्य लाभ के लिए सहायक होगी।
- स्थिति की गम्भीरता को देख पशु चिकित्सक की सलाह लें।

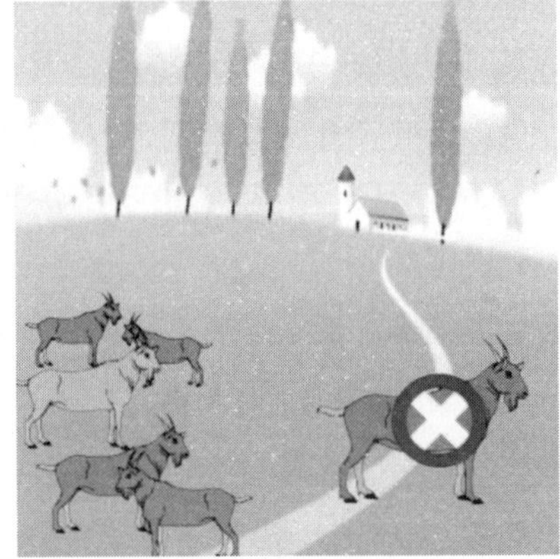

चित्र 5

रोकथाम (प्रीवेंशन)

- जंगली जानवरों और चूहों आदि की संलिप्तता के कारण रोग की रोकथाम कठिन है (चित्र 5)
- पशु को तनाव/दबाव से बचाऐं।
- पशु प्रक्षेत्र में स्वच्छता सुनिश्चित करें एवं समय–समय से विसंक्रमित करें जिसके लिए 5–10 प्रतिशत कास्टिक सोडा या 2–4 प्रतिशत फार्मेलिन या 2 प्रतिशत तूतिया के घोल का प्रयोग करें।
- पशुओं को दूषित भोजन एवं साइलेज खाने से बचाऐं।

ऐक्टिनोमाइकोसिस

परिचय (एपीडेमियोलॉजी)

- ऐक्टिनोमाइकोसिस एक दीर्घकालीन संक्रामक रोग है जो मुख्यतः गौ, शूकर एवं अश्व वंशीय पशुओं में उल्लेखित है तथा जबड़े की हड्ड़ियों की कमजोरी (विरलता) को जन्म देता है।
- रोग की उत्पत्ति *ऐक्टिनोमाईसीस बोविस* जीवाणु से होती है जो अपनी प्रकृति में फफूंद के समरूप होता है (चित्र 1)।
- अधिकांशतः 2–5 वर्ष के गौवंशीय पशु रोग की चपेट में देखे गये हैं। भेड़ और बकरियों में यह रोग यदा–कदा ही पाया गया है।

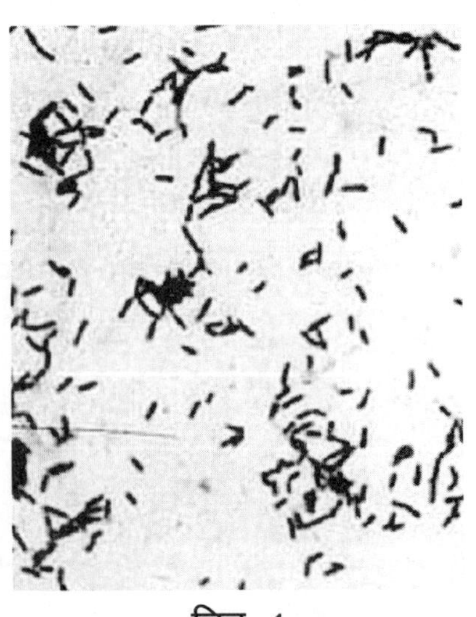

चित्र 1

- जीवाणु सामान्यतः पशु के मुख में निवास करता है तथा अनुकूल परिस्थितियों में मुख की चोट से पशु शरीर में प्रवेश कर रोग पैदा करता है।

रोग के लक्षण (सिम्पटम्स)

- प्रभावित पशु में ऊपर और निचले जबड़े पर गोलाकार परिसीमित उभार देखने को मिलते हैं जिनमें कालान्तर में ग्रेनुलोमा के साथ मवाद बन जाता है (चित्र 2)।
- जबड़े के उभारों से गाढ़ा पीला श्लेष्मिक स्राव बाहर आता है। जबड़े की हड्डियाँ कमजोर हो जाती हैं और उनका क्षय हो जाता है। इस परिस्थिति को 'लम्पी' जबड़ों के नाम से भी जाना जाता है।

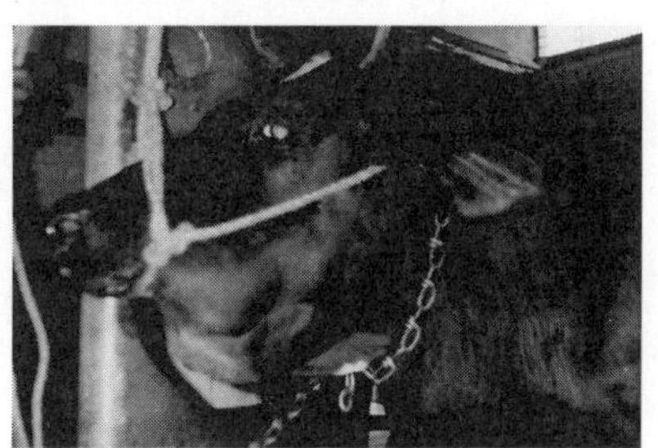

चित्र 2

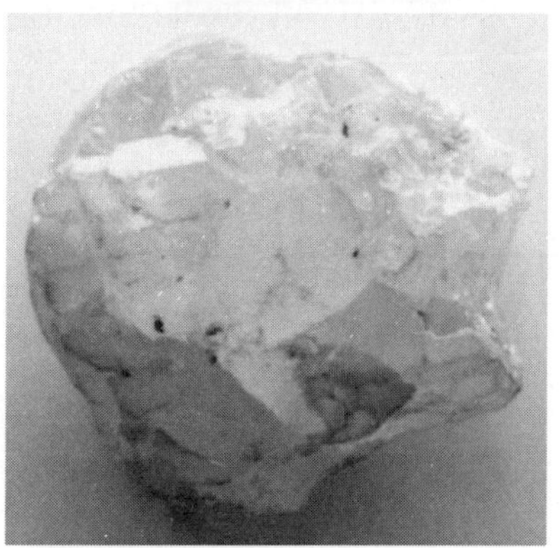

चित्र 3

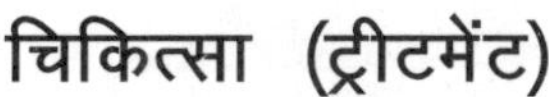

चिकित्सा (ट्रीटमेंट)

- रोग की प्रारम्भिक अवस्था में आयोडीन और सल्फर (चित्र 3) का प्रयोग लाभकारी पाया गया है।
- पोटेशियम आयोडाईड (5–10 ग्राम) या सोडियम आयोडाईड (10–30 ग्राम) का प्रयोग कर सकते हैं।
- स्थानीय घाव को साफ करके ल्युगॉल आयोडीन से उपचारित करें (चित्र 4)।
- पेन्सिलीन या स्ट्रेप्टोमाईसिन लाभकारी ऐन्टीबायोटिक है।

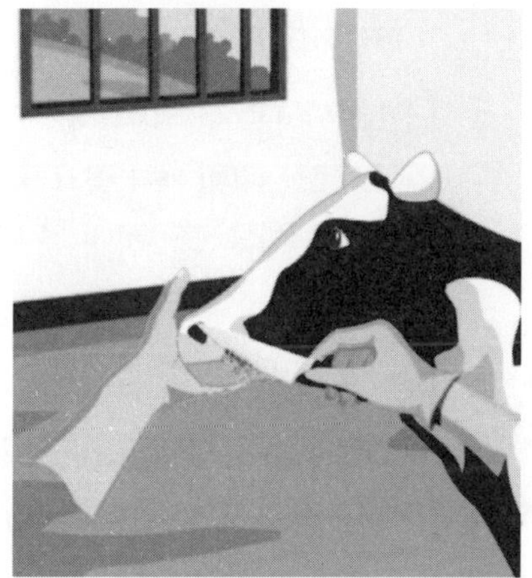

चित्र 4

रोकथाम (प्रीवेंशन)

- जन स्वास्थ्य सुरक्षा की दृष्टि से यह महत्व का रोग है। अतः पशु प्रबन्धन में सावधानी बरतें।
- रोगी पशु को तत्काल अलग करें।
- पशु को रूचिकर एवं सरल ग्राह्य भोजन उपलब्ध करायें।

ऐक्टिनोबैसिलोसिस

परिचय (एपीडेमियोलॉजी)

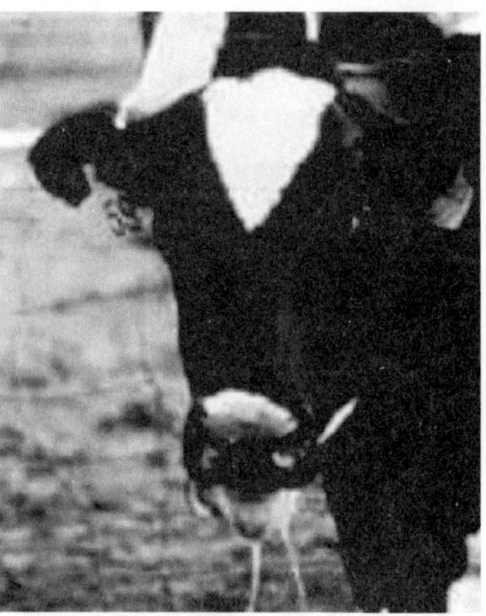

चित्र 1

- वयस्क गाय, भैंस, भेड़ में प्रचलित यह दीर्घकालिक संक्रामक रोग है जो जीभ तथा अन्य कोमल ऊतकों को प्रभावित करता है (चित्र 1 एवं 2)।
- इस रोग का जनक *ऐक्टिनोबैसिलस लिग्नेरिसी* नामक जीवाणु है।
- प्रभावित पशु में घाव से उत्पन्न स्त्राव जीवाणु संक्रमण का मुख्य स्रोत है। रोग का प्रसारण प्रदूषित भोजन एवं जल से भी हो सकता है (चित्र 3)।

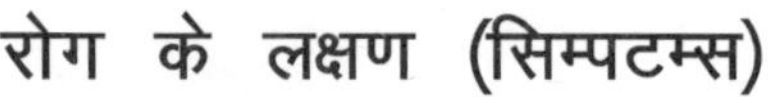

रोग के लक्षण (सिम्पटम्स)

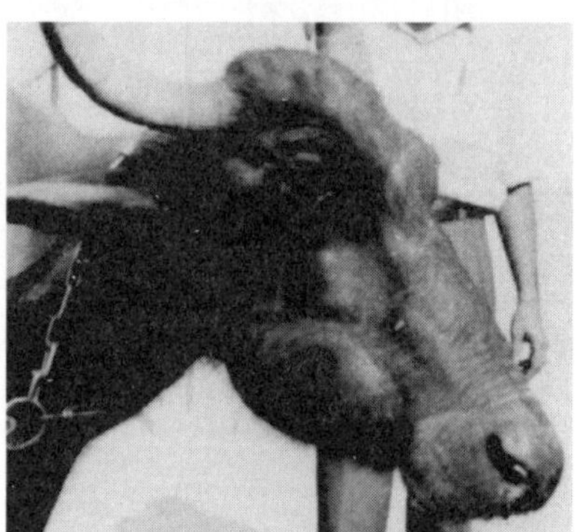

चित्र 2

- प्रभावित गौ–वंशी पशुओं में जीभ सख्त तथा लकड़ी की तरह कठोर हो जाती है एवं बाहर निकल आती है।
- रोगी पशु के मुख से लार बहने लगती है। उसकी जुगाली कठिन हो जाती है तथा उसका वजन कम होने लगता है।
- निचले जबड़े के नीचे सूजन आ जाती है जो कठोर हो जाती है। इस हिस्से की लसिका ग्रन्थि भी बड़ी हो जाती है।
- भेड़ एवं बकरी में निचला जबड़ा, चेहरा, नासिका गुहा प्रभावित होती है।
- मृत पशुओं की जीभ, ठोढ़ी एवं पैरोटिड ग्रन्थि में विशेष विक्षिप्तियाँ मिलती हैं।

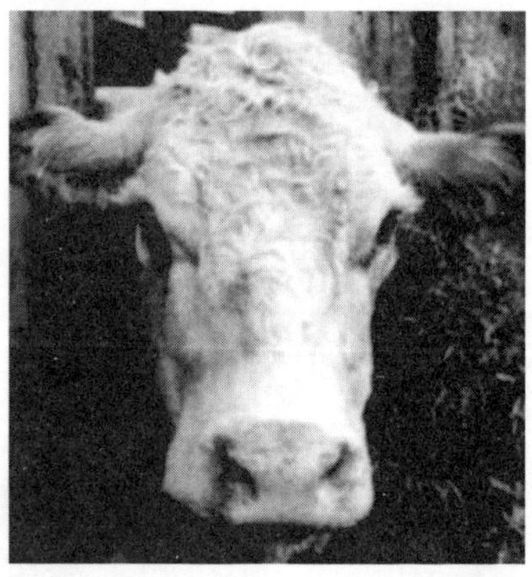

चित्र 3

चिकित्सा (ट्रीटमेंट)

- स्थानीय घावों को साफ कर ल्यूगोल आयोडीन से उपचारित करें।

- पोटेशियम या सोडियम आयोडाईड का रक्त मार्ग से प्रयोग लाभकारी है।
- स्ट्रेप्टोमाइसिन का 5 ग्राम/दिन की दर से 3–5 दिन प्रयोग करें।
- स्थानीय पशु चिकित्सक से सम्पर्क करें।

रोकथाम (प्रीवेंशन)

- जन स्वास्थ्य सुरक्षा की दृष्टि से यह महत्व का रोग है अतः पशु प्रबन्धन में सावधानी बरतें।
- रोगी पशु को तत्काल अलग करें।
- पशु को रूचिकर एवं सरल ग्राह्य भोजन उपलब्ध करायें।

आंत्र क्षय (पैराट्यूबरकुलोसिस/जोह्नीज रोग)

परिचय (एपीडेमियोलॉजी)

- रोमन्थी एवं लघु रोमन्थी पशुओं का यह एक दीर्घकालीन संक्रामक रोग है जो पशुओं के क्रमिक शारीरिक क्षय एवं आंत्रशोथ के रूप में प्रकट होता है (चित्र 1)।

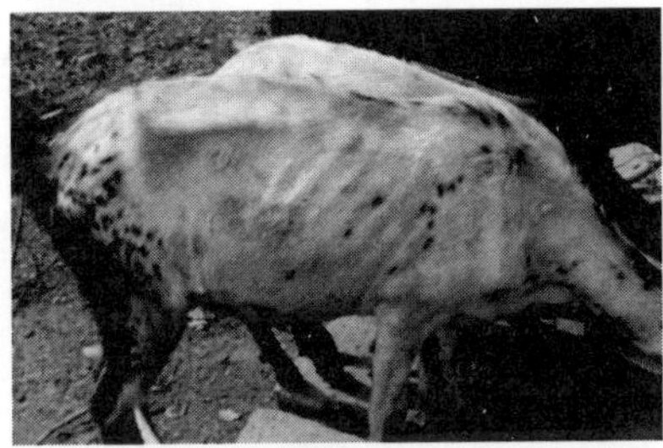

चित्र 1

- जोन्स रोग का जनक *माइकोबैक्टीरियम पैराट्यूबरकुलोसिस* नामक जीवाणु है।
- रोग का प्रगटीकरण काल लम्बा होता है।
- जीवाणु की वृद्धि धीरे होने के कारण इस लक्षण पशुओं में काफी लम्बे समय बाद प्रकट होते हैं। इसलिए यह रोग वयस्क पशुओं में ही देखने को मिलता है।

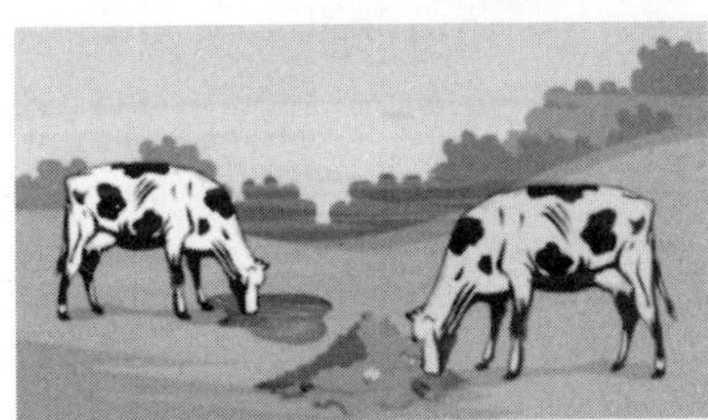

चित्र 2

- रोग का प्रसारण दूषित जल एवं भोजन के द्वारा होता है (चित्र 2)।
- गर्भावस्था में माँ से भी यह रोग नवजात में आ सकता है।

रोग के लक्षण (सिम्पटम्स)

- यह वयस्क पशु में पाया जाने वाला रोग है।
- प्रभावित पशु में दूध का उत्पादन कम हो जाता है एवं उसके भार में क्रमिक क्षय तथा शारीरिक दुर्बलता प्रकट होती है।

- यद्यपि पशु सामान्य भोजन करता है उसमें भारी दस्त देखे जा सकते हैं।
- पशु की ठोड़ी के नीचे सूजन दिखाई पड़ती है।
- भेड़ और बकरियों में होने वाले दस्त लेई (पेस्ट) के रूप में होते हैं।
- कभी–कभी पशु के बाल भी गिर जाते हैं।
- शव परीक्षण में मीसेन्ट्रिक लसिका ग्रन्थि बढ़ी हुई पाई जाती है (चित्र 3)।

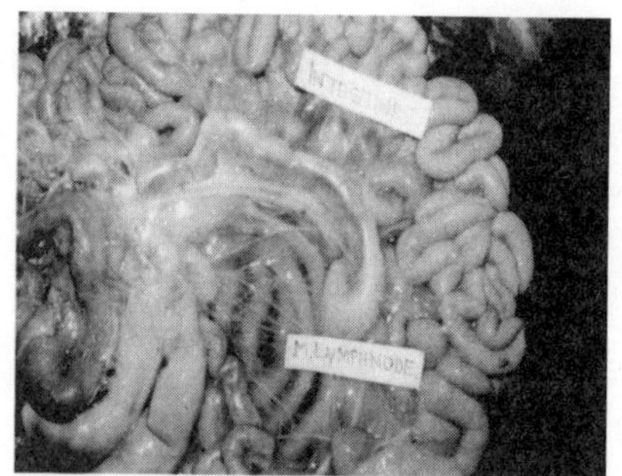

चित्र 3

चिकित्सा (ट्रीटमेंट)

- यह रोग दीर्घकालिक है। अतः इसके लिए लम्बे समय तक इलाज की आवश्यकता होती है जो आर्थिक रूप से विचारणीय नहीं है (चित्र 4)।
- सामान्य रूप से स्ट्रेप्टोमाइसिन, रिफाम्पसिन एवं आइसोनियाजाइड आदि औषधियों का प्रयोग लाभकारी है।
- सहायक चिकित्सा के रूप में छोटे पशुओं में चावल दलिया की लपसी (100 ग्राम) केओलिन (10 ग्राम), नमक (5 ग्राम) तथा गुड़ (50 ग्राम) का मिश्रण या शीशम की पत्तियों का चूर्ण (20 ग्राम), बेल चूर्ण (10 ग्राम) दिन में दो बार या इसबगोल भूसी (30 ग्राम) एवं दही (100 मि0ली0) का उपयोग करें (चित्र 5)।
- बड़े पशुओं में छोटे पशुओं की अपेक्षा 3–4 गुनी खुराक दें।

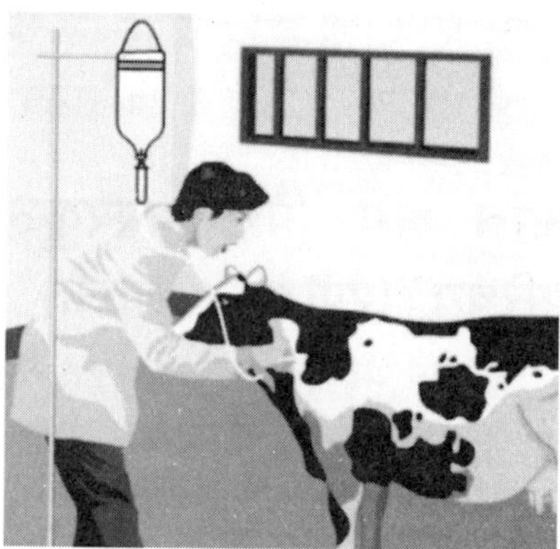

चित्र 4

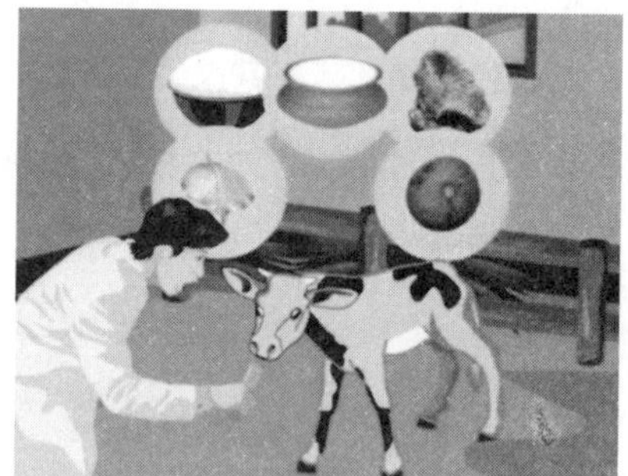

चित्र 5

रोकथाम (प्रीवेंशन)

- प्रकटीकरण काल लम्बा होने के कारण रोग की रोकथाम कठिन है।
- रोगी पशु का निष्कलन (परित्याग) रोग की रोकथाम के लिए अति आवश्यक है।
- पशु प्रक्षेत्र की स्वच्छता एवं उत्तम प्रबन्ध रोग को रोकने में विशेष रूप से सहायक है (चित्र 6)।

- भोजन व्यवस्था को दुरूस्त रखकर एवं आवश्यक तत्वों की आपूर्ति कर पशुओं को रोग से बचाया जा सकता है।
- बाड़े में नये पशु लाने से पहले उनमें इस रोग की जांच करना आवश्यक है।

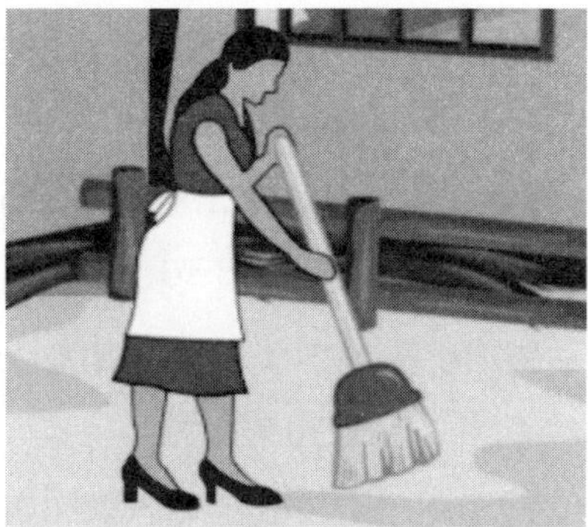

चित्र 6

लेप्टोस्पायरियता (लेप्टोस्पाइरोसिस)

परिचय (एपीडेमियोलॉजी)

- इस रोग का जन स्वास्थ्य दृष्टिकोण से अति महत्व है क्योंकि यह मनुष्यों में भी होने वाला एक पशुजन्य रोग है।
- लेप्टोस्पाइरोसिस रोग से प्रभावित पशु में रक्त की कमी, गुर्दे का शोथ एवं ग्याभिन पशुओं में गर्भपात देखा जा सकता है।
- इस रोग की उत्पत्ति *लेप्टोस्पाइरा इंट्रोजन* नामक एक जीवाणु (चित्र 1) से होती है।

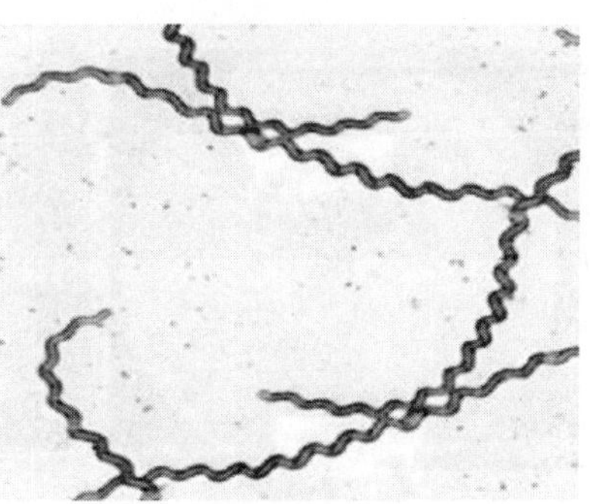

चित्र 1

- यह रोग यद्यपि सभी जाति के पशुओं में पाया जा सकता है परन्तु गौ–वंश तथा कुत्तों में विशेष प्रभावी है (चित्र 2)।
- रोग का प्रसारण संक्रमित जल, भोजन, मूत्र तथा वीर्य से हो सकता है।
- इस रोग के प्रसारण में चूहों एवं अन्य जंगली पशुओं का महत्वपूर्ण योगदान है।
- मनुष्य में यह रोग त्वचा में हुए घाव के संक्रमण या कच्चा दूध पीने से होता है (चित्र 3)।

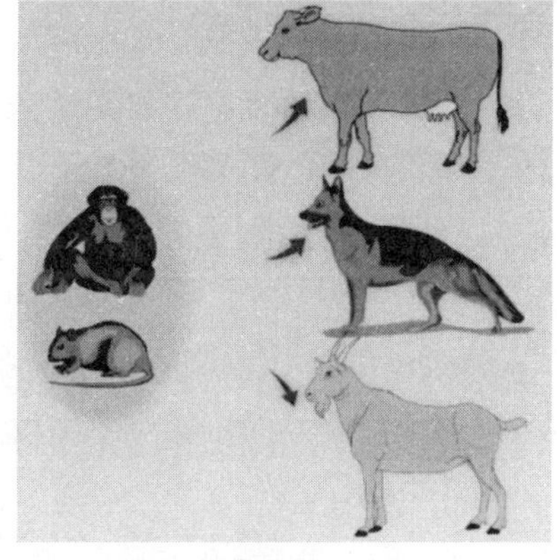

चित्र 2

रोग के लक्षण (सिम्पटम्स)

- रोग की घातक अवस्था में उच्च ताप, भूख की कमी, रक्ताल्पता, पेशाब में रक्त की उपस्थिति, पीलिया, रक्तरंजित दूध एवं गर्भित पशुओं में गर्भपात (अन्तिम तिमाही में) देखा जा सकता है (चित्र 4)।

- कभी–कभी मानसिक लक्षण जैसे असंतुलन, अत्यधिक लार का बहना एवं मांस पेशियों की तन्यता भी देखी जाती है।
- भेड़ एवं बकरियाँ रोग से प्रभावित होने की स्थिति में 24 घंटे के अंदर बुखार में आ जाती हैं और उनमें गर्भपात भी हो सकता है।
- मनुष्य में यह रोग बुखार, लाल मूत्र, पीलिया एवं रक्ताल्पता के रूप में देखा जा सकता है (चित्र 5)।
- दूध गाढ़ा, पीला या रक्तरंजित हो सकता है तथा प्रभावित पशु में थनैला रोग भी हो सकता है।

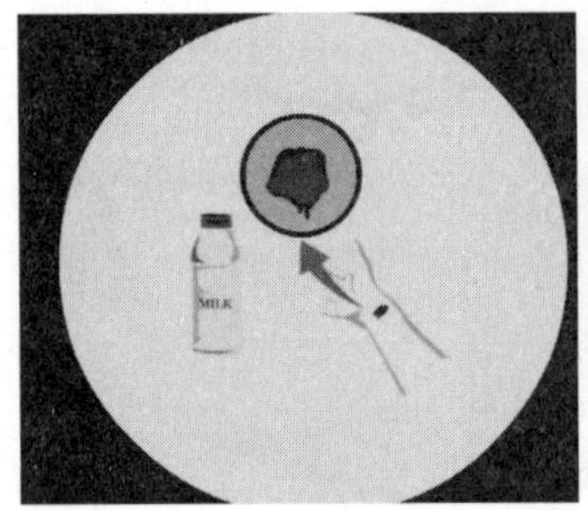

चित्र 3

चित्र 4

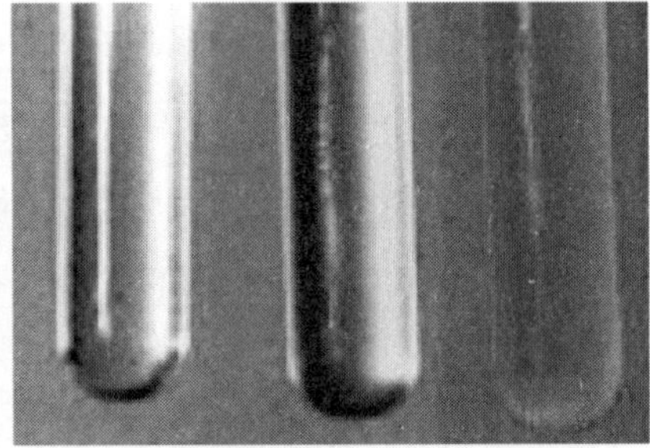

चित्र 5

चिकित्सा (ट्रीटमेंट)

- स्ट्रेप्टोमाईसिन, पैन्सिलीन एवं टेट्रासाईक्लीन प्रभावकारी औषधि है। सहायक चिकित्सा में लिवर टॉनिक, रक्त टानिक एवं स्टेराइड शीघ्र आराम के लिए सहायक हैं।
- सत्यानाशी पौधे की जड़/बीज/पत्तियों का काढ़ा पीलिया के उपचार में सहायक है (चित्र 6)।
- पुनर्नवा पौधे की जड़, आँवला तथा गिलोय पीलिया एवं अन्य यकृत रोग में लाभकारी हैं।

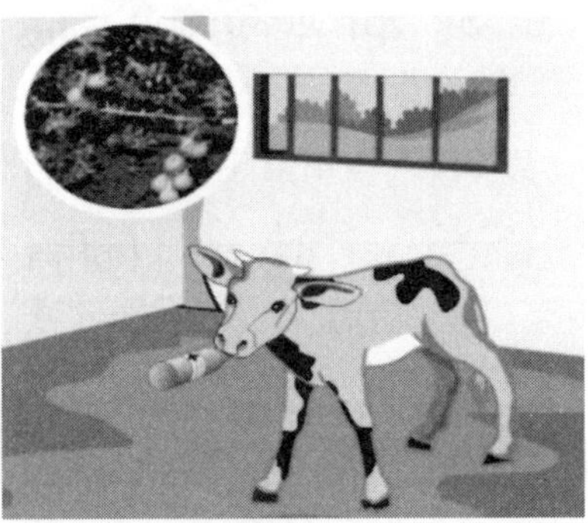

चित्र 6

रोकथाम (प्रीवेंशन)

- जंगली जानवरों एवं चूहों की संलिप्तता के कारण रोग की रोकथाम कठिन है। इनके संसर्ग से पशुओं को बचाएँ (चित्र 7)।

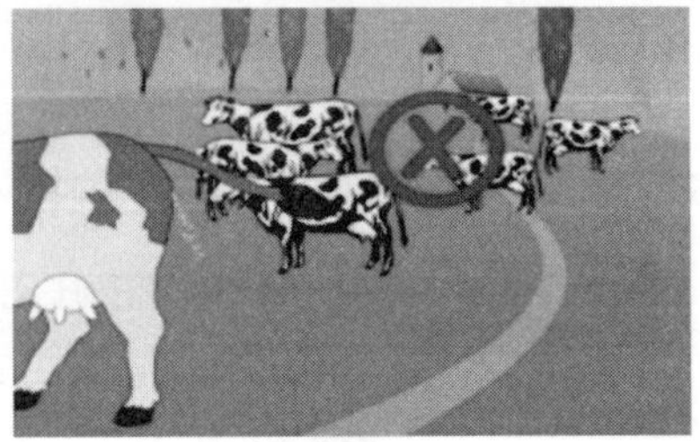

चित्र 7

- आवास की स्वच्छता बनाए रखें।
- श्वानों में इस रोग के रोधन के लिए टीकाकरण कराएँ।
- रोगी पशु के मूत्र के संक्रामक होने के कारण प्रक्षेत्र में भोजन एवं जल को संक्रमण से बचाएँ।
- पशु चिकित्सक की सलाह लें।

आँत्र विषाक्तता (एन्ट्रोटॉक्सिमियाँ)

परिचय (एपीडेमियोलॉजी)

- पशुओं में यह रोग *क्लोस्ट्रिडियम परफ्रिंजेन्स* – टाईप डी नामक जीवाणु के उत्पन्न विष के कारण होता है (चित्र 1)।
- भेड़–बकरियों में यह अति प्रचलित रोग है तथा 3 माह की आयु या उससे अधिक के पशुओं में देखा जाता है।
- अचानक भोजन में बदलाव, अधिक मात्रा में दाना तथा अधिक शर्करायुक्त आहार इस रोग को जन्म देने में सहायक हैं (चित्र 2)।
- रोग की पशु प्रभावन दर 20–30 प्रतिशत तथा प्रभावित पशुओं में मृत्यु दर 100 प्रतिशत तक हो सकती है।
- पशुओं में रोग काल कुछ घंटे से कुछ दिन तक हो सकता है।

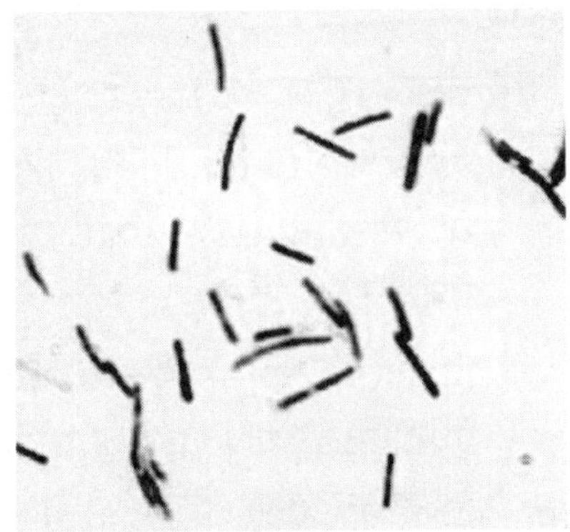

चित्र 1

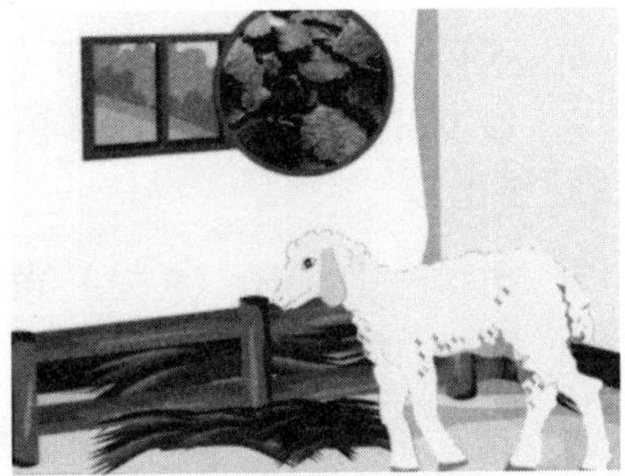

चित्र 2

रोग के लक्षण (सिम्पटम्स)

- अति प्रभावन की स्थिति में पशु बिना किसी लक्षण के मृत पाया जा सकता है (चित्र 3)।
- रोगी पशु अत्यधिक पेट दर्द, पेट का फूलना, भारी पतले दस्त जो रक्त मिश्रित हो सकता है, का शिकार होता है।

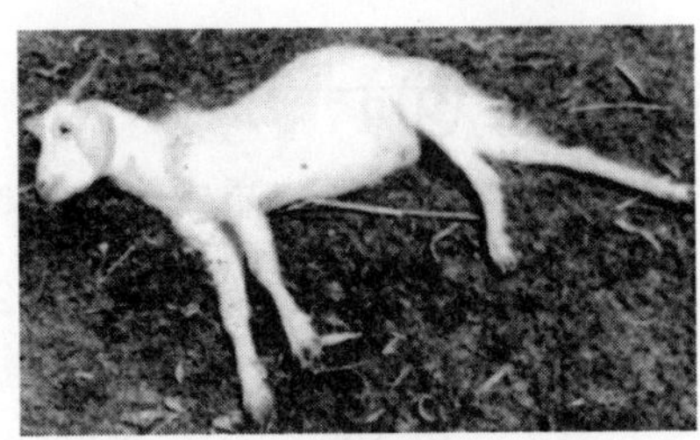

चित्र 3

- कभी–कभी पशु निश्चेतन (बेहोश) होने के उपरान्त 24 घंटे के भीतर मृत पाया जाता है।
- प्रभावित पशु अधिक पेट दर्द में अपने पैरों से पेट को पीटते देखा जा सकता है (चित्र 4)।
- रोग की अन्तिम अवस्था में पशु धराशायी हो सकते हैं।
- दीर्घकालीन रोग में पशु दस्त से प्रभावित होता है एवं उसका उत्पादन कम हो जाता है।

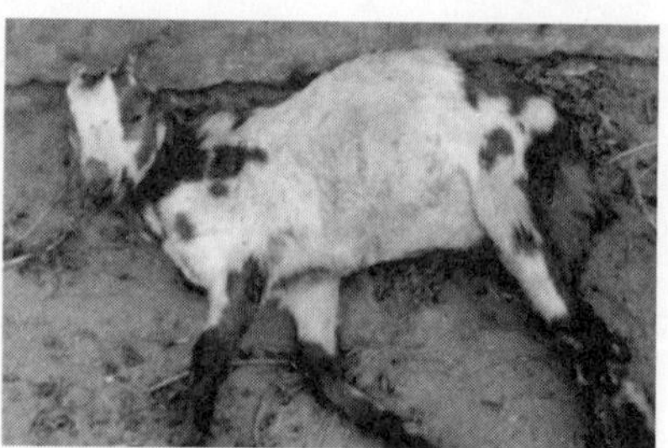

चित्र 4

चिकित्सा (ट्रीटमेंट)

- बहुप्रभावी ऐन्टिबायोटिक जैसे टेट्रासाइक्लीन या सल्फोनामाईड औषधियाँ काफी प्रभावी है (चित्र 5)।
- विषाक्तता की अधिकता को रोकने के लिए ऐक्टीवेटेड चारकोल, मैग्नीशियम आक्साइड, केओलिन तथा टैनिक ऐसिड 2:1:1:1 में दें।

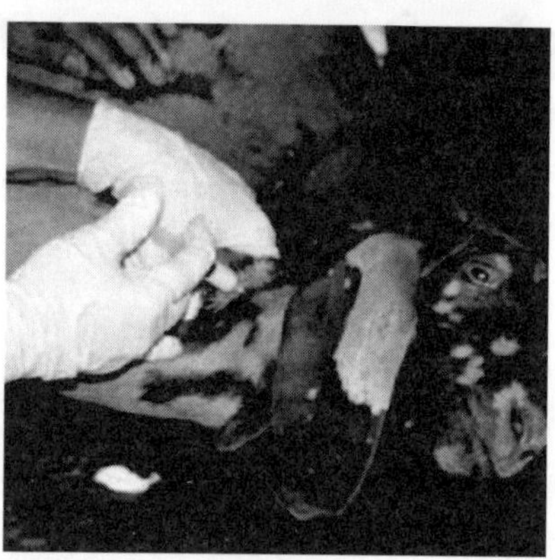

चित्र 5

- साधारण स्थिति में सहायक चिकित्सा लाभकारी है।
- अफरा की स्थिति में प्याज (10 ग्राम), लहसुन (10 ग्राम), हींग (6 ग्राम), काली मिर्च (2 ग्राम) के मिश्रण को 50 मि.ली. सरसों के तेल के साथ देने से पशु को लाभ मिलता है।
- तारपीन तेल (10 मि.ली.), हींग (5 ग्राम), 50 मि.ली. अलसी के तेल के साथ देने से लाभ मिलता है।
- सौंफ (5 ग्राम), लौंग का तेल (2 मि.ली.), काली मिर्च (2 ग्राम), जीरा (5 ग्राम), अमोनियम क्लोराइड (2 ग्राम) का मिश्रण कुल 50 मि.ली. सरसों के तेल के साथ देने से अफरा में लाभ मिलता है।

रोकथाम (प्रीवेंशन)

- आंत्रशोथ रोग की रोकथाम के लिए टीका उपलब्ध है।
- दो से तीन माह की आयु में 21 दिन के अन्तराल में दो टीके लगवायें तथा प्रतिवर्ष इस टीकाकरण को जारी रखें।
- पशु प्रक्षेत्र के प्रबन्धन में सुधार करें।

धनुष्टंकार (टिटनेस)

परिचय (एपीडेमियोलॉजी)

- यह पशु में पाया जाना वाला एक घातक संक्रामक रोग है जो *क्लोस्ट्रीडियम टिटेनाई* नामक जीवाणु से उत्पन्न विष के कारण होता है (चित्र 1)।
- यह रोग लगभग सभी प्रजाति के पशुओं के साथ–साथ मनुष्य में भी पाया जाता है।
- टिटनेस एक मृदा जनित रोग है।
- जीवाणु का संक्रमण नुकीली चीज से उत्पन्न घाव, बधियाकरण, रोम कर्तन, कर्ण छेदन या जनन के समय कोई चोट के संक्रमण के कारण होता है (चित्र 2)।
- यह रोग घोड़े, भेड़ एवं बकरी के मेमनों में अधिक प्रचलित है।

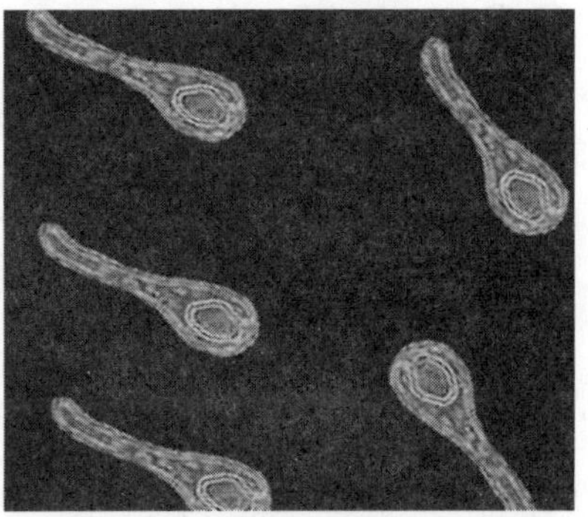
चित्र 1

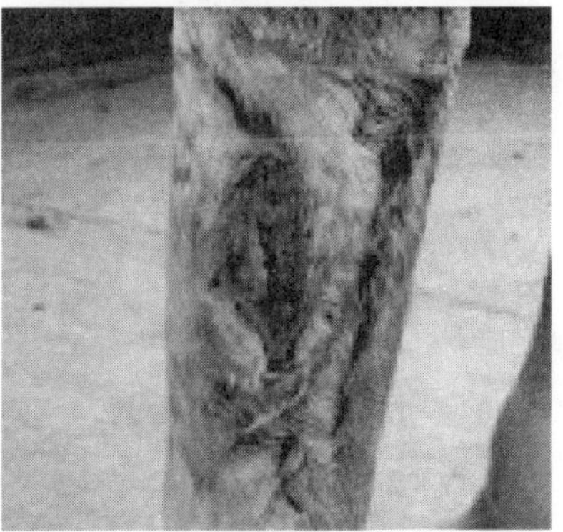
चित्र 2

रोग के लक्षण (सिम्पटम्स)

- जीवाणु से उत्पन्न विष की प्रकृति स्नायु को प्रभावित करने वाली है। अतः प्रभावित पशु खड़े कान, उठी पूंछ, गर्दन में खिंचाव, अति संवेदन–शीलता एवं उत्तेजना का शिकार होता है।
- बकरियों के मांसपेशियों में खिंचाव के कारण उनका शरीर लकड़ी की तरह से हो जाता है (चित्र 3)।
- पशु की तीसरी पलक उभर जाती है (चित्र 4)।
- गौवंशी पशुओं में उनकी पूंछ पंप के हैंडिल की तरह मुड़ी प्रतीत होती है।
- पशु को खाने में कठिनाई तथा जबड़ों में जकड़न देखी जा सकती है।
- अति प्रभावित पशु धराशायी होकर मर सकता है।

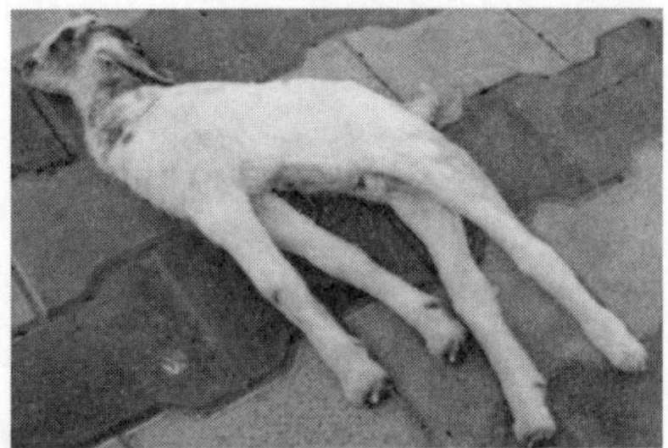
चित्र 3

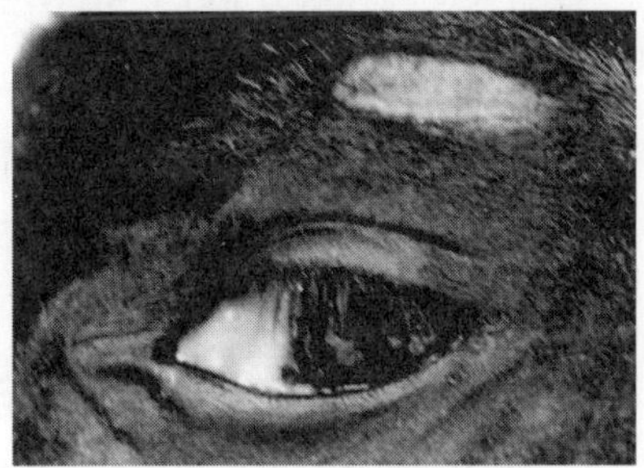
चित्र 4

चिकित्सा (ट्रीटमेंट)

- रोग की प्रभावी चिकित्सा अन्तिम अवस्था में सम्भव नहीं है।
- पेन्सिलीन का प्रयोग लाभकारी है।
- रक्त मार्ग से इस रोग में द्रव चिकित्सा उपयोगी होगी।
- टिटनेस ऐंटीटॉक्सिन इस रोग में अति प्रभावकारी है।

रोकथाम (प्रीवेंशन)

- पशु शरीर में हुए घाव को साफ करें, हवा लगने दें एवं हाइड्रोजन परऑक्साइड से उपचारित करें।
- तीन से चार माह की आयु पर पशु को टीका लगवायें। ग्याभिन पशुओं को गर्भावस्था की अन्तिम अवस्था में एक माह के अन्तराल पर ट्राइबैक या टिटनेस टॉक्साइड के दो टीके लगवायें।
- घोड़ों में नाल लगाते समय टिटनेस टॉक्साइड का इंजेक्शन दें।

ग्लैंडर्स / फारसी

परिचय (एपीडेमियोलॉजी)

- ग्लैंडर्स घोड़े, खच्चर एवं गधों में होने वाला एक संक्रामक जीवाणु जनित रोग है।
- यह प्राचीनतम बीमारियों में से एक है।
- ईराक, टर्की, पाकिस्तान, भारत, मंगोलिया, चीन, ब्राजील एवं संयुक्त अरब अमीरात इत्यादि देशों में यह रोग पाया जाता है।
- यह मनुष्यों में फैलने वाला एक प्राणघातक पशु जन्य रोग है (चित्र 1)।
- यह उग्र अथवा मन्द रूप में श्वांस नलिकाओं, फेफड़ों अथवा त्वचा में व्रण (अल्सर) युक्त गाँठों के रूप में पाया जाता है।
- घोड़ों में मन्द प्रकार एवं गधे / खच्चरों में उग्र रूप में यह रोग पाया जाता है (चित्र 2)।

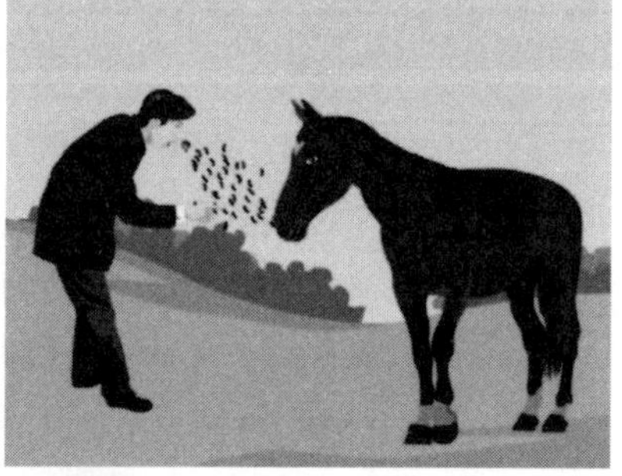

चित्र 1

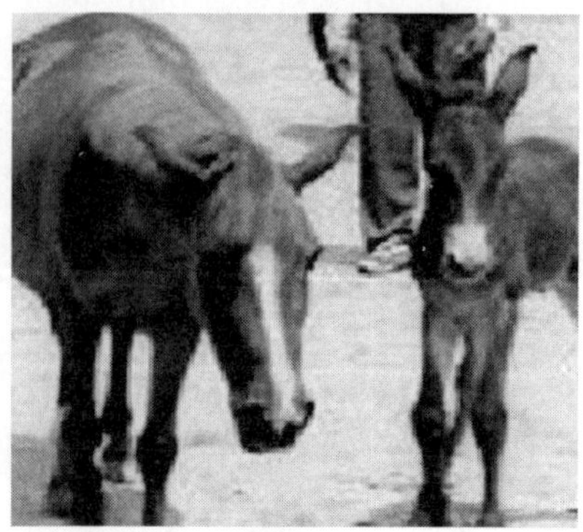

चित्र 2

- यह रोग *बर्कहोल्डीरिया मैलाई* से होता है जिसे पहले *एक्टीनोमाइसिस मैलाई, मैलियोमाइसिस मैलाई* एवं *सूडोमोनास मैलई* इत्यादि नामों से भी जाना जाता रहा है (चित्र 3)।
- यह रोग साधारणतः मुँह अथवा साँस के रास्ते फैलता है।
- नम वातावरण में इन जीवाणुओं के पनपने की अधिक संभावना रहती है।

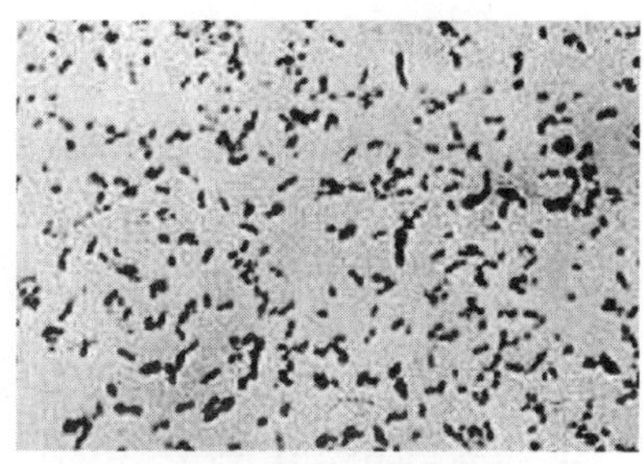

चित्र 3

रोग के लक्षण (सिम्पटम्स)

- ग्लैंडर्स के उग्र रूप में, तीव्र ज्वर (106^0 फा. तक), खाँसी, नाक से स्राव, नासिका नली की झिल्ली में व्रण (अल्सर) एवं उदर तथा पैरों की त्वचा में गाँठे इत्यादि पाई जाती है (चित्र 4)।
- रोग से ग्रसित पशुओं की कुछ ही दिन में सेप्टिक के कारण मृत्यु हो जाती है।
- मंद रूप में यह रोग फेफड़ों, नासिका अथवा त्वचा (फारसी) को प्रभावित करती है।
- फेफड़ों के ग्रस्त होने पर निमोनिया के साथ–साथ खाँसी, नाक से रक्त आना एवं सांस लेने में कठिनाई होती है (चित्र 5)।
- फेफड़ों में उपस्थित गाँठों के फूटने के फलस्वरूप ऊपरी नासिका नली में भी लक्षण पाये जा सकते है।
- रोग के फारसी अथवा त्वचा प्रारूप में एक से दो से.मी. गाँठे खासकर पैरों की लिंफ नलिकाओं में पाई जा सकती है। जिन्हें ''फारसी बड'' भी कहा जाता है।
- इन फारसी बड के फटने के बाद अति संक्रामक एवं चिपचिपा मवाद व गाढ़े शहद जैसा स्त्राव त्वचा से निकलता है।

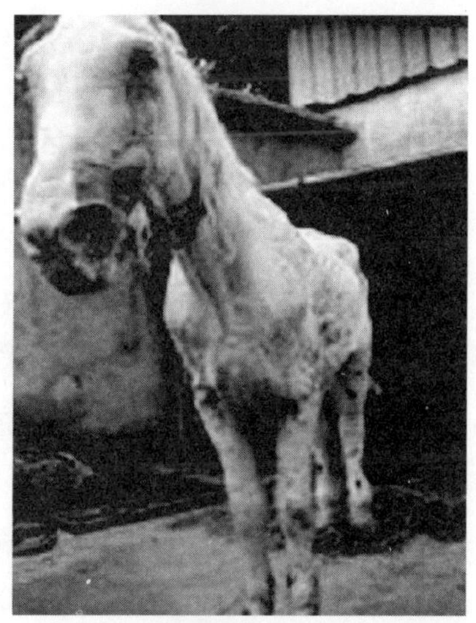

चित्र 4

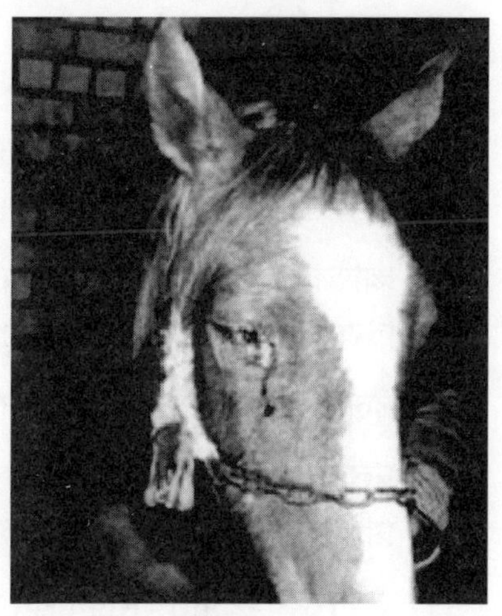

चित्र 5

- नासिका प्रारूप में नासिका पटल की झिल्ली एवं टर्बीनेट के निचले हिस्सों में गाँठें बन सकती है।
- नासिका मार्ग से पहले पानी जैसा एवं बाद में रक्तयुक्त मवाद जैसा स्त्राव हो सकता है।
- सबमैक्सीलरी लिम्फ ग्रंथियों में सूजन आ जाती है (चित्र 6)।
- फोड़ों के सूखने के पश्चात् तारों सी आकृति के समान सूखे घाव बच जाते हैं।

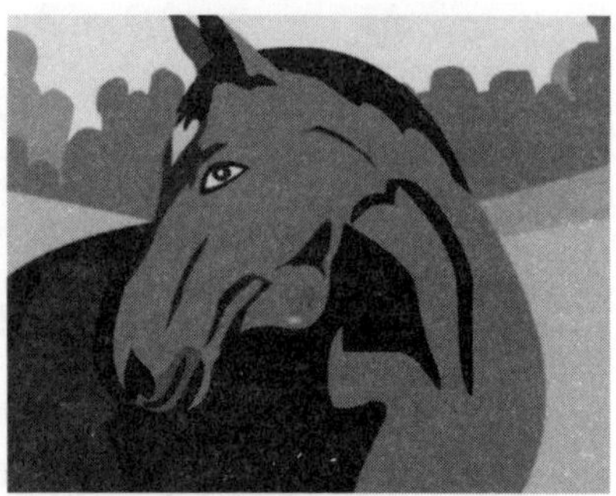

चित्र 6

चिकित्सा (ट्रीटमेंट)

- चूँकि ग्लैंडर्स मनुष्यों में फैलने वाला एक घातक पशु–जन्य रोग है, अतः इसका उपचार करने की सलाह नहीं दी जाती है (चित्र 7)।
- जरूरत पड़ने पर सल्फाडीमिडीन दवाई का प्रयोग करना चाहिए।
- इसे पहले 220 मि.ग्रा. प्रति किलो वजन के हिसाब से एवं तत्पश्चात् 110 मि.ग्रा. प्रति किलो वजन के हिसाब से 20 दिन तक देना आवश्यक है।

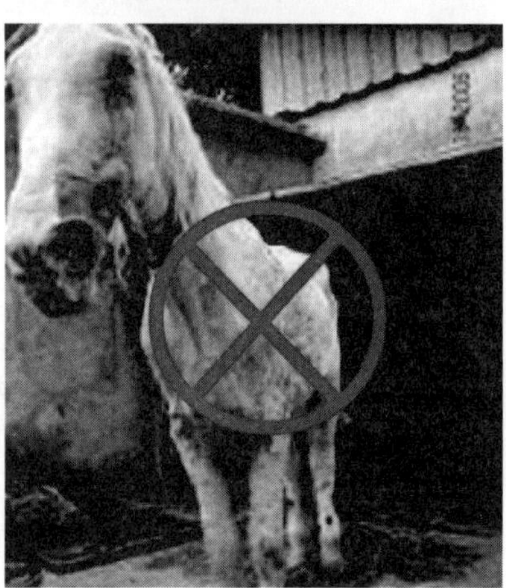

चित्र 7

रोकथाम (प्रीवेंशन)

- ग्लैंडर्स एक अधिसूचित रोग है, एवं इस बीमारी की घटना एवं संक्रमण को सीमित करने के लिये अलग से एक कानून बनाया गया है जिसे ग्लैंडर्स एवं फारसी अधिनियम 1899 के नाम से जाना जाता है।
- त्वरित निदान, पीड़ित पशुओं के उन्मूलन तथा सम्पूर्ण विलगन एवं संक्रमित क्षेत्रों में विसंक्रमीकरण पर ही बचाव एवं रोकथाम निर्भर है।
- मैलीन जाँच द्वारा त्वरित निदान संभव है।
- प्रत्येक 3 सप्ताह पर घोड़ों की तब तक मैलीन जाँच आवश्यक है जब तक सभी प्रतिघातों की पहचान करके उन्हें नष्ट न कर दिया जाये।
- सकारात्मक प्रतिघातको को भारतीय ग्लैंडर्स एवं फारसी अधिनियम के तहत ही नष्ट किया जाना चाहिये।

- सभी अस्तबलों एवं देश के प्रवेश स्थानों पर कठोर विलगन सुविधायें उपलब्ध होनी चाहिये।
- जिन स्थानों पर ग्लैंडर्स से ग्रसित पशु पाये जाते है, वहाँ सख्त विसंक्रमीकरण कार्यक्रम अति आवश्यक है।

संसगीर्य गौवंशीय फुस्फुसावरण निमोनिया (कन्टेजियस बोवाइन प्लूरोन्यूमोनिया / सी.बी.पी.पी.)

परिचय (एपीडेमियोलॉजी)

- यह एक भयानक *माइकोप्लाज्मल* सेप्टिसीमिक रोग है।
- गाय मे यह रोग *माइकोप्लाज्मा* की प्रजाति *मा. माइकॉयडिस* से होती है (चित्र 1)।
- इसमें फेफड़े और फेफड़े को ढकने वाली परत (फुस्फुसावरण) प्रभावित होती है।
- यह रोग यूरोप, एशिया, अफ्रीका आदि स्थानों पर पाया जाता है।

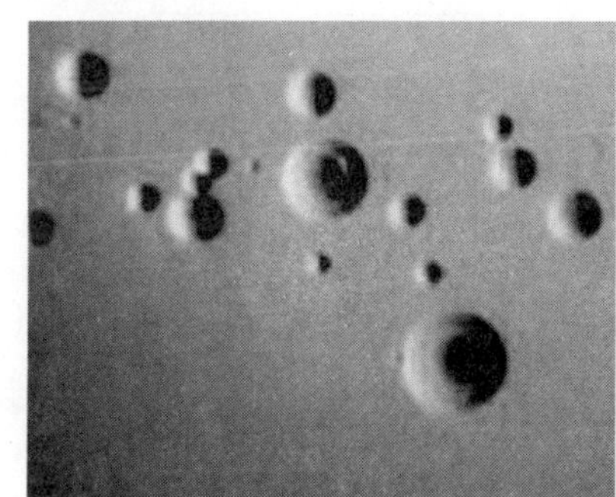

चित्र 1

- इसके जीवाणु वातावरण मे रहते है और श्वसन के द्वारा ड्रापलेट को ग्रहण कर लेने पर स्वस्थ पशु मे पहुंच कर रोग पैदा करते है।

रोग के लक्षण (सिम्पटम्स)

- ऊष्मायण (इन्क्यूवेशन) अवधि 3–6 सप्ताह की होती है। अचानक तीव्र ज्वर आता है, दूध मे कमी हो जाती है, भूख नही लगती है और जानवर जुगाली करना बन्द कर देता है।
- जानवर सुस्त हो जाता है और अन्य से अलग खड़ा रहता है।
- खाँसी आती है, वक्ष मे दर्द होता है, एवं पशु चलने–फिरने मे तकलीफ का अनुभव करता है (चित्र 2)।
- प्रभावित पशु छिछला श्वांस लेता है और श्वसन तेज हो जाती है। गरदन के निचले हिस्से में शोफ हो जाती है।

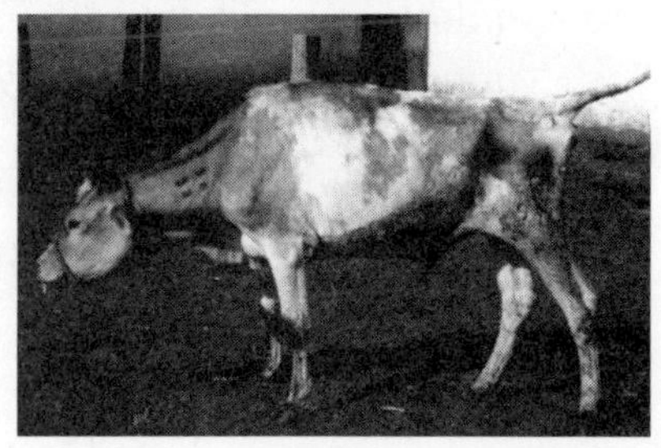

चित्र 2

- स्टेथोस्कोप से देखने पर फुस्फुसावरणीय घर्षण (प्लूरेटिक फ्रिक्सन) आवाज महसूस होती है और बाद मे नम गुड़गुड़ाहट (गर्गलिंग क्रैकल्स) आवाज सुनायी पड़ती है।

उपचार (ट्रीटमेंट)

- टाइलोसिन 10 मि.ग्रा. / कि.ग्रा. शरीर भार, प्रत्येक 12 घंटे पर 6 इन्जेक्शन।
- स्पाइरामाइसीन 10–50 मि.ली. / कि.ग्रा., 3 दिन या,
- क्लोरएम्फेनीकाल या ऑक्सीटेट्रासाइक्लीन या सल्फाडाइमीडिन युक्त दवांओ का प्रयोग करना चाहिए।

रोकथाम (प्रीवेंशन)

- रोग ग्रस्त जानवर या समूह को बिल्कुल अलग रखना।
- समय–समय पर जानवरों की जांच करना।
- रोगग्रस्त जानवरों का वध कर देना चाहिए।
- प्रतिवर्ष टीकाकरण करना चाहिए।

संसर्गीय बकरी फुस्फुसावरण निमोनिया (कन्टेजियस केपराइन प्लूरोन्यूमोनिया / सी.सी.पी.पी.)

परिचय (एपीडेमियोलॉजी)

- सी.सी.पी.पी. बकरियों में होने वाला एक संक्रामक रोग है जिसमें मुख्य रूप से गंभीर निमोनिया एवं उच्च मृत्यु दर पाई जाती है।
- यह रोग मुख्य रूप से *माइकोप्लाजमा माइकोइडिस* वार *कैप्री* या *माइकोप्लाजमा स्ट्रेन एफ*–38 द्वारा होता है (चित्र 1)।
- यह रोग आसानी से सांस द्वारा फैलता है किन्तु यह जीव पशु शरीर के बाहर लम्बे समय तक जीवित नहीं रहता है।

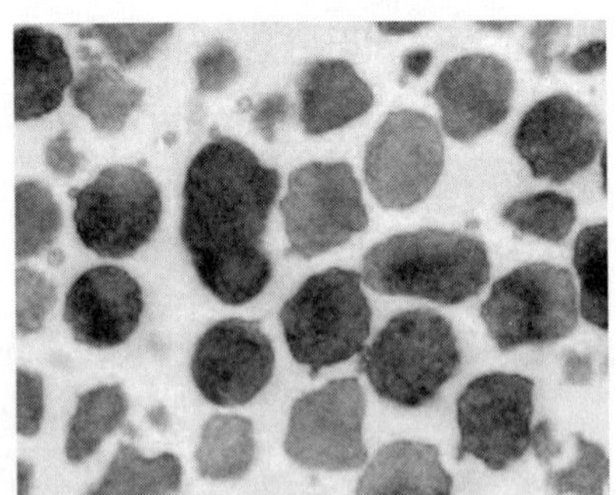

चित्र 1

- झुँड में संक्रमण एक वाहक अथवा संक्रमित पशु द्वारा आता है।
- अतिसंवेदनशील बकरियों में रुग्णता की दर 100 प्रतिशत एवं मृत्यु दर 60–100 प्रतिशत होती है।

रोग के लक्षण (सिम्पटम्स)

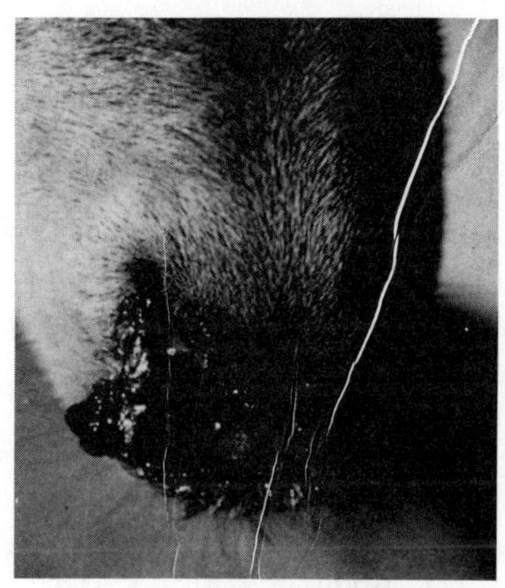

चित्र 2

- प्रभावित बकरियों में क्षुधा–ह्रास, सुस्ती एवं अवसाद तथा नासिका स्राव, उदर–श्वांस, बुखार एवं शुष्क तथा दर्दनाक खाँसी पायी जाती है (चित्र 2)।
- साँस लेने में कठिनाई, बार–बार उठना–बैठना, खुले मुँह से साँस लेना, जीभ का बाहर लटकना एवं झागदार लार का स्त्राव भी पाया जाता है।
- नासिका स्त्राव प्रारम्भ में पतला पानी जैसा, बाद में मोटा एवं श्लेष्मा तथा मवाद युक्त होकर सफेद रंग का हो जाता है।
- फेफड़ों में बिना किसी विकृति के भी जानवर की मृत्यु हो सकती है।

चिकित्सा (ट्रीटमेंट)

- ऑक्सीटेट्रासाइक्लिन 15 मि.ग्रा. प्रति कि.ग्रा. शरीर भार की दर से 6–8 दिन तक मांस पेशीय मार्ग द्वारा देना चाहिए।
- टाइरोसिन टारटरेट 10 मि.ग्रा. प्रति कि.ग्रा. शरीर भार की दर से तीन दिन तक अथवा रोलीटेट्रासाइक्लिन, 10 मि.ग्रा. प्रति कि.ग्रा. शरीर भार की दर से देना लाभदायक है।

रोकथाम (प्रीवेंशन)

- सख्त स्वच्छता उपाय अपनाने चाहिए एवं संक्रमित पशुओं को अलग रखना चाहिए।
- कान के अग्रभाग पर अक्रियित सजीव तनुकृत टीका 0.2 मि.ली. अंतः त्वचीय मार्ग से देने पर 15 महीनों हेतु प्रतिरक्षा प्रदान करता है।
- सैपोनिन निष्क्रीयित *माइकोप्लाज्मा स्ट्रेन* एफ–38 का शुष्कहिमीकृत टीके की एक खुराक (0.15 मि.ग्रा.) भी प्रभावी पाई गई है।

माइकोप्लाज्मल संधिशोथ (माइकोप्लाजमल आर्थ्राइटिस)

परिचय (एपीडेमियोलॉजी)

- यह रोग *माइकोप्लाज्मल एगैलक्सी* उपप्रजाति *बोविस* से होती है तथा यह रोग यूनाइटेड स्टेट, कनाडा, यूनाइटेड किंगडम तथा यूरोप मे पाया जाता है।

- अधिकतर यह रोग नवजात बच्चों मे पाया जाता है।
- इस रोग मे जोड़ो की गुहा तथा टेन्डन मे सूजन तथा विकार पैदा हो जाते हैं (चित्र 1)।

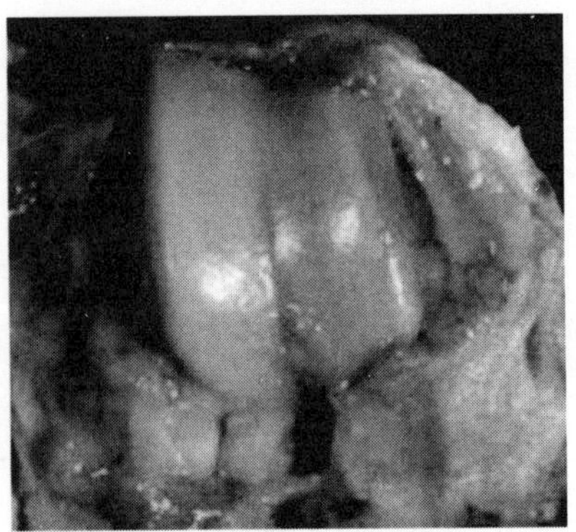

चित्र 1

रोग के लक्षण (सिम्पटम्स)

- इस रोग से रोगग्रस्त जानवर को चलने मे परेशानी होती है, जानवर लड़खड़ा के चलता है तथा लंगड़ा हो जाता है।
- हल्का ज्वर होता है तथा धीरे–धीरे शरीर भार कम होने लगता है
- जोड़ों मे सूजन हो जाती है। निमोनिया के भी लक्षण दिखते है।
- जिन जानवरों मे इस रोग का प्रकोप कम होता है वे 10–14 दिन के अन्दर ठीक हो जाते है जबकि जिनमे इसका प्रकोप भयंकर होता है उनका वध (स्लाटर) कर देना चाहिए।
- संधिजोड़ (साइनोवियल) झिल्ली मोटी हो जाती है तथा इसमे तन्तु–मवादीय (फाइब्रिमोपुरूलेन्ट) द्रव भर जाता है।
- इस रोग मे फेफड़े, फेफड़े के आवरण तथा हृदयावरण मे भी विकार पैदा हो जाता है।
- इस रोग को अन्य लंगड़ाहट वाले रोग से अलग करने के लिए यह ध्यान देना जरूरी होता है कि यदि लंगड़ाहट, जोड़ों में सूजन तथा निमोनिया एक साथ हो रहा है तो यह *माइकोप्लाज्मा* के द्वारा होता है (चित्र 2)।

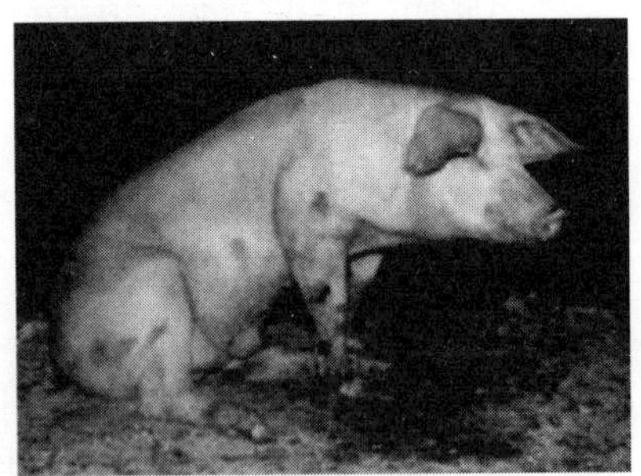

चित्र 2

उपचार (ट्रीटमेंट)

- इसका उपचार बहुत संतोषजनक नहीं है परन्तु कार्टिकोस्टीरॉयड और ब्रॉड स्पेक्ट्रम प्रतिजैविक दवाओं को एक साथ जोड़ों के अन्दर इंजेक्शन के रूप देना लाभकारी होता है।
- प्रतिजैविक दवाइयां जैसे ऑक्सीटेट्रासाइक्लिन, लिन्कोमाइसिन, टाइलोसिन लाभदायक हैं।

रोकथाम (प्रीवेंशन)

- कोई कारगर रोकथाम के उपाय नहीं हैं।
- फार्मलाइज्ड *मा. बोविस* टीका उन जानवरो मे लाभकारी सिद्व हुआ है जिनमे यह रोग प्रायोगिक विधि से उत्पन्न किया जाता है।
- लम्बे समय तक टायमुलीन, हाइड्रोजन फ्यूमेरेट को मुख द्वारा देने पर इस रोग से बचाव किया जा सकता है।

❑❑❑

अध्याय 3

विषाणु जनित रोग

(वाईरल डिसीजिज)

खुरपका–मुँहपका रोग (एफ.एम.डी.)

परिचय (एपीडेमियोलॉजी)

- यह एक घातक विषाणु रोग है जो छूत से फैलता है और मुँह, पैर, थन और अयन पर छालों के रूप में प्रकट होता है।
- प्राकृतिक रूप से यह रोग गाय, भैंस, भेड़, बकरी, शूकर, हिरन, याक एवं मिथुन को प्रभावित करता है।
- विषाणु के कई विभेद जैसे ओ, ऐ. तथा ऐशिया–1 इस रोग के कारक हैं (चित्र 1)।

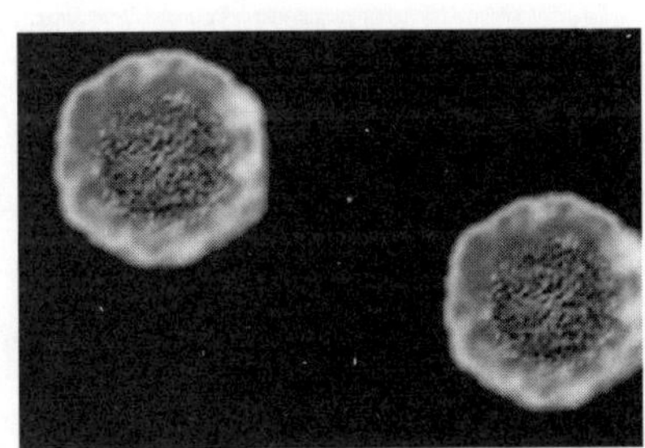

चित्र 1

- सामान्यतः यह रोग वर्षाकाल (जुलाई से अक्टूबर) तथा सर्द काल (जनवरी से फरवरी) में देखा जाता है तथापि वर्ष में कभी भी इस रोग को देखा जा सकता है।
- संकर पशु या अल्पायु पशु इस रोग से अधिक प्रभावित होते हैं।
- रोग का संचरण पशु के मुख एवं श्वाँस मार्ग से विषाणु के प्रवेश से होता है। बाड़े में कार्य करने वाले कर्मी भी रोग को फैलाने में अंजाने मदद करते हैं।
- रोगी पशु की लार, रक्त, मूत्र, दूध, मल, वीर्य तथा योनि स्त्राव में उपस्थित विषाणु प्रत्यक्ष या परोक्ष रुप से रोग को फैलाने में सहायक है।

रोग के लक्षण (सिम्पटम्स)

- उच्च ताप (104–106° फा.) लगभग 48 घंटे तक, मानसिक अवसाद एवं सुस्ती।
- भोजन ग्रहण करने में पशु को कठिनाई होती है तथा पशु भूखा रह जाता है।
- रोगी पशु की जीभ (चित्र 2), होंठ, मसूढ़ा (चित्र 3), दन्तासन, मुख, तालु (चित्र 4), थन (चित्र 5) और खुरों के बीच, खुर के ऊपर के स्थान पर फफोले देखे जा सकते हैं (चित्र 6)।
- अति टपकती लार जो धार के रूप में दिखाई देती है (चित्र 7)।
- कालान्तर में फफोले फटकर खुले घाव बन जाते हैं।
- दूध उत्पादन तथा शारीरिक भार कम हो जाता है।
- अल्पायु पशु बिना लक्षण के भी कभी–कभी मर जाते हैं।
- भेड़–बकरियों में रोग के लक्षण अपेक्षाकृत कम मुखर होते हैं।
- प्रभावित पशुओं में लंगड़ाहट होने से उनकी चाल परिवर्तित हो जाती है।

चिकित्सा (ट्रीटमेंट)

- पशु चिकित्सक से तत्काल सम्पर्क करें।
- ऐन्टीबायोटिक एवं सल्फा औषधियों का प्रयोग करें ताकि दूसरे संक्रमण को रोका जा सके।
- मुख एवं पैरों के घावों को 0.001 प्रतिशत लाल दवा के घोल, 2 प्रतिशत चूने, 4 प्रतिशत सोडा राख या खाने के सोडा के 1–5 प्रतिशत या एक प्रतिशत फिटकरी के घोल से धोयें (चित्र 8)।

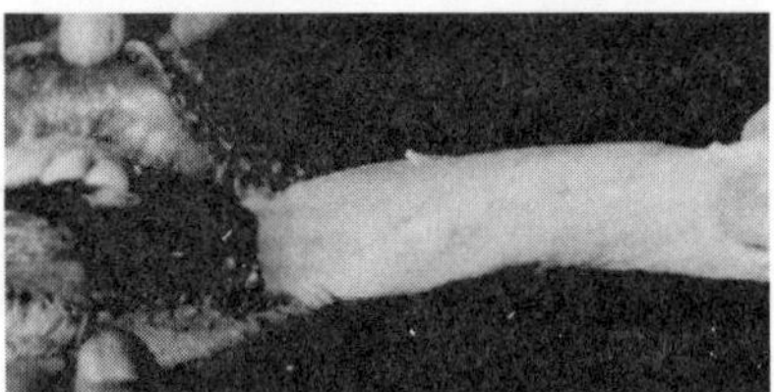
चित्र 2

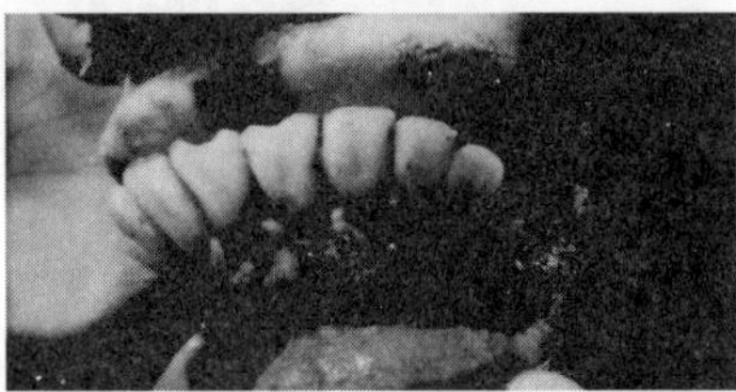
चित्र 3

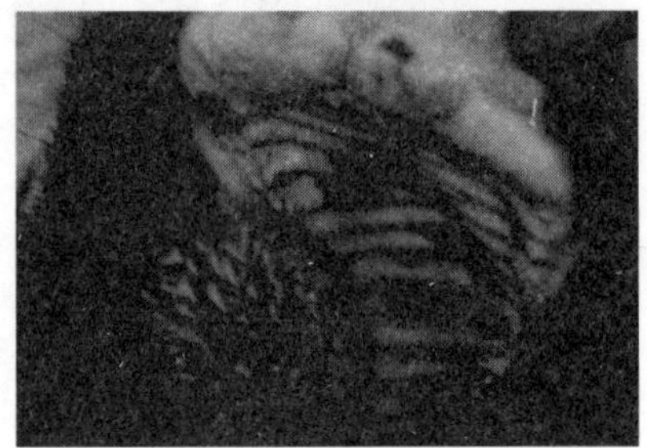
चित्र 4

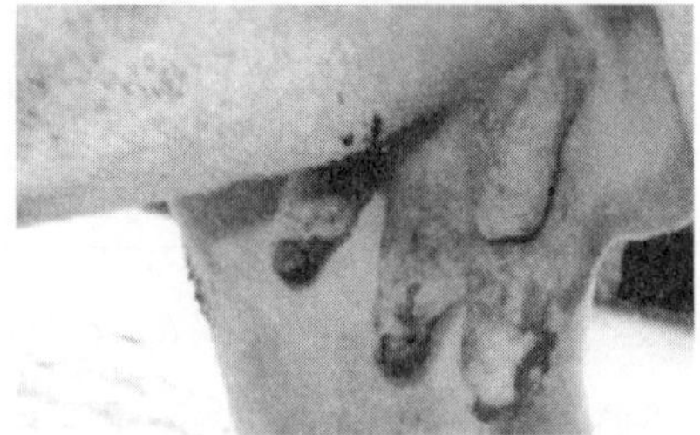
चित्र 5

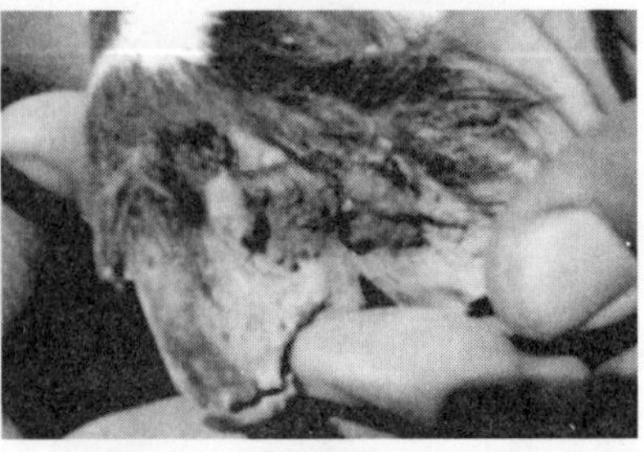
चित्र 6

- मुँह के छालों तथा घावों पर बोरोगिलसरीन से लेप करें या सीरे या गुड में 2–5 प्रतिशत बोरिक एसिड को जीभ और मसूढों पर लगायें (चित्र 9)।
- खुरों के घावों में नीम का तेल या संक्रमणनाशी क्रीम लगायें अथवा नीम और बबूल, नीलखुरी की पत्तियों की क्रीम का लेप करें (चित्र 10)।
- 2 कि.ग्रा. गेहूँ या मक्का की दलिया, 0.5–1 कि.ग्रा. शीरा तथा 20 ग्राम नमक को 2 लीटर दूध के साथ 2–3 दिन तक पशु को खिलायें।

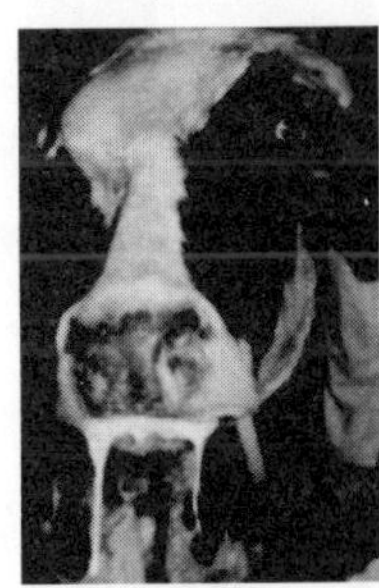

चित्र 7

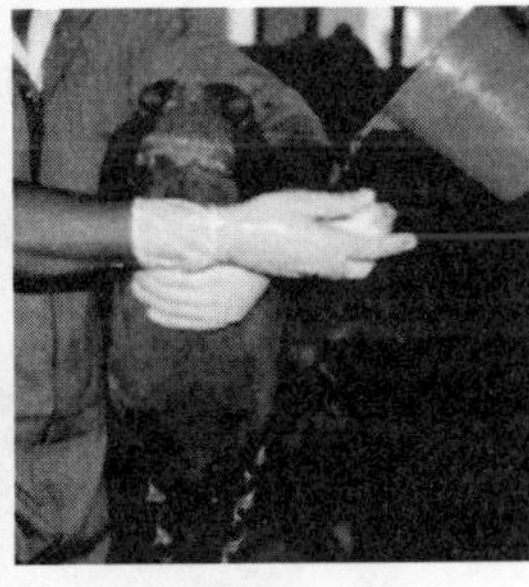

चित्र 8

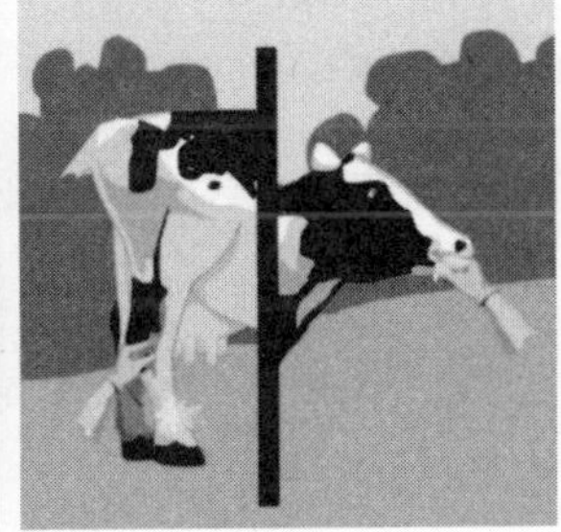

चित्र 9

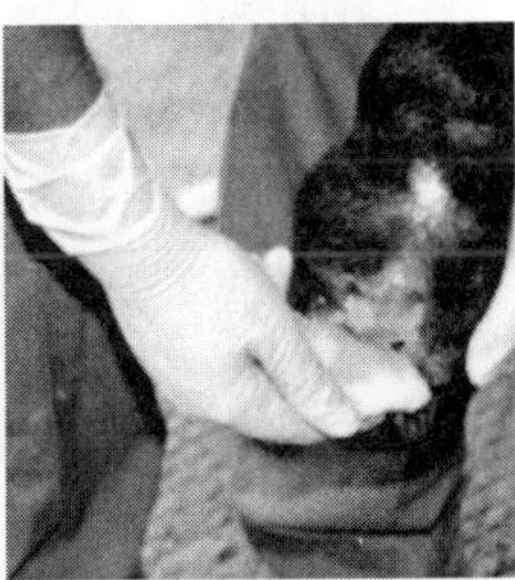

चित्र 10

रोकथाम (प्रीवेंशन)

- वर्ष में दो बार टीकाकरण करें।
- रोगी पशु को तत्काल अलग करें।
- प्रबन्धन को समुचित बनायें।
- बाड़े में 1–2 प्रतिशत कास्टिक सोडा या 2–4 प्रतिशत फॉर्मलीन से विसंक्रमण करें (चित्र 11)।
- दूध दोहने के पहले एवं बाद में लाल दवा के घोल (1:1000) से हाथ धोएं।
- संतुलित आहार पशु को खाने को दें।
- संगरोध (क्वारेन्टाइन) का कठोरता से पालन करें।

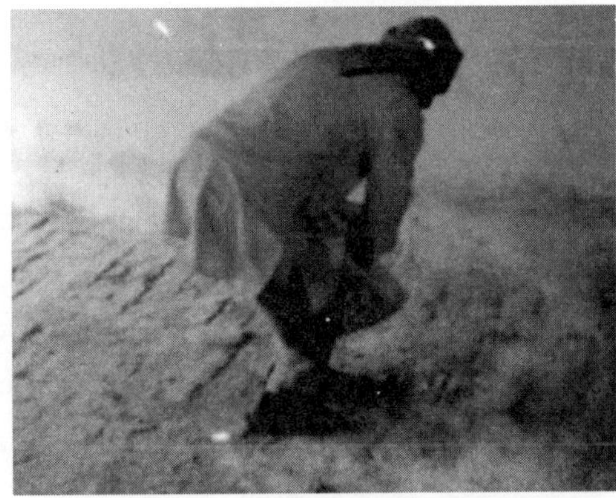

चित्र 11

वेसिकुलर स्टोमेटाइटिस

(सोर माउथ, स्यूडो फूट एण्ड माउथ डिजीज, माउथ थ्रष, स्पोरैडिक एप्था, वेसिकुलोसा, सोर नोस इत्यादि)।

परिचय (एपीडेमियोलॉजी)

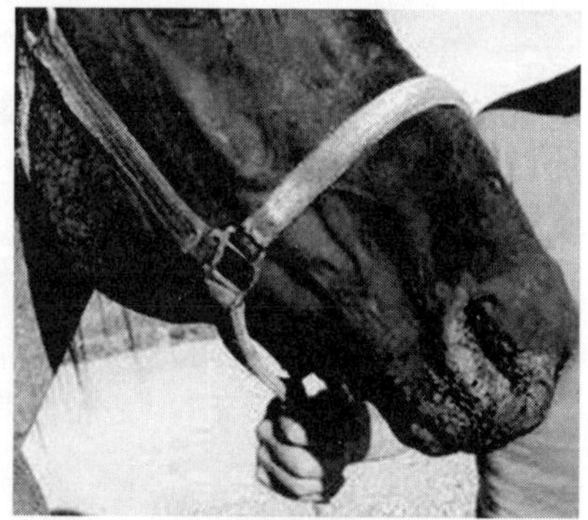

चित्र 1

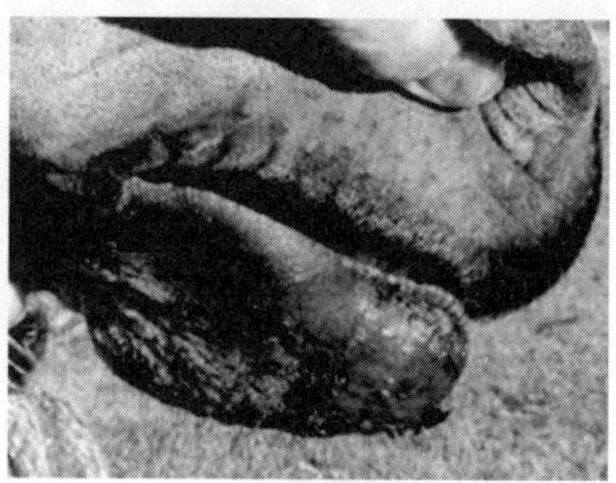

चित्र 2

- यह गाय घोड़ों एवं शूकर मे होने वाला विषाणु जनित रोग है।
- इस रोग में वेसिकुलर लिसन (पतला द्रव युक्त) मुख (चित्र 1) और पैरों (चित्र 2) मे पाये जाते हैं।
- गाय और शूकरों में पैर के लक्षण खुरपका और मुँहपका के लक्षण से मिलते जूलते हैं।
- यह रोग भारत, नेपाल, तथा उत्तरी एवं दक्षिणी अमेरिका में पाया जाता है।
- इस रोग के विषाणु रैब्डो विषाणु समूह के होते हैं।
- इस रोग के विषाणु एक जानवर से दूसरे में दूषित भोज्य एवं पेय पदार्थों के ग्रहण करने से फैलते है।

रोग के लक्षण (सिम्पटम्स)

- वेसिकुलर स्टोमेटाइटिस के विषाणु स्वस्थ जानवर के शरीर में पहुँचने के 2–5 दिन के अन्दर लक्षण प्रदर्शित करते है।
- जानवर को तीव्र ज्वर आता है।
- इस रोग में मुख गुहा और जीभ पर फफोले जैसी संरचना बन जाती है जिससे जानवर चारा खाने में असमर्थ हो जाता है और जब ये फफोले फट जाते हैं तो घाव का रूप ले लेते है तथा मुख से झागदार लार का स्राव होता है।
- दूधारू जानवर के थनों पर भी इसके लक्षण पाये जाते है जिससे थनैला रोग होने की सम्भावना बन जाती है और जानवर दूध देना कम कर देता हैं।
- पैर के लक्षण खुरपका रोग से मिलते है।

उपचार (ट्रीटमेंट)

- इस रोग का कोई कारगर उपचार नही है एवं इसका केवल लाक्षणिक उपचार किया जाता है।

- घाव पर लगाने के लिए प्रतिजैविक दवाओं जैसे सल्फोनामाइड युक्त मलहम का प्रयोग करना चहिए। द्वितीयक बैक्टीरियल प्रकोप को रोकने के लिए सिस्टेमिक एन्टीबायोटिक दवाओं का प्रयोग किया जाना चाहिए।
- जानवर को स्वच्छ जल एंव मुलायम चारा देना उपयुक्त होगा।

रोकथाम (प्रीवेंशन)

- संक्रमित जानवर को अलग कर देना चाहिए।
- संक्रमित जानवर के खाने–पीने की व्यवस्था अन्य से बिल्कुल अलग होनी चाहिए।
- गोशाला की साफ–सफाई पर विशेष ध्यान देना चाहिए तथा 1 प्रतिशत फार्मलिन या फिनाईल का छिड़काव आवश्यक है।
- इस रोग के लिए कोई टीका सुलभ नही है।

पोंकनी रोग (रिन्डरपेस्ट)

परिचय (एपीडेमियोलॉजी)

- इस रोग को पोंकनी के अलावा पोंका, (रिन्डर पेस्ट), गो पशु प्लेग, पशुओं का महामारी रोग आदि नामों से भी जाना जाता है, तथा पहाड़ो पर इस रोग को किसान भाई मान रोग के नाम से भी जानते हैं (चित्र 1)।

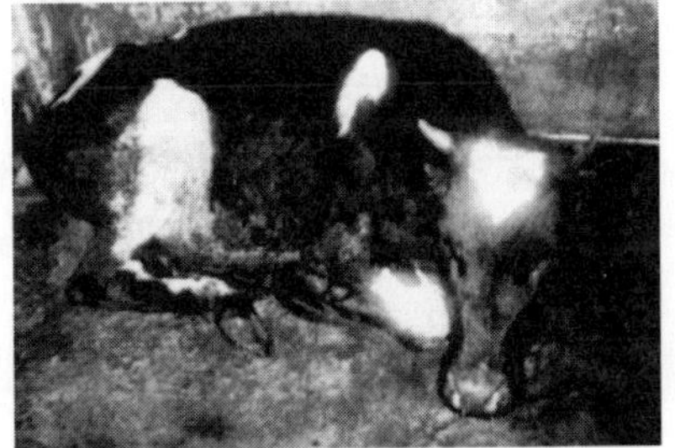

चित्र 1

- यह रोग सभी रोमांथी पशुओं जैसे कि गाय, भैंस, भेड़ बकरी तथा शूकर इत्यादि पशुओं में पाया जाता है, यह रोग पशुओं में रिन्डर पेस्ट विषाणु से होता है, तथा यह रोग बहुत ही तेजी से फैलता है अतः यह रोग एक अत्यन्त ही छुआ–छुत का रोग है।
- इस रोग के विषाणु मल–मूत्र, थूक, लार के द्वारा रोग ग्रस्त पशु से स्वस्थ पशुओं में हवा के द्वारा पहुँच जाता है, इस प्रकार से यह बीमारी एक पशु से दूसरे पशुओं में तथा एक गांव से दूसरे गॉव में बहुत शीध्र फैल जाती है।
- इस रोग की फैलने की क्षमता 60 से 80 प्रतिशत है तथा मृत्यु दर 80 से 90 प्रतिशत है।
- इस रोग का प्रकोप सर्दियों तथा बरसात के दिनों में अधिक होता है विशेष तौर से जब बहुत अधिक सर्दी होती है या अधिक बरसात होती है जिससे कि पशु

तनाव ग्रस्त हो जाता है जो कि रोग को फैलाने में सहायक होता है, पोंकनी रोग का प्रकोप पहाड़ी तथा यूरोपियन जाति, संकर नस्ल के पशु मे ज्यादा होता है।

- भेड़ बकरियों में भी पोंकनी जैसा रोग देखने में आया है, इस रोग को पी.पी.आर. या पेस्टिस डेस पेटिट्स रूमिनैन्ट्स के नाम से जाना जाता है।
- किसान भाई यह समझें कि यह भेड़ बकरियों की निमोनिया तथा दस्तों की बीमारी है। यह बीमारी भी बहुत तेजी से फैलती है तथा छुआ–छूत की बीमारी है, इस रोग में भी पशुओं की मृत्यु दर बुहत अधिक होती है, तथा इस रोग से भेड़–बकरियों के झुण्ड के झुण्ड खत्म हो जाते है।
- इस प्रकार से पोंका/पोंकनी/पी.पी.आर. पशुओं की एक महामारी है जिससे अनेक पशु मर जाते हैं, जिसके कारण खेती के काम एवं दूध तथा मांस के लिए पशु उपयोगी नहीं रह जाते है, अतः पुराने समय में इस बीमारी का नाम लेना भी पाप समझा जाता था।

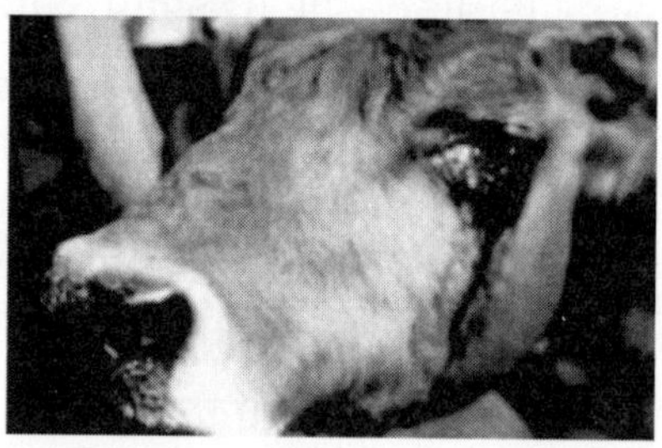

चित्र 2

रोग के लक्षण (सिम्पटम्स)

- इस बीमारी से ग्रसित पशु सुस्त हो जाते हैं, तेज बुखार आता है जो कि 107 डिग्री फा. तक पहुँच जाता हैं, पशु खाना–पीना छोड़ देते है, पशुओं की आँखें लाल हो जाती है, तथा आँखो और नाक से पानी बहने लगता है (चित्र 2)।
- होठों, मसूड़ों, तलवों, जुबान के निचले हिस्से इत्यादि पर छाले पड़ जाते हैं, जो कि फूटकर व्रण (अल्सर) बन जाते हैं तथा पशु की लगातार लार बहती रहती है या टपकती रहती हैं (चित्र 3)।

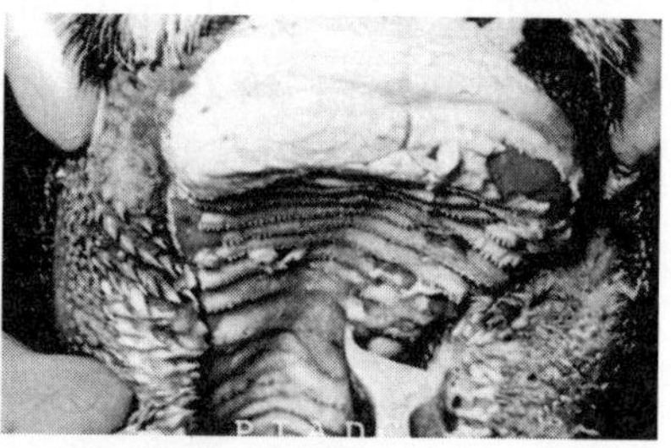

चित्र 3

- रोगी पशुओं को खाने पीने में तकलीफ होती हैं, पशुओं को खूनी दस्त आते हैं, यह दस्त खूब पतले और तेज होते हैं, तथा यह दस्त धारदार होते हैं, इस कारण इस रोग को पोंकनी रोग कहते है, यह रोग कभी–कभी त्वचीय प्रकार का रोग भी होता है (चित्र 4)।

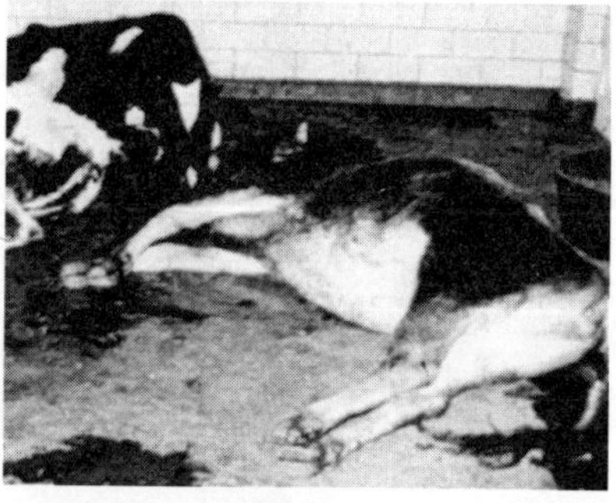

चित्र 4

- रोगी पशु बैठ जाता है, रोगी पशु के बाल खड़े हो जाते हैं, इस अवस्था में पशु काँपने भी लगता है।
- यह भी प्रायः देखने में मिलता है कि मुँह, नाक तथा जनेन्द्रियों की झिल्लियो में सूजन आ जाती है, बीमारी शुरू होने के लगभग 14 से 21 दिनों के पश्चात पशु मर जाते है।
- ऊपर बताये हुए लक्षण गाय–भैंस में प्रत्यक्ष रूप से दिखायी देते हैं, परन्तु भेड़ और बकरियों में बीमारी हल्के प्रकार की होती है तथा कई बार रोग का पता भी नही चलता है।
- भेड़–बकरियों में पोंकनी रोग से बिलकुल मिलती जुलती बीमारी पी.पी.आर. बहुत भयंकर रूप से भारत वर्ष में पायी गयी है, जिसमें भेड़ बकरियों के सभी लक्षण पोंकनी रोग से मिलते जुलते होते है।
- पी.पी.आर में लक्षण अत्यधिक तीव्र होते है, जिससे कि भेड़ बकरियों के मुँह की अन्दर तथा बाहर की झिल्ली तथा खाल फट जाती है तथा छिल जाती है, इस रोग में भेड़ बकरियों को दस्त होने के साथ–साथ निमोनिया भी होता है।

रोकथाम (प्रीवेंशन)

- बीमार पशु को हवादार स्थान पर तथा स्वस्थ पशु से अलग रखे, पशुओं के बाड़ों को फिनाईल से धोंये।
- मृत पशु को या तो जला देना चहिए या गहरा गड्डा खोदकर नमक एंव चूने के साथ दबा देना चाहिए।
- जिन इलाकों में रोग फैला हो वहाँ पशुओं के आने जाने पर रोक लगा देनी चहिए।
- पोंकनी से बचाव का एक मात्र एवं सरल उपाय टीकाकरण है।
- इसके लिए आर.पी. टिश्यूकल्चर वैक्सीन के नाम से एक प्रभावशाली टीका उपलब्ध है।
- यह टीका 5 से 7 साल तक रोग प्रतिरोधी क्षमता बनाये रखता है, तथा साथ–साथ सुरक्षित भी होता है।
- इस वैक्सीन की मात्रा 1 मि.ली. प्रति पशु होती है तथा टीका गर्दन की त्वचा में लगाई जाती है।
- प्रायः एक टीके के बाद से ही पशु पूरे जीवन तक के लिए इस रोग से मुक्त हो जाते हैं, परंतु दो टीके (पहला टीका 6 माह की उम्र में तथा दूसरा टीका उसे एक साल

बाद) लगवाना उचित रहता है, विदेशी नस्ल के पशुओं में जो कि फार्म पर एक साथ रहते है, तीन से पाँच साल के अन्तराल पर भी टीका लगाया जा सकता है।

- इस टीके को लगवाने का उचित समय जनवरी–फरवरी माह है।
- हमारे देश में आजकल इस रोग के पूर्ण नियंत्रण के लिए रिन्डरपेस्ट जीरो नामक योजना यूरोपियन समुदाय के सहयोग से चलायी गयी थी जिसके अन्तरगत टीकाकरण एक महत्वपूर्ण कार्यक्रम किया गया तथा अब इस रोक का पूर्ण उन्मूलन हो गया है।

मैलीग्नैन्ट कैटर्हल फीवर

बोवाइन मैलिग्नेन्ट कैटर्ह, मैलिग्नेन्ट हेड कैटार्ह, कैटार्हल ज्वर, गैन्ग्रीनस कोराइजा इत्यादि।

परिचय (एपीडेमियोलॉजी)

- यह रोग मुख्यतः गाय, भैसों में पाया जाता है।
- यह रोग संसार के लगभग सभी भागों में पाया जाता है।
- इसके विषाणु हर्पिस समूह के होते है।
- यह रोग तीव्र रूप में होता है और अधिकतर खतरनाक साबित होता है।
- एक जानवर से दूसरे से दूसरे जानवर में यह रोग कैसे पहुँचता है इसका अभी ठीक पता नही लग सका है पर अनुमान किया जाता है कि दूषित जल, भोजन एवं चारागाह से यह रोग फैलता है।

रोग के लक्षण (सिम्पटम्स)

- स्वस्थ पशु विषाणु को ग्रहण करने के 3 से व सप्ताह के अन्दर रोग के लक्षण प्रकट करते है।
- इस रोग के लक्षण कई रूपों में प्रदर्शित होते है जैसे सिर और आँख के रूप में (चित्र 1) अतितीव्र या आहारनाल रूप में, मध्यम रूप में।

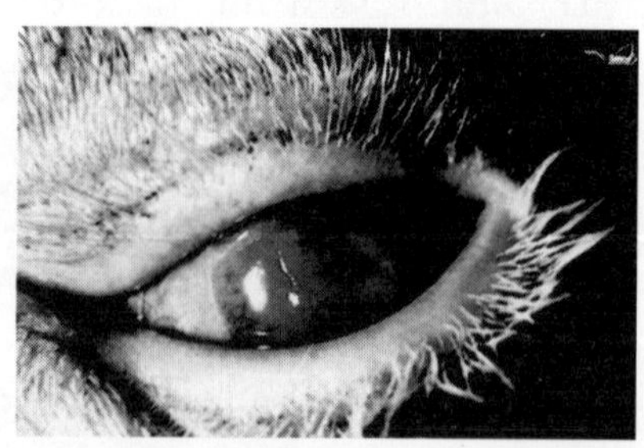

चित्र 1

- सिर और आँख रूप में भूख का न लगना, दूध का कम हो जाना तथा तीव्र बुखार का होना पाया जाता है एवं नाड़ी की धड़कन तेज हो जाती है।

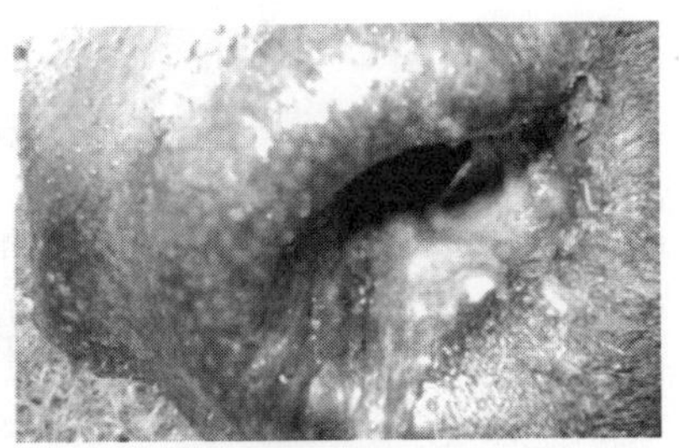
चित्र 2

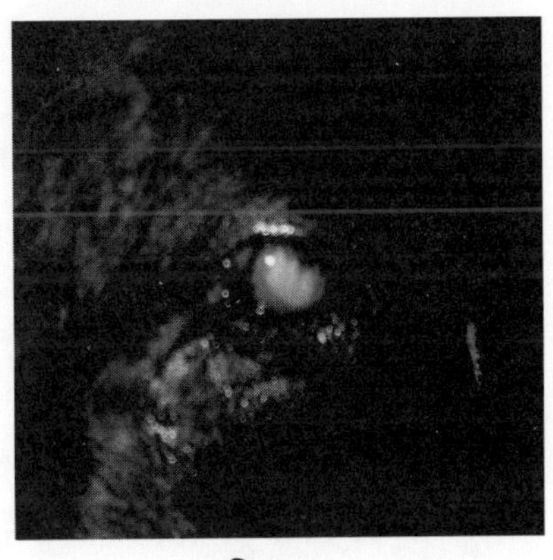
चित्र 3

- नाक से म्यूकोपुरूलेन्ट स्राव होता है (चित्र 2), आँख की भौहें फूल जाती है।
- मुख मे हार्डपैलेट एवं मसूड़ो मे सड़न पैदा होने लगती है जिससे जानवर मुख चलाने में दर्द अनुभव करता है। लार का अधिक मात्रा में स्त्राव होता है जो रस्सी की तरह होठों से लटकता रहता है।
- मुख की तरह के लक्षण खुर और त्वचा के जोड़ों पर दिखाई पड़ते है। थन की नालियों, वल्वा और अण्डकोष की त्वचा मे भी सड़न पैदा हो जाती है।
- कार्निया (पुतली) पारदर्शी हो जाती है तथा आँख से मवादयुक्त स्त्राव अत्याधिक होता है (चित्र 3)।
- अतितीव्र या आंत रूप में तीव्र ज्वर के साथ आधारतल में तीव्र विकार पैदा हो जाता है।
- इसमें कब्ज के बाद दस्त आने लगता है।
- दस्त बदबूदार और रक्तयुक्त होता है।
- दस्त के कारण शरीर में पानी की कमी हो जाती है।
- मध्यरूप में यह अक्सर प्रायोगिक जानवरों में होता है।
- इसमें हल्का बुखार, नाक और मुख की श्लेष्मा पर हल्का क्षरण देखने को मिलता है।
- आँख, नाक, मुख के लक्षणो के साथ–साथ लगातार तीव्र ज्वर तथा लसिका ग्रन्थि का बड़ा होना।
- इस रोग को म्यूकोजल रोग, पोंकनी तथा कोष्ठकीय (वैसीकुलर) स्टोमेटाइटिस से अलग करना आवश्यक होता है।
- उपरोक्त तीनो रोगों में आँख के लक्षण और लसिका ग्रन्थि का बड़ा होना नही पाया जाता है।

उपचार (ट्रीटमेंट)

- इसका कोई कारगर उपचार नहीं है।
- लाक्षणिक उपचार करना आवश्यक होता है।
- जीवाणुओं के प्रकोप से बचने के लिए टेट्रासाइक्लीन तथा अन्य सल्फा समूह की दवाइयों का प्रयोग करना चाहिये।
- विटामिन–ए तथा कोर्टीकोस्टेरायड जैसी दवाएँ भी देनी चाहिए।

रोकथाम (प्रीवेंशन)

- रोगग्रस्त जानवरों को अलग रखना चाहिए।
- भेड़ को गाय से अलग रखना।

गौपशुओं में सर्दियों की पेचिस (वीन्टर डीसेन्ट्री ऑफ कैटल)

परिचय (एपीडेमियोलॉजी)

- वीन्टर डीसेन्ट्री संक्रामक संसर्गीय रोग है, इससे तीव दस्त और कभी–कभी पेचिस भी होने लगता है (चित्र 1)। यह रोग कोरोना वाइरस नामक विषाणु से होता है।
- यह रोग बहुत से देशो में पाया जाता है जैसे यूनाइटेड स्टेट् कनाडा, स्वीडन, जर्मनी, फ्रांस, आस्ट्रेलिया, इसराईल, न्यूजीलैण्ड आदि।
- यह अधिकतर प्रौढ, दुधारू गायो में होता है।
- रोग फैलने की दर 30–50 प्रतिशत और मृत्यु दर 1–2 प्रतिशत होती है।

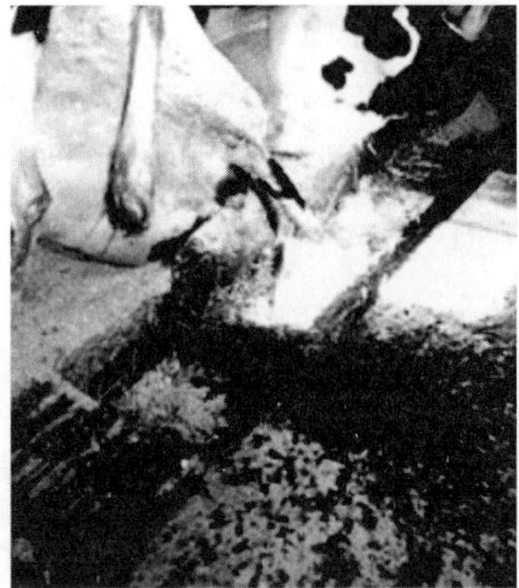

चित्र 1

- दूषित भोजन एवं पानी ही इस रोग के फैलाने का मुख्य स्त्रोत है।

रोग के लक्षण (सिम्पटम्स)

- जानवर रोग के विषाणु ग्रहण के 3–7 दिन में लक्षण प्रदर्शित करता है।
- इसमें तीव्र दस्त 4–7 दिन तक होता हैं।

- यह रोग प्रौढ़ गायों में पाया जाता है।
- दूध अचानक कम हो जाता है और जानवर चारा कम खाता है।
- जानवर कमजोर हो जाता है।
- गहरे हरे रंग या काले रंग की दस्त होती है, दस्त पतला होता है तथा दस्त में किसी प्रकार की गंध या झिल्ली इत्यादि नही होती है।
- अधिकतर जानवर में 2–3 दिन में दस्त रूक जाते है और कुछ में यह उग्र रूप ले लेती है।
- दस्त के साथ रक्त आने लगता है तथा शरीर में पानी की कमी हो जाती है और जानवर काफी कमजोर हो जाता है।

उपचार (ट्रीटमेंट)

- इसका उपचार संदेहात्मक है, क्योकि 24–36 घंटे में जानवर ठीक होने लगता है।
- तूतिया 30 मि.ली. का 5 प्रतिशत घोल, सल्फोनामाइड और नाइट्रोफ्यूराजोन भी दिया जाना चाहिए।
- पानी की कमी होने पर इलेक्ट्रोलाइट देना चहिए।

रोकथाम (प्रीवेंशन)

- इस बीमारी के बचाव हेतु कोई भी टीका उपलब्ध नहीं है।
- नये पशुओं को दो सप्ताह तक अलग रखना चाहिए एवं व्यस्त अतिसारग्रस्त पशुओं का विलगन करना चाहिए ताकि झुंड में रोग का प्रसार रोका जा सके।
- रोग प्रकोप की अवस्था में, लोगों को पशुशाला में जाने से पूर्व एवं निकलने से पूर्व अपने जूतों एवं कपड़ों की स्वच्छता सुनिश्चित कर लेनी चाहिए।

संक्रामक गौ–वंशीय श्वाँसनली रोग (इन्फैक्सियस बोवाईन राइनोट्रैकियाइटिस/आई.बी.आर.)

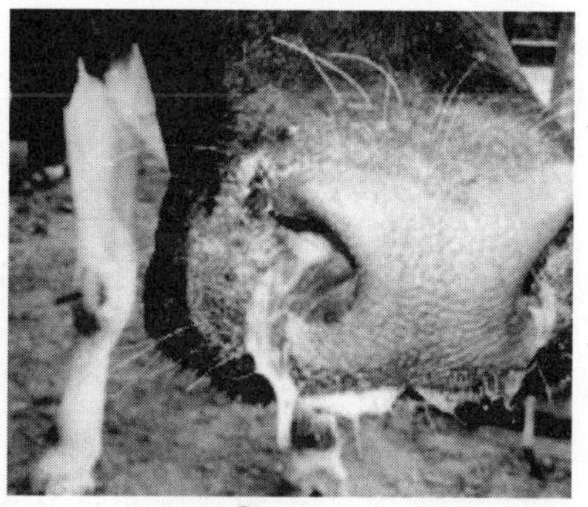

चित्र 1

परिचय (एपीडेमियोलॉजी)

- यह गौ–वंशी पशुओं का अत्यन्त आक्रामक संसर्ग जनित रोग है जो तेज बुखार, श्वाँस नली शोथ (चित्र 1) आँख दुखना, मस्तिष्क शोथ, गर्भित मादाओं में गर्भपात तथा योनि शोथ के रूप में प्रकट होता है।

- यह रोग ऐसे विषाणु द्वारा जन्म लेता है जो हर्पीज़ वर्ग से सम्बन्धित हैं।
- परिवहन, जनन, आवास, अधिक ठंड या रोग प्रतिरोधी क्षमता प्रभावित करने वाली दवाओं के प्रयोग से यह रोग जन्म ले सकता है।
- रोग (आई.बी.आर.) महामारी के रूप में भारत के अनेक राज्यों से उल्लेखित है।
- गर्भपात, बाँझपन, कम उत्पादन एवं नवजात पशुओं की मृत्यु के रूप में यह रोग भारी हानि पहुँचाता है।
- आँख, नाक एवं जननांग स्त्राव जैसे वीर्य, भ्रूण द्रव एवं उत्तकों में विषाणु प्रचुर मात्रा में पाया जाता है।
- वायु में उपस्थित विषाणु का श्वाँस के साथ प्रवेश रोग के प्रसारण में सहायक है।
- संक्रमित वीर्य से जनन मार्ग में संक्रमण हो जाता है।

रोग के लक्षण (सिम्पटम्स)

- महामारी स्थानिक क्षेत्र के प्रभावित पशुओं में लक्षण अधिक मुखर नहीं होते हैं।
- सामान्य तौर पर आकस्मिक शुरूआत, भूख की कमी, उच्च ताप, गाढ़ा चिपचिपा नासिका स्त्राव रोग में देखा गया है (चित्र 2)।
- नथुनों के भीतरी दीवार पर सकेन्द्रित प्रकार की परिगलन एवं घाव इस रोग में देखने को मिलते हैं।
- अत्यधिक अश्रुपातन, तेज खाँसी और श्वांस की कठिनाई (चित्र 3)।
- रोगी पशु की नाक की थूथन सूखी तथा फटी सी दिखाई पड़ती है जिसकी पपड़ी आसानी से उखाड़कर निकाली जा सकती है।
- 2–6 माह के अल्पायु गौ–वंशी पशुओं में आँख का दुखना, कॉर्निया का धुधंलापन तथा रोशनी का डर देखा जा सकता है।

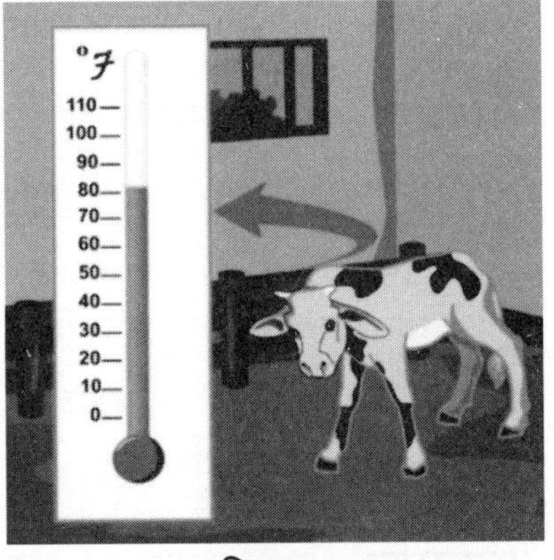

चित्र 2

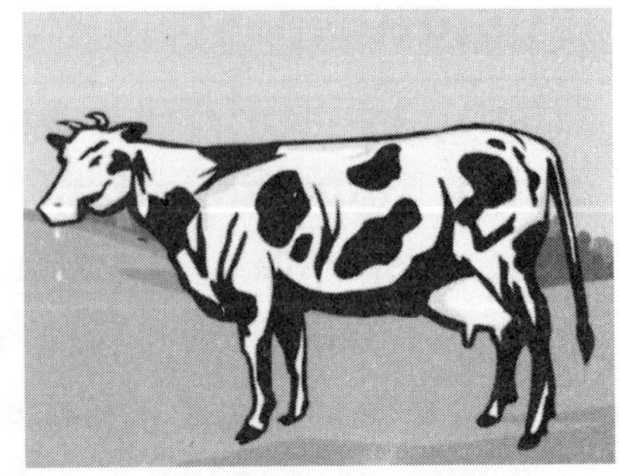

चित्र 3

- प्रभावित पशुओं में मस्तिष्क शोथ, तारतम्यता का अभाव, कभी उत्तेजना तो कभी अवसाद, अधिक लार गिराना, रम्भाना, दौरे, अन्धापन एवं अल्पायु पशु में मृत्यु दर की अधिकता पाई जा सकती है।
- नवजात गौ–पशुओं में जन्म के प्रथम सप्ताह में ही रोग जन्म ले सकता है जो अत्यधिक घातक भी है।
- गाभिन गाय में गर्भपात हो सकता है।

चिकित्सा (ट्रीटमेंट)

- रोग की कोई कारगर चिकित्सा उपलब्ध नहीं है।
- बहुप्रभावी ऐन्टिबायोटिक का प्रयोग रोगी पशुओं को शीघ्र आराम पहुँचाने में सहायक है।
- नवोदित पशुओं में रोग होने पर आंत्रेतर मार्ग से द्रव चिकित्सा जिसमें खनिज का सम्मिश्रण हो, लाभकारी होगा।

रोकथाम (प्रीवेंशन)

- तत्काल पशु चिकित्सक से सलाह लें।
- रोगी पशु को तत्काल अलग कर उपचार दें।
- रोग की अनिश्चितता एवं भारी आर्थिक हानि के दृष्टिगत रोग का उपचार रेबड़ और क्षेत्र आधार पर अति आवश्यक है।
- रोग को समूल नष्ट करने के लिए रक्तोदक (सीरम) निगेटिव साड़ का ही प्रजनन हेतु प्रयोग करें।
- दूध छुड़ाने के बाद (अपस्तन्य) गौ–वंशी बछड़ों को अलग रखकर पालें।
- सीरम में रोग की ऐन्टीबाड़ी पाये जाने पर सांड़ों का निष्कलन करें।

माता रोग (पॉक्स)

परिचय (एपीडेमियोलॉजी)

- यह गाय, भैंस, भेड़ एवं बकरी में पाया जाने वाला विषाणु जनित संक्रामक रोग है जो थन अयन एवं त्वचा पर विक्षप्तियों के रूप में प्रकट होता है (चित्र 1)। विभिन्न विभेदों के विषाणु इस रोग के जनक हैं (चित्र 2)।
- माता रोग का उल्लेख गाय, भैंस, भेड़ एवं बकरी में देश के अनेक राज्यों से किया गया है।

- भारत में यह स्थाजन्य (एन्डेमिक) रोग है।
- इस रोग का संचरण संसर्ग या इन्जेक्शन के द्वारा हो सकता है (चित्र 3)।
- माता का रोग जन स्वास्थ्य के दृष्टिगत महत्वपूर्ण है क्योंकि यह पशुओं से मनुष्य में संचरित हो सकता है (चित्र 4)।
- रेबड़ में पशु रोग प्रभावन दर 70 प्रतिशत तक उल्लेखित है। गाय और भैंस में इस रोग से मृत्यु दर इतनी नहीं है।
- भेड़ में इस रोग से होने वाली मृत्यु कठिन परिस्थितियों में बहुत अधिक हो सकती है।

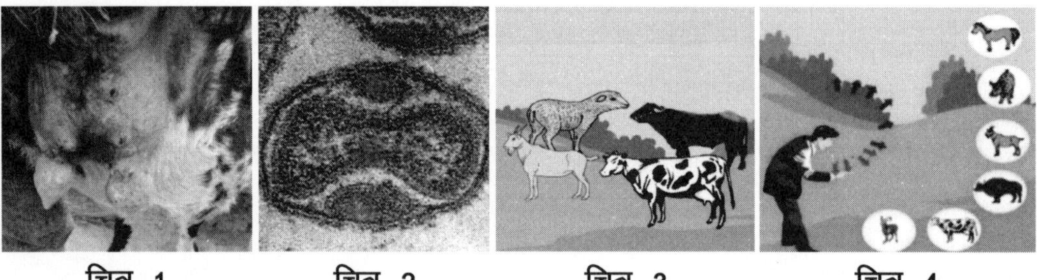

चित्र 1 चित्र 2 चित्र 3 चित्र 4

रोग के लक्षण (सिम्पटम्स)

- इस रोग से प्रभावित पशु ज्वर, भूख की कमी, उदासीनता, मानसिक अवसाद और आँख की परेशानी से प्रभावित होता है (चित्र 5)।
- थन, अयन तथा पशु जंघाओं के अंदर की सतह माता की विशेष विक्षप्तियों से प्रभावित देखे जा सकते हैं।
- संकेन्द्रित रूप में ये विक्षप्तियाँ थन के आस–पास के क्षेत्र में देखी जा सकती हैं (चित्र 6) परन्तु सामान्य रूप से प्रभावित पशु के अन्य अंग जैसे होठ, कान, नथुनें रोग से प्रभावित होते हैं (चित्र 7)।
- रोग से प्रभावित पशु का दूध पीने से अल्पायु पशु मसूड़ों की विक्षप्तियों के शिकार होते हैं।

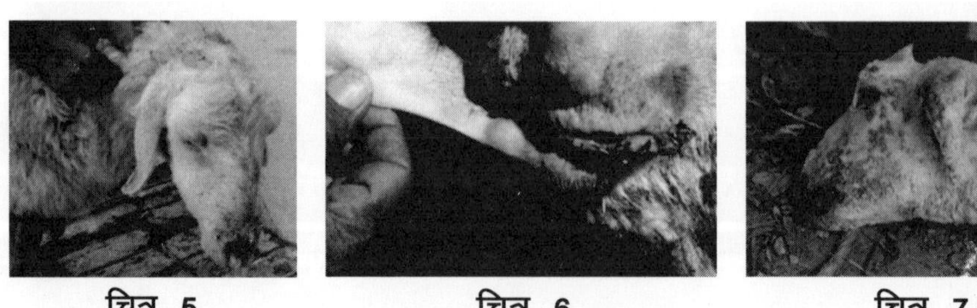

चित्र 5 चित्र 6 चित्र 7

चिकित्सा (ट्रीटमेंट)

- इस रोग की कोई निश्चित चिकित्सा उपलब्ध नहीं है।
- अन्य दूसरे संक्रमण रोकने के लिए ऐन्टीबायोटिक चिकित्सा का प्रयोग यथा–शीघ्र करना उचित होता है।
- प्रभावित पशु में थनैला रोग को रोकने के उपाय भी किए जाने चाहिए।

रोकथाम (प्रीवेंशन)

- वर्तमान में गाय, भैंस के लिए इस रोग के विरूद्ध उपयुक्त टीका उपलब्ध नहीं है।
- भेड़ एवं बकरी के माता रोग के लिए उपलब्ध टीके का प्रयोग स्थाजन्य क्षेत्र में किया जाना चाहिए।
- बकरियों में माता का टीका तीन से चार माह की आयु में दिया जाता है।
- पहले टीके के 21 दिन बाद बूस्टर का प्रयोग करें। कालान्तर में प्रतिवर्ष टीके का प्रयोग करें।
- रोग की स्थिति में साफ सफाई के नियमों का कठोरता से पालन करें।
- बीमार पशुओं की तीमारदारी में लगे लोग भी रोग को फैला सकते हैं। अतः उन्हें अपने हाथों को तीव्र कीटाणुनाशक के घोल से धोना चाहिए (चित्र 8)।
- बाड़े में नीम की पत्तियों का बिछावन रोग को रोकने में मदद करता है।

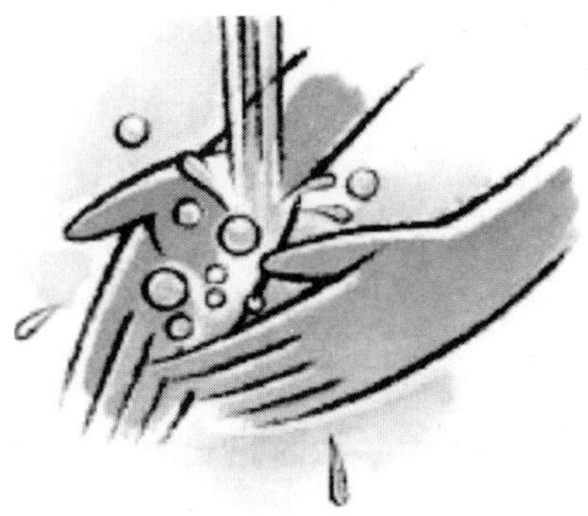

चित्र 8

- नीम के काढ़े के घोल से पशु को नहलाने में मदद मिलती है।

पागलपन (रैबीज)

परिचय (एपीडेमियोलॉजी)

- यह एक विषाणु जनित रोग है जो पागलपन, निगलने की असमर्थता एवं पक्षाघात के रूप में प्रकट होता है।
- रैबीज जनस्वास्थ्य की दृष्टि से एक महत्वपूर्ण रोग है जो मनुष्य को प्रभावित कर सकता है।

- यह रोग मस्तिष्क को प्रभावित करने वाले विषाणु के कारण होता है तथा प्राकृतिक रूप से अत्यन्त घातक है (चित्र 1)।
- इस रोग में प्रभावित पशु की मृत्यु दर 100 प्रतिशत तक उल्लेखित है।
- पशुओं तथा मनुष्य में यह रोग रोगी श्वान के काटने से या श्वान की लार द्वारा ताजे घाव के संक्रमण से हो सकता है (चित्र 2)।
- यद्यपि श्वान इस रोग के संचरण में अहम माध्यम है तथापि बिल्ली, बंदर, लोमड़ी, भेड़िया, सियार, नेवला तथा दूसरे जंगली जानवर भी इस रोग को फैलाने में भूमिका निभा सकते हैं।

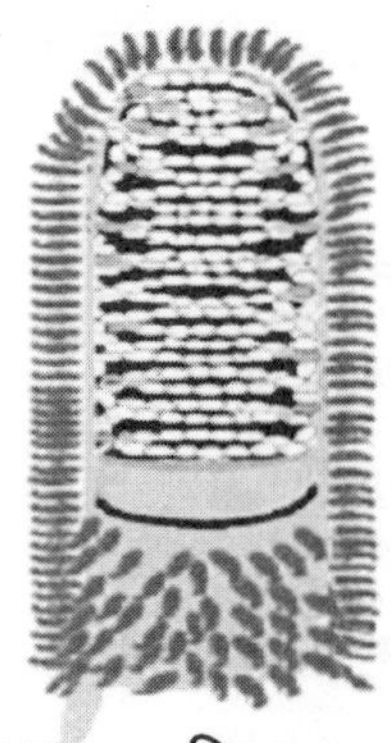
चित्र 1

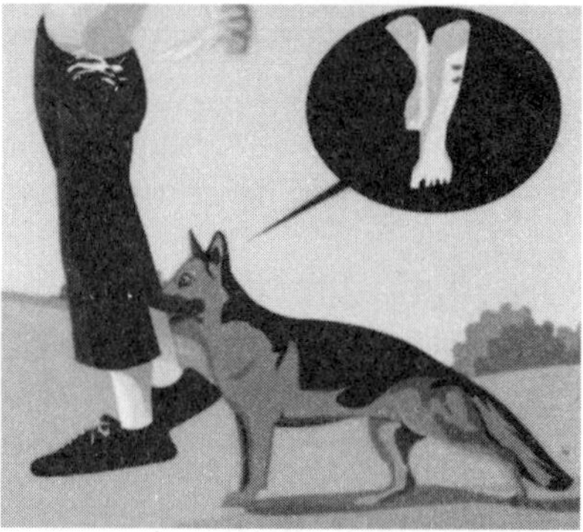
चित्र 2

रोग के लक्षण (सिम्पटम्स)

- यह रोग दो रूप 1. पक्षाघात रूप 2. आक्रामक रूप में प्रकट होता है।
- रोग के पक्षाघात रूप से प्रभावित पशु में सीधी पूंछ, पिछले पैरों के निचले जोड़ों का पक्षाघात, चलते हुए पिछले हिस्से का लहराना देखा जा सकता है (चित्र 3)।
- कालान्तर में पक्षाघात, अत्यधिक लार का टपकना (चित्र 4) एवं पशु का धराशायी हो जाना सामान्य लक्षण हैं।
- धराशायी पशु की दो–तीन दिन में मृत्यु हो जाती है।
- आक्रामक रूप में प्रभावित पशु स्पर्श एवं आवाज के लिए संवेदनशील हो जाता है (चित्र 5)।
- अवज्ञा, पानी से डरना आदि पशु में देखे जाने वाले लक्षण हैं तथा प्रभावित पशु अजीवित वस्तुओं तथा अपने मालिक पर भी आक्रमण कर सकता है।

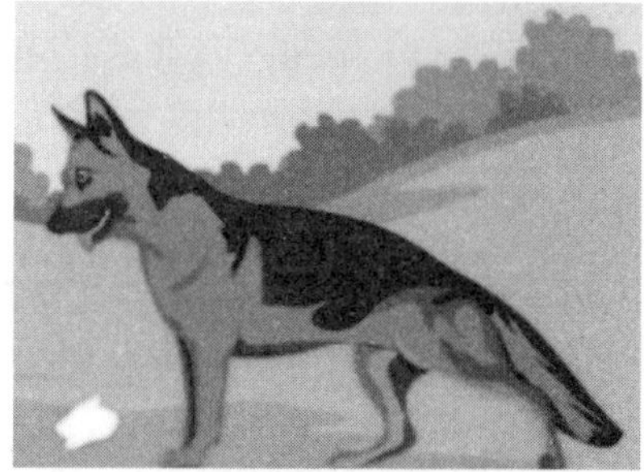
चित्र 3

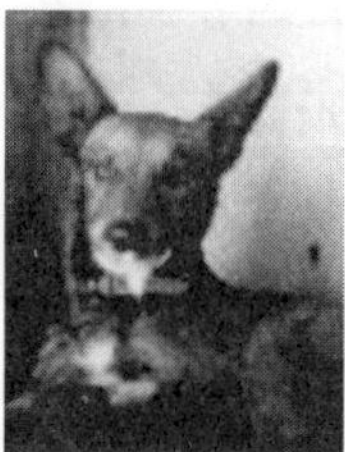
चित्र 4

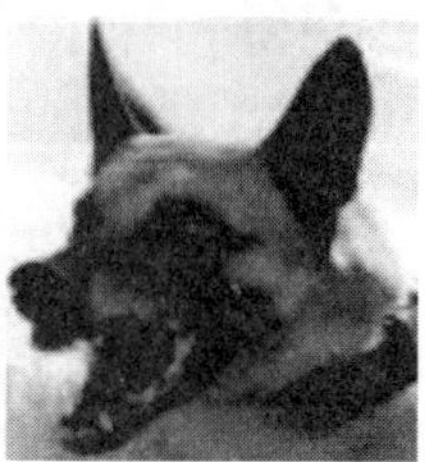
चित्र 5

- उसकी आवाज में घुरघुराहट तथा व्यवहार में लैंगिक उत्तेजना देखी जा सकती है।
- प्रभावित पशु में भूख की कमी, मिट्टी एवं लकड़ी का खाना भी देखा जा सकता है।
- पशु की श्वांस अवरूद्ध हो जाने से मृत्यु हो जाती है।

चिकित्सा (ट्रीटमेंट)

- रैबीज से प्रभावित श्वान द्वारा काटे जाने पर पशु को तत्काल रूप से चिकित्सा प्रदान करें।
- पशु चिकित्सा अधिकारी से सम्पर्क कर तत्काल रोग निदान करें।
- साबुन के पानी से तथा विसंक्रमणकारी दवाओं से घाव को अच्छे से धोऐं (चित्र 6)।
- काटे गए पशु को निश्चित क्रम में 0, 3, 7, 14 एवं 28 दिन पर टीकाकरण कराऐं।
- पशु में बहुप्रभावी एन्टीबायोटिक, दर्द निवारक तथा शोथ रोधी, एलर्जी रोधी दवाओं का प्रयोग करें।

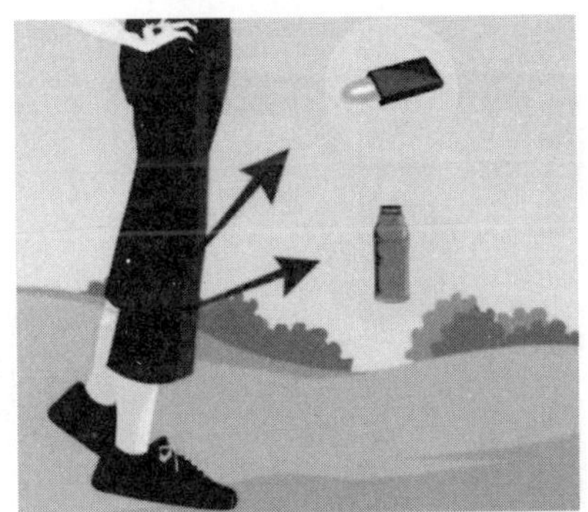

चित्र 6

- अगर पशु पहले से ही टीका ले चुके हैं तो बूस्टर टीके का प्रयोग करें।
- रेबीज प्रतिरोधी सीरम का घाव पर या आस–पास की मांस पेशियों के भीतर इन्जेक्शन के रूप में प्रयोग लाभकारी है। इन्जेक्शन 40 आई.यू. प्रति कि.ग्रा. शरीर भार की दर से लगायें।

रोकथाम (प्रीवेंशन)

- रेबीज रोग की पशु में रोकथाम के लिए टीकाकरण आवश्यक विधान है।
- दूध देने वाले पशुओं को श्वानों एवं अन्य मांस भक्षियों से दूर रखें।
- प्रबन्धन को सुधारें।
- संगरोध का कठोरता से पालन करें।

स्यूडो रेबीज रोग

परिचय (एपीडेमियोलॉजी)

- गौ–वंशी पशुओं में पाया जाने वाला यह एक विषाणु रोग है जो प्रभावित पशु में खुजली एवं मानसिक लक्षणों के रूप में प्रकट होता है।

- यह रोग हर्पीज़ विरिडी परिवार के औजुस्की विषाणु के कारण होता है (चित्र 1)।
- भारतवर्ष में यह रोग गाय, भैंस, शूकर, श्वान, बिल्ली के साथ अन्य पशुओं में भी देखा गया है (चित्र 2)।
- यह रोग किसी भी आयु के पशु में देखा जा सकता है।
- शूकर प्रत्यक्ष या परोक्ष रूप से अन्य पशुओं के लिए संक्रमण स्त्रोत का कार्य करता है (चित्र 3)।

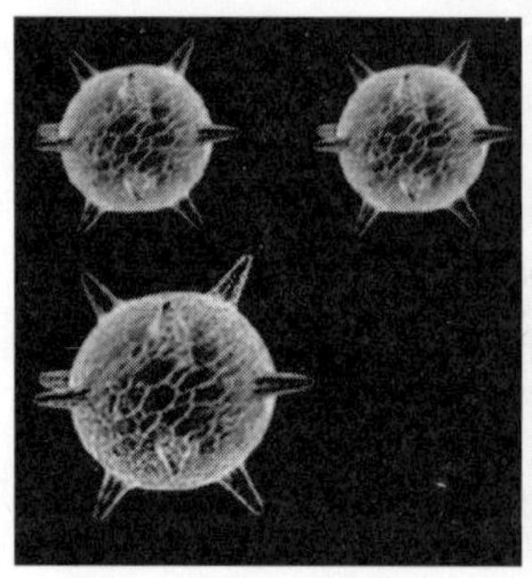
चित्र 1

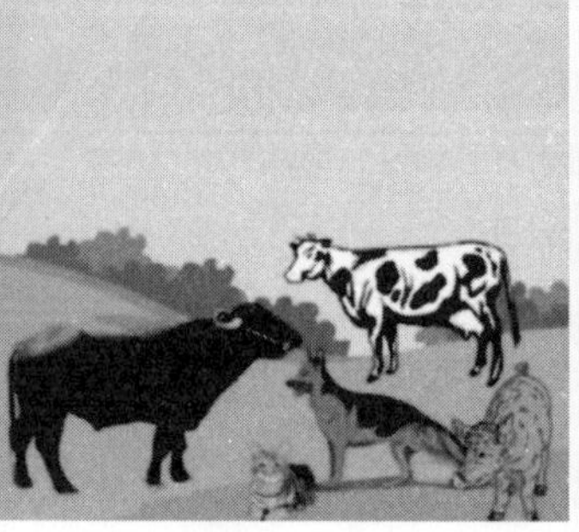
चित्र 2

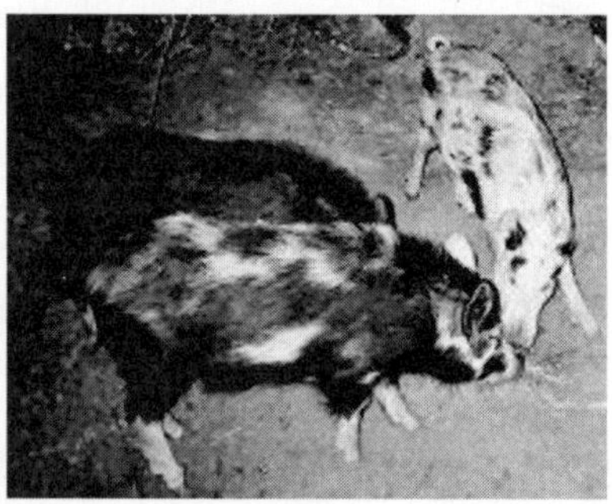
चित्र 3

रोग के लक्षण (सिम्पटम्स)

- इस रोग का विकास काल लगभग एक सप्ताह है।
- विभिन्न पशु प्रजातियों में रोग की प्रकृति / लक्षण भिन्न–भिन्न प्रकार की होती है।
- प्रभावित गौ–वंशी पशुओं और शूकरों में सामान्यतः उच्च ताप, खुजली, रूक–रूक कर झटके, नियमित या अनियमित दांतों की किटकिटाहट, लार की अधिकता एवं पसीने की अधिकता के लक्षण देखे जा सकते हैं (चित्र 4)।

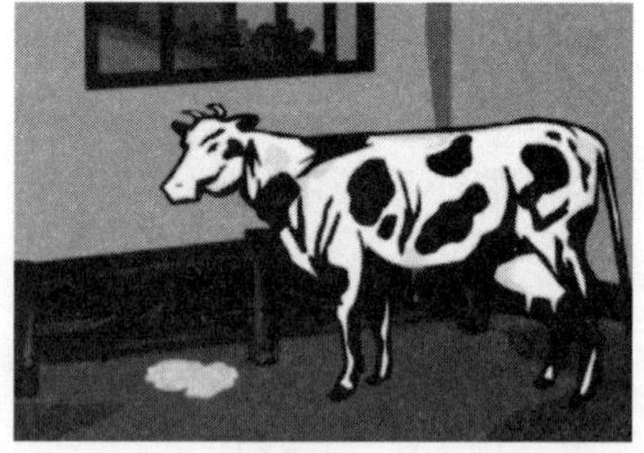
चित्र 4

- खुजली होने से पशु जलन महसूस करता है और भली प्रकार भोजन ग्रहण नहीं कर पाता है।
- रोगी पशु का दूध उत्पादन कम हो जाता है और उनके रोमांथ (रूमन) की गति कम हो जाती है।

चिकित्सा (ट्रीटमेंट)

- विषाणु रोग होने के कारण इस रोग की कोई कारगर चिकित्सा नहीं है।
- मानसिक लक्षण की स्थिति में लाक्षणिक चिकित्सा की सलाह दी जाती है।
- बहुप्रभावी ऐन्टीबायोटिक का प्रयोग बाहरी संक्रमण को रोकने के लिए दे सकते हैं।
- रोगी पशु की भूख कम होने की स्थिति में उन्हें द्रव के रूप में आहार दें।

रोकथाम (प्रीवेंशन)

- घरेलू पशुओं को रोगग्रस्त शूकरों या अन्य पशुओं के सम्पर्क में न आने दें (चित्र 5)।
- रोगी पशुओं को दूसरे स्वस्थ पशु से अलग करें या उनका निष्कलन करें।
- प्रबन्धन को भली भाँति सुधारें।
- संगरोध का कठोरतापूर्वक पालन करें।

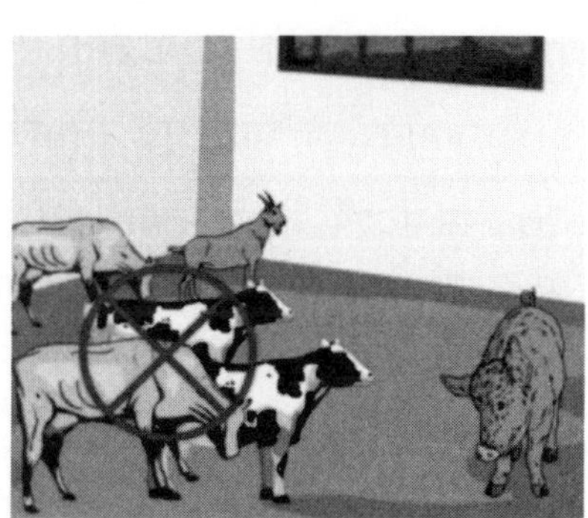

चित्र 5

बोवाइन स्पोंजीफॉर्म इनसेफैलोपैथी (बी.एस.इ.)

परिचय (एपीडेमियोलॉजी)

- इस रोग को 'मैड काऊ डिसीज़ के नाम से भी जानते हैं।
- यह प्रौढ़ पशुओ मे होने वाला रोग है इसमे मस्तिष्क में विकृति हो जाती है (चित्र 1)।
- ऐसा विश्वास किया जाता है कि यह रोग स्क्रैपी रोग से मिलता–जुलता है।
- यह रोग मनुष्यों के स्वास्थ्य को भी प्रभावित करता है इसलिए इस रोग की महत्व और भी बढ़ जाता है।

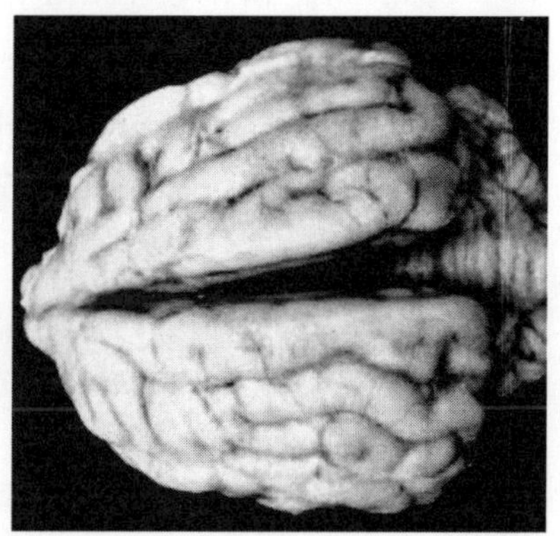

चित्र 1

- सन् 1986 तक केवल ब्रिटेन में 1,65,000 गायो की मृत्यु केवल इस रोग से हुई।
- यह रोग एक प्रोटीन की तरह कण जिसे प्रीआन कहते है, से होता है।

- यह रोग मांस एवं हड्डी के चूर्ण से जानवर को दिलाने पर फैलता है।
- इस रोग के कारण ब्रिटेन को अत्याधिक आर्थिक नुकसान उठाना पड़ा था और उसने लाखों जानवरो को जला दिया था।

रोग के लक्षण (सिम्पटम्स)

- जानवर का शरीर–भार कम होने लगता है तथा दुधारू जानवर में दूध कम हो जाता है।
- जानवर चारा–दाना लेता रहता है।
- जानवर के चाल एवं स्वभाव मे वदलाव आ जाता है।
- सूक्ष्मदर्शी से मस्तिष्क का निरीक्षण करने पर मस्तिष्क स्पंज की तरह दिखता है तथा न्यूरान्स में बुलबुले (वैकुओल्स) जैसी संरचना वन जाती है।
- जानवर लड़खड़ाते हुए चलता है और जमीन पर गिर भी जाता है (चित्र 2)।

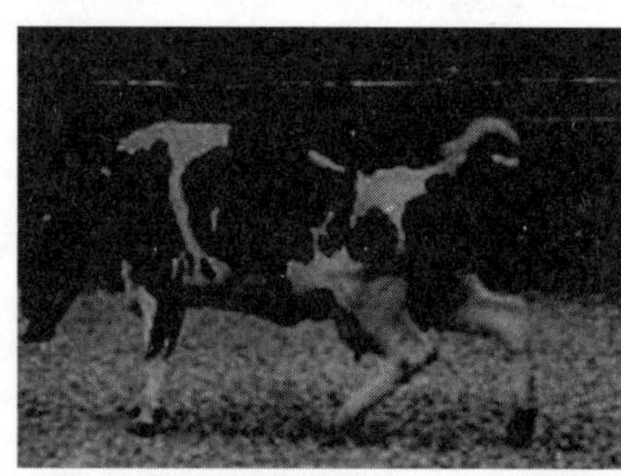

चित्र 2

- इस रोग को अन्य मस्तिष्क वाले रोग से अलग कर लेना आवश्यक होता है। मैग्नीशियम की कमी और नर्वस एसिटोनिमिया मे भी इसी तरह के लक्षण मिलते है जो उपचार करने पर ठीक हो जाती है।
- सीसा विषाक्तता (लैड प्वाजनिंग), रेबीज (पागलपन), पोलीओइनसेफैलोमैलेशिया से भी इसे अलग कर लेना चहिए।

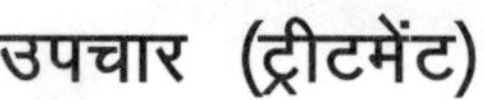

उपचार (ट्रीटमेंट)

- कोई उपचार उपलब्ध नहीं है।

रोकथाम (प्रीवेंशन)

- गाय के प्रोटीन जैसे मांस, एवं बोनमील का प्रयोग न करना।
- रोग का संदेह होने पर जानवर को मार देना चहिए।
- जानवर प्रोटीन को मनुष्यों के इस्तेमाल से बचाना।
- संदेहात्मक जानवर का दूध इस्तेमाल में न लाना।

छिटपुट गौवंशीय मस्तिष्कशोथ (स्पोरैडिक बोवाइन इनसेफलोमाइलाइटिस/बुस डिजीज, ट्रान्समिसिवल सिरोसाइटिस)

परिचय (एपीडेमियोलॉजी)

- यह रोग *क्लेमाइडिया* के द्वारा होता है।
- यह रोग केवल गाय भैंस मे होता है और 6 महीने से कम उम्र के बछड़े ज्यादातर इस रोग के शिकार होते है।
- यह रोग यूनाइटेड स्टेट, जापान तथा इसराइल मे पाया जाता है।
- एक जानवर से दूसरे जानवर मे यह कैसे फैलता है इसका अभी तक पता नही चल सका है।

रोग के लक्षण (सिम्पटम्स)

- रोगग्रस्त बछड़े सुस्त हो जाते है तथा चंचलता कम हो जाती है लेकिन भूख दर सामान्य रहती है।
- *क्लेमाइडिया* के शरीर मे प्रवेश होने के 4 दिन से 4 सप्ताह मे लक्षण प्रदर्शित करते है।
- नाक से पानी और मुख से लार टपकता रहता है। शरीर का तापक्रम 105–107^{0} फा. होता है।
- पशुओं को श्वांस लेने मे कठिनाई, खाँसी, नाक से स्राव तथा दस्त होता है (चित्र 1)।
- जानवर खड़े रहना कम पसंद करता है।

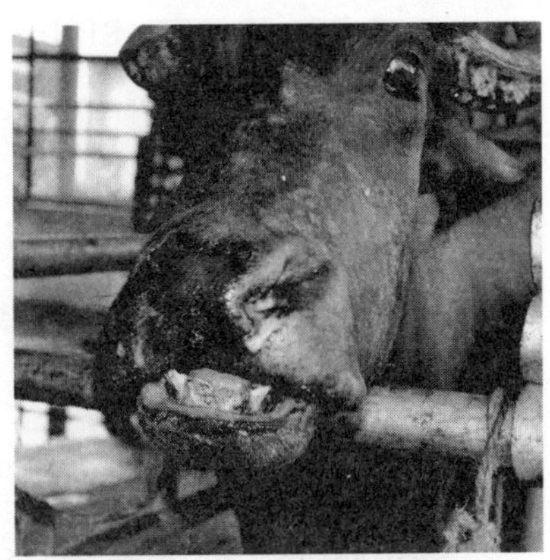

चित्र 1

उपचार (ट्रीटमेंट)

- ब्राडस्पेक्ट्रम एन्टीबायोटिक दवाओ का प्रयोग करना चाहिए।
- जैसे क्लोरटेट्रासाइक्लिन, ऑक्सीटेट्रासाइक्लिन।

रोकथाम (प्रीवेंशन)

- इसके फैलने के वारे मे जानकारी न होने के कारण इसके रोकथाम के वारे मे बताना अत्यन्त कठिन है।
- इस रोग के प्रति कोई भी टीकाकरण उपलब्ध नहीं है।

अल्पकालिक/त्रिदिवसीय बुखार (इफीमेरल फीवर)

परिचय (एपीडेमियोलॉजी)

- यह कीटों द्वारा संचरित विषाणु रोग है जो पशुओं में ज्वर, मांसपेशियों की जकड़न एवं लंगड़ेपन के रूप में प्रकट होता है।
- यह रोग रैह्बडों समूह के विषाणु के कारण होता है (चित्र 1)।
- गौ–वंशी पशुओं में यह रोग अधिक प्रचलित है तथा 6 माह से अधिक आयु के पशुओं को ही प्रभावित करता है।
- वयस्क गाय एवं भैंस जाति के पशुओं में यह रोग सामान्य है और रेबड़ में रोग की प्रभावन दर 80–90 प्रतिशत होती है परन्तु मृत्यु दर बहुत कम या शून्य होती है।
- रोग का संचरण खून चूसने वाले कीटों से होता है (चित्र 2)।
- सामान्य रोग का प्रकोप गर्म एवं आर्द्र जलवायु में अधिक है जब मच्छरों का प्रकोप अधिक होता है।

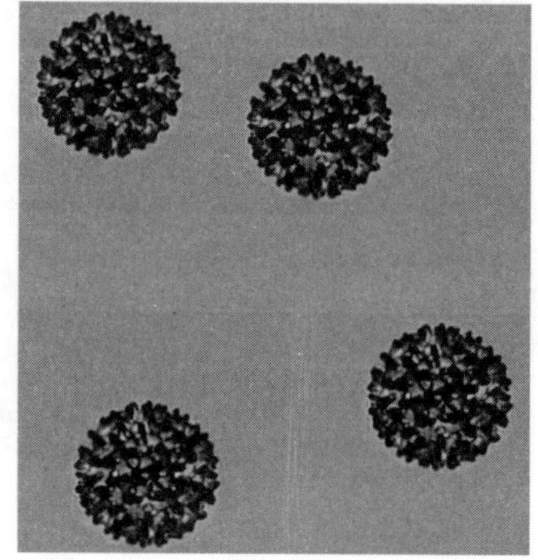

चित्र 1

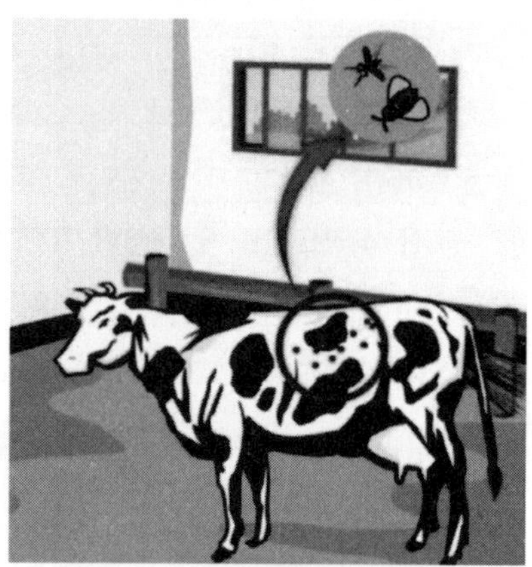

चित्र 2

रोग के लक्षण (सिम्पटम्स)

- प्रभावित पशु में अचानक अति ताप, भूख की कमी एवं दूध उत्पादन की कमी देखी जा सकती है (चित्र 3)।
- हृदय एवं श्वाँस गति की बढ़ोत्तरी तथा आँख और नाक से स्राव (चित्र 4)।
- कन्धे के ऊपर, मांसपेशियों में, पीठ एवं गर्दन की सूजन, मांस पेशियों की जकड़न तथा कम्पन सामान्य रूप से देखे जा सकते हैं।
- लँगड़ाहट इस रोग में अत्यधिक मुखर लक्षण है और प्रभावित पशु एक खास प्रकार की भाव भंगिमा प्रदर्शित करता है (चित्र 5)।
- कभी–कभी प्रभावित पशु धराशायी हो सकता है और गर्भित मादाओं में गर्भपात भी हो सकता है।

- तीन दिन बाद पशु का ज्वर कम हो जाता है और वह अपने दैनिक खानपान को प्राप्त कर लेता है।

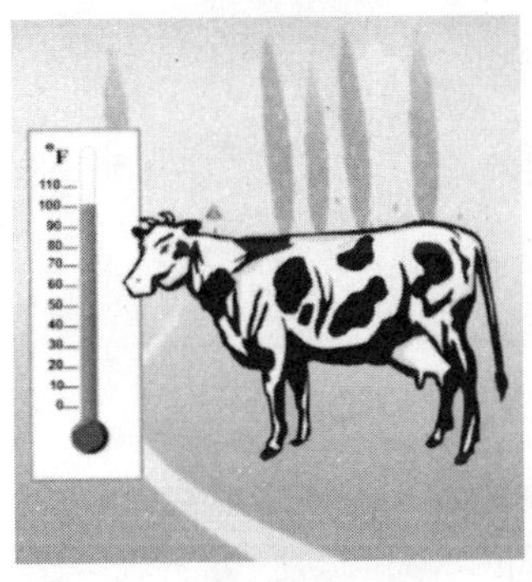
चित्र 3

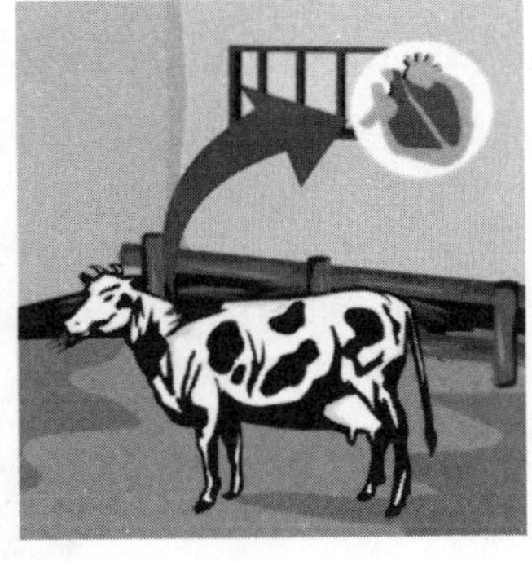
चित्र 4

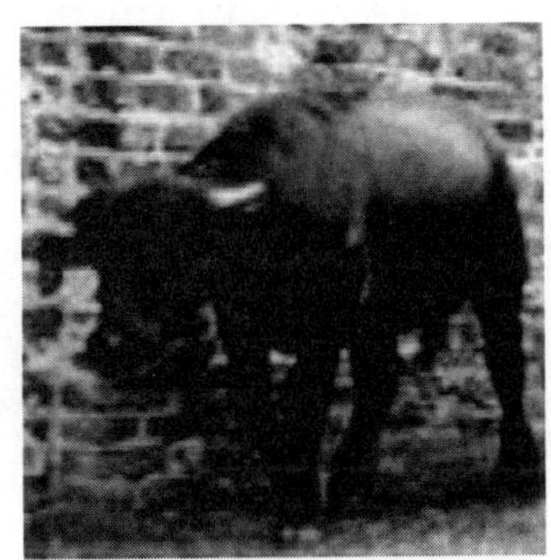
चित्र 5

चिकित्सा (ट्रीटमेंट)

- सहायक चिकित्सा एवं प्रबन्धन में सुधार पशु के स्वास्थ्य लाभ में सहायक है।
- ज्वरनाशक एवं मांस पेशियों की जकड़न को रोकने के लिए औषधि का प्रयोग करें।
- पैरासिटामोल और फिनाईल ब्युटाजोन आंत्रेतर मार्ग से विशेष लाभ पहुंचाते हैं।
- अन्य दूसरे संक्रमणों को रोकने के लिए बहुप्रभावी ऐन्टिबायोटिक जैसे स्ट्रेप्टोपेन्सिलिन या टेट्रासाइक्लीन का प्रयोग भी लाभकारी है।

रोकथाम (प्रीवेंशन)

- रोग के रोधन के लिए कोई टीका उपलब्ध नहीं है।
- रोग को रोकने का सफल उपाय है साफ सफाई कर कीटों की संख्या को कम करना।

बकरी एवं भेड़ प्लेग (पी.पी.आर.) छोटे रोमन्थी पशुओं की दस्त एवं निमोनियां की बीमारी

परिचय (एपीडेमियोलॉजी)

- बकरी एवं भेड़ों में प्रचलित यह एक विषाणु रोग है जो प्रभावित पशु में तेज ज्वर, तेज दस्त (चित्र 1) और श्वांस की कठिनता के रूप में पाया जाता है।
- रोग का कारक पैरामिक्सोविरीडी परिवार का विषाणु है (चित्र 2) जो प्रकृति में रिन्डर पेस्ट वाइरस से होता है।

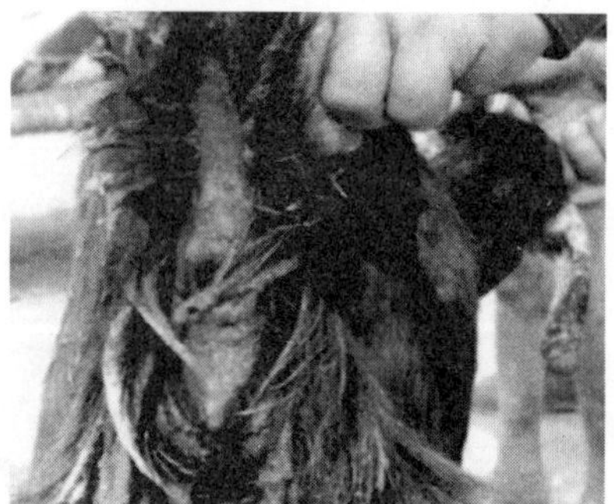
चित्र 1

- बकरी में रोग की गम्भीरता भेड़ों की अपेक्षा अधिक है और 4–12 माह की आयु के अल्प वयस्क मेमने रोग के प्रति सुग्राही हैं।
- रेबड़ में रोग की पशु प्रभावन की दर 75–90 प्रतिशत तथा मृत्युदर 70–80 प्रतिशत तक उल्लेखित है।
- पी.पी.आर. एक संसर्ग जनित रोग है और रोगी पशु के संसर्ग से ही स्वस्थ पशुओं में आता है। इसके अतिरिक्त, दूषित पानी एवं भोजन से भी रोग फैल सकता है।
- देश के विभिन्न राज्यों में यह रोग महामारी के रूप में उल्लेखित है।

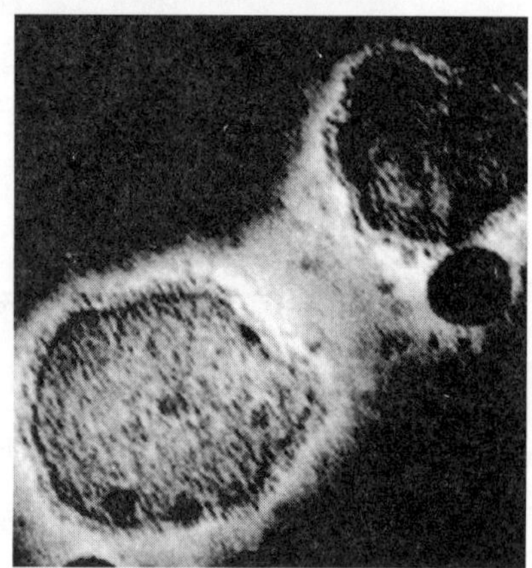
चित्र 2

रोग के लक्षण (सिम्पटम्स)

- पी.पी.आर. का रोग उग्र रूप में प्रकट होता है। इसका ऊष्मायण अवधि 4–7 दिन है।
- पीड़ित पशु में तेज ज्वर, भूख में कमी, अवसाद, आँख और नाक से पानी की तरह का स्त्राव जो बाद में गाढ़ा और चिपचिपा हो जाता है देखा जा सकता है (चित्र 3)।
- श्वसन तंत्र के प्रभावित होने की स्थिति में श्वाँस की कठिनाई और श्वाँस नली का अवरोध पीड़ित पशु में परिलक्षित होता है।
- होठों, मसूढ़ों, गाल की भीतरी सतह और दोनों होठों के मिलने के स्थान, जीभ आदि पर स्खलन प्रकृति के घाव बन जाते हैं (चित्र 4)।
- जीभ मोटी हो जाती है और उस पर परिगलन के धब्बे दिखाई देते हैं (चित्र 5)।

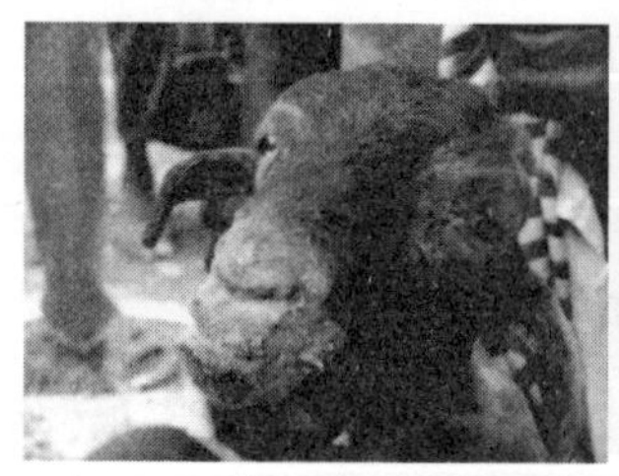
चित्र 3

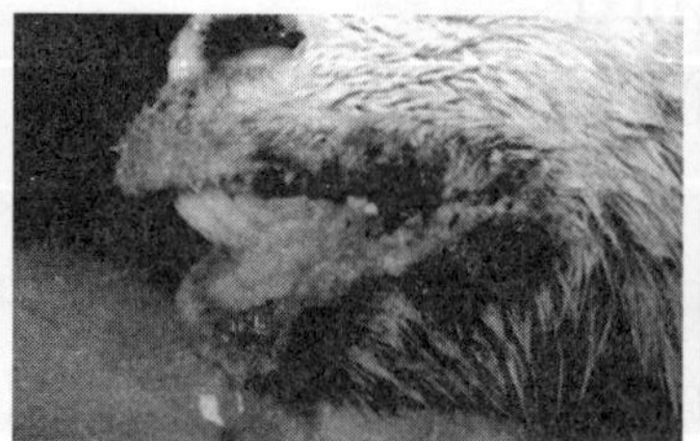
चित्र 4

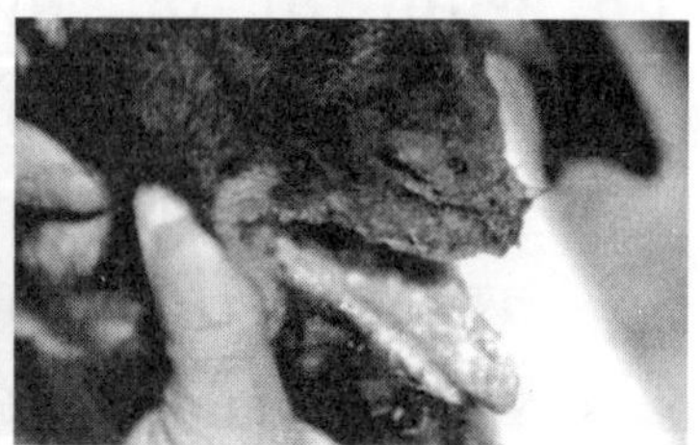
चित्र 5

- आँख की श्लेष्मकला (कन्जक्टाईवा) में रक्त रंजन और भारी क्रीम जैसा स्त्राव देखा जा सकता है।
- रोग की शुरूआत के 3–4 दिन बाद पीड़ित पशु में ज्वर तथा तेज दस्त पाये जाते हैं।
- पीड़ित पशु में दस्त होते हैं एवं एक सप्ताह के भीतर मर जाता है।

चिकित्सा (ट्रीटमेंट)

- इस रोग की कोई निश्चित चिकित्सा उपलब्ध नहीं है।
- बहुप्रभावी ऐन्टिबायोटिक जैसे जेंटामाइसिन, इरीथ्रोमाइसिन, नियोमाइसिन या स्ट्रेप्टोमाइसिन आदि का प्रयोग सहायक चिकित्सा के साथ मदद कर सकता है।
- ऐलर्जी रोधी, ज्वरनाशी एवं नासिका स्त्राव को कम करने वाली औषधियों का प्रयोग पीड़ित पशु को राहत प्रदान करता है।

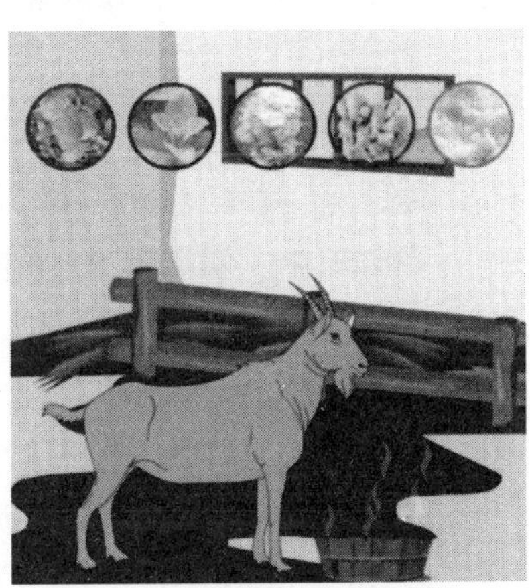

चित्र 6

- अधिक दस्तों से शरीर में पानी की पूर्ति के लिए नार्मल सलाईन का रक्त मार्ग से दिया जाना जीवन देने वाला है।
- निमोनिया होने पर गर्म पानी का भपारा, पानी में 20 मि.ली. यूकेलिप्टस का तेल, 20 मि.ली. मेन्था का तेल, 20 ग्राम कपूर, 20 ग्राम अमोनियम कार्बोनेट, 230 ग्राम सौठ चूर्ण को 10 लीटर पानी में उबाल कर भपारा दें (चित्र 6)।
- बकरी को 10 ग्राम खाने का सोडा या 10 ग्राम अमोनियम कार्बोनेट, 5 ग्राम कपूर, 10 ग्राम सौंठ के चूर्ण को 100 ग्राम गुड़ के साथ मिलाकर खिलायें (चित्र 7)।

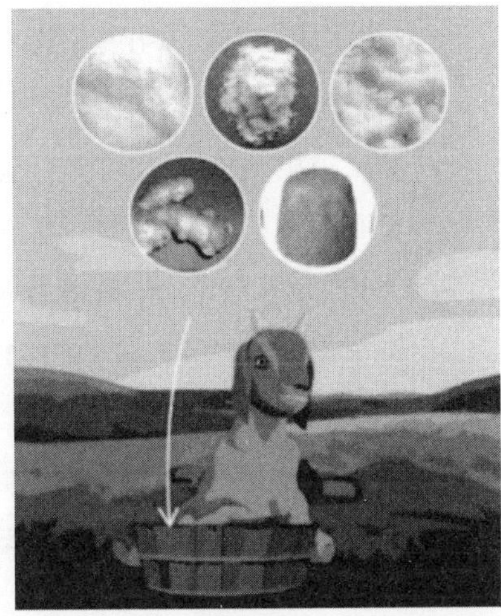

चित्र 7

- बकरी को 50 ग्राम अजवाईन, 30 ग्राम सौंठ का चूर्ण तथा 20 ग्राम तुलसी पत्ती, 250 ग्राम गुड़ को 1–2 लीटर गुनगुने दूध में मिलाकर पिलायें।

- हल्की रोगावस्था में 100 ग्राम चावल माड़, 10 ग्राम खड़िया, 5 ग्राम नमक और 50 ग्राम गुड़ को मिलाकर खिलायें या शीशम पत्ती चूर्ण (20 ग्राम), बेल के फल का चूर्ण (10 ग्राम) मिलाकर दिन में दो बार दें या दही (100 मि.ली.), इसबगोल की भूसी (30 ग्राम) मिलाकर खिलायें या जौ का आटा (100 ग्राम), खड़िया (10 ग्राम), दही (100 मि.ली.) एवं गुड़ (50 ग्राम) मिलाकर खिलाएें।

रोकथाम (प्रीवेंशन)

- रोग रोधन के लिए पी.पी.आर. का टीका अति प्रभावी है जो 3–4 वर्ष तक सुरक्षा प्रदान करता है।
- यह टीका पशु में चार माह की आयु में लगाया जाता है।
- बाड़े में साफ–सफाई का बंदोबस्त, तनाव मुक्ति, नियमित कृमि–नाशन, सन्तुलित आहार पशु को रोग से बचा सकते हैं।

नील जिव्हा (ब्लू टंग)

परिचय (एपीडेमियोलॉजी)

- यह भेड़ों में पाया जाने वाला एक विषाणु रोग है जो प्रभावित पशु में मुखपाक, जुकाम, आंत्रशोथ एवं लंगड़ाहट के रूप में प्रकट होता है।
- यह रोग औरबी विषाणु द्वारा होता है जिसके 24 एन्टीजनी विभेद हैं (चित्र 1)।
- यह रोग भेड़ में प्रचलित है तथापि गाय, भैंस एवं बकरी में भी देखा जा सकता है।
- सभी आयु वर्ग की भेड़ों में यह रोग पाया जा सकता है तथापि लगभग 1 साल की भेड़ों में अधिक प्रचलित है।
- गौ–वंशी पशु कभी–कभी ही इस रोग से ग्रसित होते हैं। बकरियों में इस लक्षण अधिक मुखरित नहीं है।
- रेबड़ में रोग की प्रभावन दर 50–75 प्रतिशत तथा मृत्यु दर 20–40 प्रतिशत उल्लेखित है।

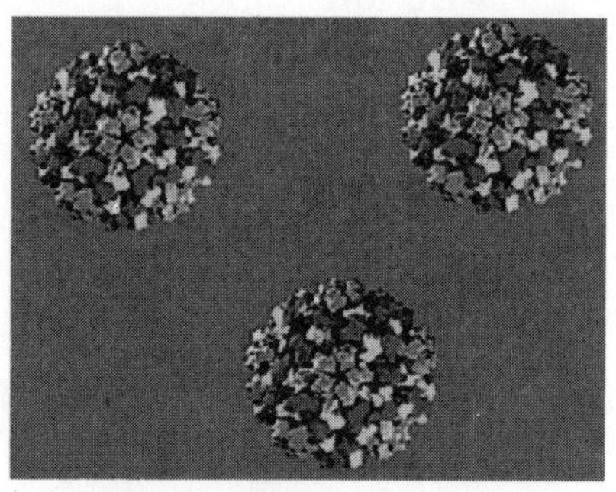

चित्र 1

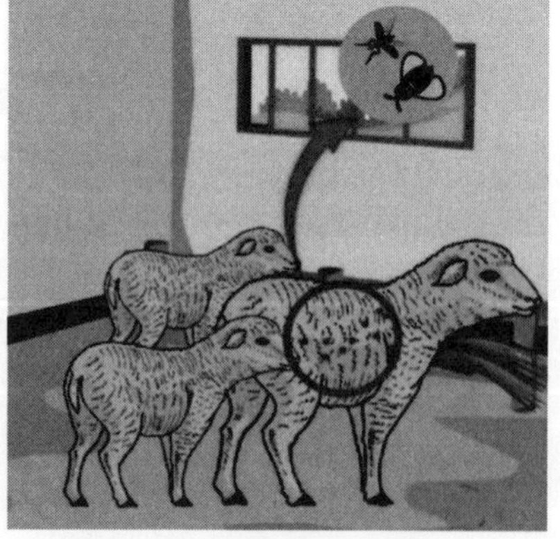

चित्र 2

- इस रोग का संचरण मुख्यतः मक्खियों या मच्छर द्वारा होता है (चित्र 2)।

- महामारी के रूप में यह रोग सामान्यतः वर्षाकाल में संवाहक कीटों की अधिकता के कारण देखा गया है (चित्र 3)।

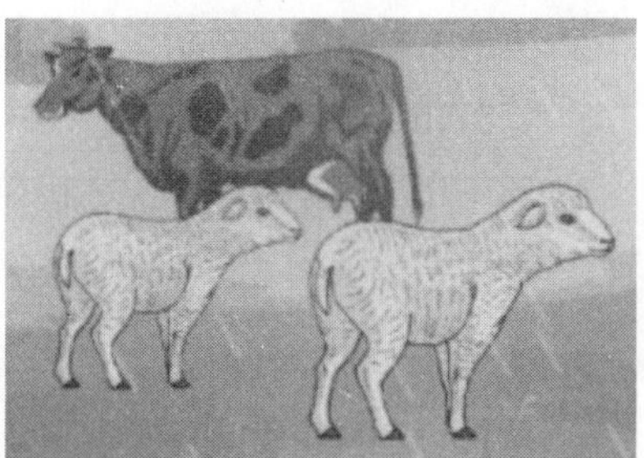

चित्र 3

रोग के लक्षण (सिम्पटम्स)

- अल्पायु पशुओं में लक्षण अधिक मुखरित होते हैं।
- रोग की प्रारम्भिक अवस्था में तेज बुखार, लार की अधिकता, नासिका स्त्राव, मुख एवं नाक की श्लेष्मिक झिल्ली की लालिमा आदि के लक्षण देखे गये हैं (चित्र 4)।

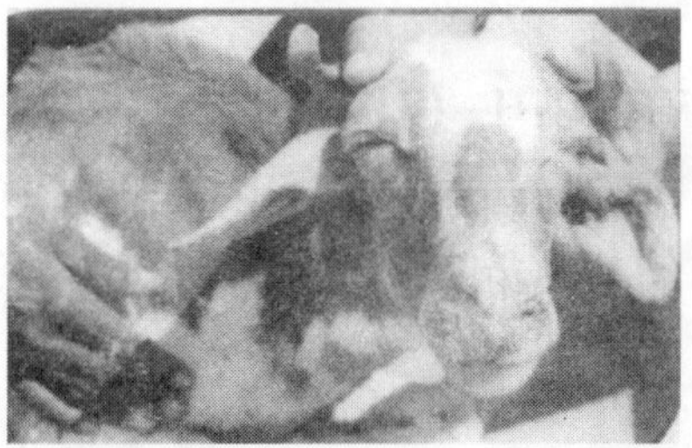

चित्र 4

- कालान्तर में लार एवं नासिका स्त्राव रक्तरंजित हो सकता है।
- मुख से बदबू आने लगती है।
- होंठ, मसूढ़े, दंतासन एवं जीभ पर सूजन आ जाती है (चित्र 5 एवं 6) तथा बैंगनी से रंग की परिगलन विक्षिप्तियाँ दिखाई पड़ती हैं।

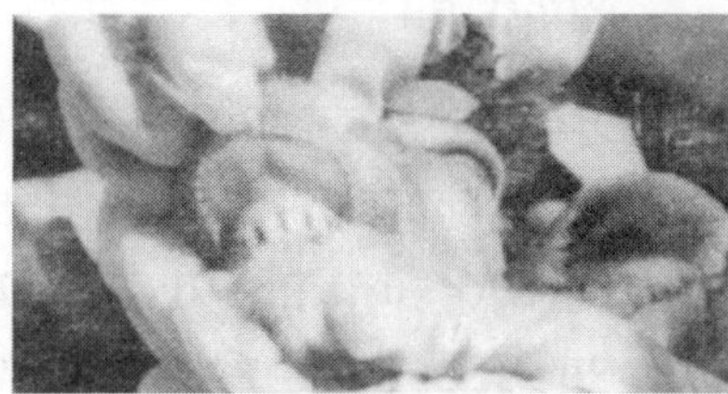

चित्र 5

- प्रभावित पशु में खुर तथा उससे ऊपर के हिस्से के शोथ के साथ–साथ लंगड़ाहट देखी जा सकती है (चित्र 7)।
- रोग से उबर चुके पशुओं में दौरे, गर्भपात तथा खुरों और त्वचा फटना आदि पाया जा सकता है।

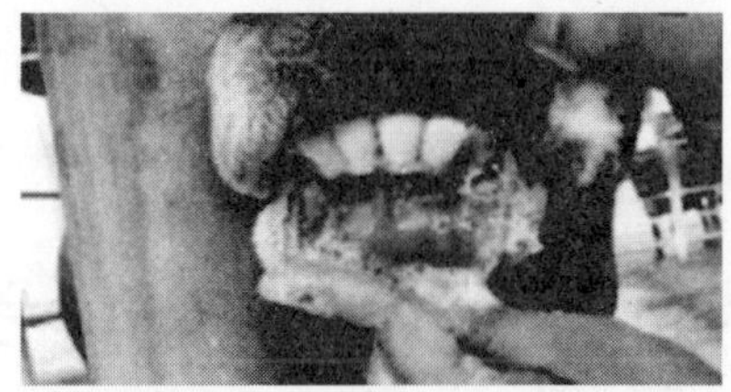

चित्र 6

चिकित्सा (ट्रीटमेंट)

- इस रोग के लिए कोई निश्चित चिकित्सा उपलब्ध नहीं है।
- मुख के घावों को हल्के संक्रमणनाशी घोल जैसे फिटकरी, या लाल दवा से धोकर जेनसन वायलेट के घोल का लेप करें (चित्र 8)।

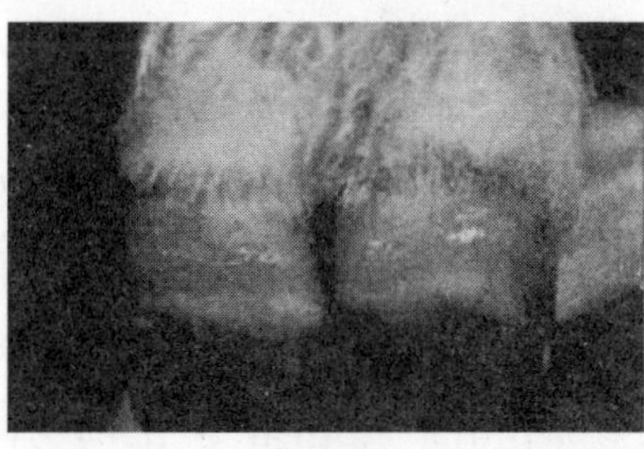

चित्र 7

- बहुप्रभावी ऐन्टिबायोटिक जैसे स्ट्रेप्टोमाइसिन, टेट्रासाइक्लीन, इरिथ्रोमाइसिन, जेन्टामाइसिन का उपयोग कर इसके संक्रमणों को रोका जा सकता है।
- अतिपरासारिक (हाईपरटोनिक) ऐलर्जी रोधी एवं शोथ रोधी औषधियों का प्रयोग किया जा सकता है जो लाभकारी होगा।

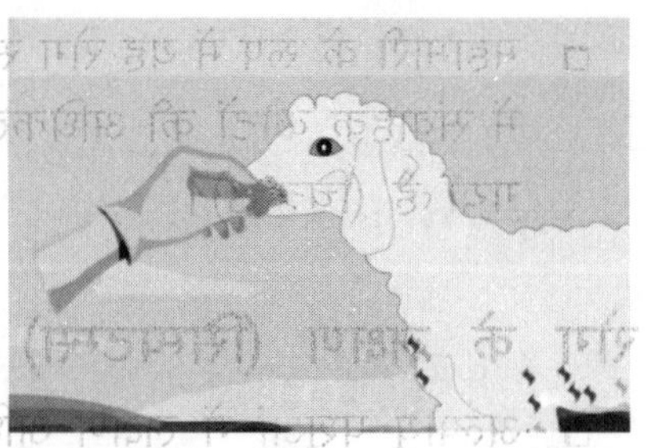

चित्र 8

रोकथाम (प्रीवेंशन)

- यद्यपि इस रोग के लिए टीका बन चुका है तथापि भारत में उपलब्ध नहीं है।
- सामान्यतः साफ सफाई के साथ संवाहक को नष्ट कर हम रोग को बाड़े में प्रवेश से रोक सकते हैं।
- मच्छरों एवं मक्खियो को रोकने के लिए कीटनाशी जैसे किलेक्स कार्बोरिल (50 प्रतिशत) का 1 प्रतिशत सान्द्रता में या मैलाथियोन 0.02 प्रतिशत या डेल्टामेथ्रिन 0.02 प्रतिशत का प्रयोग किया जा सकता है (चित्र 9)।

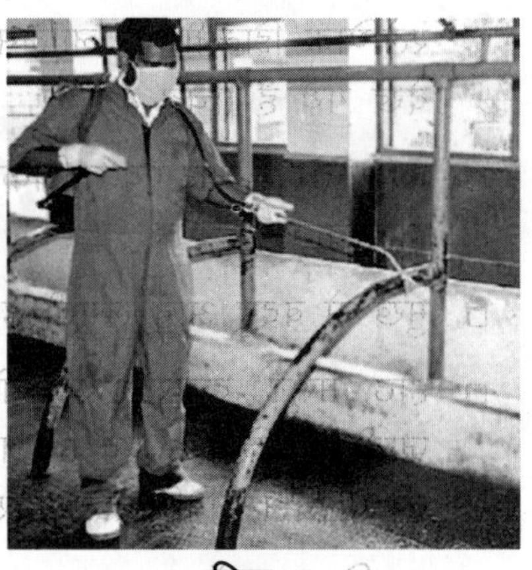

चित्र 9

- नीम की पत्ती या फूल का काढ़ा भी मक्खी या मच्छरों को भगाने का कार्य करता है।

मुँहा रोग (ओर्फ या कन्टेजियस एक्थाईमा)

परिचय (एपीडेमियोलॉजी)

- भेड़ और बकरियों का यह अति संक्रामक रोग है जो थूथन एवं होठों आदि की पपड़ीदार एवं खुरन्ट वाली विकृतियों के रूप में प्रकट होता है (चित्र 1)।
- यह विषाणु रोग है जो कि पैरापोक्स समूह के विषाणु से होता है (चित्र 2)।

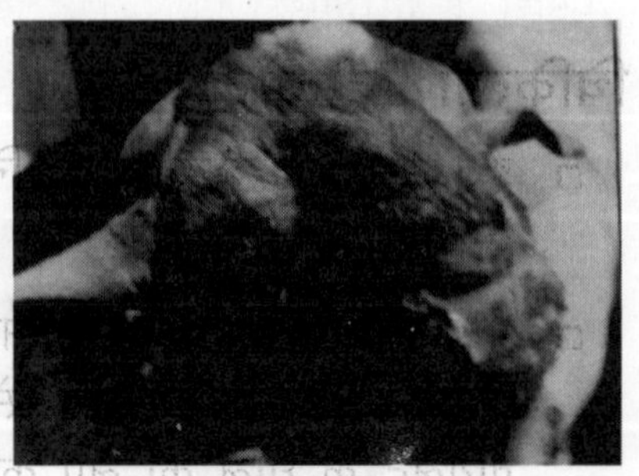

चित्र 1

- यह रोग मानव में पशु जन्य रोग है।
- भेड़ एवं बकरी के मेमनें (3–6 माह) इस रोग से अधिक प्रभावित होते हैं।
- रोग से रेबड़ में एक समय में 70–80 प्रतिशत पशु प्रभावित हो सकते हैं और प्रभावित पशुओं में मृत्यु दर 5–15 प्रतिशत उल्लेखित है।
- यह रोग स्वस्थ पशु में रोगी पशु के सम्पर्क में आने से फैलता है।

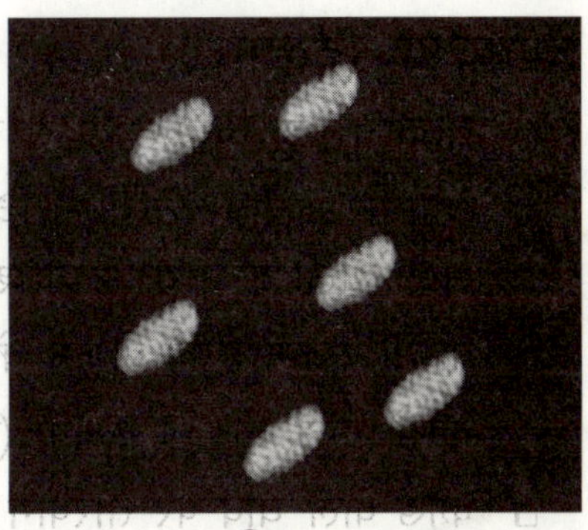
चित्र 2

- पशु के मुँह के आसपास चोट का होना रोग के फैलने और विषाणु आक्रमण के लिए अति सुग्राही है।

रोग के लक्षण (सिम्पटम्स)

- रोग के 2–3 दिन के निषेचन काल के बाद प्रभावित पशु में फफोले दार घाव जिनमें बाद में पपड़ी जम जाती है, बन जाते हैं (चित्र 3)।
- प्रारम्भ में विक्षिप्तियाँ ऊपर और नीचे के होठों के जोड़ पर दिखाई देती हैं जो शीघ्र ही पूरे होठों, थूथन और आस–पास की त्वचा पर फैल जाती हैं (चित्र 4)।

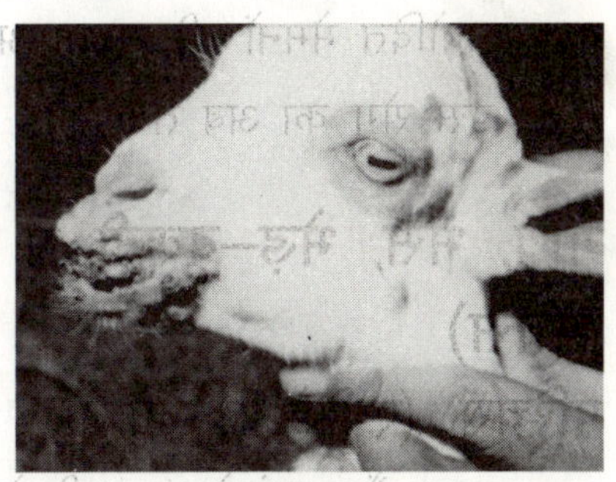
चित्र 3

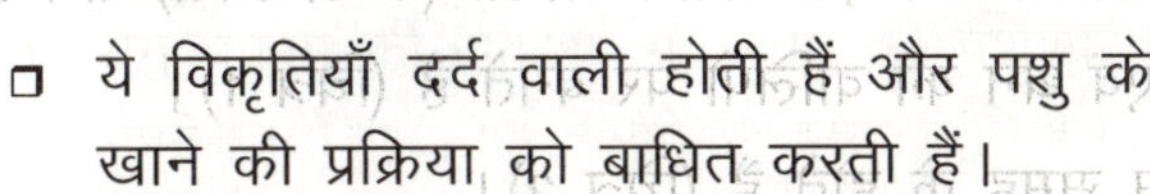

- ये विकृतियाँ दर्द वाली होती हैं और पशु के खाने की प्रक्रिया को बाधित करती हैं।
- अल्पायु मेमने मां का दूध पीने में असमर्थ हो जाते हैं।
- ये विकृतियाँ मुखगुहा में भी फैल जाती है।
- ध्यान न दिया गया तो इन विकृतियों में मवाद पड़ जाता है तथा कीड़े पड़ जाते हैं।
- ये विकृतियाँ कोरोनेट, कान, मलद्वार के आसपास, योनि, शिश्नद्वार, वृषण और अयन के आस–पास के क्षेत्र में भी पाई जा सकती है।

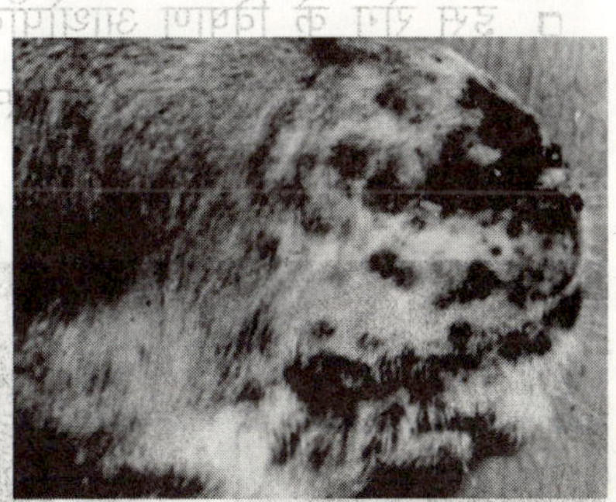
चित्र 4

चिकित्सा (ट्रीटमेंट)

- तत्काल पशु चिकित्सक से सम्पर्क कर सलाह लें।
- घाव पर आराम देने वाली चिकनी, पेन्सिलिन वाली क्रीम या 2 प्रतिशत सैलीसिलिक अम्ल वाली क्रीम या 5 प्रतिशत तूतिया घोल, आयोडीन या लाल दवा लाभकारी है।
- बाहरी संक्रमण को रोकने के लिए बहुप्रभावी ऐन्टिबायोटिक का प्रयोग करें।
- कीड़ों वाले घाव में शरीफे (सीताफल) की पत्तियाँ/फल की क्रीम का लेप करें।
- कीड़े वाले घाव पर तारपीन के तेल को लगायें।

रोकथाम (प्रीवेंशन)

- महामारी की स्थिति में पूर्णतः साफ–सफाई जिसमें पशुशाला परिसर की साफ सफाई भी शामिल है आवश्यक है।
- प्रभावित पशु को तत्काल अलग करें।
- नवोदित मेमनों की सुरक्षा अति आवश्यक है।
- इस रोग का अब तक कोई टीका उपलब्ध नहीं है।

गाय, भैंस, भेड़–बकरी में शीतला रोग (कैटल, बफैलो, शीप, गोट पॉक्स)

परिचय (एपीडेमियोलॉजी)

- गाय, भैंस एवं भेड़–बकरी मे शीतला रोग एक संसर्ग जनित (कन्टेजियस) रोग है।
- इसमे विशेष छाले त्वचा, थन एवं थन की वालिपो पर बनते हैं (चित्र 1)।
- इस रोग के विषाणु आर्थोपॉक्स समूह के होते हैं (चित्र 2)।
- यह रोग एक जानवर से दूसरे मे तथा समूह से समूह में दूधियों के द्वारा फैलता है (चित्र 3)।

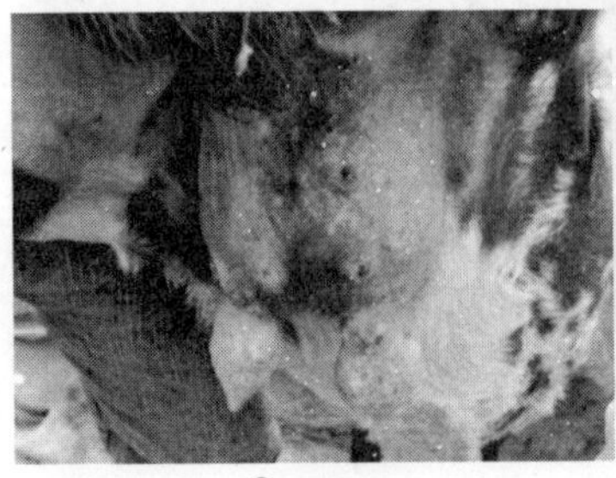

चित्र 1

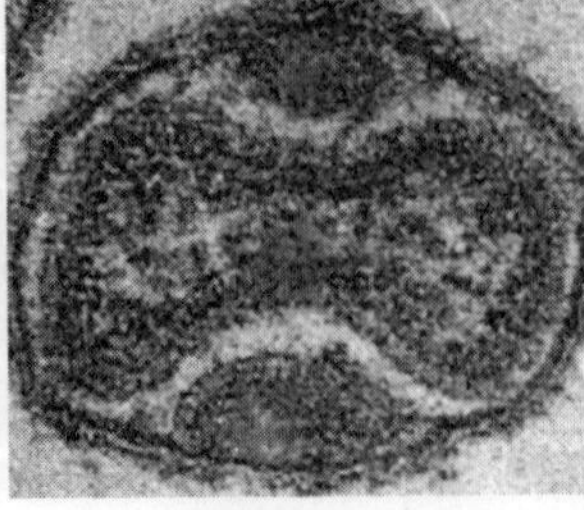

चित्र 2

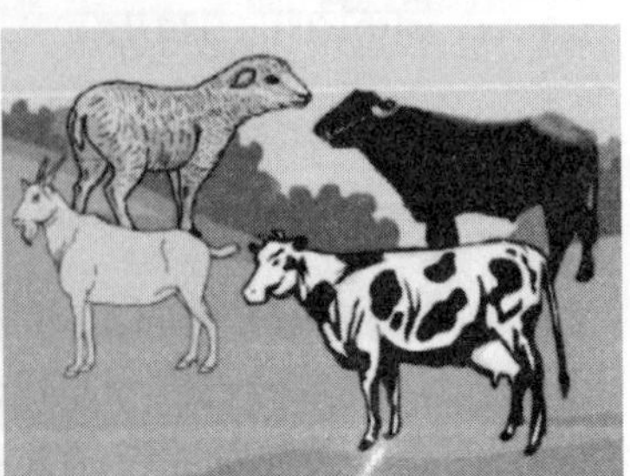

चित्र 3

रोग के लक्षण (सिम्पटम्स)

- थन एवं वालिपों पर 1–2 से.मी. आकार के छाले पड़ जाते है जो दुहान के समय फट जाते है (चित्र 4)।
- ये छाले पीले, भूरे या लाल रंग के होते हैं (चित्र 5)।
- छालों के फट जाने पर घाव बन जाता है और उसमे जीवाणु आदि पैदा हो जाते हैं जिससे मवाद आदि बनने लगते हैं।
- इसमें गाय को दर्द का अभास होता है और दूधिये को गाय के प्रतिरोध का सामना करना पड़ता है।
- स्यूडोकाऊपाक्स के छाले आकार मे बड़े, संख्या मे अधिक, कम दर्दयुक्त तथा लम्बे समय तक के लिए होता है
- बोवाइन अल्सरेटिव मैमिलाइटिस अधिक उग्र समय में होता है और इसमे थन की वालियों पर घाव बन जाते है। अडर इम्पेटिगो के छाले की परत पतली होती है और केवल थन पर पाई जाती है।
- भेड–बकरी में भी उपरोक्त प्रकार के लक्षण पाये जाते हैं।

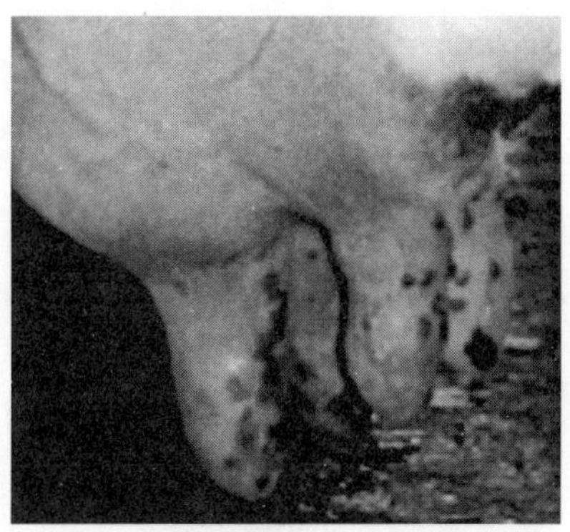

चित्र 4

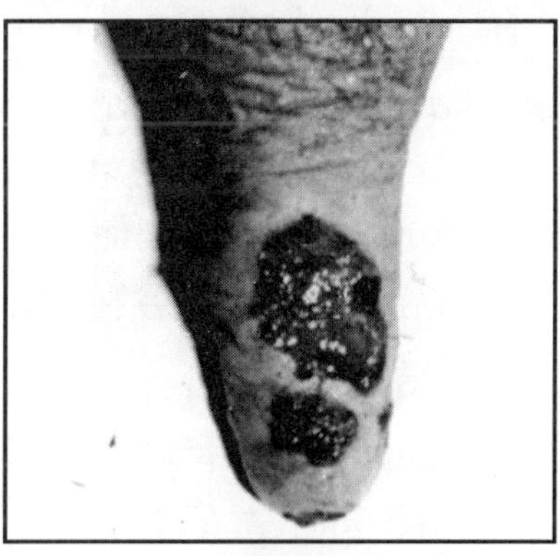

चित्र 5

उपचार (ट्रीटमेंट)

- इमोलिएन्ट क्रीम लगाना चाहिए।
- दूध निकालने के पश्चात प्रतिजैविक दवाओ से युक्त मलहम का लेप करना चाहिए।

रोकथाम (प्रीवेंशन)

- मिल्किंग मशीन को विसंक्रमित कर लेना चाहिए।
- जिस झुण्ड मे रोग फैला है उसका दूधिया अलग होना चाहिए जो अन्य समूह मे दूध न निकाले।
- दूधियो को दूध निकालने से पूर्व अपना हाथ अच्छी तरह से धो लेना चाहिए।
- थन को एल्कोहालिक टिक्चर से डूबाना चाहिए।

गौवंशीय विषाणु जनित दस्त (बोवाइन वाइरल डायरिया) – बी.वी.डी. रोग

परिचय (एपीडेमियोलॉजी)

- यह गौ–वंशी पशुओं का एक संक्रामक विषाणु रोग है जो प्रभावित पशु में ज्वर, पाचन नली के छालों और रक्त रिसाव, मानसिक अवसाद, दस्त और पानी की कमी के रूप में प्रकट होता है।
- यह रोग पेस्टी विषाणु द्वारा होता है (चित्र 1)।
- यद्यपि रोग सभी आयु वर्ग में पाया जा सकता है तथापि अवयस्क पशुओं में अधिक प्रचलित है।
- सामान्यतः पशुओं में यह रोग कुछ समय लक्षण विहीन रहता है।
- विषाणु का संचरण प्रत्यक्ष रूप से या नाल के द्वारा होता है (चित्र 2)।
- संक्रमित वीर्य भी रोग को फैला सकता है।

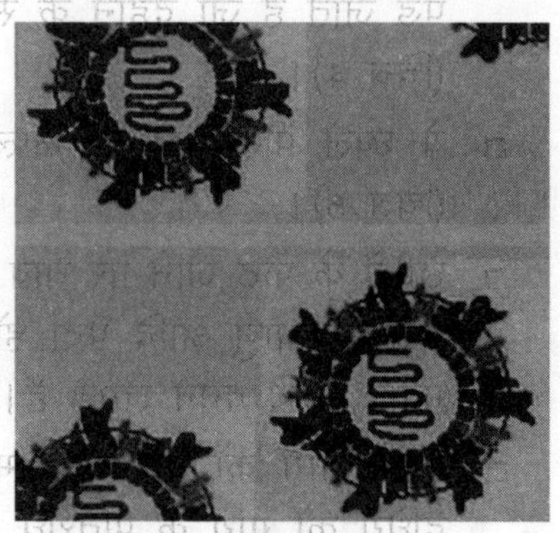
चित्र 1

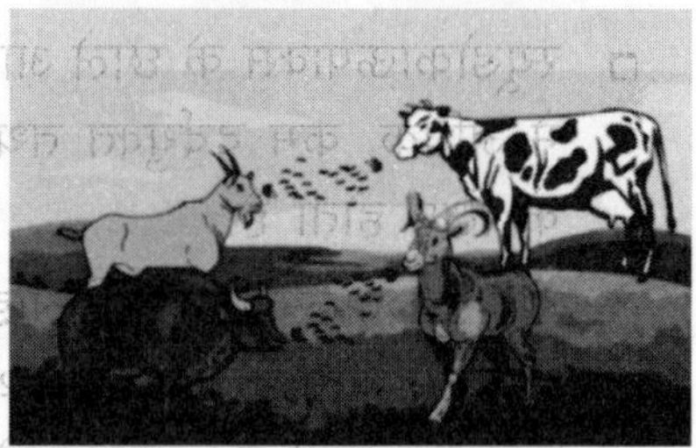
चित्र 2

रोग के लक्षण (सिम्पटम्स)

- इस रोग की लक्षण विहीन या हल्की अवस्था गौ–वंशी पशुओं में अधिक देखी जाती है।
- रोग लक्षण विहीन होता है तथा पशु प्रभावन दर काफी अधिक है परन्तु मृत्यु दर कम है।
- हल्का बुखार, भूख की कमी, हल्के दस्त और शीघ्र आराम हल्की अवस्था की पहचान है।
- रोग का आक्रमण रोग की अचानक शुरूआत से होता है और 6–24 माह की आयु में अधिक देखा गया है (चित्र 3)।
- रोग की इस अवस्था में मृत्यु दर अधिक और प्रभावन दर कम होती है।

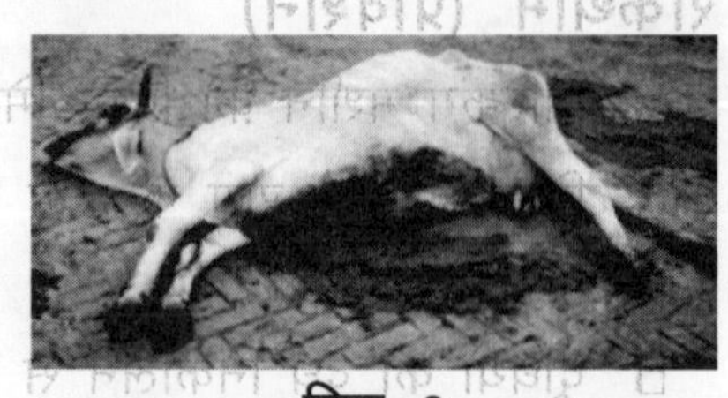
चित्र 3

- रोगी पशु में मानसिक दोष, दुर्गन्ध युक्त मल, जिसमें रक्त और श्लेष्मा (म्युक्स) पाई जाती है देखा जा सकता है।
- मुख मुहा की विकृतियाँ स्पष्ट, परिगलन युक्त व्रणों (अल्सर) के रूप में दिखाई पड़ती है (चित्र 4)।

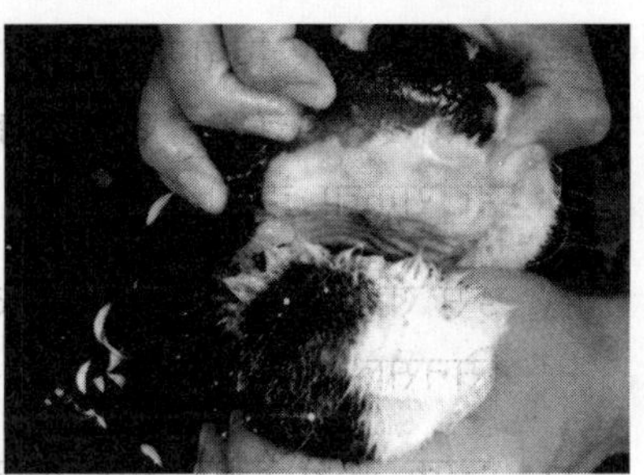

चित्र 4

- रोग की चिरकालिक अवस्था में रूक–रूक कर दस्त, शारीरिक क्षय, शुष्क त्वचा आदि के लक्षण पाये जा सकते हैं।
- नवजात गौवंशी में जन्म के पूर्व की विकृतियाँ भी देखी गई हैं।

चिकित्सा (ट्रीटमेंट)

- रोग के निदान और उपचार के लिए तत्काल पशु चिकित्सक से सम्पर्क करें।
- इस रोग की निश्चित चिकित्सा उपलब्ध नहीं है।
- पारम्परिक चिकित्सा के रूप में 250–500 ग्राम गुड़, 50 ग्राम नमक और 20 मि.ली. नीबू रस मिलाकर खिलायें या 50 ग्राम केओलिन (खड़िया), 30 ग्राम कत्था, 30 ग्राम क्रीटा तथा 50 ग्राम ईसबगोल भूसी को एक लीटर दही या मट्ठे में मिलाकर दें। यह औषधि हर 6–8 घन्टे पर दें।
- आधा कि.ग्रा. चावल की लपसी, 50 ग्राम खड़िया, 30 ग्राम नमक और 250 ग्राम गुड़ मिलाकर खिलायें।
- 100 ग्राम शीशम की पत्तियों का चूर्ण, 25 ग्राम बेल के फल का चूर्ण और 500 ग्राम जौ का आटा तथा 500 ग्राम गुड़ अच्छे से मिलाकर 100 ग्राम खुराक के रूप में दिन में दो बार 3–5 दिन तक खिलायें।
- जई का आटा 500 ग्राम, चावल की लपसी 250 मि.ली., केओलिन 50 ग्राम, गुड़ 250 ग्राम को एक लीटर मठ्ठे में ठीक से मिलाकर खिलाऐं।

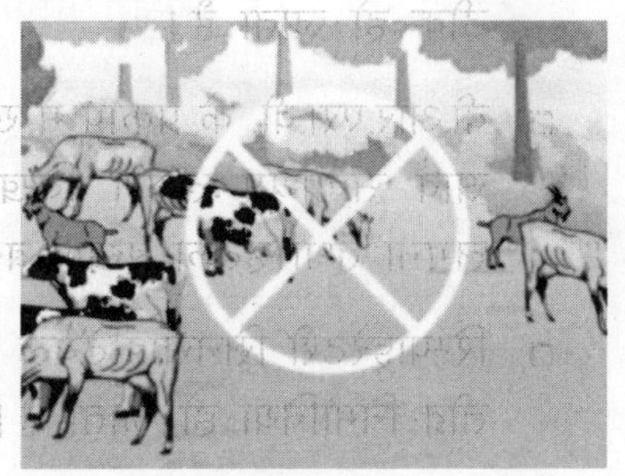

चित्र 5

रोकथाम (प्रीवेंशन)

- लगातार रोग से प्रभावित पशु को चिह्नित कर अलग करे (चित्र 5)।
- प्रजनन वाले रेबड़ में टीका लगायें।

विषाणु जनित फेफड़ाशोथ (वाइरल निमोनिया)

परिचय (एपीडेमियोलॉजी)

- आमतौर पर विषाणु जनित निमोनिया गाय के बच्चो में 2–5 महीने की उम्र समूह मे होता है परन्तु यह एक सप्ताह के बच्चे तथा 8–12 महीने की उम्र के जानवरों में भी हो सकता है।
- इस रोग के विषाणु पैराइन्फलूयन्जा–3, पैरामिक्सो समूह के तथा बोवाइन रिस्पायरेटरी सिनसाइटियल वाइरस (बी.आर.एस.वी.) होते है।
- इनके साथ दूसरे और कारक जैसे *माइकोप्लाज्मा बोवीस, माइफोप्लाज्मा डिस्पार* तथा कुछ जीवाणु जैसे *पास्चूरेला हिमोलिटिका* तथा *पा0 मल्टोसिडा* मिलकर निमोनिया रोग पैदा करते है।
- इस रोग फैलने की क्षमता 100 प्रतिशत तथा मृत्युदर 5 प्रतिशत होती है। इसके विषाणु हवा मे फैले होते हैं और स्वस्थ बच्चो के श्वसन के द्वारा फेफड़ो में चले जाते है और रोग पैदा करते हैं।

रोग के लक्षण (सिम्पटम्स)

- इस रोग में मध्यम ज्वर, हल्का दस्त, नाक का शोथ तथा निमोनिया होता है इसके साथ हल्की खाँसी तथा गले में खराश महसूस होती है ।
- नाक से मवाद एवं श्लेष्मायुक्त (म्यूकोपुरूलेन्ट) द्रव्य निकलता रहता है (चित्र 1)।
- पाराइन्फलूएन्जा–3 के प्रकोप में खाँसी, नाक से श्राव एवं हल्का बुखार होता हैं जो कुछ दिनो में ठीक हो जाता है।
- बी.आर.एस.वी. के प्रकोप में खाँसी तथा नाक से स्राव सर्वप्रथम लक्षण दिखता है, भूख कम लगना तथा हल्का बुखार बना रहता है।

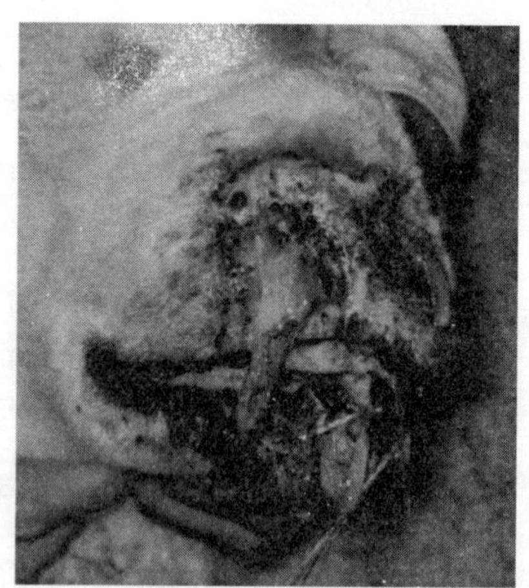

चित्र 1

- रिस्पाइरेटरी सिनसाइटियल वाइरल निमोनिया के प्रकोप में अचानक बड़े पैमाने पर तीव्र निमोनिया हो जाता है।
- इसमें जानवर तीव्र और छिछला श्वसन करने लगता है तथा साँस मुँह से लेता है ।

- श्वसन में अवाज होती है तथा पीठ पर स्टेथोस्कोप लगाने पर चटचटाने की (क्रैकलिंग) आवाज सुनाई पड़ती है।
- जब विषाणु के साथ *माइकोप्लाज्मा* तथा जीवाणु का प्रकोप भी हो जाता है तो उपरोक्त लक्षण उग्र रूप ले लेता है।
- फेफड़े के परजीवी से होने वाली निमोनिया मे बुखार होता है और पीठ पर स्टेथोस्कोप से तेज एवं क्रैकलिंग आवाज सुनी जा सकती है।
- *क्लेब्सीयेल्ला* और पास्चुरेल्ला से होने वाले निमोनिया में जहरबाद, ज्वर और हल्की सांस आती है। चूषण (ड्रेन्चिंग) निमोनिया बछड़े में शायद ही होती है और इसमे अधिकतर की मृत्यु हो जाती है।

उपचार (ट्रीटमेंट)

- टेट्रासाइक्लीन 10–20 एम.जी./कि.ग्रा. शरीर भार के हिसाब से देना उपयुक्त होगा।
- ब्राकोंटायलेटर दवांए देनी चाहिए।
- कोडीन फास्फेट तथा पैरासिटामाल दवाओं का इस्तेमाल खाँसी और बुखार को कम करने के लिए किया जाना चाहिए।

रोकथाम (प्रीवेंशन)

- खरीदे गये बछड़ों को कुछ सप्ताह अन्य से अलग रखना चहिए।
- बछड़ों को उचित तापक्रम एंव आर्द्रता पर रखना चहिए।
- बछड़ों के कमरे हवादार होने चहिए तथा एक कमरे में उचित अनुपात में रखा जाना चाहिए।
- पर्याप्त बिछावन होना चाहिए जिससे मल मूत्र का पानी अवशेषित हो जाये।

अश्व इन्फ्लुऐंजा (इक्वाइन इन्फ्लुऐंजा)

परिचय (एपीडेमियोलॉजी)

- यह एक अत्यधिक छूत का रोग है जो अश्वों में तेजी से फैलता है और श्वाँस संबंधी लक्षणों के रूप में प्रकट होता है।
- यह यदा–कदा ही मृत्यु का कारण होता है।
- रोग का संचरण श्वाँस के साथ विषाणु के शरीर में प्रवेश से होता है (चित्र 1)।

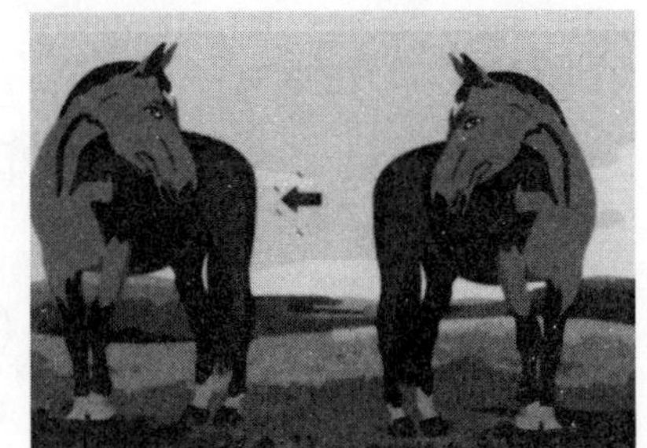

चित्र 1

रोग के लक्षण (सिम्पटम्स)

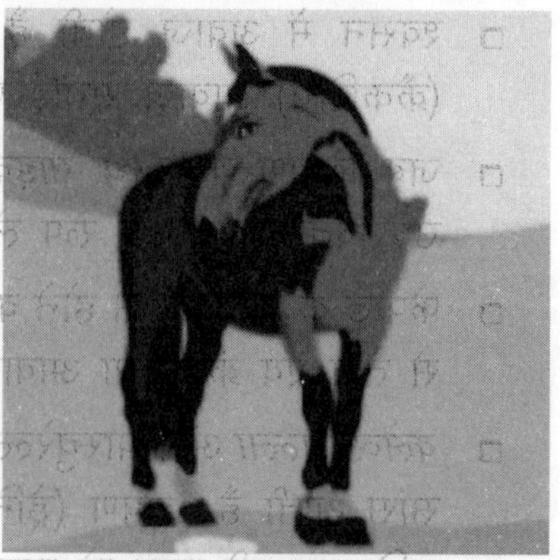
चित्र 2

- अश्व इन्फ्लूऐंजा रोग का विकास 1–3 दिन का होता है।
- लक्षण अचानक प्रकट होते हैं।
- सामान्यतः उच्च ताप (106^0 फा.), पानी के जैसा नासिका स्त्राव, निचले जबड़े के नीचे की लसिका ग्रन्थियों की सूजन और खाँसी के लक्षण प्रभावित घोड़ों में देखे जा सकते हैं (चित्र 2)।
- मानसिक अवसाद, भूख की हानि, कमजोरी अक्सर रोगी पशु में देखी जाती है।
- जटिल रोगावस्था को छोड़कर 3–5 दिन में लक्षण समाप्त हो जाते हैं।
- हल्के रोग की अवस्था में सामान्यतः घोड़ा 2–3 सप्ताह में पुनः अपने स्वास्थ्य को प्राप्त कर लेता है। परन्तु अति प्रभावित स्थिति में पूर्ण स्वास्थ्य लाभ के लिए 6 माह तक लग सकते हैं।

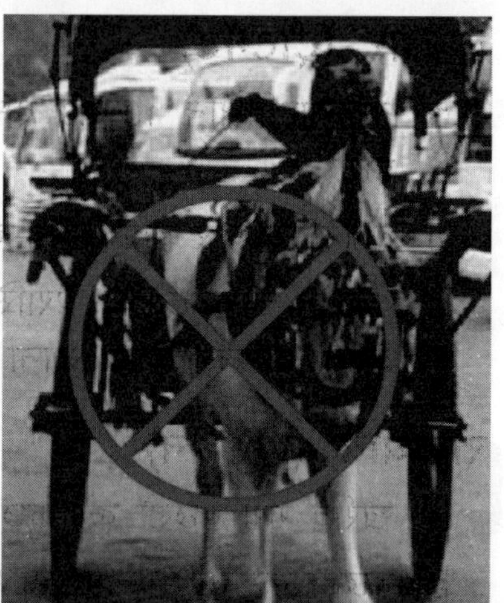
चित्र 3

चिकित्सा (ट्रीटमेंट)

- रोग ग्रस्त घोड़े को पूर्ण रूप से आराम दें (चित्र 3)।
- भारी व्यायाम को बंद करें।
- अधिक नासिका स्त्राव और निमोनिया की स्थिति में ऐन्टिबायोटिक का प्रयोग करें।

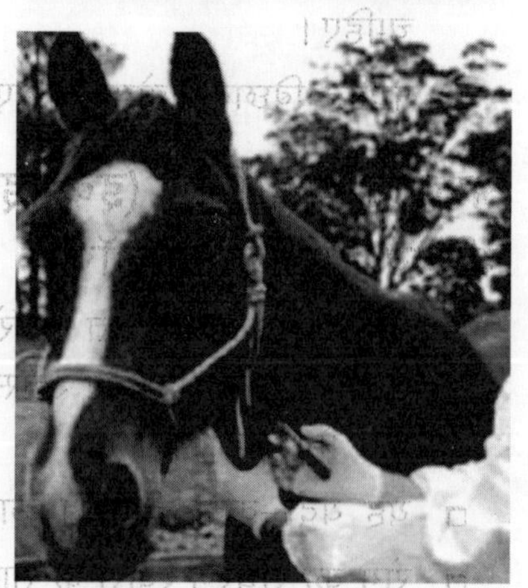
चित्र 4

रोकथाम (प्रीवेंशन)

- इन्फ्लूऐंजा की रोकथाम के लिए पूर्ण स्वच्छता को महत्व दें।
- अश्वों में टीकाकरण करायें (चित्र 4)।
- नवागत घोड़े को 2 सप्ताह का संगरोध काल दें।

शूकर ज्वर (स्वाइन फीवर)

परिचय (एपीडेमियोलॉजी)

- शूकरों में पाया जाने वाला यह विषाणु रोग प्रभावित पशु में ज्वर के रूप में देखा जाता है (चित्र 1)।
- रोग के महत्व और गम्भीरता को देखते हुए इस रोग को ओ.आई.ई. की सूची में उल्लेखित किया गया है।
- शूकर में यह एक समस्या है और असुरक्षा की स्थिति में यह रोग महामारी का रूप ले सकता है।
- रोग से सम्बन्धित विषाणु फ्लेवीविर्डी परिवार से सम्बन्ध रखता है (चित्र 2)।
- यह विषाणु हिमीकृत शूकर मांस में कई वर्ष तक जीवित रह सकता है।
- इस रोग का संचरण रोग ग्रस्त पशुओं के आवा–गमन से तथा बिना पके शूकर मांस उत्पाद को खाने से होता है (चित्र 3)।
- वाहन एवं बाड़े में पशुओं के उपयोगार्थ प्रयुक्त उपकरणों के द्वारा भी यान्त्रिक रूप से विषाणु का संचरण हो सकता है।

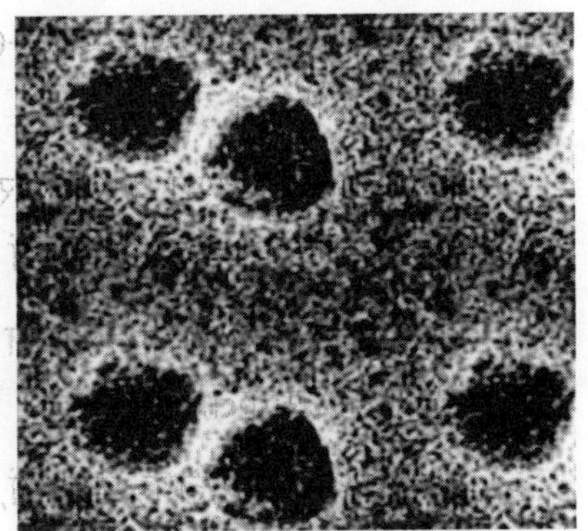

चित्र 1

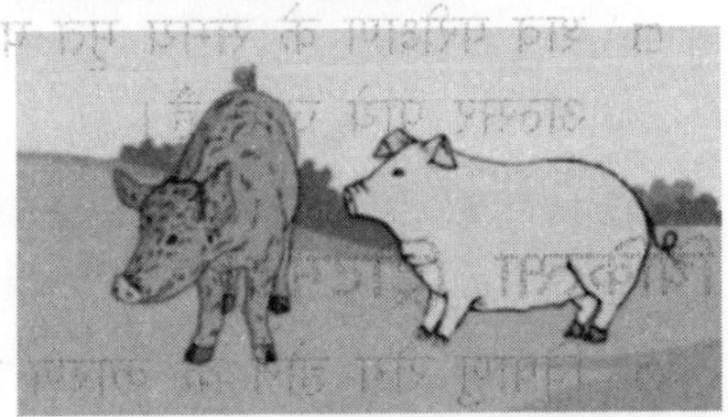

चित्र 2

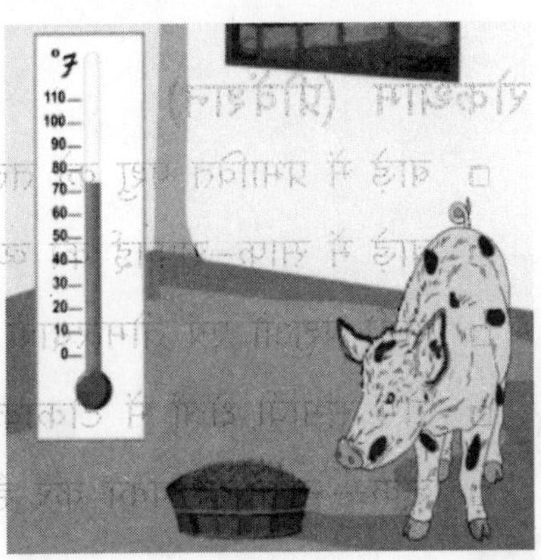

चित्र 3

रोग के लक्षण (सिम्पटम्स)

- रोग का प्रकटन तीव्र या चिरकालिक रूप में हो सकता है (चित्र 4)।
- रोग का तीव्र रूप घातक है और शूकरों में भारी मृत्यु दर का कारण बनता है।
- सामान्यतः उच्च ताप, भूख की कमी और मानसिक अवसाद रोगी पशु में देखे जाते हैं।

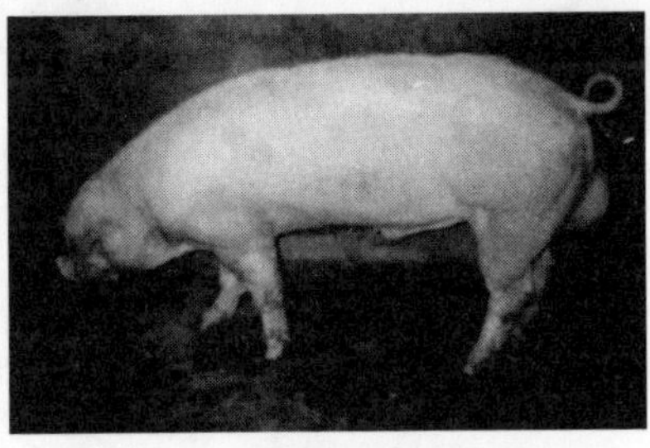

चित्र 4

- रोग का उष्मायन अवधि 2–6 दिन होता है तथा 10–20 दिन में रोगी पशु की मृत्यु हो सकती है।
- कब्ज के बाद दस्त, शरीर पर लालिमा युक्त चकत्ते, रक्त का रिसाव, त्वचा का नीला पड़ना (विशेष रूप से जोड़ों पर) लक्षण है।
- प्रभावित शूकरों में असन्तुलन और मस्तिष्क प्रभावित होने की स्थिति में दौरे पड़ना भी पाया जा सकता है।
- रोग के चिरकालिक रूप में, ज्वर, भूख की कमी, मानसिक अवसाद तथा क्रमिक शारीरिक क्षय देखने को मिलता है।
- शव परीक्षण के समय मृत पशु में छोटी एवं बड़ी आँत के जोड़ पर बटन के रूप में अल्सर पाये जाते हैं।

चिकित्सा (ट्रीटमेंट)

- विषाणु रोग होने के कारण इस रोग की कोई चिकित्सा उपलब्ध नहीं है।
- रोग के दौरान अन्य संक्रमण रोकने के लिए ऐन्टिबायोटिक का प्रयोग कर सकते हैं।

रोकथाम (प्रीवेंशन)

- बाड़े में प्रभावित पशु को तत्काल अलग करें।
- बाड़े में साफ–सफाई की व्यवस्था करें एवं सभी उपकरणों को भी विसंक्रमित करें।
- रोगी पशुओं एवं तीमारदारों के आवा–गमन पर रोक लगायें।
- रोग संभावी क्षेत्रों में टीकाकरण करायें।
- शूकर–मांस को पका कर ही उपयोग में लायें।

❑❑❑

अध्याय 4

फफूँद जनित रोग

(फंगल डिसीजिज)

दाद (रिंग वर्म) (डर्मेटो माइकोसिस)

परिचय (एपीडेमियोलॉजी)

- पशुओं में पाया जाने वाला यह त्वचा रोग है जो प्रभावित पशुओं में जगह–जगह से बाल उड़ने, चकत्ते बनने के रूप में देखा जा सकता है (चित्र 1)।
- यह रोग पशुओं में *माइक्रोस्पोरम* (चित्र 2) तथा *ट्राईकोफाइटोन* कवक (चित्र 3) की कुछ जातियों के संक्रमण द्वारा होता है।
- रोग का संचरण सामान्यतः संसर्ग से या रोगी पशु के द्वारा उपयोग में लाई सामग्री की साझेदारी से होता है।
- अवयस्क वर्ग के पशुओं में रोग का प्रचलन वयस्क से अधिक होता है।
- त्वचा की क्षारीय प्रकृति रोग को फैलाने में सहायक है।

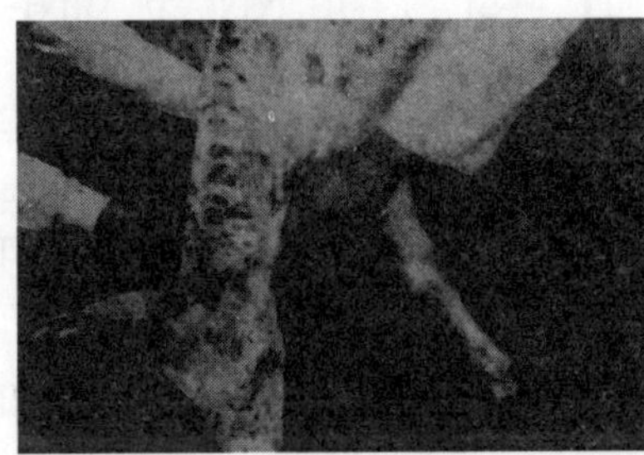

चित्र 1

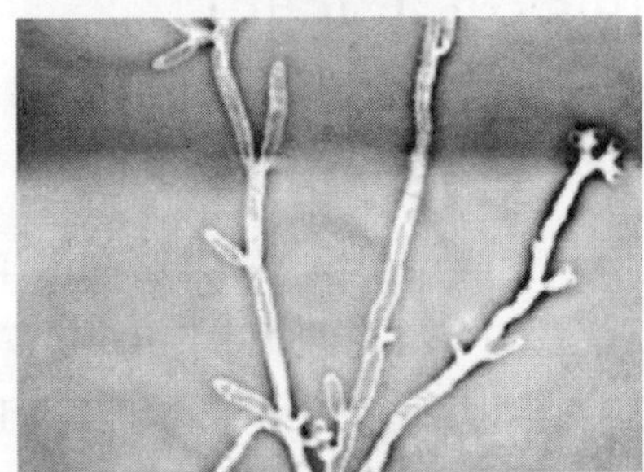

चित्र 2

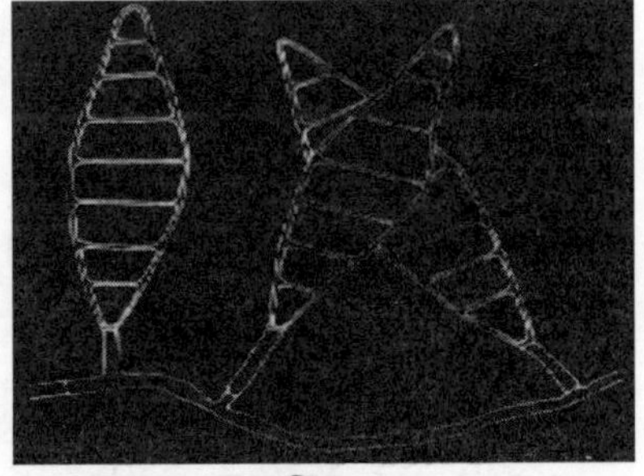

चित्र 3

रोग के लक्षण (सिम्पटम्स)

- गौवंशी पशुओं में लगभग 1" आकार की वृताकार एवं भूरे रंग की चकत्तियां शरीर पर देखी जा सकती हैं (चित्र 4)।
- चकत्तियों में खुरन्ट जम जाने से बाल गायब हो जाते हैं और गंजापन दिखाई देता है।
- रोग की शुरूआत सिर और गर्दन से होती है पर कालान्तर में पशु शरीर पर सभी जगह चकत्तियां पाई जा सकती हैं (चित्र 5)।
- भेड़ों में भी सिर के आस–पास स्पष्ट और वृताकार चकत्तियाँ गंजेपन के साथ दिखाई देती हैं (चित्र 6)।
- सफेद तथा कुछ भूरे रंग की पपड़ी भी पशु शरीर पर देखी जा सकती है और पशु एक माह के अन्तराल पर ठीक हो जाता है।

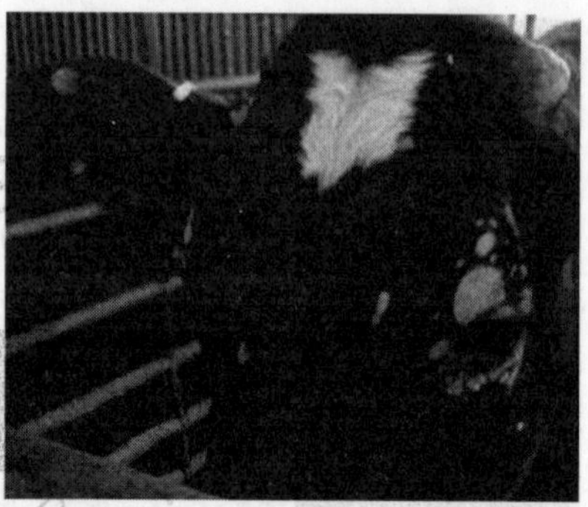

चित्र 4

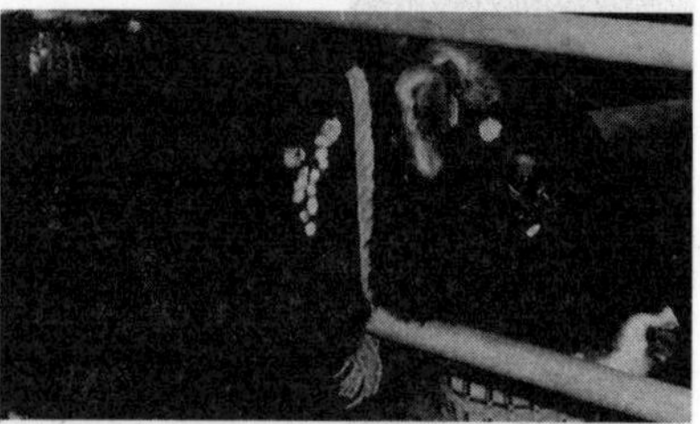

चित्र 5

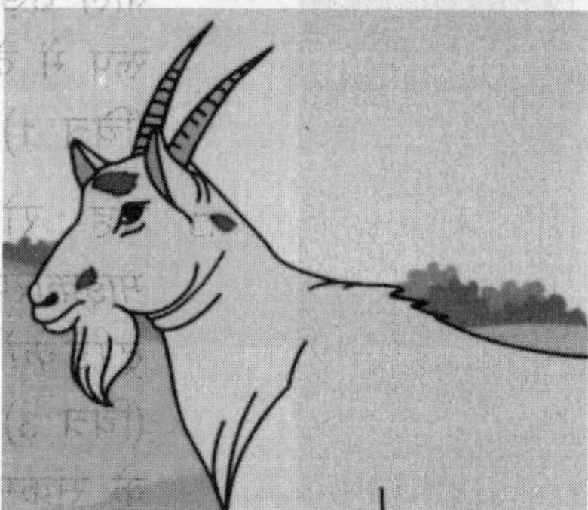

चित्र 6

चिकित्सा (ट्रीटमेंट)

- घाव की पपड़ी को हल्के हाथ से उतारें (चित्र 7)।
- घाव पर 20 प्रतिशत सोडियम कैप्रिलेट घोल, 10 प्रतिशत अमोनियम–मरकरी मरहम या 0.25 प्रतिशत प्रोपियोनिक तथा अनडिसिलेनिक अम्ल का मिश्रण, 4 प्रतिशत सल्फर तथा 1 प्रतिशत पोवीडीन आयोडीन का लेप करें।
- 10:5:8 के अनुपात में बोरिक अम्ल, टैनिक अम्ल एवं पेट्रोलियम द्रव को तैयार कर उपयोग करें।
- आल–इन–आल मरहम का घाव पर प्रयोग लाभकारी है।
- 100 ग्राम प्याज, 100 ग्राम लहसन, 50 मि.ली. नीबू रस, 50 ग्राम हल्दी, 700 मि.ली. करंज के

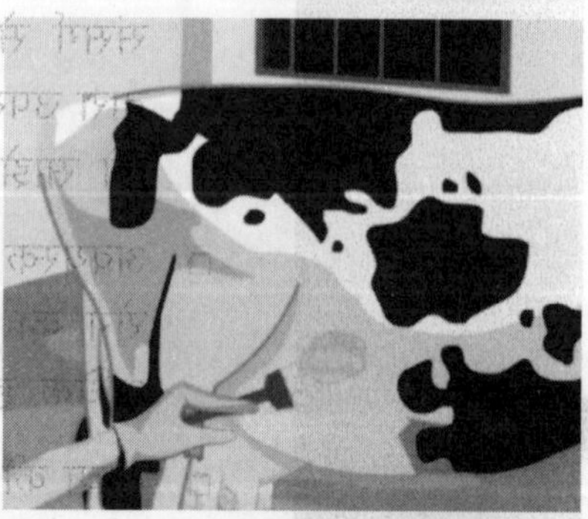

चित्र 7

तेल में मिलाकर प्रयोग करें या 1 ली. सरसों तेल में 100 ग्राम गन्धक चूर्ण मिलाकर लेप करें (चित्र 8)।

- नीम का तेल गन्धक मिलाकर दिन में दो बार घाव पर लेप करना लाभकारी है।
- रतनजोत (जट्रोफा) के बीज का तेल या उसमें नीम/करंज का तेल मिलाकर, जिसमें 1 प्रतिशत जिंक मिला हो, का प्रयोग लेप के रूप में लाभकारी होगा।
- ग्रेसिओफुलविन, कीटोकोनाजोल या निस्टेटिन का प्रयोग भी शीघ्र आराम के लिए लाभकारी है।

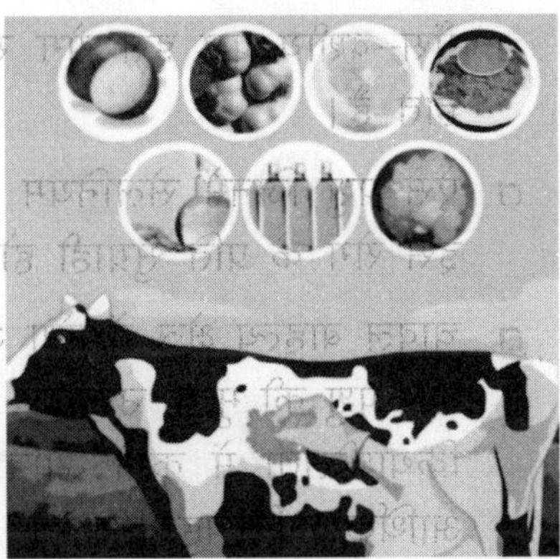

चित्र 8

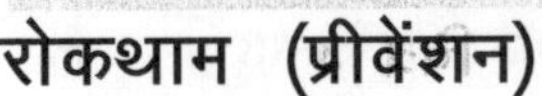

रोकथाम (प्रीवेंशन)

- प्रभावित पशु को पहचान कर तत्काल अलग करें (चित्र 9)।
- बाड़े में साफ–सफाई का कठोरता से पालन करें।
- बाड़े में पशु उपयोगार्थ सभी वस्तुओं को भली प्रकार विसंक्रमित करें।

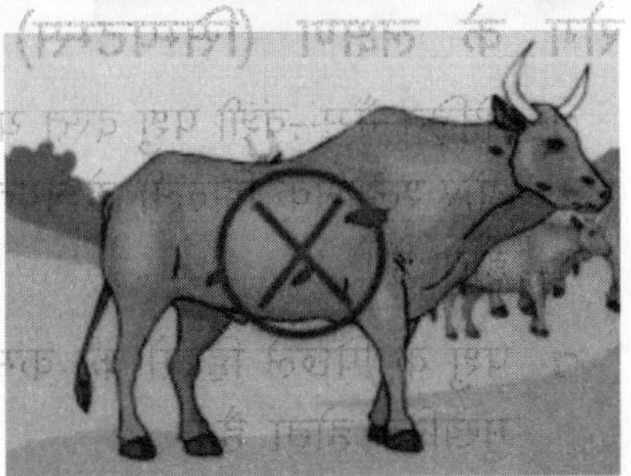

चित्र 9

डेगनाला रोग

परिचय (एपीडेमियोलॉजी)

- यह फंफूद के कारण होने वाला रोग है जो पशु की क्रियाशीलता तथा उसके उत्पादन को प्रभावित करता है।
- यह रोग पशुओं में *फ्युजेरियम* नामक फंफूद से उत्पन्न विष के कारण होता है (चित्र 1)।
- सामान्यतः रोग की उत्पत्ति दूषित दाने या धान के पुआल को खाने से होती है (चित्र 2)।

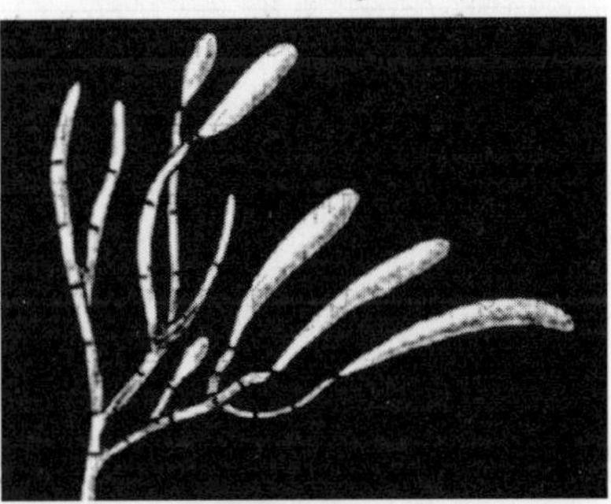

चित्र 1

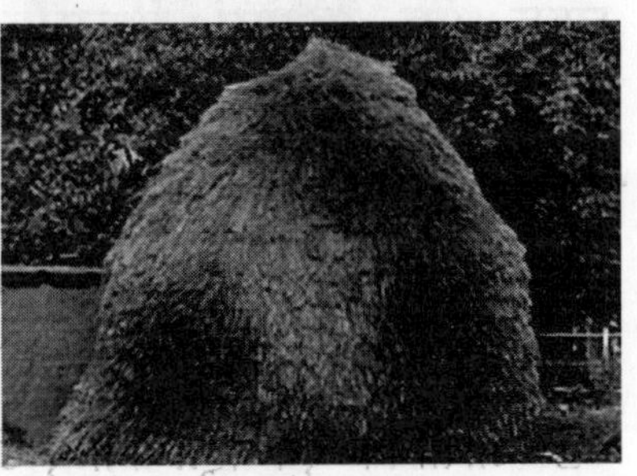

चित्र 2

- भैंस–वंशीय पशु इस रोग से अधिक प्रभावित होते हैं।
- ऐसे पशु जिनमें सेलेनियम की कमी होती है इस रोग के प्रति सुग्राही होते है।
- चावल बाहुल्य क्षेत्र में रोग अधिक प्रचलित है और पशु की मृत्यु, उत्पादन की कमी, पशु की क्रियाशीलता में कमी आदि के रूप में भारी आर्थिक हानि पहुंचाता है।

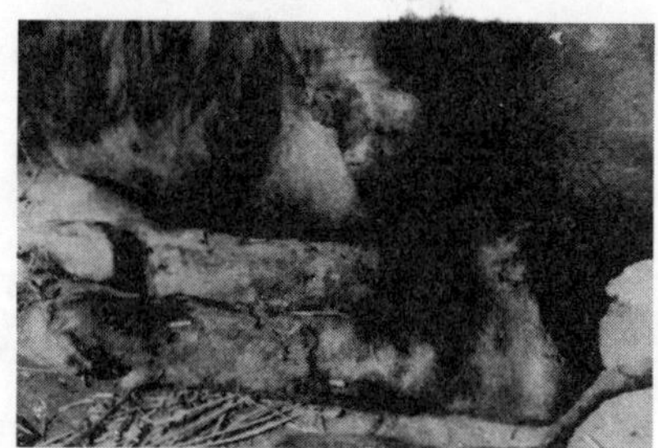

चित्र 3

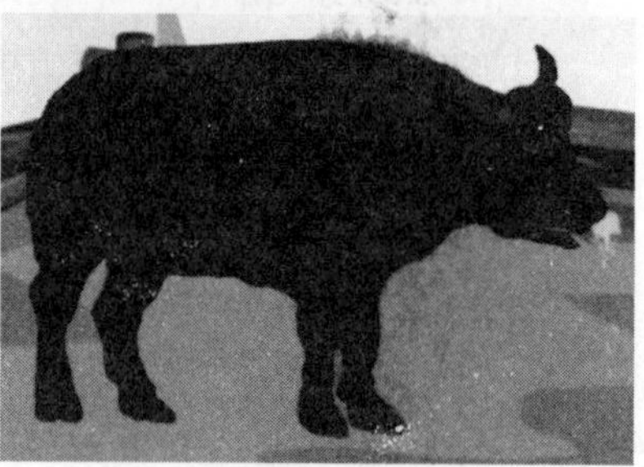

चित्र 4

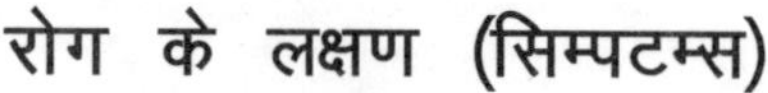

रोग के लक्षण (सिम्पटम्स)

- पीड़ित भैंस–वंशी पशु दस्त या पेचिस, लंगड़ापन और श्लेष्मिक झिल्ली के रक्त रंजन से प्रभावित होते हैं।
- पशु के पिछले हिस्से की कमजोरी और आलस मुखरित होता है।
- थूथन, मुख की श्लेष्मा और जोड़ों की त्वचा का परिगलन देखें जा सकते हैं।
- कालान्तर में पैरों की गेंग्रीन और खुरों का झड़ जाना सामान्य बात है (चित्र 3)।
- प्रभावित पशु में लार की अधिकता और मानसिक अवसाद भी पाया जा सकता है (चित्र 4)।
- अवयस्क पशुओं के प्रभावित होने से उनकी वृद्धि प्रभावित होती है।

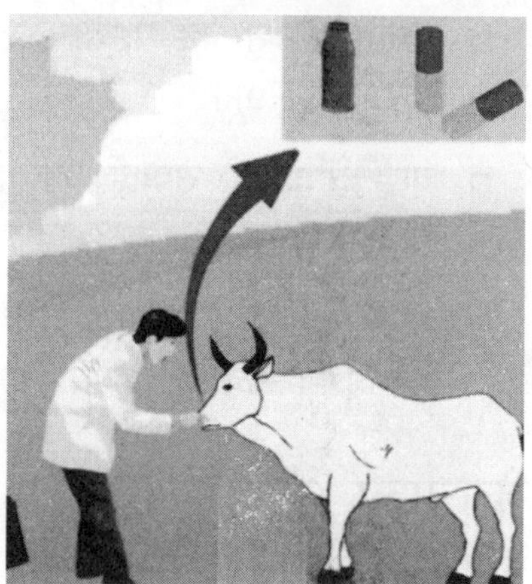

चित्र 5

- दुधारू पशुओं में दूध उत्पादन काफी कम हो जाता है।

चिकित्सा (ट्रीटमेंट)

- रोग की प्रारम्भिक अवस्था में चारा परिवर्तन कर और हरे चारे को भोजन में शामिल कर रोग की चिकित्सा की जा सकती है।
- आर्सेनिक एवं बहुप्रभावी एन्टीबायोटिक का प्रयोग चिकित्सा हेतु किया जा सकता है (चित्र 5)।

- डेग्क्योर पाउडर इस रोग के प्रबन्धन में काफी प्रभावी है।
- पेन्टासल्फेट मिश्रण मुख द्वारा तथा 2 प्रतिशत नाइट्रोग्लिसिरीन मरहम का प्रयोग भी काफी प्रभावी है।
- भूसे को 4 प्रतिशत सोडियम हाइड्रोक्साइड घोल से उपचारित करके भूसे में टाक्सिन को कम किया जा सकता है तथा भूसे की पाचकता को बढ़ाया जा सकता है (चित्र 6)।

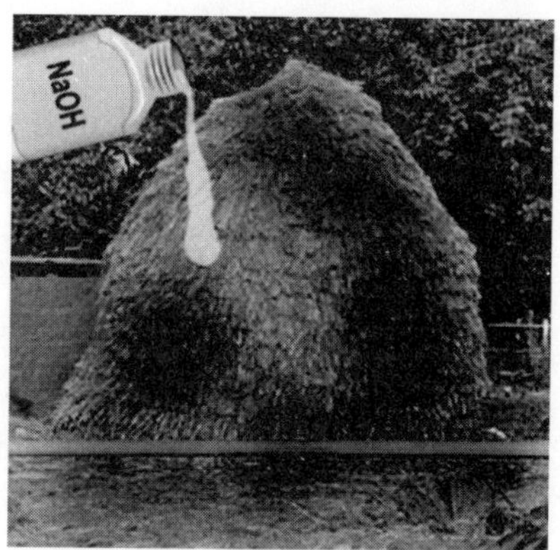

चित्र 6

रोकथाम (प्रीवेंशन)

- धान का भूसा जहरीली फफूँद से मुक्त होना चाहिए।
- धान की पुआल को पूर्णतः सुखाकर ही भण्डारण करें।
- संक्रमित धान का पुआल पशुओं को न खिलायें।

ऐस्पर्जिलोसिस

परिचय (एपीडेमियोलॉजी)

- ऐस्पर्जिलोसिस वंश के सूक्ष्मजीव पालतू तथा जंगली पशुओं में रोग उत्पन्न करतें हैं जिसे ऐस्पर्जिलोसिस कहते हैं (चित्र 1)।
- त्वचीय एवं अवत्वचीय ऐस्पर्जिलोसिस पशुओं में दुर्लभ हैं एवं कभी–कभार घोड़ों में रिपोर्ट की गई हैं।

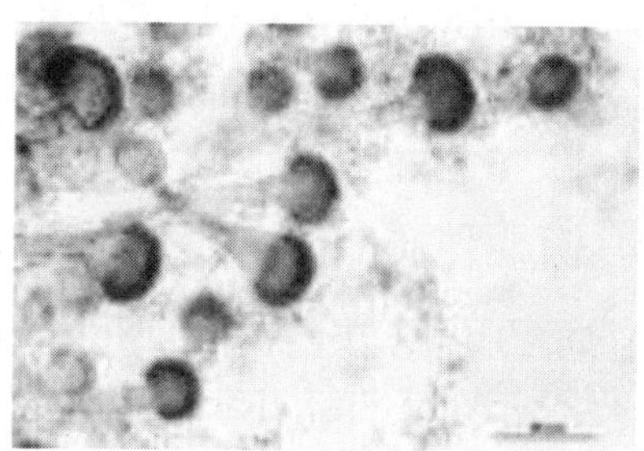
चित्र 1

- स्तनपायी प्राणियों, विशेषकर गोवंशी स्तनपायी प्राणियों में कवक जनित गर्भपात में ऐस्पर्जिलस वंश का महत्वपूर्ण स्थान है।
- *ऐस्पर्जिलस* सर्वमान्य मृतजीवी होते हैं। जब ताप तथा आर्द्रता अनुकूल होते हैं तब ये हरी घास, चारे दाने तथा क्षय होते हुए पादपों में इधर–उधर संर्वधन करते है।
- ये काफी संख्या में स्पोर उत्पन्न करते है जो वातावरण में तुरन्त ऐरोसोल बनाते हैं।
- यह एक विश्वव्यापी रोग है। इस वंश की अनेक जातियाँ रोगजनक हैं परन्तु *ऐस्पर्जिलस फ्यूमिगेटस* पक्षी तथा स्तनधारी प्राणियों में ऐस्पर्जिलोसिस का प्रमुख कारण माना जाता है।

रोग के लक्षण (सिम्पटम्स)

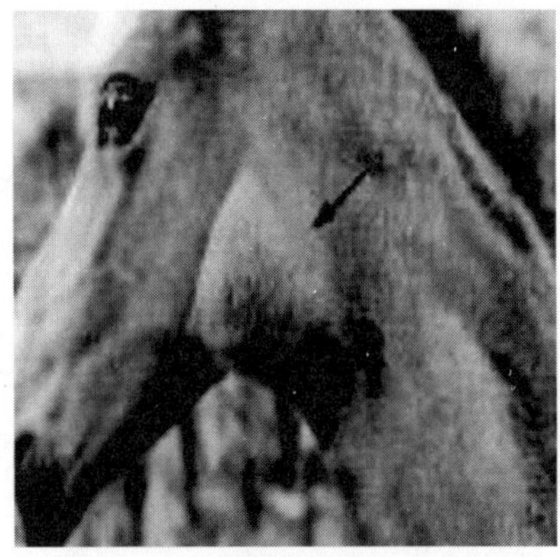

चित्र 2

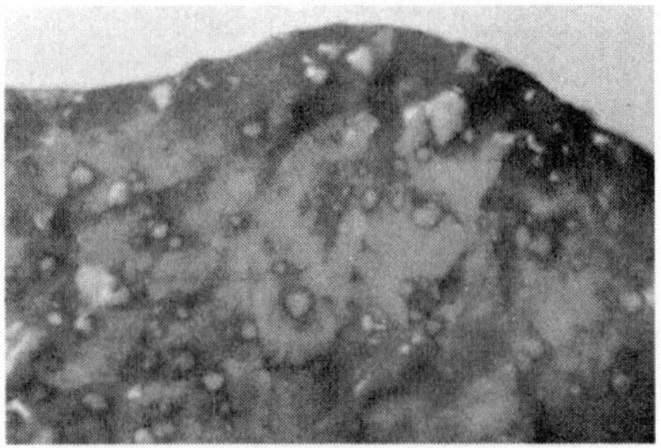

चित्र 3

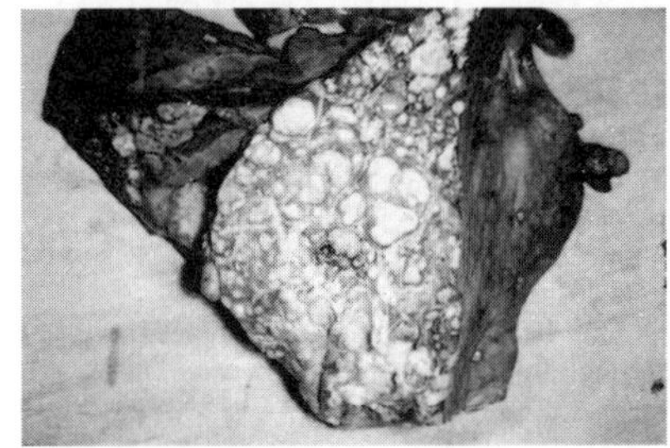

चित्र 4

- यह एक संक्रामक रोग होता है। इसका प्राथमिक संक्रमण श्वसन तंत्र पर होता है, जो बाद में अन्य तंत्रो में प्रसृत हो जाता है।
- पोषण मार्ग, त्वचा तथा उपकला सतहों में या दुर्बलता कारक रोग के होने के बाद अन्य अंगो में भी कभी–कभी संक्रमण हो सकता है (चित्र 2)।
- *ऐस्पर्जिलस फ्यूमिगेटस* के अभिश्वसित स्पोर फुफुसों अथवा वायुकोशों में संक्रमण के लक्षण न तो निश्चयायक होते हैं और न ही निरन्तर बने रहते हैं (चित्र 3, 4 एवं 5)।
- गौ–पशुओं में क्षय रोग के समान चिरकालीन फुस्फुस संक्रमण करता है।
- इसके अतिरिक्त सह कवकजन्य गर्भपात का प्रमुख कारण माना जाता है। स्पोर श्वसन मार्ग से ही शरीर में प्रवेश करते हैं तथा बाद में रक्त के द्वारा अपरा तक पहुॅच कर अपराशोथ उत्पन्न करते हैं।
- गर्भपात होने तक मादा में रोग के लक्षण दिखाई नहीं पड़ते।
- *ऐस्पर्जिलस फ्यूमिगेटस* बछडों में आंत्रशोथ तथा अतिसार उत्पन्न करता है।

उपचार (ट्रीटमेंट)

- घोड़ों में नासिका एवं गुट्रल थैली का ऐसपर्जिलोसिस संक्रमण निओमाइसिन (25 मि.ग्रा. / 100 मि.ली. जल) या ऐंडोस्कोपिक नली के माध्यम से देना लाभकारी पाया गया है।
- इसी प्रकार आइट्रॉकोनाजोल (3 मि.ग्रा. / कि.ग्रा.) शरीर भार की दर से मुँह द्वारा देने पर भी लाभ मिलता है।

रोकथाम (प्रीवेंशन)

- दाने में आर्द्रता की मात्रा कम रखें।
- पशुओं के रहने के स्थान को साफ–सुथरा एवं शुष्क रखें।
- सड़ा चारा एवं दाना पशुओं के आहार में शामिल नहीं करना चाहिए।

कैण्डिडिएसिस

परिचय (एपीडेमियोलॉजी)

- *कैण्डिडा* वंश के कवकों द्वारा होने वाले रोगों को सामूहिक रूप से कैण्डिडिएसिस कहा जाता है।
- कुछ पुस्तकों में इसे कैण्डिडियोसिस भी कहा गया है।
- इस वंश की अनेक जातियाँ है परन्तु सबसे अधिक विकृतिजनक *कैण्डिडा ऐल्विकेन्स* है।
- यह वातावरण में व्यापक रूप से पाया जाता है। केण्डिडा वंश के कवक स्वस्थ मनुष्यों तथा पशुओं की त्वचा तथा श्लेष्म कलाओं में पाये जाते हैं, परन्तु ये विशेष परिस्थितियों में रोग उत्पन्न करते है।

रोग के लक्षण (सिम्पटम्स)

- मधुमेह, ऐण्टीबायोटिकों का प्रयोग व अन्य दुर्बलताकारक रोग प्राणियों को केण्डिडिएसिस के लिए अधिक सुग्राही बना देते हैं।
- इसके अतिरिक्त यह थनैला, पाचन तथा श्वसन तंत्र, त्वचा व अन्य अंगों में विक्षतियाँ उत्पन्न कर सकता है।
- सगर्भित मादाओं में योनिशोथ का यह सबसे प्रमुख कारण है। यह रोग विश्व के सभी भागों में व्याप्त है।
- इस वंश के सभी कवक जीवाणु के माध्यमों तथा सैब्रॉड माध्यम पर अच्छी प्रकार से वृद्धि करते है।
- ये 250 से. या 370 से. ताप पर ऊष्मयित करने पर दो से सात दिन में कोमल, चमकदार तथा सफेद कॉलोनियाँ बनाते हैं।
- ये 3 से 5 मी.मी. व्यास के यीस्ट होते है तथा इनमें मुकुलन द्वारा प्रजनन होता है कभी–कभी ये एप्डोस्पोर भी बनाते हैं।

- यदाकदा मुकुल आपस में जुड़े रहने के कारण कूट कवक तन्तु बनाते हैं।
- क्लेमाइडोस्पोर अगार या कार्नमील अगार पर वृद्धि करने पर कुछ जातियाँ विशेषकर कै. ऐल्बिकेन्स मोटी भित्ति वाले बड़े आकार के क्लेमाइडोस्पोर बनाते हैं।
- इस वंश की जातियों के विभेदन में शर्करा–किण्वन सहायक होता है। *कै. एल्बिकेन्स* ड्रैक्सट्रोज तथा माल्टेज में अम्ल व गैस उत्पन्न करता है तथा यदाकदा सुक्रोज में केवल अम्ल बनाता है।
- यह लैक्टोज का किण्वन नहीं करता।

उपचार (ट्रीटमेंट)

- निस्टैटिन अथवा एम्फोटैरिसिन बी या 1 प्रतिशत आयोडीन घोल मौखिक अथवा त्वचा संबंधी कैण्डीडियासिस में लाभकारी है।
- फ्लूकोनाजोल, 5 मि.ग्रा. शरीर भार की दर से मौखिक रूप से 4–6 हफ्ते तक प्रतिदिन एक बार देना चाहिए।

रोकथाम (प्रीवेंशन)

- पशुशाला की सफाई एवं स्वच्छता।
- पशुओं को उचित मात्रा में व्यायाम एवं बाहर ले जाना चाहिए।
- पशुशाला में भीड़–भाड़ नहीं होनी चाहिए।
- खुरों की सफाई एवं काट–छाँट समय–समय पर की जानी चाहिए।

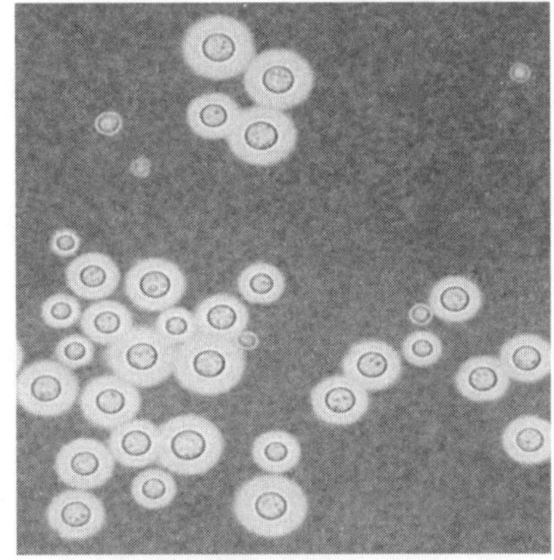

चित्र 1

क्रिप्टोकाकोसिस

परिचय (एपीडेमियोलॉजी)

- यह रोग *क्रिप्टोकॉक्स निओफार्मेस* नामक यीस्ट द्वारा होता है (चित्र 1 एवं 2)।
- इस वंश की अन्य जातियाँ विकृतिजनक नहीं होती।
- यह रोग सामान्यतः संदूषित धूल के अभिश्वसन से उत्पन्न होता है।

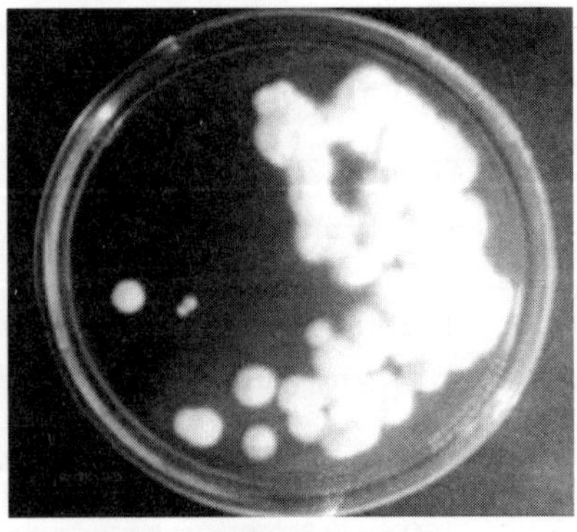

चित्र 2

रोग के लक्षण (सिम्पटम्स)

- आरम्भ में श्वसन तंत्र प्रभावित होता है, परन्तु बाद में केन्द्रिय तंत्रिका तंत्र, अस्थियाँ, त्वचा व अन्य अंग भी संक्रिमत हो सकते है।
- गौपशुओं में यह कवक जनित स्तनशोथ का प्रमुख कारण माना जाता है।
- यह कवक कबूतरों की बीट से संदूषित मृदा में प्रायः पाया जाता है।
- सैब्रॉड माध्यम पर यह एक या दो सप्ताह में क्रीम जैसी लसदार कॉलोनियाँ बनाता है।
- इसकी वृद्धि 250 से. व 370 से. पर समान रूप से होती है।
- *क्रि. नियोफार्मेस* यूरिया का जल अपहारन करता है व संरोपित करने पर मूषकों में विक्षतियाँ उत्पन्न कर देता है जिससे मृत्यु हो जाती है।
- यह कूट कवक तन्तु नहीं बनाता व केवल यीस्ट के रूप में ही पाया जाता है। ऊतकों से प्राप्त नमूनों में यीस्ट कोशिकायें सुस्पष्ट कैप्सूल से घिरी दिखाई देती है।
- कृत्रिम माध्यमों में वृद्धि करने पर कैप्सूल स्पष्ट नहीं दिखाई पड़ता है।
- *राइजोपस, म्यूकर* तथा *एब्सीडिया* वंश की फफूँदियों द्वारा होने वाले संक्रमण को सामूहिक रूप से जाइगोमाइकोसिस या फाइकोमाइकोसिस कहते है।
- गौवंशी पशुओं में इनका संक्रमण बहुत कम होता है।
- इसके अतिरिक्त यदाकदा हिस्टोप्लाज्मोसिस व कॉक्सीडियोमाइकोसिस भी गौवंशी पशुओं में होते हैं ।
- इन सभी रोगों में फुफुसो व अन्य अंगों में क्षय रोग की भाँति विक्षतियाँ पायी जाती हैं।

उपचार (ट्रीटमेंट)

- फ्लूकोनाजोल (2–10 मि.ग्रा. / कि.ग्रा. शरीर भार) अथवा आइट्राकोनाजोल लाभकारी है।
- एम्फोटेरिसीन बी को 0.5–0.8 मि.ग्रा. / कि.ग्रा. शरीर भार की दर से जिसे 0.45 प्रतिशत सलाईन तथा 2 प्रतिशत डैक्सट्रोज विलयम में मिश्रित किया गया हो, को अंतःत्वचीय मार्ग द्वारा देना चाहिए।
- फ्लूसाइटोसिन का भी उपयोग किया जा सकता है।

रोकथाम (प्रीवेंशन)

- धूल भरे वातावरण से पशुओं को दूर रखने का प्रयास किया जाना चाहिए।
- कबूतर बीट से संदूषित मृदा द्वारा पशु आहार का संदूषण होने से बचाव आवश्यक है।

कवक विष जनित रोग (माइकोटॉक्सिकोसिस)

- कुछ कवक पशुओं के ऊतकों में प्रवेश कर रोग उत्पन्न करने में सक्षम नहीं होते वरन् पशु आहार में वृद्धि कर विष उत्पन्न करते है।
- जब पशु ऐसा विषैला आहार खाते हैं तो उनमें रोग उत्पन्न हो जाते हैं (चित्र 1)।

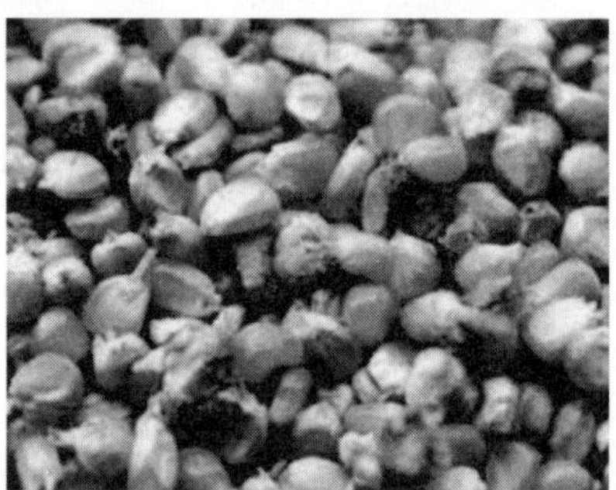

चित्र 1

- कवकों द्वारा उत्पादित विष को कवक–विष (माइकोटॉक्सिन) व कवक विष द्वारा होने वाले रोगों को कवक विष जनित रोग (माइकोटॉस्सिकोसिस) कहते हैं।

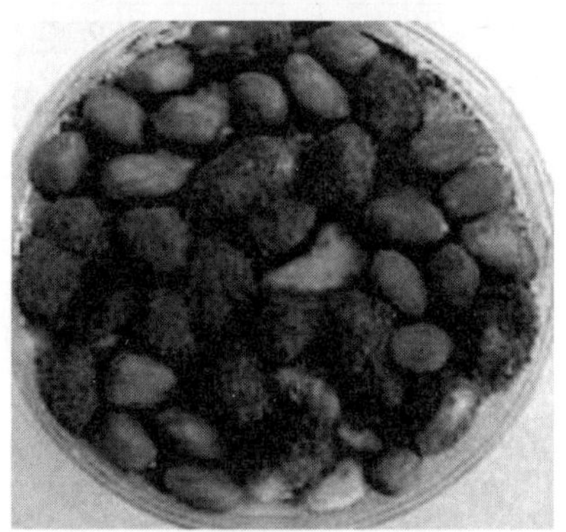

चित्र 2

- यूँ तो विगत शताब्दी से ही ऐसे प्रमाण उपलब्ध हैं जिनसे ज्ञात होता है कि फफूँद–संदूषित आहार पशु व जन स्वास्थ्य के लिए हानिकर होता है, परन्तु सन् 1960 से इस विषय के इतिहास ने एक नया मोड़ लिया। उक्त वर्ष से इंग्लैण्ड में एक अज्ञात रोग से लगभग एक लाख पक्षी (टर्की) अचानक मर गए। कारण ज्ञान न होने के कारण उस समय रोग को टर्की श्वांस रोग कहा गया। बाद में वैज्ञानिक परीक्षणों द्वारा यह सिद्ध हो गया कि उक्त प्रकोप का कारण विषैला आहार था। आहार बनाने में प्रयुक्त की गई मूंगफली *ऐस्पार्जिलस फ्लेवस* नामक फफूँद से संदूषित होने के कारण विषाक्त थी (चित्र 2)। इस विष को फफूँद के नाम के आधार पर एफ्लाटॉक्सिन नाम दिया गया। बाद में अनेक देशों से ऐफ्लाटॉक्सिकोसिस के प्रकोप का पता चला।
- ऐफ्लाटॉक्सिन एवं ऐफ्लाटाक्सिकोसिस।
- सभी कवक विषों में ऐफ्लाटाक्सिन सर्वाधिक महत्वपूर्ण है।

- यह *ऐस्पर्जिलस* की कुछ जातियों जैसे *ऐ. फ्लेवस, ऐ. पैरासिटिक्स* एवं *ऐ. आस्टिएनस* द्वारा उत्पन्न होता है।
- इनके अतिरिक्त *ऐस्पार्जिलस* वंश की कुछ अन्य जातियाँ तथा अन्य वंश की कुछ फफूँदियाँ जैसे *पेनीसिलियम प्यूबेल्लम* आदि भी इस विष को उत्पन्न करती है।
- इनका उत्पादन संदूषित मूंगफली, बिनौला तथा नारियल में अधिक मात्रा में होता है। परन्तु यह विष मक्का, ज्वार, बाजरा, चावल आदि भोज्य पदार्थो में पाया गया है।
- अनाजो के कटे व टूटे दाने फफूँद संदूषित विष उत्पादन के लिए अधिक सुग्राही होते है। इसके अतिरिक्त यह फल दूध व दूध से बने पदार्थो में भी पाया जाता है।
- यह आवश्यक नहीं है कि प्रत्येक पदार्थ जो कि उक्त फँफूदियों से संदूषित हो विषैला ही हो।
- ऐफ्लाटॉक्सिन के उत्पादन के लिए विशिष्ट परिस्थितियों की आवश्यकता होती है जबकि विषजनक फँफूदियों की वृद्धि के लिए अधिक विशिष्ट परिस्थितियाँ आवश्यक नहीं।
- विष उत्पान के लिए लगभग 270 से. तापमान 83 प्रतिशत आपेक्षित आर्द्रता तथा 10 दिन का समय चाहिए।
- ऐफ्लाटाक्सिन के अनेक प्रारूप ज्ञात है जैसे ऐफ्लाटाक्सिन बी–1, बी–2, जी–1, जी–2 आदि। दूध में ऐफ्लाटाक्सिन के एम–1 व एम–2 प्रारूप पाये जाते हैं उनकी रासायनिक संरचना में बहुत कम अन्तर होता है परन्तु इनके जैव गुणों में बहुत अंतर पाया गया है। उदाहरणार्थ ऐफ्लाटॉक्सिन बी–1 सबसे अधिक विषाक्त होता है व यह यकृत व अन्य अंगों में कैंसर भी उत्पन्न कर सकता है जबकि ऐफ्लाटॉक्सिन बी–2 कम विषैला होता है।
- सभी पशु व पक्षी एवं मनुष्य ऐफ्लाटॉक्सिन के लिए सुग्राही होते है।
- विष का स्वास्थ्य पर दुष्प्रभाव आहार में विष के प्रारूप एवं मात्रा तथा पोषक की सुग्राहिता पर निर्भर होता है।
- यदि विष की मात्रा अधिक हो तो मृत्यु भी हो सकती है।
- जब आहार में विष की मात्रा कम हो तो मृत्यु नहीं होती परन्तु अन्य व्याधियाँ उत्पन्न हो जाती हैं।
- विष का प्रभाव सर्वाधिक यकृत पर पड़ता है। यकृत बड़ा पीला व कड़ा हो जाता है। व कैंसर भी उत्पन्न हो सकता है (चित्र 3)।

- इसके अतिरिक्त यह अन्य अंगों जैसे वृक्क आदि को भी प्रभावित करता है।
- इस विष के कारण चूजों की वृद्धि में कमी, भ्रूण की मृत्यु तथा भ्रूण में अन्य विक्षतियाँ उत्पन्न हो जाती है।
- दुधारू पशुओं के दुग्ध उत्पादन में कमी हो जाती है।

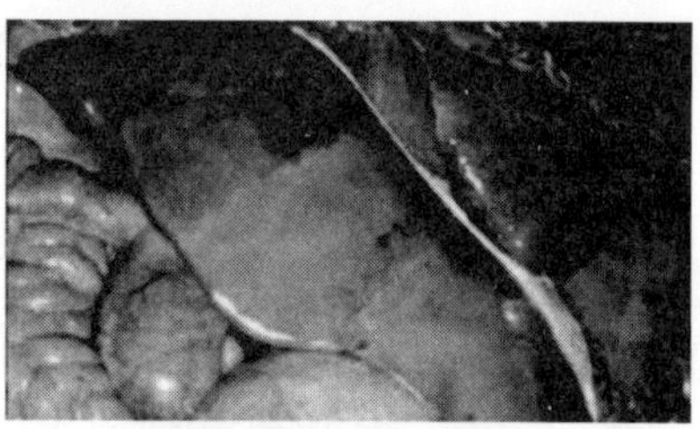

चित्र 3

- दुधारू पशुओं तथा दूध में प्रारूप एम–1 व एम–2 पाये जाते हैं इस विष का एक उल्लेखनीय प्रभाव यह है कि विषाक्त प्राणी की रोगरोधक क्षमता में कमी आ जाती है जिसके कारण प्राणी अनेक प्रकार के संक्रमणों के लिए अधिक सुग्राही हो जाता है।
- ऐफ्लाटॉक्सिन 100 डिग्री से. तक गर्म करने पर भी नष्ट नहीं होता जबकि कुछ रासायनिक पदार्थ जैसे अमोनिया, ओजोन, नमक आदि के प्रयोग से इसकी विषाक्तता कम हो जाती है, परन्तु आहार प्रयोग के योग्य नहीं बनाया जा सकता। अभी तक कोई ऐसी व्यावहारिक विधि ज्ञात नहीं है जिसके द्वारा विषैले आहार व अनाज को शोधित करके पुनः खाने योग्य बनाया जा सके।
- अतः खाद्यानों व पशु आहारों को भण्डारण के समय नम व गर्म जलवायु से बचाना आवश्यक है।
- चूँकि हमारे देश की परिस्थितियों में गर्मी से बचाव कठिन है अतः नम हवा से विशेषकर वर्षा ऋतु में बचाव करना अति आवश्यक है।
- फफूँद संदूषित आहार का प्रयोग नहीं करना चाहिए (चित्र 4)।

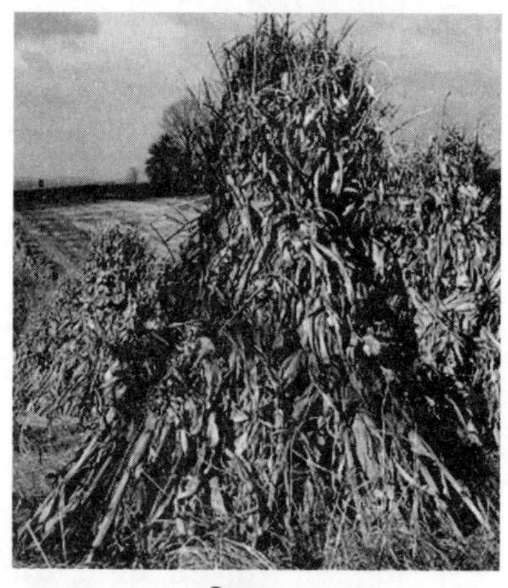

चित्र 4

उपचार (ट्रीटमेंट)

- यदि आहार में ऐफ्लाविष पाया जाता है तो उसके श्रोत को तत्काल खत्म किया जाना चाहिए।
- आहार में प्रोटीन एवं विटामिन ए, डी, ई, के एव बी की मात्रा को बढ़ाना चाहिए।
- अच्छी प्रबन्धन प्रक्रियाओं द्वारा द्वितीय जीवाणु संक्रमण को दूर किया जाना चाहिए एवं इसके लिये तत्काल प्रभावी उपाया किये जाने आवश्यक हैं।

रोकथाम (प्रीवेंशन)

- पशु आहार में नियमित रूप से अल्फाविष की निगरानी करनी चाहिए।
- नवजात, मादा से अलग किये गये, गर्भवती एवं दुधारू पशुओं को विशेष रूप से संदिग्ध संदूषित आहार से बचाना चाहिए।
- अनाज का अमोनियाकरण संदूषण की मात्रा को कम करने में सहायक है
- शूकर अथवा कुक्कुट आहार में 5 क्रि.ग्रा./टन की दर से हाइड्रेटेड सोडियम कैल्शियम एल्यूमिनोसिलिकेट (एच.एस.सी.ए.एस.) द्वारा एफ्लाविषाक्तता के प्रभाव को कम किया जा सकता है।

ओक्राटॉक्सिकोसिस

- *ऐस्पार्जिलस आक्रेसियस* तथा कुछ *पेनीसिलियम वंश* की फफूँदी वृद्धि करते समय आहार में आक्राटॉक्सिन नामक विष उत्पन्न करते हैं।
- ऐफ्लाटॉक्सिन की भाँति ओक्राटॉक्सिन के भी अनेक प्रारूप है जिनमें आक्राटाँक्सिन–ए सर्वाधिक विषैला होता है व इस विष का सबसे अधिक प्रभाव वृक्को पर पड़ता है (चित्र 1)।
- यह शरीर की रोगरोधक क्षमता कम कर देता है जिसके कारण पशु अन्य रोगों के लिए सुग्राही अधिक हो जाता है।

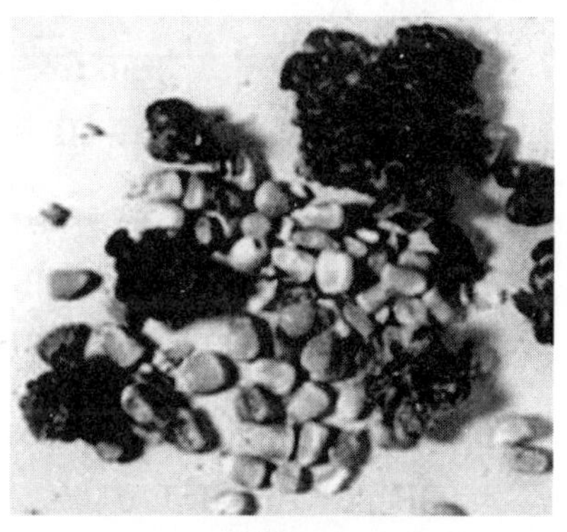

चित्र 1

ऐलिमेन्ट्री टॉक्सिक ऐल्युकिया

- यह विषाक्तता रूस के पश्चिमी साइबेरिया भाग में अधिक व्याप्त है।
- फ्यूजेरियम वंश के कुछ कवक एक विष उत्पन्न करते है जिसके दुष्प्रभाव से आरम्भ में ज्वर और नाक, मसूड़ो व गले में रक्त स्राव होता है व इसके बाद तीव्र आंत्रशोध उत्पन्न हो जाता है (चित्र 1)।
- विषाक्त भोजन करने के कुछ हफ्ते बाद अस्थि मज्जा का क्षय होना आरम्भ हो जाता है।

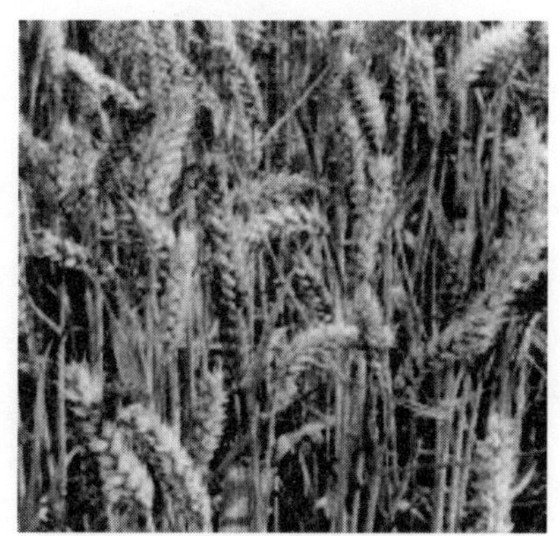

चित्र 1

लम्ब–जनक कवक विष

- *ऐस्पर्जिलस व पेनीसिलियम* वंश के कुछ कवक ऐसे विष उत्पन्न करते हैं जो शरीर में कम्प व आक्षेय उत्पन्न करते है।
- पैनिट्रैम–ए सर्वाधिक विषाक्त पाया गया है।
- कुछ कवक ट्राइकोथिसिन नामक पदार्थ उत्पन्न करते हैं। ये पदार्थ अत्यन्त क्षामक होते हैं तथा त्वचा का परिगलन करते हैं।
- इन पदार्थो में वेरूकेरिन–ए सबसे अधिक महत्वपूर्ण है यह ग्राम ऋणात्मक जीवाणुओं की वृद्धि का संदमन भी करता है।

स्टेकिबोट्रियोटॉक्सिकोसिस

- *स्टेक्बिोट्रिस ऐट्रा* नामक फफूँद द्वारा सेट्राटॉक्सिन नामक विष उत्पन्न होता है।
- इस विष के प्रभाव से मुखगुहा में क्षोभ लसीका ग्रन्थियों का आकार बढ़ना और सिर बढ़ा हो जाना जैसे लक्षण पाये जाते हैं (चित्र 1)।
- इसके अतिरिक्त जठराशोथ व अस्थि मज्जा शोथ भी हो जाता है।
- यह रोग रूस में मुख्य रूप से अश्वों में पाया जाता हैं इसके अतिरिक्त यदाकदा गौवंशी पशु भेड़ व शूकर भी प्रभावित होते हैं।

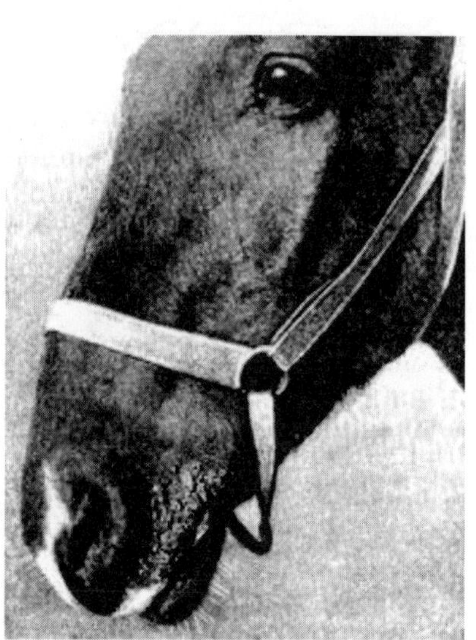

चित्र 1

❑❑❑

अध्याय 5

परजीवी जनित रोग

(पैरासाइटिक एवं प्रोटोजोअल डिसीजिज)

फैसियोलियता (जुकना रोग अथवा लिवर फ्लूक)/ फैसीलिओसिस

परिचय (एपीडेमियोलॉजी)

- यह रोग गाय, भैंस, भेड़, बकरी, शूकर, अश्व तथा जंगली पशुओं के साथ–साथ मनुष्य में भी पाया जाता है।
- फैसिओलियता का रोग यकृत शोथ, पित्तनालिका शोथ, शारीरिक क्षरण, रक्ताल्पता आदि के रूप में प्रकट होता है।
- यह रोग विश्व के एक बड़े भू–भाग में पाया जाता है और सभी आयु और लिंग के पशुओं को प्रभावित करता है। अवयस्क पशु रोग के प्रति अधिक सुग्राही होते हैं।
- रोग की उत्पत्ति *फैसिओला हिपेटिका* (चित्र 1) एवं *फै. जाइगेन्टिका* नामक पत्ती के आकार के परजीवी के कारण होती है जो यकृत तथा पित्त नली में रहते हैं।

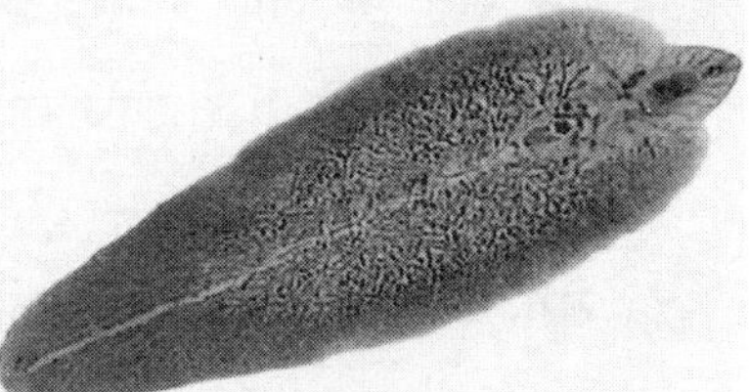

चित्र 1

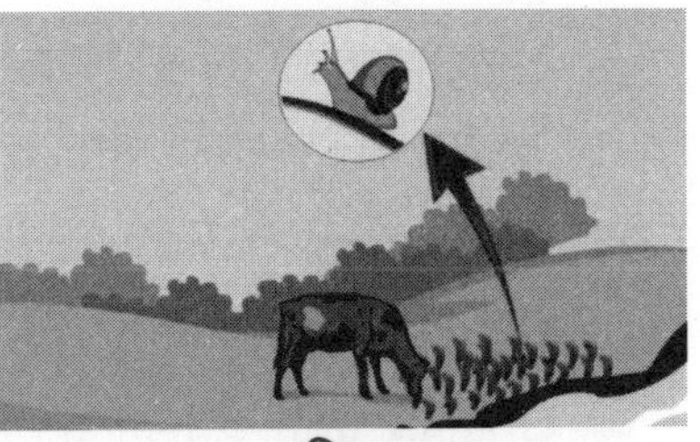

चित्र 2

- रोग के प्रसारण में स्नेल (घोंघा) *लिमनिया* की अति महत्वपूर्ण भूमिका होती है क्योंकि इनमें परजीवी की प्रारम्भिक अवस्थायें विकसित होती हैं (चित्र 2)।

- रोग की अति व्यापकता के कारण किसानों को भारी आर्थिक हानि का सामना करना पड़ता है।

रोग के लक्षण (सिम्पटम्स)

- रोग की अधिक तीव्रता में प्रभावित पशु अपने को अलग कर चरना छोड़ देते हैं। उनकी भूख कम या समाप्त हो जाती है।
- पशुओं को चलने में कठिनाई होती है।
- उदर स्पर्श करने पर दर्द महसूस होता है।
- रोग की लम्बी अवधि में प्रभावित पशु के शरीर का क्रमिक क्षरण होता है। उससे कमजोरी और रक्ताल्पता हो जाती है (चित्र 3)।
- पशु के पेट के क्षेत्र और ठोड़ी के नीचे सूजन देखी जा सकती है।
- पशु के बालों की चमक कम हो जाती है और वह रूक्ष हो जाते हैं (चित्र 4)।
- गम्भीर स्थिति में गाभिन मादाओं में गर्भपात भी हो सकता है।

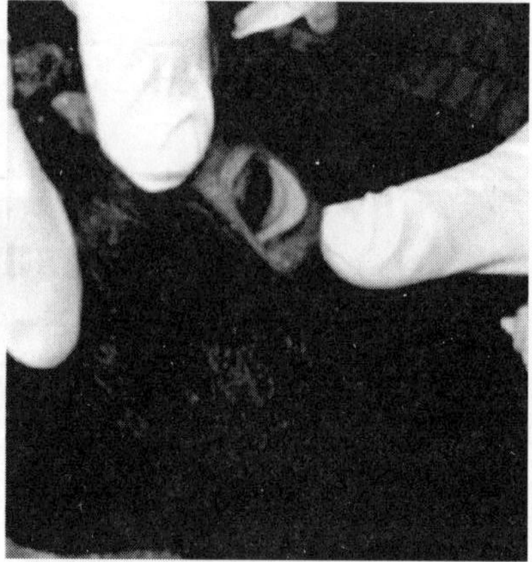

चित्र 3

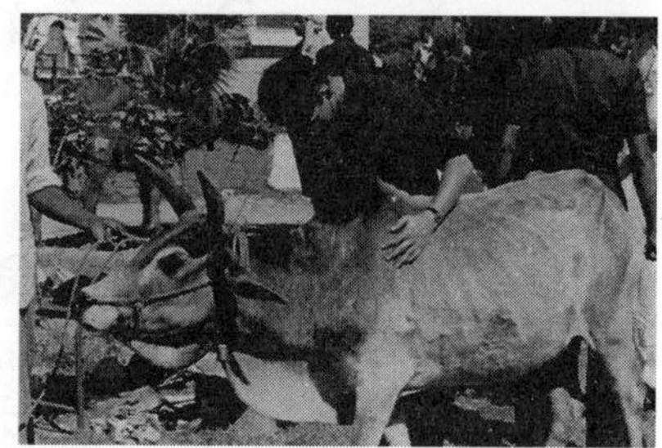

चित्र 4

- रोग की अवस्था में पशु का यकृत एवं पित्त नली प्रभावित होती है।

चिकित्सा (ट्रीटमेंट)

- ऑक्सीक्लोजानाईड, निक्लोसामाइड एवं ट्राईक्लाबेंडाजोल का प्रयोग (10 मि.ग्रा./कि.ग्रा. शरीर भार) रोग से छुटकारा दिलाने में लाभकारी है।
- ऐल्बेन्डाजोल नामक औषधि का प्रयोग अधिक मात्रा में कर इस परजीवी रोग से पार पाया जा सकता है।
- उपरोक्त सभी दवाओं का एक सप्ताह बाद दुबारा प्रयोग करें।

रोकथाम (प्रीवेंशन)

- पशुओं को घोघें वाले नदी, तालाब, पोखर, झील के आस–पास न चरायें।
- पशुओं को ट्यूबवैल या हैंडपम्प का पानी पिलायें।

- नदी तालाबों में घोघों को नष्ट करने के लिए तूतिया (कापर सल्फेट) (1:100000) का प्रयोग कर सकते हैं परन्तु तूतिया डालने पर पशुओं को एक सप्ताह तक जलाशय में न जाने दें (चित्र 5)।

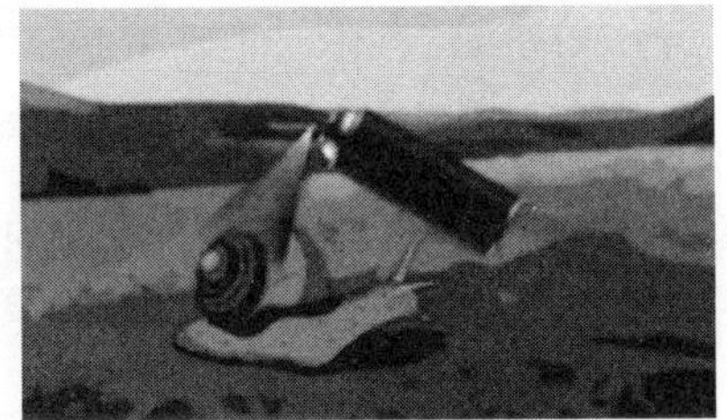

चित्र 5

पैराएम्फीस्टोमियता (पैराएम्फीस्टोमिएसिस)

परिचय (एपीडेमियोलॉजी)

- रोमन्थी पशुओं को प्रभावित करने वाला यह एक परजीवी रोग है जो पशुओं में आँत्रशोथ उत्पन्न करता है।
- यद्यपि वयस्क परजीवी, रोगी पशु के रूमन में रहते हैं तथापि विकासशील परजीवी, पशु की आँत को भारी हानि पहुँचाते हैं।

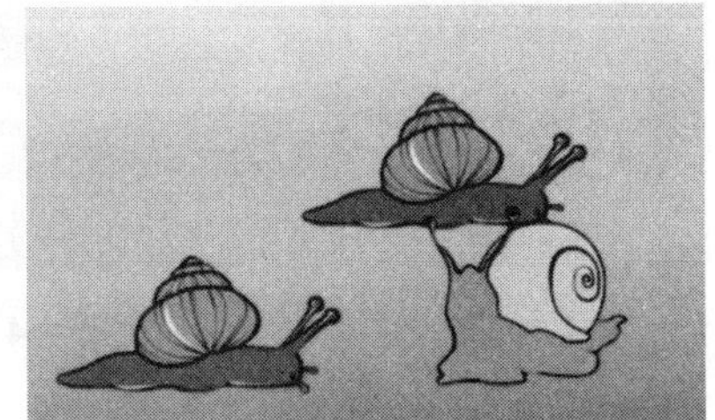

चित्र 1

- तरूण गौवंश, भेड़ एवं बकरी में रोग भारी आर्थिक हानि पहुँचाता है।
- रोग को फैलाने में घोंघे (स्नेल) महत्वपूर्ण भूमिका निभाते हैं (चित्र 1)।
- नदी, नाली, झील, नहर आदि के क्षेत्रों में जहाँ घोंघे (स्नेल) पाये जाते हैं यह रोग अधिक होता है (चित्र 2)।

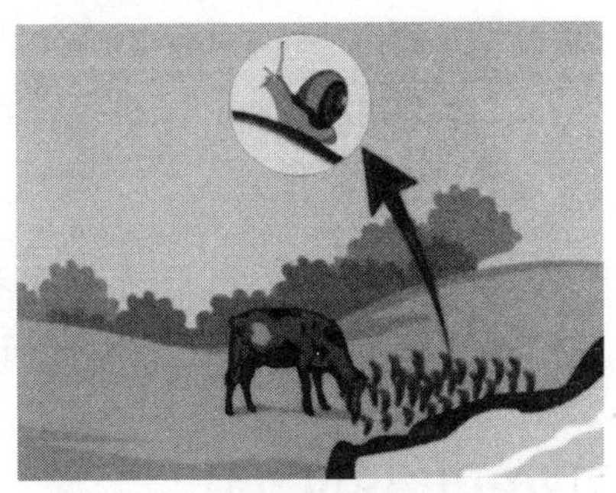

चित्र 2

- पैराएम्फीस्टोमियता का प्रकोप विशेष रूप से सितम्बर–अक्टूबर से फरवरी–मार्च तक पाया जा सकता है।
- *पैराएम्फीस्टोम* वर्ग के अनेक परजीवी, पशुओं में इस रोग के लिए उत्तरदायी हैं।

रोग के लक्षण (सिम्पटम्स)

- इस रोग में वयस्क परजीवी के स्थान पर अल्प विकसित परजीवी अधिक हानिकारक है।

- रोग से प्रभावित पशु में मल के साथ रक्त भी बाहर आता है। पशु दुर्गन्धपूर्ण दस्त, पेट में मरोड़ उठना जैसे लक्षण प्रदर्शित करता है (चित्र 3)।
- दस्त से प्रभावित पशु में जल की कमी हो सकती है। पशु कमजोर हो जाता है एवं उसका भार कम हो जाता है (चित्र 4 एवं 5)।
- रोगी पशु में जबड़े के नीचे शोथ देखा जा सकता है जिसे 'बोतल जॉ' के नाम से जानते हैं (चित्र 6)।

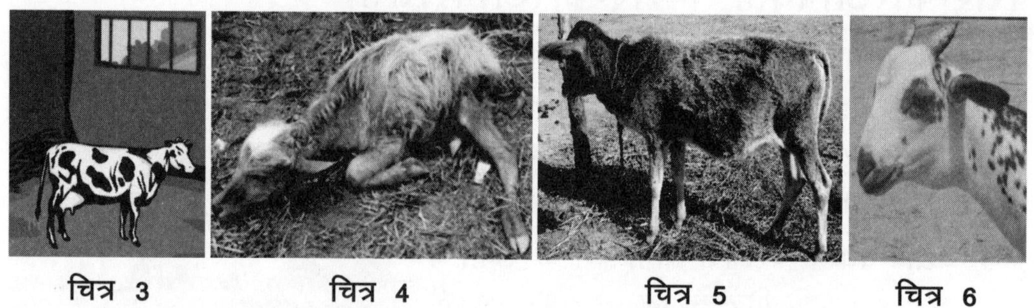

चित्र 3 **चित्र 4** **चित्र 5** **चित्र 6**

चिकित्सा (ट्रीटमेंट)

- रोग की पहचान होने की स्थिति में ऑक्सीक्लोजानाइड (10–15 मि.ग्रा.), ट्राईक्लाबेन्डाजोल (12 मि.ग्रा.) तथा निक्लोसामाइड 100 मि.ग्रा./कि.ग्रा. शरीर भार कारगर औषधियाँ हैं।
- इन औषधियों के साथ कुछ औषधियाँ जैसे गेरू मिट्टी (10 ग्राम) एवं बेल पाउडर का प्रयोग भी दस्त रोकने में लाभकारी है।

रोकथाम (प्रीवेंशन)

- स्थानीय प्रकोप को देखते हुए रक्षात्मक चिकित्सा करें।
- पशुओं को झील, नहर, तालाब का जल न पिलायें।
- घोघें वाले जल श्रोत के पास चराई नहीं करायें।

सिस्टोसोमियता (सिस्टोसोमिएसिस)

परिचय (एपीडेमियोलॉजी)

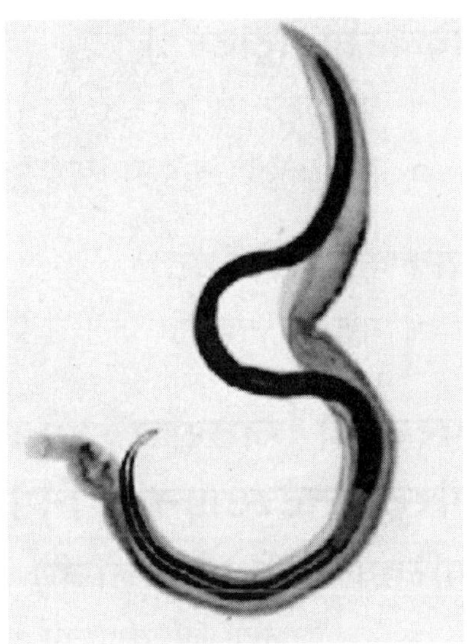
चित्र 1

- सिस्टोसोमियता एक चिरकालिक रोग है जो रक्त में पाये जाने वाले फ्लूक (चित्र 1) के कारण होता है तथा रक्ताल्पता एवं क्रमिक शारीरिक क्षय के रूप में प्रकट होता है।
- गाय, भैंस, भेड़, बकरी एवं शूकर जाति के पशुओं में यह रोग पाया जा सकता है। मनुष्य में भी इस रोग का प्रकोप देखा गया है।
- पशु शरीर के भार में कमी तथा संक्रमित अंगों को छाँटने से होने वाली हानि के कारण यह रोग पशु पालकों को भारी आर्थिक हानि पहुँचाता है।
- इस रोग का प्रसारण त्वचा के भेदन द्वारा होता है।

रोग के लक्षण (सिम्पटम्स)

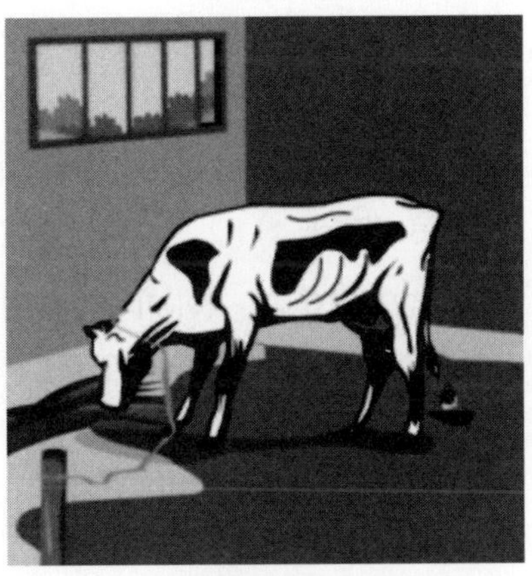
चित्र 2

- परजीवी की संक्रामक अवस्था के त्वचा भेदन के कारण प्रभावित पशु को जलन महसूस होती है।
- रक्त में पहुँचकर परजीवी रक्ताल्पता करते हैं।
- प्रभावित पशु में आँत्र प्रभावित होती है और उससे लगातार रक्त का रिसाव होता है।
- रोगी पशु आहार के लिए अरूचि प्रकट करता है, उसे दस्त हो जाते हैं जिसमें मल के साथ रक्त और श्लेष्मा आने लगती हैं (चित्र 2)।
- चिरकालिक रोग में पशु शनैः–शनैः दुर्बल होता जाता है। उसकी वृद्धि दर कम हो जाती है और पशु के पेट में पानी इकठ्ठा हो जाता है।
- गौवंशी पशुओं में नाक का संक्रमण होने से सांस में खड़खड़ाने की आवाज आने लगती है और वे मुख से सांस लेते हैं।

चिकित्सा (ट्रीटमेंट)

- प्राजीक्वेन्टल (15–20 मि.ग्रा./कि.ग्रा. वजन) काफी प्रभावकारी औषधि है।
- एक सप्ताह बाद उपचार पुनः दोहराया जा सकता है।

रोकथाम (प्रीवेंशन)

- पशु को संक्रमित जल में प्रवेश से बचाकर रोग से बचाया जा सकता है।

परजीवी जठराँत्र शोथ (पैरासाइटिक गैस्ट्रोइनट्राइसिस/गैस्ट्रोइनटेस्टाइनल निमेटोडिएसिस)

परिचय (एपीडेमियोलॉजी)

- यह परजीवी जनित पाचन अंग जैसे पेट, आँत एवं बडी आँत आदि को प्रभावित करने वाला पशु रोग है।

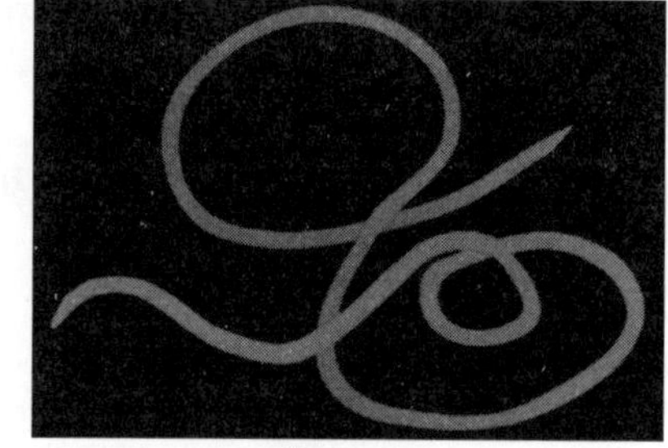

चित्र 1

- यह विश्वव्यापी रोग है जो सभी जाति के पशुओं जैसे गाय, भैंस, भेड़, बकरी, अश्व, ऊँट एवं श्वानों को प्रभावित करता है।
- परजीवी जनित जठराँत्र शोथ सभी आयु वर्ग के पशुओं को प्रभावित कर सकता है।
- पशुओं में इस रोग को फैलाने वाले गोलकृमियों के 10 से भी अधिक वंश एवं उनकी प्रजातियाँ हैं (चित्र 1)।

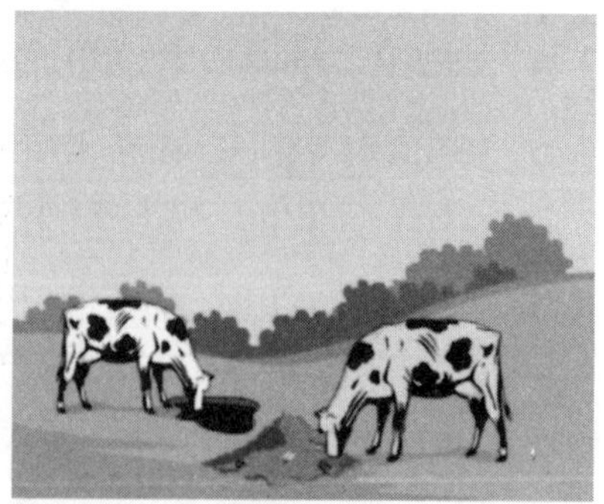

चित्र 2

- इस रोग से पशुओं में यद्यपि मृत्यु तो इतनी नहीं होती तथापि रोग की चिरकालिक अवस्था से पशु उत्पादन में भारी कमी के कारण पशुपालकों को अत्यधिक आर्थिक हानि उठानी पड़ती है।
- इस रोग का प्रसारण सामान्यतः दूषित चारागाह, दूषित आहार अथवा दूषित पानी ग्रहण करने के कारण होता है (चित्र 2)।
- इस रोग का होना वायुमण्डल में तापक्रम एवं आर्द्रता की अवस्थाओं पर निर्भर करता है।

रोग के लक्षण (सिम्पटम्स)

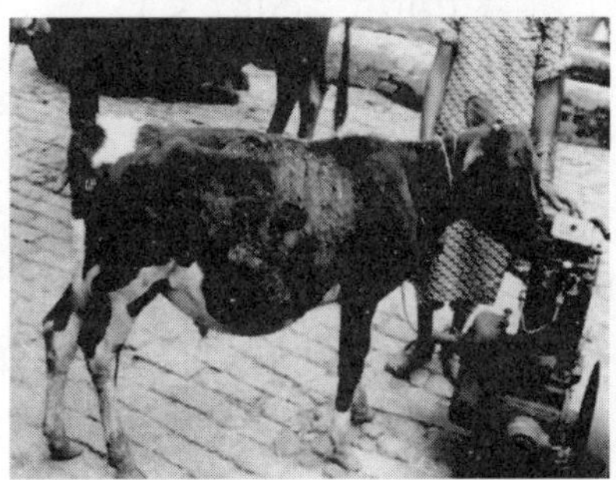

चित्र 3

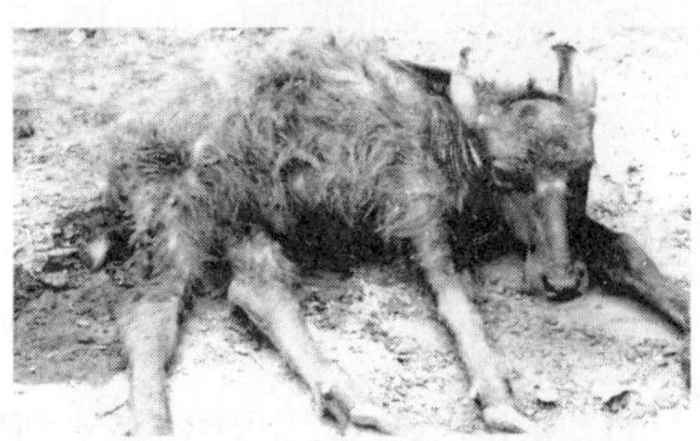

चित्र 4

- लगभग सभी जठराँत्र गोलकृमियों के संक्रमण से उत्पन्न रोगों के लक्षण मिलते जुलते होते हैं।
- प्रभावित पशुओं में दुर्बलता, दस्त, पिछले पैरों और पूँछ के आस–पास का भाग मल से सना होता है।
- रोगग्रस्त पशु में जबड़े की सूजन, विशेष रूप से ठोड़ी वाले भाग में दिखाई पड़ती है।
- अधिक प्रकोप की स्थिति में रोगी पशुओं में रक्ताल्पता हो जाती है। उनकी सभी श्लेष्मा झिल्लियों में पीलापन देखा जा सकता है।
- वृद्धि योग्य पशुओं में वृद्धि दर प्रभावित होती है। पशुओं का उत्पादन कम हो जाता है (चित्र 3)।
- अधिक दस्त होने से पशुओं में पानी की कमी हो सकती है जिससे त्वचा ढीली पड़ जाती है (चित्र 4)।
- इस रोग के कारण 1–2 माह के पशु शावकों में मृत्यु दर अधिक देखी जा सकती है।

चिकित्सा (ट्रीटमेंट)

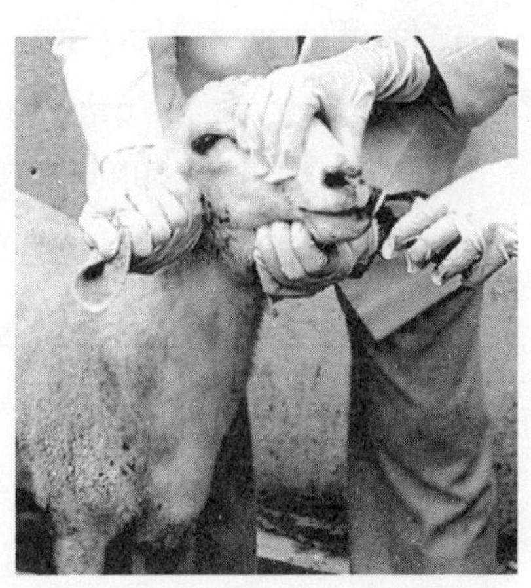

चित्र 5

- ऐल्बेंडाजोल (5–10 मि.ग्रा. / कि.ग्रा. शरीर भार), फेन्बेंडाजोल (5–7.5 मि.ग्रा. / कि.ग्रा. शरीर भार), ट्राइक्लेबेंन्डाजोल (10–12 मि.ग्रा. / कि.ग्रा. शरीर भार) अथवा क्लोसेन्टाल (7.5–10 मि.ग्रा. / कि. ग्रा. शरीर भार) आदि का प्रयोग कर इन परजीवी रोगों से छुटकारा पाया जा सकता है (चित्र 5)।
- अन्य परजीवी नाशक जैसे लीवामिसोल (7.5 मि.ग्रा. / कि.ग्रा.) अथवा मोरेन्टाल (10 मि.ग्रा. / कि.ग्रा.) का प्रयोग भी लाभकारी होगा।

- आइवरमेक्टिन इन्जेक्शन (200 माइकोग्राम/कि.ग्रा. शरीर भार के अनुसार) भी अति उपयोगी औषधि है।
- पशुओं को उपरोक्त औषधियों से 21 दिन के अन्तराल पर दो बार उपचारित करें।
- देशी उपचार में 20–30 मि.ली. सरसों के तेल को 10–15 ग्राम नमक में मिलाकर बछड़े को लगातार दो दिन तक पिलायें। 21 दिन बाद उपचार को दोबारा दोहरायें।
- मूली की 250 ग्राम पत्तियों के अर्क में 10–15 ग्राम नमक मिलाकर या 250–500 ग्राम मट्ठे में 10–15 ग्राम नमक मिलाकर या प्याज अथवा अदरक के 30 मि.ली. अर्क में 10–15 ग्राम नमक को मिलाकर बछड़े को पिलायें।
- इसके अतिरिक्त 10–15 ग्राम कत्थे के चूर्ण को 10–15 ग्राम नमक में मिलाकर प्रभावित पशु को खिलायें।

रोकथाम (प्रीवेंशन)

- प्रभावित पशु को अलग कर उपचारित करें।
- वर्षाकाल के प्रारम्भ और समाप्ति पर रक्षात्मक चिकित्सा का प्रयोग करें (चित्र 6)।
- एक समय में लगभग 10 प्रतिशत पशुओं को छोड़ रेबड़ के सभी पशुओं को उपचारित करें।
- अच्छे दुधारू पशुओं को जनन के 2 सप्ताह पहले पशुओं को उपचारित करने से चरागाह पर संक्रमण कम किया जा सकता है।
- निर्धारित मात्रा में दवा का प्रयोग किया जाये।
- एक ही औषधि का प्रयोग लगातार न करें तथा समय–समय पर औषधि बदल कर प्रयोग करें।
- बाड़े में साफ–सफाई का ध्यान रखें (चित्र 7)।

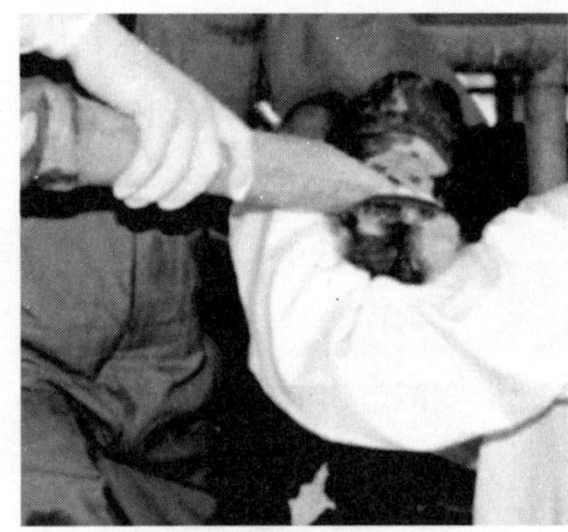

चित्र 6

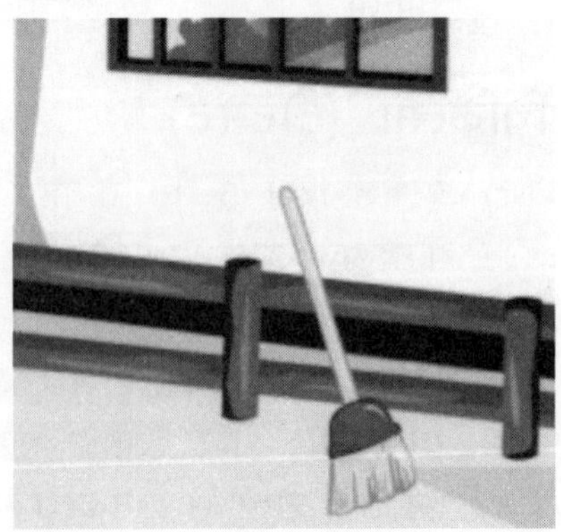

चित्र 7

एस्केरियोसिस (गेंहुआ रोग)

परिचय (एपीडेमियोलॉजी)

- गाय या भैंसों के बहुत से बच्चे 6 माह के होने से पहले ही मर जाते हैं। वैसे तो मरने के कई कारण हो सकते हैं परन्तु इनमें मुख्य कारण जूण या एस्केरियोसिस की बीमारी है।

- यह बीमारी गोल कृमि *टोक्सोकेरा विटुलोरम* के द्वारा होती है। यह कृमि बच्चों के पेट में पाया जाता है यह 10–15 सेंमी. लम्बा तथा सफेद रंग का होता है (चित्र 1, 2)।
- कभी–कभी यह परजीवी बच्चों के गोबर के साथ बाहर आ जाता है और पशुपालक इसे आसानी से देख सकते हैं।
- रोग की संक्रामी अवस्था मुख्यतया गर्भवती गाय व भैंसों में होती है और गर्भकाल के अन्तिम समय में यह नवजात शिशु के पेट में खून द्वारा पहुँच जाती है। कुछ संक्रामी अवस्था पशु के खीस के साथ भी बच्चों में पहुँच कर वयस्क हो जाते है एवं इसे विसिरल लार्वा माईग्रेंस कहते हैं।

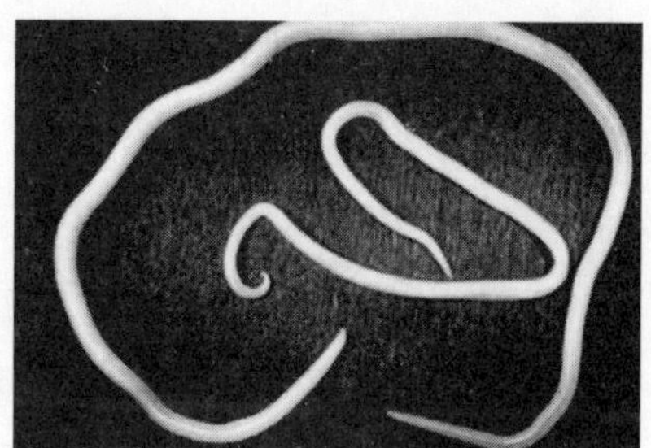

चित्र 1

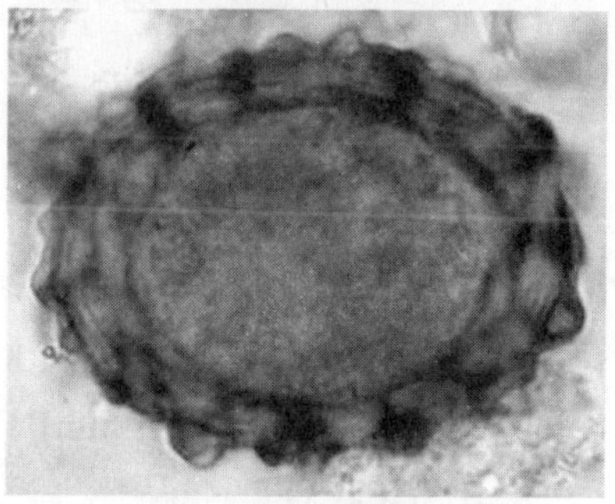

चित्र 2

रोग के लक्षण (सिम्पटम्स)

- बछड़ों का उदास रहना, दूध न पीना, कब्ज या पतले, मटमैले बदबूदार दस्त लगना, अफारा आना, पैर फैलाकर बैठना, पेट में दर्द रहना, शरीर का तापमान कम होना तथा मुँह से खट्टी सी बदबू आदि है।
- यह बीमारी वैसे तो दोनों, गाय या भैंसों के बच्चों में होती है, परन्तु भैंस के बच्चे अधिक प्रभावित होते हैं। बीमारी का प्रकोप 6 माह से कम आयु के बच्चों में तथा वर्षा या शरद ऋतु में अधिक होता है।

उपचार (ट्रीटमेंट)

- ऐसा देखने में आया है कि कई पशु पालक देशी दवाईयाँ देते हैं जिनमें मिर्च, राख, राई, तम्बाकू या नीला थोथा का उपयोग शामिल है। ये नुस्खे या तो हानिकारक हैं या प्रभावहीन हैं। इसलिये इनका उपयोग ठीक नहीं है।
- जूण की सबसे अच्छी व प्रभावकारी दवा पिपराजीन है। यह बाजार में कई नामों से मिलती है जैसे हेलमासिड, पाइप्रेक्स, वरमैक्स आदि।

- पशु पालकों को चाहिए कि इनमें से कोई भी दवा बछड़ों को पशु चिकित्सक की सलाह लेकर दें।
- इस दवा की पहली खुराक बच्चों को लगभग 15 दिन की आयु पर दें इसके पश्चात् हर महीने देते रहें जब तक बच्चा 5 महीने का न हो।
- जैसा कि बताया गया है कि जूण की बीमारी अधिकतर बच्चों को माँ के पेट में ही हो जाती है। इसलिए बचाव का फिलहाल कोई उपाय नहीं है। केवल नियमित रूप से गोबर परीक्षण व दवा सेवन ही एकमात्र उपाय है।

स्ट्रौंगाइलाइडोसिस

परिचय (एपीडेमियोलॉजी)

- एक महीने से 6 माह की उम्र के बच्चों में इसका संक्रमण अधिक होता है। इस परजीवी की संक्रमण अवस्था पशुशाला में ही अधिक पनपती है (चित्र 1)।
- जब पशु बड़ा होकर चारा खाने लगता है या चरने लगता है तो इसका प्रकोप कम हो जाता है।

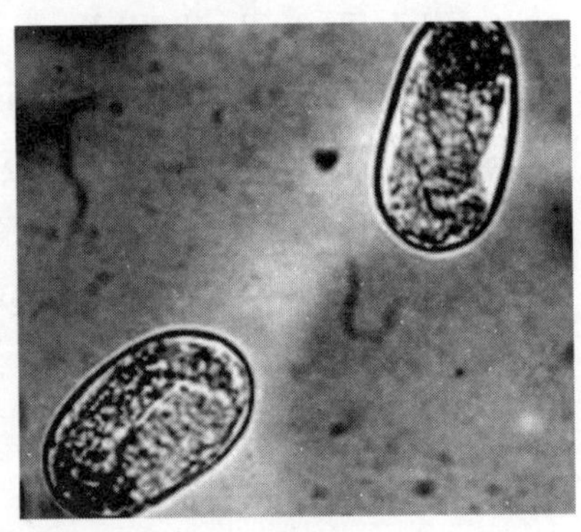

चित्र 1

रोग के लक्षण (सिम्पटम्स)

- जठरांत्र शोथ (गैस्ट्रोएन्ट्राइटिस) से पीड़ित पशुओं की पाचन क्षमता में गड़बड़ी हो जाती है, पशु सुस्त और कमजोर हो जाता है, बार–बार थककर बैठ जाता है, साँस फूलने लगती है, आँखों का रंग पीला पड़ जाता है तथा गले के पास पानी उतर आता हैं।
- कभी–कभी खूनी दस्त भी लग सकते हैं। कमजोरी व खून की कमी के कारण जानवर मरने लगते हैं।

उपचार (ट्रीटमेंट)

- उपचार हेतु एलबेन्डाजोल (20 मि.ग्रा. प्रति किलो शरीर भार), फेनबेन्डानोल (7.5 मि. ग्रा. प्रति किलो शरीर भार), ऑक्सफेन्डाजोल (4.5 मि.ग्रा. प्रति किलो शरीर भार), पाइरैन्टल टारटरेट (12.5 मि.ग्रा. प्रति किलो शरीर भार) व आइवरमैक्टिन (0.2 मि.ग्रा. प्रति किलो शरीर भार त्वचा के नीचे इंजेक्शन द्वारा) आदि औषधियों का प्रयोग किया जाना चाहिए।

रोकथाम (प्रीवेंशन)

- रोकथाम हेतु पशुओं को वर्ष में दो बार (जुलाई–अगस्त व नवम्बर–दिसम्बर में) कृमिनाशक औषधियाँ दें तथा समय–समय पर मल परीक्षण भी कराएं।

स्टर्डी / गिड / सिन्यूरोसिस

परिचय (एपीडेमियोलॉजी)

- भेड़ एवं बकरियों के मस्तिष्क एवं मेरू रज्जु को प्रभावित करने वाला यह रोग *टीनिया मल्टीसेप* फीताकृमि की प्रारम्भिक अवस्था के कारण होता है जिसे सिन्यूरस कहते हैं (चित्र 1)। वास्तव में *टीनिया मल्टीसेप* एक श्वान–परजीवी है (चित्र 2) परन्तु इसकी प्रारम्भिक अवस्था का विकास भेड़, बकरियों में होता है।

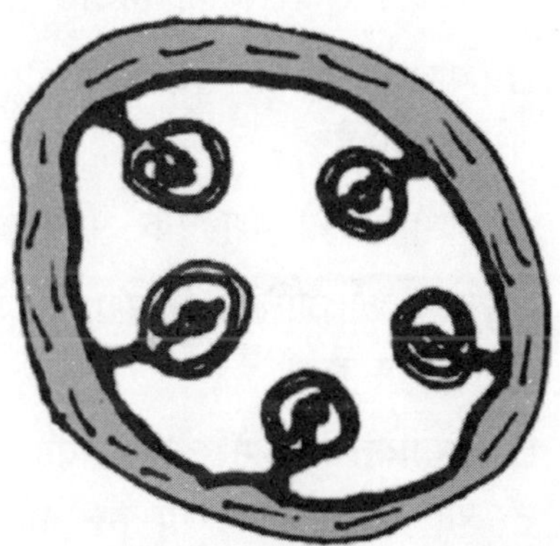

चित्र 1

- यह रोग विश्व व्यापी है तथा भेड़ एवं बकरियों में सभी आयु, लिंग एवं नस्ल को प्रभावित करता है।
- रोग का प्रसारण श्वान के मल से दूषित भेड़ बकरियों के आहार एवं पानी के ग्रहण करने से होता है। वधशाला के बचे एवं त्याज्य मांस से तैयार पशु आहार भी इस रोग को जन्म दे सकता है।

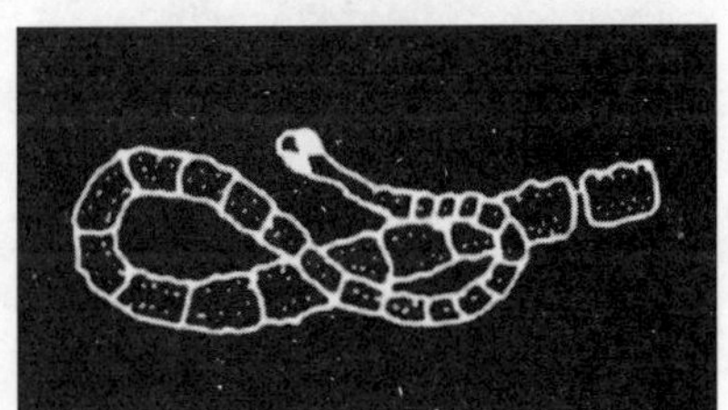

चित्र 2

- गिड रोग की उच्च संक्रमण दर, उत्पादन की कमी एवं नियंत्रण कार्यो पर खर्च के कारण किसानों को भारी आर्थिक हानि उठानी पड़ती है।
- बकरियों में इस रोग का प्रभाव मस्तिष्क (चित्र 3) और मेरू रज्जु के अतिरिक्त अधस्तक मांसपेशियों एवं अंतःपेशीय स्थानों में भी हो सकता है।

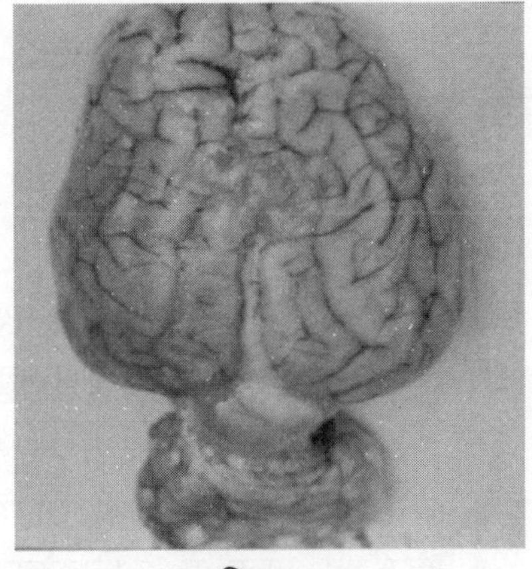

चित्र 3

रोग के लक्षण (सिम्पटम्स)

- यह एक चिरकालिक रोग है जो भेड़ बकरियों में शारीरिक दुर्बलता एवं कालान्तर में भूख की कमी के रूप में देखा जा सकता है।

- रोग की गम्भीरता की स्थिति में प्रभावित पशु में चाल की लड़खड़ाहट एवं असन्तुलन, सिर को उठाकर या झुका कर रखना, या दायें और बायें तरफ मोड़ना आदि के लक्षण देखे जा सकते हैं (चित्र 4)।
- प्रभावित पशुओं को बाड़े के अन्य पशुओं से अलग एक ही दिशा में चलते हुए या दीवार से सिर को लगाये हुए भी देखा जा सकता है (चित्र 5)।
- बुखार, बेचैनी, उदासीनता एवं अन्य मानसिक लक्षण भी प्रभावित पशु में देखे जा सकते हैं।
- कभी–कभी पशु एक आँख या दोनों आँखों से अंधा हो जाता है (चित्र 6)।
- रोग की अन्तिम अवस्था में रोगी पशु एक ही स्थान पर खड़ा होकर चक्कर लगाने लगता है।
- प्रभावित पशु में खोपड़ी की हड्डी, रोग की स्थिति के अनुसार मुलायम हो जाती है या कभी उसमें छेद हो जाता है।

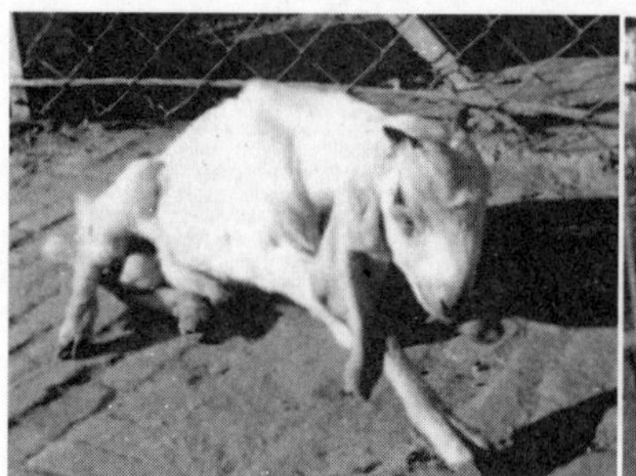

चित्र 4

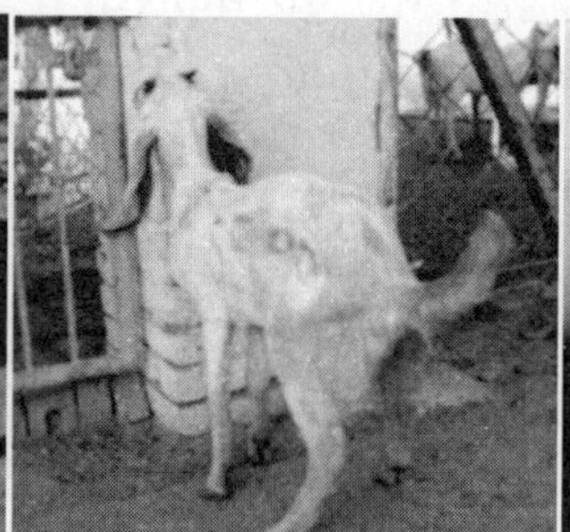

चित्र 5

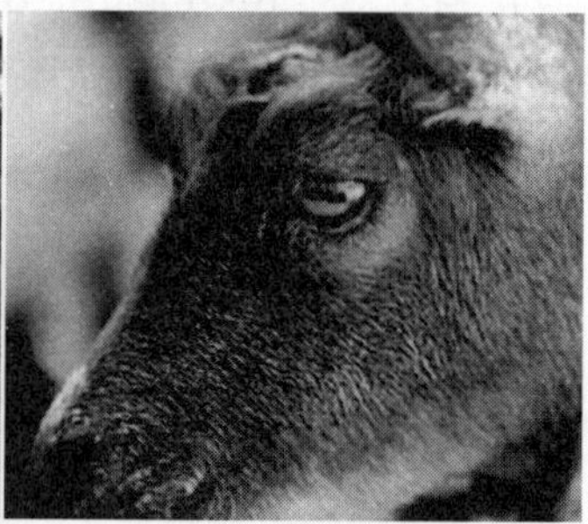

चित्र 6

चिकित्सा (ट्रीटमेंट)

- गिड रोग की भेड़ एवं बकरियों में कोई प्रभावी चिकित्सा नहीं है।
- शल्य–क्रिया (सर्जरी) द्वारा परजीवी अवस्था को निकाला जा सकता है परन्तु आर्थिक रूप से यह सम्भव नहीं है (चित्र 7)।
- रोगी पशु को 15–20 मि.ग्रा./कि.ग्रा. शरीर भार की मात्रा में प्राजिक्वेंटल देना लाभकारी औषधि है।

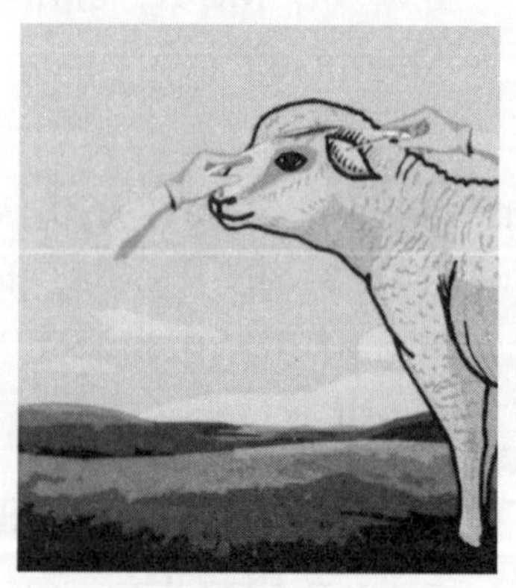

चित्र 7

रोकथाम (प्रीवेंशन)

- बाड़े में श्वानों के प्रवेश पर प्रतिबन्ध लगायें।
- बाड़े में रखे श्वानों का समय–समय पर परजीवी नाशन करायें (चित्र 8)।
- पशुओं को वध शालाओं से निस्तारित उप उत्पादों से निर्मित भोजन न करायें।

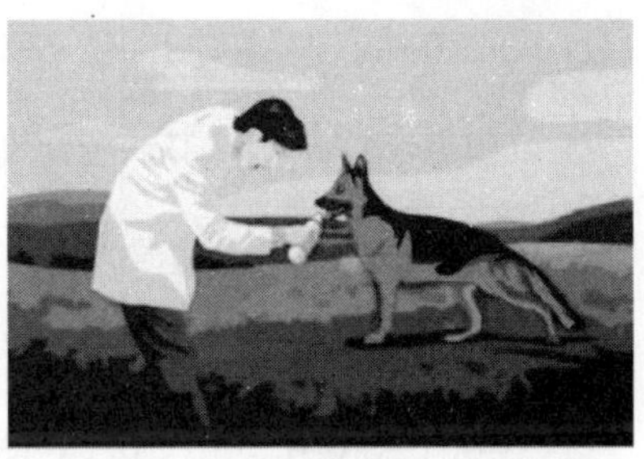

चित्र 8

फाईलेरिऐसिस (सेरिब्रोस्पाईनल निमेटोडिसता/सिटेरिएसिस)

परिचय (एपीडेमियोलॉजी)

- पशुओं में पाया जाने वाला यह रोग उनके रक्त ऊतकों में पाई जाने वाली गोल कृमि की अपरिपक्व अवस्था/लार्वा के कारण होता है (चित्र 1)। इन गोलकृमियों को फाईलेराइड कृमि कहते हैं।

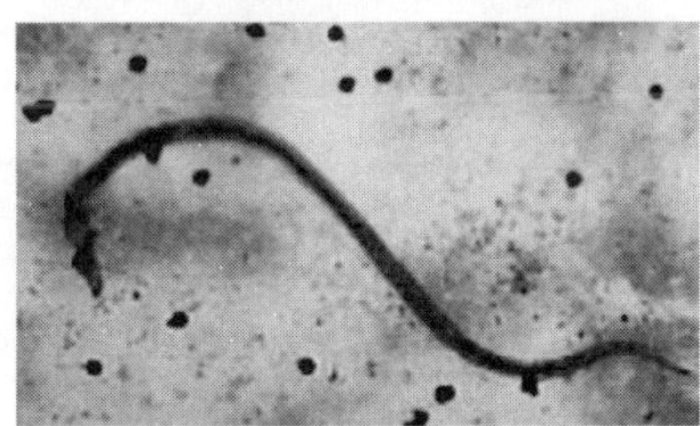

चित्र 1

- यह रोग चिरकालिक या तीव्र रूप में प्रकट हो सकता है।
- रोग से प्रभावित पशु में मस्तिष्क विकार एवं कटि पक्षाघात के लक्षण प्रकट होते हैं।
- यह पालतू पशुओं जैसे गाय, भेड़, बकरी, घोड़ा, श्वान आदि के अतिरिक्त कुछ जंगली जानवरों में भी उल्लेखित है (चित्र 2)।

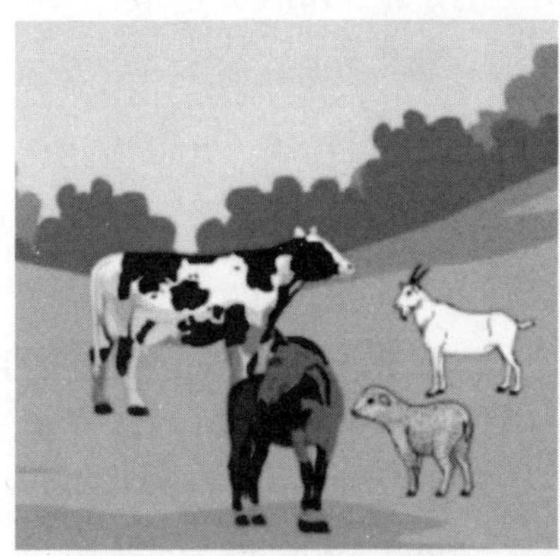

चित्र 2

- इस रोग के कारक गोल–कृमि, अनेक वंश और जातियों से सम्बन्धित हैं। सामान्य रूप से *सिटेरिया, पैराफाईलेरिया, ओंकोसरका* वंश के गोल कृमि इस रोग के लिए उत्तरदायी हैं।
- रोग का संचरण मच्छर एवं मक्खियों के द्वारा रोगी पशुओं से स्वस्थ पशुओं में होता है (चित्र 3)।

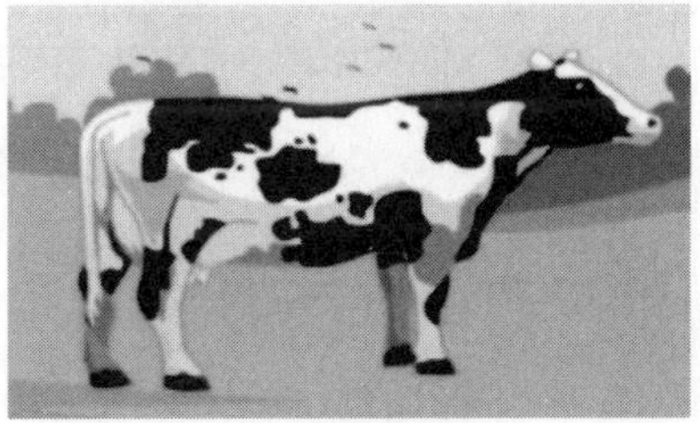

चित्र 3

- अलग–अलग पशुओं में रोग अलग नामों से जाना जाता है।
- चिकित्सा के खर्च एवं मृत्यु के रूप में पशु पालकों को इस रोग से भारी आर्थिक हानि उठानी पड़ती है।

रोग के लक्षण (सिम्पटम्स)

- अलग–अलग जाति के पशुओं में रोग अलग–अलग रूपों में प्रकट होता है।
- गौ–वंशी पशुओं तथा भेड़ एवं बकरी आदि में यह रोग पैरों की सूजन एवं पक्षाघात के रूप में देखा गया है (चित्र 4)।
- गौवंशी पशुओं में *पैराफाईलेरिया* त्वचा के अनेकों स्थानों से रक्त निकलने के रूप में देखा जाता है (चित्र 5)।
- *स्टेफेनोफाईलेरिया* का रोग गौवंशी पशुओं में त्वचा विकार/खुजली के रूप में भी देखा जाता है।
- अश्व वंश के पशुओं में यह रोग त्वचा से खून के रिसाव तथा लंगड़ाहट के लिए उत्तरदायी है (चित्र 6)।
- कुत्तों में इस रोग के लक्षण हृदय विकार के रूप में देखे जा सकते हैं तथा यह विकार अत्यधिक थकान, कमजोरी, श्वांस की कठिनाई, खाँसी आदि के लक्षण के रूप में प्रकट होते हैं (चित्र 7)।
- रोग से प्रभावित रेबड़ में रूग्णता दर 15 प्रतिशत एवं मृत्यु दर 8 प्रतिशत तक देखी गयी है।

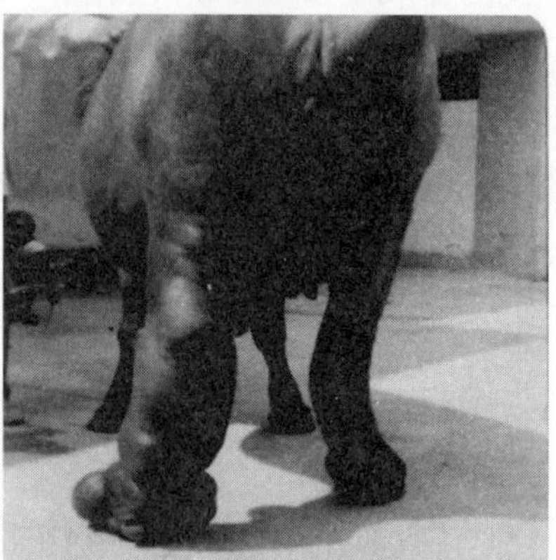

चित्र 4

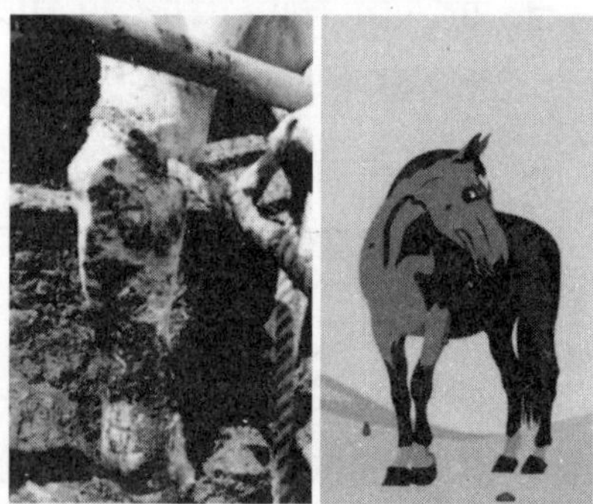

चित्र 5 चित्र 6

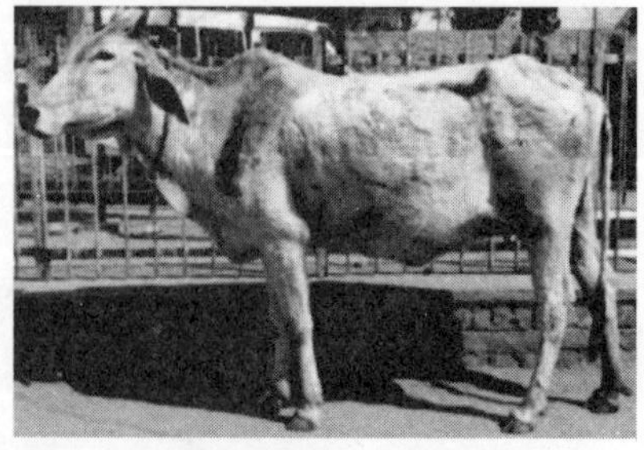

चित्र 7

चिकित्सा (ट्रीटमेंट)

- डाईइथाईल कार्बेमेजीन (40–60 मि.ग्रा./कि. ग्रा.) चिकित्सा के लिए प्रभावी औषधि है।

आइवरमेक्टिन 0.2 मि.ग्रा. / कि.ग्रा. या नाइट्रोक्सिनिल 10 मि.ग्रा. / कि.ग्रा. शरीर भार का प्रयोग भी हितकर होगा।

- सहायक चिकित्सा के रूप में ऐलर्जी रोधी, दर्द निवारक दवाएं जैसे क्लोरफिनारमाइन, मेलौक्सीकैम आदि का प्रयोग आराम दायक है।
- शिरा मार्ग से ऐन्टिबायोटिक्स का प्रयोग द्वितीयक संक्रमण को रोकने में मदद करेगा।

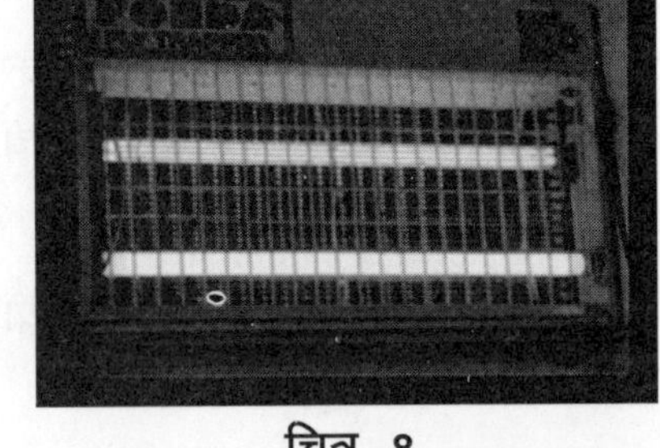

चित्र 8

रोकथाम (प्रीवेंशन)

- पशुओं में यह रोग मक्खियों एवं मच्छरों द्वारा संचरित होता है। बाड़े में साफ सफाई एवं कीटनाशक का प्रयोग रोग की रोकथाम में काफी प्रभावी है (चित्र 8)।

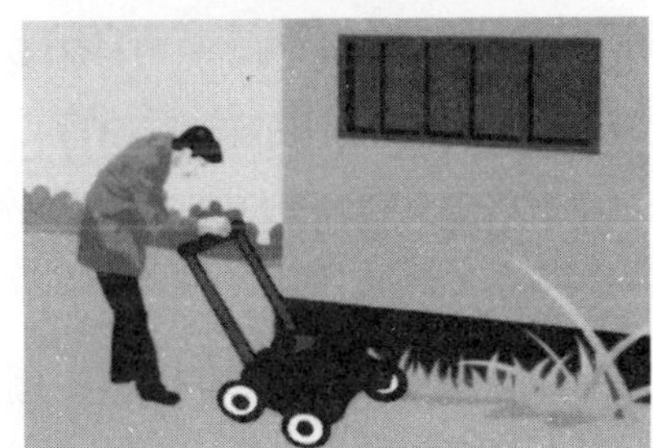

चित्र 9

- बाड़े के आस–पास की झाड़ियों को काटकर मक्खी, मच्छरों के प्रजनन के स्थल को नष्ट करने से रोग को प्रभावकारी रूप से रोका जा सकता है (चित्र 9)।

मूँज फूटना (पैराफाइलेरिएसिस)

परिचय (एपीडेमियोलॉजी)

- यह रोग *पैराफाइलेरिया* नामक गोल कृमि द्वारा होता है। यह रोग मुख्यतः ग्रीष्म ऋतु में होता है।
- इस रोग का संक्रमण घरेलू मक्खियों के माध्यम से होता है।

रोग के लक्षण (सिम्पटम्स)

- इस रोग में पशुओं की त्वचा, विशेषकर गर्दन तथा कन्धों, पर घाव बन जाते हैं तथा उनसे निरन्तर स्त्राव होता है (चित्र 1)।

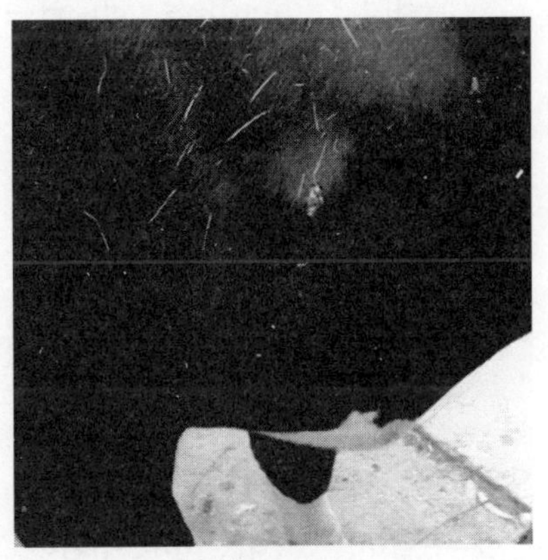

चित्र 1

- कभी–कभी इन घावों से रक्त स्त्राव भी होता है।

उपचार (ट्रीटमेंट)

- उपचार हेतु मुख्यतः नाइट्रोक्सीनिल (20 मि.ग्रा. प्रति कि.ग्रा. शरीर भार हिसाब से इन्जैक्शन द्वारा त्वचा के नीचे) अथवा फेनबैन्डाजोल (50 मि.ग्रा./कि.ग्रा. प्रति दिन लगातार पाँच दिन के लिए) आदि औषधियां प्रभावकारी हैं।
- इसकी रोकथाम हेतु मक्खियों का नियंत्रण एवं रोगग्रस्त पशुओं का तुरन्त उपचार आवश्यक है।

कूबड़ दाह (स्टीफैनोफाइलेरियोसिस)

परिचय (एपीडेमियोलॉजी)

- *स्टीफैनोफाइलेरिया* नामक गोलकृमि इस रोग का कारण हैं।
- इनकी संक्रामक अवस्थाऐं मक्खियों के माध्यम से रोगग्रस्त पशु से स्वस्थ पशु तक पहुँचकर रोग उत्पन्न करती है (चित्र 1)।

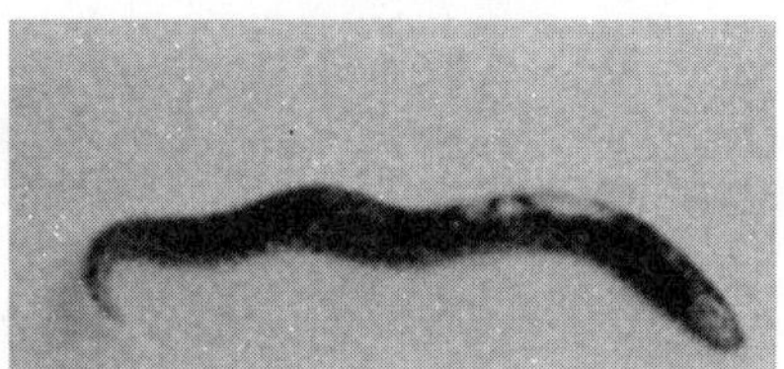

चित्र 1

रोग के लक्षण (सिम्पटम्स)

- ये कृमि गर्दन के पिछले भाग तथा कूबड़ की त्वचा में घाव उत्पन्न करते हैं (चित्र 2)।
- त्वचा मोटी हो जाती है और घावों से निरन्तर स्त्राव निकलता है, जो सूखकर पपड़ी बनाता है।
- इस रोग से पशु दर्द व बेचैनी का अनुभव करता है।
- इसका निदान पशुओं के रक्त में कृमि की लार्वल अवस्थाऐं देखकर किया जाता है।

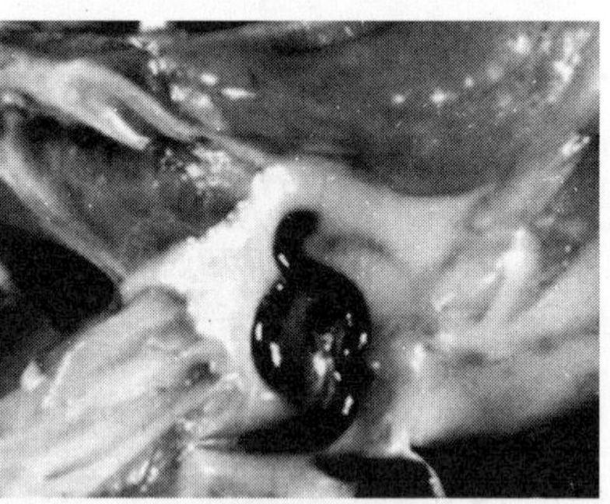

चित्र 2

उपचार (ट्रीटमेंट)

- इसका उपचार कीटनाशक दवाओं जैसे ट्राइक्लोरीकोन (6–10 प्रतिशत प्रतिदिन सात दिनों तक), सल्फानिलामाइड आदि को लम्बे समय तक घावों पर लगाने से संभव है।

आँख का कृमि रोग (थिलैजियोसिस)

परिचय (एपीडेमियोलॉजी)

- *थिलैजिया* नामक सफेद रंग के कृमि के पशुओं के नेत्र में पहुँचने पर यह रोग होता है (चित्र 1)।
- इस रोग के लिए मक्खियां रोगवाहक का कार्य करती हैं तथा इस रोग का अधिकतम प्रकोप वर्षा ऋतु मे होता है (चित्र 2)।

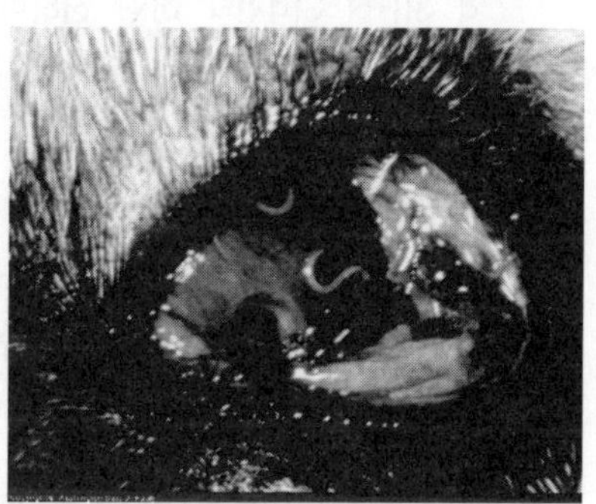

चित्र 1

रोग के लक्षण (सिम्पटम्स)

- इससे ग्रसित पशुओं के नेत्रों में सूजन आ जाती है। नेत्रों से स्राव लगातार जारी रहता है तथा इसके अलावा आँख में शोथ भी हो सकता है।

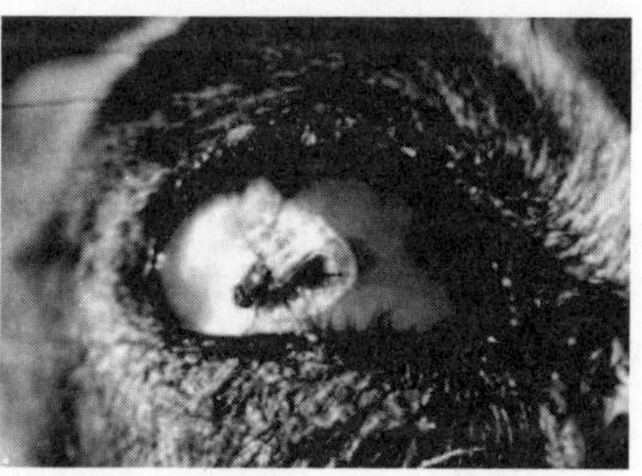

चित्र 2

उपचार (ट्रीटमेंट)

- इसके उपचार हेतु आँख में उपस्थित कृमि को चिमटी से निकाल देना चाहिए और मैरिथिडीन व टैट्रामिसोल नामक औषधियों से उपचार करना चाहिए।
- आँखों को मोरेन्टल टार्टरेट 4 प्रतिशत घोल से धोना चाहिए। लिवामिसोल का प्रयोग 5 मि.ग्रा. प्रति किलो शरीर भार के अनुसार त्वचा के नीचे सुई भेदन द्वारा कर सकते हैं।

फीताकृमि जनित रोग (टेप वर्म डिसीजिज)

परिचय (एपीडेमियोलॉजी)

- गौपशुओं में मुख्यतः *मोनेजिया, एवाइटेलिना* एवं *स्टाइलेशिया* आदि फीता कृमि पाये जाते हैं (चित्र 1)।

चित्र 1

- इनकी संक्रामक अवस्थाऐं ओरीबिटेड माइट में पायी जाती हैं जो घास में मिलते हैं और चरने के दौरान पशु इन माइटस को घास के साथ खा जाते हैं जिससे इनमें फीता कृमिक संक्रमण हो जाता है।

रोग के लक्षण (सिम्पटम्स)

- प्रायः बछड़ों व पड्डो में भारी संक्रमण हो सकता है जिससे उनके शरीर भार में कमी व आन्त्र अवरोध जैसे लक्षण मिलते हैं।

उपचार (ट्रीटमेंट)

- उपचार हेतु निक्लोसामाइड (75–90 मि.ग्रा. प्रति कि.ग्रा. शरीर भार), एलबेन्डाजोल (7.5 मिग्रा प्रति किलो शरीर भार), फेनबेन्डाजोल (5–10 मि.ग्रा. प्रति कि.ग्रा. शरीर भार), आक्सफेन्डाजोल (5 मि.ग्रा. प्रति किलो शरीर भार) आदि का प्रयोग किया जा सकता है।
- बचाव हेतु माइट का उन्मूलन आसान नहीं है। अतः कृमिनाशक औषधियों का प्रयोग करना, जब संक्रमण अधिक हो तो अधिक उचित है।

अन्तः परजीवियों से बचाव (कन्ट्रोल ऑफ एण्डो–पैरासाइट्स)

सभी पशुपालक निम्नलिखित उपायों को अपनाकर अपने पालतू पशुओं की विभिन्न अन्तःपरजीवियों से बचा सकते हैं:–

- पशुपालकों को चाहिए कि वे यथासंभव पशु व पशुशाला को सूखा व साफ सुथरा रखें।
- प्रयोगशाला को नियमित अन्तराल पर कीटनाशकों के घोल से धोना चाहिए।
- पशुओं के मलमूत्र को पशुशाला से हटाकर दूर कहीं गड्ढे में डाल देना चाहिए।
- यदि संभव हो तो चरने हेतु पशुओं को तालाब व पोखर आदि के किनारे नहीं ले जाना चाहिए।
- छोटी आयु के बछड़ों को बड़े पशुओं से अलग रखना चाहिए।
- वर्ष में नियमित रूप से पशुओं का मल परीक्षण करवाना चाहिए तथा रोगी होने पर उन्हें कृमिनाशक दवाएं देना चाहिए।
- पशुशाला के निकट मक्खियों, मच्छरों व अन्य रोगवाहक कीटों के पनपने के स्थानों को समाप्त करने का प्रयत्न करना चाहिए। ये नमी, अंधेरे व घास के होने पर अधिक पनपते हैं।
- चराने ले जाने वाले पशुओं का संभवतया तब तक घास के मैदान या खेत इत्यादि में न ले जायें तब तक ओस न सूखें। ओस सूखने के बाद ही पशुओं को इन खेतों व मैदानों में चरने देना चाहिए।

- जलाशयों आदि में घोंघों की संख्या पर नियन्त्रण करना चाहिए।
- पशुओं को संतुलित आहार व शुद्ध जल पशुशाला में ही उपलब्ध कराना चाहिए।
- जहाँ तक संभव हो उपलब्ध चारागाहों को लगातार पशुओं द्वारा प्रयुक्त नहीं होने देना चाहिए व उनमें समय–समय पर कीटनाशकों का भी छिड़काव करना चाहिए।

उपरोक्त बातों को ध्यान में रखकर एवं उपयोग में लाकर पशुपालक अपने पशुओं को हानिकारक परजीवियों से बचा सकते है तथा उनसे अधिक उत्पादन व आर्थिक लाभ प्राप्त कर सकते हैं।

खुजली (मेंज)

परिचय (एपीडेमियोलॉजी)

- खुजली या मेंज का रोग त्वचा को प्रभावित करने वाला संक्रामक रोग है जो त्वचा की खुजलाहट, खुरंट तथा जगह–जगह पर त्वचा के रोम विहीन चकत्तों के रूप में प्रकट होता है (चित्र 1)।
- यह रोग पशुओं में संक्रमण के कारण होता है जो बाह्य परजीवी के अनेक वंशों से सम्बन्धित है जैसे *सोरोप्टिस* (चित्र 2), *सारकोप्टिस, डेमोडेक्स* (चित्र 3) इत्यादि।
- यह रोग गाय, भेड़, बकरी, शूकर आदि सभी जाति के पशुओं में पाया जा सकता है।
- त्वचा की विक्षिप्तियों के कारण प्राप्त चमड़े की गुणवत्ता का ह्रास होने से पशु पालकों को इस रोग से भारी आर्थिक हानि उठानी पड़ती है (चित्र 4)।
- इस रोग का प्रसारण पशुओं के पारस्परिक सम्पर्क द्वारा होता है क्योंकि यह छूत का रोग है।

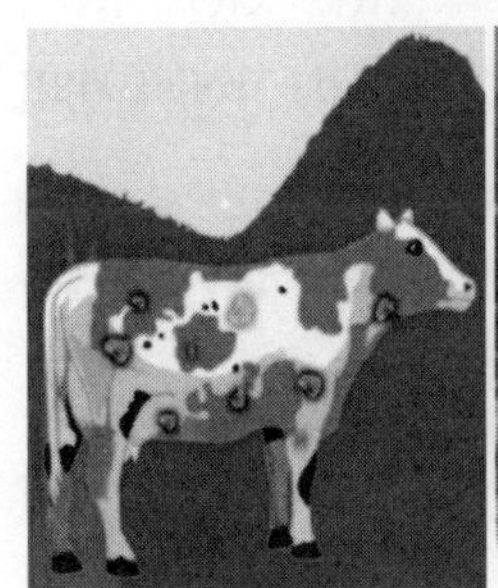

चित्र 1

चित्र 2

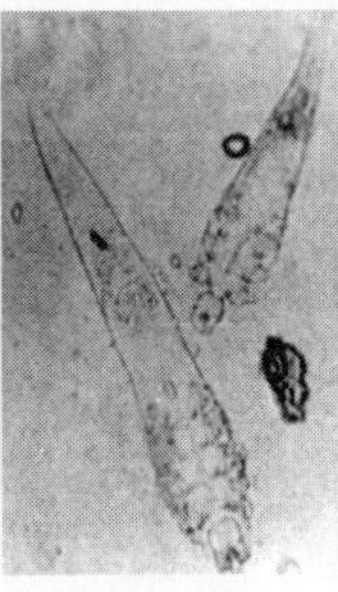

चित्र 3

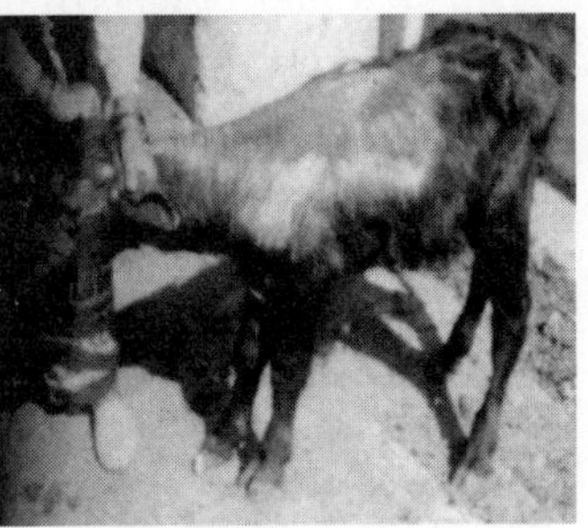

चित्र 4

रोग के लक्षण (सिम्पटम्स)

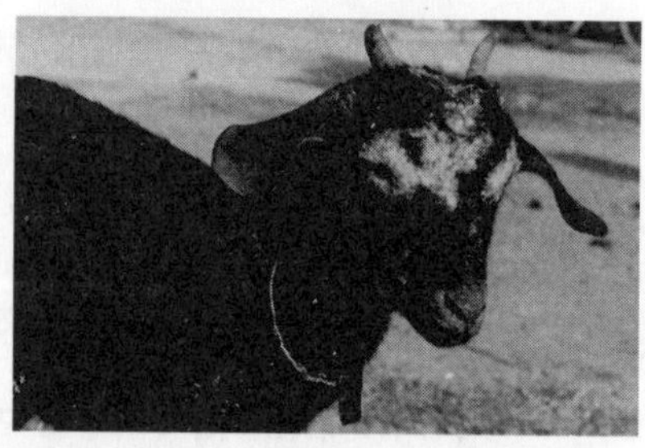
चित्र 5

- खुजली या मेन्ज से प्रभावित पशु की त्वचा रूक्ष, मोटी तथा झुर्रीदार हो जाती है (चित्र 5)।
- प्रभावित पशु की त्वचा में खुजलाहट होती है जिसे वह बाड़े की दीवार या किसी सख्त वस्तु पर रगड़ता है। जिससे पशु शरीर पर घाव हो जाते हैं।

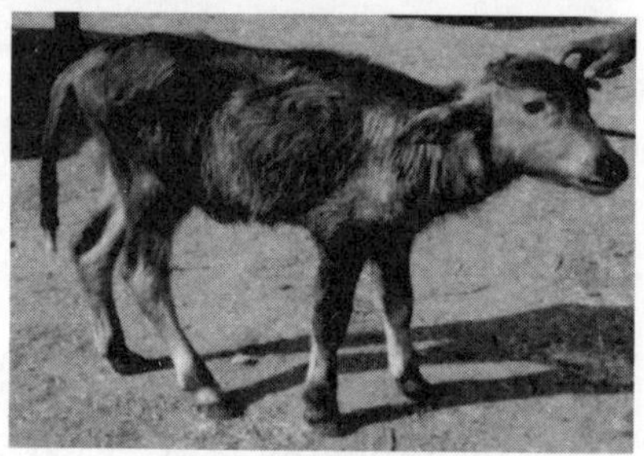
चित्र 6

- त्वचा पर जगह–जगह बाल उड़ जाने के कारण चकत्ते बन जाते हैं।
- *सारकोप्टिक* मेंज में रोगी पशु की त्वचा पर मोटे एवं रूक्ष खुरंट बन जाते हैं।
- डिमोडिकोसिस में गाय एवं बकरी की त्वचा पर अंगूर के नाप की गाँठ बन जाती है।
- मेंज की प्रकृति के अनुसार शरीर के अंग प्रभावित होते हैं और शारीरिक विक्षिप्तियों के आधार पर रोग का निदान किया जा सकता है (चित्र 6)।

चिकित्सा (ट्रीटमेंट)

चित्र 7

- खुजली बड़ा जिद्दी रोग है और इसकी चिकित्सा के लिए विशेष प्रयत्नों की आवश्यकता होती है।
- प्रभावित पशु को तत्काल बाड़े से अलग कर चिकित्सा करें।
- रोगी पशु को मेलाथियोन (0.5 प्रतिशत), साइपरमेथ्रिन (0.5 प्रतिशत), डेल्टामेथ्रिन (0.5 प्रतिशत) तथा ऐमिट्राज आदि औषधियों के घोल से स्नान (डिपिंग) करायें तथा 3 सप्ताह उपरान्त दुबारा डिपिंग करायें।
- आइवरमेक्टिन का अन्तः त्वचीय प्रयोग (200 माइक्रोग्राम / कि.ग्रा. शरीर भार की दर से) प्रभावकारी चिकित्सा है।
- पारम्परिक नीम और तम्बाकू (चित्र 7) के पानी से स्नान कराने से भी लाभ हो सकता है।
- बाड़े के समस्त पशुओं की डिपिंग करायें।

रोकथाम (प्रीवेंशन)

- खुजली एक संसर्ग जनित रोग है। अतः बाड़े में पशुओं के पारस्परिक सम्पर्क को कम करने के लिए भीड़–भाड़ को कम करें।
- रोगी पशु को तत्काल अलग करें और अन्य पशुओं के बाड़े में न रखें (चित्र 8)।
- बाड़े के फर्श से बिछावन को हटा कर जला दें तथा मिट्टी को सूखी पत्तियों के साथ जलाकर विसंक्रमित करें।
- बाजार से खुजली से ग्रसित पशु को न खरीदें (चित्र 9)।

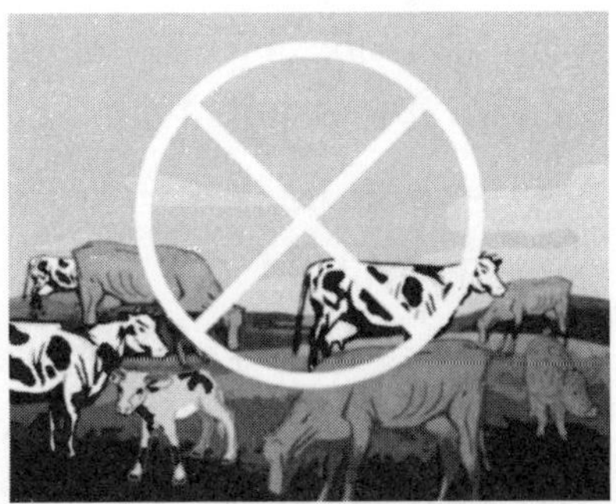

चित्र 8

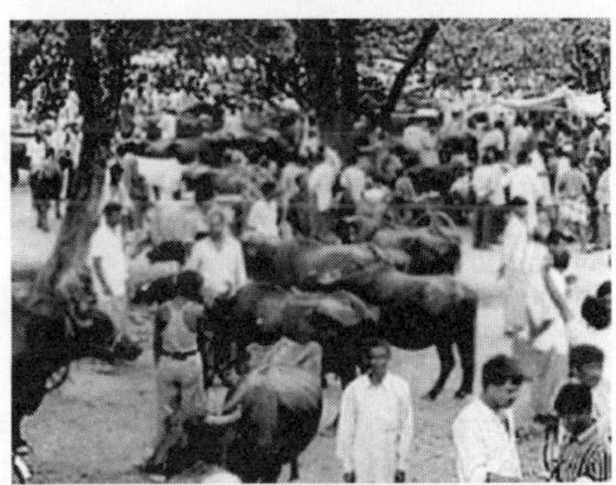

चित्र 9

जुऐं एवं किल्लियों का संक्रमण (टिक्स एण्ड लाईस इनफेस्टेशन)

परिचय (एपीडेमियोलॉजी)

- जुऐं एवं किल्लियाँ (चित्र 1) पशुओं के त्वचा पर पाये जाने वाले बाह्य परजीवी हैं जो पशु त्वचा से रक्त–चूषण करते हैं।
- जुओं एवं किल्लियों का प्रकोप पशुओं में रक्ताल्पता तो पैदा करता ही है परन्तु ये परजीवी कुछ अन्य बीमारियों को फैलाने का कार्य भी करते हैं (चित्र 2)।
- जुऐं जहां शरीर से अलग ज्यादा समय जीवित नहीं रह सकती वहीं किल्लियाँ पशुओं से अलग लम्बे समय तक जीवित रह सकती हैं।
- जुओं का प्रकोप जहां शरद काल में अधिक होता है वहीं किल्लियाँ वर्षाकाल में पशुओं को अधिक प्रभावित करती हैं (चित्र 3)।
- गाय, भैंस, भेड़, बकरी, ऊँट आदि सभी पशु जुओं और किल्लियों से प्रभावित होते हैं।

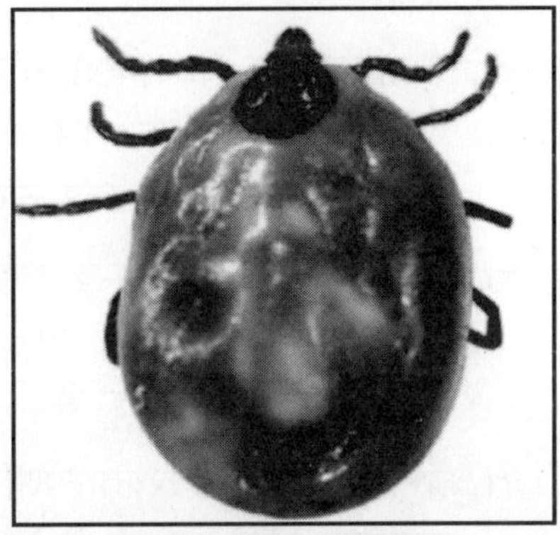

चित्र 1

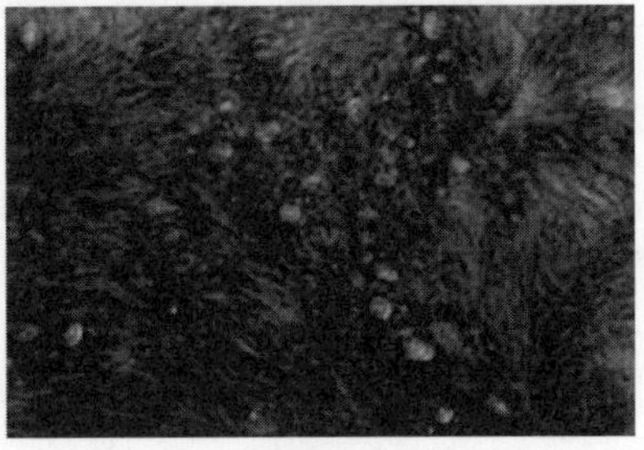

चित्र 2

- जुओं और किल्लियों की अनेक जातियाँ पशुओं में रोग फैलाती है।
- दोनों ही प्रकार के ये परजीवी पशुओं में संसर्ग से फैलते हैं।
- पूँछ के नीचे, जंघाओं के अन्दर के हिस्से, वृषण के आस–पास के क्षेत्र में जुएं विशेष रूप से देखी जा सकती हैं। यद्यपि वे पूरे शरीर पर कहीं भी पाये जा सकते हैं (चित्र 4)।
- किल्लियाँ पशुओं के कानों, पूँछ के नीचे (चित्र 5), एवं खुरों के बीच आसानी से देखी जा सकती हैं।

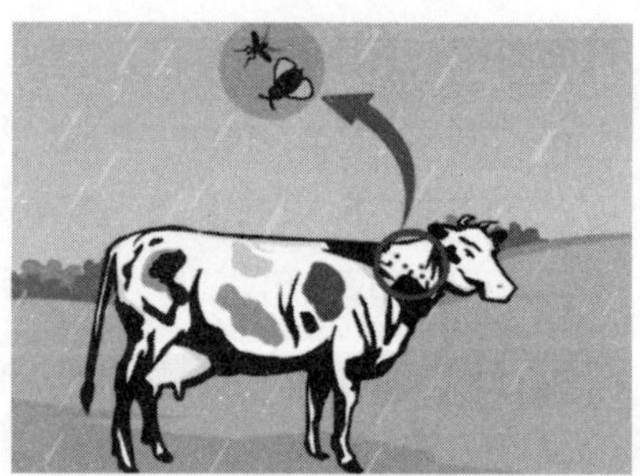

चित्र 3

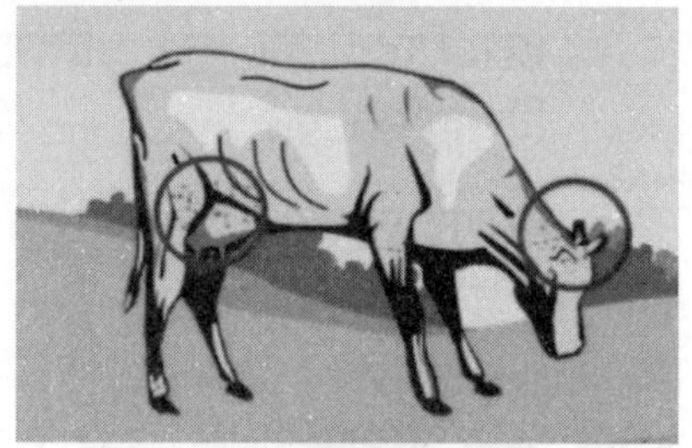

चित्र 4

रोग के लक्षण (सिम्पटम्स)

- जुएं एवं किल्लियाँ पशु त्वचा से रक्त–चूषण करती है। इस प्रक्रिया में वे पशुओं में जलन पैदा करती हैं।
- प्रभावित पशु जलन से बचने के लिए अपने शरीर को दीवार या बाड़े की सख्त वस्तुओं से रगड़ते हैं और घाव कर लेते हैं।
- प्रभावित पशु की भूख कम हो जाती है। उनका भार कम हो जाता है। रगड़ने से पशु के शरीर के बाल जगह–जगह से उड़ जाते हैं।
- प्रभावित पशु में रक्ताल्पता हो जाती है जो श्लेष्मिक झिल्लियों के पीलेपन से प्रकट होती है (चित्र 7)।
- कभी–कभी अन्य पशु रोग जैसे बबेसिओसिस, थाईलेरियोसिस (चित्र 8), ऐनाप्लाज्मोसिस (चित्र 9) भी किल्लियों से प्रभावित पशुओं में देखे जा सकते है।
- किल्लियों के खुरों में स्थापित होने से लंगड़ाहट पाई जा सकती है।

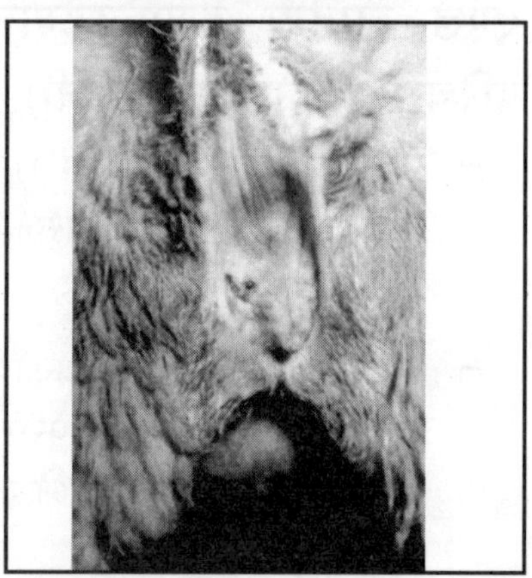

चित्र 5

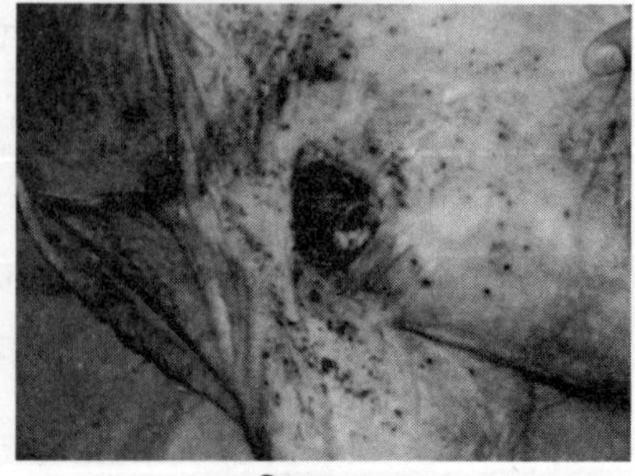

चित्र 6

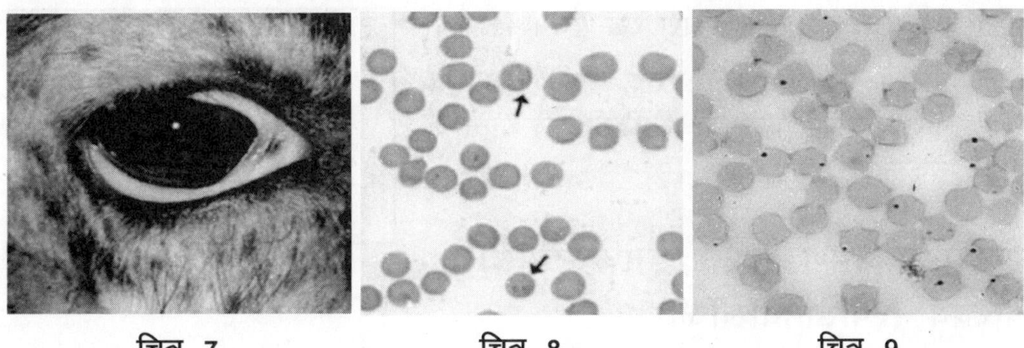

चित्र 7　　चित्र 8　　चित्र 9

चिकित्सा (ट्रीटमेंट)

- जुओं के प्रकोप को दूर करने के लिए अधिक बाल वाले पशुओं के समय–समय पर बालों की कटाई करें।
- किल्लियों का कम प्रकोप होने पर उन्हें हाथ से चुन कर पशु से अलग कर सकते हैं।
- अधिक प्रकोप होने पर जुओं और किल्लियों से प्रभावित पशु को मैलाथियोन, डेल्टामेथ्रिन, साइपरमेथ्रिन आदि कीटनाशकों के 0.5 प्रतिशत घोल से स्नान कराकर नष्ट कर सकते हैं (चित्र 10)।
- आइवरमेक्टिन (200 माइक्रोग्राम / कि.ग्रा. शरीर भार) के इन्जेक्शन से भी जुओं से राहत मिल जाती है।

रोकथाम (प्रीवेंशन)

- बाड़े में भीड़–भाड़ को कम करें (चित्र 11)।
- वर्षा एवं शरद् काल के प्रारम्भ में पशुओं को कीटनाशक घोल में डिपिंग करायें (चित्र 12)।

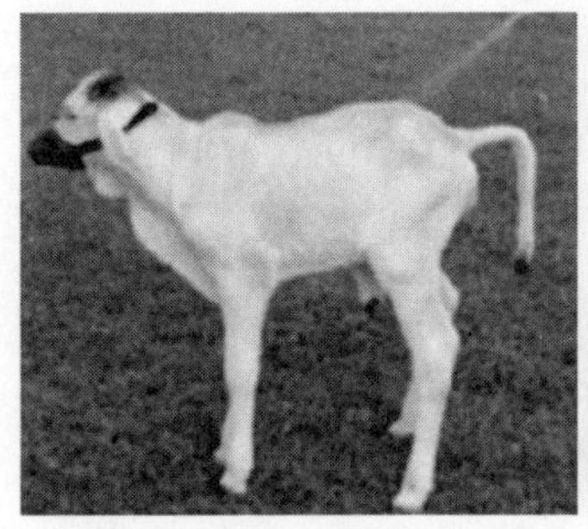

चित्र 10

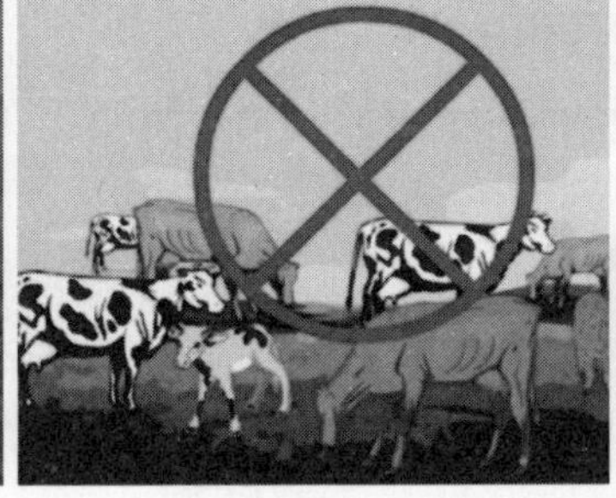

चित्र 11

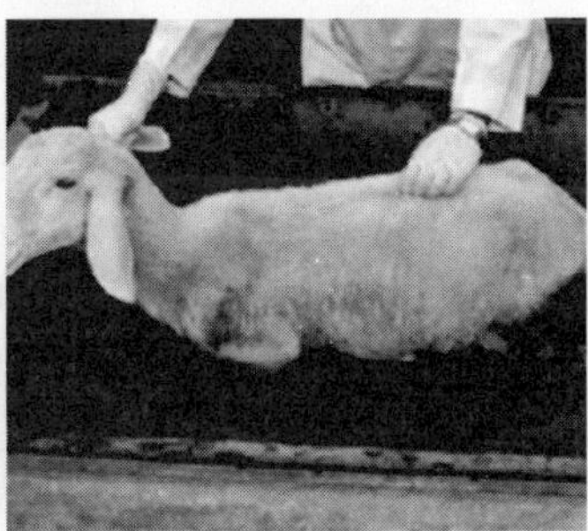

चित्र 12

- पशु बाड़े को साफ सुथरा रखें (चित्र 13)।
- दीवारों एवं फर्श की दरारों आदि को बन्द करायें ताकि किल्लियों के डिम्बों को बनने से रोका जा सके।

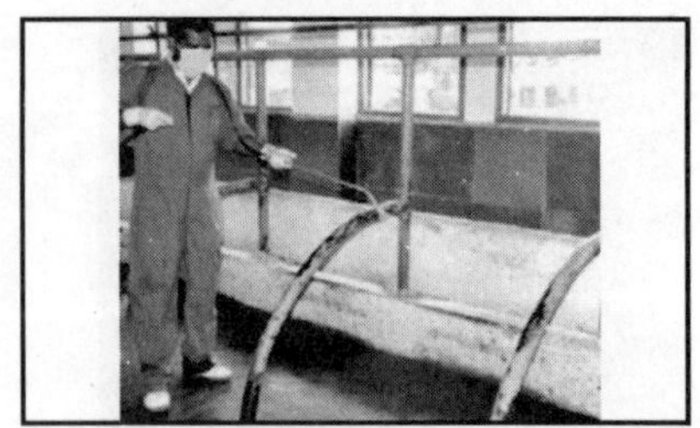

चित्र 13

पिस्सू संक्रमण (फ्ली इनफेस्टेसन)

परिचय (एपीडेमियोलॉजी)

- यह एक बाह्‌य परजीवी पिस्सू (चित्र 1) से सम्बन्धित समस्या है जो पशुओं के समूह/रेबड़ पर पिस्सू के आक्रमण से होती है।

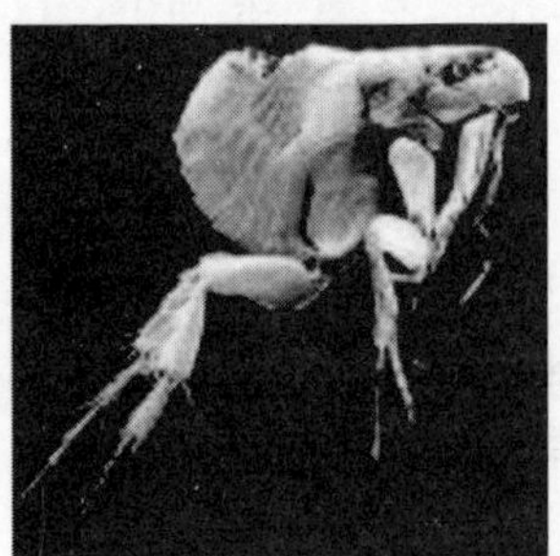

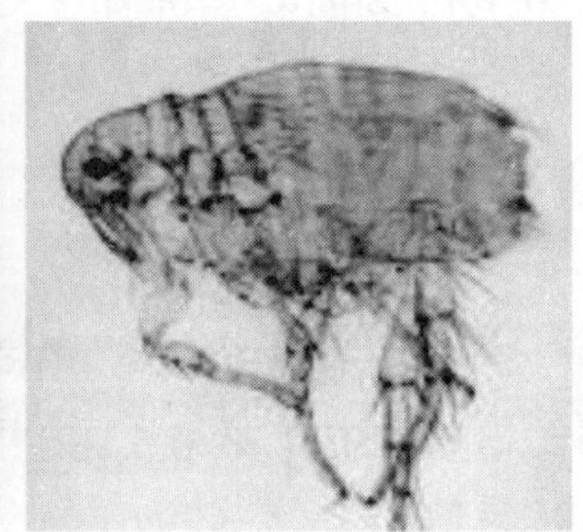

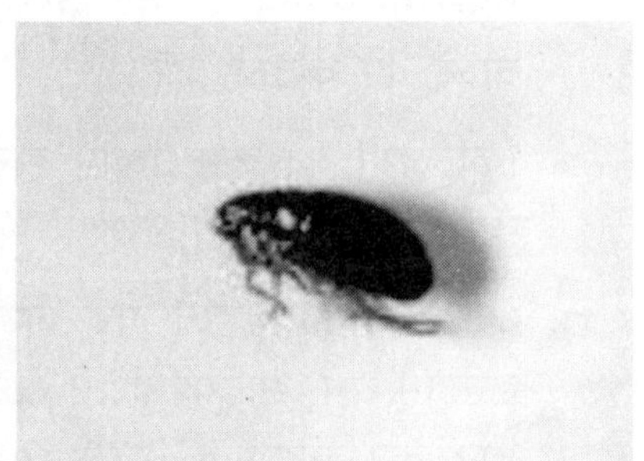

चित्र 1

- पिस्सू यद्यपि अपने खास पोषक पर ही आक्रमण करते हैं तथापि पोषक के अभाव में अन्य पशुओं को भी निशाना बनाते हैं।
- ये परजीवी पशुओं में रक्त का चूषण कर उनमें रक्ताल्पता को जन्म देते हैं।
- वातावरण की परिस्थितियाँ जैसे ताप, आर्द्रता एवं प्राकृतिक पोषक की उपस्थिति रोग को पशुओं में जन्म देने के लिए उत्तरदायी हैं।
- पिस्सू के आक्रमण से प्रभावित पशुओं का स्वास्थ्य गिर जाता है जिसके कारण उत्पादन पर भी प्रभाव पड़ता है।
- पिस्सू रक्त चूषण के साथ–साथ पशुओं में रोगाणुओं को भी संचरित करते हैं।

रोग के लक्षण (सिम्पटम्स)

- पिस्सू आक्रमण से प्रभावित पशुओं में बेचैनी, उनकी उछल–कूद तथा खुजलाहट के रूप में देखी जा सकती है।
- प्रभावित पशु में भूख एवं वजन कम हो जाता है और उसका शारीरिक क्षय होता है।

- पिस्सू के काटने के स्थान पर रक्त का अतिरंजन होता है। जलन के कारण प्रभावित स्थान को पशु के खुजलाने से जगह–जगह से शरीर के बाल उड़ जाते हैं तथा त्वचा रूक्ष एवं कान्तिहीन हो जाती है।
- अधिक प्रकोप से प्रभावित समूह के पशुओं में रक्ताल्पता भी पाई जा सकती हैं (चित्र 2)।

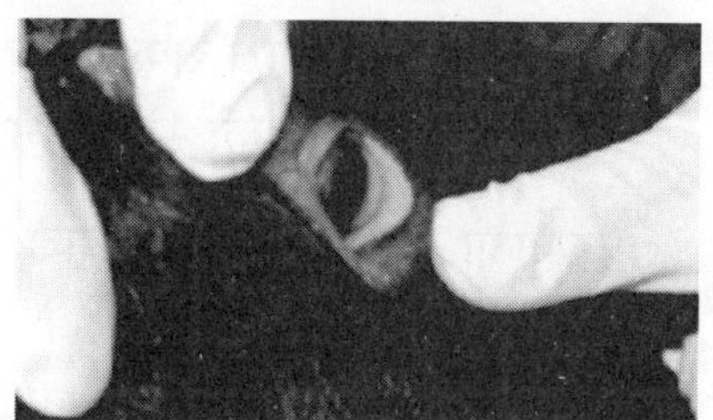

चित्र 2

- पिस्सू का प्रकोप जब अधिक होता है तो ये बाड़े में काम करने वाले परिचारकों को भी अपने आक्रमण का शिकार बनाता है।
- पिस्सू की विभिन्न जातियां पशुओं के अतिरिक्त मनुष्य में अनेक विषाणु एवं रिकेटसियाई रोगों को फैलाने का कार्य भी करते हैं।

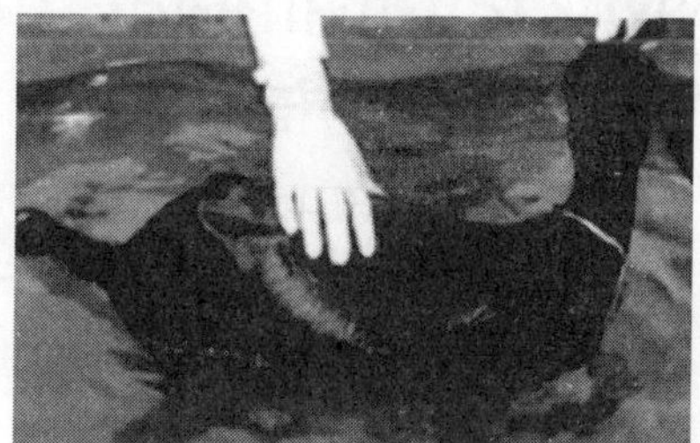

चित्र 3

चिकित्सा (ट्रीटमेंट)

- पिस्सू प्रकोप हो जाने पर कीटनाशकों जैसे कोमाफोस, कार्बेरिल, डाईक्लोरोवॉस (1–5 प्रतिशत) आदि का प्रयोग डस्टिंग के रूप में किया जा सकता है।
- छोटे पशुओं जैसे श्वान, बिल्ली आदि में औषधि युक्त कालर को लगाने से पिस्सू के विरूद्ध सुरक्षा मिलती है।
- 0.5–1 प्रतिशत मैलाथियोन के घोल से डिपिंग कराने से पिस्सू आक्रमण से छुटकारा मिल जाता है (चित्र 3)।
- कोर्बोरिल 50 प्रतिशत की 2–4 प्रतिशत मात्रा का डस्टिंग के रूप में प्रयोग पिस्सू के नियन्त्रण में प्रभावी है (चित्र 4)।

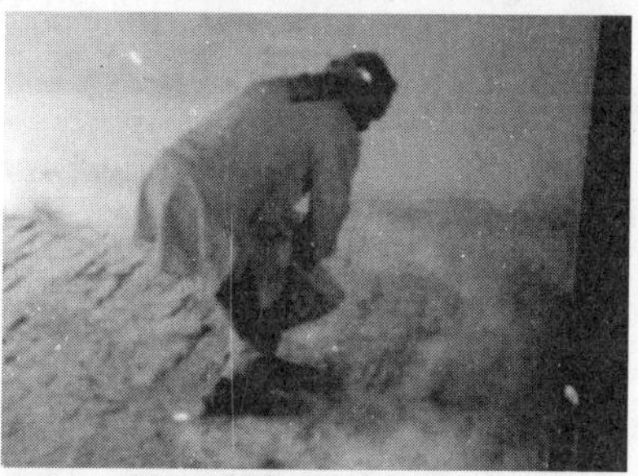

चित्र 4

रोकथाम (प्रीवेंशन)

- पिस्सू आक्रमण को रोकने के लिए बाड़े में सफाई व्यवस्था दुरूस्त कर कीटनाशकों का छिड़काव करें (चित्र 5)।

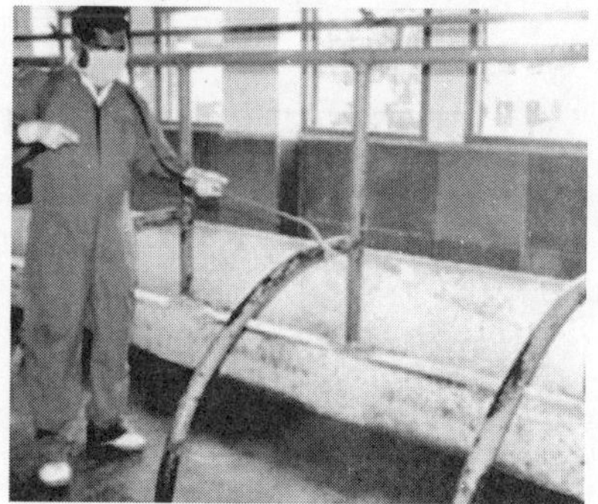

चित्र 5

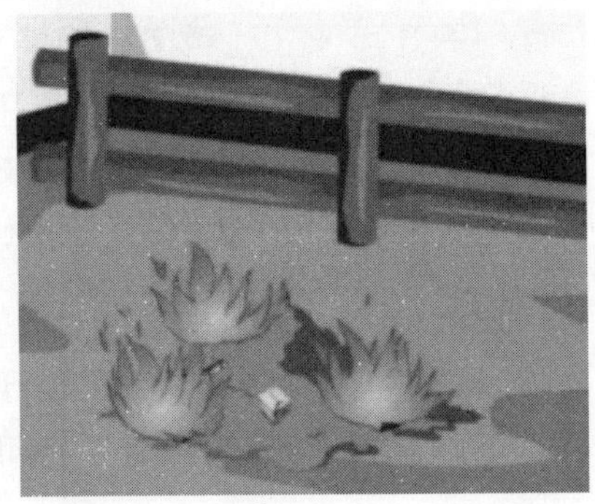
चित्र 6

- बाड़े के आस–पास सफाई कर कचरे को जलाकर निकटवर्ती क्षेत्र को विसंक्रमित करें (चित्र 6)।
- पशुओं की डिपिंग और बाड़े की व्यवस्था दोनों साथ करें ताकि पिस्सुओं और उनकी विकासीय अवस्थाओं को एक साथ नष्ट किया जा सके।
- बाड़े में श्वान, बिल्ली एवं अन्य जंगली पशुओं के प्रवेश को प्रतिबन्धित करें।

सर्रा / ट्रिपैनोसोमियता (ट्रिपैनोसोमिसियेसिस)

परिचय (एपीडेमियोलॉजी)

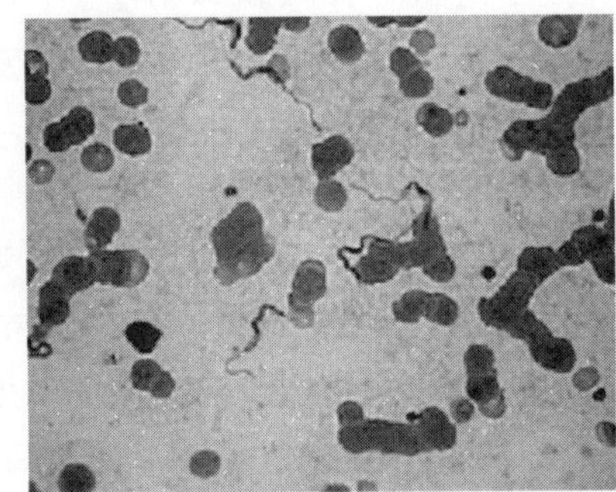
चित्र 1

- ट्रिपैनोसोमियता पशुओं में रक्त परजीवी *ट्रिपैनोसोमा* (चित्र 1) से उत्पन्न संक्रामक विकार है जो रक्ताल्पता के रूप में प्रकट होता है।
- यह रोग अश्व, गाय, भैंस, ऊँट, श्वान एवं शूकर के साथ–साथ जंगली जानवरों और मनुष्य में भी पाया जाता है। भेड़–बकरियों में भी यह रोग उल्लेखित है।
- विभिन्न पशु जाति में इस रोग की प्रकृति और प्रकोप अलग–अलग होती है।

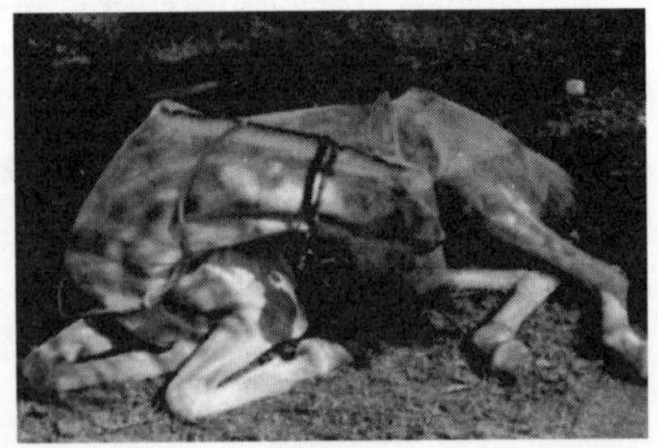
चित्र 2

- अश्व एवं श्वान में यह रोग अति घातक, ऊँट में चिरकालिक एवं गाय, भैंस में लक्षण–विहीन होता है। परन्तु गाय, भैंस में यह रोग कभी–कभी घातक रूप में भी देखा गया है।
- ट्रिपनोसोमियता का प्रसारण *टेबैनस* वंश की मक्खियों के काटने से होता है जो परजीवी को रक्त–चूषण के समय फैलाती हैं।
- यह एक व्यापक रोग है जो विश्व के बड़े भाग से उल्लेखित है और प्रभावित क्षेत्रों में पशु मृत्यु तथा उत्पादन में गिरावट के कारण गम्भीर आर्थिक हानि के लिए उत्तरदायी है (चित्र 2)।

रोग के लक्षण (सिम्पटम्स)

- अश्व वंश के पशुओं में रोग अति घातक होता है। प्रभावित पशु शारीरिक क्षय और शोफ से प्रभावित होता है।
- ऐडिमा या शोफ चकत्तों के रूप में गर्दन, कोख, पैरों तथा निचले भागों में दिखाई पड़ता है।
- प्रभावित अश्व रूक–रूक कर उच्च ताप का शिकार हेाता है।
- ऊँट में यह रोग चिरकालीन है और लम्बे समय तक चलता है। प्रभावित पशु क्रमिक रूप से कमजोर हो जाता है एवं उनमें रक्ताल्पता और शोफ देखने को मिलता है।
- गाय और भैंस में ट्रिपैनोसोमियता एक लक्षणहीन रोग है परन्तु कभी–कभी महामारी का रूप ले लेता है।
- सभी प्रभावित पशु रक्ताल्पता के शिकार होते हैं। उनमें मांस पेशियों की दुर्बलता देखी जा सकती है।
- अधिक घातक स्थिति में प्रभावित पशु अपने बंधे स्थान पर चक्कर लगाने लगता है।
- घोड़ों और श्वान में प्रभावित पशुओं में मृत्यु दर काफी अधिक होती है।

चिकित्सा (ट्रीटमेंट)

- ट्रिपनोसोमियता की चिकित्सा के लिए तत्काल पशु चिकित्सक से सम्पर्क करना चाहिए।
- बैरेनिल (2–3.5 मि.ग्रा./कि.ग्रा. शरीर भार अन्तः मांसपेशी द्वारा), डाईमीनाजीन ऐसीचुरेट (8–10 मि.ग्रा./कि.ग्रा. शरीर भार अन्तः मांसपेशी द्वारा) रोग की प्रभावशाली औषधि है।
- ऐंट्रीसाईड का सेवन भी प्रभावित पशु में लाभकारी है।
- क्यूनापाईरामीन प्रोसाल्ट, 2–3 ग्राम प्रति वयस्क पशु, प्रभावकारी औषधि है।
- रक्तवर्धक तथा लीवर टॉनिक पशु को तीव्र स्वास्थ्य लाभ पहुंचाने हेतु आवश्यक हैं।
- पुनर्नवा अथवा गंधपर्णा की पौध तथा जड़ें, गिलोई एवं आँवला भी उपयोगी औषधि है।
- पशु में रक्ताल्पता की चिकित्सा हेतु फेरस सल्फेट (10 ग्राम) व कापर सल्फेट (5 ग्राम) को 500 ग्राम गुड़ में मिलाकर प्रतिदिन खिलायें अथवा अश्वगन्धा की पत्तियों या जड़ के 20 ग्राम चूर्ण को 250 ग्राम गुड़ के साथ दिन में एक बार एक सप्ताह तक खिलायें।

रोकथाम (प्रीवेंशन)

- ट्रिपैनोसोमियता मक्खियों से फैलने वाला रोग है। बाड़े में साफ सफाई, धुँआ एवं प्रत्याकर्षी दवाओं का प्रयोग कर पशुओं को मक्खियों के प्रकोप से बचाया जा सकता है।
- कुछ पशु नस्लें भी ट्रिपैनोसोमियता रोग के लिए प्रतिरोधी हैं। उनके प्रजनन को बढ़ावा दे कर भी रोग से पशुओं को बचाया जा सकता है।
- महामारी प्रभावित क्षेत्रों में, पशु रक्त की नियमित जाँच भी पशुओं को इस रोग से बचाने में सहायक है।

बबेसियता (पाइरोप्लाज्मोसिस)/रेड वाटर डिसीज

परिचय (एपीडेमियोलॉजी)

- पशुओं में पाया जाना वाला यह रोग रक्त की कोशिकाओं में पाये जाने वाले एक अनेकाकार परजीवी के कारण होता है।
- संक्रमित पशु में रोग अनियमित उच्च ताप, रक्ताल्पता, शारीरिक क्षय के रूप में प्रकट होता है।

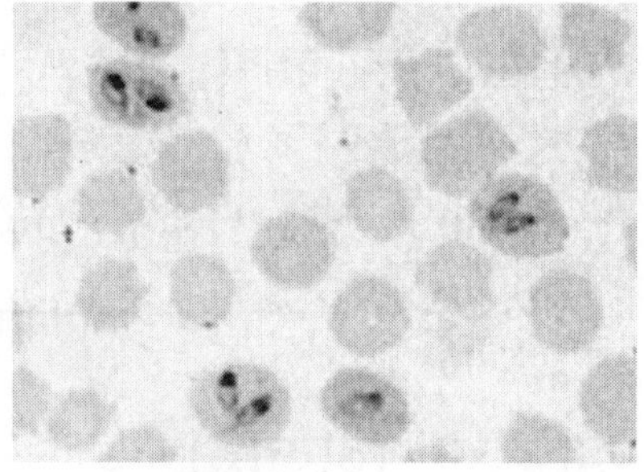

चित्र 1

- बबेसियता (बबेसिओसिस) का रोग गाय, भैंस, घोड़ा, कुत्ता, भेड़, बकरी आदि सभी जाति के पशुओं में उल्लेखित है।
- रोग के जनक परजीवी *बबेसिया* की अनेक प्रजातियाँ हैं जो हर जाति के पशुओं में अलग–अलग होती है (चित्र 1)।

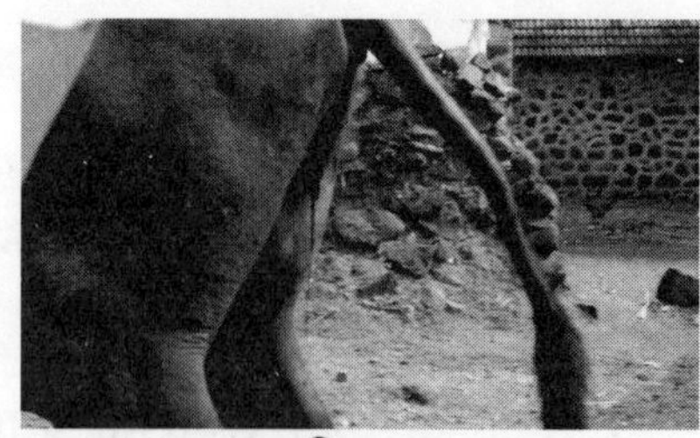

चित्र 2

- इस परजीवी रोग का संचरण किल्नियों के द्वारा होता है जो खून चूसते समय परजीवी का आदान प्रदान करती हैं।
- रोग वर्षा काल के बाद अधिक होता है जब किल्नियों का प्रकोप अधिक हो जाता है।
- रक्त में परजीवी लाल रक्त कोशिकाओं में कमी करता है और उन्हें हानि पहुँचाता है (चित्र 2)।
- रोग की घातकता गौवंशी पशुओं में अधिक होती है।

रोग के लक्षण (सिम्पटम्स)

- बबेसियता रोग से प्रभावित पशु में 1 से 2 सप्ताह के बीच उच्च ताप (105–106^0 फा. तक) पाया जाता है।
- उच्च ताप की स्थिति में प्रभावित पशु रक्ताल्पता (चित्र 3) का भी शिकार हो सकता है।
- रोगी पशु में मूत्र के साथ हिमोग्लोबिन बाहर आने लगता है और मूत्र का रंग लाल या कॉफी जैसा दिखाई पड़ता है। रोगी पशु में हीमोग्लोबिन की कमी भी पाई जा सकती है।
- चारे में अरूचि, पशु का कमजोर होना, दुग्ध उत्पादन का घटना, हृदय गति एवं श्वसन दर का बढ़ना आदि बबेसिसता रोग से प्रभावित पशु के लक्षण हैं।
- बबेसियता रोग से प्रभावित पशु के प्रारम्भ में अतिसार तथा बाद में कब्ज पाया जा सकता है।
- रोगी पशुओं में शारीरिक क्षय और रक्ताल्पता के कारण कभी–कभी भारी मृत्यु दर देखी गई है।
- कभी–कभी परजीवी के मस्तिष्क में प्रवेश से पशुओं में विशेष रूप से गौवंशी पशुओं में चक्कर लगाने जैसे लक्षण भी देखे गये हैं।
- भेड़ और बकरियों में यह रोग कम होता है।
- पशु समूह में रोग की प्रभावन दर 50 प्रतिशत और मृत्यु दर 20 प्रतिशत तक हो सकती है।

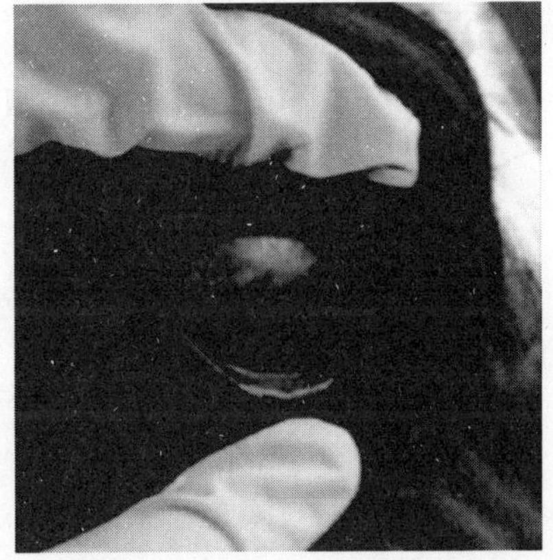

चित्र 3

चिकित्सा (ट्रीटमेंट)

- रोगी पशु को इमिडोकार्ब 4–8 मि.ग्रा./कि.ग्रा. शरीर भार की दर से देने पर लाभ होता है।
- रक्तवर्धन हेतु फेरस सल्फेट (10 ग्राम) व कॉपर सल्फेट (5 ग्राम) को 500 ग्राम गुड़ के साथ मिलाकर पशु को प्रतिदिन खिलायें अथवा अश्वगन्धा पौधे की पत्तियों अथवा जड़ों के 20 ग्राम चूर्ण को 250 ग्राम गुड़ के साथ मिलाकर पशु को एक सप्ताह तक प्रतिदिन खिलायें (चित्र 4)।

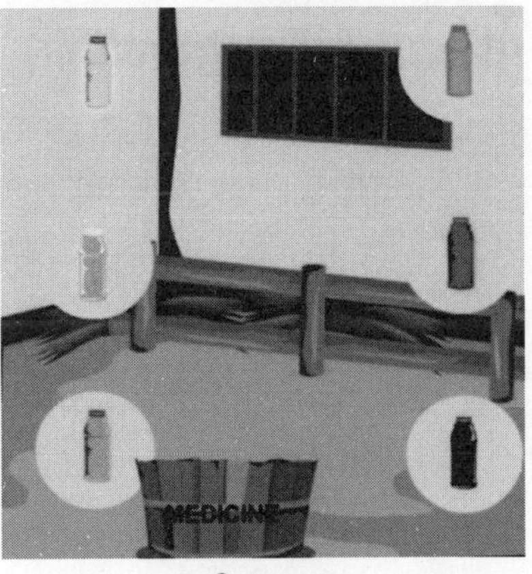

चित्र 4

- पुनर्नवा अथवा गंधपर्णा की पौध तथा जड़ें, आँवला एवं गिलोई भी प्रभावकारी औषधि है।
- डायमिनाजीन ऐसीचुरेट (8–10 मि.ग्रा./कि. ग्रा. शरीर भार अन्तः मांसपेशी द्वारा) भी एक लाभकारी औषधि पाई गई है।
- प्रभावित पशु में उपरोक्त चिकित्सा के साथ क्षति आपूर्ति के लिए पूरक चिकित्सा द्रव के रूप में दी जानी चाहिए।
- आवश्यकता पड़ने पर तत्काल पशु चिकित्सक से सम्पर्क कर सलाह लें।

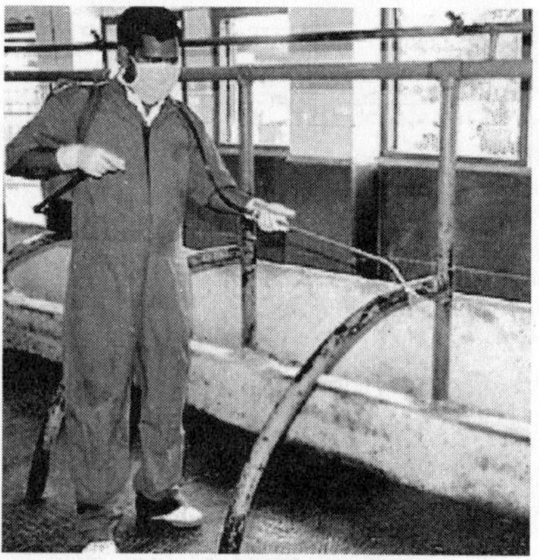

चित्र 5

रोकथाम (प्रीवेंशन)

- *बबेसिया* किल्नियों से फैलने वाला रोगाणु है। अतः रोग से छुटकारा पाने के लिए किल्नियों से मुक्ति पाना अति आवश्यक है।
- बाड़े में साफ–सफाई का ध्यान दें (चित्र 5)।
- फर्श एवं दीवार के छेद एवं दरारों को बन्द करें तथा कीटनाशकों का प्रयोग कर किल्नियों को नष्ट करें (चित्र 6)।

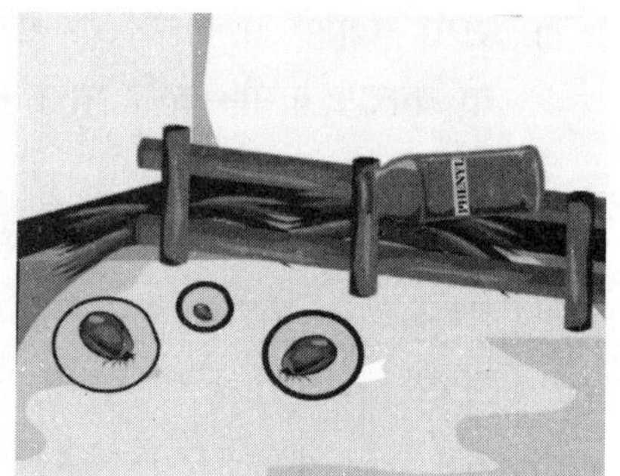

चित्र 6

थाईलेरियता (थाईलेरियेसिस)

परिचय (एपीडेमियोलॉजी)

- पशुओं में यह रोग रक्त–पोषित एक परजीवी के कारण होता है जिसे *थाईलेरिया* कहते हैं। यह परजीवी रक्त की कोशिकाओं को संक्रमित करता है।
- देशी पशुओं से अधिक विदेशी या संकर पशु इस रोग से अधिक प्रभावित होते हैं (चित्र 1)।
- यह रोग गौवंशी पशुओं के अतिरिक्त भैंस, भेड़, बकरी आदि को भी प्रभावित करता है।
- आमतौर पर रोग प्रभावित पशुओं में लसिका–ग्रन्थियों की सूजन, सफेद रक्त कणिकाओं की कमी तथा भारी मृत्यु दर देखने को मिल सकती है।

- थाईलेरियता का रोग विश्व के अनेक कोनों से उल्लेखित है।
- भारत में राजस्थान, मध्य प्रदेश, पश्चिम बंगाल तथा कर्नाटक में भी इस रोग को देखा गया है।
- *थाईलेरिया* की अलग–अलग प्रजातियाँ, अलग–अलग पशुओं को प्रभावित करती हैं (चित्र 3)।
- पशुओं में यह रोग किल्नियों द्वारा फैलाया जाता है जो खून चूसने के समय परजीवी का आदान प्रदान करती हैं (चित्र 2)।
- अधिकांशतः यह रोग 6 माह की उम्र से कम आयु के बछड़ों को प्रभावित करता है तथा ज्यादातर बरसात के मौसम में यह रोग फैलता है (चित्र 3)।

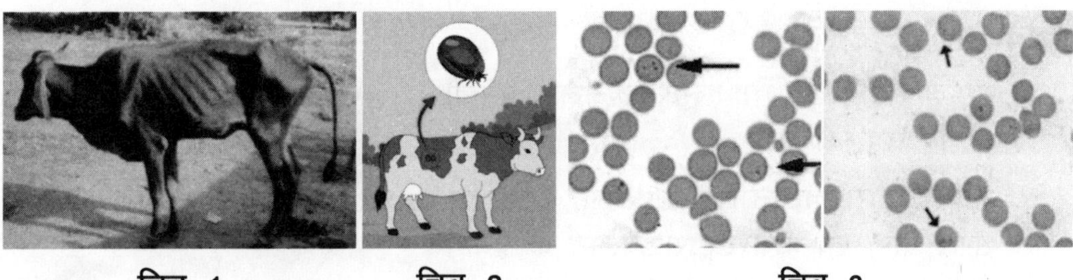

चित्र 1 चित्र 2 चित्र 3

रोग के लक्षण (सिम्पटम्स)

- *थाईलेरिया* से प्रभावित पशु में लसिका ग्रन्थियों की अतिवृद्धि (चित्र 4) देखी गयी है। बाद में सफेद रूधिर कणिकाओं की कमी हो जाती है। गौवंशी विशेषकर संकर पशुओं में, रोग की प्रभावन दर तथा मृत्यु दर काफी अधिक है और 90–100 प्रतिशत तक उल्लेखित है।

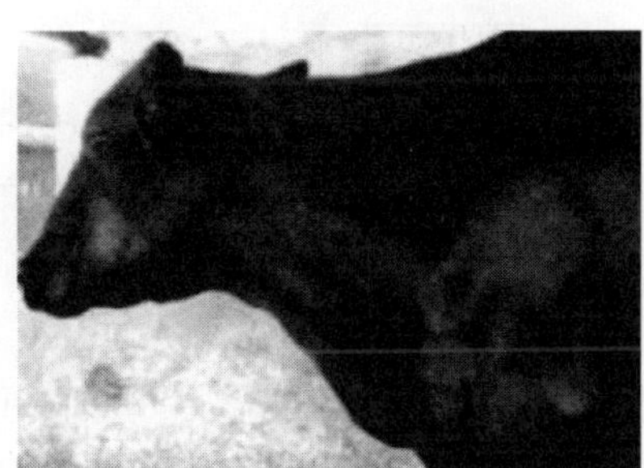

चित्र 4

- रोगी पशु, संक्रमण के 10–24 दिन के भीतर उच्च ताप (106–107^0 फा.) का शिकार होता है।
- रोगावस्था में पशु आहार त्याग देता है। लसिका ग्रन्थियों की आकार वृद्धि, नाक से स्राव, अश्रुपातन, आँख की पलकों और कानों की सूजन भी प्रभावित पशु में देखी जा सकती है।

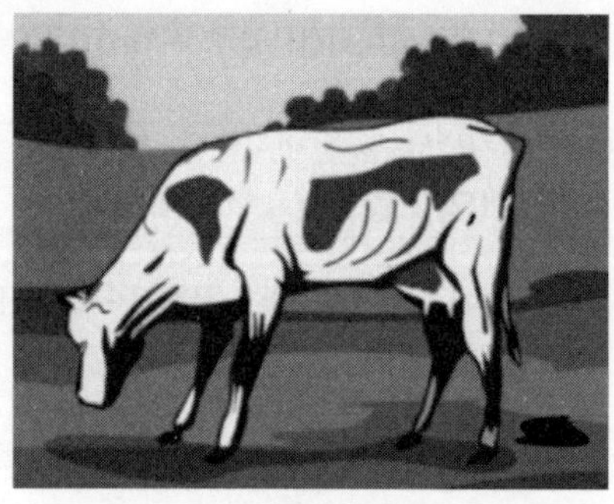
चित्र 5

- प्रभावित गौवंशी पशुओं के दस्तों में रक्त एवं श्लेष्मा (म्युकस) भी पायी जा सकती है (चित्र 5)।
- अति प्रभावित पशुओं में फेफड़ों में सूजन आ जाती है जिससे श्वांस की कठिनाई से रोगी पशु की मृत्यु हो जाती है।
- समय पर ईलाज न कराने से, 60–80 प्रतिशत पशुओं की मृत्यु हो जाती है।
- भेड़ एवं बकरियों में रोग के लक्षण सामान्यतः अधिक मुखर नहीं होते और रोग दीर्घकालिक हो सकता है।

चिकित्सा (ट्रीटमेंट)

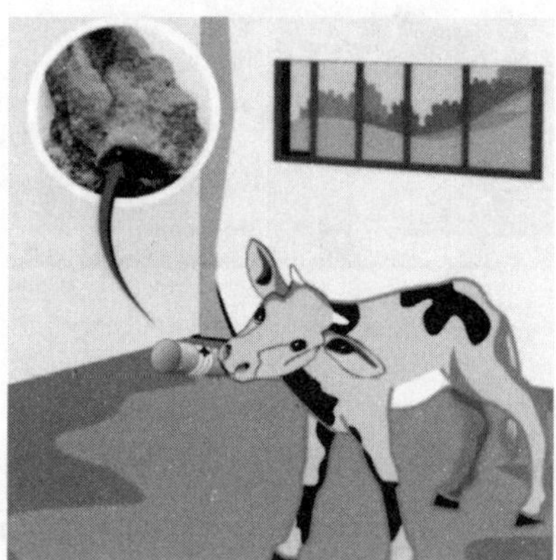
चित्र 6

- थाईलेरियता की चिकित्सा के लिए प्रभावी औषधि उपलब्ध नहीं है।
- ऑक्सीट्रेटासाइक्लीन (10–25 मि.ग्रा./कि. ग्रा. शरीर भार) एवं क्लोरटेट्रासाइक्लीन के प्रयोग से लक्षणों में राहत मिलती है।
- वर्तमान में मिनेक्टोन एवं हेलोफ्युजिनोन (1.2 मि.ग्रा./कि.ग्रा. शरीर भार) का प्रयोग लाभकारी है।
- रक्तवर्धक तथा लीवर टानिक रोगी पशु के स्वास्थ्य लाभ के लिए उपयोगी है।

रोकथाम (प्रीवेंशन)

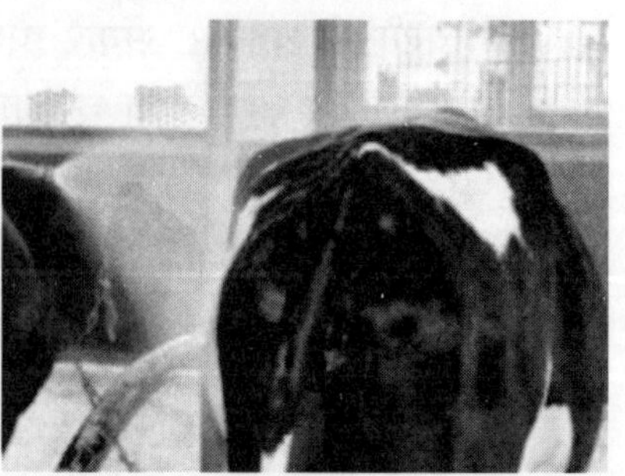
चित्र 7

- रक्तवर्धन हेतु फेरस सल्फेट (10 ग्राम) व कॉपर सल्फेट (5 ग्राम) को 500 ग्राम गुड़ में मिलाकर प्रतिदिन खिलायें अथवा अश्वगन्धा की पत्तियों या जड़ के 20 ग्राम चूर्ण को 250 ग्राम गुड़ के साथ दिन में एक बार एक सप्ताह तक खिलायें (चित्र 6)।
- थाईलेरियता किल्नियों द्वारा संचरित रोग है। अतः किल्नियों की रोकथाम से रोग को फैलने से रोका जा सकता है (चित्र 7)।

- बाड़े में फर्श एवं दीवारों की दरारों को बन्द कर कीटनाशकों का छिड़काव किल्नियों को नष्ट करने में सहायक है।
- संगरोध (क्वारेनटाइन) आदि की प्रक्रिया भी रोगरोधन में सहायता करती है।

ऐनाप्लाजमयिता (ऐनाप्लाजमोसिस)

परिचय (एपीडेमियोलॉजी)

- ऐनाप्लाजमयिता पशुओं के रक्त में पाये जाने वाले परजीवी के कारण उत्पन्न एक रोग है जो पशुओं में ज्वर एवं रक्ताल्पता के रूप में प्रकट होता है।
- ऐनाप्लाजमयिता की उत्पत्ति पशुओं में *ऐनाप्लाजमा* नामक परजीवी (चित्र 1) के कारण होती है जो लाल रूधिर कणिकाओं में पाया जाता है।
- यह रोग गौवंशी पशुओं में अधिक प्रभावी है परन्तु भैंस, भेड़, बकरी, ऊँट एवं कुछ जंगली जानवरों से भी उल्लेखित है।
- रोग का संचरण किल्नियों के द्वारा होता है जो रक्त चूसने के समय पशुओं में परजीवी का आदान प्रदान करती हैं। किल्नियों की 20 से भी अधिक प्रजातियाँ इस रोग को फैलाने में संलिप्त पाई गई है (चित्र 2)।
- ऐनाप्लाजमियता रोग का संचरण बधियाकरण, सींग काटने एवं किसी शल्य चिकित्सा के समय यान्त्रिक प्रकार से हो सकता है (चित्र 3 एवं 4)।

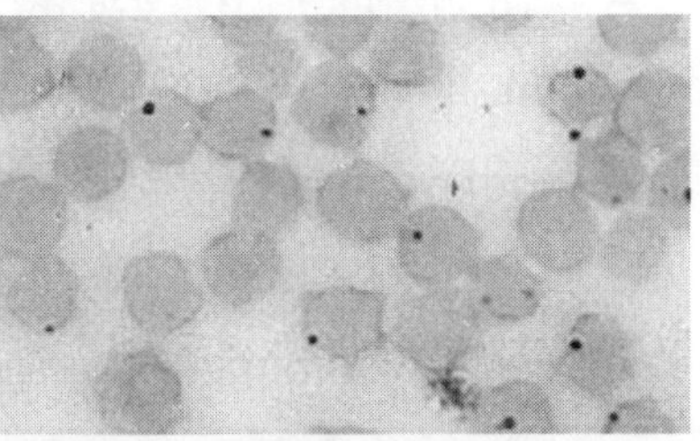

चित्र 1

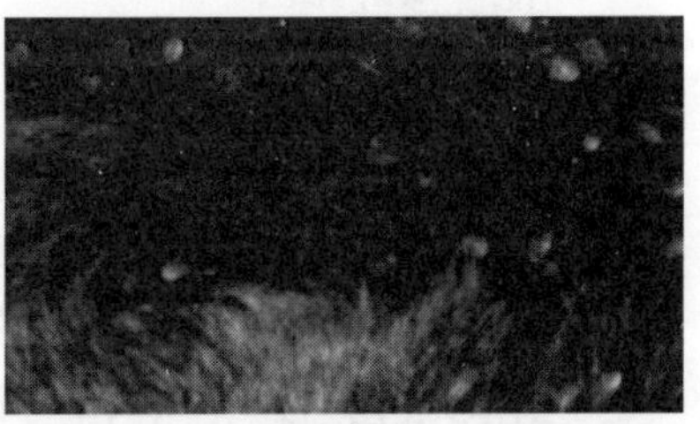

चित्र 2

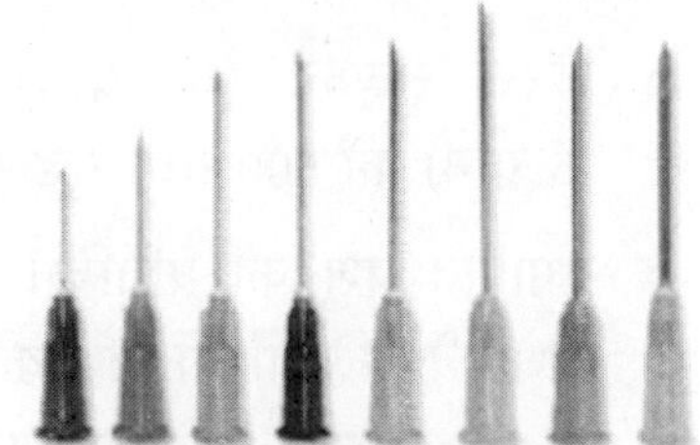

चित्र 3

रोग के लक्षण (सिम्पटम्स)

- गौवंशी पशुओं में यह रोग काफी प्रभावी है और सामान्यतः वयस्क पशुओं में ही देखने को मिलता है।

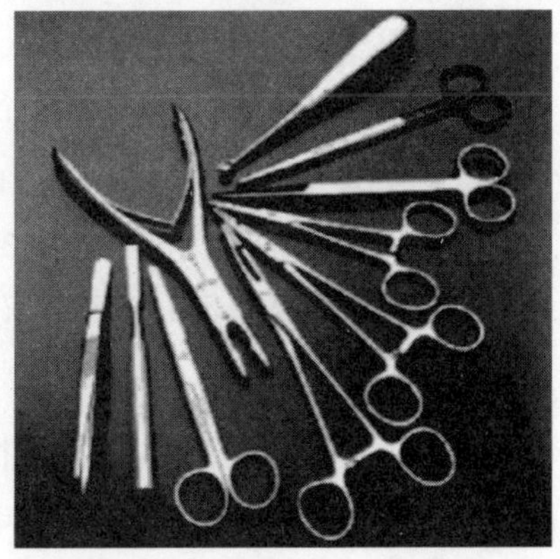

चित्र 4

- संक्रमण के बाद 15–40 दिनों के भीतर पशुओं में शरीर की ताप वृद्धि देखी जाती है और रोग घातक हो सकता है।
- रोग से प्रभावित पशु भूख की कमी और रक्ताल्पता का शिकार हो जाते हैं।
- प्रभावित पशुओं में मृत्यु दर काफी अधिक होती है जो 80 प्रतिशत तक उल्लेखित है।
- रोग की चिरकालिक स्थिति में पशु के शरीर का क्षय होता है और रक्ताल्पता सामान्य लक्षण है (चित्र 5)।

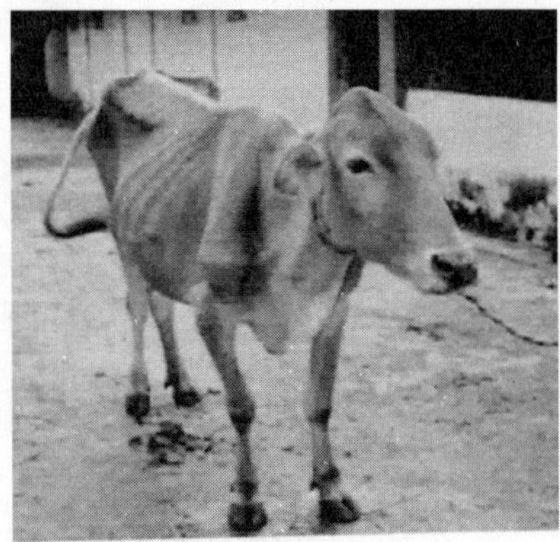

चित्र 5

चिकित्सा (ट्रीटमेंट)

- प्रभावित पशु में टेट्रासाइक्लीन (10 मि.ग्रा./कि.ग्रा. शरीर भार) का प्रयोग प्रभावी है।
- इमिडोकार्ब (1–2 मि.ग्रा./कि.ग्रा. शरीर भार) का प्रयोग भी पशुओं में लाभकारी होगा।
- फेरस सल्फेट (10 ग्राम) व कॉपर सल्फेट (5 ग्राम) को 500 ग्राम गुड़ में मिलाकर पिलायें।
- प्रभावित पशु को प्रतिदिन 20 ग्राम अश्वगन्धा पौधे की पत्तियाँ या जड़ को पीसकर 250 ग्राम गुड़ में मिलाकर खिलायें (चित्र 6)।

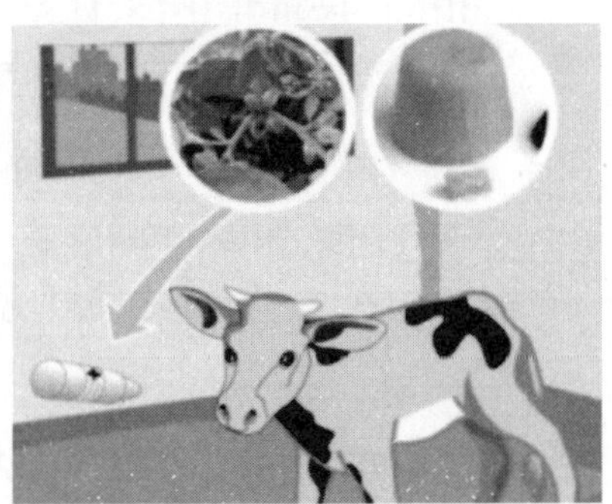

चित्र 6

रोकथाम (प्रीवेंशन)

- ऐनाप्लाजमोसिस किल्नियों से फैलने वाला रोग है और रक्त चूसने के समय परजीवी का आदान प्रदान होता है। अतः किल्नियों के नाशन से रोग का संचरण रोका जा सकता है (चित्र 7)।
- बाड़े की साफ सफाई कर कीट नाशन करें तथा फर्श एवं दीवारों की दरारों को बन्द करें ताकि किल्नियों के प्रजनन को रोका जा सके।

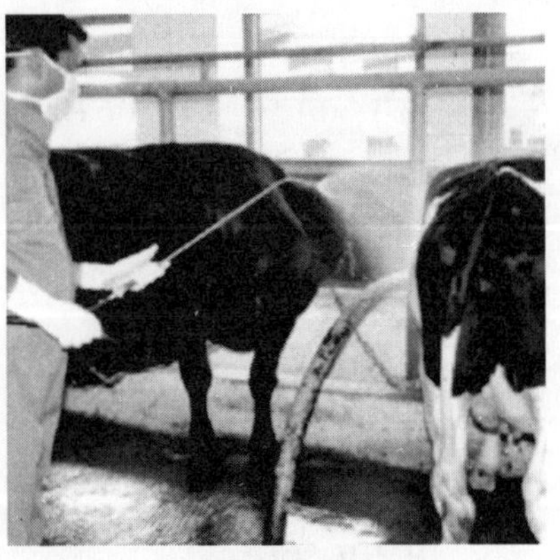

चित्र 7

कुकड़िया रोग (काक्सीडियोसिस)

परिचय (एपीडेमियोलॉजी)

- पशुओं में पाया जाने वाला यह एक संक्रामक रोग है जो उनकी आँत को प्रभावित करता है।
- कुकड़िया रोग पशु आँत में आवास बनाकर वृद्धि करने वाले परजीवी *आईमेरिया* (चित्र 1) की अनेक प्रजातियों द्वारा होता है।
- यह रोग गाय, भैंस, भेड़, बकरी, ऊँट, अश्व आदि सभी जाति के पशुओं के सभी आयु वर्गों को प्रभावित करता है तथापि अल्प वयस्क पशुओं में इसका प्रकोप अधिक होता है।
- वयस्क पशुओं और नवजात शिशुओं को एक साथ एक ही बाड़े में रखने से यह रोग घातक हो जाता है (चित्र 2)।
- इस रोग से अवयस्क पशुओं की वृद्धि रूक जाती है और उनका वजन बढ़ना कम हो जाता है।
- यह रोग बाड़े में रखकर पाले जाने वाले पशु में अधिक व्यापक है।
- कुकड़िया रोग का प्रसारण रोगी पशु के मल से, दूषित पशु आहार एवं दूषित जल को ग्रहण करने से होता है (चित्र 3)।
- पशु बाड़े में काम करने वाले कर्मी भी रोग को फैलाने में भूमिका निभा सकते हैं।

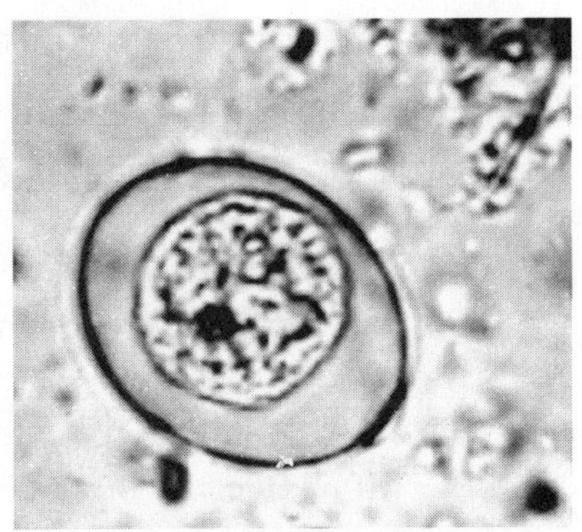

चित्र 1

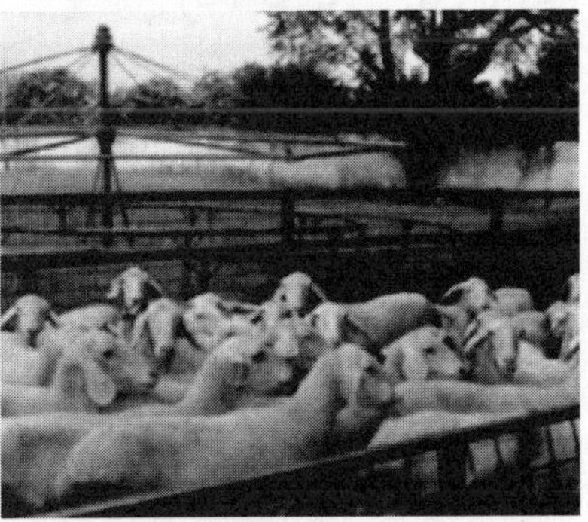

चित्र 2

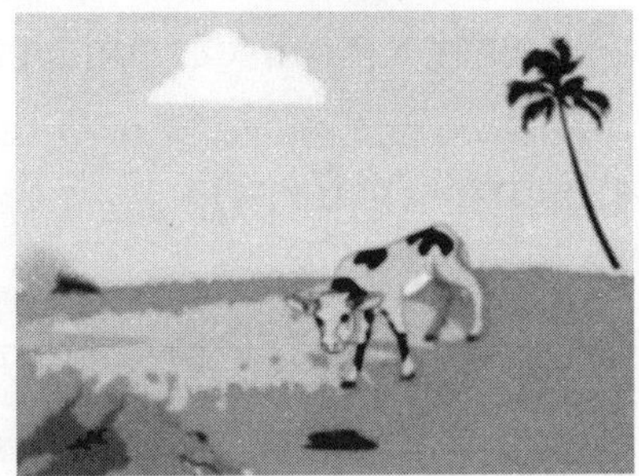

चित्र 3

रोग के लक्षण (सिम्पटम्स)

- रोग के लक्षण अवयस्क पशुओं में अधिक देखे जाते हैं। वयस्क पशुओं में रोग लगभग बेअसर होता है।
- रोग की अति तीव्रता में छौने सुस्त पड़ जाते हैं, उनमें भूख की कमी, त्वचा की रूक्षता, पेट दर्द एवं रक्त–मिश्रित पतला मल देखा जा सकता है (चित्र 4)।

- अल्पायु पशु कांतिहीन एवं दुर्बल हो जाते हैं, उनकी आँखें गड्ढे में चली जाती हैं एवं बढ़ते छौनों की वृद्धि रूक जाती है (चित्र 5)।
- कभी–कभी दस्त से प्रभावित पशुओं में पानी की कमी हो जाती है और पशु मर सकते हैं।
- रोगी पशुओं में रक्ताल्पता, प्रोटीन की कमी और अम्लता जैसे लक्षण भी देखे जा सकते हैं।

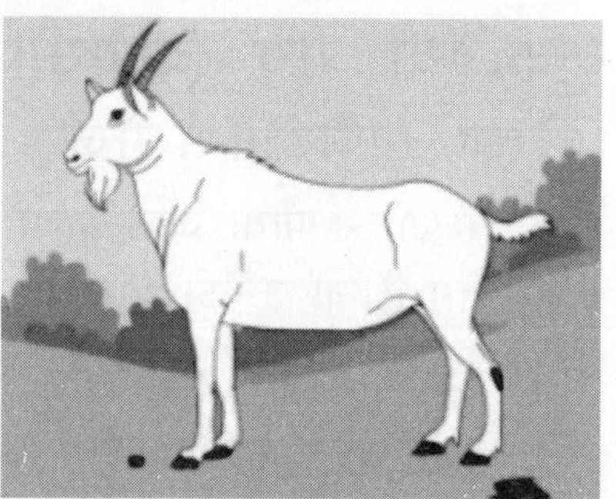

चित्र 4

चिकित्सा (ट्रीटमेंट)

- सल्फेडिमिडीन (100–200 मि.ग्रा.) एवं ऐम्प्रोलियम (10–20 मि.ग्रा. / कि.ग्रा. शरीर भार) एक सप्ताह तक निर्धारित मात्रा में देने पर रोग से छुटकारा पाया जा सकता है (चित्र 6)।
- दाने में मिश्रित कर मोनेनसिन (100–200 ग्रा. / कि.ग्रा. दाना) देने से रोग के कारक परजीवी को नष्ट किया जा सकता है (चित्र 7)।
- टॉल्ट्राजुरिल नामक औषधि (20 मि.ग्रा. / कि.ग्रा. शरीर भार) भी एक प्रभावशाली औषधि है।

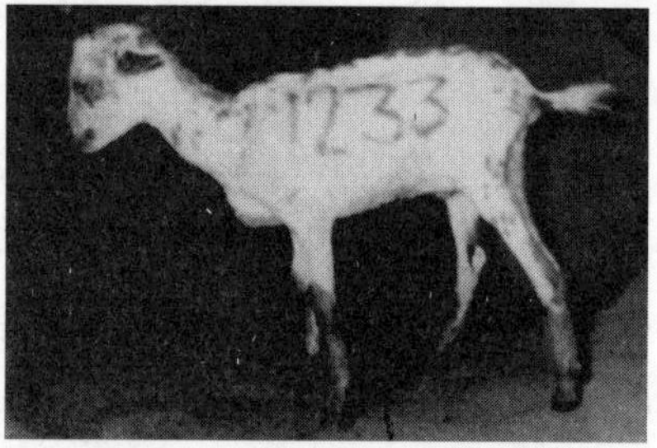

चित्र 5

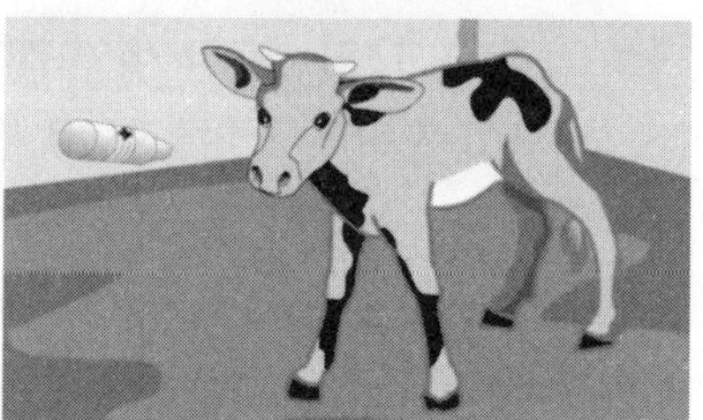

चित्र 6

रोकथाम (प्रीवेंशन)

- बाड़े में नियमित सफाई करें और पशु के मल को दूर गड्ढे में निस्तारित करें।
- बड़े पशुओं और शिशुओं को अलग–अलग रखें।
- बड़े पशुओं की चराई के स्थान पर अल्पायु पशुओं को न चरायें।
- बाड़े में आहार एवं पानी के लिए चरई का प्रयोग करें ताकि प्रदूषण को रोका जा सके।
- बाड़े में भीड़–भाड़ को कम करें और पशुओं को पर्याप्त स्थान प्रदान करें (चित्र 8)।

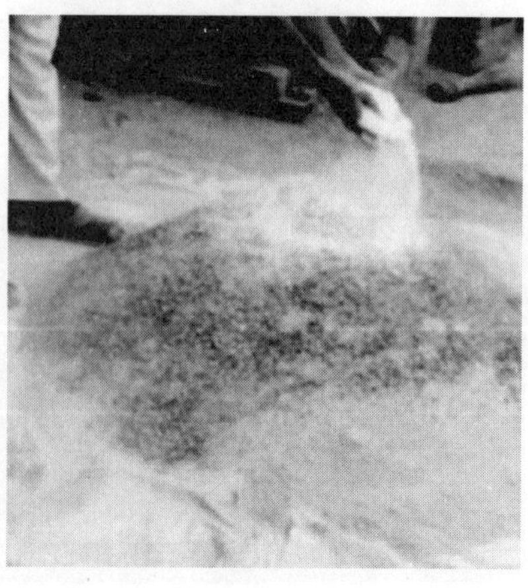

चित्र 7

- मल की समय–समय पर जाँच करायें तथा 2–6 माह की आयु में पशुओं को रक्षात्मक तौर पर औषधि पान करायें।
- कॉक्सीडिओस्टेट जैसे सल्फाडीमिडीन, एम्प्रोलियम या मोनेनसिन की कम मात्रा दाने में मिलाकर लम्बे समय तक पशु को खिलाना चाहिए।

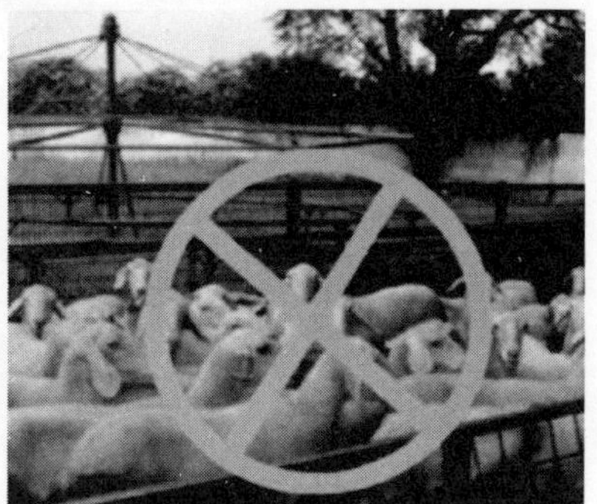

चित्र 8

❑❑❑

अध्याय 6

पशुओं में विभिन्न त्वचा रोग

(स्किन डिसीजिज)

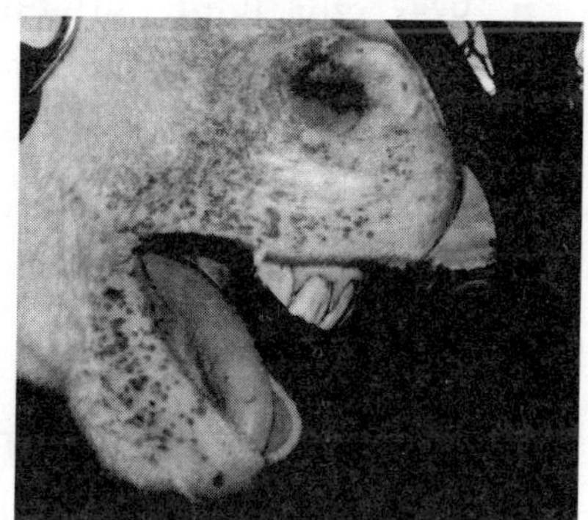

चित्र 1

- त्वचा को पशु शरीर की आन्तरिक स्थिति दिखाने वाला दर्पण बताया गया है। पशुओं में त्वचा रोगों का होना एक विषम परिस्थिति हैं।
- प्रायः पशुचिकित्सकों द्वारा यह देखा गया है कि हर पाँच बीमार छोटे पशुओं में से एक त्वचा रोग से पीड़ित है। बड़े पशुओं में भी त्वचा रोग काफी संख्या में पाये जाते हैं (चित्र 1)।
- त्वचा रोग प्रभावित पशु को परेशान करने के साथ–साथ पशु की उत्पादन क्षमता पर कभी–कभी भारी नुकसान कर सकते हैं।
- इसके साथ–साथ इन रोगों का महत्व इस लिये भी बढ़ गया है क्योंकि कुछ त्वचा रोग एक पशु से दूसरे पशु में फैलाने के साथ–साथ पशुओं से मनुष्यों पर तथा मनुष्यों से पशुओं पर भी फैल सकते हैं।

त्वचा रोगों की अभिव्यक्ति (मैनीफेस्टशन्स ऑफ स्किन डिसीजिज)

- त्वचा विक्षतियाँ (स्कीन डेमेज)
- असामान्य विवर्णता (एबनार्मल डिसकलरेशन)

- प्रखर खाज (एक्यूट एग्जिमा)
- स्वेद स्त्राव की असामान्यताएं (स्वैट स्क्रीशन एबनार्मलिटी)
- **त्वचा विक्षतियाँ** (स्कीन डेमेज): त्वचा शरीर पर कई जगह टूट जाती है तथा यह अधस्त्वक ऊतक तक चली जाती है जिससे त्वचा में विदर बन जाते हैं।
- **असामान्य विवर्णता** (एबनार्मल डिसकलरेशन): इसमे पीलिया पाण्डुता तथा अतिरक्तता आते हैं। प्रारम्भिक दृश्य में त्वचा का रंग नीला पड़ जाता हैं तथा उस स्थान पर ठण्डक महसूस होती हैं व त्वचा में लचीलापन आ जाता हैं ये विकार मुख्यतः थनों के ऊपर थनैला रोग में देखे जाते हैं।
- **प्रखर खाज** (एक्यूट एग्जिमा): यह एक संवेदना हैं जिसमें खुजली होती हैं जिससे जानवर बार–बार शरीर को खुरचता है सभी प्रकार की संवेदानायें जिसके कारण जानवर शरीर को रगड़ता, खुरचता हैं, प्रखर खाज में आती हैं। दो प्रकार की संवेदानायें होती है :

  1. परिसरीय (पेरीफेरल)
  2. केन्द्रीय (सेन्ट्रल)

- **स्वेद स्त्राव की असामान्यताएं** : उत्तेजना तथा दर्द का ताप बढ़ने से पूर्व स्वेद स्त्राव करते हैं। इस समय यह स्त्राव सेरेब्रल कोर्टेक्स के द्वारा होता है व स्वेद स्त्राव स्वेद ग्रंथि नलिका में रूकावट या परिसरीय तंत्रिका विकार के कारण होता हैं। त्वचा के रोग दो प्रकार के होते हैं :–

  1. प्रारम्भिक
  2. द्वितीयक

- **प्रारम्भिक (प्राईमरी)** : प्रारम्भ में विकार केवल त्वचा तक ही सीमित रहते हैं हालांकि ये त्वचा के अन्य अंगों में फेल सकते हैं।
- **द्वितीयक (सैकन्डरी)** : दूसरे अंगों में उत्पन्न रोगों में जो विकार त्वचा पर उत्पन्न होते हैं वे द्वितीयक विकार में आते हैं। इन विकारों को निम्न आधार पर भिन्न किया जा सकता है।
- रोग का पूर्ण इतिहास जानकर।
- लक्षणों के कालानुक्रम के अनुसार।
- लाक्षणिक परीक्षण के आधार पर।
- पर्यवेक्षण।
- परिस्पर्शन।

- जीवाणु परीक्षण के लिए फुरेरी द्वारा।
- त्वचा की खुरचन लेना।
- बायोप्सी।

रोग का इतिहास (हिस्ट्री ऑफ डिसीज)

- त्वचा की बीमारियों में उसका पूरा विवरण लेना एक मूल तत्व है क्योंकि यह एक अन्य प्रकार की अनियमितता है किसी रोग का पूर्ण विवरण उसके निदान व उपचार में पर्याप्त सहायक होता।
- इतिहास लेने के लिए आंकड़े त्वचीय लक्षणों तक ही सीमित नहीं होने चाहिए बल्कि एक संक्रामक बीमारी का विशेष ध्यान रखते हुए आंतरिक दशाओं को भी ध्यान में रखना चाहिए।
- क्रमवत् रोग का इतिहास जानने पर निम्न कारक प्रकाश में आते हैं।
- सामान्य त्वचीय लक्षण।
- सामान्य आंतरिक लक्षण।
- उत्पन्न दशा की अवधि।
- उद्भव विकार का स्थान।
- विकार की उपस्थिति।
- विकार के फैलने की अवधि।
- खुजली की उपस्थिति या अनुपस्थिति।
- जानवर की उसी या अन्य जाति में त्वचा की बीमारियों का होना।
- क्या इस प्रकार की दशा कभी उस जानवर में पहले पाई गई थी ?
- यदि पहले पाई गई थी तो उसके इलाज का पूर्ण विवरण।
- रोगों का व्यवहार।
- अनेक प्रकार की सूचना, जो उस दशा के बारे में सहायक हो या जानवर के मालिक का उस बीमारी के होने के कारण के बारे में विचार।
- इसके अतिरिक्त जानवर के स्वामी से जानकारी के लिए प्रश्न पूछना, उसके दिए गए उत्तरों तथा त्वचीय रोग की आकृतिकी पर निर्भर करता है।
- रोग का इतिहास जानकर, निरीक्षण, स्पर्श परीक्षण, प्रयोगशाला परिक्षण जिसमें सीरमी परीक्षण आते हैं, के द्वारा त्वचीय रोगों का निदान किया जा सकता है।

त्वचा निरीक्षण तथा स्पर्श परीक्षण (स्किन एग्जामिनेशन)

- त्वचा के रंग में परिवर्तन केवल बाल रहित तथा रंगहीन भागों में देखा जा सकता है। उन जानवरों में जिसमें त्वचा रंगहीन होती है, परीक्षण बालों को एक तरफ हटाकर किया जा सकता है।
- इस वर्ग में भेड़, शूकर तथा कुछ गौवंशी पशु, श्वान तथा वे घोड़े आते हैं जो पूर्ण या आंशिक रूप से जन्म से सफेद होते हैं।
- जानवरों में लोमीय आवरण का परीक्षण हमेशा उसकी जाति, वातावरण, खरहरा, पोषण, घुड़साल या चारागाह तथा अन्य कारणों को ध्यान में रखकर किया जाता है।
- स्वस्थ, अच्छी प्रकार खरहरा किए हुए, अच्छी प्रकार पोषित तथा सुरक्षित स्थान पर रखे गौवंशी पशुओं व घोड़ों में लोमीय आवरण छोटा, चिकना घना तथा चमकदार होता है।
- पशु जिनकी देखभाल अच्छी नहीं होती व वातावरण में खुले रखे जाते हैं, उनका लोमीय आवरण खुरदरा, लम्बे बाल वाला, रंग में धुँधला तथा बाल प्रायः खड़े होते हैं।

त्वचा विकारों की आकारिकी (मोर्फोलॉजी ऑफ स्किन लिजन्स)

- रोगों के निदान में त्वचा विकारों की आकारिकी एक महत्वपूर्ण उपलक्षण हैं।
- प्रयोगशाला परीक्षण के उपरान्त भी निदान न कर पाने पर आकरिकी से निदान किया जा सकता है। अस्वस्थ त्वचा का सावधानीपूर्वक निरीक्षण करने पर प्रारम्भिक विकारों का शुरू में ही पता लगाया जा सकता है तथा इन्हें द्वितीयक विकारों से भिन्न पहचानने में आसानी रहती है।
- अधिकतर त्वचा की बीमारियों में एक ही प्रकार की विक्षतियाँ उत्पन्न होती हैं। यह विक्षति अपने प्राथमिक प्रादुर्भाव से पूर्णरूपेण विकसित होने तक बहुत कम भिन्नता रखती है। परन्तु विकार की यह नयी शक्ल द्वितीयक विकार को जन्म देती है।

प्राथमिक विक्षतियाँ (प्राइमरी लिजन्स)

- *चकत्ता (इरीथिमा)* त्वचा पर एक परिवृत्त तथा चपटा धब्बा होता है जो त्वचा में रंग परिवर्तन के परिणामस्वरूप उत्पन्न होता है।
- एक बड़ा चकत्ता जो आकार में 1 सेमी. से बड़ा होता है *पफबन्द* कहलाता है।
- त्वचा में रंग परिवर्तन तीन विधियों के परिणमस्वरूप होता है:–

1. त्वचा कोशिकाओं में मिलेनिन रंग के बढ़ जाने से।
2. विरंजन के कारण।
3. त्वचा रक्तिता के परिणामस्वरूप।

- **पिटिका** (एक्नी) : यह आकार में छोटी, ठोस, त्वचा की सतह पर उठी हुई, व्यास में 1 सेमी. की होती है आकार में बड़ी, उभरी, चपटी सतह वाली फुन्सी को ददोरा कहते हैं। पिटिका को त्वचा की सतह पर ठोस सील खण्ड के रूप में महसूस किया जा सकता है।

- **पर्विका** (वार्ट जैसा) : पर्विका एक छोटा, परिवृत, ठोस त्वचा पर उभर होता है जो त्वचा की निचली पर्तों तक चला जाता है। पर्विका शोथयुक्त या अबदबुयुक्त हो सकती है। मस्सा व छोटे त्वचीय सिस्ट इसके उदाहरण हैं।

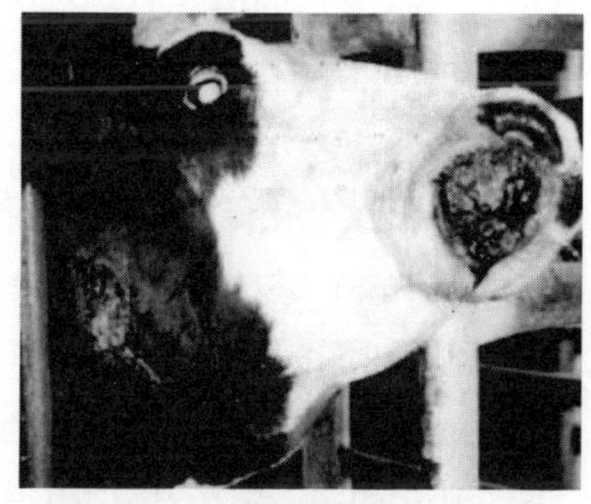

चित्र 2

- **अर्बुद** (टयूमर) : यह प्रकृति में अर्बुदीय तथा आकार में बड़ा होता है। जो त्वचा की किसी भी पर्त या अधस्त्वक ऊतक का बना हो सकता है। फ्राइब्रोमा, मिलेनोमा व कार्सीनोमा इसके उदाहरण हैं (चित्र 2)।

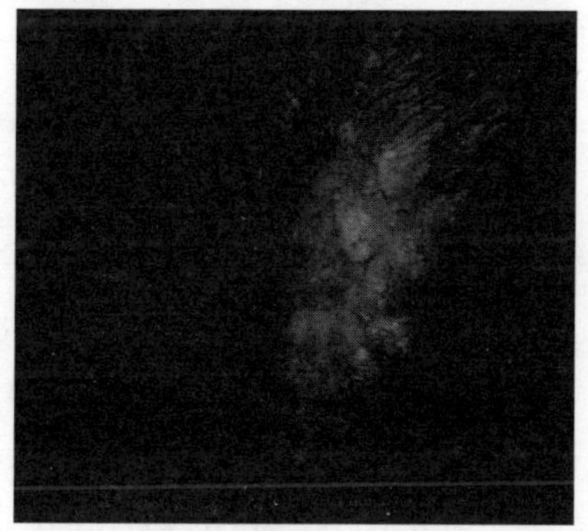

चित्र 3

- **पुयस्फोटिका** (पस्चयूल) : त्वचा की सतह पर उभरा परिवृत भाग होता है। जो पूय से भरा रहता है, तथा त्वचा की बाह्य सतह पर उभरा रहता है, इसका रंग साधारणतयः पीला मगर गुलाबी या लाल भी हो सकता है। ददौरा परिवृत त्वचा पर सूजनयुक्त उठा हुआ विकार है। ददौरा मुख्यरूप से सफेद या गुलाबी रंग का, उठे हुए किनारे युक्त या गोल सूजन के रूप में होता है।

- **चर्मस्फोट** (वेसिकल) : तीव्र किनारों वाला परिवृत्त त्वचा पर उभरा होता है जो स्वच्छ द्रव से भरा रहता है, इसका आकार 1 सेमी. तक हो सकता है (चित्र 3)। बड़ा चमस्फोट वाला विकार *फफोला* कहलाता है।

द्वितीयक विक्षतियाँ (सेकन्डरी लिजन्स)

- **शल्क** (स्कल्स) : यह त्वचा की श्रृंगमय पर्त के टुकड़ों का ढीला संग्रह है। शल्क अधिचर्म के श्रृंगीकरण का आखिरी उत्पादक होता है। श्रृंगमय पर्त के टुकड़ों की बनावट काफी भिन्न होती है जो कि भूसीदार बारीक, चूर्णमय या छिछड़ेदान, प्लेट की तरह, ग्रीसी, शुष्क, ढ़ीली, चिपकी हुई डिम्ब की तरह की हो सकती है। इसका रंग सफेद, चांदी जैसा, पीला बादामी या भूरा हो सकता है।
- **खुरंट** (स्कैब) : यह विकार की सतह पर शुष्क निःस्त्राव होता है। शुष्क निःस्त्राव, सीरम, पूय, रक्त, शल्क या दवायें जब त्वचा की सतह से चिपक जाते है, तब खुरंट बनता है। असामान्य रूप से माटे खुरंट बाल युक्त सतह पर बनते हैं क्योकि शुष्क पदार्थ चिकनी त्वचा की अपेक्षा शुष्क त्वचा से अधिक मजबूती से चिपकता है।
- **क्षत चिन्ह** (स्कार) : क्षत चिन्ह किसी आघात या त्वचीय विकार का अवशेष होता है तथा रेशेदार ऊतक के क्षेत्र के रूप में परिभाषित किया जा सकता है जो कि क्षतिग्रस्त अन्तश्चर्म तथा अधस्त्वक ऊतक की जगह बनता है क्षत चिन्ह जली हुई त्वचा तथा पायोडर्मा में देखा जाता है।
- **बाह्य नासूर** (एक्सटर्नल केन्कर) : त्वचा की सततता के टूटने से बनता है जो कि अन्तश्चर्म तक चला जाता हैं नासूर के भरने के बाद क्षत चिन्ह रह जाता है। क्षरण जो कि आधारीय कोशिकीय पर्त को नहीं भेदता तथा बिना क्षत चिन्ह के ही भर जाता है, अथला नासूर कहलाता है (चित्र 4)।

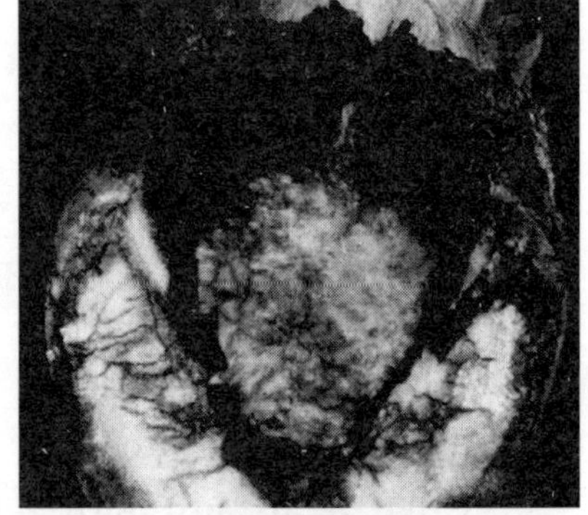

चित्र 4

- **चर्म विदारण** (स्किन लेस्रेसन) : यह बाह्य त्वचा के बाहरी पर्त के अलग होने के परिणाम–स्वरूप होता है। बाह्य परत खुरचने, रगड़ने, काटने से अलग हो जाती है अधिकांशतः चर्म विदारण स्वयं होता है जो प्रखर खज के कारण होता है, इससे बाद मे जीवाणुओं द्वारा द्वितीयक संक्रमण हो जाता है (चित्र 5)।

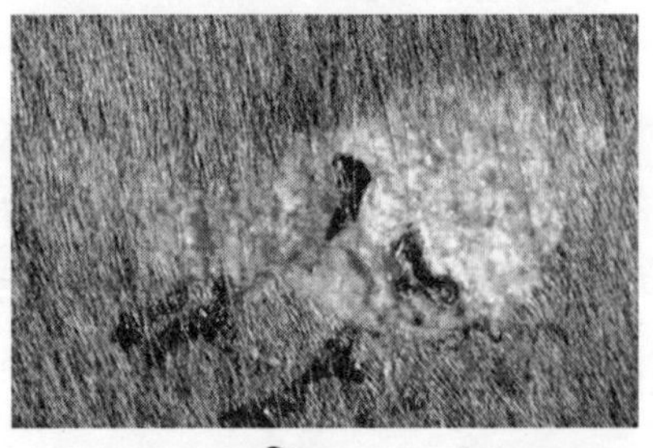

चित्र 5

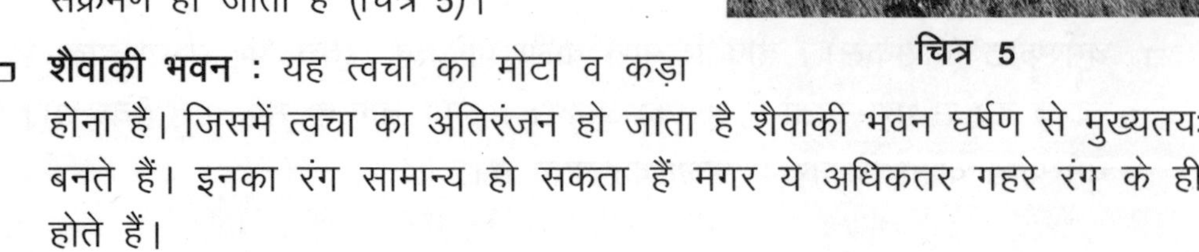

- **शैवाकी भवन** : यह त्वचा का मोटा व कड़ा होना है। जिसमें त्वचा का अतिरंजन हो जाता है शैवाकी भवन घर्षण से मुख्यतयः बनते हैं। इनका रंग सामान्य हो सकता हैं मगर ये अधिकतर गहरे रंग के ही होते हैं।

- **अतिरंजिता** (एकसागरेटेड) : यह त्वचा की अतिरंजित अवस्था होती है जो मिलेनिन रंग की मात्रा कोशिकाओं में बढ़ने के कारण उत्पन्न होती है। अतिरंजिता हलके भूरे रंग से काले रंग तक की हो सकती है। अतिश्रृंगीकरण त्वचा की श्रृंगी पर्तो की माटाई बढ़ जाने की अतिश्रृंगीकरण कहते हैं।

सामान्यतः पशुओं में होने वाले चर्म रोग (कॉमन स्किन डिसीजिज ऑफ एनिमल्स)

संक्रमित पायोडर्मा (इन्फैक्सीयस पायोडर्मा)

- यह बीमारी विभिन्न जीवाणु के संक्रमण से मुख्यतयः बरसात के दिनों में होती है।
- इस बीमारी के लक्षण हैं संक्रमित स्थान का गरम होना, नम उकवत, गर्म उकवत, निःस्रवण, मवाद बनना तथा त्वचा शोथ।
- इसके इलाज के लिए प्रति जैविक पदार्थ का इस्तेमाल बहुत जरुरी है।
- अधिक प्रभावशाली इलाज के लिए प्रति जैविक पदार्थ सुग्राहिता परीक्षण जरूरी है।
- प्रति जैविक पदार्थ लगाने से पहले सम्पूर्ण संक्रमित भाग की 0.5 प्रतिशत हैक्सीटीडीन या 2.5 प्रतिशत बेंजोइल परआक्साइड नामक एंटीसेप्टिक दवा का इस्तेमाल जरुरी है।
- स्थानीय इलाज के अलावा तंत्रीय इलाज उचित प्रतिजैविक पदार्थ द्वारा जरूरी है।

परजीवी त्वचा रोग (पैरासाइटिक स्किनि डिसीजिज)

- परजीवी त्वचा रोग के मुख्य लक्षण हैं खुजली, बाल झड़ना, रक्ताल्पता जो कि प्रायः गंभीर संक्रमण में पाया जाता है (चित्र 1)।
- इन बीमारियों का निदान सूक्ष्मदर्शी द्वारा देखकर किया जा सकता है।
- परजीवी त्वचा रोगों का इलाज आस–पास के मालिकों को शिक्षा देकर पशु और पशुओं के आस–पास के वातावरण में कीटनाशी दवाओं को इस्तेमाल करके किया जा सकता है।

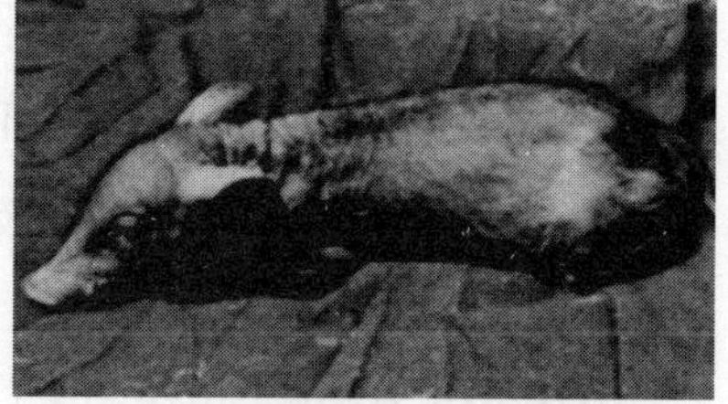

चित्र 1

बाह्य परजीवी त्वचा रोग (एक्टोपैरासाइटिक स्किन डिसीजिज)

- बाह्य परजीवी जैसे कि जूँ, खटमल, किल्नी, वारबल, मक्खी, किल आदि के बहुत ज्यादा संख्या में होने पर ये त्वचा से रक्त चूसते हैं तथा उनके द्वारा काटे गये स्थानों

पर छोटे–छोटे घाव बन जाते हैं और ये छोटे–छोटे घाव जीवाणुओं को पनपने के लिए उपयुक्त स्थान होते हैं जिससे त्वचा शोथ की बीमारी हो जाती है।

- इस रोग की रोकथाम के लिए पशुओं के आस–पास इकट्ठे कूड़े करकट के ढेर को आग लगाकर जला देना चाहिए तथा पशु के आवास की पानी से धुलाई के बाद फिनाइल नामक दवा से हर दूसरे–तीसरे दिन धुलाई करना चाहिए।
- अगर किसी पशु में उपरोक्त बाह्य परजीवी दिखाई दे तो उसके इलाज के लिए निम्न जलीय घोलय लिंडेन–0.035 प्रतिशत, मैलाथियान–0.50 प्रतिशत, टाम्सकिन–0.5 प्रतिशत, सुमिथियान–0.01 प्रतिशत, किलेक्स कार्वेरिल (50 प्रतिशत डब्ल्यू.पी.) का 1 प्रतिशत घोल, डेल्टामेथ्रीन का 0.2 प्रतिशत घोल, एमीवास 250 पी.पी.एम. अथवा आइवरमेक्टिन 1 मि.ली./50 किलो शारीरिक भार के अनुसार त्वचा के नीचे देना चाहिए।
- उपरोक्त में से कोई भी दवा का इस्तेमाल पशु के प्रभावी भाग पर आँख, नाक, मुँह, को छोड़कर करना चाहिए। कभी–कभी एक खुराक से न ठीक होने पर एक हफ्ते पर दूसरी या तीसरी खुराक लगाना चाहिए।
- दवा लगाते समय ध्यान रखना चाहिए कि पशु दवा को चाटे न अन्यथा दवाओं का जहरवाद पशु को हो सकता है।

वर्षा दाग (डर्मेटोफिलोसिस)

परिचय (एपीडेमियोलॉजी)

- मस्से की भांति, यह रोग *एक्टिनोमाइसिटिस डर्मेटोफिलस कोनगोलैन्सिस* द्वारा जानवरों में सीधे सम्पर्क द्वारा फैलता है।
- दूषित उपकरण भी इसे फैलाने में सहायक होते हैं।
- कीड़े भी एक से दूसरे जानवर में इस रोग को फैलाते हैं।
- आर्द्र बरसाती वातावरण एवं त्वचा का क्षतिग्रस्त होना, इस समस्या के विकास की संभावना में वृद्धि कराता है।
- कल्चर एवं सूक्ष्म परीक्षण द्वारा निदान संभव है।

रोग के लक्षण (सिम्पटम्स)

- बालों का झड़ना, एक जगह चिपकना, पपड़ी का बनना पशु शरीर के पिछले भागों पर पाया जाता है।
- बालों के गुच्छे आसानी से हटाए जा सकते हैं जिससे एक कच्चा तथा कभी–कभी विसंक्रमित घाव उजागर हो सकता है।

चिकित्सा (ट्रीटमेंट)

- समस्या क्षेत्रों से बाल काटने के उपरान्त बीटाडीन लगाना एवं बीटाडीन शैम्पू का उपयोग लाभकारी होता है।
- त्वचा को शुष्क रखें एवं सूर्य के प्रकाश में रखें।
- गंभीर मामलों में पेनिसिलिन का उपयोग करें।

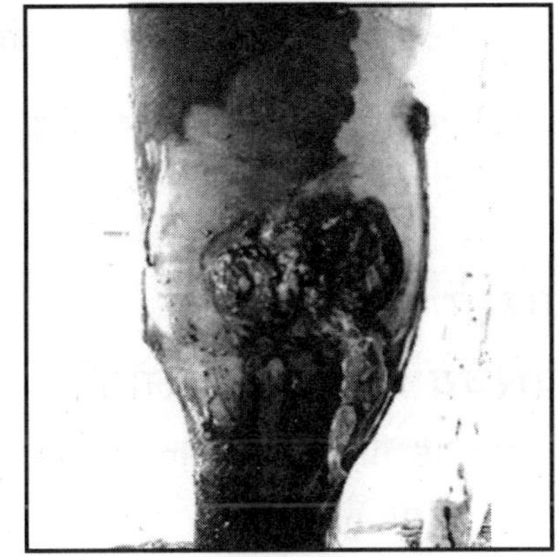

चित्र 1

रोकथाम (प्रीवेंशन)

- रोगग्रस्त पशुओं का पृथकीकरण एवं काटने वाले कीड़ों का नियन्त्रण।

अन्तः परजीवी त्वचा रोग (एन्डोपैरासाइटिक स्किन डिसीजिज)

- कुछ अन्तः परजीवी जैसे कि *सिटेरीया, स्टेफनो– फाइलेरिया, स्ट्रांगाइलइरिस*, हुक वर्म, पिन वर्म आदि के अचिरकालिक संक्रमण से पशुओं के त्वचा का शुष्क होना, बाल झड़ना, खुजली होना आदि लक्षण पाये जाते हैं (चित्र 1)।
- इस प्रकार की ब्याधि कीड़े मारने वाली दवाई जैसे कि ऐलबेन्डाजोल, मेबेन्डाजोल, थायोबेन्डाजोल या आइवरमेक्टिन नामक दवाई देने पर ठीक हो जाता है।

विषाणु त्वचा रोग (वाईरल स्किन डिसीजिज)

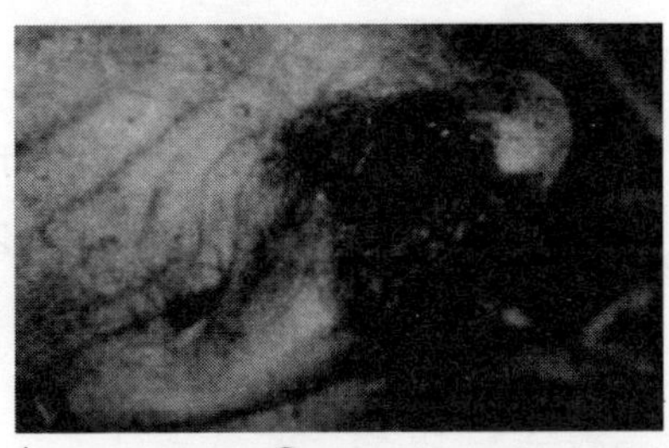

चित्र 1

- गौवंशीय विषाणु दस्त (बोवाइन वाइरल डायरिया), रिन्डरपेस्ट वेसीकुलर रोग, वेसीकुलर इक्जैन्थिमा, खुरपका–मुँहपका, आदि भी विषाणु जनित रोग हैं (चित्र 1)।
- इन रोगों में भूख और प्यास नहीं लगती है खुर और कभी–कभी थन (चित्र 2) पर वेसीकील्स भी बनते हैं साथ ही साथ बीमारियों के अन्य लक्षण भी पाये जाते हैं।
- बीमारियों का निदान बीमारी के लक्षण तथा विभिन्न सिरोलोजिकल परीक्षण के आधार पर किया जाता है।

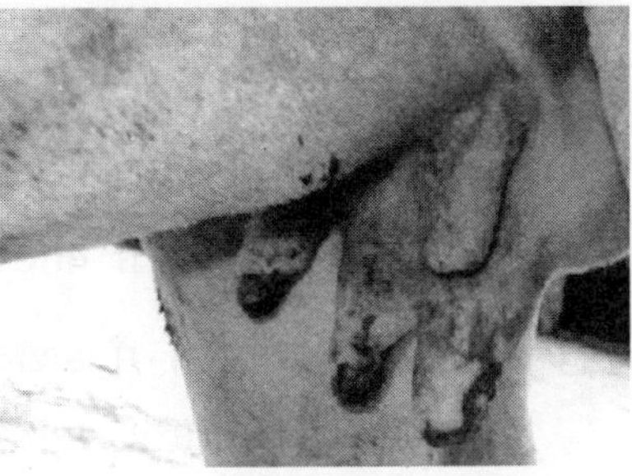

चित्र 2

- इन बीमारियों से बचाव पशुओं का टीकाकरण करके किया जा सकता है। बीमारी हो जाने पर लक्षण के आधार पर मुख और खुर को 2.0 प्रतिशत फिटकरी के घोल से धोना तथा उस पर बोरोग्लिसरिन लगाना चाहिए, अतिशीघ्र पशु चिकित्सक को दिखाना चाहिए ताकि इस बीमारी को शीघ्रता से ठीक किया जा सके।
- इसके अतिरिक्त एंटीसेप्टिक द्रव्य या क्रीम का इस्तेमाल भी प्रभावी भाग पर जरुरी है।

मस्सा रोग (वार्ट)

परिचय (एपीडेमियोलॉजी)

- यह गौजातीय पैपीलोमा विषाणु समूह के कारण होता है।
- यह पशुओं में सीधे सम्पर्क से फैलता है तथा सींग काटने, कर्ण छेदन तथा गोदने वाले उपकरणों के ठीक प्रकार से विसंक्रमण नहीं किये जाने से भी फैल सकता है।
- यह दो साल से कम आयु के पशुओं में अधिक पाया जाता है।

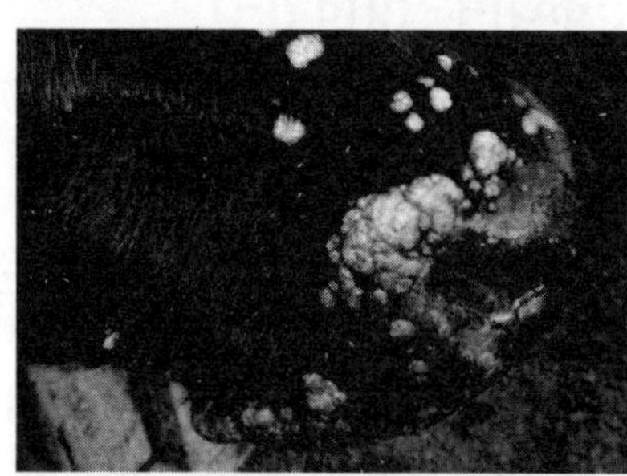

चित्र 1

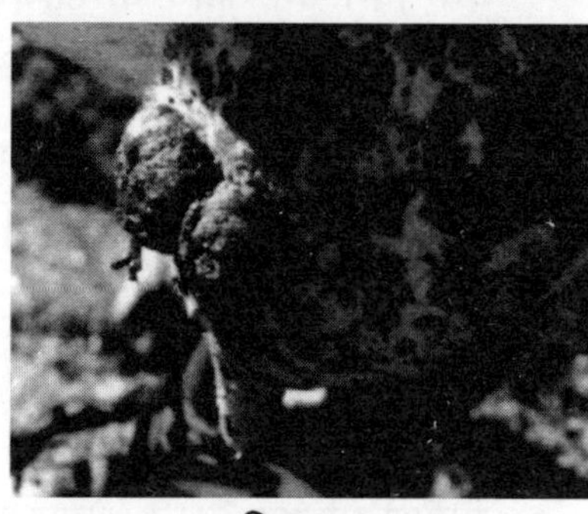

चित्र 2

रोग के लक्षण (सिम्पटम्स)

- मस्सा सिर, गर्दन, चूचक, कान एवं लिंग पर पाया जाता है (चित्र 1 एवं 2)।
- घाव सफेद से स्लेटी रंग के, सख्त एवं उठे हुए होते हैं एवं सभी स्थितियों में हानिरहित होते हैं, सिवाय इसके जबकि थनैला या दर्द शामिल हों।

चिकित्सा (ट्रीटमेंट)

- छोटे मस्सों को मसला जा सकता है अथवा क्रायो शल्यचिकित्सा द्वारा हिमीकृत किया जाता है अथवा काटकर हटाया जा सकता है।
- यदि गंभीर मामलों में अथवा झुण्ड में यह एक विस्तृत समस्या हो तो टीके का उपयोग किया जाना चाहिए जिसे मस्सों द्वारा प्राप्त नमूनों से बनाया गया हो (ऑटोजीनस टीका)।

रोकथाम (प्रीवेंशन)

- मस्से से संक्रमित पशुओं को अन्य स्वस्थ पशुओं से अलग रखना चाहिए।
- सींग काटने, कर्ण–छेदन एवं गोदने वाले उपकरणों की सफाई मस्से के प्रसार को रोकने हेतु आवश्यक है।

एन्डोक्राइन त्वचा रोग (एन्डोक्राइन स्किन डिसीजिज)

- इसमें हाइपोथायरायडिजम पशुओं में सबसे प्रमुख व्याधि है जिसमें पशुओं के बाल झड़ना, बहुंरजक, त्वचा का मोटा होना तथा स्केल्स का बनना आदि प्रमुख लक्षण हैं (चित्र 1)।
- बीमारी का इलाज लक्षण तथा इलाज कृत्रिम थायरॉक्सिन 20 माइक्रोग्राम प्रति कि.ग्रा. शारीरिक वजन के हिसाब से आवश्यकतानुसार लगभग एक महीने तक देना चाहिए।
- इसके अलावा कोलायडल पोटेशियम आयोडाइड आदि भी दिया जा सकता है।

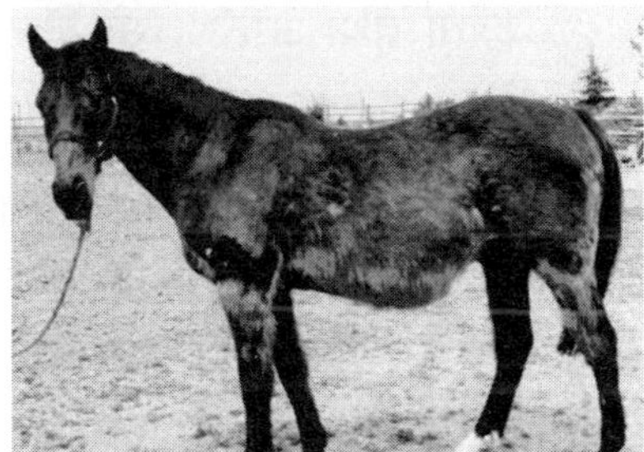

चित्र 1

सिबोरिया

- इस बीमारी में चिकनाई का त्वचा में ज्यादा मात्रा में उत्पादन होता है, जिससे शुरूआत में त्वचा में चिकनापन आ जाता है (चित्र 1)।
- बाद में त्वचा सूज जाती है इसके इलाज के लिए आवश्यक प्रोटीन और वसीय अम्ल को पशुओं के खुराक में देना चाहिए।

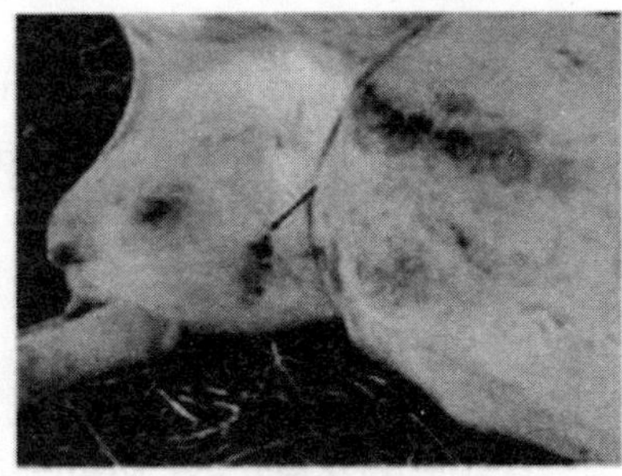

चित्र 1

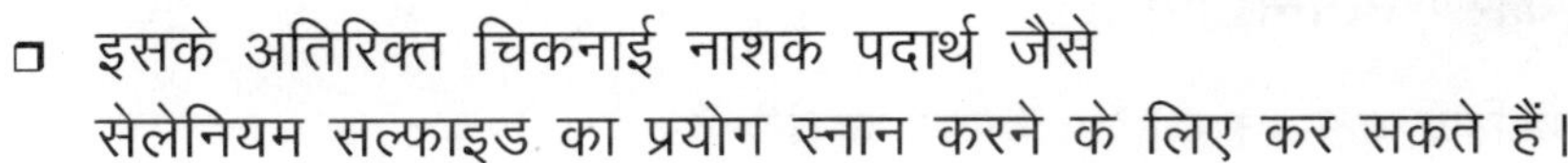

- इसके अतिरिक्त चिकनाई नाशक पदार्थ जैसे सेलेनियम सल्फाइड का प्रयोग स्नान करने के लिए कर सकते हैं।

रूसी (पिटीरियेसीस)

- त्वचा में इस दशा के लक्षण हैं भूसी जैसी पपड़ी का पाया जाना। रूसी बनने का प्रमुख कारण है खुराक में विटामिन 'ए' की कमी, राइबोफ्लेबीन और निकोटीनिक

अम्ल की कमी, आवश्यक वसा अम्लों की कमी तथा आयोडीन की विषाक्तता (चित्र 1)।

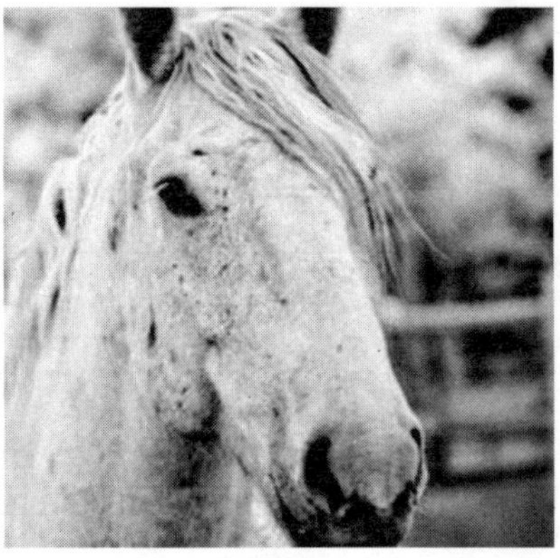

चित्र 1

- इसके अतिरिक्त ली, जू, माइट तथा फफूँदी के संक्रमण के कारण भी रूसी होती है।
- इस बीमारी के इलाज के लिए उपरोक्त कारणों का पता लगाना तथा उसकी कमी को पूरा करना तथा अगर रूसी किसी अन्य कारणों से है तो उसका इलाज जरूरी है।
- रूसी दूर करने के लिए माइकोडीन नामक शैम्पू का इस्तेमाल पशुओं को नहलाने के लिए किया जा सकता है या नीम के पत्तों का अर्क निकाल कर नहलायें।

उक्वत (एक्जिमा)

- इस बीमारी में त्वचा के ऊपरी सतह पर सूजन हो जाती है। यह सूजन विभिन्न वाहय कारकों (एण्टीसेप्टिक और डिस्इन्फेक्टैंट आदि) तथा अन्तः कारणों (खाद्य एलर्जी तथा रोगाणु जनक एलर्जी आदि) के कारण होती है (चित्र 1)।

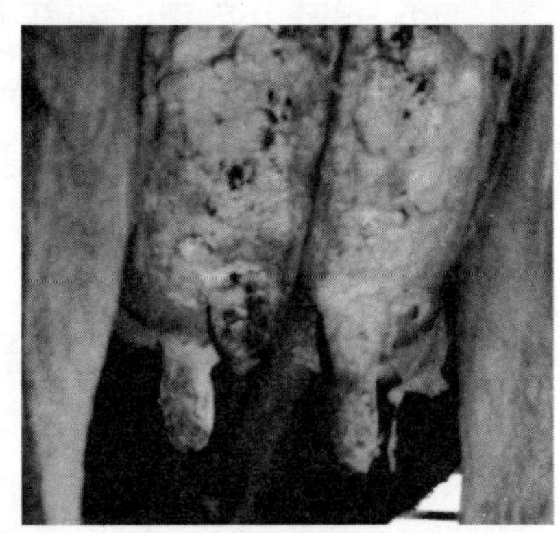

चित्र 1

- इस बीमारी में छोटे–छोटे लाल रंग के चकत्ते बनते हैं और बाद में त्वचा के बाह्य सतह पर सूजन और अन्त में मवाद या सीरम का निःस्राव होता है।
- इस व्याधि का निदान लक्षण को देखकर किया जा सकता है। इस बीमारी के लक्षण हिस्टामीन नामक रसायन के अधिक मात्रा में बनने कें कारण उत्पन्न होते हैं।
- उपचार के लिए एलर्जन को दूर करना जरूरी है।
- हिस्टामीन को समाप्त करने के लिए ऐंटीहिस्टेमिनिक तथा स्टेरायड और द्वितीय जीवाणु संक्रमण रोकने के लिए प्रतिजैविक पदार्थ देना जरूरी है।
- सहायक औषधियों के रूप में पशु को जल्दी पचने वाले ऐसे खाद्य पदार्थ देना चाहिए जिसमें सभी प्रकार के विटामिन्स तथा खनिज लवण पर्याप्त मात्रा में हों।

भौतिकीय और रासायनिक त्वचा रोग (फिजीकल एण्ड कैमिकल स्किन डिसीजिज)

- इसके अनेक कारण हो सकते हैं और उनकी प्रकृति में पर्याप्त भिन्नता भी होती है।
- इस प्रकार के त्वचीय रोग के प्रमुख लक्षण हैं, त्वचा का लाल होना, बालों का गिरना, अल्सर (व्रण), निःश्राव तथा पपड़ी बनना आदि।
- इन रोगों की पहचान रोग का इतिहास जानकर तथा प्रभावित भाग के परीक्षण द्वारा कर सकते हैं।
- उपचार के लिए सबसे पहले रोग के प्रमुख कारणों को दूर करना चाहिए।
- यदि सूर्य का प्रकाश कारण हो तो पशु को धूप से दूर रखना चाहिए।
- प्रभावी भाग पर ग्लुकोकार्टीक्वाइड मलहम लगाना चाहिए। यदि नाक प्रभावित हो तो उसके ऊपर पैराएमीनोबेन्जोइक अम्ल को मलना चाहिए।
- यदि अम्ल जलन का कारण हो तो तुरन्त अमोनियम हाइड्रोक्साइड रसायन द्वारा जले भाग को धोना चाहिए और यदि क्षार द्वारा लक्षण उत्पन्न हुआ है तो उसे कम सान्द्रण वाले एसिटिक अम्ल या सिरका द्वारा धोना चाहिए।
- प्रभावित भाग पर प्रतिजैविक पदार्थ का मलहम अथवा एंटीसेप्टिक पदार्थ का मलहम लगाना चाहिए तथा प्रभावित भाग को ऐंटीसेप्टिक घोल से धुलाई अवश्य करनी चाहिए।
- वैसे इस तरह के रोगी का इलाज हमेशा कुशल पशुचिकित्सक द्वारा ही करवाना चाहिए।

जहरबाद त्वचीय रोग (टॉक्सिक स्किन डिसीजिज)

साँप विषाक्तता (स्नेक टॉक्सिसिटी)

साँप प्रायः पैर या मुँह पर काटता है, जिसके कारण कटे भाग के चारों तरफ बहुत ज्यादा सूजन आ जाती है, और बाद में उसमें जीवाणुओं का संक्रमण होने से नेक्रोसिस उत्पन्न हो जाती है और वहाँ की खाल अपने आप खुदर कर गिरने लगती है (चित्र 1, 2)।

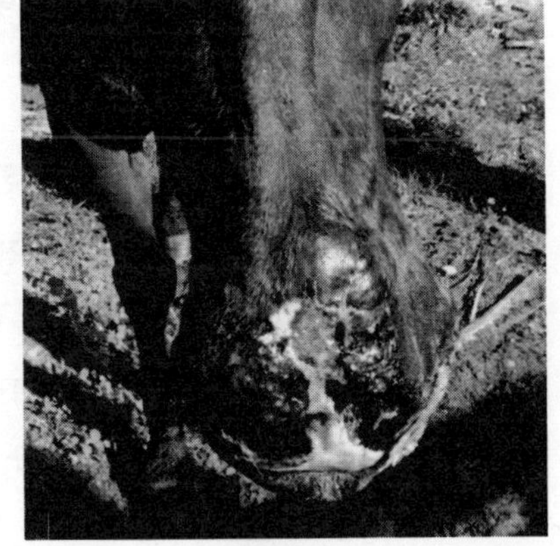

चित्र 1

- साँप विषाक्तता का निदान साँप के फेंगमार्क द्वारा काटे हुए भाग पर 2 से.मी. लम्बा चीरा

लगाकर तुरन्त रक्त बहाना चाहिए, जिससे विष भी अधिक से अधिक मात्रा में बह जाए।

- इसके अलावा तुरन्त ही पालीवेनम ऐंटीवेनीन 100 मि.ली. (5 यूनिट) अन्तः शिरा द्वारा आइसोटानिक सलाईन में मिलाकर (1:10) में देना चाहिए।
- कोई अनावश्यक प्रभाव आने पर 0.5 मि.ली. एड्रोनिलिन तुरन्त अन्तः शिरा द्वारा देना चाहिए।

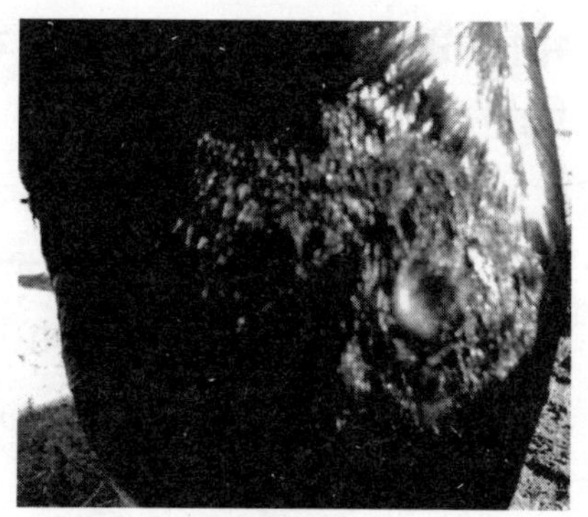

चित्र 2

मधुमक्खी या ततैया दंश (बी ऑर वास्प स्टिंग)

- मधुमक्खी या ततैया के काटने पर कटे हुए भाग पर टिंक्चर कैलुन्डोलीन/अमोनिया/गोल्डक्लोराइड/आइसो प्रोपाइल एल्कोहल लगाना चाहिए।
- इसके अलावा डाइफेन हाइड्रोमीन क्लोराइड नामक दवा 15–20 मि.ग्रा. प्रति किलो शारीरिक भार के अनुसार देना चाहिए।
- अगर असहनीय हो तो दर्द निवारक दवा भी देनी चाहिये।
- त्वचा की उपरोक्त व्याधि पशुओं में बहुत ही व्यापक पैमाने पर पायी जाती है।
- यदि पशुपालक इन व्याधियों से बचाव के बारे में ध्यान दें तो त्वचा की बीमारियों से होने वाले आर्थिक नुकसान से बचा जा सकता है तथा अपने व्यवसाय को अच्छी तरह चला सकता है।
- त्वचीय रोग एक दूसरे से काफी मिलते जुलते हैं, इसलिए उनके उपचार के लिए कुशल पशु चिकित्सक से संपर्क करना चाहिए और उसकी सलाह से ही त्वचा संबंधी रोगों की चिकित्सा करवाना चाहिए।

त्वचा रोगों से बचाव (प्रीवेंशन ऑफ स्किन डिसीजिज)

- अपने पशुओं को स्वच्छ व साफ रखें, इसके लिए उन्हें गर्मियों में प्रतिदिन व सर्दियों में हर तीसरे या चौथे दिन स्नान करायें।
- पशुओं के आस–पास की गन्दगी (गोबर इत्यादि) को नियमित रूप से साफ करें।
- बरसात में पशुओं के इर्द–गिर्द पानी जमा नहीं होना चाहिए अन्यथा मच्छर, मक्खी व कीड़ें मकोड़े वहाँ अपना घर बना सकते हैं जो कि पशु स्वास्थ्य की दृष्टि से हानिकारक सिद्ध हो सकता है।

- प्रत्येक तीन महीनों के अन्तर पर पशुओं को अन्तःपरजीवी नाशक दवा का सेवन कराना चाहिए।
- सभी प्रकार के त्वचा रोगों में पशु को अच्छा खान–पान, विटामिन व खनिज लवण देने चाहिये।
- लीवर टानिक व बालों के लिए कन्डीशनर का प्रयोग करना चाहिए।

❑❑❑

अध्याय 7

असंक्रामक रोग

(नॉन इन्फकसियस डिसीजिज)

मुखपाक (स्टोमेटाइटिस)

परिचय (एपीडेमियोलॉजी)

- यह मुख की आन्तरिक श्लेष्मा झिल्ली का एक रोग है, जो प्रभावित पशुओं में पूर्ण रूप से भूख की कमी, अधिक लार तथा होठों की फडफड़ाहट के रूप में देखा जाता है।
- यह रोग पशु में किसी भी तेज धार वाले भौतिक पदार्थ जैसे—नाखून, तार, पौधों के काँटों के तथा कड़ा एवं सख्त चारा खाते समय या किसी चोट लगने के कारण हो सकता है।
- रासायनिक पदार्थों जैसे—क्लोरल हाइड्रेट, अम्ल, क्षार, फिनोलिक पदार्थ या जलन पैदा करने वाले औषधि पदार्थ के प्रयोग से भी मुखपाक पशुओं में हो सकता है।
- बहुत से संक्रामक कारक जैसे—जीवाणु, विषाणु और फफूँद (फ्यूसोबैक्टिरियम नेक्रोफोरस) (चित्र 1) आदि भी गौवंशियों में मुखपाक का कारण हो सकते हैं।

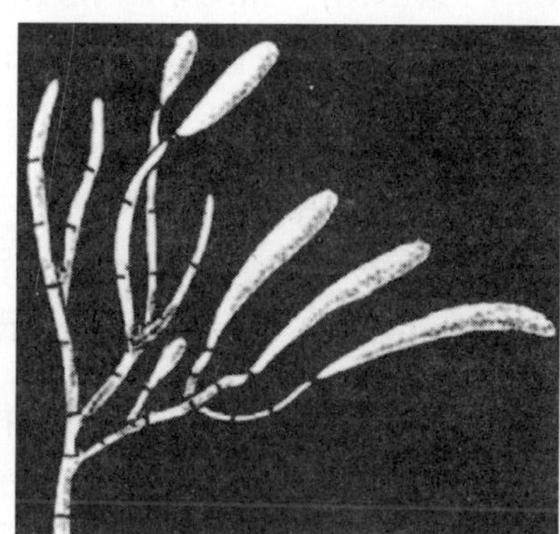

चित्र 1

- भेड़ और बकरियों में नीलजिव्हा तथा बकरी प्लेग के अलावा खुरपका—मुँहपका में भी मुखपाक देखा जा सकता है।
- पशुओं में विटामिन—बी कॉम्पलेक्स की कमी के कारण भी मुखपाक पाया जा सकता है।

रोग के लक्षण (सिम्पटम्स)

- प्रभावित पशु में भूख की आंशिक या पूर्ण कमी देखी जा सकती है।
- भोजन करते समय पशु के मुँह की गति तथा उसका चबाना प्रभावित होते हैं। इस क्रिया में दर्द होता है।
- पीड़ित पशु के मुँह से अधिक लार बहती है तथा वे होठों से आवाज करते हैं।
- पीड़ित पशु के मुँह में जीवाणु संक्रमण होने के कारण बदबूदार श्वांस आती है (चित्र 2)।
- किसी अन्य परिस्थिति के दौरान उत्पन्न मुखपाक में पीड़ित पशु में विषाक्तता के लक्षण भी देखे जा सकते हैं।

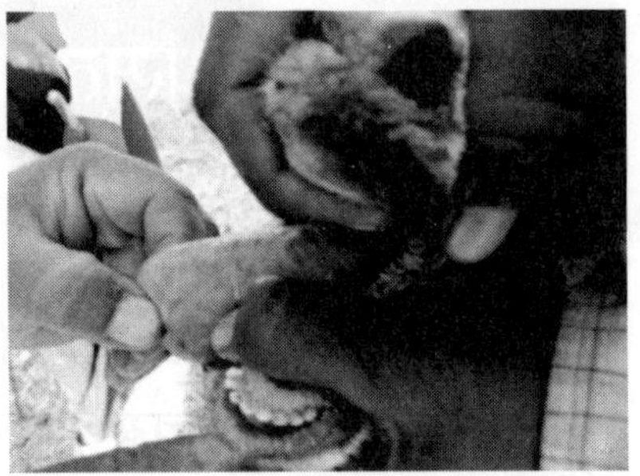

चित्र 2

चिकित्सा (ट्रीटमेंट)

- पीड़ित पशु के मुँह को हल्के विसंक्रामक जैसे–पोटेशियम परमैंगनेट (0.001 प्रतिशत), कास्टिक सोडा (2 प्रतिशत), सोडा राख (4 प्रतिशत), सोडियम बाइकार्बोनेट (0.5 से 1 प्रतिशत) या फिटकरी (1 प्रतिशत) के घोल से धोयें (चित्र 3)।
- बोरोग्लिसरिन, शीरे या गुड़ में 2 से 5 प्रतिशत बोरिक एसिड मिलाकर जीभ तथा मुँह की आन्तरिक सतह पर लेप करें।

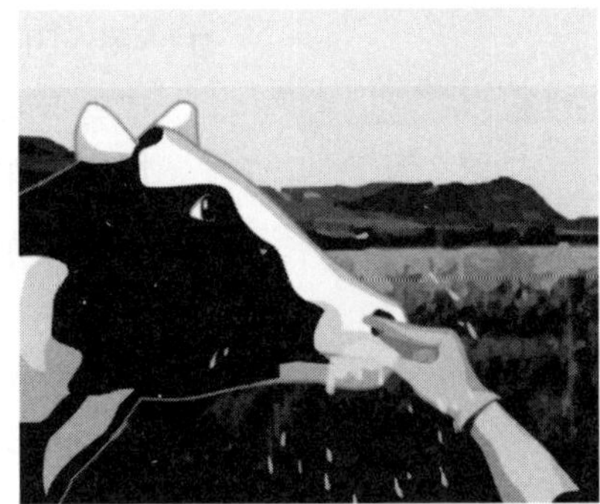

चित्र 3

- यदि रोग का कारण कोई संक्रामक प्रकृति का है तो पशु को स्वस्थ पशुओं से अलग कर बहुप्रभावी एण्टीबायोटिक का प्रयोग करें।
- अति प्रभावित एवं दीर्घ कालीन रोग की स्थिति में रक्त मार्ग से खनिज लवणों की आपूर्ति आवश्यक है।
- मुखपाक की स्थिति में विटामिन–बी कॉम्पलेक्स का उपयोग भी आरामदायक होता है।
- पीड़ित पशु को हल्का रूचिकर आहार दें जिससे मुँह को कम से कम श्रम करना पड़े और पशु पीड़ा से बच सके। इसके लिए दो किलो गेहूं या मक्के का दलिया जिसमें

50 ग्राम से एक किलो ग्राम शीरा, 20 ग्राम नमक तथा 2 लीटर दूध मिलाकर लपसी बनायें, और दो से तीन दिन तक पशु को दें (चित्र 4)।

रोकथाम (प्रीवेंशन)

- सड़ा चारा या दाना पशुओं को न खिलायें (चित्र 5)।
- पशु को विटामिन बी कॉम्प्लेक्स एवं विटामिन सी को समय–समय पर खिलायें।
- कड़ा एवं सख्त पशु आहार जैसे ज्वार एवं मिलेट से बनी हे पशुओं को न खिलायें (चित्र 6)।
- ठीक प्रकार से कटी हुई कुट्टी एवं नमीयुक्त हे ही पशुओं को खिलायें।

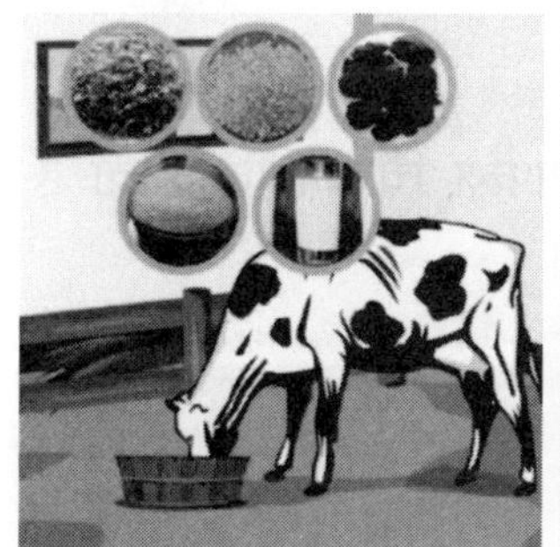

चित्र 4

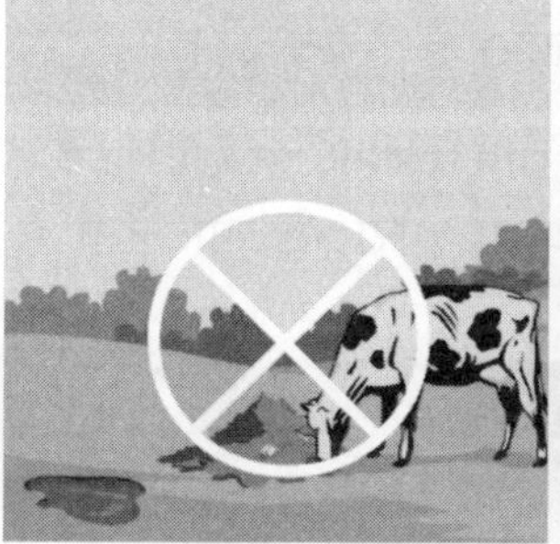

चित्र 5

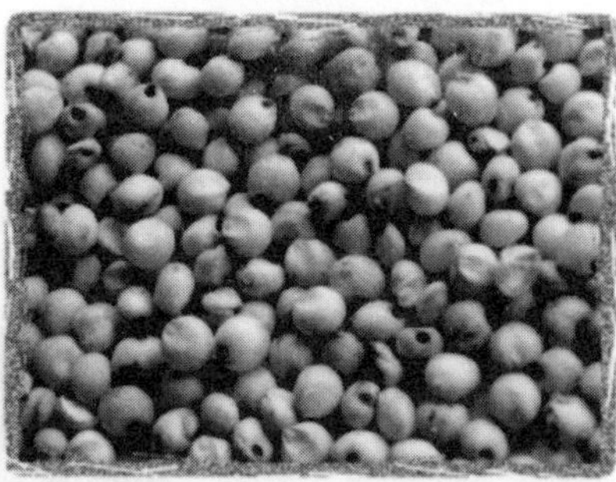

चित्र 6

ग्रासनाल (इसोफेगस) में अवरोध (चोक)

परिचय (एपीडेमियोलॉजी)

- पशुओं में किसी पदार्थ जैसे आलू, प्याज, बैगन, गोभी, गाजर, आदि को पूरा का पूरा निगलने के स्वभाव के कारण वे ग्रास नाल में अटक जाते हैं और यह रोग होता है (चित्र 1)।
- यह तीव्र या चिरकाल दोनों में हो सकता है।
- इसमें जानवर भोजन एवं जल को निगल नहीं पाता है, मुख से लार टपकती रहती है तथा इसके कारण अफरा हो जाता है।
- मीडियास्टाइनम की लसिका गाठों में कैन्सरस गाठों का पाया जाना।
- ग्रासनाल में लकवा का हो जाना एवं,
- ग्रासनाल हायटस हर्निया का होना भी इसके कारण हो सकते हैं।

चित्र 1

रोग के लक्षण (सिम्पटम्स)

- चोक दो प्रकार से हो सकता है (क) पूर्ण या तीव्र रूप और (ख) आंशिक या चिरकालीन रूप।
- पूर्ण या तीव्र रूप में ग्रासनाल पूर्ण रूप से अवरुद्ध हो जाती है और यह आम तौर पर गायों में ग्रासनाल की ग्रीवा भाग में पाया जाता है।
- जानवर भोजन लेना तुरन्त बन्द कर देता है और परेशानी अनुभव करता है।
- ग्रासनाल में फसे हुए पदार्थ को या तो निगलने या बाहर निकालने का प्रयास करता है।
- मुख से लार गिरती है, खाँसी आती है तथा जबड़े को चलाता है (चित्र 2, 3)।
- तीव्ररूप में पेट तुरन्त फूल जाता है (चित्र 4)।
- चीरकालीन रूप में उपरोक्त तीव्र लक्षण नहीं होते हैं, अफरा चिरकालीन होता है। जानवर पानी पीता है तथा थोड़ा चारा भी खा लेता है।

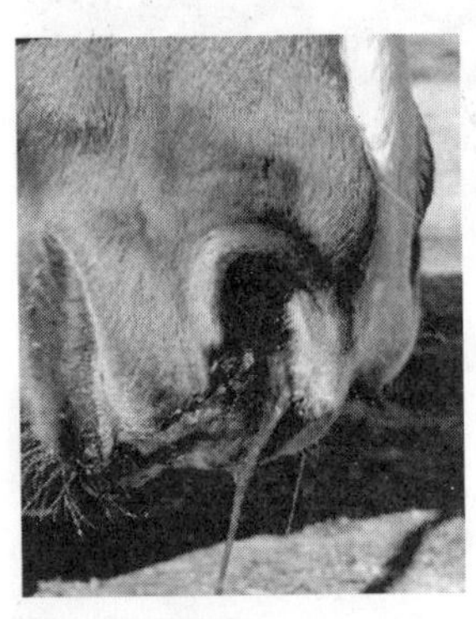

चित्र 2

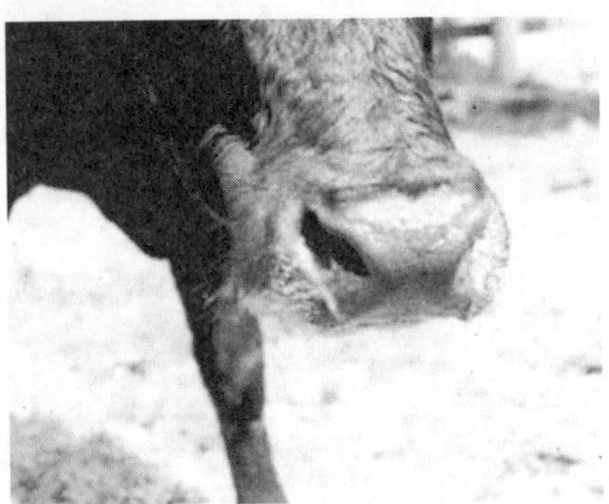

चित्र 3

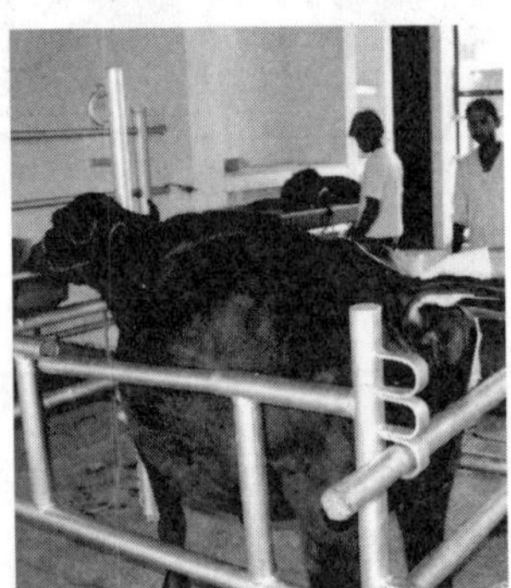

चित्र 4

उपचार (ट्रीटमेंट)

- सर्वप्रथम यदि अफरा तीव्र हो तो उसका तुरन्त उपचार करना चाहिए। तत्पश्चात चोक का उपचार किया जाना चाहिए।
- अफरा के उपचार के लिए मोटी निडिल या ट्रोकर–कैनुला की सहायता से रोमांथ से गैस बाहर निकालनी चाहिए तथा लम्बी निडिल की सहायता से कोई गैस रोधी दवाई जैसे ब्लोटोसिल या ब्लोटीनिल 100 मि.ली. या 30 मि.ली. तारपीन का तेल 200 मि.ली. अलसी के तेल में मिलाकर रोमांथ के अन्दर डालनी चाहिए।

- ठोस पदार्थ यदि ग्रासनली के ग्रीवा भाग में स्थित हो तो उसे यदि संभव हो तो सावधानी से हाथ से दबाव डलाकर टुकड़ों में तोड़ देना चाहिए या धीरे–धीरे दबाव डालकर उसे मुख की तरफ खिसकाएं तथा मुख के रास्ते हाथ डालकर बाहर निकाल लें।
- यदि ठोस पदार्थ ग्रीवा के निचले हिस्से में या वक्षस्थल में स्थित हो स्टोमक ट्यूब की सहायता से उसे रोमांथ की तरफ ढकेलने का प्रयास करना चाहिए।
- इसोफेगोटॉमी तभी करना चाहिए जब सारे प्रयास विफल हो चुके हों।
- वक्षीय चोक में रूमेनोटॉमी करके पदार्थ को निकाला जा सकता है।
- नुकीले लोहे आदि के टुकड़ों के ग्रासनाल में फस जाने पर इसोफेगोटॉमी की आवश्यकता पड़ती है।

अपच (इनडायजेशन)

परिचय (एपीडेमियोलॉजी)

- यह सामान्यतः अपाचक खाद्य पदार्थ के खाने से उत्पन्न परिस्थिति है जिसमें पशु में भूख की कमी, रूमन की शिथिल गति तथा असामान्य मल विर्सजन होता है।
- अपच बड़े या लघु रूमन्थी पशुओं को प्रभावित कर सकता है जिसका कारण मुख्यतः अपचनशील भोज्य पदार्थ व कभी–कभी जन्मोपरान्त पशु द्वारा जेर का खाया जाना भी हो सकता है।
- खराब, सड़े हुये या फफूँद लगे गुणवत्ताहीन भूसे एवं दाने के खाने से भी अपच का रोग देखा गया है (चित्र 1)।
- सूखे की स्थिति में भूसा या बिछावन का भोजन की तरह प्रयोग भी अपच को जन्म दे सकता है अगर पीने के पानी की कमी हो (चित्र 2)।
- पशु आहार में अचानक परिवर्तन, विशेष रूप से नया आहार, भी पशुओं में अपच पैदा कर सकता है।

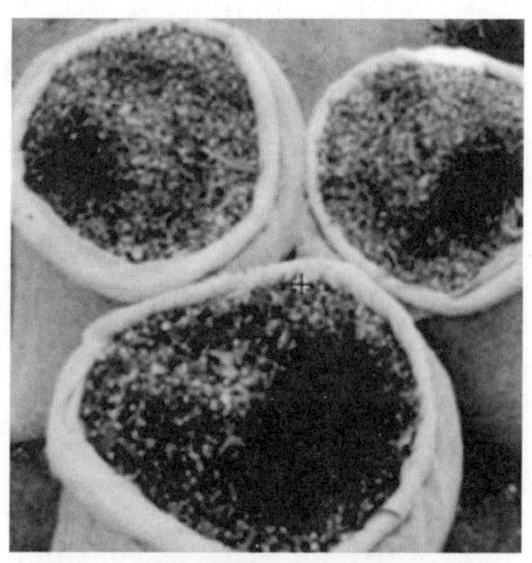

चित्र 1

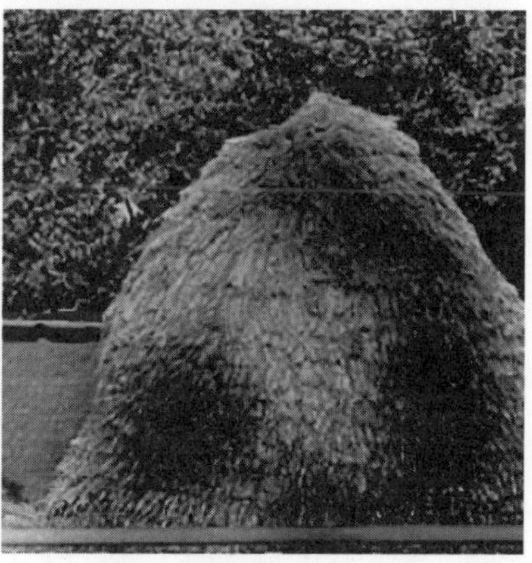

चित्र 2

- पीड़ित पशुओं में अधिक मात्रा में एण्टीबायोटिक्स या सल्फा औषधियों के दीर्घकालीन प्रयोग से रूमन के जीवाणु समूह के नष्ट हो जाने से भी अपच देखा गया है।

रोग के लक्षण (सिम्पटम्स)

- पीड़ित पशु में रोग का प्रारम्भ भूख की कमी से होता है जो बाद में दुग्ध उत्पादन की कमी के रूप में प्रकट होता है।
- प्रभावित पशु सुस्त एवं मानसिक अवसाद से ग्रसित पाया जाता है (चित्र 3)।
- प्रभावित पशु में रूमेन की गति की आवृति एवं ताकत दोनों ही कम हो जाती हैं।

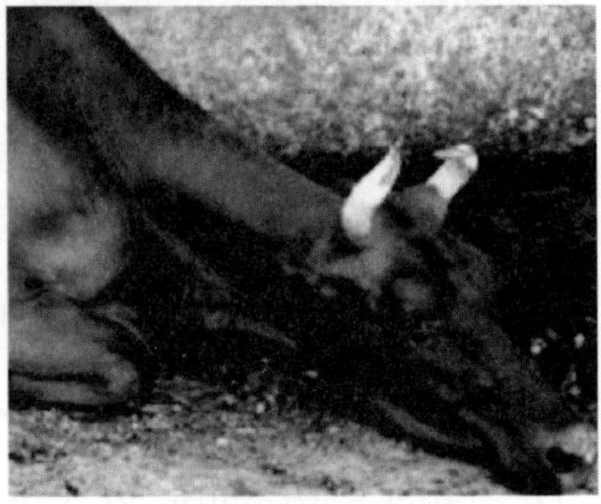

चित्र 3

- अपच से ग्रसित पशु का मल सूखा, कठोर तथा मात्रा में कम हो जाता है।
- रोग के 24 से 48 घंटे के भीतर पीड़ित पशु में तेज दस्त देखे जा सकते हैं।

चिकित्सा (ट्रीटमेंट)

- सामान्यतः अपच की चिकित्सा लाक्षणिक होती है और भोजन में परिवर्तन कर अपच सुधारी जा सकती है।
- बीमार पशु को रूचिकर एवं शीघ्र पचनशील खुराक दें।
- रूमेन की गति बढ़ाने वाली औषधि का प्रयोग लाभकारी होता है।

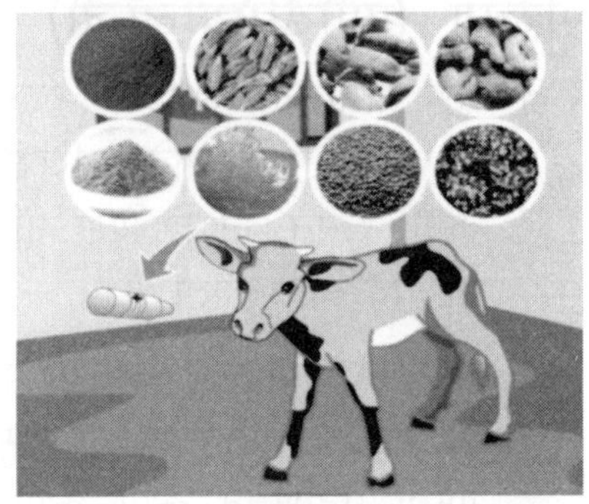

चित्र 4

- मैगनीशियम लवण, मैंगनीशियम आक्साइड या मैंगनीशियम हाइड्रोक्साइड का प्रयोग कर रूमेन की पी.एच. में सुधार किया जा सकता है।
- चिरायता, सौंठ, कुटी सरसों (प्रत्येक 30 ग्राम), नौसादर, काला नमक, सेंधा नमक, (प्रत्येक 15 ग्राम), मिलाकर मिश्रण बनायें। इस मिश्रण को 250 मि.ली. शीरे में मिलाकर चटायें। पीड़ित पशु को लाभ मिलेगा। 30 ग्राम काला नमक, 30 ग्राम हींग, 15 ग्राम गुना जीरा, 15 ग्राम सौंफ, 15 ग्राम अजवाइन और 5 ग्राम इलायची का चूरा, 500 मि.ली. पानी में मिला कर पिलाने से भी पीड़ित पशु को लाभ प्राप्त होता है (चित्र 4)।
- वधशाला से रूमेन द्रव प्राप्त कर प्रभावित पशु को पिलाने से अति शीघ्र लाभ मिलता है।

रोकथाम (प्रीवेंशन)

- सड़ा चारा या दाना पशुओं को न खिलायें (चित्र 5)।
- आवश्यकता से अधिक चारा पशुओं को न खिलायें।
- क्षार एवं अम्लयुक्त चारा जैसे यूरिया उपचारित भूसा इत्यादि पशुओं को न खिलायें (चित्र 6)।

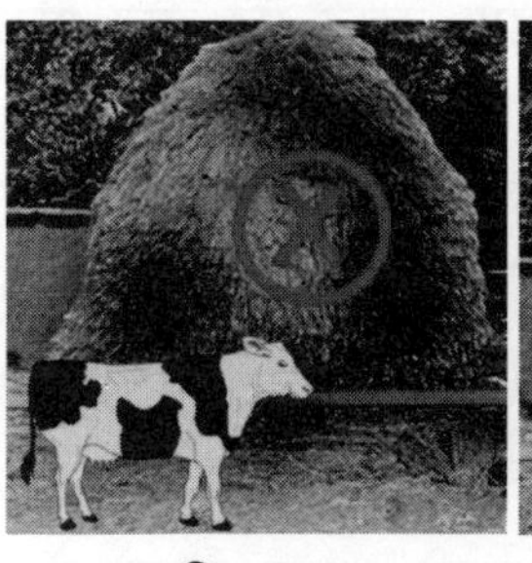

चित्र 5

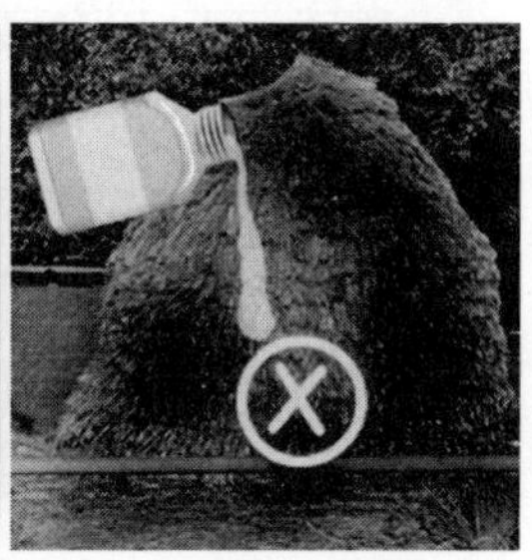

चित्र 6

एबोमेजम का बायीं ओर विस्थापन (एल.डी.ए.)

परिचय (एपीडेमियोलॉजी)

- *एबोमेजम* उदरगुहा में अपनी वास्तविक स्थिति से बायीं तरफ उदरगुहा की सतह पर रोमांथ और बायीं उदर की दीवार की तरफ विस्थापित हो जाता है तो इसे एबोमेजम का बायीं ओर विस्थापन कहते हैं।
- सर्वप्रथम इस बीमारी का उल्लेख सन् 1955 में वैग नामक वैज्ञानिक ने किया था, हालाँकि इस बीमारी के कारणों पर भिन्न–भिन्न लोगों द्वारा भिन्न मत दिये गये हैं।
- यह रोग बड़े आकार और अधिक दुग्ध उत्पादन क्षमता वाली प्रजातियों में अधिक पाया जाता है। कुछ लोग इसे आनुवंशकी रोग भी बताते हैं।
- आम तौर पर यह रोग 6 महीने के अन्दर ब्याई गाय में अधिक होता है तथा जाड़े के महीने में अधिक पाया गया है।
- एबोमेजम में अधिक गैस या दाना के भर जाने से।
- अनेकों पोषण, चयापचय तथा अल्पता एवं जैविक रोगों में एबोमेजम में उत्तानता उत्पन्न हो जाती हैं जो विस्थापन में महत्वपूर्ण भूमिका अदा करता है।

रोग के लक्षण (सिम्पटम्स)

- भोजन ग्रहण करने में अरुचि पैदा हो जाती है, दुग्ध उत्पादन में कमी हो जाती है।
- शरीर का तापक्रम, श्वसन एवं हृदय गति सामान्य रहती है।
- गोबर मात्रा में कम और मुलायम होता है।
- रोमांथ की गति धीमी हो जाती है।

- बायीं कोख के निचले हिस्से से बायीं कुहनी के पीछे तक परिश्रवण करने पर तीव्र असामान्य आवाज, टिंकलिंग या स्पलैशिंग और द्रव से भरी हुआ आवाज सुनाई पड़ती है (चित्र 1)।
- 9–12वीं पसली का परीक्षण करने पर तीव्र टिम्पैनिक आवाज सुनाई पड़ती है और कुछ में दर्द भी महसूस होता है (चित्र 2)।

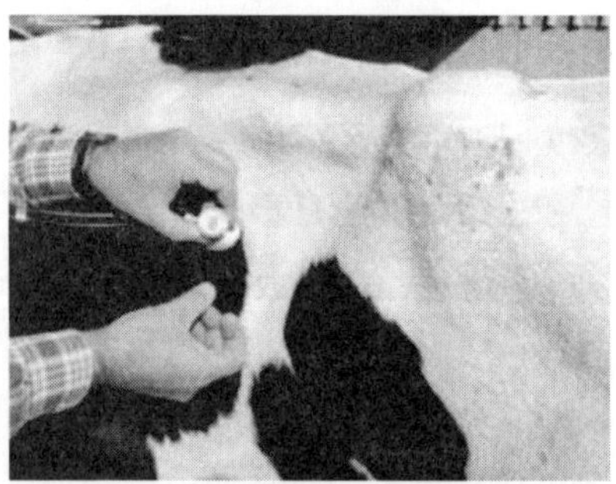

चित्र 1

- बायीं कोख के ऊपरी अगले हिस्से में सूजन, और इस हिस्से पर परिताड़न करने पर टिम्पैनिटिक आवाज सुनाई पड़ती है।
- रोमांथ मध्य की तरफ खिसक जाता है और आकार में छोटा हो जाता है।
- बछड़ों में भूख की कमी, शरीर भार में कमी तथा बायीं कोख फैलने लगती है। बायीं कोख में परिश्रवण और परिताड़न करने पर मेटैलिक पिंग आवाज सुनाई पड़ती है।

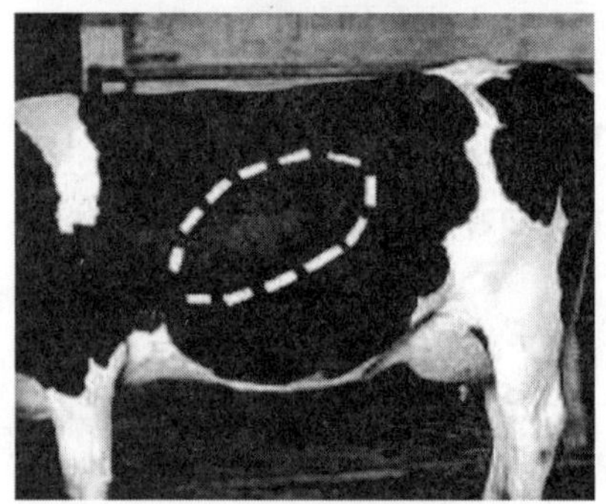

चित्र 2

- परिश्रवण के द्वारा, 9–12वीं पसलियों के बीच रोमांथी ध्वनियां प्रबल होती हैं।
- उदरीय पैरासेन्टोसिस के द्वारा, इसमें लम्बी सुई की सहायता से पैरासेन्टोसिस अन्तिम 3 पसलियों के बीच में करते हैं तथा द्रव का परीक्षण करते हैं। यदि द्रव में प्रोटोजोआ उपस्थित हो तथा पी.एच. 6–6.7 हो एबोमेजम का विस्थापन सिद्ध करता है।
- इस रोग के लक्षण किटोन के लक्षण से मिलते हैं। मगर पशु के दूध व मूत्र में किटोन के पिण्ड अधिक हो तो यह किटोसिस को दर्शाता है।

उपचार (ट्रीटमेंट)

- अत्यधिक व्यायाम के द्वारा।
- शल्य–चिकित्सा के द्वारा, जिसमें पेरिटोनियम को खोलने के बाद लम्बी मोटी सुई की सहायता से एबोमेजम के गैस को बाहर निकाल देते हैं। तत्पश्चात हाथ की सहायता से रोमांथ एवं एबोमेजम को सामान्य अवस्था में करते हैं।
- शल्य–क्रिया के पश्चात डेक्सट्रोज सलाईन (4 ली. अन्तः शिरा), माइफेक्स (450 मि.ली. अन्तः शिरा), क्लोरटेट्रासाइक्लिन (10 मि.ग्रा./कि.ग्रा. अन्तः शिरा), एवं एविल (10 मि.ली. अन्तः पेशीय), का प्रयोग 3–5 दिनों का तक करना चाहिए।

रोकथाम (प्रीवेंशन)

- रोमांथ के आकार में प्रसव के तुरन्त बाद तेजी से वृद्धि सुनिश्चित की जानी चाहिए।
- सम्पूर्ण आहार में किसी भी प्रकार का आकस्मिक परिवर्तन से बचाव।
- सम्पूर्ण अनाज के बदले मिश्रित राशन का उपयोग।
- पशु आहार में पर्याप्त मात्रा में मोटा चारा (भूसा) उपलब्ध होना चाहिए।
- ब्याने के तुरन्त बाद कैल्शियम अल्पता, समवर्ती रोग एवं कीटोसिस से बचाव एवं तुरन्त समाधान करना चाहिए।

आहारीय एबोमेजल दृढ़ीकरण (डायेटरी एबोमेजल इम्पैक्सन)

परिचय (एपीडेमियोलॉजी)

- गाय में डायेटरी एवोमेजल इम्पैक्सन खराब किस्म का चारा जैसे पुआल आदि खिलाने से होता है (चित्र 1)।

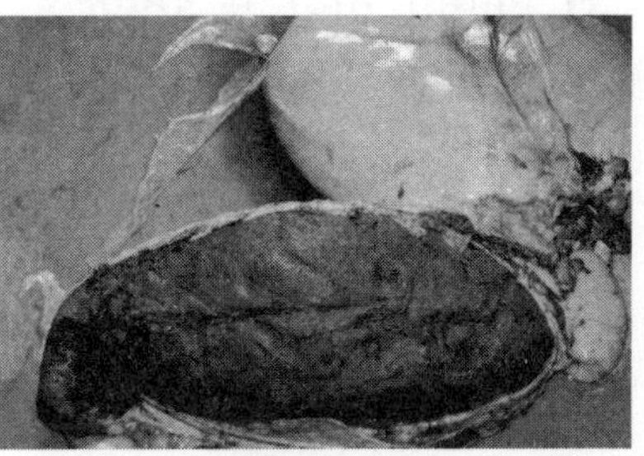

चित्र 1

- यह रोग अक्सर ग्याभिन गायों में होता है। ग्याभिन गायों को अधिक मेटाबोलिक ऊर्जा की आवश्यकता होती है इसलिए इन्हें अधिक चारे की आवश्यकता होती है और यदि चारे की किस्म खराब हो तो इम्पैक्सन हो जाता है।
- रद्दी किस्म का चारा जिसमें पचनीय प्रोटीन ओर कार्बोहाइड्रेट की मात्रा बहुत कम हो, से भी इम्पेक्सन हो जाता है।

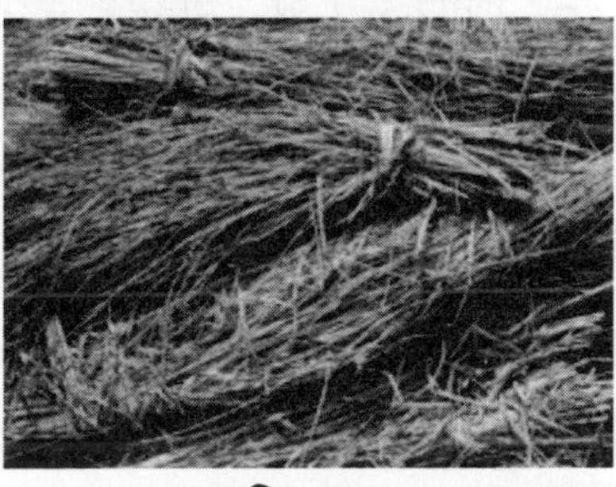

चित्र 2

- चारे की जड़ों में वलुई मिट्टी लगी होती है और इसे जानवर यदि अधिक मात्रा में ग्रहण कर ले तो भी इम्पैक्सन हो सकता है।
- आहार में दाने की मात्रा का न होना तथा धान की पुआल आदि का अधिक खा लेना (चित्र 2)।
- जाड़े के मौसम में ग्याभिन गायों में पाया जाता है।

रोग के लक्षण (सिम्पटम्स)

- जानवर की भूख कम हो हाती है, गोबर सूखा एवं कड़ा हो जाता है तथा पेट फैल जाता है।
- प्रभावित जानवर लम्बे समय तक प्रभावित रहता है और धीरे–धीरे शरीर भार में कमी होने लगती है।
- शरीर का तापक्रम अपरिवर्तित रहता है तथा हृदय गति थोड़ी बढ़ जाती है। तत्पश्चात एल्केलोसिस और निर्जलीकरण हो जाता है।
- श्वांस दर बढ़ जाती है तथा नासिका से श्लेष्मायुक्त (म्यूक्वायड) स्त्राव होने लगता है। नथूने सूख जाते हैं तथा उस पर दरार पड़ जाती है।
- रोमांथ की गति धीमी हो जाती है तथा चारे से भरा हुआ होता है।
- गाभिन गायों में इम्पैक्टेड ओमेजम तथा इम्पैक्टेड एबोमेजम को पहचानना बड़ा मुश्किल होता है।
- तीव्र रूप से ग्रसित जानवर में लक्षण प्रदर्शित होने के एक सप्ताह में मृत्यु हो जाती है तथा किसी–किसी में इम्पैक्सन इतना भयंकर होता है कि एबोमेजम फट जाती है।
- एबोमेजल इम्पैक्सन, वेगस इनडाइजेशन, ओमेजल इम्पैक्सन, इन्टेस्टाइनल रूकावट तथा डिफ्यूजन पेरीटोनाइटिस के फलस्वरूप भी हो सकती है।

उपचार (ट्रीटमेंट)

- गंभीर रूप से इम्पैक्टेड जानवर जिनमें उपचार से कोई लाभ न दिखाई पड़ता है, उनके वध (स्लाटर) की सलाह दी जानी चाहिए।
- पैराफिन वैक्स जैसी चिकनाई पैदा करने वाले पदार्थ (लुब्रीकैंट) 1–2 ली. पिलाने चाहिए।
- नार्मल सलाईन, 5–8 लीटर अन्तः शिरीय देना चाहिए।
- अमोनियम क्लोराइड और पोटोशियम क्लोराइड का आइसोटानिक घोल 10–15 मि.ली./24 घंटे के हिसाब से अन्तः शिरा द्वारा देना चाहिए।
- डाईआक्टाइल सोडियम सल्फोसक्सिनेट (डी.ओ.एस.एस.) रोमांथ में स्टोमक ट्यूब के द्वारा 120–180 मि.ली. (25 प्रतिशत) 450 कि.ग्रा. शरीर भार के लिए 3–5 दिन तक दी जानी चाहिए। इसे 8 लीटर पानी एवं 8 लीटर खनिज तेल (मिनिरल ऑयल) के साथ दे सकते हैं।

- एबोमेसोटामी के द्वारा एबोमेजम को खाली करना। परन्तु यह विधि अत्यधिक जटिल है जिसे आमतौर पर नहीं किया जा सकता।

रोकथाम (प्रीवेंशन)

- निम्न गुणवत्ता अथवा सड़ा हुआ चारा पशुओं को नहीं देना चाहिए (चित्र 3)।
- जब निम्न गुणवत्ता वाला चारा दिया जाना आवश्यक हो तो, अनाज द्वारा ऊर्जा एवं प्रोटीन सम्पूरित किया जाना चाहिए।
- पीने के पानी की समुचित व्यवस्था होनी चाहिए।

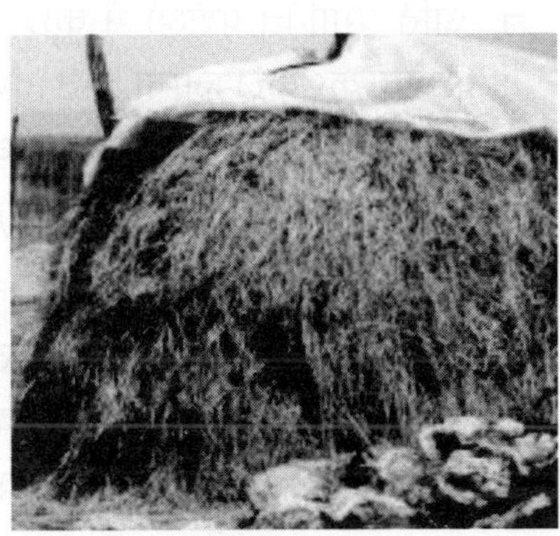

चित्र 3

रूमेन अम्लता/अम्लीय अपच (रूमिनल एसिडोसिस)

परिचय (एपीडेमियोलॉजी)

- यह सामान्यतः गाय, भैंस, भेड़ एवं बकरियों में अधिक किण्वनशील कार्बोहाइड्रेट युक्त आहार ग्रहण करने से होने वाला रोग है जो प्रभावित पशुओं में विषाक्तता, पानी की कमी, रूमन की गतिहीनता, धराशयन तथा भारी मृत्यु दर के रूप में प्रकट होता है।
- अक्सर यह रोग दुर्घटनावश उपरोक्त आहार जैसे गेहूं (चित्र 1), जौं (चित्र 2) एवं मक्का आदि को अधिक मात्रा में ग्रहण करने से होता है।
- ब्रेड (चित्र 3), गन्ने की पत्तियां (अगोला) तथा आलू (चित्र 4) के खाने से भी कभी–कभी यह रोग हो सकता है।
- अपने देश में शादियों एवं पार्टियों में बचे भोजन को भी अधिक मात्रा में पशुओं को देने से यह रोग हो सकता है।

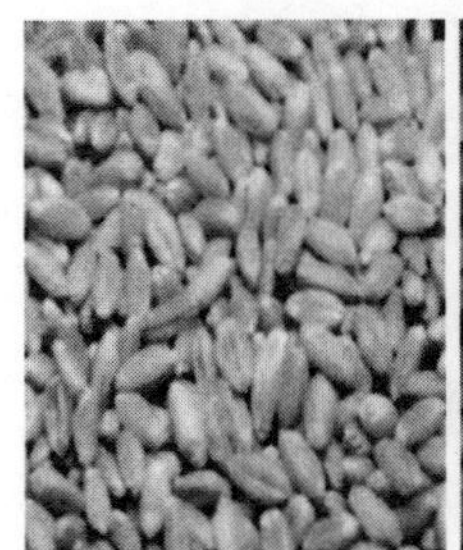

चित्र 1

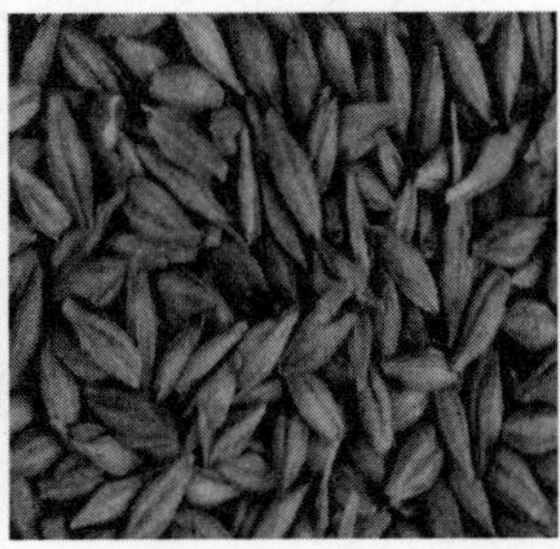

चित्र 2

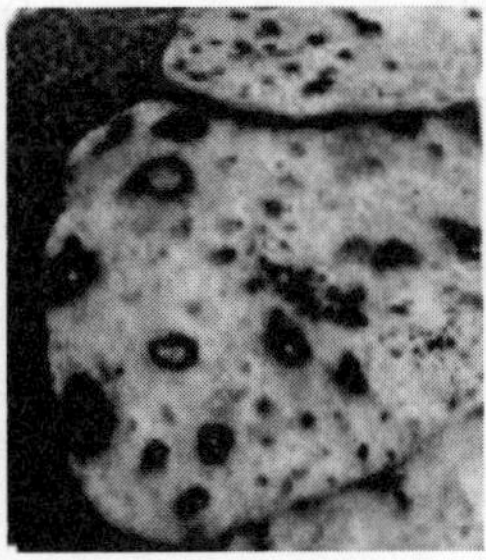

चित्र 3

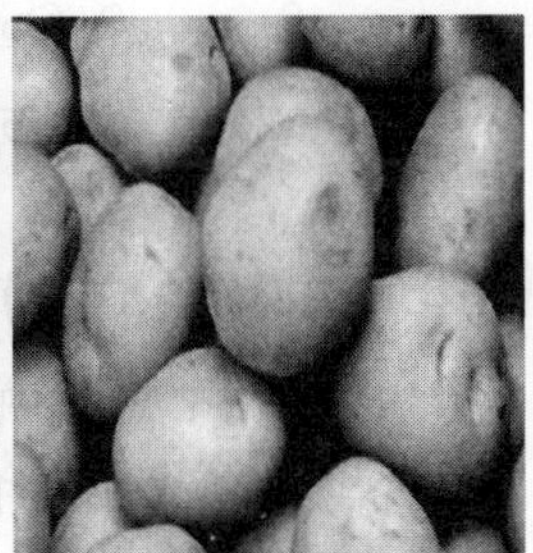

चित्र 4

रोग के लक्षण (सिम्पटम्स)

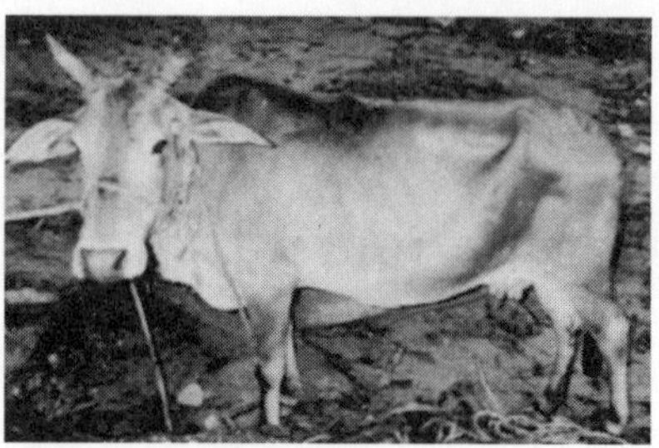
चित्र 5

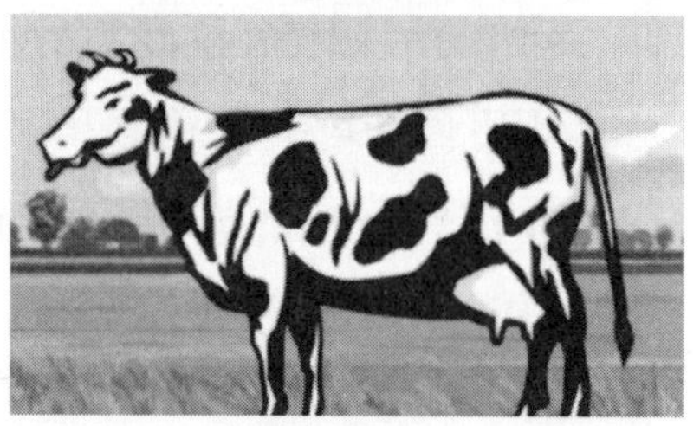
चित्र 6

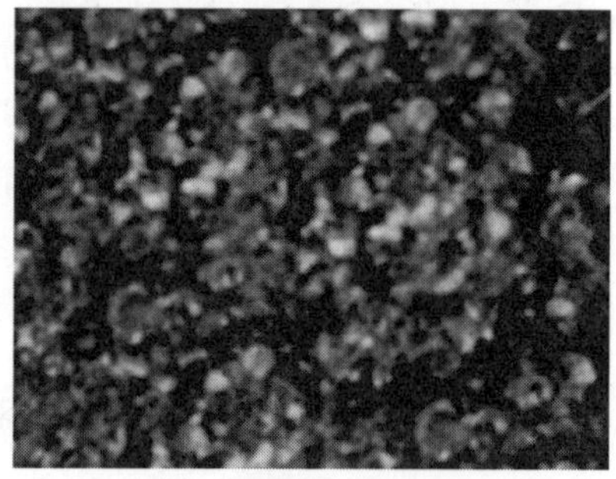
चित्र 7

- सामान्यतः रोग के लक्षण ग्रहण किये गये आहार की मात्रा पर आधारित होते हैं।
- अति प्रभावित पशुओं में कुछ ही घण्टों के भीतर रूमेन का फूल जाना, पेट दर्द, पीड़ित पशु का पेट को पैरों से पीटना तथा धराशायी हो जाना देखा जा सकता है (चित्र 5)।
- असंतुलित चाल, जुगाली बन्द, पतले या पानी जैसे दस्त, मंद या पूर्णरूपेण रूमन की गतिशून्यता के साथ–साथ श्वांस की तेजी तथा हल्के श्वांस भी देखे जा सकते हैं (चित्र 6)।
- प्रभावित पशु के मल में अन्न के पूरे दाने भी पाये जा सकते हैं (चित्र 7)।
- कभी–कभी मल बन्द तथा हृदय की अति धड़कन (120 प्रति मिनट से भी अधिक) हो जाने की अवस्था में प्रभावित पशु का स्वास्थ्य लाभ अति कठिन हो जाता है।
- इस रोग से प्रभावित पशु में पानी की कमी एवं हल्का बुखार भी पाया जा सकता है।
- पशु के खुर प्रभावित होने से उसकी चाल में ऐंठन देखी जा सकती है।
- मानसिक लक्षणों में अवसाद पाया जा सकता है।
- कुछ पशुओं में अंधापन भी देखा जा सकता है।
- हल्की–फुल्की स्थिति में पशु में भूख की कमी से लेकर भोजन का पूर्णरूपेण त्यागना भी देखा जा सकता है।

चिकित्सा (ट्रीटमेंट)

- सैद्धान्तिक रूप से चिकित्सा के लिए रूमेन को दुरूस्त बनाना और पेट में लेक्टिक अम्ल को बनने से रोकना चाहिए।
- द्रव एवं इलेक्ट्रोलाइट की क्षतिपूर्ति अति आवश्यक है।

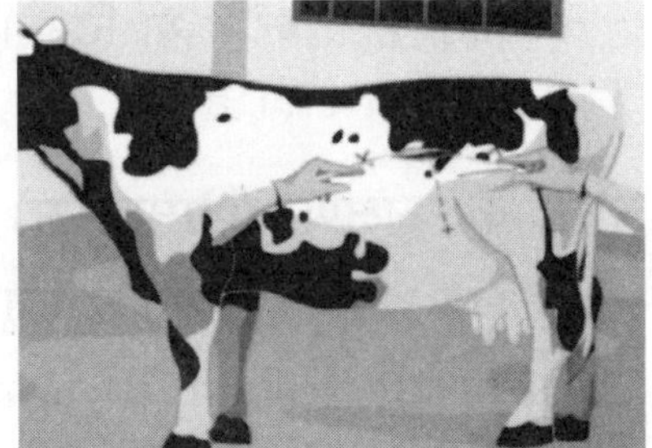
चित्र 8

- रोग की चिकित्सा में रूमन की सफाई कर रूमेन बैक्टिरिया की पुनर्स्थापना या कभी–कभी प्रभावित पशु के महत्व को देखते हुये उसकी जान बचाने के लिये रूमेन का ऑपरेशन करने की आवश्यकता होती है (चित्र 8)।
- उपरोक्त क्रिया न कर पाने की स्थिति में रूमेन में पर्याप्त मात्रा में पानी तथा बहुप्रभावी एण्टीबायोटिक्स का प्रयोग करें।
- 1.3 से 5 प्रतिशत सोडियम बाइ–कार्बोनेट का प्रयोग रक्त मार्ग से करने पर भी अम्लीयता में लाभ प्राप्त होता है।
- लीवर टॉनिक, रूमेन की गतिशीलता को बढ़ाने वाली औषधियां तथा थायमिन का प्रयोग भी शीघ्र स्वास्थ्य लाभ के लिये प्रभावकारी है।
- स्वस्थ्य पशु के रूमेन से प्राप्त द्रव को देने से शीघ्र फायदा होता है।
- गम्भीर स्थिति में पशुचिकित्सक की समुचित सलाह लेना अत्यावश्यक है।

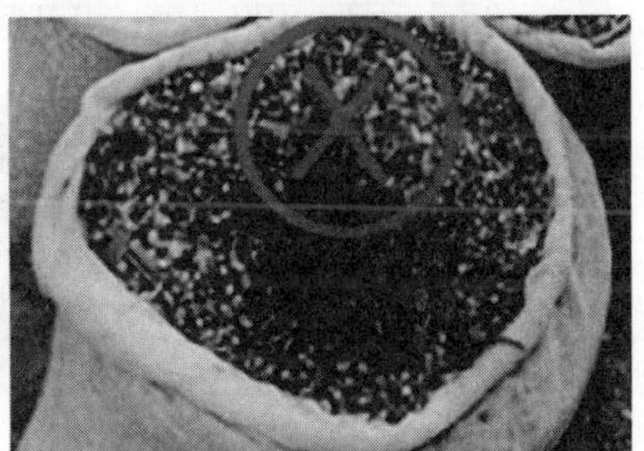
चित्र 9

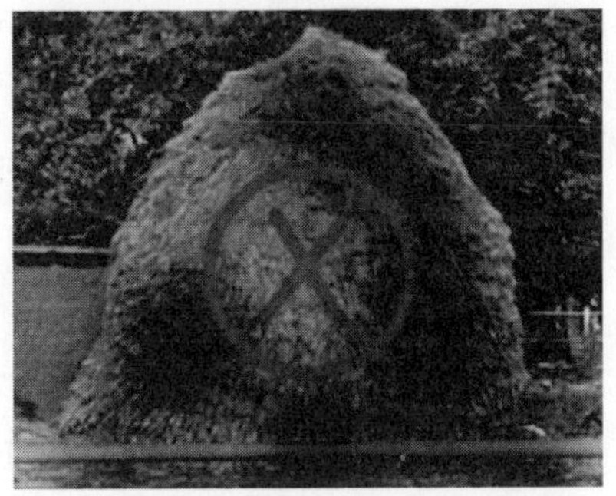
चित्र 10

रोकथाम (प्रीवेंशन)

- अधिक मात्रा में दानेयुक्त आहार जैसे गेहूं, चना, जेई, जौ, इत्यादि पशुओं को न खिलायें।
- सड़ा चारा या दाना पशुओं को न खिलायें (चित्र 9,10)।
- अधिक मात्रा में रसोई से बचा हुआ भोजन या अन्य पदार्थ पशुओं को न खिलायें।

अफरा (टिम्पेनी / ब्लोट)

परिचय (एपीडेमियोलॉजी)

- वस्तुतः यह एक रूमेन के फूल जाने से उत्पन्न स्थिति है जिसमें प्रभावित पशु के रूमेन में झाग और गैस एकत्र हो जाने से वेदना उत्पन्न होती है (चित्र 1)।
- यह रोग झाग और गैस से उत्पन्न होने के कारण प्रकृति में प्राथमिक तथा द्वितीयक प्रकार का हो सकता है (चित्र 2)।

- झाग वाली ब्लॉट या टिम्पेनी प्राथमिक रूप से अधिक मात्रा में दलहनी चारा ग्रहण करने से होती है।

रोग के लक्षण (सिम्पटम्स)

- अति प्रभावित स्थिति में पशु तत्काल मरे पाये जा सकते हैं।
- प्रभावित स्थिति में पशु के बांयी ओर का पेट अत्यधिक फूला हुआ दिखाई देता है (चित्र 3)।
- अति बैचेन पशु मुँह खोलकर सांस लेने की कोशिश करता है (चित्र 4)।

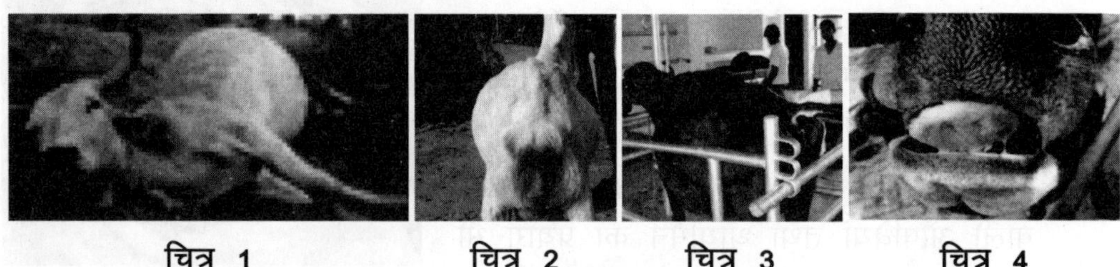

चित्र 1 चित्र 2 चित्र 3 चित्र 4

- बैचेन पशु में बार–बार बैठना या खड़ा होना तथा पैरों से पेट को पीटना देखा जा सकता है (चित्र 5)।
- श्वांस की कठिनाई के कारण प्रभावित पशु जीभ निकालकर, सिर लम्बा कर अति लार डालता है।
- ह्रदय तथा श्वांस की गति बढ़ जाती है तथा रूमन की गतिशीलता शून्य हो जाती है।

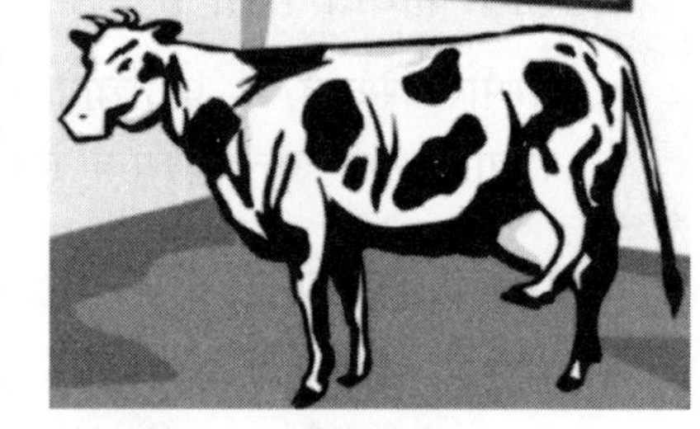

चित्र 5

चिकित्सा (ट्रीटमेंट)

- प्रभावित पशु को तत्काल रूप से उन परिस्थितियों से अलग करें जिसके कारण ब्लोट या टिम्पेनी उत्पन्न हुई है।
- अति प्रभावित स्थिति में श्वांस की कठिनाई को दूर करने के लिये रूमेन से गैस निकालने के लिए ऑपरेशन की आवश्यकता पड़ सकती है (चित्र 6)।
- प्रभावित पशु के मुँह में एक लकड़ी को इस प्रकार बाँध दिया जाता है कि पशु मुँह चलाता रहे जिससे पेट की गैस निकलती रहेगी और लार बनती रहेगी (चित्र 7)।
- झागरोधी पदार्थों का प्रयोग झाग बनने से रोकने के लिए तथा रूमेन की पी.एच. को ठीक करने के लिए करना चाहिए (चित्र 8)।

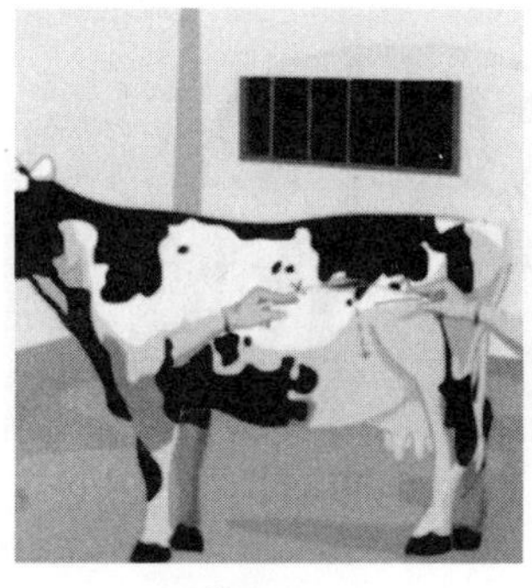

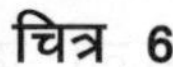

चित्र 6

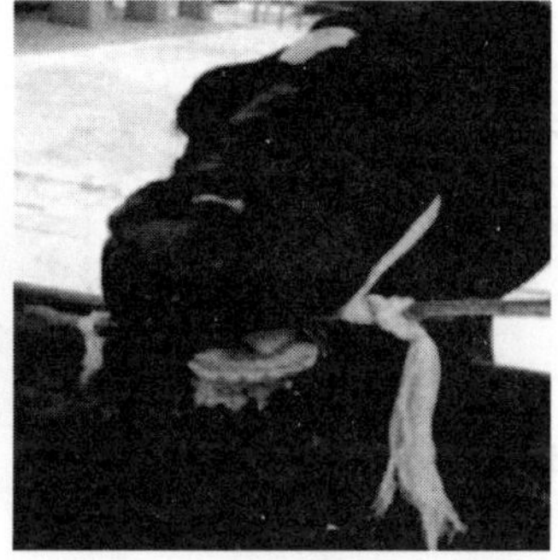

चित्र 7

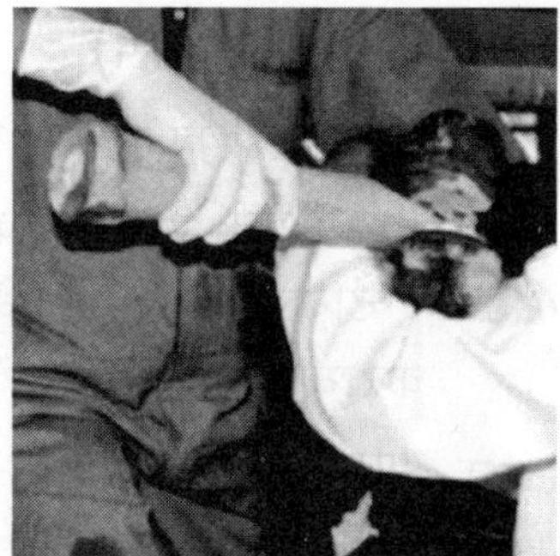

चित्र 8

- ऐसी औषधियों का प्रयोग रोग की प्रकृति को देखते हुये दो या तीन बार प्रतिदिन दिया जा सकता है।

- प्याज 100 ग्राम, लहसुन 100 ग्राम, हींग 30 ग्राम, काली मिंच 5 ग्राम पाउडर के रूप में लेकर 250 मि.ली. सरसों के तेल में मिलाकर गाय या भैंस को देने पर लाभ प्राप्त होता है। भेड़ या बकरी के लिये उपरोक्त मिश्रण का लगभग 1/5 से 1/8 तक की खुराक का प्रयोग करें।

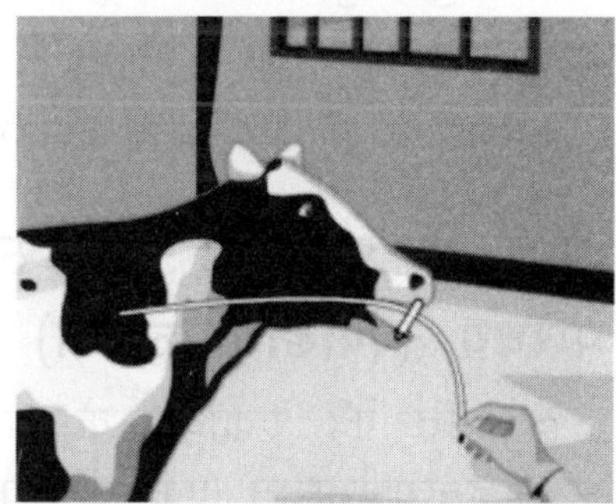

चित्र 9

- तारपीन का तेल 60 मि.ली., हींग 30 ग्रा. को 500 मि.ली. अल्सी के तेल में मिलाकर पीड़ित गाय या भैंस को दिया जाता है। भेड़ या बकरी के लिये लगभग 1/5 से 1/8 तक की खुराक का प्रयोग करें।

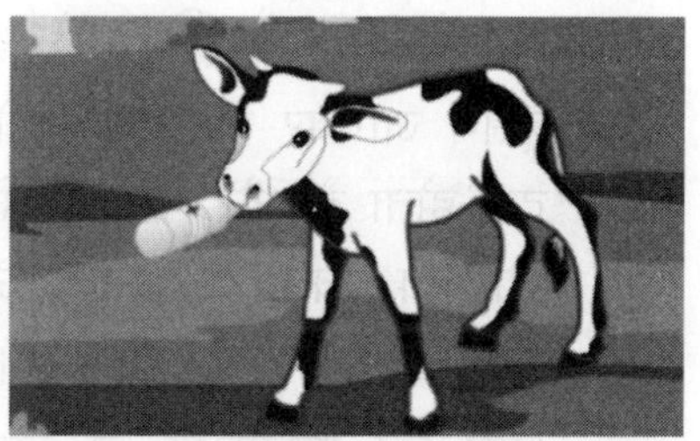

चित्र 10

- 30 ग्राम सौंफ पाउडर, 5 मि.ली. लौंग का तेल, 5 ग्राम काली मिर्च, 20 ग्राम जीरा पाउडर, 10 ग्रा. नौसादर के मिश्रण को 250 मि.ली. सरसों के तेल में मिलाकर पशु को पिलाने से लाभ मिलता है।

- मुक्त गैस होने की स्थिति में पीड़ित पशुओं में स्टोमक ट्यूब का प्रयोग कर गैस को निकालने से लाभ प्राप्त होता है (चित्र 9)।

- पशु के रूमेन की पी.एच. को ठीक करने के लिये सोडियम बाइकार्बोनेट (खाने का सोडा) का प्रयोग लाभकारी होगा (चित्र 10)।

रोकथाम (प्रीवेंशन)

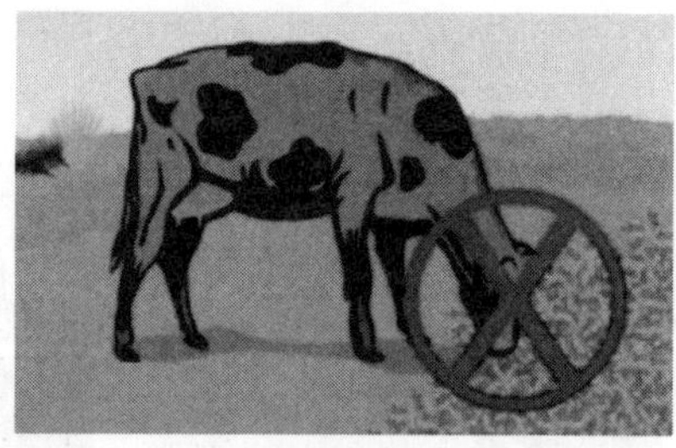
चित्र 11

- चारागाहों का उचित प्रबन्धन करें।
- मोनेनसिन और ऑक्सीट्रेटासाइक्लीन जैसी एन्टीबायोटिक्स औषधियों का पशुओं को सेवन करायें।
- झाग न बनाने वाले पदार्थों को पशुओं को खिलायें (चित्र 11)।
- पशुओं को 10–20 ग्राम पोलोक्सेलेन या मूंगफली का तेल (60 मि.ली. प्रति व्यस्क पशु) पशु को चारे में मिलाकर खिलायें।
- पशु को चराने से भेजने से पहले हे अथवा सूखा चारा खिलायें।
- पशुओं को अपरिपक्व दलहनी चारा जैसे बरसीम, रिजका, इत्यादि न खिलायें।

आँत में रुकावट (इन्टेस्टाइनल ऑबस्ट्रक्शन)

परिचय (एपीडेमियोलॉजी)

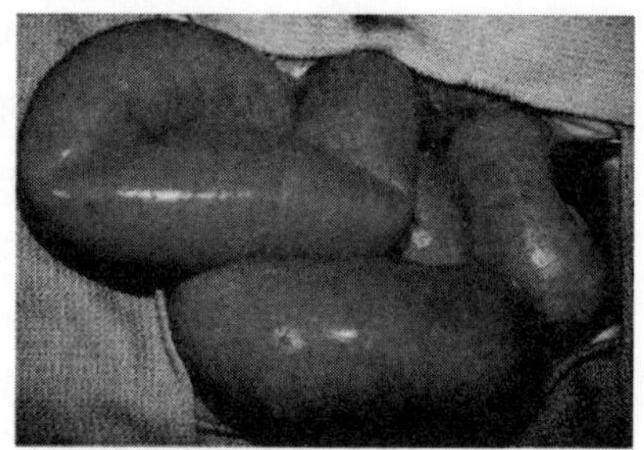
चित्र 1

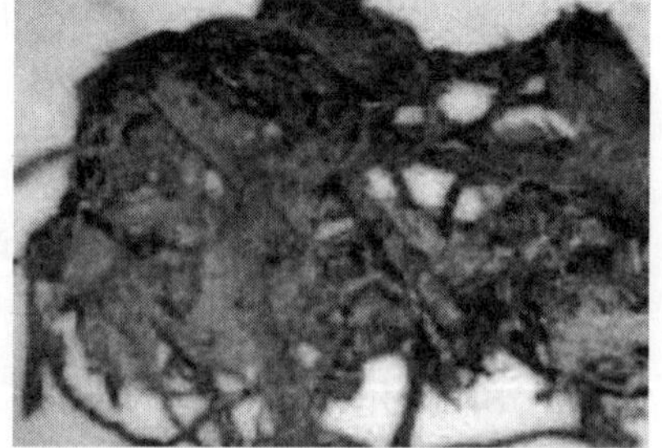
चित्र 2

- आँत की रुकावट के अन्तर्गत वाल्वूलस, इन्ट्यूससेप्सन (एक आँत का दूसरी आँत पर चढ़ जाना) तथा स्टैन्गुलेशन (आँत का ऐंठ जाना) आता है (चित्र 1)।
- इसमें जानवर को भूख नहीं लगती है, पेट में दर्द होता है और गोबर नहीं होता है या गहरे रंग का रक्त के थक्के जैसा गोबर श्लेष्मा (म्यूकस) के साथ होता है।
- आँत का एक्सीडेंट हो जाना, एक आँत का अपने पास के भाग पर चढ़ जाना तथा आँतों का ऐंठ जाना आँत के रास्ते या नलिका को बन्द कर देती है जिससे भोजन के अवशेष पदार्थ बाहर नहीं निकल पाते हैं।
- आँत के कुछ हिस्से या पूरे हिस्से में लकवा का हो जाना, जो कि पेरीटोनाइटिस या कैल्शियम की कमी से होता है।
- भौतिक पदार्थों जैसे पॉलीथीन, प्लास्टिक इत्यादि का आँत में जमा हो जाना या फँसे रहना (चित्र 2)।

- मिसेन्ट्री ऐंठ जाना।
- इन्ट्यूससेप्सन में जेजुनम का पिछला हिस्सा या इलियम का भाग दूसरे भाग पर चढ़ जाता है जो कि अधिकतर प्रौढ़ जानवरों में पाया जाता है।
- इलियोसीकोकोलिक टाइप में इलियम सीकम के ऊपर चढ़ जाता है या प्राक्जीमल कोलोन के अगले हिस्से पर।
- सीकोकोलिक प्रकार में सीकम का अग्र भाग कोलोन के पहले भाग पर चढ़ जाता है।
- सीकम का फैलना तत्पश्चात ऐंठ जाना।
- आँत की नाल में रुकावट बाहरी दबाव के कारण हो जाना जैसे ओमेन्टा में परिगलन (नेक्रोसिस) होना, लाइपोमा होना।
- आँत में फाइबर गेंद का पाया जाना या बाल की गेंद जैसी आकृति में इकट्ठी हो जाना। ऐसा जानवरों के चाटने के स्वभाव के कारण होता है।

रोग के लक्षण (सिम्पटम्स)

- पेट में तेज दर्द होता है और जानवर अपने पेट पर पैर मारता है। पृष्ठ भाग नीचे की तरफ दबा हुआ होता है और जानवर दर्द से चिल्लाता है।
- जानवर जमीन पर लोटने लगता है, चारा छोड़ देता है और गोबर नहीं निकालता है (चित्र 3)।

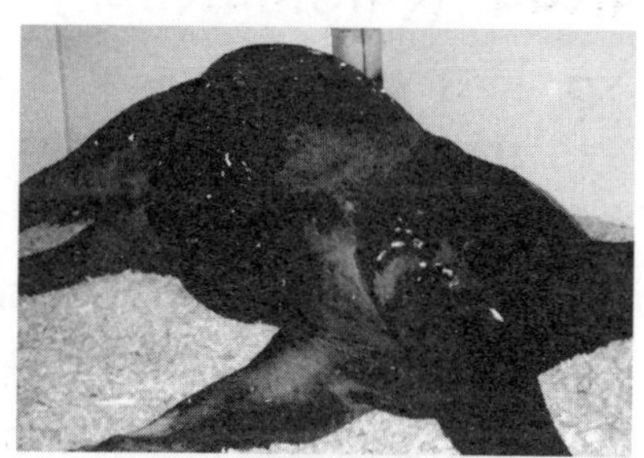

चित्र 3

- शरीर का ताप और श्वसन में कोई परिवर्तन नहीं होता है। हृदय गति या तो पहले जैसी होती है या थोड़ी बढ़ जाती है।
- मलाशय का परीक्षण करने पर कड़ा, म्यूकस से ढका हुआ थोड़ी मात्रा में मल उपस्थित होता है या खाली होता है।
- यदि इन्ट्यूससेप्सन या मरोड़ छोटी आँत में हो तो प्रभावित हिस्सा नीचे दाहिने एबडॉमेन पर महसूस किया जा सकता है।
- कोलोन के मुड़े हुए हिस्से में मरोड़ होने पर जानवर की 24 घंटे में मृत्यु हो जाती है और इसे दायीं कोख पर फैले हुए एबडॉमेन और कई फैले हुए लूपों को गुदा मार्ग द्वारा छूकर महसूस किया जा सकता है।

उपचार (ट्रीटमेंट)

- चारे को कुछ समय के लिए जानवर को नहीं देना चाहिए।
- सलाईन परगेटिव तथा दर्द निवारक दवाओं का प्रयोग किया जा सकता है।
- मैगनीशियम सल्फेट 300 ग्राम तथा नमक 300 ग्राम 2 ली. गुनगुने पानी के साथ देना चाहिए।
- 500 मि.ली. से 1 ली. अरण्डी का तेल या पैराफिन वैक्स देना लाभकारी हो सकता है।

रोकथाम (प्रीवेंशन)

- खान पान एवं प्रबंधन में अचानक प्रबन्धन, अपर्याप्त पानी का सेवन, परजीवी संक्रमण, दंत विकृतियां एवं खुरदरा खाद्य एवं बाहरी अखाद्य सामग्रियों के उपयोग से जानवरों को बचाना चाहिए।

रक्त संकुल हृदयाघात (कन्जेस्टिव हार्ट फेल्योर)

परिचय (एपीडेमियोलॉजी)

- किसी आन्तरिक गड़बड़ी के कारण, आराम की अवस्था में पशु परिसंचरण सामान्य अवस्था नहीं रख पाता है तो यह रोग हो जाता है (चित्र 1)। इसमें शिरा वाहिनियों में कन्जेशन हो जाता है तथा ये वाहिनियां फैल जाती हैं तथा हृदय दर में वृद्धि पायी जाती है ।
- यह रोग बाह्य एवं अन्तः हृदयावरण में तथा हृदय की पेशियों में रोग पैदा होने से या हृदय की पेशियों के कमजोर होने या हृदय पेशीय तन्त्रिका के अल्पविकसित होने से होता है।

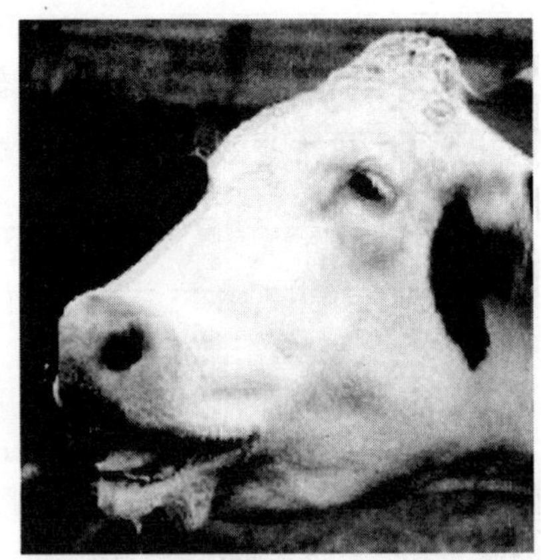

चित्र 1

- सामान्यतः शोथ रोग एवं हृदय के जन्मजात रोगों के कारण भी यह रोग हो सकता है।
- वॉल्व के टूटने या वॉल्व टेन्डिनी के टूटने से यह रोग हो जाता है।
- पल्मोनरी हाइपोटेन्शन जैसे ऊँचाई पर रहने वालों में यह रोग हो जाता है।
- किसी आन्तरिक गड़बड़ी के कारण, आराम की अवस्था में पशु परिसंचरण साम्यावस्था नहीं रख पाता तो यह रोग हो जाता है।

- इसके शिरा वाहिनियों में कन्जेसन हो जाता है, तथा ये वाहिनयाँ जाती हें तथा हृदय दर में वृद्धि पायी जाती है।

रोग के लक्षण (सिम्पटम्स)

- इसमें जानवर की श्वसन दर बढ़ जाती है तथा श्वसन की गहराई भी बढ़ जाती है,
- खाँसी आती है तथा नम चरचराहट (क्रैकल्स) की आवाज फेफड़ों के आधार पर सुनी जा सकती है।
- दायीं तरफ से रक्त संकुलपात में हृदय दर में वृद्धि, जलोदर, पेट के हिस्से में जल का इकट्ठा होना (चित्र 2), वक्ष स्थल में जल का इकट्ठा होना तथा हृदयावरण में जल का इकट्ठा होने (चित्र 3) आदि लक्षण दिखाई पड़ते हैं।

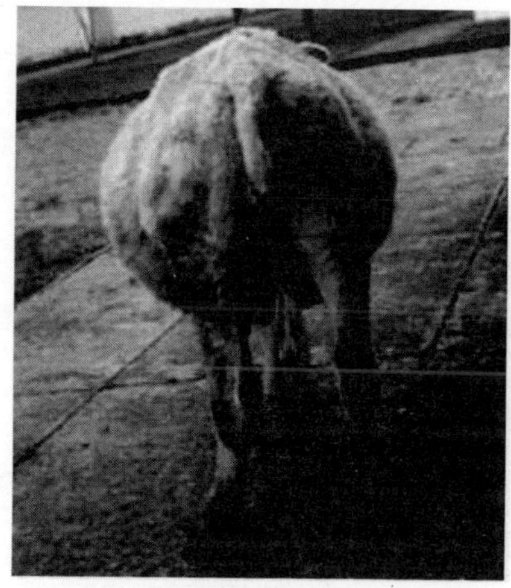

चित्र 2

- यदि रक्त संकुलन (कन्जेशन) गम्भीर हो तो यकृत में वृद्धि हो जाती हैं तथा यकृत दायें कोस्टल आर्च की ओर निकला रहता है व इसके किनारे मोटे और गोल हो जाते हैं।
- श्वसन दर और गहराई दोनों बढ़ जाती है तथा पेशाब की सान्द्रता बढ़ जाती है व मात्रा घट जाती है।
- शुरूआत की स्थिति में गोबर ठीक रहता है तथा बाद में दस्त होने लगती है।

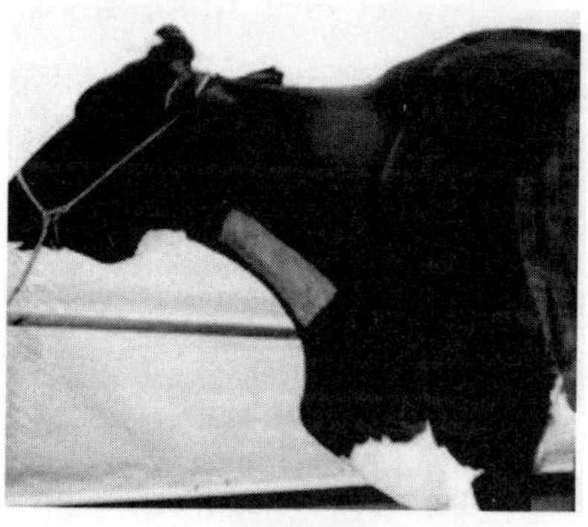

चित्र 3

- जानवर को भूख नहीं लगती है।
- बाह्य शिरायें फैल जाती हैं।
- अन्त में कठिन श्वसन (डिस्पीनिया) हो जाता है तथा आँखे नीली हो जाती हैं।
- यदि हृदयपेशी तथा अन्तःहृदय कला दोनों प्रभावित हों तो रोगी के स्वस्थ होने की सम्भावना कम होती है।

उपचार (ट्रीटमेंट)

1. जलोदर/जलवक्ष की दशा में द्रव को शरीर से बाहर निकालना (एबडॉमिनोसेन्टेसिस)

2. पशु को नमक नहीं देना चाहिए तथा अधिक सोडियम उत्सर्जन के लिए दवा देनी चाहिए।
3. मूत्रवर्धक दवाओं का प्रयोग करना चाहिए जैसे ऐसीटाजोलामाइड तथा फ्यूरेसामाइड (लैसिक्स)।
4. क्लोरथियाजाइड– 8 ग्रा./प्रतिदिन दिन में दो बार या हाइड्रोक्लोरथियाजाइड–125–250 मि.ली. दिन में दो बार अन्तःपेशीय या अन्तः शिरा द्वारा देना चाहिए।

   या

   पोटेशियम एसीटेट – 50 ग्रा.
   पोटेशियम साइट्रेट – 50 ग्रा.
   बेलाडोना टिंचर – 40 मि.ली.
   हायारमस टिंचर – 40 मि.ली.
   जल – 100 मि.ली.

   इस मिश्रण का एक चौथाई भाग दिन में दो बार।
5. आपातकालीन उपचार के लिए शिरा द्वारा 4–8 मि.ली./किलो. रक्त शरीर से बाहर निकाल लेना चाहिए इससे श्वसन व्यग्रता समाप्त हो जाती है।

अन्तःहृदयी शोथ (एन्डोकार्डाईटिस)

परिचय (एपीडेमियोलॉजी)

- इस रोग में अन्तः हृदयकला में शोथ हो जाता है। इस रोग में कपाटिका की अपूर्णता या संकीर्णता के कारण हृदय से रक्त बाहर आने की दर में कमी की जाती है जिससे हृदय अपूर्ण रूप से काम करता है या काम करना बन्द भी हो सकता है (चित्र 1)।

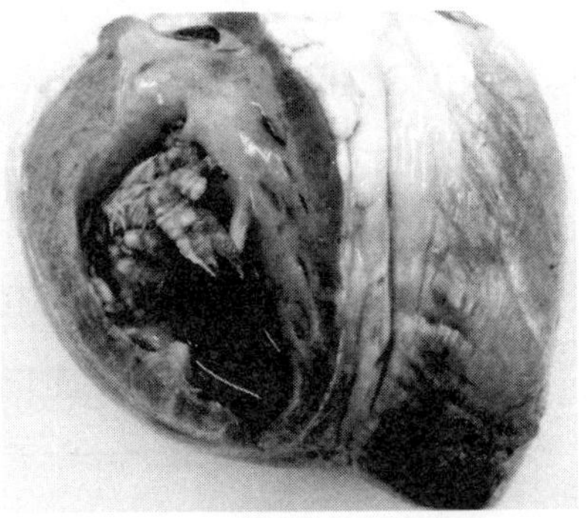

चित्र 1

- अधिकतर पालतू पशुओं में यह रोग मुख्य रूप से संक्रामक कारक जैसे *क्लास्ट्रीडियम चौबाई, कॉरिनीबैक्टीरियम पायोजिन,* अल्फा हिमोलिटिक, *स्ट्रेप्टोकोकाई, इरीसीपिलोथ्रीक्स रूसीयोपैथी, माइकोप्लाजमा माईक्लवाडिस* से होते हैं।

रोग के लक्षण (सिम्पटम्स)

- गौपशुओं में अन्तःहृदय शोथ के मन्द एवं असमान ज्वर होता है।

- दुग्ध उत्पादन में कुछ समय के लिए कमी आ जाती है।
- अन्तःहृदय में परिश्रवण पर भरभर सुनाई पड़ता है जिसकी तीव्रता कपाटिका पर निर्भर करती है।
- परिस्पर्शन पर तरंग (थ्रील) महसूस कर सकते हैं।
- हृदयपेशी कमजोर होने लगती है जिससे हृदय संकुलपात (इनसफीसियेन्सी) हो जाता है।
- लसिका ग्रंथि में शोथ, वृक्क शोथ, संधिशोथ, हृदयपेशीय शोथ आदि लक्षण विकसित हो जाते हैं।
- गौपशु में मलबद्धता, अन्धापन, अफरा एवं पीलिया के लक्षण दिखाई देने लगते हैं और कभी–कभी पशु की अचानक मृत्यु हो जाती है।
- पशु में दर्द के कारण घुरघुराहट पूर्ण (ग्रंटिग) श्वसन करता है।
- रक्त का कल्चर करके जीवाणुओं का परीक्षण करना।
- प्रयोगशाला में रक्त परीक्षण करके लाल रक्त कणिकाओं एवं श्वेत रूधिर कणिकाओं की संख्या व मात्रा जानकर।
- मूत्र परीक्षण के द्वारा–मूत्र में जीवाणुओं, प्रोटीन आदि का उपस्थित होना।
- कार्डियोग्राम के द्वारा।
- वक्ष भाग का एक्स–रे करके।

उपचार (ट्रीटमेंट)

- इस रोग का उपचार पूर्णतया लाभकारी नहीं है क्योंकि संक्रमण को पूर्णरूप से रोकना कठिन होता है।
- एण्टीबायोटिक औषधि का प्रयोग करना चाहिए।
- पेनिसिलिन इन्जेक्शन– 8,000 से 10,000 आई.यू. / कि.ग्रा. शरीर भार के हिसाब से अन्तःशिरा द्वारा प्रतिदिन 3–5 दिन तक या टैट्रासाइक्लिन इन्जेक्शन– 8–10 मि.ग्रा. / कि.ग्रा. के हिसाब से प्रतिदिन 3–5 दिन तक देना चाहिए।
- डाइयूरेटिक औषधि जैसे फ्यूरेसामाइड (लैसिक्स)– 1.5–3 मि.ग्रा. / कि.ग्रा. के हिसाब से अन्तः पेशीय द्वारा।
- अन्य डाइयूरेटिक में, पोटेशियम साइट्रेट–50 ग्रा., पोटेशियम एसीटेट–50 ग्रा. बैलाडोना टिंचर–40 मि.ली., टायोसाइमस टिंचर–40 मि.ली., जल–400 मि.ली., इन सबको मिलाकर चार भागों में बाँट लें तथा सुबह–शाम दें।

हृदयावरणीय शोथ (पेरीकार्डाईटिस)

परिचय (एपीडेमियोलॉजी)

- इस रोग में हृदयावरण कोश में शोथ हो जाता है। जिससे प्रतिरोधात्मक रगड़ (फ्रिक्शनल रब) की आवाज सुनी जाती है।
- तत्पश्चात दबी हुई हृदय स्वर (मफलींग हर्ट आवाज) सुनाई पड़ती है।
- कोश में द्रव इकट्ठा होने से रक्त संकुल हृदयघात हो जाता है जो रूकावट एवं आसंजन पैदा करता है।
- गौपशुओं में धातु की कील या नुकीली वस्तु के ग्रहण कर लेने पर नुकीली वस्तु रेटीकुलम की दीवार से बाहर निकलकर या तो पेरीटोनियम को भेदती है जिससे पेरीटोनाइटिस हो जाता है या वक्ष–झिल्ली (डायफ्राम) को भेदती हुई हृदयावरणीय को भेदती है जिससे हृदयावरण शोथ हो जाता है (चित्र 1)।

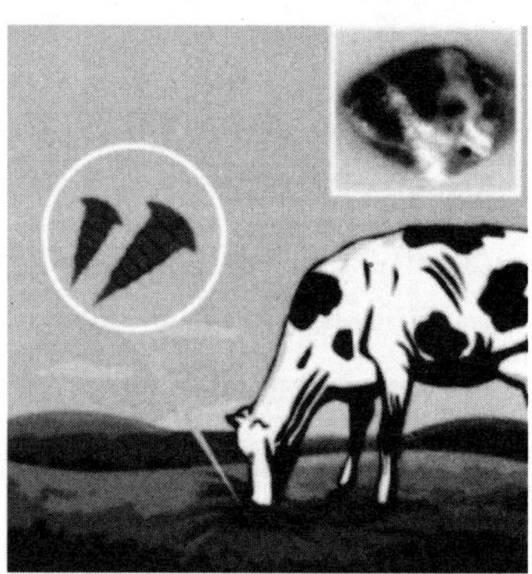

चित्र 1

- इसके अतिरिक्त अन्य सर्वांगी (सिस्टेमिक) रोगों में भी हो जाता है जैसे पास्चूरेलोसिस, लंगड़ी (ब्लैक क्वार्टर), स्पौरेडिक *बोवाइन* इनसेफ्लोमाइलाइटिस, *हिमोफिलस* प्रजाति, *स्यूडोमोनास एरीजिनोसा, माइकोप्लाज्मा* प्रजाति आदि।

रोग के लक्षण (सिम्पटम्स)

- हृदयावरणीय शोध की प्रारम्भिक अवस्था में दर्द महसूस होता है तथा जानवर घूमना–फिरना नहीं चाहता (चित्र 2)।
- अगले पैर बाहर की तरफ झुक जाते हैं, पीठ टेढ़ी हो जाती है तथा जानवर उथला तथा उदरीय श्वांस लेता है।
- यदि हृदय भाग पर परिताड़न करें तो जानवर को दर्द का अनुभव होता है।

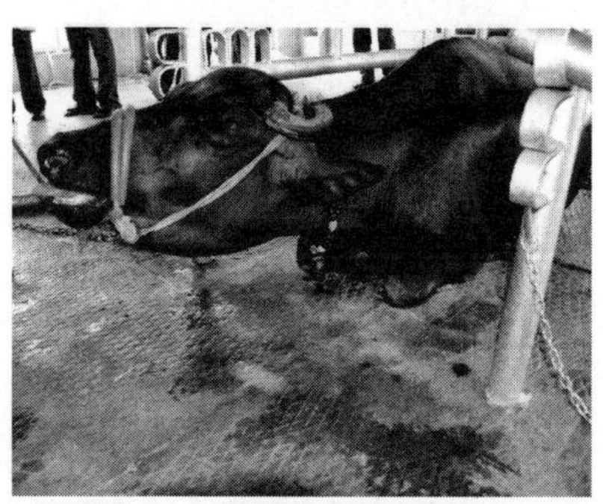

चित्र 2

- जानवर बहुत सावधानी से जमीन पर बैठता है।
- हृदय भाग का परिश्रवण करने पर प्रतिरोधात्मक घर्षण (फ्रिक्सन) आवाज सुनाई पड़ता है।
- शरीर का तापक्रम थोड़ा बढ़ जाता है, हृदय गति तीव्र हो जाती है तथा इसके साथ–साथ प्ल्यूरीसी, निमोनिया, पेरीटोनाइटिस के लक्षण प्रकट हो जाते हैं।
- जीव विषरक्तता में वृद्धि हो जाती है।
- जीव विषरक्तता जीवाणु के प्रकार पर निर्भर करता है और यह रोग की अत्यन्त गंभीर स्थिति है तथा जानवर की 1–3 सप्ताह के अन्दर मृत्यु हो जाती है लेकिन रक्त संकुल हृदयपात धीरे–धीरे समाप्त होता है।
- रेटीकुलोपेरिटोनाइटिस तथा रक्तजन्य संक्रमण के कारण उत्पन्न होने वाले हृदयावरणकोश में निःसरण की द्वितीय स्थिति में दबी हुई (मफल) हृदय ध्वनियाँ सुनाई पड़ती हैं।
- हृदय भाग में मन्दता हो जाती है।
- चिरकालिक हृदयावरण शोथ के साथ कभी–कभी हृदय पेशीशोथ भी पाया जाता है। पेरीकार्डियल घर्षण ध्वनि (फ्रिक्सन) को प्ल्यूरेसी से भ्रामित किया जाता सकता है परन्तु यदि फ्रिक्सन आवाज श्वसन चक्र के साथ–साथ हो तो यह प्ल्यूरेसी के कारण होता है।
- हृदय भाग का परिताड़न करने पर पशु को दर्द का आभास होता है।

उपचार (ट्रीटमेंट)

- प्रतिजैविक दवाओं में पेनीसिलीन– 6000–20,000 आई.यू./कि.ग्रा. शरीर भार प्रतिदिन अंतःपेशीय या स्ट्रेप्टोमाइसिन–8–15 मि.ग्रा./कि.ग्रा. प्रतिदिन अन्तः पेशीय या ऑक्सीटेट्रासाइक्लिन– 5–10 मि.ग्रा./कि.ग्रा. वजन की दर से अन्तःपेशीय प्रतिदिन।
- हृदयावरणकोश में अधिक द्रव इकटठा होने की दशा में कुछ द्रव निकाल लेने पर जानवर को कुछ समय के लिए आराम मिलता है।
- मूत्रवर्धक (डाइयूरेटिक) जैसी औषधियों का प्रयोग करना जैसे लेसिक्स 1.5–3.0 मि.ग्रा./कि.ग्रा. शरीर भार की दर से।

ट्रोमेटिक रेटिकुलो पैरिटोनाइटिस (टी.आर.पी.)

परिचय (एपीडेमियोलॉजी)

- पशु में यह रोग किसी तेज धार वाली वस्तु जैसे–कील, कांटा या सुई आदि के भोजन के साथ ग्रहण करने के कारण उत्पन्न होता है तथा पशुओं की असामान्य मुद्रा और अगली दोनों टांगों के बीच की सूजन तथा दर्द के रूप में प्रकट होता है (चित्र 1)।
- प्राथमिक रूप से यह रोग गौवंशीय या भैंसवंशीय पशुओं में अधिक पाया जाता है।
- खाई गई वस्तु धातु या अधातु प्रकृति की हो सकती है और सामान्य रूप से रेटिकुलम में जाकर फंस जाती है तथा रोग को जन्म देती है (चित्र 2)।

रोग के लक्षण (सिम्पटम्स)

- प्रभावित पशु में अचानक क्षुधा हानि तथा कमर का कमान की तरह मुड़ना देखा गया है (चित्र 3)।

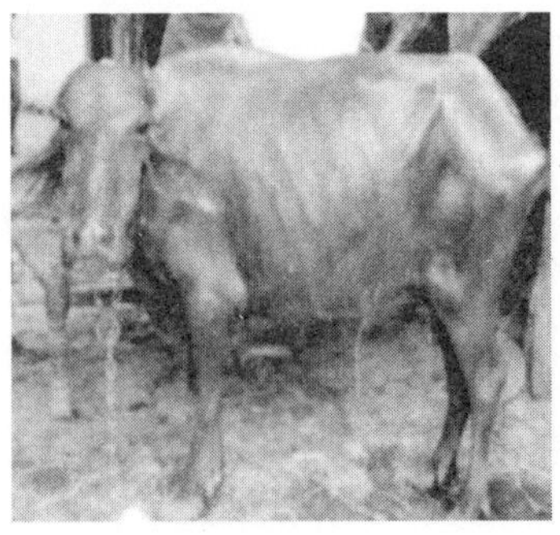

चित्र 1

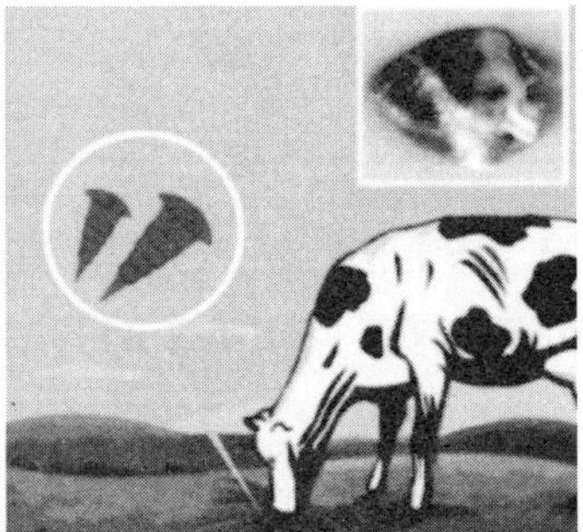

चित्र 2

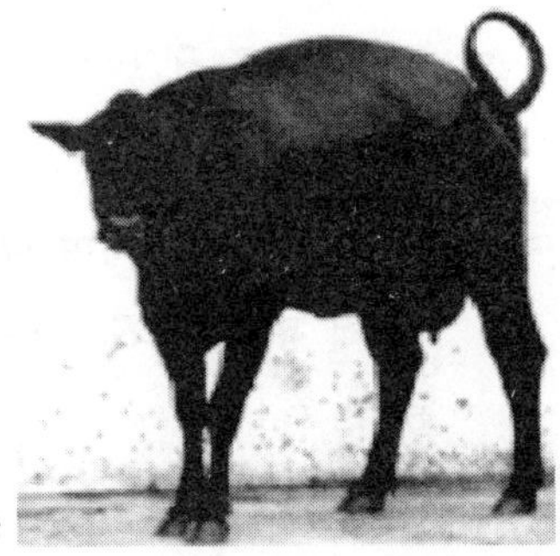

चित्र 3

- प्रभावित पशुओं में दुग्ध उत्पादन की कमी, अगले पैरों का चौड़ाना तथा ज्वर आदि लक्षण देखे जा सकते हैं।
- रोग से प्रभावित पशु चलने से पहरेज करते हैं तथा उनकी नाड़ी दर तेज हो जाती है (चित्र 4)।
- पीड़ित पशु के रूमेन की गति कम हो जाती है या शून्य हो जाती है।

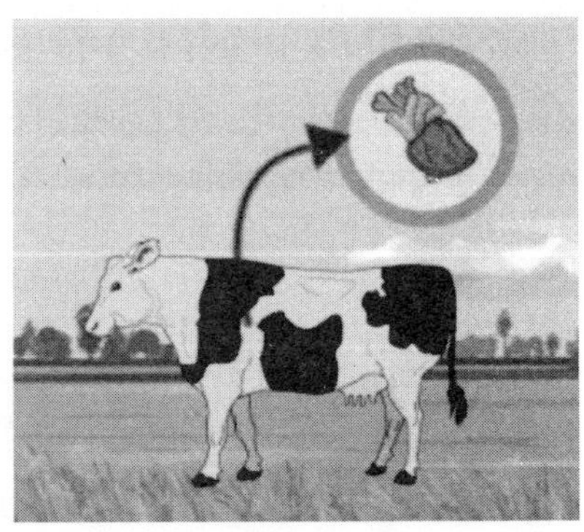

चित्र 4

- जाँच करने पर पेट से आवाज तथा दोनों टांगों के बीच में दबाने से पशु दर्द का अनुभव करते हैं (चित्र 5)।
- कुछ पशुओं में मांसपेशियों की हलचल भी महसूस की जा सकती है।

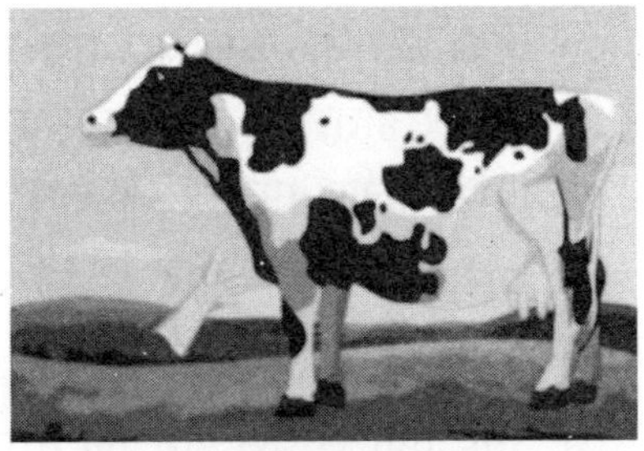

चित्र 5

चिकित्सा (ट्रीटमेंट)

- प्रभावित पशु को तत्काल एकान्त में आराम दें और चलने के लिए बाध्य न करें।
- अधिक खुराक में बहुप्रभावी एण्टीबायोटिक्स का प्रयोग करें।
- छोटे और तेज धार वाले लोहे से बने पदार्थो को पकड़ने के लिए रूमेन में चुम्बक का प्रयोग कर सकते हैं (चित्र 6)।
- पशु के अगले पैरों को ऊँचा उठाकर रखें ताकि नुकीली वस्तु और अधिक न घुसने पाये (चित्र 7)।
- अतिप्रभावित पशुओं में शल्य–क्रिया द्वारा फंसी वस्तु को निकाला जा सकता है (चित्र 8)।

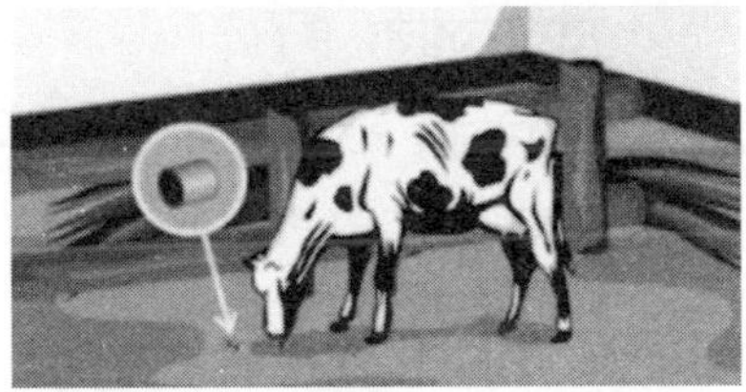

चित्र 6

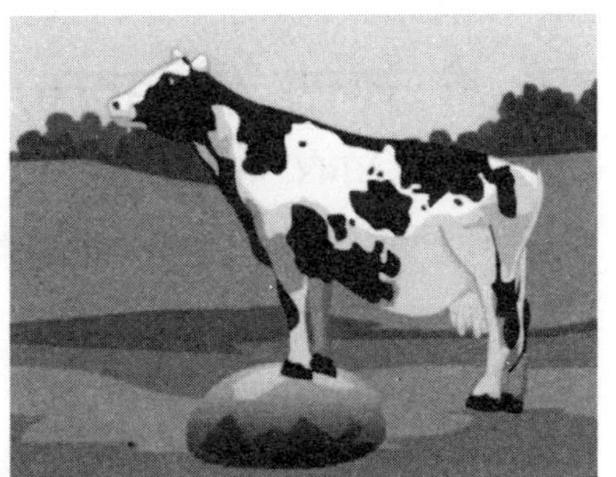

चित्र 7

रोकथाम (प्रीवेंशन)

- पशु को चारा खिलाने से पहले, उपलब्ध चारे को चुम्बक से गुजारना चाहिए ताकि धातु आदि चारे से निकाली जा सके।
- छोटी गोलाकार चुम्बक पशु को मुंह द्वारा दी जा सकती है।

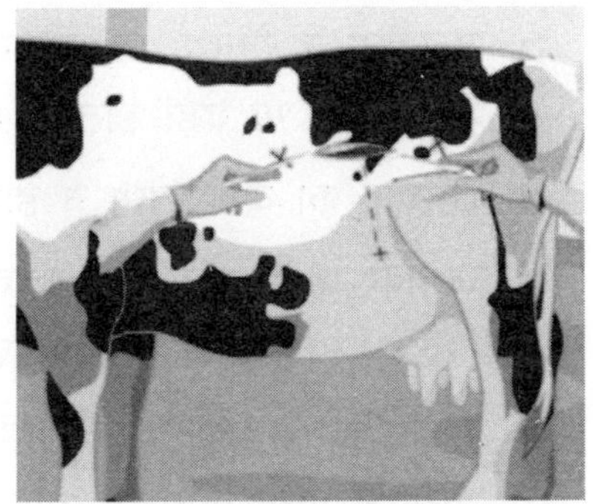

चित्र 8

वेगल अपच (वेगल इनडाइजेशन)

परिचय (एपीडेमियोलॉजी)

- वेगल अपच रोमांथ एवं एबोमेजम का चिरकालीन रोग है, जिसमें बायें पैरालम्बर फोसा तथा पेट के निचले भाग का धीरे–धीरे फैलाव होता है (चित्र 1)।

- भूख लगना कम या बन्द हो जाती है, शुष्क गोबर होता है, दुग्ध उत्पादन कम हो जाता है तथा शरीर भार घटने लगता है।
- शरीर में अम्ल–क्षार के अनुपात में गड़बड़ी हो जाती है तथा निर्जलीकरण हो जाता है।
- कई वर्षों से इस रोग को वेगस तंत्रिका (नर्व) में चोट लगने से नर्व के कार्यों में गड़बड़ी से होना माना जाता है।
- एबोमेजम के दाहिने तरफ विस्थापित होने की दशा में शल्य–चिकित्सा करने पर भी यह रोग हो जाता है।
- इस रोग के कारण के बारे में बहुत विरोधाभास है।

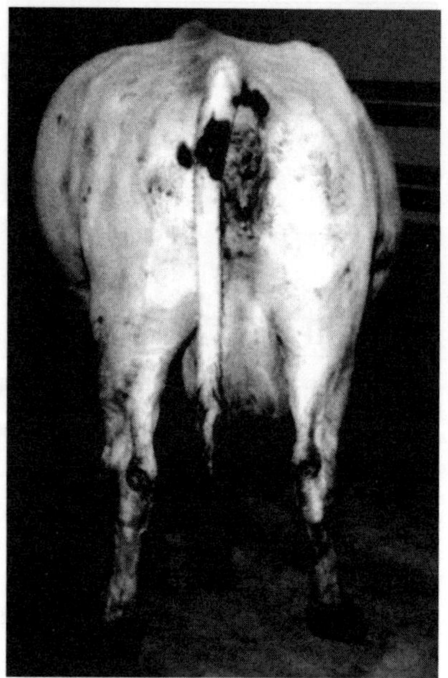

चित्र 1

रोग के लक्षण (सिम्पटम्स)

- शुष्क गोबर का होना।
- पेट के दाहिने तरफ का हिस्सा नाशपाती के आकार का तथा बायें तरफ का सेब के आकार का हो जाता है (चित्र 2)।
- दाहिनी कोख से एबोमेजम का अनुभव करने पर आकार में बड़ा होता है।
- मलाशय से रोमांथ का अनुभव करने पर रोमांथ का आकर भी बड़ा होता है।

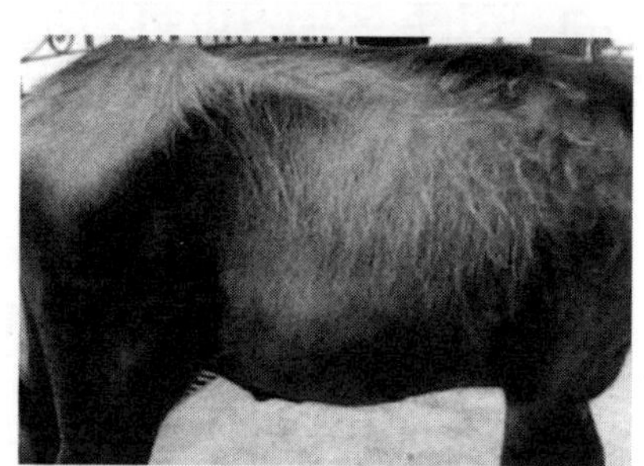

चित्र 2

- उपचार का कोई लाभ न होना।
- जानवर चारा खाना बन्द करता है तथा अफरा हो जाता है, एवं तरल पदार्थ छपछपाने (फ्लुड–स्पलैसिंग) की आवाज बायीं तथा दायीं कोख पर सुनाई पड़ती है।
- रोमांथ की उदासीनता की दशा में रोमांथ का फैलाव अक्सर 8–9 महीने की ग्याभिन गायों में पाया जाता है और यह ब्याने के बाद तक रहता है।
- शरीर के तापमान में कोई बदलाव नहीं आती है जबकि हृदय गति बढ़ जाती है।
- रोमांथ की गतिशीलता कम हो जाती है और द्रव अधिक भर जाता है, मुलायम एवं लेईदार (पेस्टी) गोबर आता है।

- इसमें दस्त कराने वाली रेजक औषधि (परगेटिव), चिकनाई पैदा करने वाली औषधि (लुब्रीकेन्ट) तथा पैरासिम्पैथेटिक उत्तेजक दवाओं के देने से कोई प्रभाव नहीं होता है।
- जानवर कई दिनों से चारा कम कर देता है तथा पेट का आकार धीरे–धीरे बढ़ता है। भारहीनता तथा निर्जलीकरण होता है तथा गाभिन गायों के आखिरी महीने में यह अक्सर होता है।
- रूमेन का फैलाव रूमेन की अधिक गतिशीलता की दशा में केवल इसी रोग में होता है।
- रूमेन की अवानता की दशा में रूमेन का फैलाव अन्य रोगों के लक्षण से मिलते हैं जैसे ट्रोमेटिक रेटीकुलोपेरिटोनाइटिस, एबोमेजल इम्पैक्सन आदि।

उपचार (ट्रीटमेंट)

- इस रोग में उपचार से कोई विशेष लाभ नहीं होता है।
- रोमांथ के भरे होने की दशा में हल्के गर्म पानी से स्टोमक ट्यूब की सहायता से परिधुलन (लवाज) करते हैं, जिससे रूमेन से पदार्थ बाहर निकल जाये।
- इलेक्ट्रोलाइट घोल का 5–7 ली. अन्तःशिरा मार्ग द्वारा 2–3 दिन तक देना चाहिए और इसके साथ–साथ 5–10 ली. मिनरल तेल 3 दिन तक मुख द्वारा देना चाहिए।

रोकथाम (प्रीवेंशन)

- वेगल अपच का सबसे प्रमुख कारण रैटिक्यूलोपैरिटोनाइटिस है जो आसंजन (एड्हेसन) एवं मवाद का कारण होता है एवं वेगल तंत्रिका के कार्य में हस्तक्षेप का कारण बनता है। अतः रैटिक्यूलोपैरिटोनाइटिस की रोकथाम महत्वपूर्ण है।
- चिरकालिक निमोनिया से बचाव हेतु अच्छा प्रबन्धन।
- दाईं दिशा वाले एबोमेजल विस्थापन एवं मरोड़ का शीघ्र निदान एवं सुधार।
- प्रसव के तुरन्त बाद बाड़े से गर्भ–नाल को हटाने से इन मामलों में कमी लाई जा सकती है।

आघात (शॉक)

परिचय (एपीडेमियोलॉजी)

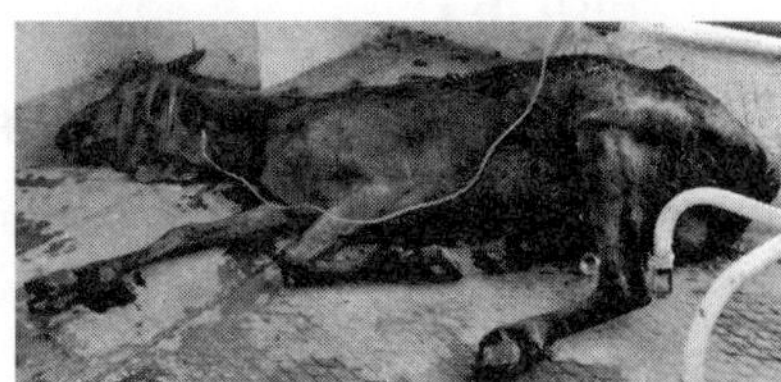
चित्र 1

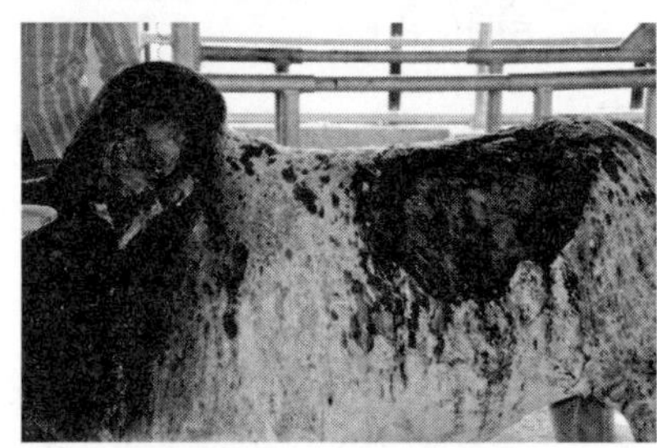
चित्र 2

- शरीर में रक्त की अत्याधिक कमी हो जाती है और शिराओं में रक्तचाप बहुत कम हो जाता है।
- तीव्र शॉक में रक्त का बहाव या तो बहुत कम हो जाता है या रूक जाता है जिससे उसकी मृत्यु होने लगती है और वाहिनियों के अन्दर रक्त का थक्का जमने लगता है (चित्र 1)।
- चोट लगने से अत्यधिक रक्त का (35 प्रतिशत) शरीर से बाहर निकल जाना।
- अत्यधिक निर्जलीकरण से।
- हृदयपेशियों के कमजोर हो जाने के कारण हृदय से पर्याप्त रक्त का संचरण न हो पाना।
- शरीर के अधिक भाग के जल जाने से (चित्र 2)।
- जलोदर की दशा में एकाएक अत्यधिक द्रव का बाहर निकाल लेना।
- अत्यधिक दर्द की दशा में।
- अन्तर्जीवविष (एन्डोटॉक्सिन) की मात्रा रक्त में अधिक हो जाने से।

रोग के लक्षण (सिम्पटम्स)

- शॉक की दशा में शरीर ठंडा हो जाता है, शरीर का तापक्रम सामान्य से कम हो जाता है, तीव्र व उथला श्वसन होता है तथा हृदय गति बढ़ जाती है परन्तु नाड़ी (पल्स) कमजोर तथा छोटे आयाम की होती है।

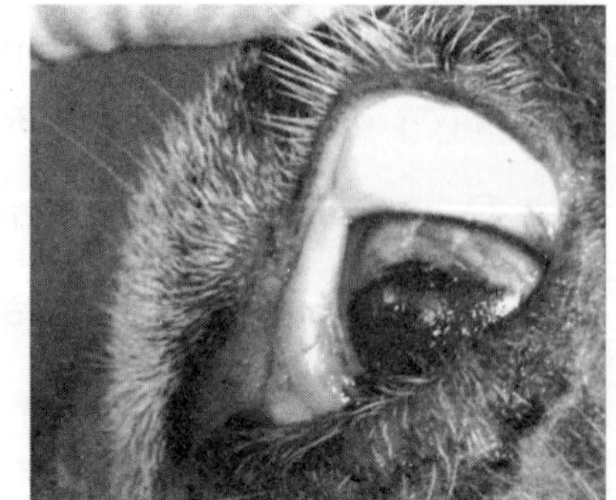
चित्र 3

- शिराओं में रक्तचाप में भयंकर गिरावट आ जाती है और बाहर से दिखना बन्द हो जाती हैं।
- श्लेष्मा झिल्ली (म्यूकोसा) पीली हो जाती है (चित्र 3) एवं रक्तकोशिकाओं के फिर से भरने का (कैपिलरी रिफिल) समय बढ़ जाता है।

- जानवर सुस्त, कमजोर हो जाता है और बाद में जानवर की मृत्यु हो जाती है।
- धमनीय (आर्टिरियल) रक्त चाप को नापकर शॉक की तीव्रता को नापा जा सकता है।

उपचार (ट्रीटमेंट)

- रक्तस्त्राव को तत्काल रोकना।
- बहुप्रभावी (ब्राडस्पेक्ट्रम) ग्रुप की प्रतिजैविक दवायें प्रयोग में लानी चाहिए जैसे ऑक्सीटेट्रासाइक्लिन, एम्पीसिलिन, सीप्रोफ्लॉक्सासिन आदि।
- रिन्जर्स लैक्टेट फ्ल्यूड या अन्य प्लाज्मा इक्सपेन्डर अन्तःशिरा द्वारा (8–10 ली.)।
- रक्त–आधान (ब्लड ट्रान्सफ्यूजन)।
- कॉर्टिकोस्टेरॉयड–40 मि.ग्रा. अन्तपेशीय।

रक्त–अल्पता (एनिमिया)

परिचय (एपीडेमियोलॉजी)

- शरीर में लाल रूधिर कणिकाओं का संचरण रक्त में होता है। यदि रक्त में इन कणिकाओं की कभी अधिक रक्तस्त्राव से या लाल रुधिर कणिकाओं के अधिक नष्ट होने से या इनके उत्पादन में कमी होने से होता है जिससे शरीर में दुर्बलता तथा अंगो की म्यूकोसा पीली पड़ जाती है इसे एनिमिया कहते हैं (चित्र 1)।

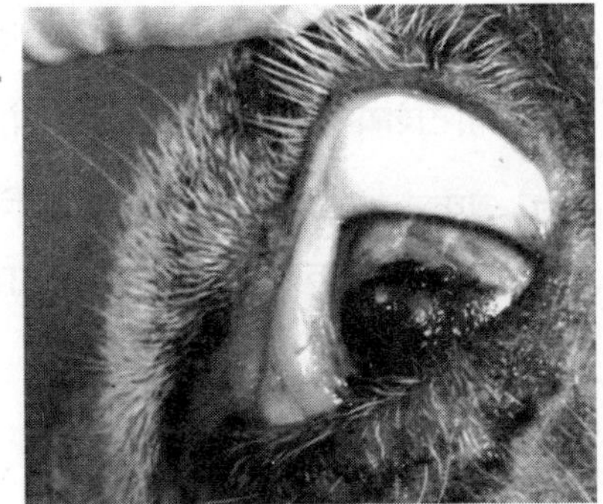

चित्र 1

- रक्तस्त्राव निम्नलिखित कारणों में हो सकता है।
- फेफड़ों में रक्त–स्त्राव (पल्मोनरी हिमोरेज)।
- एबोमेजल अल्सर तथा बोवाइन वाइरल ल्यूकोसिस।
- दुर्घटनावश चोट लगने से।
- शल्य क्रिया द्वारा तथा प्रसव के दौरान।
- मूत्र मार्ग से रक्त–स्त्राव (हीमेचूरिया) तथा पायलोनेफ्राइटिस के द्वारा।
- बबेसियोसिस, एनाप्लाज्मोसिस, थिलिरियोसिस इत्यादि।

- बैसिलरी हिमोग्लोबिन्यूरिया तथा लेप्टोस्पाइरोसिस।
- पोस्टपारचुरेन्ट हिमोग्लोबिन्यूरिया।
- मरक्यूरियल्स जहरबाद (प्वाइजनिंग), फिनोथायजिन प्वाइजनिंग, चिरकालिक कॉपर प्वाइजनिंग।
- लम्बे असर की आक्सीटेट्रासाइक्लिन का प्रयोग करने से।
- ठंडे पानी की अधिक मात्रा पीने से।
- बछड़े में काक्सीडियोसिस रोग से (चित्र 2)।
- अन्तः परजीवी जैसे *हिमान्कस, ब्यूनोस्टोमम* तथा पत्ताकृमि के प्रकोप से।

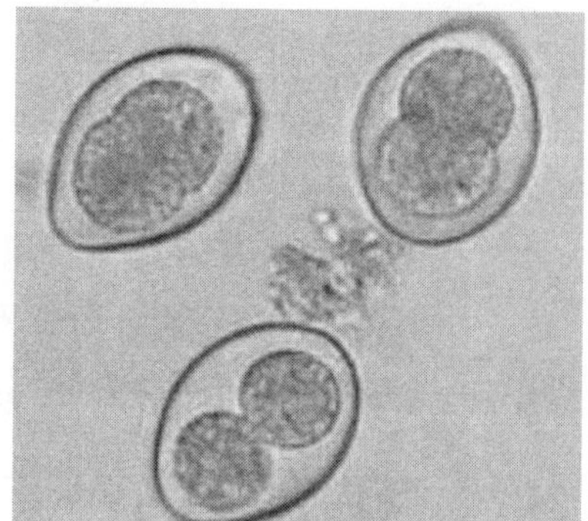

चित्र 2

- लाल रूधिर कणिकाओं के उत्पादन में कमी आ जाना या अस्थिमज्जा में विकृति पैदा हो जाना।
- कोबाल्ट, लोहा और कॉपर की कमी।
- पोटेशियम, पाइरिडॉक्सिन और फोलिक अम्ल की कमी से।
- ब्रेकन फर्न प्वाइजनिंग, आर्सेनिक, यूराजोलिडोन आदि अस्थि मज्जा की क्रियाशीलता को कम करते हैं जिससे लाल रक्त कणिकाओं के उत्पादन में कमी आती है।

रोग के लक्षण (सिम्पटम्स)

- इसमें आँख, नाक, मुख की श्लेष्मक कला हल्की पीली पड़ जाती है।
- शरीर में कमजोरी तथा अरोचकता के लक्षण दिखाई पड़ते हैं।
- हृदय दर तथा हृदय ध्वनी बढ़ जाती है।
- एनिमिया की अन्तिम अवस्था में हृदय ध्वनी मंद हो जाती है और हृदय की आवाज की तीव्रता कम हो जाती है तथा नाड़ी कमजोर हो जती है।
- एनिमिया की अंतिम अवस्था में कष्टकारी श्वांस पाया जाता है।
- रक्तहीनता से पीलिया रोग हो जाता है तथा हिमोग्लोबिन की मात्रा में कमी हो जाती है।
- लाल रूधिर कणिकाओं में 50–75 प्रतिशत की कमी हो जाती है।

उपचार (ट्रीटमेंट)

- तीव्र रक्तस्त्राव की दशा में 1–2 ली. रक्त अन्तःशिरा द्वारा देना चाहिए।
- रक्तवर्धक दवाऐं जैसे फैरस सल्फेट 2–4 गोली प्रतिदिन (60 मि.ग्रा.)।
- यूनीफेरान या इन्टरफेरान 50–100 मि.ग्रा./प्रतिदिन इंजेक्शन द्वारा देना चाहिए।
- यकृतपोषी तत्व जैसे बेलामिल या स्ट्रोनिक 10 मि.ली./प्रतिदिन के हिसाब से अन्तःशिरा द्वारा देना चाहिए।
- प्लाज्मा एक्सपेन्डर अन्तःशिरा द्वारा देना चाहिए।

पीलिया (जॉन्डिस)

परिचय (एपीडेमियोलॉजी)

- यह यकृत सम्बन्धी एक ब्याधि है, जो शरीर में बिलूरूबिन की अधिकता और पीले रंग की त्वचा के रूप में प्रकट होती है (चित्र 1)।
- रक्तालयी पीलिया (हिमोलाइटिक जॉन्डिस) जीवाणु से उत्पन्न विषों तथा अन्य दूसरे संक्रमणों के कारण होता है (चित्र 2)।
- प्रभावित बछड़ों में यह रोग रक्ताल्पता के रूप में प्रकट होता है।
- पीलिया का रोग गौवंशीय बछड़ों में विशेष रूप से यकृत (लीवर) की विषाक्तता के रूप में प्रकट होता है (चित्र 3)।

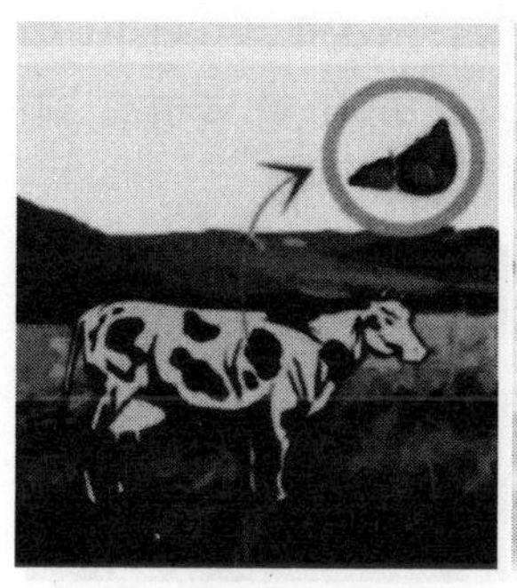

चित्र 1

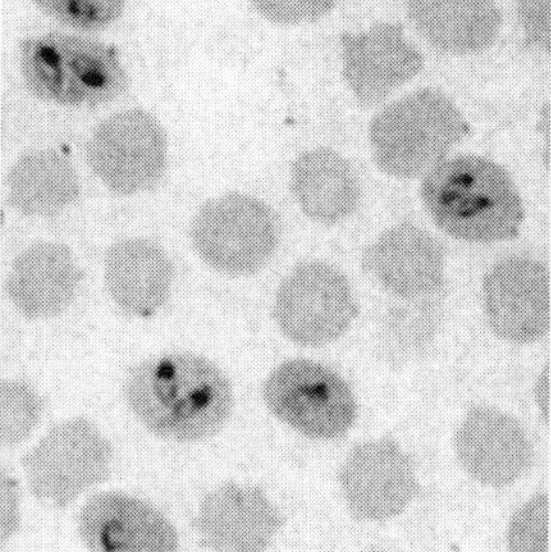

चित्र 2

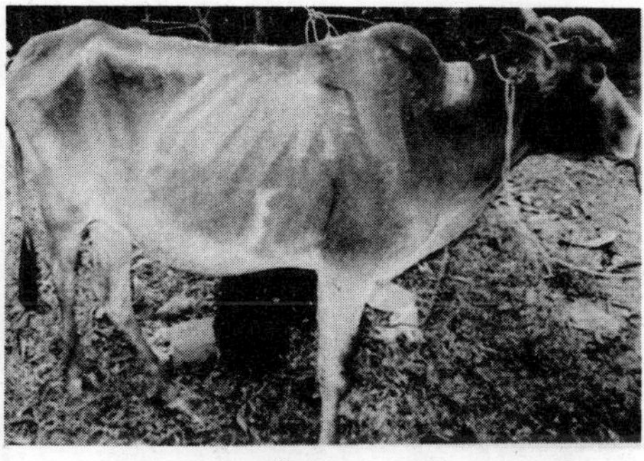

चित्र 3

- पित्त की थैली की पथरी या पित्त नली का अवरोध अथवा गोलकृमि या पर्णकृमि की यकृत में उपस्थिति के कारण भी यह रोग हो सकता है (चित्र 4)।
- पित्त नली में पित्त का बहाव उसके कठोर हो जाने के कारण प्रभावित होता है।

रोग के लक्षण (सिम्पटम्स)

- प्रभावित पशु के शरीर में पित्त रंग जमा हो जाता है (चित्र 5)।
- प्रभावित पशु की त्वचा एवं श्लेष्मा झिल्लियों का रंग देखने पर पीला दिखाई देता है।

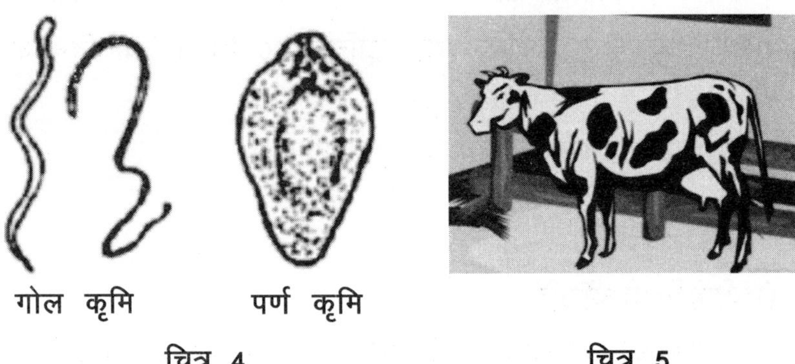

गोल कृमि पर्ण कृमि

चित्र 4 चित्र 5

- विसर्जित मल का रंग भी मिट्‌टी के रंग का हो जाता है (चित्र 6)।
- पशु गहरे पीले रंग का मूत्र विसर्जन करता है (चित्र 7)।

चिकित्सा (ट्रीटमेंट)

- पीलिया की प्रकृति को जानकर ही चिकित्सा की जा सकती है।
- पीड़ित पशु को शर्करा पूरित तथा प्रोटीन एवं वसा से मुक्त आहार देना चाहिए।
- पशु चिकित्सक की सलाह से नियोमाइसिन, क्लोरटेट्रासाइकिलिन एवं कैल्शियम के मिश्रण का प्रयोग कर अमोनिया स्तर को कम कर यकृत को कोमा से बचाया जा सकता है (चित्र 8)।

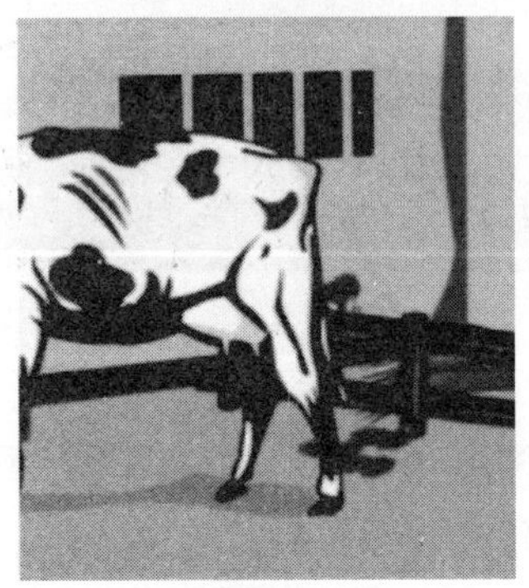

चित्र 6

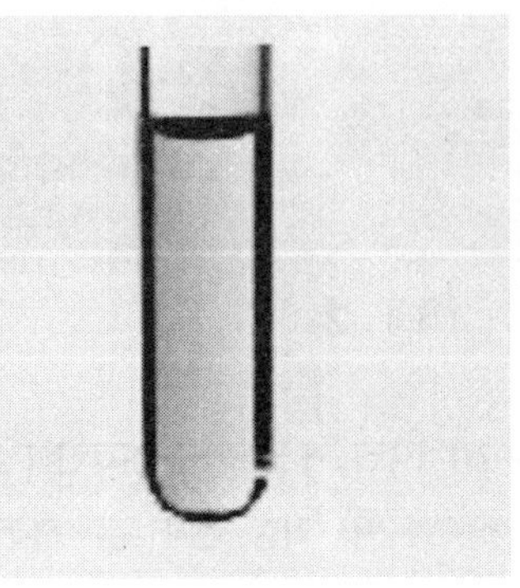

चित्र 7

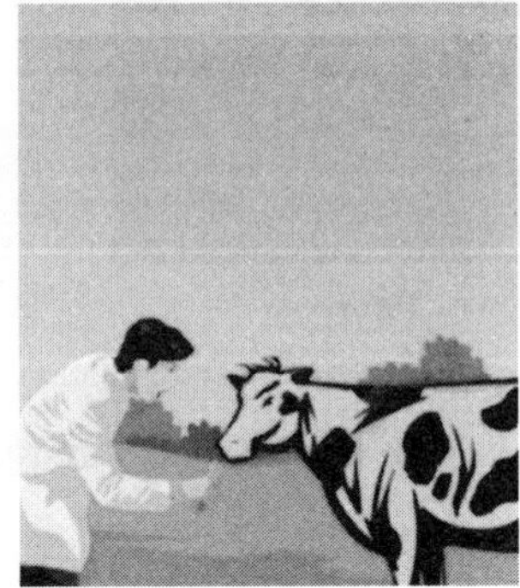

चित्र 8

- लीवर टॉनिक का प्रयोग करें एवं रक्त शर्करा (ग्लुकोज) के स्तर को बनायें रखें (चित्र 9)।
- *आरजीमोन मेक्सीकाना* (कालीधतुरी/सत्यानाशी) के बीज, जड़ तथा पत्तियों का काढ़ा लाभकारी होगा (चित्र 10)।
- पुनर्नवा/गंधपर्णा पौधे की जड़, आँवला, गिलोय आदि का प्रयोग भी पीलिया में लाभकारी होता है।

रोकथाम (प्रीवेंशन)

- पशु को सड़ा चारा न खिलायें (चित्र 11)।
- बबेसियोसिस एवं लेप्टोस्पाइरोसिस से ग्रस्त पशुओं का तुरन्त उपचार करायें जिससे उन्हें पीलिया से बचाया जा सके।

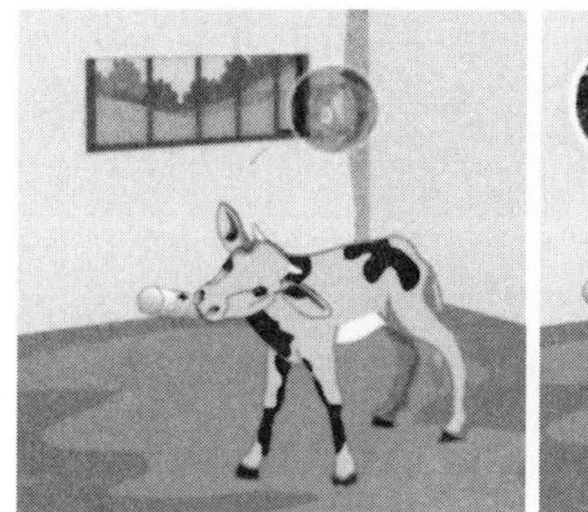

चित्र 9

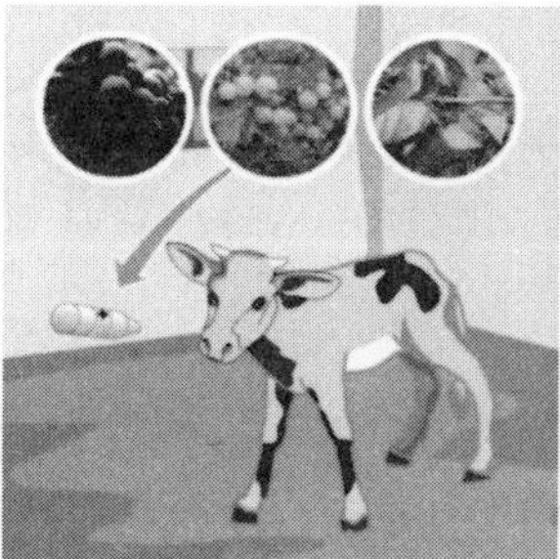

चित्र 10

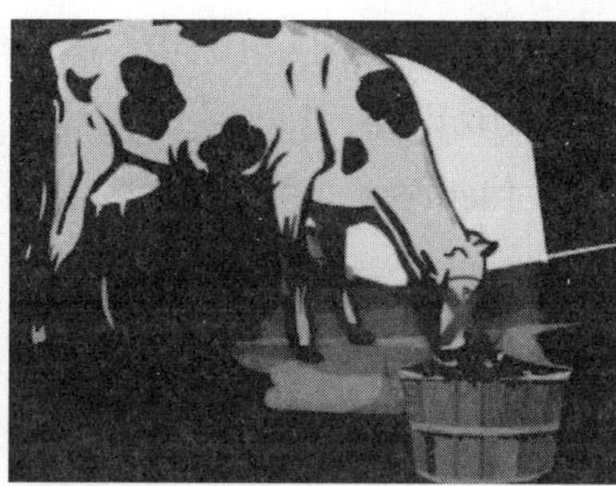

चित्र 11

- लीवर को नुकसान पहुंचाने वाली एन्टीबायोटिक एवं सल्फर औषधियाँ पशुओं को अधिक मात्रा में न दें (चित्र 12)।
- विषैले पौधे जैसे लैन्टाना, बलूत (ओक) इत्यादि से पशुओं को दूर रखें (चित्र 13)।

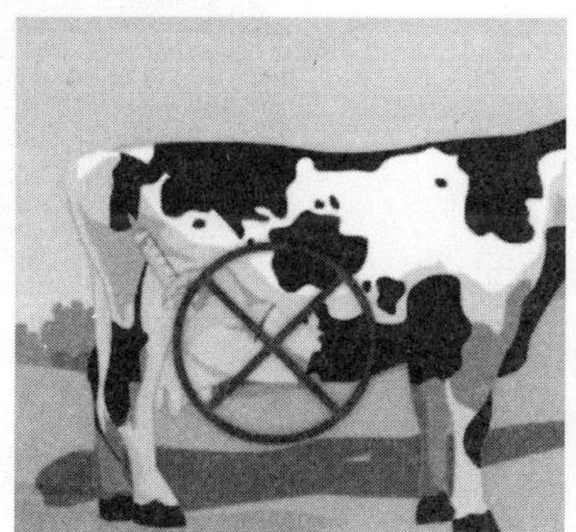

चित्र 12

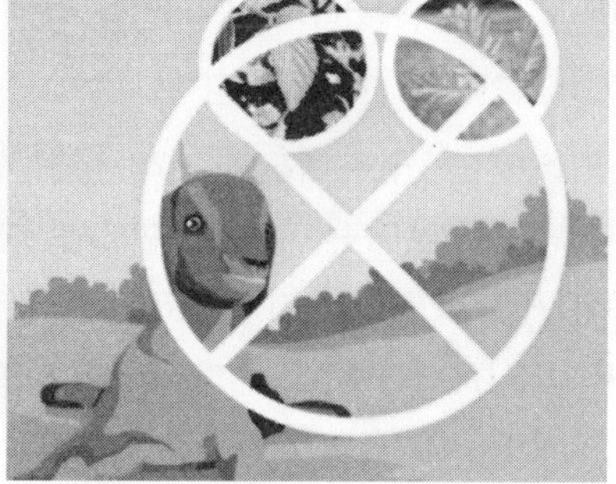

चित्र 13

- लीवर को नुकसान से बचाने के लिए पशु को अधिक मात्रा में शर्करायुक्त तथा कम मात्रा में प्रोटीनयुक्त आहार दें।

अंतःशल्यीय वृक्कशोथ (एमबोलिक नेफ्राइटिस) एवं वृक्कगोणिकाशोथ (पाइलोनेफ्राइटिस)

परिचय (एपीडेमियोलॉजी)

- एमबोलिक नेफ्राइटिस के लक्षण तब तक नहीं दिखाई पड़ते हैं जब तक कि विक्षतियाँ अत्यधिक न हो जिससे सेप्टीसीमिया और मूत्र में रक्त के आने लगे जबकि पायलोनेफ्राइटिस में संक्रमण निचले भाग से ऊपर की ओर बढ़ता है जिससे मूत्र में मवाद हो जाता है, मूत्राशय शोथ एवं मूत्रमार्गशोथ हो जाता है (चित्र 1)।

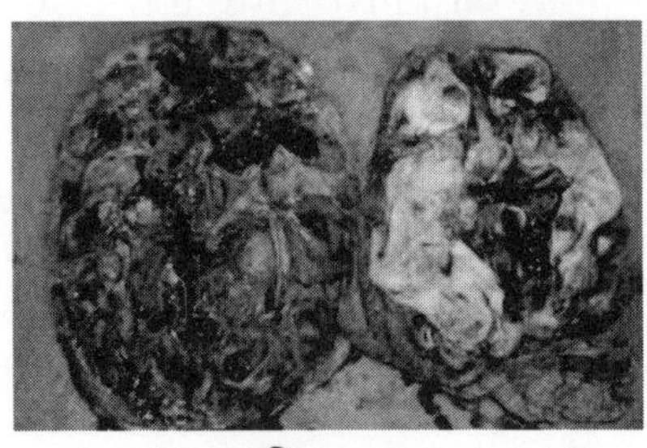

चित्र 1

- एम्बोलिक नेफ्राइटिक जीवाणुओं के वृक्क ऊतकों में इकठ्ठे होने से होता है जिससे विक्षतियाँ उत्पन्न हो जाती है यह निम्न कारणों से होता है :
- वाल्व्यूलर एन्टोकार्डाइटिस।
- गर्भाशय, अयन, नाभि, तथा पेरिटोनियल गुहा में सयूय विक्षतियों का होना।
- बछड़ों में *ई. कोलाई* सेप्टिसीमिया से।
- पायलोनेफ्राइटिस में मूत्रमार्ग के निचले हिस्से में जीवाणुओं के संक्रमण हो जाने से तथा *स्यूडोमोनास एरूजिनोस* अथवा *कोरिनीबैक्टीरियम रिनेली* के संक्रमण से।

रोग के लक्षण (सिम्पटम्स)

- एमबोलिक नेफ्राइटिस में जानवरों में कोई विशेष लक्षण नहीं दिखाई देते हैं जबकि विषाक्तता एवं प्राथमिक रोग के लक्षण उपस्थित रहते हैं।
- वृक्क का आकार बढ़ जाता है।
- यदि संक्रमण रीनल पेल्विस तक फैल जाय तो पशु पायलोनेफ्राइटिस जैसे लक्षण प्रदर्शित करता है तथा मूत्र के साथ–साथ रक्त आता है और पेट में दर्द महसूस होता है पायलोनेफ्राइटिस में मूत्र में रक्त प्रथम लक्षण के रूप में दिखाई पड़ते हैं (चित्र 2)।

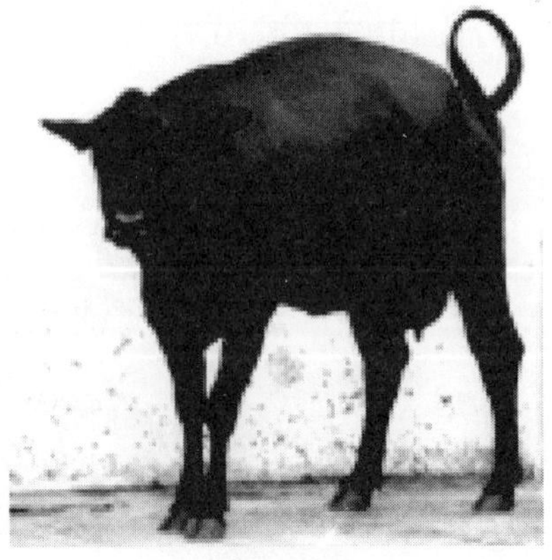

चित्र 2

- जानवर पैर बार–बार उठाता है, पेट में दर्द होता है तथा पेट में लात मारता है।
- जानवर को पेशाब करने में परेशानी महसूस होती है।
- इसमें मवाद से मूत्र नलिका एवं वृक्क गोणिका अवरुद्ध हो जाती है। दुग्ध उत्पादन कम हो जाता है, शरीर भार घटता जाता है। पेशाब करते समय दर्द होता है और पेशाब बूँद–बूँद करके निकलती है।
- पेशाब के साथ रक्त, मवाद एवं मृत ऊतक पाये जाते हैं।
- वृक्क का आकर दोनों ही दशाओं में बढ़ जाता है तथा मूत्र में रक्त, मवाद एवं मृत ऊतक दोनों ही पाये जाते हैं परन्तु पायलोनेफ्राइटिस में संक्रमण मूत्र तन्त्र के निचले भाग में भी पाया जाता है। इसे आँत की रुकावट के लक्षण से नामित किया जा सकता है लेकिन मलाशय द्वारा पल्पेट करके मूत्राशय एवं मूत्र मार्ग में रुकावट का पता लगाया जा सकता है।

उपचार (ट्रीटमेंट)

- उपयुक्त इलेक्ट्रोलाइट घोल 8–10 ली. अन्तःशिरा द्वारा।
- यदि इससे पश्चात जानवर पेशाब नहीं करता है तो मूत्र वर्धक (डाईयूरेटिक) दवाओं जैसे फ्यूरोसामाइड 1–2 मि.ग्रा./कि.ग्रा. के हिसाब से या मैनीटॉल 0.25–2.00 ग्राम/कि.ग्रा. 20 प्रतिशत के हिसाब से देना चाहिए।
- प्रतिजैविक दवाओं का प्रयोग मूत्र में उपस्थित जीवाणुओं के अनुसार करना चाहिए– जैसे *कारिनिवैक्टीरियम* के संक्रमण में पेनीसीलिन 10,000–15000 इन.यू./कि.ग्रा. शरीर भार के हिसाब से 7–14 दिन तक अन्तःपेशीय रूप में।
- फ्लाक्सासीन समूह की दवाएं जैसे एनरोसीन/फ्लाक्सीडीन/मेरीक्वीन 10–15 मि. ली. सुबह–शाम अन्तःपेशीय 7–14 दिन तक।

मूत्राशय शोथ (सिस्टाइटिस)

परिचय (एपीडेमियोलॉजी)

- मूत्राशय में शोथ का होना मूत्राशय शोथ कहलाता है।
- इसमें पेशाब करने पर जलन होती है तथा पेशाब बार–बार होती है।
- मूत्र में रक्त–शोथीय कोशिकाएें एवं जीवाणु आदि उपस्थित रहते हैं।
- अक्सर मूत्राशय शोथ मूत्राशय में चोट लगने या मूत्र इकटठा होने से केथेटर के डालने से संक्रमण के प्रविष्ट हो जाने से होता है जैसे मूत्राशय में पथरी के बनने से,

प्रसव के दौरान, गर्भकाल की अंतिम अवस्था में, *कोरिनीवैक्टीरियम रिनेली, इस्चेरेचिया कोलाई, स्ट्रप्टोकोकस* और *स्यूडोमोनास*।

रोग के लक्षण (सिम्पटम्स)

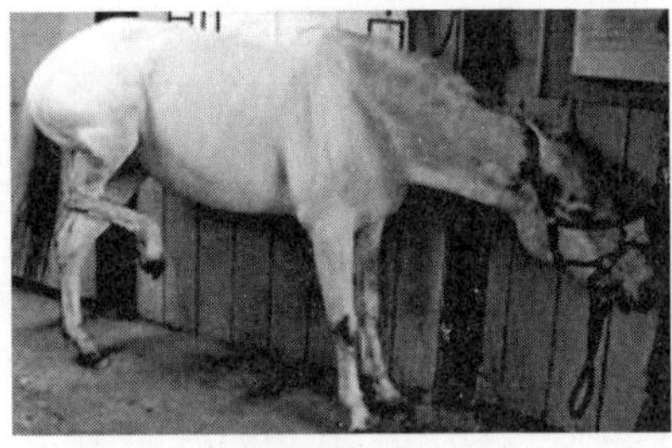

चित्र 1

- पशु बार–बार मूत्र उत्सर्जन करता है और दर्द का अनुभव करता है।
- मूत्र का उत्सर्जन करने के पश्चात भी जानवर उसी अवस्था में कुछ समय के लिए खड़ा रहता है जिस अवस्था में मूत्र उत्सर्जन किया था।
- प्रत्येक बार जानवर थोड़ी मात्रा में पेशाब करता है तीव्र रूप में पेट में दर्द होता है जिसके कारण पशु बार–बार पिछली टांगे चलाता है तथा अपने पेट पर लात मारता है (चित्र 1)।
- कभी–कभी मूत्रमार्ग रक्त व मवाद के कारण अवरूद्ध हो जाता है जिससे मूत्र इकत्रित होता रहता है और मूत्राशय के फटने का खतरा हो जाता है।
- चिरकालिक रूप में पशु पेशाब बार–बार और कम मात्रा में करता है।
- चिरकालिक रूप में ही मलाशय के रास्ते मूत्राशय का स्पर्श करने पर मूत्राशय की दीवार मोटी महसूस होती है।
- मूत्रीयशोथ के लक्षण पायलोनेफ्राइटिस और मूत्राशय की पथरी (सिस्टिक यूरोलिथएसिस) के समान ही होते हैं। पायलोनेफ्राइटिस बहुधा मूत्राशय से भी सम्बन्धित पाया जाता है लेकिन पायलोनेफ्राइटिस की तुलना में पूर्वज्ञान अधिक उचित रहता है।

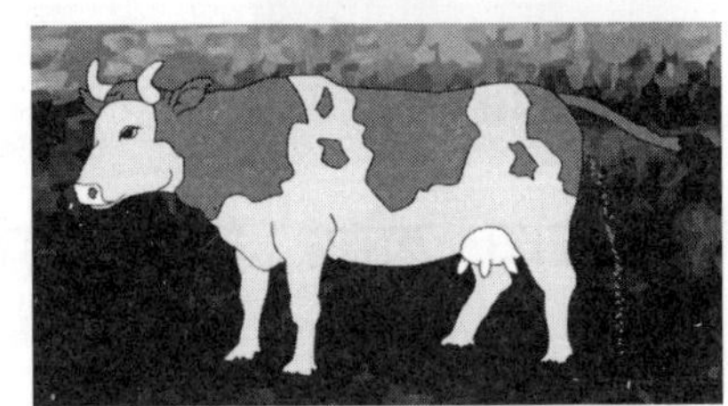

चित्र 2

- मूत्राशय का मलाशय द्वारा परिस्पर्शन करने पर सामान्य से अधिक मोटा अनुभव होता है। मूत्राशय की मोटाई इनजूटिक हिमैचूरिया में भी पायी जाती है (चित्र 2)।
- मलाशय द्वारा परीक्षण करने पर मूत्राशय में पथरी का पता लग जाता है या अल्ट्रासोनोग्राफी या रेडियोग्राफी द्वारा भी इसका पता लगा लेते हैं।
- यूरेथ्रा या मूत्रमार्ग में रूकावट होने से पशु बार–बार पेशाब करने की कोशिश करता है परन्तु पेशाब बहुत थोड़ी मात्रा में बूँद–बूँद के रूप बाहर निकलती है।
- मलाशय द्वारा परीक्षण करने पर मूत्राशय भरा हुआ होता है।

उपचार (ट्रीटमेंट)

- प्रतिजैविक दवाओं का प्रयोग करना उचित रहता है।
- फ्लॉक्सासीन समूह की औषधियाँ अधिक कारगर होती हैं जैसे नॉरफ्लॉक्स सिप्रोफ्लॉक्सासीन–15 मि.ली. के दिन में दो बार 5–7 दिन तक अन्तःपेशीय या अन्तःशिरा द्वारा दे सकते हैं।
- सल्फा समूह की दवाएं जैसे सल्फामिराजिन, सल्फाडाक्सिन– 40–50 मि.ग्रा. / कि. ग्रा. शरीर भार के हिसाब से अंतःपेशीय 5–7 दिन तक देना चाहिए।
- रोगी पशु को जल की मात्रा अधिक दी जानी चाहिए जिससे अधिक मूत्र का निमार्ण हो और संक्रमण तथा छोटी पथरियाँ (कैलकुलाई) पेशाब के साथ बाहर निकल जायें।

पथरी रोग (यूरोलिथियेसिस)

परिचय (एपीडेमियोलॉजी)

- मूत्रतंत्र में पथरी की उपस्थिति इस रोग का कारण है।
- यह रोग मूत्राशय के फूलने तथा आंशिक या पूर्ण रूप से मूत्र का प्रवाह बाधित होने के रूप में प्रकट होता है (चित्र 1)।

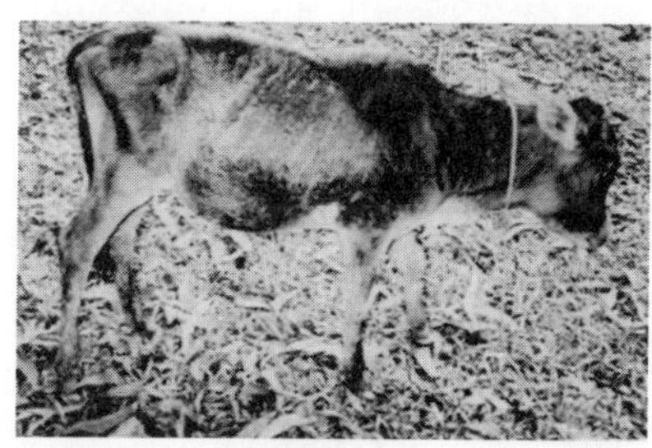

चित्र 1

- मूत्रतंत्र की किसी स्थान पर मूत्र में उपस्थित अकार्बनिक तत्वों के जमा हो जाने से पथरी का निर्माण होता है (चित्र 2)।
- पथरी के बनने के लिये जीवाणु, मृतकोशिकायें या कुछ प्रोटीन आधार प्रदान करती हैं।
- पी.एच. में परिवर्तन, शरीर में पानी की कमी तथा अन्य प्रकार के पानी की कमी पथरी बनने में सहायक होते हैं।
- बधिया किये गये नर पशुओं में इस रोग की अधिक सम्भावना होती है (चित्र 3)।

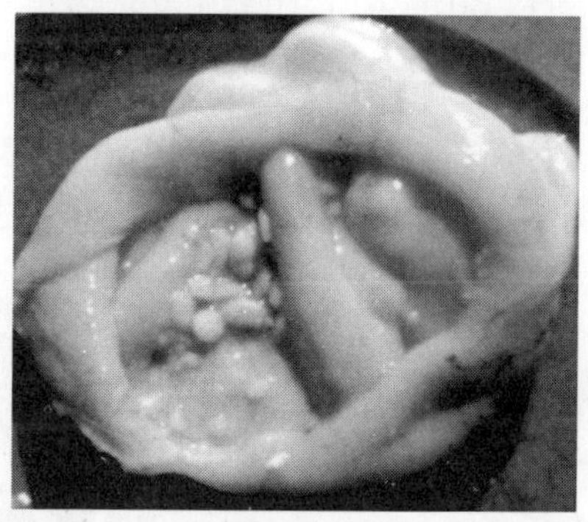

चित्र 2

- विटामिन–ए की कमी (चित्र 4), मूत्रतंत्र का संक्रमण, पीने के पानी, आहार (दाना, चारा) आदि में लवणों की अधिकता, सल्फोनामाइड्स का अधिक प्रयोग तथा हार्मोन चिकित्सा पशुओं में पथरी बनने में मदद करते हैं।

रोग के लक्षण (सिम्पटम्स)

- प्रभावित पशु में पेट दर्द, चाल की अकड़न, पेट को पैर से पीटना तथा बैचेनी के लक्षण दिखाई पड़ते हैं (चित्र 5)।

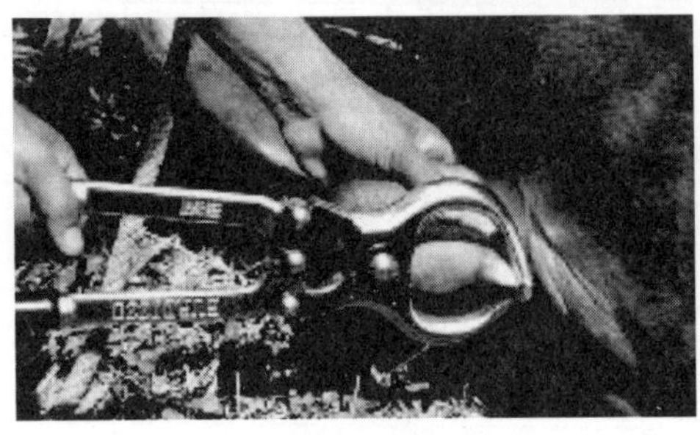

चित्र 3

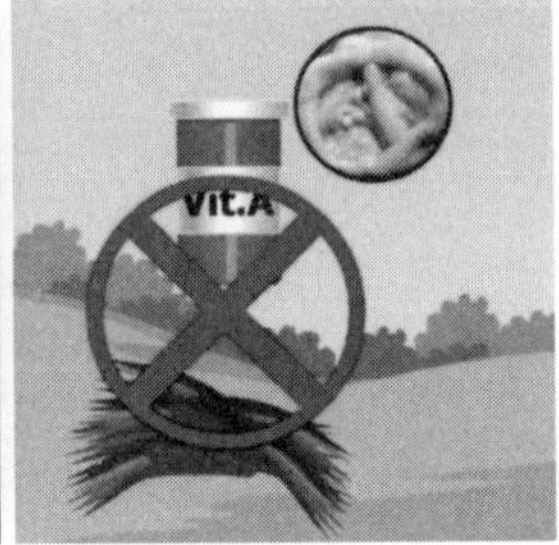

चित्र 4

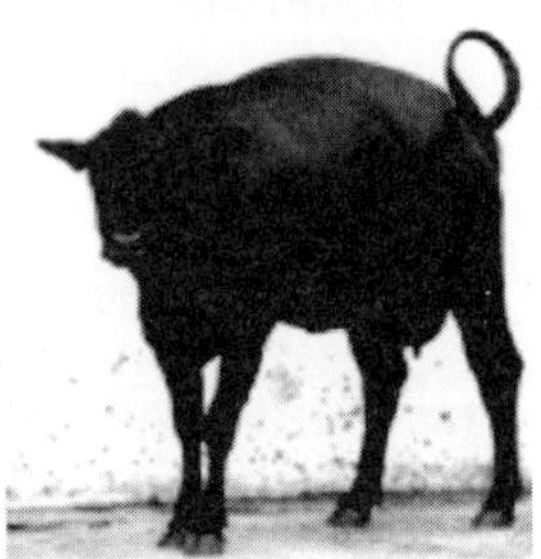

चित्र 5

- प्रभावित पशु बार–बार पेशाब का प्रयास करता है। कभी–कभी दर्द के साथ पेशाब में रक्त की बूंदे भी दिखाई दे सकती हैं (चित्र 6)।
- पेट फूल जाता है तथा गुदा द्वारा जांच करने पर मूत्राशय का मूत्र से भरा होना महसूस किया जा सकता है।
- पथरी के न निकलने की स्थिति में और मूत्र के अवरूद्ध होने पर मूत्राशय या मूत्रमार्ग फट सकता है। जिससे उदर गुहा में पेशाब इकट्ठा हो सकता है।

चिकित्सा (ट्रीटमेंट)

- अति प्रभावित रोग की दशा में शल्य चिकित्सा से पथरी को निकाला जा सकता है (चित्र 7)।
- मूत्रमार्ग के ऊपरी हिस्से में होने पर पथरी को कैथेटर की मदद से वापस मूत्राशय में धकेला जा सकता है (चित्र 8)।

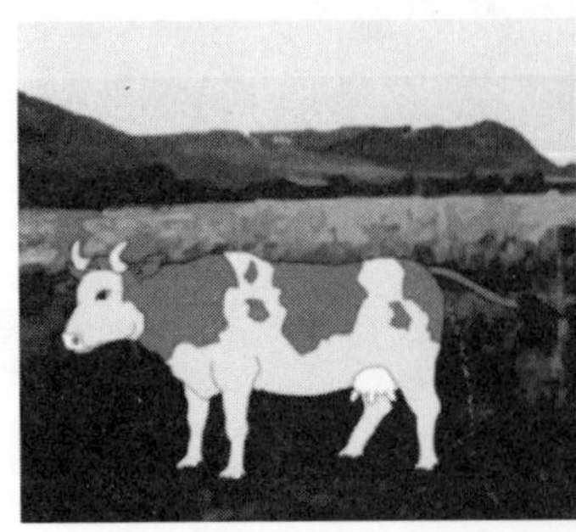

चित्र 6

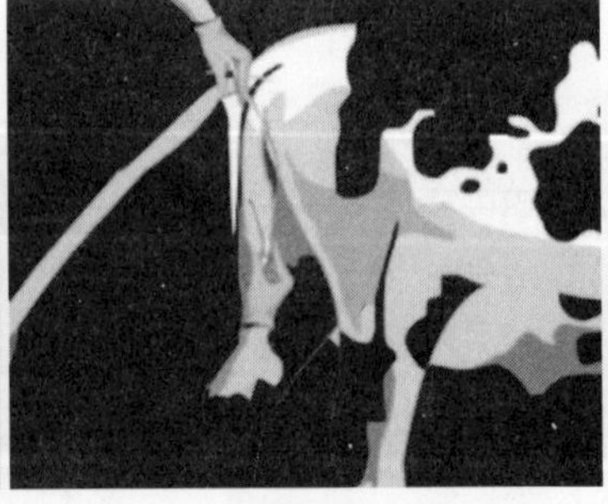

चित्र 7

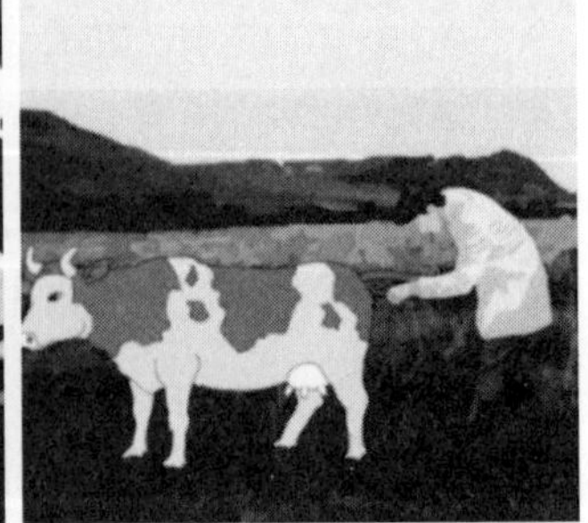

चित्र 8

- स्तनधारी अग्नाशय के प्रोटीन रहित सत एवं मांसपेशियों को तनाव मुक्त करने वाले पदार्थों जैसे–ऐमाइनो प्रोमेजिन का प्रयोग लाभकारी होगा।
- मूत्रतंत्र के विसंक्रमणकारी पदार्थ जैसे–हैक्जामिन तथा बहुप्रभावी एण्टीबायोटिक्स (स्ट्रेप्टोमाइसिन या सिफेलोस्पोरिन) का प्रयोग भी पथरी प्रबन्धन में सहायक है। इस विषय में तत्काल पशुचिकित्सक की सलाह लें।
- आयुर्वेदिक औषधियाँ भी पथरी को घोलने में सहायता कर पशु को आराम पहुँचाती हैं (चित्र 9)।

रोकथाम (प्रीवेंशन)

- पशु को ज्यादा से ज्यादा पानी पिलायें।
- पशु को सामान्य नमक (सोडियम क्लोराइड) खिलायें (चित्र 10)।
- पशु को अधिक रेशेयुक्त एवं कम दानेयुक्त आहार खिलायें (चित्र 11)।
- अधिक कैल्शियम युक्त चारा जैसे बरसीम, रिजका इत्यादि पशु को न खिलायें।

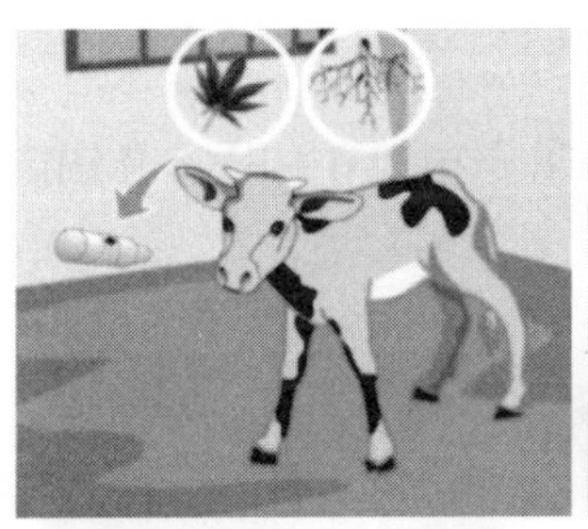

चित्र 9

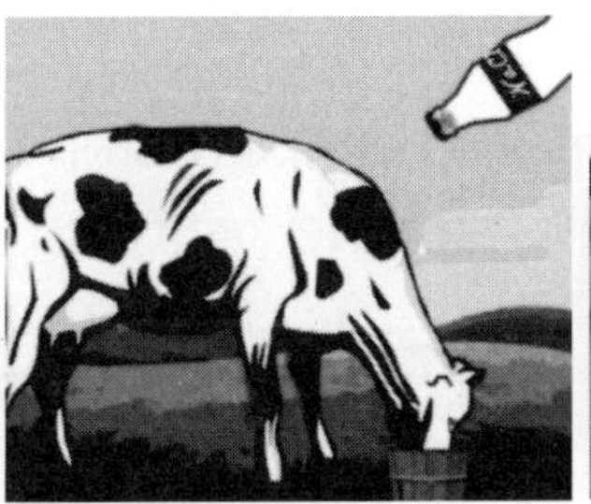

चित्र 10

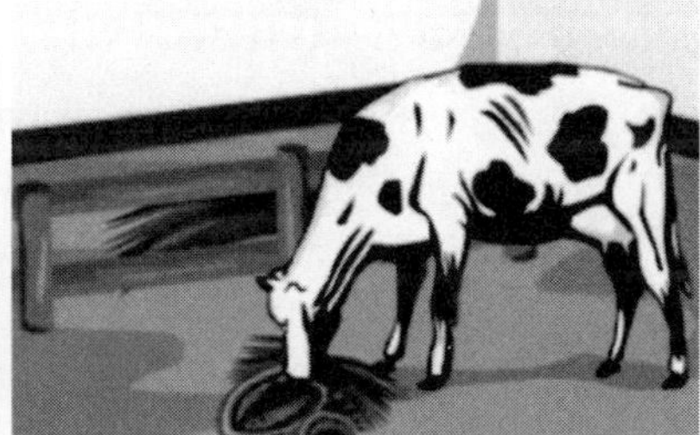

चित्र 11

यकृतशोथ (हिपेटाइटिस)

परिचय (एपीडेमियोलॉजी)

- वे सभी रोग जो यकृत में विसरित (डिफ्यूज), अपक्षयी (डिजेनेरेटिव) व शोथीय लक्षण उत्पन्न करते हैं यकृतशोथ कहलाते है।
- यकृतशोथ के तीन बड़े मुख्य कारक हैं। (1) संक्रामक यकृतशोथ (2) असंक्रामक यकृतशोथ (3) विषाक्त यकृतशोथ।
- संक्रामक यकृतशोथ में जीवाणु जनित – क्षयरोग, एक्टिनोबैसिलोसिस,*कॉरिनीबैक्टीरियम पायोजीनिज, पास्चुरेला, सालमोनेला*, लेटोस्पाइरोसिस, लीस्टीरिओसिस आदि हैं।
- विषाणु जनित–इनफेक्सियस राइनोन्यूमोनाइटिस, वाइरल इनजूटिक एबार्सन, क्लेमाइडिया एवं अन्य सिस्टोमिक विषाणु जनित रोग।

- कवक जनित – टॉक्सोप्लाजमोसिस, हिस्टोप्लाजमोसिस इत्यादि।
- परजीवी यकृत शोथ – *फैसिओला हिपैटिका / जाइजैन्टिका, डाइक्रासिलियम,* ट्रिमेटोड के लार्वा इत्यादि (चित्र 1)।
- असंक्रामक यकृत शोथ–मिथिओनिन, सिस्टीन, विटामिन ई. की कमी, सेलेनियम, अल्फाटोकोफेरॉल एवं यकृत से हृदय में आने वाले रक्त के अवरोध के कारण यकृत में चिरकालिक शिरापरक रक्त संकुलन (क्रोनिक वेनस कन्जेशन) हो जाता है।
- विषाक्त यकृत शोथ–कॉपर, आर्सेनिक, सेलेनियम, फास्फोरस, कार्बन–टेट्राक्लोराइड, हेक्साक्लोरोइथेन, क्लोरोफार्म, कोलतार पिच, कॉपर–डाईइथाइलामिन, क्यूनोलीन सल्फोनेट।
- जहरीले पौधे जैसे– *क्रोटेलेरिया* (चित्र 2), *ट्रीवुलस, लूपिन्स, पेनिकम इयूजम,* सड़ा हुआ अल्फा अल्फा हे, *लैन्टाना कैमरा* (चित्र 3), जेमिया वीज, *एस्परजिलस लेवस, पेनिसिलियम रुब्रम, फ्यूजोरियम*।
- इसके अलावा कॉटन सीड खली (चित्र 4), प्रतिजैविक एवं परजीवी दवाएं।

रोग के लक्षण (सिम्पटम्स)

- इसमें जानवर को भूख न लगना, सुस्त रहना और अन्त में पीलिया (चित्र 5) व कोमा के लक्षण दिखायी देते हैं तथा जानवर लेट जाता है।

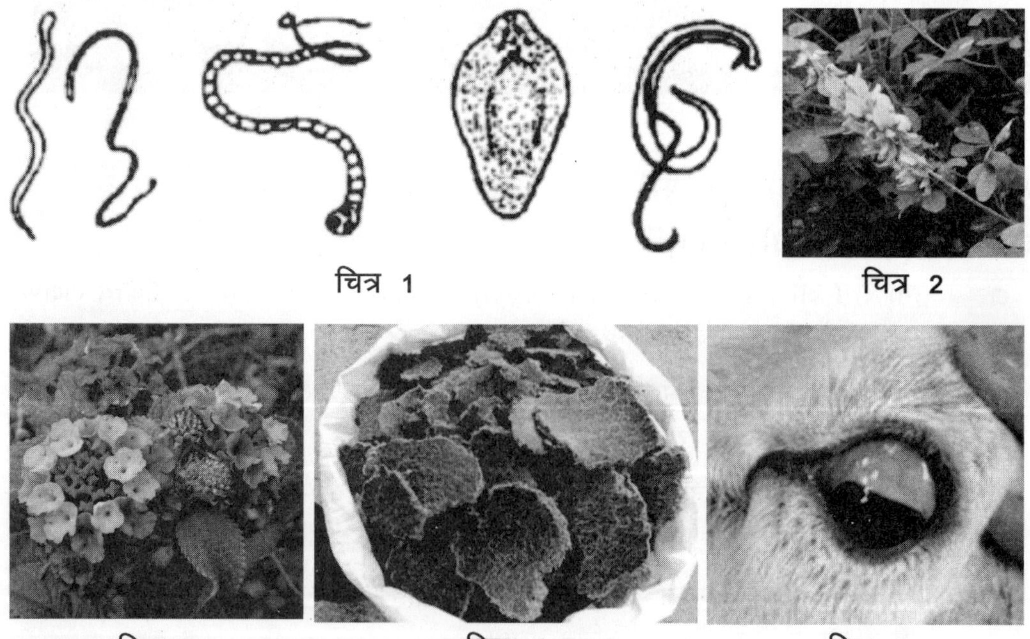

चित्र 1 चित्र 2

चित्र 3 चित्र 4 चित्र 5

- शुरुआत में भूख की अनिच्छा मलबद्धता के साथ–साथ होती है परन्तु कभी–कभी दस्त भी होते हैं।
- जानवर सुस्त हो जाता है तथा जँभाई यानिंग अथवा लम्बी वाली साँस लेता है।
- कभी–कभी उत्तेजना के साथ–साथ मांसपेशियों में कम्पन होता है और कोमा तथा आक्षेप (कनवल्जन) के लक्षण दिखायी पड़ते हैं।
- जानवर अपने मस्तिष्क से दीवार को धकेलता है और वातावरण के प्रति असंवेदनशील हो जाता है तथा अन्धा भी हो सकता है।
- यकृत वाले भाग पर दबाने से जानवर दर्द का अनुभव करता है।
- चिरकालीन हिपैटिक फाइब्रोसिस के लक्षण हिपेटाइटिस के समान ही होते हैं परन्तु यह धीमी गति से तथा लम्बे समय के लिए होती है। पीलिया व शोफ (इडिमा) उपस्थित हो सकता है।

उपचार (ट्रीटमेंट)

- 20 प्रतिशत डेक्सट्रोज, 4–5 ली. अन्तः शिरा द्वारा तथा माइफेक्स/कैल्शियम बोरोग्लूकोनेट/कैल्बोरोल आदि की 500–1000 मि.ली. अन्तः शिरा द्वारा।
- लीवर टानिक औषधियाँ जैसे बेलामिल/स्ट्रोनिक/लिवोजेन/कान्सीप्लेक्स इत्यादि 10–15 मि.ली. प्रत्येक दूसरे दिन देना उपयुक्त होगा।
- प्रतिजैविक दवाओं का प्रयोग जैसे क्लोरटेट्रा–साइक्लिन 10 मि.ग्रा./कि.ग्रा. शरीर भार के हिस्सा से प्रतिदिन अन्तः शिरा द्वारा 3–5 दिन तक (चित्र 6)।

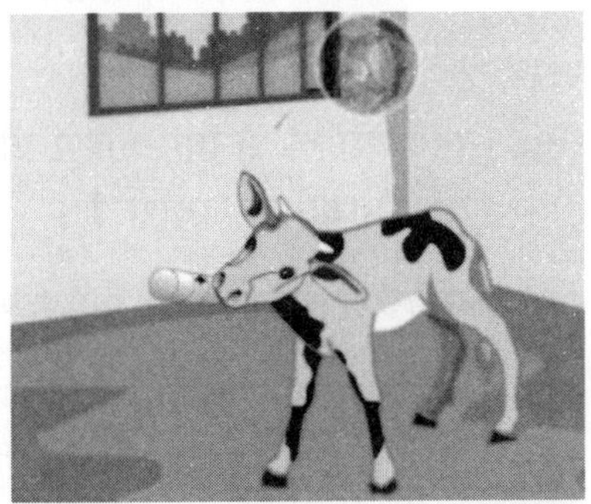

चित्र 6

रोकथाम (प्रीवेंशन)

- सड़ा गला चारा पशुओं को नहीं खिलाना चाहिए।
- एंटीबायोटिक एवं सल्फा औषधियों का ऊँची मात्रा में उपयोग नहीं करना चाहिए।
- यकृत में विषाक्तता उत्पन्न करने वाले पौधों जैसे लैंटाना एवं ओक इत्यादि के भक्षण से पशुओं को बचाना चाहिए (चित्र 7)।

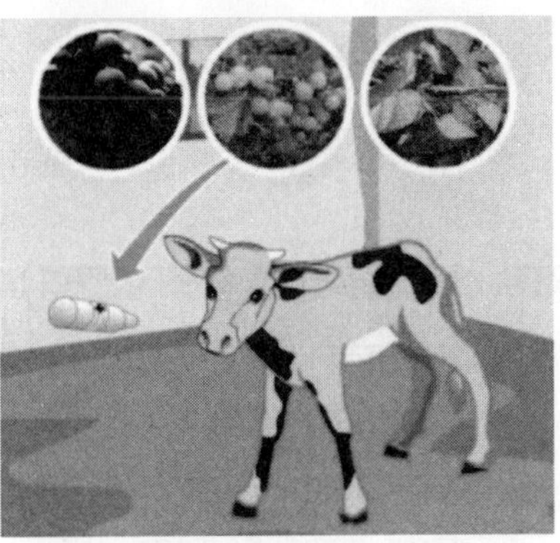

चित्र 7

- यकृति क्षति/विकार से ग्रस्त पशुओं को उच्च ऊर्जा एवं कम प्रोटीन युक्त आहार देना चाहिए।

फेफड़ाशोथ (निमोनिया)

परिचय (एपीडेमियोलॉजी)

- निमोनिया में फेफड़े के पैरेनकाइमा के साथ–साथ श्वसनी एवं फुस्फुसावरण में भी शोथ हो जाता है (चित्र 1)।
- इसमें श्वसन दर बढ़ जाती है, खाँसी आने लगती है तथा श्वसन की गहराई एवं स्वभाव में बदलाव आ जाता है।
- जानवरों में निमोनिया अधिकांशतः ब्रान्किओजेनिक उत्पत्ति के होते हैं जबकि कुछ की उत्पत्ति हिमैटोजिनस होती है।

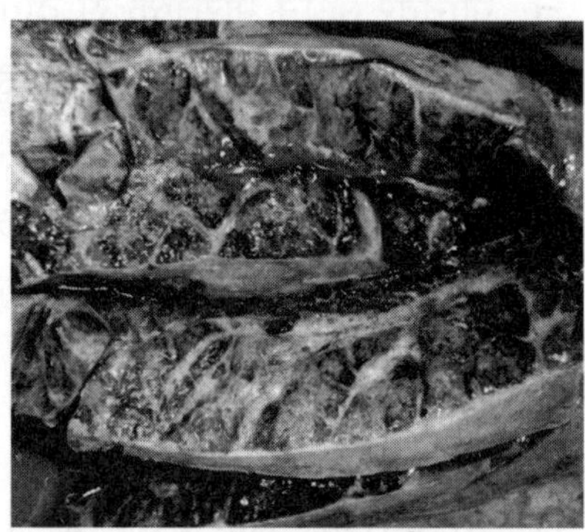

चित्र 1

- निमोनिया के अनेक कारण जैसे जीवाणु, विषाणु, कवक, अन्तः परजीवी तथा भौतिक एवं रासायनिक पदार्थ हैं।
- *पास्चुरेला मल्टोसिडा* एवं *हिमोलाइटका, हिमोफिलस सोमनस*।
- इनजूटिक न्यूमोनिया बछड़े में, एडिनोवाइरस, राइनोवाइरस, पैराइन्फलूएज्ना, रिओवाइरस, हर्पिजवाइरस, *क्लेमाइडिया, माइकोप्लाज्मा, पास्चुरेला, स्ट्रेप्टोकोकस, एक्टिनोमाइसिस,* एक्टिनोवैसिलोसिस।
- *डिक्टियोकॉलस वीवीपेरस।*
- *माइकोवैक्टिीरियम बोविस, क्लेबासियेल्ला, फ्यूजोवैक्टिीरियम नेक्रोफोरस।*
- क्षोभक गैस जैसे ईथर, क्लोरोफॉर्म इत्यादि।

रोग के लक्षण (सिम्पटम्स)

- शुरुआती दौर में तेज व छिछला श्वसन होता है परन्तु बाद में श्वसन में परेशानी होने लगती है, जानवर खाँसता है तथा नासिका से श्वेत श्लेष्मा स्त्राव होता है (चित्र 2)।

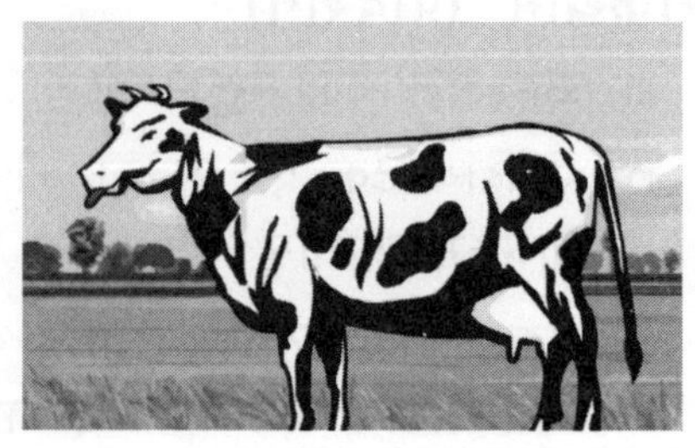

चित्र 2

- शरीर का तापमान बढ़ जाता है जानवर को भूख कम लगती है तथा दूध उत्पादन में काफी कमी हो जाती है।
- ब्रान्कोनिमोनिया में खाँसी आने पर दर्द महसूस होता है जबकि इन्टरस्टीशियल निमोनिया में तेज, सूखी तथा हैकिंग खाँसी आती है।
- परिश्रवण करने पर वक्षीय ध्वनि में बदलाव आ जाता है तथा ब्रान्कोनिमोनिया में चरचराने की (क्रैकल्स) ध्वनि सुनाई पड़ती है। इन्टरस्टीशियल निमोनिया में साफ ह्यस ध्वनि सुनाई पड़ती है (चित्र 3)।

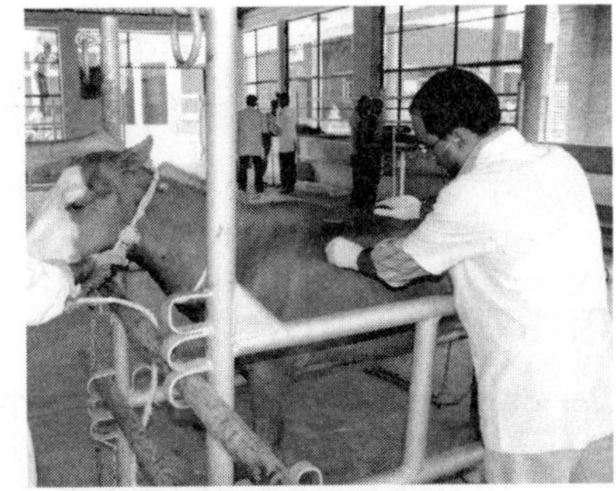

चित्र 3

- तीव्र जीवाणु जनित निमोनिया में जहरबाद हो जाता है, भूख नहीं लगती, जानवर सुस्त हो जाता है, हृदय गति बढ़ जाती है तथा जानवर लेट जाता है।
- विषाणु जनित इन्टरस्टीशियल निमोनिया में जहरबाद नहीं होता है लेकिन शरीर का तापमान बढ़ जाता है और भूख कम हो जाती है।
- जिस हिस्से में वायुकोशों का घनीभवन अधिक होता है परिताड़न करने पर वक्ष में मन्दता महसूस होती है तथा पशु दर्द का अनुभव करता है।
- घनीभवन से हृदय की आवाज बढ़ी हुई सुनाई देती है।
- जब फुस्फुसावरण शोथ भी साथ में होता है तब शुरुआत में प्रतिरोधात्मक घर्षण (फ्रिक्सनल रब) की आवाज सुनाई पड़ती और बाद में दबी हुई साँस (मफलिंग ब्रिथ) की आवाज फेफड़े के नीचे की तरफ सुनाई पड़ती है।
- चिरकालिक ब्रान्कोनिमोनिया में चिरकालिक जहरबाद एवं खुरदरी त्वचा दिखाई पड़ती है।

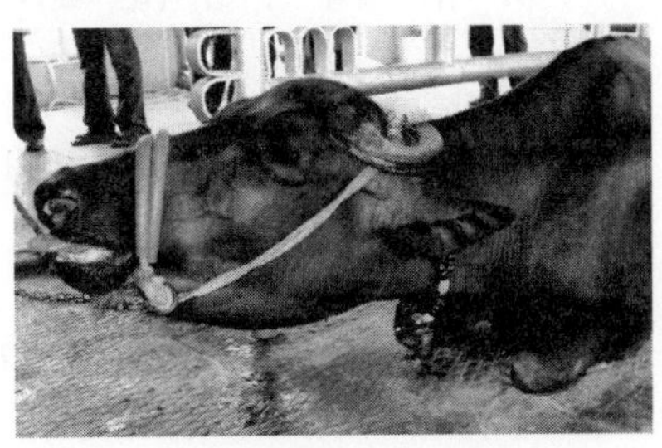

चित्र 4

- श्वसन और हृदय गति सामान्य से अधिक तथा शरीर का तापक्रम भी थोड़ा अधिक रहता है।
- श्वसन की गहराई तथा अन्तःश्वंसन और उच्च श्वसन बढ़ जाता है (चित्र 4)।
- जानवर मुख द्वारा श्वसन करता है।

- नासिकाओं से म्यूकोपुरुलेन्ट स्त्राव होता है तथा चिरकालिक खाँसी आती है (चित्र 5, 6)।
- उपचार करने पर जीवाणु जनित निमोनिया से आराम मिलता है जबकि विषाणु जनित निमोनिया से आराम जल्दी नहीं मिलता है।

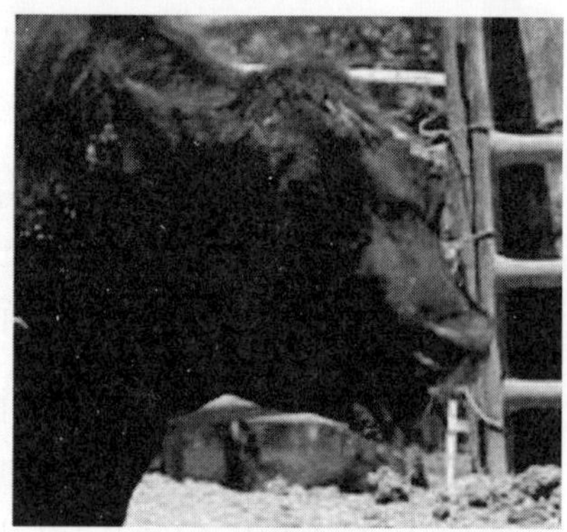

चित्र 5

उपचार (ट्रीटमेंट)

- जीवाणु जनित निमोनिया में प्रति जैविक दवाओं का प्रयोग करना उचित रहता है जैसे पेनिसिलीन 10000 आई.यू. प्रति कि.ग्रा. शरीर भार के हिसाब से तथा स्ट्रेप्टोमाइसिन 10 मि.ग्रा. प्रति किलोग्राम शरीर भार के हिसाब से एक साथ अन्तःपेशीय द्वारा दिन में दो बार 5–7 दिन तक देना फायदेमन्द रहता है।
- क्लोरोमाइसिटिन 5–8 मि.ग्रा. प्रति कि.ग्रा. शरीर भार के हिसाब से अन्तःपेशीय प्रतिदिन 3–5 दिन तक
- तारपीन का तेल या यूकेलिप्टस तेल या विक्स का भाप देने से जानवर आराम महसूस करता है।

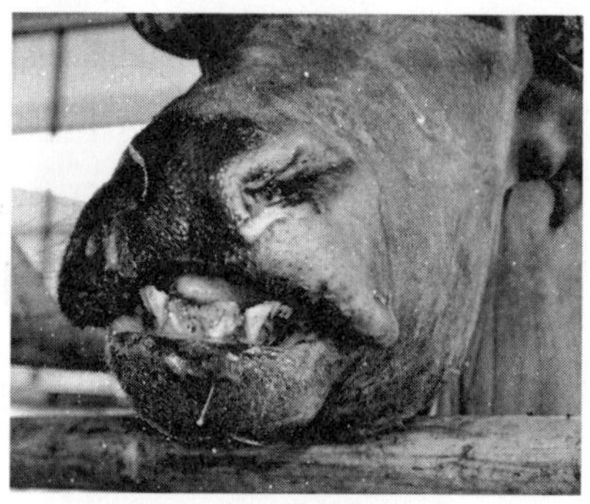

चित्र 6

- कॉर्टिकोस्टीरायड जैसे डेक्सामेथासोन 40 मि.ग्रा. अन्तःपेशीय देना चाहिए।
- खाँसी रोधक औषधियाँ जैसे कोडीन फॉस्फेट का प्रयोग किया जा सकता है।
- थियोफाइलिन 28 मि.ग्रा./कि.ग्रा. शरीर भार के हिसाब से मुख द्वारा लगातार 3–5 दिन तक देते रहना चाहिए।
- इस रोग में पशु की छाती पर सरसों के तेल में 5 प्रतिशत तारपीन का तेल और 1 प्रतिशत कपूर मिलाकर मालिश करने से लाभ होता है।
- एक बाल्टी में खौलता पानी लेकर उसमें सूखी घास रखकर रोगी पशु के चेहरे को किसी बोरे अथवा मोटी चादर से इस प्रकार से ढकें कि नाक और मुँह खुला रहे। खौलते पानी वाली बाल्टी को पशु के मुँह के नीचे लगभग एक फुट के अन्तर पर रखकर पानी पर रखी घास पर तारपीन/यूकेलिप्टस/मेन्था का तेल बूँद–बूँद डालें जिसे सांस के साथ लेने से रोगी पशु के फेफड़ों में पहुँचकर लाभ मिलता है।

- 20 मि.ली. मेन्था का तेल, 20 मि.ली. यूकेलिप्टस का तेल, 20 ग्राम कपूर तथा 20 ग्राम सोंठ को मिलाकर पशु को धूनी देने से लाभ होता है। यह धूनी गरम पानी में डालकर या जलते हुए उपले पर डालकर पशु को सुंघा सकते हैं।
- 20 ग्राम नौसादर, 20 ग्राम सोंठ, 20 ग्राम अजवाइन, 10 ग्राम तुलसी के पत्ते, 10 ग्राम कपूर आधा किलो गुड़ या सीरा में देने से लाभ मिलता है।

रोकथाम (प्रीवेंशन)

- यदि निमोनिया का कारण सांसर्गिक रोग है तो जानवर को अलग कमरे में करके उसकी देखरेख करनी चाहिए।
- यदि मौसम ठंडा है तो कमरे की खिड़कियाँ बन्द रखनी चाहिए तथा उचित विछावन का प्रबन्ध करना चाहिए।
- विषाणु जनित निमोनिया का कोई कारगर इलाज उपलब्ध न होने से इसके उपचार में कठिनाइयाँ आती हैं।
- रोगी पशुओं के झुंड में घूमने के शुरुआत में ही ऐंटीबायोटिक दवाओं जैसे टाइलोसिन, लिंकोमाइसिन, टाइमुलिन एवं ट्रेटासाइक्लिन के साथ बड़े पैमाने पर उपचार, लक्षण की गम्भीरता को नियन्त्रित करने में मदद करता है।

चूषण निमोनिया (ड्रेन्चिंग निमोनिया)

परिचय (एपीडेमियोलॉजी)

- ड्रेन्चिंग निमोनिया या चूषण निमोनिया पालतू पशुओं में एक गम्भीर समस्या है। यह रोग अधिकतर स्टोमक ट्यूब के गलत प्रयोग से या बाँस की नली से दवा या तेल इत्यादि पिलाने से होता है। इसमें दवा या तेल श्वांसनली में प्रवेश कर जाती है और यह रोग हो जाता है।
- ड्रेन्चिंग/चूषण निमोनिया दवा या किसी द्रव के फेफड़े में पहुँचने से होती है (चित्र 1)।
- दवा या द्रव पशु की श्वांसनलिका या फेफड़े में निम्न तरीके से प्रवेश कर जाती है।
- दवा/द्रव का किसी रोग के उपचार में स्टोमक ट्यूब या बाँस की नली द्वारा देने से (चित्र 2)।

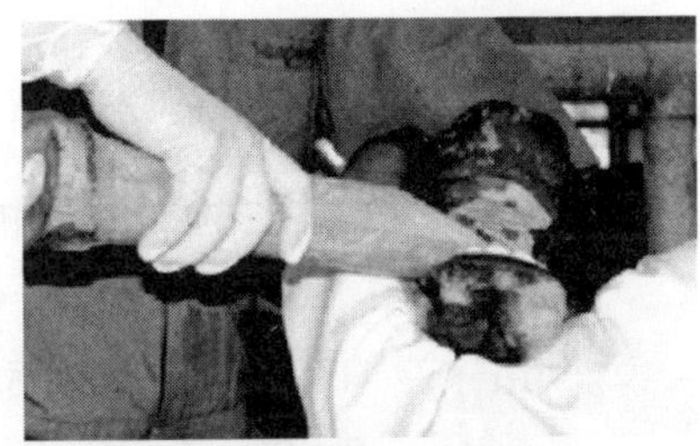

चित्र 1

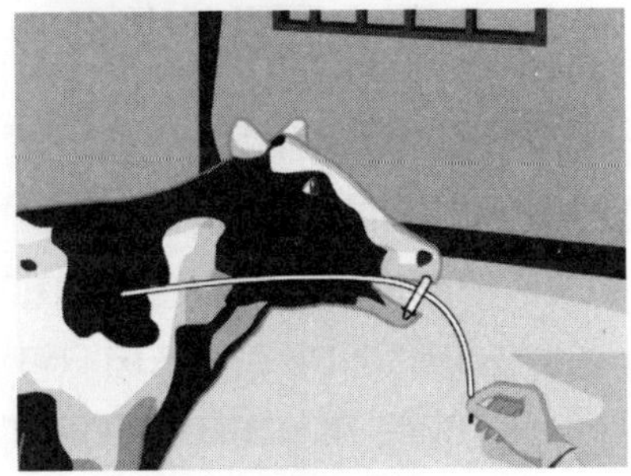

चित्र 2

- अक्सर किसान दवा पिलाते समय जानवर की गरदन ऊँची कर लेता और जिह्वा को पकड़ लेता है जिससे दवा की फेफड़े में प्रवेश करने की सम्भावना बढ़ जाती है।
- कमजोर पशुओं को अधिक समय तक जल में डुबोए रखने से।
- बछड़ों को गहरे बर्तन में द्रव रूप में भोजन देने से।
- स्वरयन्त्र, ग्रसनी तथा ग्रासनाल के अंगधात की स्थिति में यदि पशु की भोजन या द्रव दिया जाय तो इसके श्वासनाल में प्रवेश करने की संभावना बढ़ जाती है।
- नासिका द्वारा द्रव पिलाने पर।

रोग के लक्षण (सिम्पटम्स)

- यदि प्रवेश करने वाले द्रव की मात्रा अधिक है तो जानवर की मृत्यु हो जाती है लेकिन यदि द्रव की मात्रा कम है तो रोग की तीव्रता उस द्रव के स्वभाव पर निर्भर करता है।
- कुछ द्रव फेफड़े में आसानी से अवशोषित हो जाते हैं परन्तु जो अवशोषित नहीं हो पाते वे चूषण निमोनिया पैदा करते हैं।

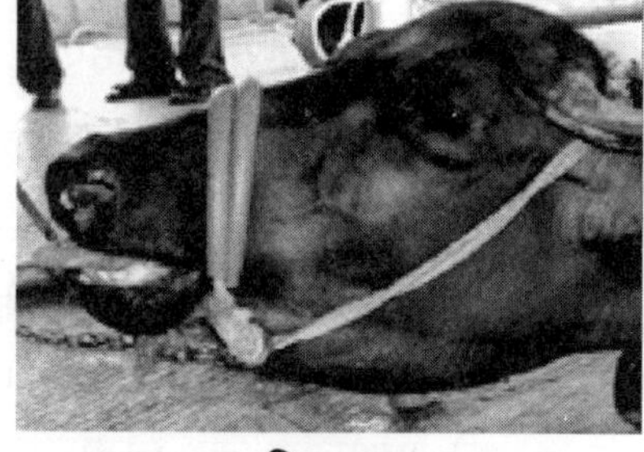

चित्र 3

- शरीर में जहरबाद हो जाता है, घर्रा (रेल्स) के साथ खाँसी आती है (चित्र 3) तथा घनीभाव हो जाता है और घर्षणात्मक (फ्रिक्सन) आवाज सुनाई पड़ती है।

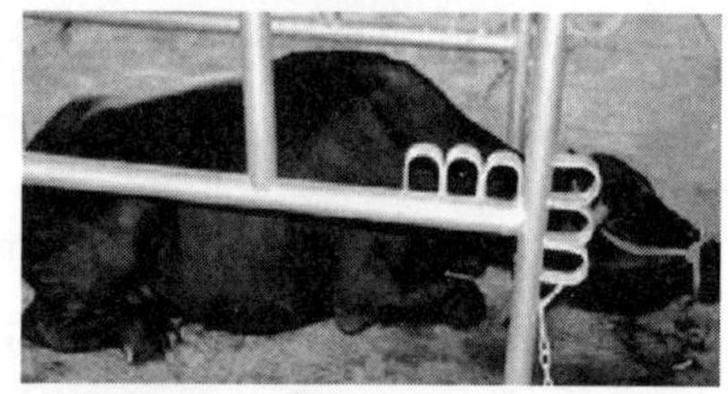

चित्र 4

- निमोनिया की तीव्रता जीवाणु के प्रवेश से और बढ़ जाती है तथा परिगलन (ग्रैंग्रीनस) निमोनिया का रूप धारण कर लेता है जिससे श्वसन में दुर्गन्ध आती है।
- कभी–कभी तीव्र रूप में भी जानवर बच जाता है परन्तु पशु लम्बे समय तक बीमार व दुर्बल रहता है (चित्र 4)।

उपचार (ट्रीटमेंट)

- प्रतिजैविक दवाएँ जैसे पेनीसिलीन 1000 आई.यू./कि.ग्रा. शरीर भार के हिसाब से अन्तःपेशीय तथा स्ट्रेप्टोमाइसिन 5–8 मि.ग्रा./कि.ग्रा. शरीर भार के हिसाब से अन्तःपेशीय इन्जेक्सन रूप में एक साथ दिन में दो बार तथा 3–5 दिन तक देना चाहिए या क्लोरोमाइसिटिन 5–7 मि.ग्रा./कि.ग्रा. शरीर भार के हिसाब से अन्तःपेशीय 3–5 दिन तक।

रोकथाम (प्रीवेंशन)

- सामान्य निश्चेतक औषधियों द्वारा अत्यधिक लार स्त्राव को एट्ररोपिन द्वारा रोका जाना चाहिए।
- सर्जरी के दौरान अन्तःश्वांस नली का प्रयोग तरल पदार्थ का चूषण रोकने में सहायक होते हैं।
- पशुओं को शान्त रखना चाहिए तथा खाँसी को दबाना नहीं चाहिए।
- निमोनिया के लक्षण आने के पूर्व ही तरल चूषण से ग्रस्त पशु को व्यापक स्पेक्ट्रम जीवाणुरोधी औषधियाँ देनी चाहिए।
- देखभाल, सहायकीय उपचार एवं आक्सीन थैरेपी।

फुस्फुसावरणशोथ (प्लयूरेसी)

परिचय (एपीडेमियोलॉजी)

- फेफड़े के आवरण में तीव्र शोथ का हो जाना फुस्फुसावरण शोथ कहलाता है (चित्र 1)। इसमें साँस लेने में दर्द होता है तथा छिछला व जल्दी–जल्दी श्वांस होता है।
- मध्यम शोथ की दशा में वातस्फीती (इम्फाइसिमा) होता है जिसके कारण फेफड़ा सिकुड़ (कोलैप्स) जाता है और रिस्पाइरेटरी इम्ब्रासमेंट हो जाता है।

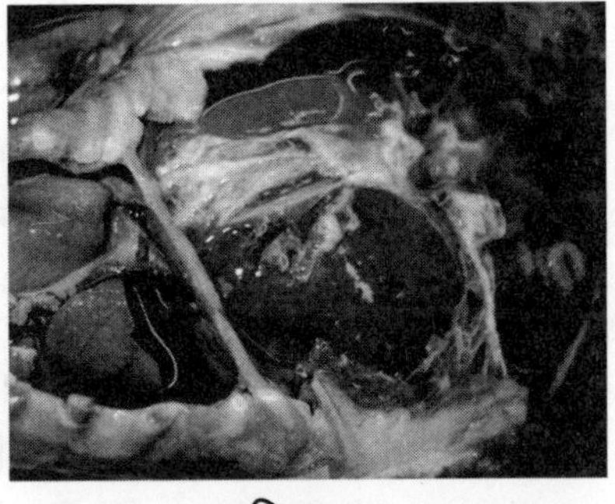

चित्र 1

- चिरकालिक फुफुसावरण शोथ में तन्तुमय आसंजन उत्पन्न होती है और श्वसन भारी स्तर पर प्रभावित होता हैं।
- अभिघात द्वारा ट्रोमैटिक रेटीकुलोपरिटोनाइटिस में मध्यपट (डायफ्राम) के भेदन से, सींग द्वारा घाव लगना, चाकू या भाले से हमला करने पर नुकीली वस्तु का ग्रासनली के निचले आगे को भेदकर बाहर निकलने से (चित्र 2)।

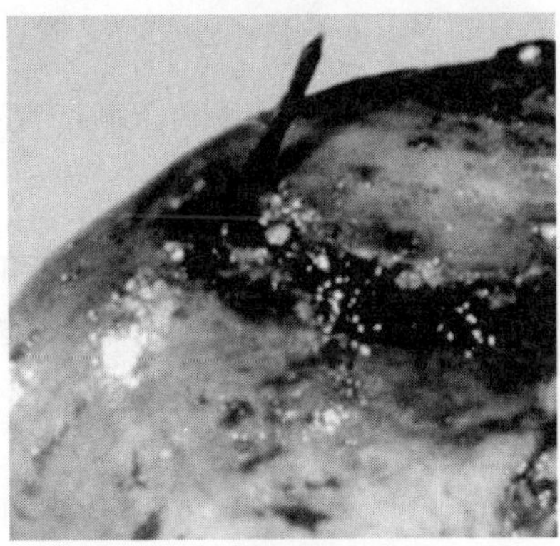

चित्र 2

- कुछ प्रमुख बीमारियों में भी फुस्फुसावरण शोथ होता है जैसे– *पास्चुरेला मल्टोसिडा* तथा *हिमोलीटिका*।

- ट्यूबरकुलोसिस, कन्टेजियस बोवाइन प्ल्यूरोनिमोनिया, *हिमोफिलस* की प्रजाति।
- लसिका ग्रंथि संक्रमण के द्वारा अधिकतर, फुस्फुसावरण में संक्रमण प्रवेश कर जाता है।
- रक्तजन्य रोगों के द्वारा जिनमें रक्त और लसिका द्वारा संक्रमण को फुस्फुसावरण तक ले जाया जाता है और फुस्फुसावरण शोथ उत्पन्न हो जाता हैं।

रोग के लक्षण (सिम्पटम्स)

- शुरुआत में श्वसन दर तीव्र और उथली होती है और जानवर दर्द महसूस करता है (चित्र 3)।
- जानवर उदरीय श्वसन को पसन्द करता है।
- जानवर अगले पैरों को झुका कर खड़ा होता है तथा चलना–फिरना पसन्द नहीं करता है।
- परिश्रवण करने पर फुस्फुसावरणीय घर्षण (प्ल्यूरेटिक फ्रिक्सन) आवाज सुनाई पड़ती है। निःस्त्राव के आधार पर फुफुसावरण शोथ 5 प्रकार के होते हैं, 1. सीरमी 2. फाइब्रीनस 3. सीरम फाइब्रीनस 4. पुरुलेन्ट 5. रक्तस्त्रावी।
- द्वितीयक फुस्फुसावरण शोथ बछड़ों में इनजुटिक निमोनिया, इनहेलेशन निमोनिया तथा फेफड़े के अन्तःजीवी रोग आदि स्थितियों के साथ पाया जाता है।
- तीव्र फुफुसावरण शोथ पशुओं में ठंड लगने से भी होता है।

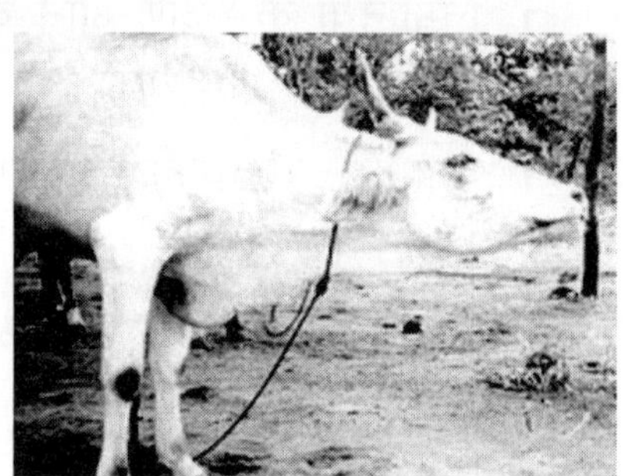

चित्र 3

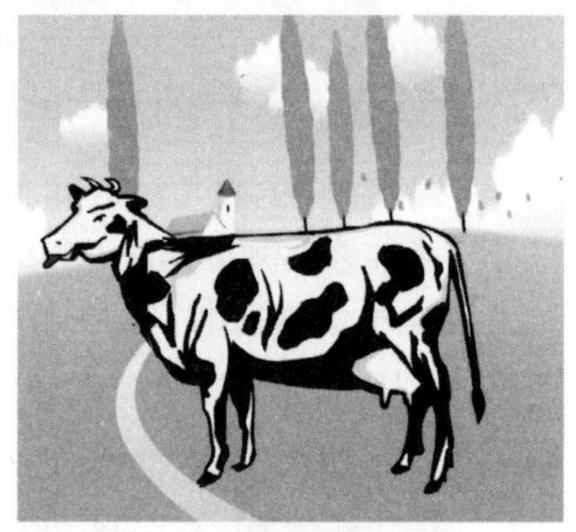

चित्र 4

- इसमें पशु बीमार पड़ जाता है, खाने में अरुचि लेता है, हल्का ज्वर होता है, हाँफता है तथा कमजोर होता जाता है (चित्र 4)।
- शुरू में सीने में दर्द होता है तथा श्वसन उथला होता है।
- तीव्र द्वितीयक फुस्फुसावरण शोथ जब निमोनिया के साथ होता है तो रोगी को बुखार हो जाता है तथा रोगी पशु दर्द का अनुभव करते हैं।
- वक्ष का परिश्रवण करने पर घर्षण ध्वनि सुनाई पड़ती है।

- निःस्राव के दबाव से फेफड़ों का अपूर्ण निपात पाया जाता है तथा शोथीय फुस्फुसावरण सतह अलग हो जाती है जिससे दर्द व घर्षण ध्वनि कम हो जाती है।
- यदि जानवर को जबरन चलाया जाय तो निःस्त्राव की आवाज सुनी जा सकती है।
- परिताड़न या दो पसलियों के बीच में दबाने पर जानवर दर्द का अनुभव करता है।
- चिरकालिक फुस्फुसावरण शोथ गौपशुओं में क्षय रोग के कारण पाया जाता है।

उपचार (ट्रीटमेंट)

- सल्फामिराजीन सोडियम–30 से 50 मि.ग्रा./पौण्ड शरीर भार की दर से प्रतिदिन चार दिन तक अन्तःपेशीय मार्ग द्वारा देना चाहिए। या,
- सल्फाथाएजोल 150–200 मि.ग्रा./कि.ग्रा. शरीर भार की दर से मुख द्वारा प्रत्येक 6 घंटे पर दिया जाना चाहिए। या,
- प्रोकेन पेनिसिलीन–10000 मात्रक और स्ट्रेप्टोमाइसिन 10 मि.ग्रा./कि.ग्रा. शरीर भार की दर से प्रतिदिन 3–5 दिन तक अन्तःपेशीय मार्ग द्वारा दें।
- एक्जूडेट (निःस्त्राव) अधिक होने पर चूषण द्वारा द्रव को निकालने पर आराम मिलता है।

रोकथाम (प्रीवेंशन)

- अभिघातीय रेटीक्यूलोपैरिटोनाइटिस से बचाव।
- लम्बी दूरी के परिवहन से बचाव।
- पशुओं को श्रमसाध्य व्यायाम से बचाना चहिए।

मस्तिष्कशोथ (एनसेफेलाइटिस)

परिचय (एपीडेमियोलॉजी)

- मस्तिष्क में शोथीय बीमारी उत्पन्न होने को मस्तिष्कशोथ कहते हैं। मस्तिष्क शोथ में अनैच्छिक गति होती है तत्पश्चात् मस्तिष्क की कार्य करने की क्षमता क्षीण या समाप्त हो जाती है (चित्र 1)।
- मस्तिष्कशोथ मुख्यतः जीवाणु एवं विषाणु के द्वारा होता है।

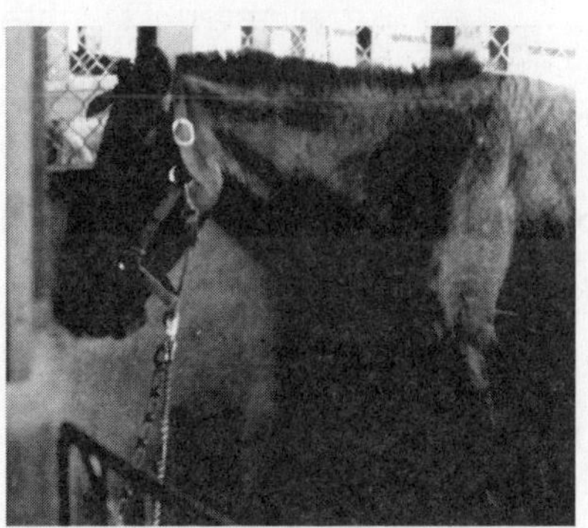

चित्र 1

- जीवाणुजनित–*लिस्टीरिया, मोनोसाइटोजिनस, हिमोफिलस सोमनस, क्लास्ट्रीडियल संक्रमण, स्ट्रेप्टोकोकस, स्टेफाइलोकोकस, पाश्चुरेला* इत्यादि।
- विषाणुजनित – बोवाइन मैलिगनेंट कटार्ह, स्पोरैडिक बोवाइन इनसेफलोमाइलाइटिस, बोवाइन स्पॉन्जीफार्म इनसेफैलोपैथी, बोवाइन हर्पीज वाइरस, रैबीज, टाक्सोप्लाज्मोसिस, सार्कोसिस्टोसिस, मैडकाऊ डिजीज (बोवाइन स्पांजीमोफार्म इनसेफैलोपैथी), *हाइपोडर्मा बोविस* की लार्वावस्था, *सेटेरिया।*

रोग के लक्षण (सिम्पटम्स)

- मस्तिष्क के अंदर विषाणु या तो अन्तःस्तर में क्षति होने के कारण प्रवेश कर जाते हैं या परिसरीय तंत्रिका तंत्र द्वारा मस्तिष्क तक पहुंच जाते हैं जैसे रैबीज, *लिस्टीरीया*।
- मस्तिष्क में पहुंचने के उपरांत शोथ उत्पन्न करते हैं तथा प्रभावित मस्तिष्क कोशिकाओं की मृत्यु हो जाती है।
- मस्तिष्क शोथ में कभी–कभी ज्वर, भूख में कमी, जानवर का सुस्त रहना तथा हृदय गति का तीव्र होना आदि लक्षण दिखाई पड़ते हैं (चित्र 2)।

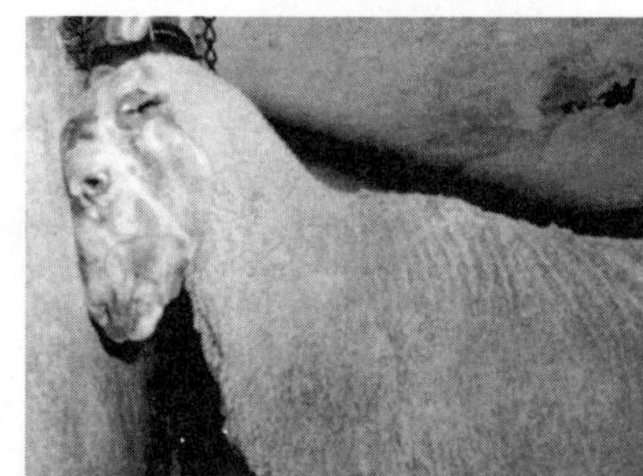

चित्र 2

- चिरकालीन मस्तिष्क रोग में उपरोक्त लक्षण दिखाई नहीं पड़ते हैं। मस्तिष्क शोथ की शुरूआती अवस्था में उत्तेजना एवं उन्माद होता है और पीड़ित पशु अनावश्यक इधर–उधर घूमते रहते हैं।

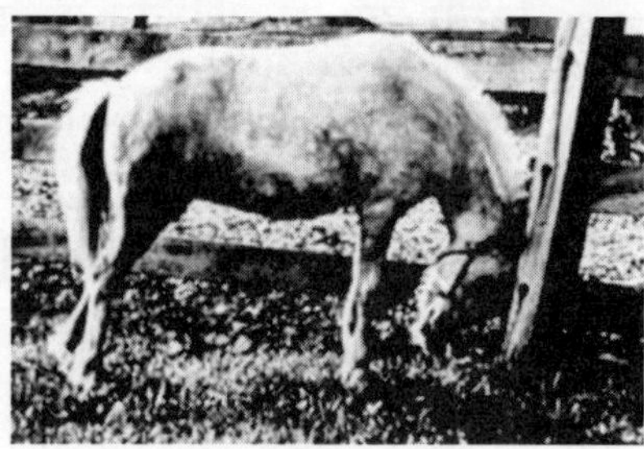

चित्र 3

- इसमें जानवर रम्भाता है, किसी वस्तु को काटने का प्रयास करता है, मस्तिष्क से दीवार को दबाता है, जानवर गोलाई में घूमता है, अन्धापन हो जाता है जिससे दीवार या कंटीली झाड़ियों से टकरा जाता है (चित्र 3)।
- जानवर जबड़ों को चलाता है और अत्यधिक झागयुक्त लार का स्त्राव होता है तथा मुख और पैर की पेशियों में रूक–रूक कर बार–बार संकुचन होता है।
- रैबीज की दशा में ग्रसनी व जबड़े की पेशियों का लकवा/पक्षाघात (पैरालाईसिस) हो जाता है तथा मुख से लार धागे के समान लटकती रहती है।

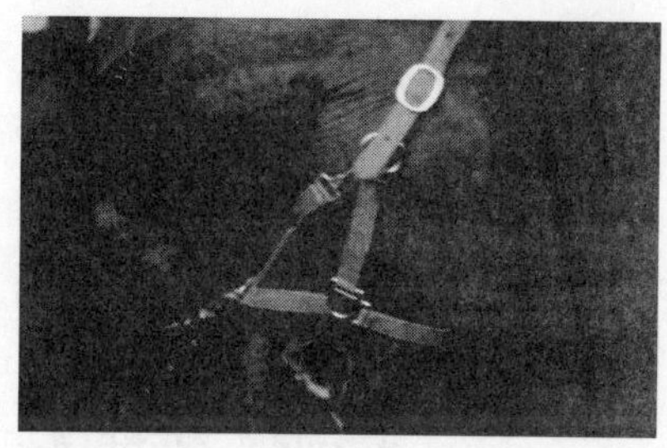
चित्र 4

- *हिमोफिलस* के प्रकोप की दशा में जानवर जमीन पर लेट जाता है और उठने में असमर्थ हो जाता है।
- अन्य लक्षणों में पशु सिर को मोड़कर घेरे में घूमता है जानवर के खड़े होने के तरीके में भिन्नता आ जाती है तथा ठीक से खड़ा नहीं रह पाता है (चित्र 4)।
- मेरूरज्जु के ऊपर की तरफ बढ़ते हुए अंगघात में सर्वप्रथम पिछले पैरों की संवेदना में कमी आ जाती है तथा पिछला हिस्सा कमजोर हो जाता है तत्पश्चात् अगले पैर में संवेदना की कमी व कमजोरी के लक्षण आ जाते हैं।
- लक्षण के आधार पर मस्तिष्क शोथ का निदान करना अत्यन्त कठिन होता है या यह कहना उचित होगा कि लक्षण के आधार पर इसका निदान करना संभव नहीं है क्योंकि अन्य कई मस्तिष्क रोगों में भी इस प्रकार के लक्षण दिखाई पड़ते हैं।
- इतिहास एवं क्लीनिकल पैथोलॉजी के आधार पर कुछ हद तक रोग का अंदाजा लगा सकते हैं परन्तु मस्तिष्क शोथ का सही निदान पोस्टमार्टम के आधार पर ही किया जा सकता है।

उपचार (ट्रीटमेंट)

- नार्मल सलाईन/इलेक्ट्रोलाइट का घोल अन्तःशिरा द्वारा देना चाहिए।
- अधिक उत्तेजना की दशा में अवसादक (डिप्रैसैंट) दवाओं का प्रयोग किया जाना चाहिए।
- अधिक अवसादन की दशा में केन्द्रीय तंत्रिका तंत्र उत्तेजक (स्टीम्यूलेटर) दवाओं का प्रयोग किया जाना चाहिए।
- प्रतिजैविक दवाओं का प्रयोग जैसे ऑक्सीटेट्रासाइक्लीन, क्लोरएम्फिनिकॉल, सल्फाग्रुप, एम्पीसीलीन आदि।

इनसेफैलोमैलेसिया (इन्सेफैलोमाइलाइटिस)

परिचय (एपीडेमियोलॉजी)

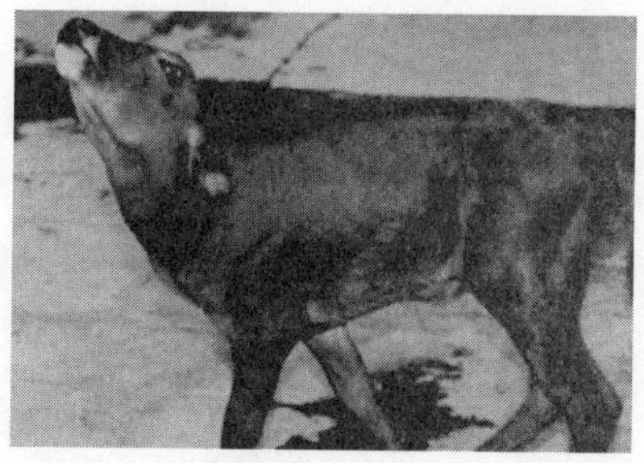
चित्र 1

- इनसेफैलोमैलेसिया में मस्तिष्क कोमल हो जाता है और इसके अंतर्गत मस्तिष्क के वे सब रोग आते हैं जिसमें मस्तिष्क का अधःपतन (डिजेनरेशन) होता है (चित्र 1)।

- अगर कोमलता मस्तिष्क के श्वेत पदार्थ में है तो इसे ल्यूकोइनसेफैलोमैलेसिया कहते हैं और यदि कोमलता मस्तिष्क के घूसर पदार्थ में हैं तो इसे पोलियोइनसेफैलोमैलेसिया कहते हैं।
- जहरीले पदार्थ जैसे *एस्ट्रागैलस, ऑक्सीट्रापिस, वीसिया, कोचिया स्कोपेरिया,* एवं थायमिन की कमी के कारण पोलियोइनसेफैलोमैलेसिया, अमोनियेटेड चारा, कवकयुक्त मक्का के कारण ल्यूकोइनंसेफैलोमैलेसिया, मरकरी, शीसा, ऑर्सेनिक की विषाक्तता।

रोग के लक्षण (सिम्पटम्स)

- इस रोग से ग्रस्त जानवरों के चारों पैरो में कमजोरी हो जाती है,
- जानवर सुस्त हो जाता है, सिर को दीवार आदि से दबाता है, अंधापन हो जाता है तथा जानवर घेरे में घूमता है।
- पोलियोइनसेफैलोमैलेसिया की दशा में पशु में अनैच्छिक लक्षण जैसे पेशीय कम्पन, अक्षिदोलन (निस्टेगमस), अपिस्थोटोनस एवं आक्षेप (कन्वल्जन) के लक्षण दिखाई पड़ते हैं जिनका विकास धीरे–धीरे एवं लम्बे समय के लिए होता है (चित्र 2)।
- इस रोग में मोटर क्रियाशीलता में कमी आ जाती है तथा चेतना कम हो जाती है (चित्र 3)।
- इस रोग की मुख्य बात यह है कि यह रोग प्रगामी या अर्थसारी स्वभाव का नहीं होता जिससे जानवर लम्बे समय तक जीवित रहता है।

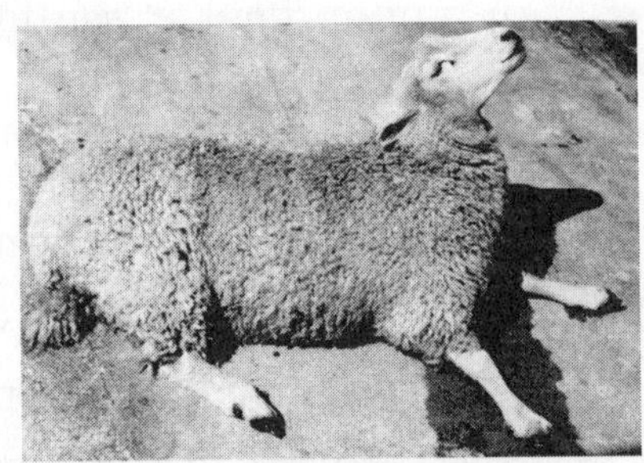

चित्र 2

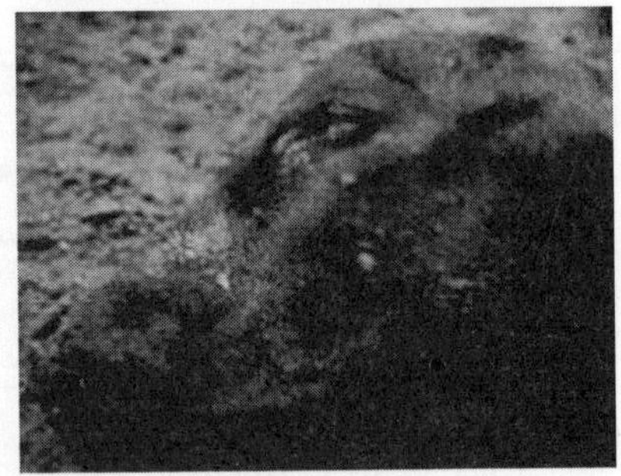

चित्र 3

उपचार (ट्रीटमेंट)

- पोलियोइनसेफैलोमैलेसिया को शुरूआती स्थिति में थायमिन की पर्याप्त मात्रा देकर ठीक किया जा सकता है।
- शीशा की अधिकता के कारण उत्पन्न हुए इस रोग का उपचार संभव नहीं है।
- आमतौर पर इनसेफैलोमैलेसिया अपरिवर्तनीय होता है। अतः इसके लिए पशु के वध की सलाह दी जाती है।

मस्तिष्कावरणशोथ (मेनिन्जाइटिस)

परिचय (एपीडेमियोलॉजी)

- मस्तिष्कावरणशोथ के मुख्य कारण जीवाणु होते हैं, यद्यपि बहुत से विषाणु भी इस रोग के कारण हैं।
- जीवाणुजनित–लिस्टीरियोसिस, लैप्टोस्पाइरोसिस, *हिमोफिलस सोमनस* तथा कभी–कभी ट्यूबरकुलोसिस, *ई. कोलाई, स्ट्रेप्टोकोकस।*
- विषाणुजनित–स्पोरेडिक बोवाइन इनसेफैलोमाइलाइटिस, बोवाइन मैलिग्नेंट कट्ारह।

रोग के लक्षण (सिम्पटम्स)

- तीव्र मस्तिष्कावरणशोथ आमतौर पर अचानक उत्पन्न होता है और इसमें ज्वर, जहरबाद तथा तंत्रिकीय लक्षण दिखाई पड़ते हैं।
- इसमें जबड़े की अकड़न (ट्रिसमस) व आपिस्थोटोनस के लक्षण दिखाई पड़ते हैं तथा गर्दन व पृष्ठ कड़े हो जाते हैं (चित्र 1)।

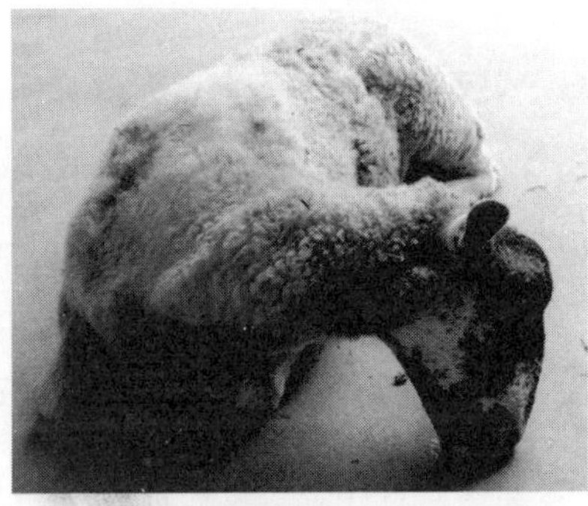

चित्र 1

- मोटर उत्तेजना (इरिटेशन) के कारण गर्दन की पेशियों में टोनिक ऐंठन हो जाती है जिसके कारण सिर खिंच जाता है (चित्र 2)।
- कुछ में त्वचीय हाइपरएस्थेसिया होने कारण त्वचा को छूने पर दर्द का अनुभव होता है।
- जानवर वातावरण के प्रति कम सुग्राही हो जाता है जिससे शुरू में उत्तेजना या मैनिया के लक्षण दिखाई पड़ते हैं। तत्पश्चात् जानवर सुस्त हो जाता है और बेहोश हो जाता है।
- पुतलियों की प्रकाश के प्रति प्रतिवर्ती क्रिया (प्यूपिलरी लाइट रिफ्लेक्स) कम हो जाती है।

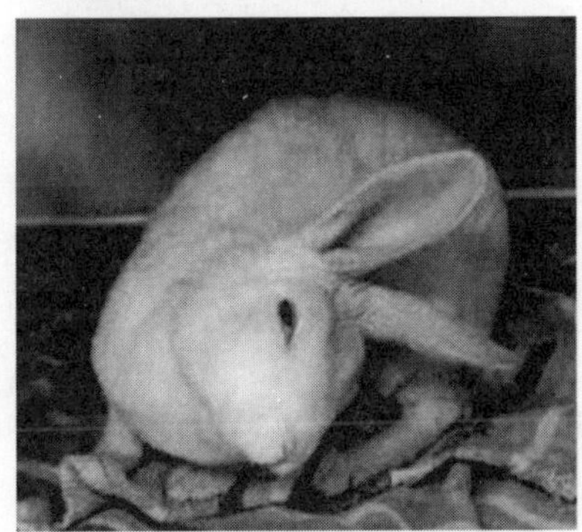

चित्र 2

- नवजात पशुओं में आप्थैलमाइटिस हाइपोपियॉन के साथ होता है। साधारण या जटिलता रहित मेनिन्जाइटिस में श्वसन धीमी और गहरी हो जाती है तथा बायोटस श्वांस (ब्रीथ) हो जाती है।

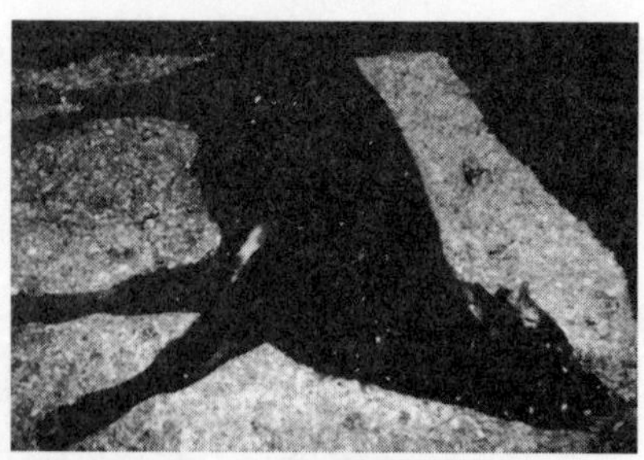

चित्र 3

- नवजात पशुओं के मस्तिष्कावरण शोथ में जानवर सुस्त हो जाता है, जमीन पर लेट जाता है, भूख समाप्त हो जाती है तथा दूध पीना बन्द कर देता है (चित्र 3)।
- इसमें आपिस्थोटोनस, आक्षेप (कन्वल्जन), कंपन (ट्रिमर), अतिसंवेदनशीलता (हाइपरएस्थेसिया) इत्यादि हो जाती है।
- बछड़े में दस्त, विषाक्त संधिशोथ (सेप्टिक अर्थराइटिस), नाभि–नाल शोथ (ओमफैलाफ्लेबाइटिस) और नेत्ररक्तकंप्रतान शोथ (यूविआइटिस) के लक्षण भी दिखाई देते हैं।

उपचार (ट्रीटमेंट)

- जीवाणुओं की प्रतिजैविक पदार्थो के प्रति सुग्राहिता का पता कर लेना चाहिए।
- आमतौर पर प्रतिजैविक दवाएं, रक्त–मस्तिष्क अवरोध (ब्लड–ब्रेन बैरियर) को पार नहीं कर पाती हैं जिससे दवाओं का कोई असर नहीं होता है परन्तु मस्तिष्कावरणशोथ में मस्तिष्कावरण जगह–जगह से छिद्रित हो जाती है जिसके द्वारा दवाएं अन्दर तक पहुंच जाती हैं।
- प्रतिजैविक दवाएं जैसे क्लोरमफिनिकोल, पेनीसीलीन, टेट्रासाइक्लीन, सिफोटैक्सीम, सल्फोनामाइड में से किसी का भी इस्तेमाल मस्तिष्कआवरणशोथ में किया जा सकता है लेकिन दवाओं की मात्रा सामान्य से कुछ अधिक होनी चाहिए।
- इसके अलावा लाक्षणिक उपचार करना आवश्यक होता है, जिसमें लक्षण के अनुरूप अवसादक, उत्तेजक एवं पेशियों को शिथिल करने वाली दवाओं का प्रयोग कर सकते हैं।

मेरूरज्जु में अभिघातज क्षति (ट्रोमैटिक इन्जुरी इन स्पाइनल कार्ड)

परिचय (एपीडेमियोलॉजी)

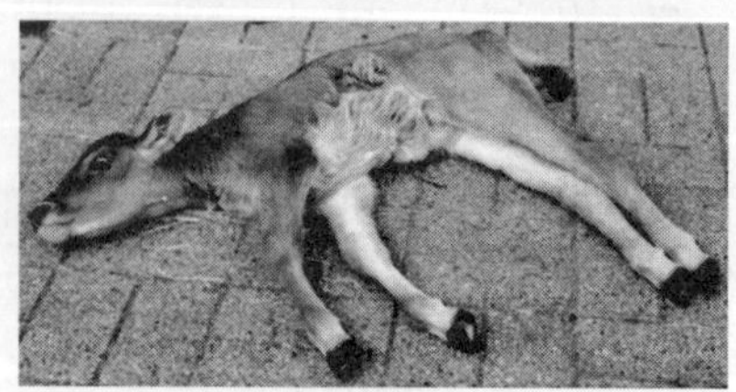

चित्र 1

- मेरूरज्जु में अचानक तेज चोट लग जाने के कारण, चोट लगने के स्थान से पीछे वाले हिस्से में अंगघात हो जाता है। यह अंगधात मेरूरज्जा में सदमे के कारण हो जाता है (चित्र 1)।

- कशेरूकाओं के टूटने या कशेरूकाओं के आपस में अलग हो जाने के कारण मेरूरज्जु को क्षति पहुंचती है जिससे अंगघात हो जाता है।
- कभी–कभी परजीवी के प्रवेश कर जाने पर मेरूरज्जु को क्षति पहुंच जाती है और कभी–कभी बिना अस्थिभंग के भी कुचलन (कन्ट्यूजन) व संघट्टन (कंकशन) के द्वारा मेरूरज्जु को क्षति होती है।
- मेरूरज्जु में चोट लगने के मुख्य कारण जानवर का ट्रक, ट्रैक्टर, रेलगाड़ी आदि पर से उतरते समय गिर जाना, एटलेन्टो–ऑक्सीपीटल संधि अलग हो जाने, गर्दन के अति तीव्र घुमाव से, ऑस्टियोपोरोसिस, ऑस्टियोडिस्ट्राफिक रोगों एवं बूढ़े सांड़ों में स्पॉन्डिलाइटिस एवं पृष्ठभाग की हड्डियों कें टूटने के कारण होता है।
- नवजात बछड़ों में अधिक तेज़ी से दौड़ने एवं अचानक घूमने के कारण पृष्ठ भाग की पहली कशेरूका के टूटने का भय अधिक रहता है।
- कष्टप्रद प्रसव के समय जबरन बच्चे को खींचने से कशेरूकाओं के टूटने का खतरा अधिक होता है।
- *हाइपोडर्मा बोविस* की लार्वा अवस्था मेरूरज्जु में पहुँच जाती है और नुकसान पहुँचाती है (चित्र 2)।

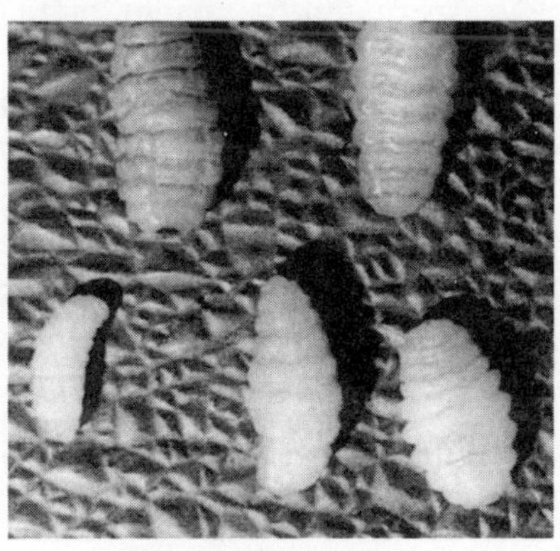

चित्र 2

रोग के लक्षण (सिम्पटम्स)

- पृष्ठ या कटि भाग में अचानक तीव्र चोट लगने के कारण कशेरूकाओं के अन्दर स्थित मेरूरज्जु में भी चोट लग जाती है जिससे चोट लगने से पीछे वाले भाग को अंगघात हो जाता है।
- स्थानीय रक्तदाव में कमी व स्थानीय स्वदेलता विकसित हो जाती है, चोट लगने के पीछे वाले हिस्से में संवेदना लगभग समाप्त हो जाती है और जानवर लेट जाता है एवं पुनः खड़ा नहीं हो पाता है।
- *हाइपोडर्मा बोविस* लार्वा के प्रकोप से अंगघात धीरे–धीरे बढ़ता है, जैसे–जैसे लार्वा एक स्थान से दूसरे स्थान को पहुँचता है।
- कष्टप्रद प्रसव के फलस्वरूप नवजात बछड़े को निकालते समय कशेरूकाओं के टूटने या चोट लग जाने से बछड़ा जमीन पर पड़ा रहता है और उठने में असमर्थ हो जाता है।

- स्वसंचालित तंत्रिकाओं के प्रभावित होने पर मूत्राशय एवं मलाशय में अंगघात होता है। कशेरूक दंड को दबाने पर जानवर को दर्द का अनुभव होता है।
- इसमें दैहिक विकार की उत्पत्ति नहीं होती है, जानवर भोजन कम ग्रहण करता है तथा हृदयगति बढ़ जाती है।

उपचार (ट्रीटमेंट)

- इस रोग का उपचार शल्यचिकित्सा द्वारा किया जा सकता है जो कि बड़े पशुओं में कर पाना संभव नहीं है। इसलिए जानवरों की उचित देखभाल की जा सकती है।
- जानवर का बिछावन मुलायम हो तथा जानवर की प्रत्येक 4–5 घंटे में करवट बदलते रहना चाहिए अन्यथा शरीर में सड़न पैदा होने लगती है।
- यदि संभव हो तो जानवर को लकड़ी व रस्सी की सहायता से कभी–कभी खड़ा भी करना चाहिए।

मेरूरज्जु संपीड़न (स्पाइनल कॉर्ड कम्प्रेशन)

परिचय (एपीडेमियोलॉजी)

- कशेरूक नलिका और मेरूरज्जु के मध्य स्थित जगह में विक्षति के धीरे–धीरे विकसित होने से मेरूरज्जु पर दबाव पड़ता है जिससे प्रगामी अंगघात एवं कमजोरी के लक्षण दिखाई पड़ते हैं।
- लिम्फोमैटोसिस, फाइब्रोसारकोमा, मेटास्टेसिस, एन्जीओमा, स्पॉन्डिलाइटिस, कशेरूक दंड में फोड़े का विकसित होना।
- *कारिनोवैक्टेरियम स्यूडोट्यूवरकुलोसिस, एक्टिनोमाइसिस पायोजिन्स तथा माइकोवैक्टेरियम ट्यूबरकुलोसिस* आदि भी इस रोग के कारक हैं।
- बछड़ों में एटलेन्टो–आक्सीपिटल– एक्सियल संधि में जन्मजात विकृति या जन्मजात स्पाइनल स्टेनोसिस का हो जाना।
- इन्टरवर्टिब्रल डिस्क का अधिक विकसित हो जाना या वर्टिब्रल आस्टियोमाइलाइटिस या फ्रैक्चर।

रोग के लक्षण (सिम्पटम्स)

- इस रोग का सर्वप्रथम लक्षण अगले व पिछले पैरों में धीरे–धीरे कमजोरी का होना दिखाई पड़ता है (चित्र 1)।

- धीरे–धीरे प्रेरक अंगघात विकसित होने लगता है (चित्र 2) जिससे पशु उठने में असमर्थ हो जाता है। प्रभावित जानवर अपने खुरों को जमींन पर रगड़ते हुए चलता है।
- कुछ समय पश्चात् जानवर को खड़े होने में सहायक की आवश्यकता होती है और अन्त में जानवर पूर्णरूप से लेट जाता है और उठने में असमर्थ हो जाता है।

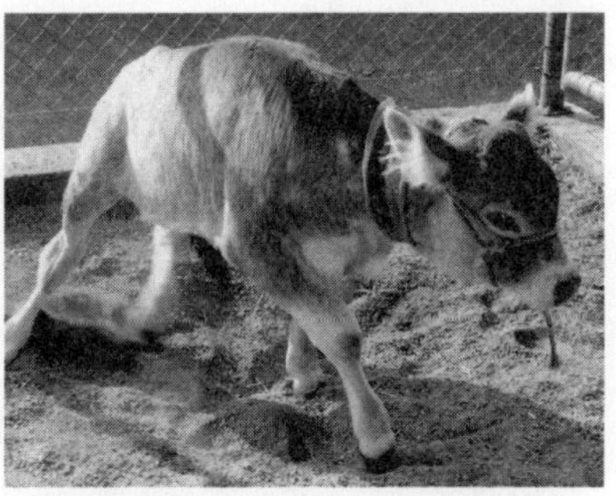

चित्र 1

- प्रभावित जानवर या बछड़ा श्वान की तरह बैठता है तथा त्वचीय संवेदनाऐं लगभग समाप्त हो जाती है, जबकि शरीर का अगला भाग साधारणतया पहले जैसा ही रहता है, आँखें चमकीली रहती हैं तथा जानवर चौकन्ना रहता है।
- पशु मल–मूत्र विसर्जन में कष्ट का अनुभव करता है और मल–मूत्र विसर्जन बन्द भी हो सकता है।

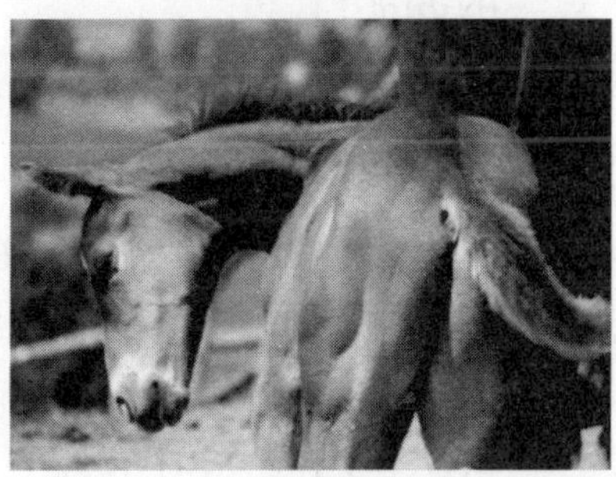

चित्र 2

- जन्मजात स्पाइनल स्टेनोसिस में बछड़े खड़े नहीं हो पाते हैं या किसी की सहायता से खड़े हो पाते हैं। इसमें बछड़ों में कमजोरी हो जाती है तथा लड़खड़ाकर चलते हैं, हलांकि इनकी आँखें चमकीली एवं चौकन्ने होते हैं। ये किसी की मदद से दूध भी पी लेते हैं।
- इस तरह के बछडे कई सप्ताह तक जीवित रहते हैं एवं इनके बैठने के तौर तरीके श्वानों के बैठने के तरीके से मिलता है।

उपचार (ट्रीटमेंट)

- इस रोग का उपचार संतोषजनक नहीं है। अतः जानवर का वध करने की सलाह दी जाती है।

मायोपैथी (मांसपेशीयों का रोग)

परिचय (एपीडेमियोलॉजी)

- मांसपेशियों का अशोथीय रूप से धीरे–धीरे नष्ट होने की प्रक्रिया को मायोपैथी कहते हैं। इसमें मांसपेशियों में हायलीन पेशीय तन्तु नष्ट होते रहते हैं जिससे पेशियां कमजोर हो जाती हैं (चित्र 1, 2)।

- मायोपैथी में, सीरम में पेशीय उत्प्रेरकों (एन्जाइम) की मात्रा बढ़ जाती है और साथ में मायोग्लोबीन मूत्र के साथ बाहर निकलने लगता है।
- मायोपैथी के मुख्य कारण भोजन में पोषक तत्वों की कमी जैसे विटामिन–ई तथा सेलेनियम।
- काफी समय तक लगातार दौड़ने से।
- जन्मजात (कन्जेनाइटल) मायोपैथी जैसे डबल मस्कलिंग।
- नवजात बछड़ों में गर्भ के समय एकाबेन विषाणु के संक्रमण से ।
- अधिक समय तक एक तरफ लेटे रहने से, सम्बन्धित तंत्रिका तन्तुओं के नष्ट होने से मांसपेशियों में आघात हो जाता है और धीरे–धीरे नष्ट होते रहते हैं।
- जहरीले पौधों के ग्रहण करने से जैसे *कासिया ऑक्सीडेन्टेलिस, गिगेरिया, लूपिन्स* इत्यादि।

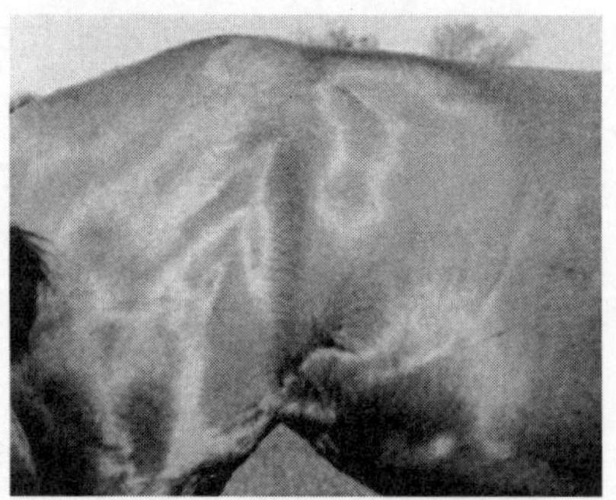

चित्र 1

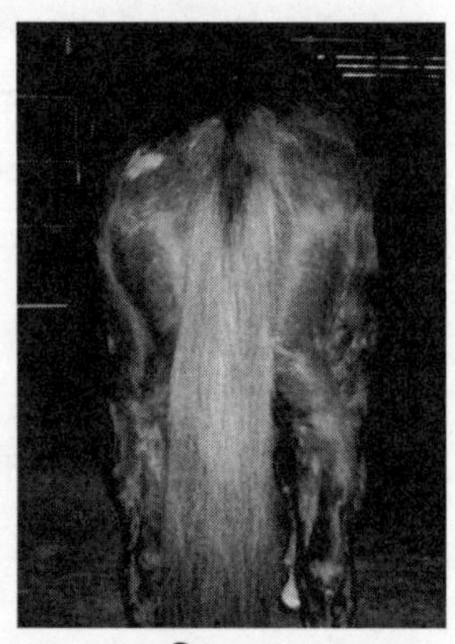

चित्र 2

रोग के लक्षण (सिम्पटम्स)

- आमतौर पर भोजन में पोषक तत्वों की कमी जैसे विटामिन ई तथा सेलेनियम से उत्पन्न मायोपैथी नवजात या बढ़ते हुए बछड़ों में ही पाया जाता है।
- बछड़ों के रक्त में विटामिन ई तथा सेलेनियम की मात्रा में कमी हो जाती है, जानवर सुस्त हो जाता है, श्वसन में कठिनाई होती है तथा कुछ में नाक से झागदार या रक्तमिश्रित स्राव होता है (चित्र 3)।

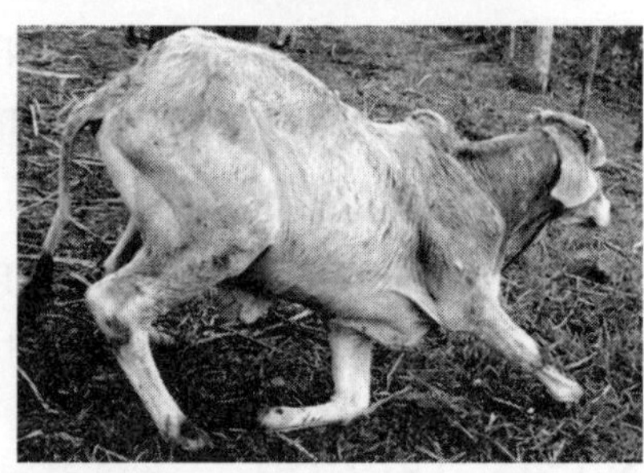

चित्र 3

- प्रभावित जानवर लेट जाता है तथा उठने में असमर्थ हो जाता है, शरीर के तापक्रम में कोई बदलाव नहीं होता है जबकि हृदयगति बढ़ जाती है ।
- तीव्र रूप में अचानक कमजोरी हो जाती है तथा प्रभावित मांसपेशियों में स्यूडोपैरालाइसिस हो जाती है और जानवर लेट जाता है। पेशियों में सूजन आ जाती है तथा पेशियाँ कठोर हो जाती हैं।

- इस्चीमिया के कारण उत्पन्न मायोपैथी, डाउनर काउ सिन्ड्रोम में देखे जा सकते हैं। यह रोग अक्सर ताज़ी ब्यायी गायों में दुग्ध ज्वर रोग के बाद की स्थिति में देखने को मिलता है।
- इसमें जानवर के काफी समय तक एक तरफ पड़े रहने से मांसपेशियों में इस्चीमिया उत्पन्न हो जाता है। इसमें जानवर उठने में असमर्थ हो जाता है जबकि भूख इत्यादि सामान्य रहती है।
- तंत्रिकाजन्य अपक्षय (न्यूरोजेनिक एट्रॉफी) में पेशियों के सम्मिलित भार में कमी आ जाती है, टंडरों के आराम की मुद्रा (रिलेक्स) और पुनर्जनन क्षमता समाप्त हो जाती है।
- बछड़ों में जन्म के समय फीमोरल तंत्रिका तन्तु का पक्षाघात (पैरालाइसिस) हो जाता है जिससे वे पैरों पर खड़े होने में असमर्थ हो जाते हैं।

उपचार (ट्रीटमेंट)

- ई केयर सी का इंजेक्शन 2 मि.ली./45 कि.ग्रा. के हिसाब से प्रतिदिन अन्तःपेशीय रूप में देना चाहिए।
- इलेक्ट्रोलाइट द्रव्य 10–15 ली. अन्तःशिरा द्वारा देना चाहिए।
- जानवर के लेट जाने की अवस्था में, मुलायम बिछावन पर रखना चाहिए तथा जानवर की 3–4 घंटे के अन्तराल पर करवट बदलते रहना चाहिए।
- मुलायम चारा देना चाहिए।

संधिशोथ (आर्थ्राइटिस) और श्लेष्मकझिल्लीशोथ (साइनोवाइटिस)

परिचय (एपीडेमियोलॉजी)

- यदि अस्थि संधि के साइनोवियल झिल्ली या द्रव्य में संक्रमण हो जाये तो संधिशोथ हो जाता हैं।
- संधिशोथ में जोड़ों में सूजन, छूने पर गर्म होने का अनुभव एवं दर्द होता है (चित्र 1)।
- ऐसी अवस्था में श्लेष्मक गुहाओं में स्थित (साइनोवियल) द्रव्य असामान्य होता है तथा ल्यूकोसाइट की संख्या अधिक हो जाती है।

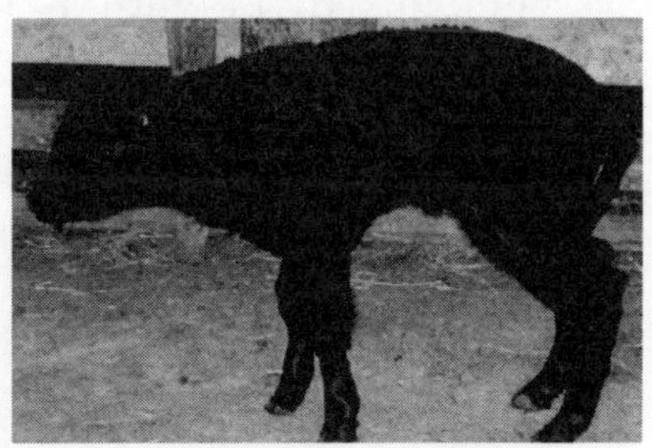

चित्र 1

- संधिशोथ के मुख्य कारण *हीमोफिलस सोमनस, माइकोप्लाज्मा एग्लैक्टी वार बोविस, माइकोप्लाज्मा बोवीजेनाइटिलयम, ब्रूसेला एबार्टस*, इफिमेरल ज्वर, बोवाईन वाइरल दस्त।
- बछड़ों में संधिशोथ उत्पन्न करने वाले जीवाणुओं में *कार्नीबैक्टेरियम पायोजेन, फ्यूजोबैक्टेरियम नेक्रोफोरस, स्टेफाइलोकोकस, इरिसिपैलोथ्रिक्स इंसीडियोसा, साल्मोनेल्ला* की प्रजाति एवं *माइकोप्लॉज्मा बोविस, माइकोप्लॉज्मा माइक्वॉयडिस।*
- पक्का/कंक्रीट पर रहने वाले जानवरों में कच्चे फर्श पर रहने वाले की तुलना में संधिशोथ का प्रकोप अधिक देखा गया है।

रोग के लक्षण (सिम्पटम्स)

- संधिशोथ से प्रभावित पैरों की श्लेष्मक (साइनोवियल) झिल्ली में शोथ हो जाता है जिससे दर्द होता है और जानवर लंगड़ा हो जाता है, कभी–कभी दर्द इतना भयंकर होता है कि जानवर जमीन पर पैर ही नहीं रखता।
- जोड़ों को छूने पर दर्द का आभास होता है तथा दबाने पर दर्द का अनुभव होता है, जोड़ों में सूजन हो जाती है जिसकी तीव्रता संक्रमण के प्रकार पर निर्भर करती है।
- मवाद उत्पन्न करने वाले जीवाणुओं के संक्रमण से संधि कैप्सूल फट जाता है, शरीर का तापमान बढ़ जाता है, शरीर भार में कमी हो जाती है तथा जानवर भोजन कम ग्रहण करता है।
- प्रभावित संधियों में हॉक, घुटना, स्टाइफल, फेटलॉक, इन्टरफैलेंजियल, इन्टरवर्टिब्रल संधि मुख्य हैं।
- चिरकालीन संधिशोथ में कैप्सूल में तंतुमयता (फाइब्रोसिस) हो जाती है जिससे संधियों के मुड़ने आदि में परेशानी हो जाती है (चित्र 2)।
- पैरों को घुमाने पर चटचटाहट (क्रैक्लिंग) की आवाज सुनाई पड़ती है।

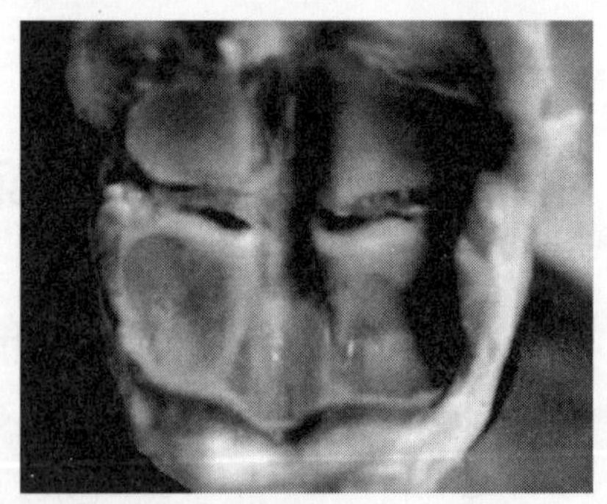

चित्र 2

- जानवर फर्श या जमीन पर लेटे रहना अधिक पसन्द करता है जिससे त्वचा एवं मांसपेशियों में सड़न पैदा हो जाती है और जानवर की हालत दिन–प्रतिदिन बिगड़ती जाती है।

उपचार (ट्रीटमेंट)

- संधि कैप्सूल को प्रतिजैविक घोल से धोकर किसी स्वस्थ जानवर से संधि द्रव निकालकर रोगग्रस्त जानवर की संधि में प्रत्यारोपित करने पर अधिक लाभ देखा गया है परन्तु यह प्रक्रिया जटिल है।

चित्र 3

- प्रतिजैविक दवाएं जैसे एम्पीसिलीन 10 मि.ग्रा./कि.ग्रा., पेनीसिलीन 10,000 आई.यू./कि.ग्रा., ऑक्सीटेट्रासाइक्लीन 10 मि.ग्रा./कि.ग्रा. अन्तःपेशीय मार्ग द्वारा प्रतिदिन, 5–7 दिनों तक लाभकारी पाया गया है। इन दवाओं को अन्तःपेशीय एवं अन्तःअस्थि–संधि इंजेक्शन के रूप में साथ–साथ देने पर अधिक लाभ देखा गया है (चित्र 3)।
- इन प्रतिजैविक दवाओं के साथ फिनाईल ब्यूटाजोन या मेलॉक्सीकेम (15–20 मिली.) अन्तःपेशीय मार्ग से देना चाहिए।

स्वरयन्त्रशोथ, श्वांस प्रनालशोथ तथा श्वसनीयशोथ (लेरिंजाइटिस/ब्रौंकाइटिस/फेरेन्जाइटिस)

परिचय (एपीडेमियोलॉजी)

- इन्हें ऊपरी श्वसन रोग भी कहते हैं। ये तीनों अंग सामान्यतः एक साथ प्रभावित होते हैं इसलिए इन तीनों का अध्ययन एक साथ करना आवश्यक हो जाता है क्योंकि इन तीनों दशाओं में खाँसी तथा सांस लेने पर आवाज तथा सांस की परेशानी (रिस्पाइरेटरी इम्ब्रासमेंट) पायी जाती है।
- इनके मुख्य कारण इन्फेंक्सियस बोवाईन रोइनोट्रेकियाइटिस, बछड़ों में डिफ्थीरिया तथा *हीमोफीलस सोमनस* एवं स्वरयन्त्र में फोड़े का होना है।

रोग के लक्षण (सिम्पटम्स)

- इनमें खाँसी का आना, निःश्वसनीय कष्टप्रद श्वास तथा खर्खर की आवाज का आना प्रमुख लक्षण है (चित्र 1)।
- शुरू में खाँसी शुष्क तथा अनुत्पादी (नॉन–प्रोडक्टिव) होती है यह अधिकतर या तो स्वरयन्त्र तथा श्वांसप्रनाल को दबाने से होता है या ठंड या धूल भरे वातावरण से होता है।

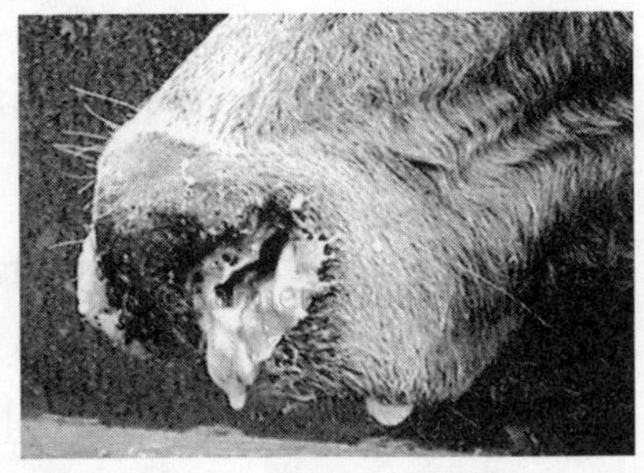

चित्र 1

- तीव्र स्वरयन्त्रशोथ में मुलायम ऊतक आकार में बढ़ जाता है और दबाने पर दर्द का अनुभव होता है।

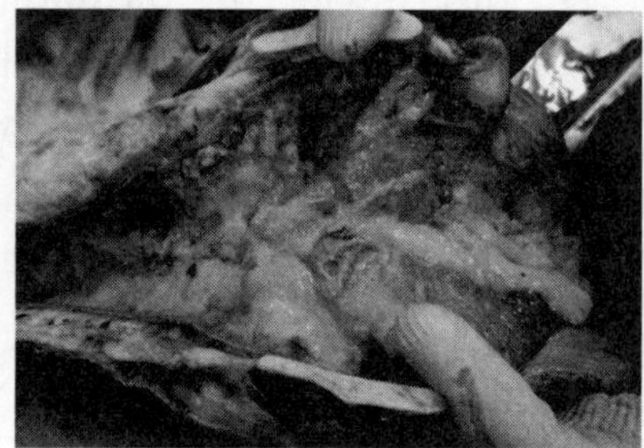

चित्र 2

- चिरकालीन रूप में हल्की, शुष्क एवं कष्टप्रद खाँसी होती है।
- यदि श्वसन श्लेष्मकला में निःस्त्राव अधिक हो या घाव हो, जैसा कि बैक्टीरियल श्वांसप्रनाल श्वसनीय शोथ में, एवं इन्फेक्सियस बोवाइन राइनोट्रैकियाइटिस में नम खाँसी आती है तथा गाढ़ा श्लेष्मा रक्त के थक्के से युक्त एवं तांत्विन (फाइब्रिन) से युक्त बाहर निकलता है (चित्र 2)।
- खाँसने पर अत्यधिक दर्द होता है, ज्वर एवं जहरबाद अक्सर होता है और प्रभावित जानवर ठीक से भोजन एवं जल ग्रहण नहीं कर पाता है।
- जानवर आवाज के साथ सांस लेता है और यह श्वांसप्रनाल में रूकावट की तीव्रता पर निर्भर करता है। निःश्वसन गहरा, लम्बा एवं ताकत के साथ होता है।
- बेलनाकार स्पेकुलम से देखने पर एरिटीनॉयड कार्टिलेज की श्लेष्मा और स्वरयन्त्र के वाल्ट पर लक्षण दिखाई पड़ते हैं।
- स्वरयन्त्र शोथ में अधिक मात्रा में श्लेष्मा का स्राव होता है जिसमें रक्त के थक्के या मवाद होता हैं।
- यदि स्वरयन्त्र शोथ अधिक तीव्र है तो कष्टप्रद श्वांस होती है एवं सांस लेने पर कठिनाई की वजह से जानवर की मृत्यु तक हो सकती है।

उपचार (ट्रीटमेंट)

- अधिकतर स्वरयन्त्र, श्वांसप्रनाल तथा श्वसनी में विषाणु के प्रकोप के कारण उत्पन्न हुए शोथ कुछ दिनों में ठीक हो जाते हैं यदि जानवर को पूर्ण आराम दिया जाए तथा धूलयुक्त भोजन न दिया जाए।
- प्रतिजैविक दवाओं के प्रयोग में सल्फामिराजीन सोडियम 30–50 मि.ग्रा./पौंड शरीर भार के हिसाब से या सल्फाथायाजोल 150–200 मि.ग्रा./कि.ग्रा. शरीर भार की दर से मुख द्वारा प्रत्येक 6 घंटे पर या प्रोकेन पेनीसिलीन 10,000 आई.यू./कि.ग्रा. एवं स्ट्रेप्टोमाईसिन 10 मि.ग्रा./कि.ग्रा. संयुक्त रूप से दिन में दो बार 3–5 दिनों तक अंतःपेशीय देना चाहिए।

- बैलाडोना अर्क/अमिमिश्रण (टिंक्चर) 2 मि.ली., मुलैठी का चूर्ण 40 ग्रा., कपूर 5 ग्रा. अमोनियम क्लोराइड 5 ग्रा. एवं गुड़ 400 ग्रा. को मिलाकर चटनी बना लें तथा दो भागों में बांटकर प्रत्येक 4–5 घंटे पर चटाना चाहिए।

नासाशोथ (राइनाइटिस)

परिचय (एपीडेमियोलॉजी)

- नाक की श्लेष्मकला में शोथ हो जाता है एवं इस रोग में छींकना, मन्द श्वसन तथा नासाद्वार से श्लेष्मीय निःस्त्राव का निकलना आदि लक्षण दिखाई पड़ते हैं (चित्र 1)।
- नासाशोथ आमतौर पर अन्य श्वसन अंगों के शोथ के साथ होता है जैसे बोवाइन मैलिग्नैंट कटार्ह, म्यूकोजल रोग, पोंकन्नी, इन्फेक्सियस बोवाइन राइनोट्रैकियाइटिस, राइनोस्पोरोडियोसिस, सिस्टोसोमा नेजैलिस, एलर्जिक नासा शोथ इत्यादि।

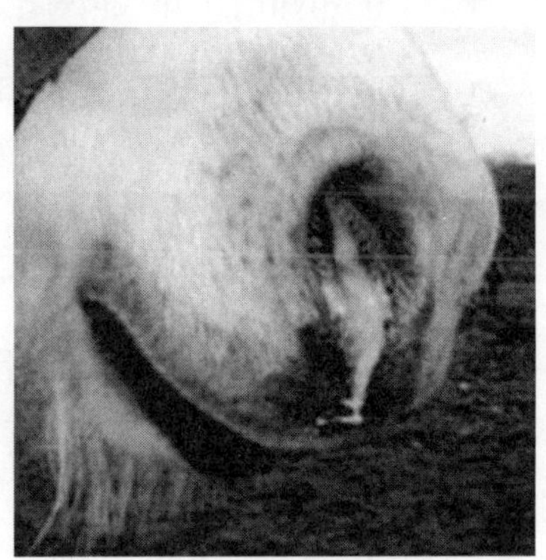

चित्र 1

रोग के लक्षण (सिम्पटम्स)

- नाक से पतला स्त्राव होता है जो बाद में गाढ़ा हो जाता है और जीवाणु के प्रकोप की दशा में मवादयुक्त (पुरूलेंट) या दुर्गन्धयुक्त होता है (चित्र 2)।
- नाक के श्लेष्मा एवं बाहरी भाग लाल हो जाते हैं, क्षरण (इरोजन) एवं व्रण (अल्सर) बन जाते हैं।
- शोथ एक या दोनों नासिका गुहा में हो सकता है, इसमें जानवर छींकता है और बाद में अधिक मात्रा में श्लेष्मा एवं मवाद युक्त (म्यूकोपुरूलेंट) स्त्राव होता है।

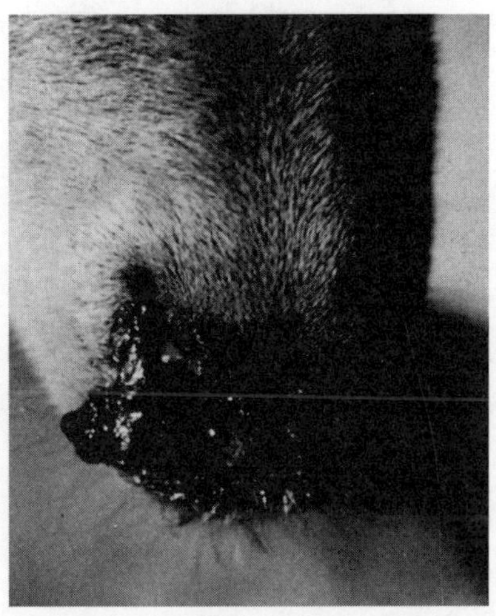

चित्र 2

- नासिका गुहा की एकतरफा चिरकालीन अवस्था में स्राव हफ्तों या महीनों तक होते रहते हैं।

- एलर्जिक नासाशोथ अक्सर बसन्त ऋतु में होता है जिस समय चारागाह या खेत में फूल पर्याप्त मात्रा में होते हैं एवं इसमें अचानक श्वांस में कष्ट एवं अधिक मात्रा में म्यूकोपुरूलेंट स्राव होता है।
- छींक, खुजलाहट तथा रूकावट तीव्र होती है, जिससे पशु बार–बार अपनी नाक को जमीन पर या पैरों से रगड़ता है।
- दोनों नासाद्वारों के अवरूद्ध हो जाने पर जानवर मुख द्वारा श्वसन करता है।
- चिरकालीन अवस्था में अग्रनासा भाग में अनेक गांठ जैसी संरचनाएँ बन जाती हैं।

उपचार (ट्रीटमेंट)

- तारपीन का तेल या यूकेलिप्टस या विक्स का भाप देना लाभकारी होता है।
- पेनिसिलीन और स्ट्रेप्टोमाइसिन का संयुक्त रूप से इस्तेमाल या सल्फासमूह की प्रतिजैविक दवाओं का प्रयोग प्रतिहिस्टामिनिक दवाओं के साथ करना लाभकारी होता है।
- पेनिसिलीन 10,000 आई.यू. / कि.ग्रा. एवं स्ट्रेप्टोमाईसिन 10 मि.ग्रा. / कि.ग्रा. संयुक्त रूप से तथा एविल या क्लोरफेनेरामिन मैलिएट 10 मि.ली. अन्तःपेशीय 3–5 दिनों तक या सल्फाडाइमिथॉक्सिन 40 से 50 मि.ग्रा. / कि.ग्रा. शरीर भार के हिसाब से अंतः पेशीय प्रतिदिन 3–5 दिनों तक देना चाहिए।

❏❏❏

अध्याय 8

चयापचयी एवं अल्पता रोग

(मेटाबोलिक एवं डिफिसियेनसी डिसीजिज)

कैल्शियम अल्पता (मिल्क फीवर)/हाइपो कैल्शिमिया)

परिचय (एपीडेमियोलॉजी)

- यह रोग पार्चुरियेन्ट पेरेसिस नाम से जाना जाता है।
- यह पशु शरीर में कैल्शियम की कमी से उत्पन्न विकार के रूप में जाना जाता है तथा सामान्य रूप से मांसपेशियों की कमजोरी, मानसिक अवसाद एवं दूध उत्पादन की कमी के रूप में परिलक्षित होता है (चित्र 1)।

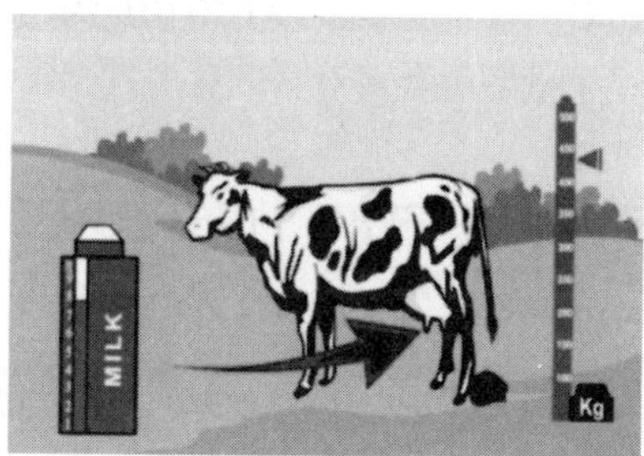

चित्र 1

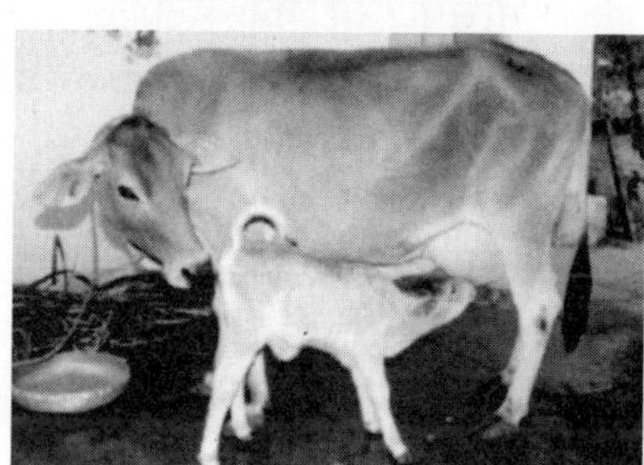

चित्र 2

- यह रोग अधिक दूध उत्पादक पशुओं में प्रचलित है।
- जनन के 72 घण्टों के भीतर या जनन के बिल्कुल पहले यह रोग सामान्य रूप से देखा गया है परन्तु कभी–कभी ब्यांत के 3 से 8 हफ्तों के बीच में भी यह रोग हो सकता है। ब्यांत के बाद शरीर में हुई कैल्शियम की कमी इसका मुख्य कारण है (चित्र 2)।

- कैल्शियम तत्व की ब्यांत के समय आंतों में अवशोषण की कमी या शरीर में अपर्याप्त परिवहन के कारण भी यह रोग हो सकता है।
- पैराथाइराइड ग्रन्थि की कैल्शियम को उपयोग में लाने की अक्षमता के कारण भी यह रोग देखा गया है।

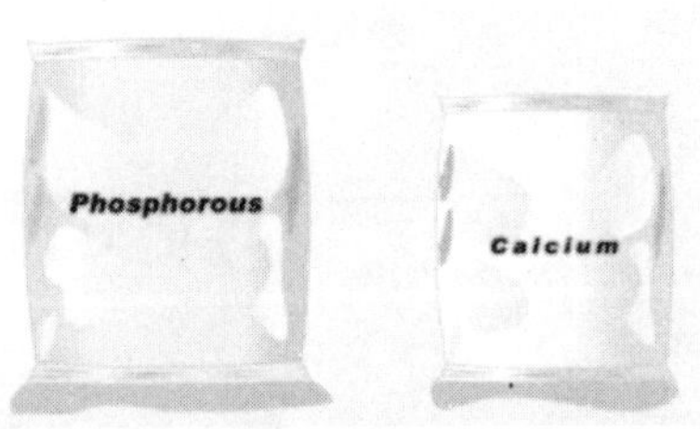

चित्र 3

- पशु आहार में कैल्शियम और फास्फोरस का अनुपात उपयुक्त न होने के कारण भी पशु की कैल्शियम अवशोषण क्षमता प्रभावित होती है जिसके कारण इस रोग का जन्म हो सकता है (चित्र 3)।
- नियोमाईसिन, स्ट्रैप्टोमाइसिन एवं जेंटामाइसिन आदि एण्टीबायोटिक का अधिक उपयोग भी कैल्शियम आयनीकरण को कम करता है। इसके कारण कैल्शियम की उपलब्धता पशु शरीर में कम हो जाती है।
- अधिकांशतः कैल्शियम की अल्पता दूसरे या तीसरे ब्यांत के पशुओं में देखी जाती है क्योंकि इस समय पशु का दुग्ध उत्पादन अधिकतम होता है।

रोग के लक्षण (सिम्पटम्स)

- रोग के लक्षण को तीन अवस्थाओं में वर्गीकृत किया जा सकता है। 1. उत्तेजना अवस्था 2. अर्द्धासन अवस्था या बैठ जाने की अवस्था 3. धराशायी अवस्था।
- प्रारम्भिक अवस्था में प्रभावित पशु में उत्तेजना, भूख की कमी, अतिसंवेदनशीलता तथा मांसपेशियों की हलचल, सिर का बार–बार झटकना, जीभ का बाहर निकालना, लंगड़ाहट, पिछले पैरो का तनाव तथा दांत का किटकिटाना आदि देखा जा सकता है। प्रभावित पशु चलने में आसानी से गिर सकता है।
- अर्द्धासन या बैठ जाने की स्थिति में पशु उदासीन दिखाई देता है। खड़ा होने में असमर्थता दिखाता है तथा उसकी थूथन सूख जाती है (चित्र 4)।
- प्रभावित पशु के जोड़ ठण्डे हो जाते हैं, शारीरिक ताप सामान्य से गिर जाता है तथा संज्ञा हीन हो जाता है।

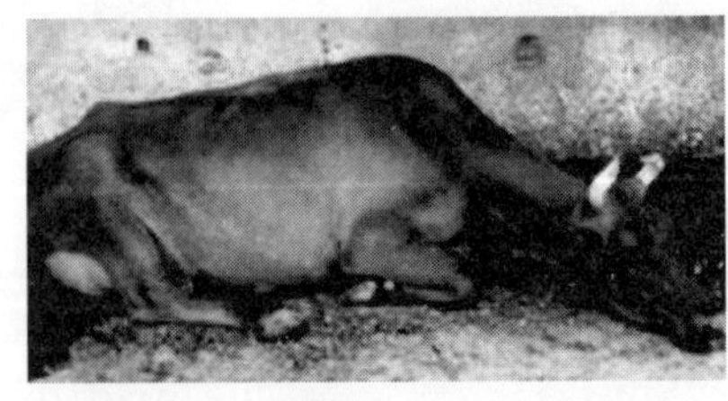
चित्र 4

- इस अवस्था में प्रभावित पशु अपनी गर्दन मोड़ कर अपनी काँख पर रख देता है, जिसे वैज्ञानिक भाषा में **"किंकिंग ऑफ नेक"** कहते हैं (चित्र 5)।

- हृदय गति कम तथा दुर्बल हो जाती है, रूमन की गति रूक जाती है। प्रभावित पशु में गुदा की शिथिलता तथा आंख की पुतलियों का फैल जाना भी देखा जा सकता हैं।
- रोग की अन्तिम अवस्था यानि धराशायी अवस्था में उपरोक्त लक्षण और अधिक गहरा जाते हैं।

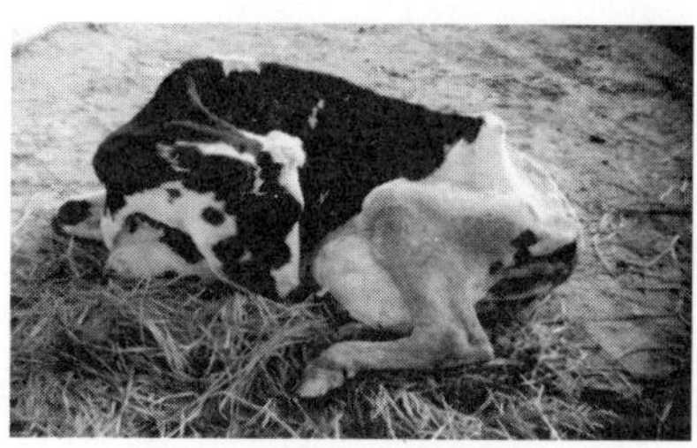

चित्र 5

चिकित्सा (ट्रीटमेंट)

- प्रभावित पशु को रक्त मार्ग से कैल्शियम चिकित्सा देने से तत्काल लाभ मिलता है।
- रक्त मार्ग से 25 प्रतिशत कैल्शियम बोरोग्लुकोनेट या माइफेक्स धीरे–धीरे *9/v* दिया जाना चाहिए। खुराक 1–2 लीटर।
- प्रभावित पशुओं में उपरोक्त चिकित्सा की तीन चौथाई खुराक रक्त मार्ग से तथा बची खुराक त्वचा के नीचे दी जानी चाहिए।

रोकथाम (प्रीवेंशन)

- पशुआहार में कैल्शियम एवं फास्फोरस 2:1 के स्तर से होना चाहिए।
- आहार में सोडियम एवं पोटेशियम की कम मात्रा एवं गंधक तथा क्लोराइड़ की अधिकता के कारण शारीरिक आयन संतुलन बना रहता है, जिससे इस रोग की सम्भावना कम हो जाती है (चित्र 6)।
- कमजोर पशुओं में गर्भावस्था में कैल्शियम, पूरक आहार के रूप में दिया जाना चाहिए।

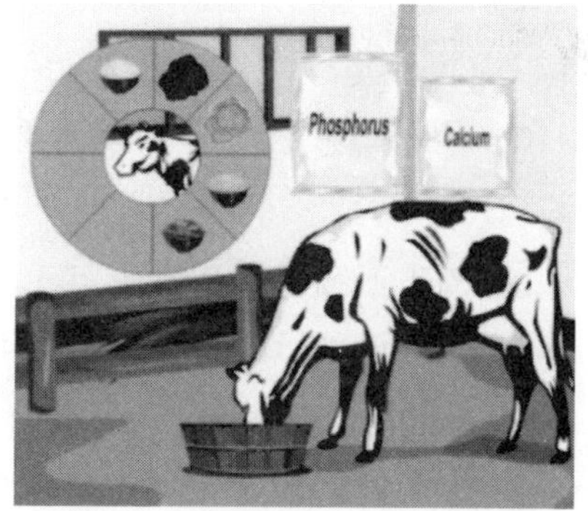

चित्र 6

फास्फोरस अल्पता (पोस्ट पार्चुरियेन्ट हिमोग्लोबिन्यूरिया)

परिचय (एपीडेमियोलॉजी)

- यह एक फास्फोरस की कमी से जन्मा रोग है जो प्रभावित पशुओं में रक्त कोशिकाओं के नष्ट होने, हिमोग्लोबिन की कमी होने तथा रक्ताल्पता के रूप में परिलक्षित होता है (चित्र 1)।

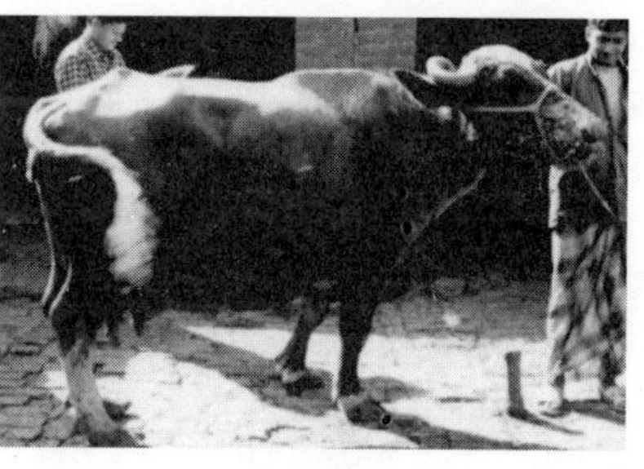

चित्र 1

- यह रोग पशु आहार में फास्फोरस तत्व की कमी से होता है (चित्र 2)। क्रुसिफेरस पौधों के खाने से भी पशु इस रोग से ग्रसित हो जाते हैं।
- ब्याने के दो से चार सप्ताह के बाद गौवंशीय पशुओं में इस रोग के सामान्य लक्षण दिखाई पड़ते हैं।
- तीन से छः ब्यांत के बीच की अवधि तथा अधिक दुग्ध उत्पादक पशुओं में यह रोग अधिकता में पाया जाता है।
- यह रोग भैंसीय पशुओं में गौवंशीयों की अपेक्षा अधिक प्रचलित है।

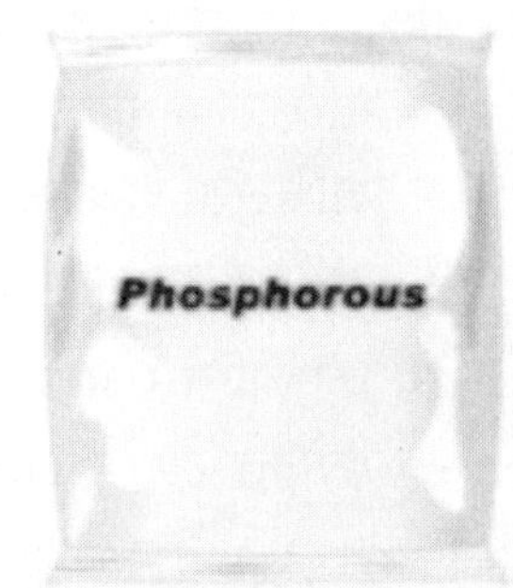

चित्र 2

रोग के लक्षण (सिम्पटम्स)

- भूख की कमी, कमजोरी, दुग्ध उत्पादन में कमी तथा अकस्मात ही हिमोग्लोबिन में कमी इस रोग के लक्षण हैं (चित्र 3)।
- प्रभावित पशुओं में श्लेष्मिक झिल्लियों का पीलापन तथा उच्चताप देखा जा सकता है।
- रोग से ग्रसित पशु में जल की कमी के कारण मल सूखा तथा कठोर हो जाता है।
- पीलिया तथा हृदय की गति का बढ़ जाना भी इस रोग में देखा जा सकता है।
- प्रभावित पशु रक्ताल्पता (चित्र 4) तथा भूख की कमी के कारण कुछ ही दिनों में मर सकता है।

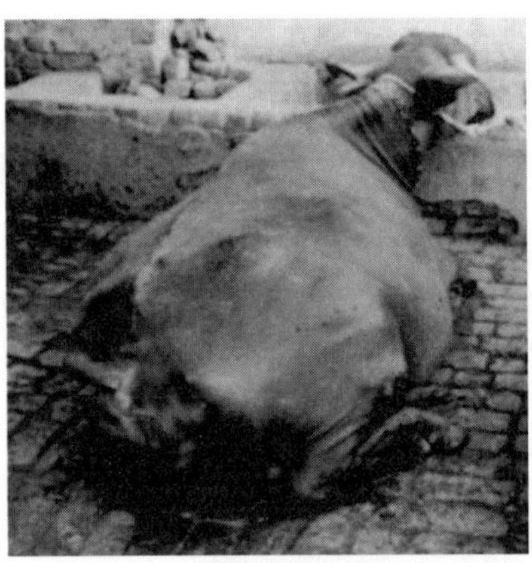

चित्र 3

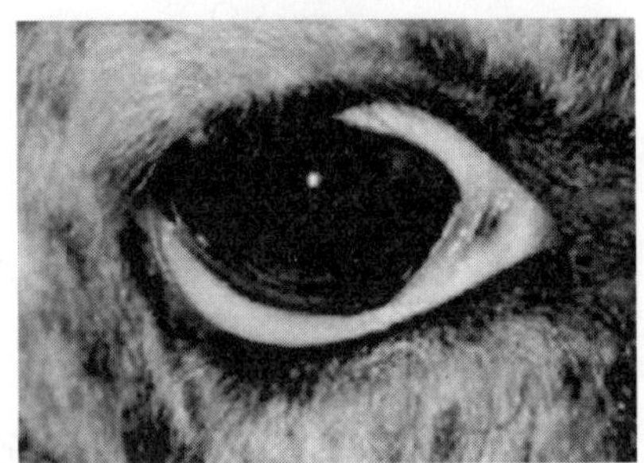

चित्र 4

चिकित्सा (ट्रीटमेंट)

- अतिप्रभावित पशुओं में चिकित्सा रक्त चढ़ा कर की जाती है।
- प्रभावित पशु को फास्फोरस उपलब्ध कराने के लिए सोडियम ऐसिड फास्फेट रक्त मार्ग तथा त्वचा के नीचे देना चाहिए।
- भोजन के साथ हड्डियों का चूरा या डाइकैल्शियम फास्फेट भी लाभकारी सिद्ध होता है।

- रक्त बढ़ाने के लिये टॉनिक जिसमें कॉपर, लोहा तथा कोबाल्ट का सम्मिश्रण हो शीघ्र स्वास्थ्य लाभ के लिये कारगर होगें।

रोकथाम (प्रीवेंशन)

- ऐसे क्षेत्रों में जहां फास्फोरस की मिट्टी में कमी हो, पूरक आहार के रूप में खनिज मिश्रण भी दिया जाना चाहिए (चित्र 5)।
- पशु को संतुलित आहार दें (चित्र 6)।

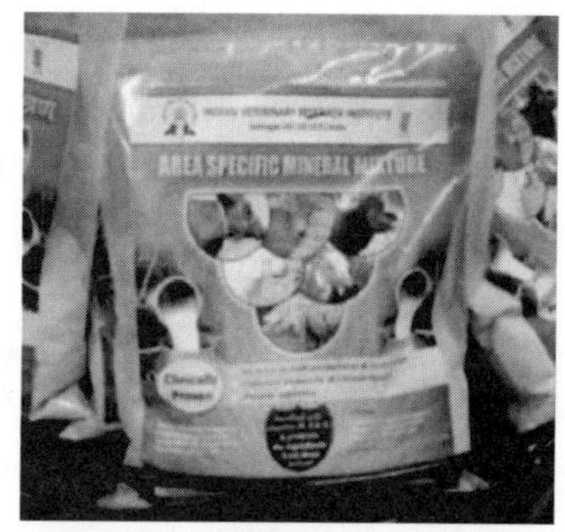

चित्र 5

कीटोनमियता (कीटोसिस)

परिचय (एपीडेमियोलॉजी)

- यह रोग पशु रक्त में कीटोन प्रकृति के तत्वों की अधिकता के कारण होता है तथा अति दुधारू पशुओं में अधिक प्रचलित है। इस रोग में रक्त में ग्लुकोज की मात्रा कम हो जाती है तथा मूत्र में कीटोन तत्वों का उत्सर्जन बढ़ जाता है।

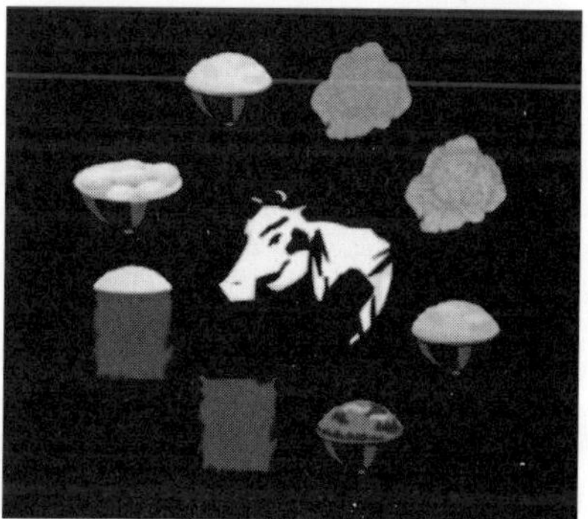

चित्र 6

- रोग दुधारू पशुओं में उनके अधिक दुग्ध उत्पादन की अवस्था में अधिक प्रचलित है। इस रोग का कारण पशु शरीर में दोषपूर्ण ग्लुकोज का चयापचय है (चित्र 1)।
- भेड़ और बकरी में यह गर्भावस्था में देखा गया है। इसलिये इन पशुओं में यह रोग गर्भावस्था विषाक्तता के नाम से जाना जाता है।

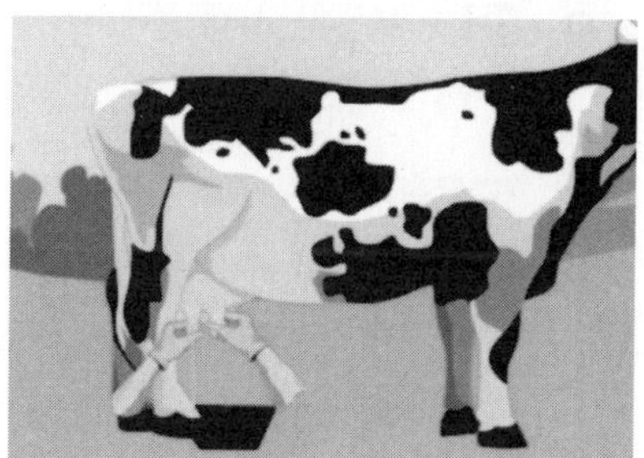

चित्र 1

- आहार में ब्यूटाईरेट की अधिकता या कीटोन उत्पन्न करने वाले तत्वों के कारण यह रोग पाया गया है।
- प्रोपियोनेट एवं प्रोटीन की कमी से प्रभावित पशु इस रोग से अधिक प्रभावित होते हैं।
- भलीभांति पोषित पशु भी अधिक प्रोटीन वाले आहार ग्रहण करने से रूमेन में उत्पन्न ब्यूटाईरेट के कारण भी इस रोग से प्रभावित हो सकते हैं।
- प्रारम्भिक दुग्धावस्था में अल्प ऊर्जा पूरित आहार या अपर्याप्त श्रम के कारण भी पशु इस रोग का कारण बन सकता है।

- कोबाल्ट की अल्पता का सम्बन्ध भी इस रोग से पाया गया है क्योंकि कोबाल्ट टी.सी.ए. चक्र में प्रोपियोनिक अम्ल के चयापचय में सहायक है (चित्र 2)।

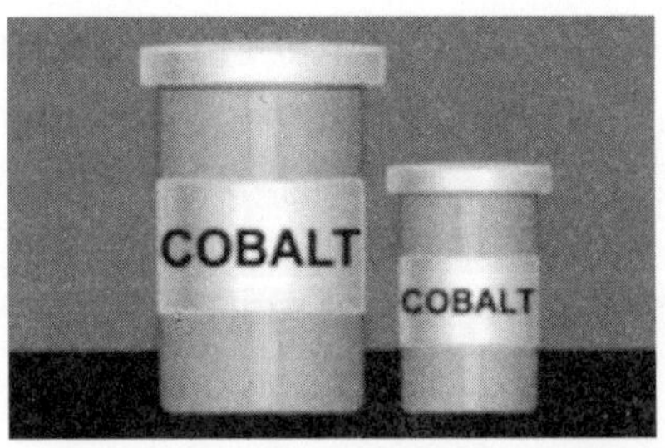

चित्र 2

रोग के लक्षण (सिम्पटम्स)

- गौवंशीय पशुओं में यह रोग क्षयकारी तथा मानसिक रोग के रूप में पाया जाता है (चित्र 3)।
- अधिकतर प्रभावित पशुओं में यह रोग क्षयकारी है तथा शनैः–शनैः भूख एवं दुग्ध उत्पादन की कमी के रूप में प्रकट होता है।
- प्रभावित पशु दाना खाना कम कर देता है (चित्र 4)।
- रोग ग्रसित पशु का शारीरिक वजन तथा चमड़ी के नीचे की वसा कम हो जाती है।
- दूध एवं मूत्र से कीटोनिक गन्ध अनुभव की जा सकती है।
- मानसिक रोग की स्थिति में पशु में जबड़ों की भ्रामक गतिशीलता, अति लार, अतिसंवेदनशीलता, अन्धापन, लडखड़ाहट, असमान्य चाल तथा घोड़े की तरह लात मारना देखा गया है।
- प्रभावित पशुओं में मांसपेशियों की हलचल तथा अकड़न देखने को मिल सकती है।
- भेड़ों में यह रोग मानसिक रोग के रूप में प्रकट होता है तथा प्रभावित पशुओं में चलने की विवशता देखी जाती है। प्रभावित भेड़ अपने सिर को किसी अजीवित वस्तु के विरुद्ध टकराती है (चित्र 5)।

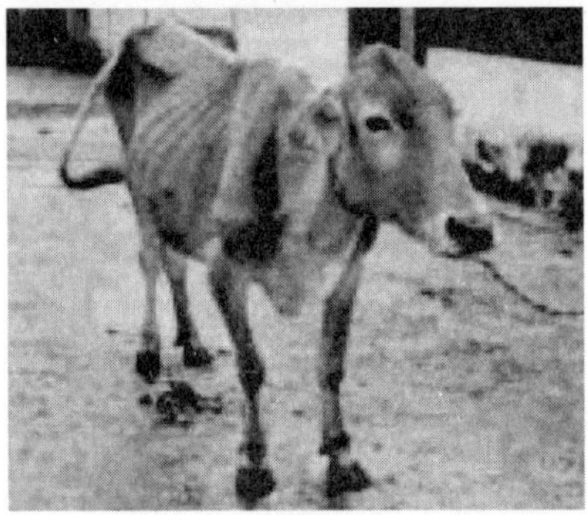
चित्र 3

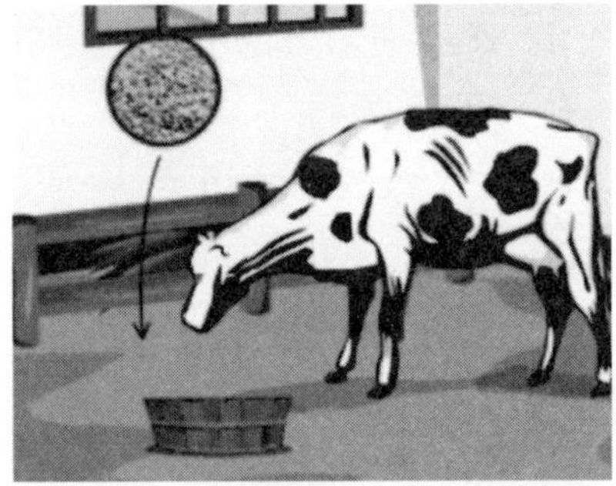
चित्र 4

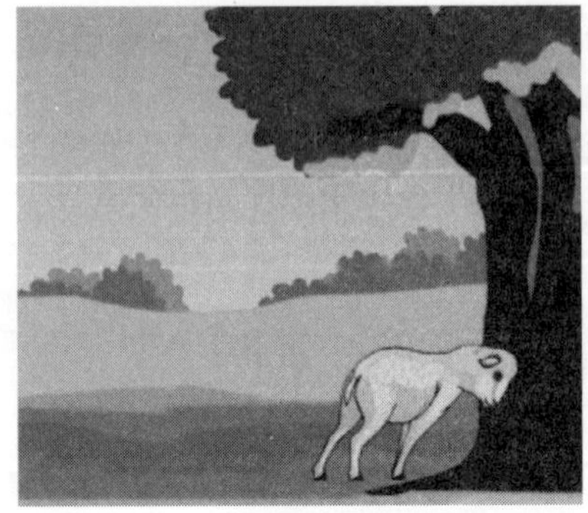
चित्र 5

चिकित्सा (ट्रीटमेंट)

- इस रोग का प्रबन्धन 50 प्रतिशत ग्लुकोज घोल के द्वारा अति प्रभावकारी तरीके से किया जा सकता है।
- प्रभावित पशुओं में प्रोपाईलिन ग्लाईकोल या ग्लीसरिन का प्रयोग कर भी चिकित्सा की जा सकती है।
- रक्त में ग्लुकोज पैदा करने वाले सोडियम प्रोपियोनेट तथा ऐड्रिनोकोर्टिक्वाइड इस रोग में लाभकारी सिद्ध होता है।
- ग्लुकोज या ग्लुकोकोर्टिक्वाइड के साथ इंसुलिन का प्रयोग भी ग्लुकोज के उचित उपयोग में सहायक है।

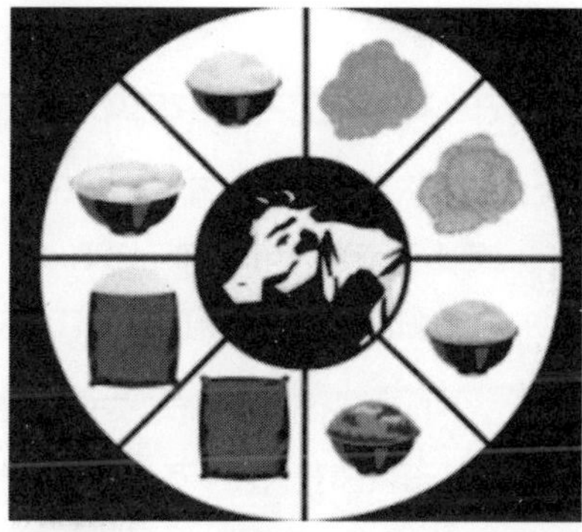

चित्र 6

रोकथाम (प्रीवेंशन)

- उचित आहार एवं व्यायाम से इस रोग के प्रचलन को रोका जा सकता है (चित्र 6)।
- पशु आहार में कोबाल्ट, फास्फोरस तथा आयोडीन का उचित संतुलन होना चाहिए (चित्र 7)।

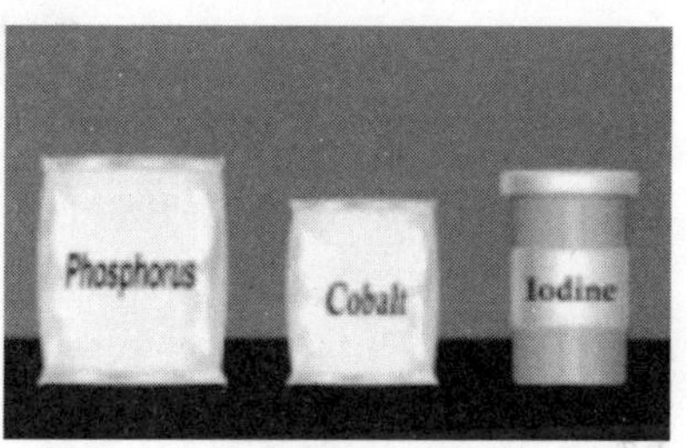

चित्र 7

लैक्टेशन टेटेनी/गास टेटेनी/ हाइपोकेल्शिमिया

परिचय (एपीडेमियोलॉजी)

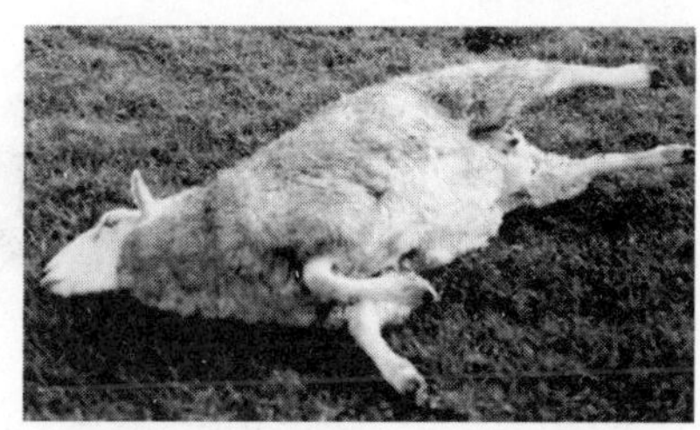

चित्र 1

- यह रोग शरीर में मैग्नीशियम की कमी के कारण होता है। जब भोजन में मैग्नीशियम तत्व की कमी हो जाती है, या अन्य किसी कारण से भोजन द्वारा दिया गया तत्व शरीर के उपयोग मे नहीं आ पाता है तब रोग पैदा हो जाता है (चित्र 1)।

रोग के लक्षण (सिम्पटम्स)

- रोगी पशु उत्तेजना के लक्षण उत्पन्न करता है, मांस–पेशियों में अकड़न हो जाती है, पशु चिल्लाता है, लड़खड़ाकर चलता है और अन्त में गिर जाता है। मुँह से लार गिरती, शरीर का ताप बढ़ जाता है।

- कुछ पशुओं में जिनमें रोग की भयंकरता अधिक होती है पशु की मृत्यु भी हो जाती है (चित्र 2) परन्तु अन्य पशु उपचार के बाद ठीक हो जाते हैं।

चित्र 2

लवारों में टिटेनी (काफ टिटैनी)

- यह रोग लवारों में 2–3 माह की आयु पर होता है। जिन लवारों को इस आयु तक केवल दूध ही भोजन के रूप में दिया जाता है, शरीर में मैग्नीशियम की कमी हो जाती है।
- रोग में लक्षण लैक्टेशन टिटेनी की ही भाँति होते हैं। उपचार के लिए 10 प्रतिशत मैग्नीशियम सल्फेट का घोल 100 मि.ली. इन्जेक्शन द्वारा दिया जाता है।
- पशुओं में 500 मि.ली. 5 प्रतिशत मैग्नीशियम सल्फेट का घोल आधा त्वचा के नीचे और आधा रक्त में इन्जेक्शन द्वारा दिया जाता है।
- रोगी पशु को बाद में 50–100 ग्रा. मैग्नीशियम सल्फेट 12–15 दिनों तक भोजन में भी खिलाया जाता है।

रिकेट्स

परिचय (एपीडेमियोलॉजी)

- वृद्धिशील, अल्पायु पशुओं के हड्डियो में कैल्शियम का उचित जमाव न होने से यह रोग देखा गया है।
- रोग प्रभावित पशु में हड्डियों का टेड़ा–मेड़ा होना तथा कमजोर होना इस रोग का मुख्य लक्षण है (चित्र 1)।

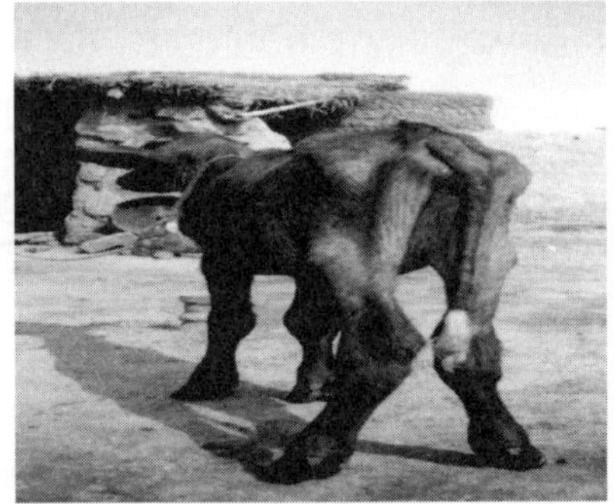

चित्र 1

- कैल्शियम एवं फास्फोरस के चयापचय के दोषपूर्ण होने या विटामिन–डी एवं कैल्शियम की कमी इस रोग को पशुओं में जन्म देती है।
- कुछ पशु आहार (अनाज एवं घास) भी कैल्शियम की अल्पता से प्रभावित होने के कारण पशुओं में रिकेट्स रोग को जन्म देते हैं।
- पशु आंत में विटामिन–डी की अल्पता के कारण कैल्शियम अवशोषण प्रभावित होता है। इस स्थिति में कैल्शियम की उपलब्धता कम होने से भी यह रोग पशुओं को प्रभावित कर सकता है।

रोग के लक्षण (सिम्पटम्स)

- प्रभावित पशु की वृद्धि रूक जाती है तथा इसके पैर कमानाकार हो जाते है (चित्र 2)।
- जोड़ो का आकार (विशेष रूप से अगले पैर) बड़ा हो जाता है।
- श्रोणिमेखला का अल्प विकास तथा हड्डियों का आकार छोटा हो जाता है।
- जोड़ सख्त हो जाते हैं जिसके कारण पशुओं में लंगडाहट तथा लेट जाने की प्रवृति देखी गयी है।

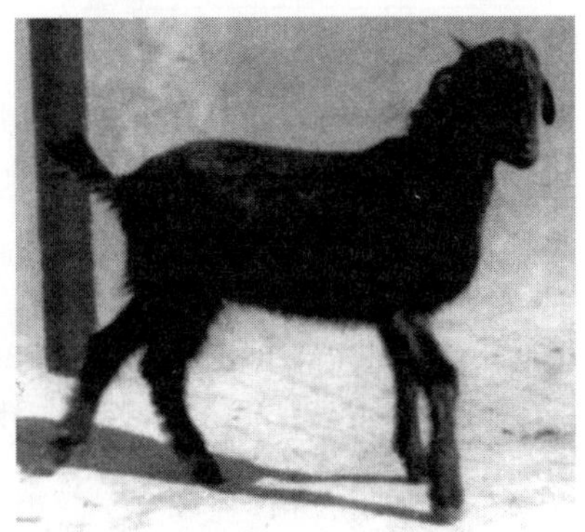

चित्र 2

- प्रभावित पशु की पसलियाँ भी कैल्शियम की कमी से प्रभावित होती हैं।
- पशुओं में दांत का विकास धीमा हो जाता है तथा वे टेढ़े–मेढ़े तथा कमजोर हो जाते हैं।
- दाँतों में गड्ढे पड़ जाते हैं तथा वे बदरंग हो जाते हैं।
- कैल्शियम की कमी के कारण जबड़ों की हड्डी कमजोर हो जाती है तथा पशु मुंह खोलने में असमर्थ हो जाता है।
- खुर चपटे तथा मांसपेशियां की शिथिलता प्रभावित पशुओं में देखने को मिलती है।
- प्रभावित पशु चलने से परहेज करने लगता है।
- पशुओं में मिट्टी खाने की प्रवृति बढ़ जाती है।
- प्रभावित पशु के पेट का आकार बड़ा हो जाता है और वह अपनी कांति खो देता है।
- प्रभावित पशुओं में दस्त तथा रक्ताल्पता भी देखी जा सकती है।
- प्रभावित भेड़ के मेमनें कठिनाई से चलते हैं तथा कभी एक या दोनों अगले पैरों से लंगड़े हो जाते हैं।
- रोग से प्रभावित पशु में पहले घुटनों के जोड़ प्रभावित होते हैं जो आकार में बड़े तथा मुड़ जाते हैं।

चिकित्सा (ट्रीटमेंट)

- आंत्रेतर मार्ग से विटामिन–ए, डी–3, कैल्शियम बोरोग्लुकोनेट, मैंग्नीशियम और फास्फोरस देने से लाभ मिलता है।

- विटामिन–डी, मछली का तेल आदि वृद्धि काल में एक या दो बार दिया जाना लाभकारी सिद्ध होता है।
- वृद्धिशील पशुओं में हड्डियों का चूरा या डाइकैल्शियम फास्फेट एवं प्रोटीन का प्रयोग भी रोग में लाभकारी है।

रोकथाम (प्रीवेंशन)

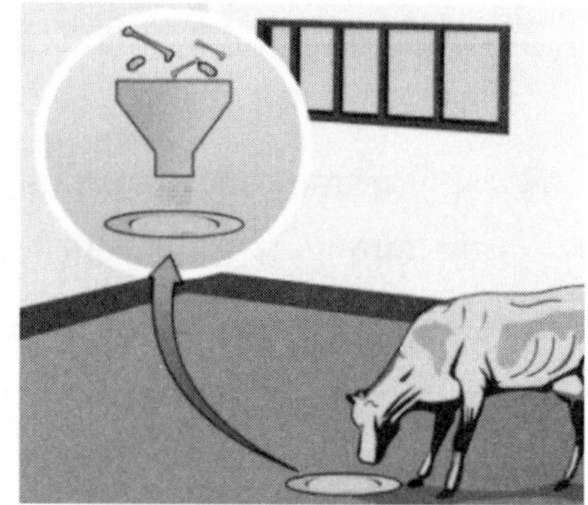

चित्र 3

- वृद्धिशील पशु को कैल्शियम और फास्फोरसयुक्त आहार दिया जाना चाहिए (चित्र 3)।
- अस्थियों का चूरा, डाई कैल्शियम फास्फेट, पिसा चूना या क्लोरीन रहित फास्फेट कुछ निश्चित खुराक के रूप में पशु को दिया जा सकता है।
- विटामिन–डी युक्त औषधि जैसे शार्क लीवर ऑयल, कैल्शियम लेक्टेट, बिनोले का आहार रोग को रोकने में मदद करता है।

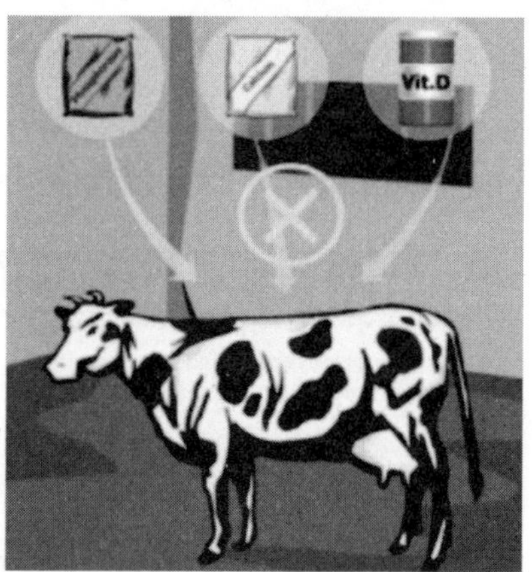

चित्र 1

अस्थिमृदुता (ऑस्टियोमलेसिया)

परिचय (एपीडेमियोलॉजी)

- यह एक वयस्क पशुओं में पाया जाने वाला कंकाल सम्बन्धित रोग है।
- ऑस्टियोमलेसिया अस्थियों से खनिज लवणों मुख्यतः कैल्शियम के गमन या रिसाव से उत्पन्न अस्थि दुर्बलता का रोग है।
- शरीर में कैल्शियम, फास्फोरस एवं विटामिन बी की कमी पशुओं में ऑस्टियोमलेसिया रोग को जन्म दे सकती (चित्र 1) है।
- शहरी वातावरण में रखी दुधारू गाय एवं भैंस में यह रोग अति प्रचलित है।
- आहार दोष विशेष रूप से खनिज लवणों से उपयुक्त रूप से आहार का पूरित न होना इस रोग को बढ़ावा देता है (चित्र 2)।

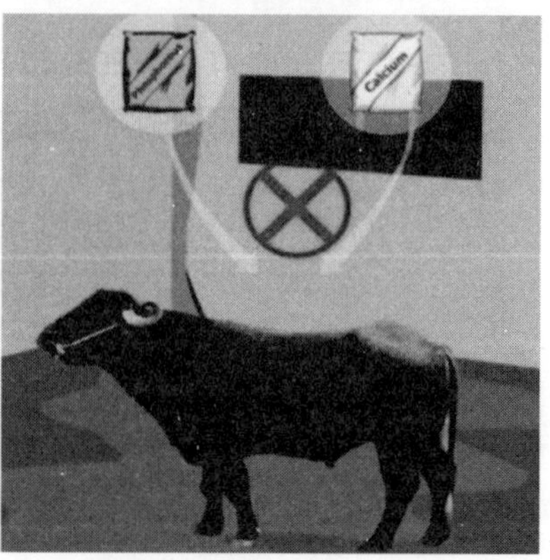

चित्र 2

- आहार में गेहूँ, चोकर या दाल चूनी की अधिकता जिसमें फास्फोरस की मात्रा अधिक होती है, इस रोग को जन्म देती है।
- गेहूँ का भूसा भी जो सामान्यतः कैल्शियम और फासफोरस दोनों ही खनिज से हीन होता है, इस रोग की उत्पत्ति में सहायक है (चित्र 3)।

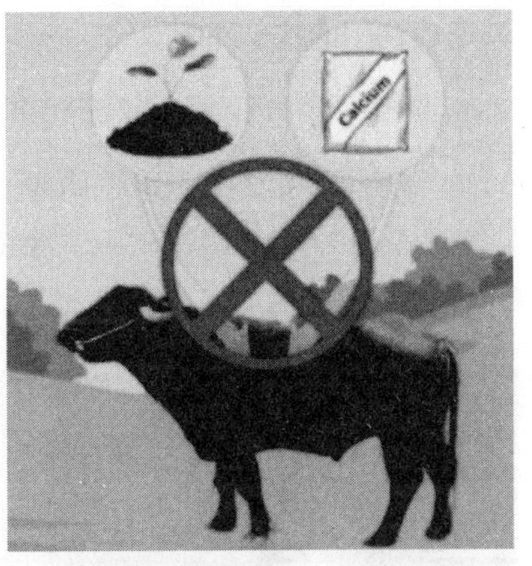

चित्र 3

रोग के लक्षण (सिम्पटम्स)

- दुधारू पशु में दूध उत्पादन कम हो जाता है तथा उसकी प्रजनन क्षमता कम हो जाती है।
- भूख की कमी इस रोग की मुख्य पहचान है।
- गम्भीर रोगियों के पैरों में मांसपेशियों की कठोरता, असन्तुलित चाल तथा जोड़ों का दर्द के साथ–साथ धनुषाकार कमर देखी जा सकती है।
- प्रभावित पशु की गति धीमी, लंगड़ाहट के साथ तथा चलते समय आवाज करने वाली होती है (चित्र 4)।

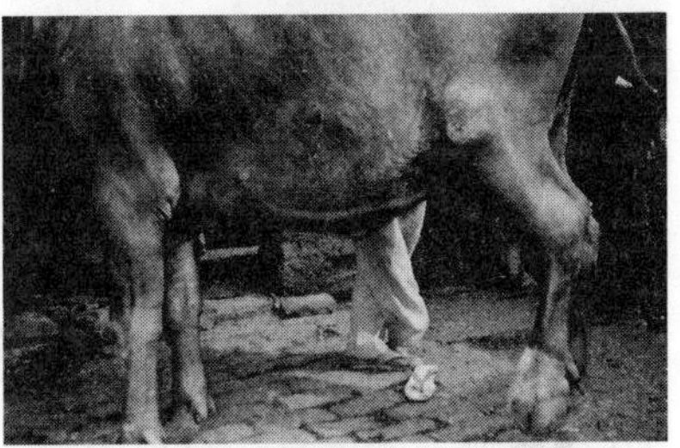

चित्र 4

- पिछले पैरों का लंगड़ापन इस रोग में अधिक प्रचलित है।
- अधिक दुधारू पशुओं में यह स्थिति "मिल्कलैग" के नाम से जानी जाती है।
- अति प्रभावित पशुओं में खड़े होने एवं चलने के प्रति अरूचि देखी गयी है तथा वह लेटना पसन्द करते हैं।
- प्रभावित पशुओं में हड्डी विकार जैसे कि श्रोणिमेखला के संकुचन के कारण कठिन प्रसव भी देखा गया है।

चिकित्सा (ट्रीटमेंट)

- आहार को विटामिन–ए, बी तथा सी के साथ–साथ खनिज लवणों से भलीभांति परिपूरित करें।
- रूमन्थी पशुओं में विटामिन–सी भी आन्त्रेतर चिकित्सा के रूप में लाभकारी होगा।
- गम्भीर रूप से प्रभावित पशुओं के आहार में अस्थिनिर्माण करने में सहायक तत्व इन्जेक्शन के रूप में दिये जाने चाहिए।

रोकथाम (प्रीवेंशन)

- गर्भावस्था एवं वृद्धि काल में पशुओं को संतुलित आहार प्रदान करें (चित्र 5)।
- गर्भावस्था की अन्तिम काल में पशु आहार में कैल्शियम की मात्रा बढ़ाये (चित्र 6)।
- स्थान विशेष को ध्यान में रखते हुये भली प्रकार का खनिज मिश्रण प्रदान करें (चित्र 7)।

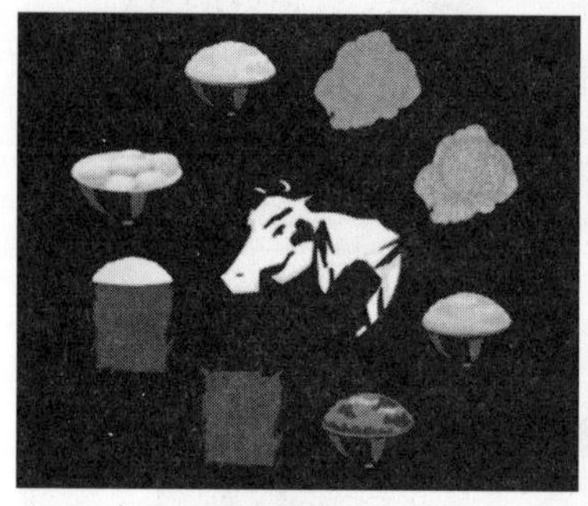

चित्र 5

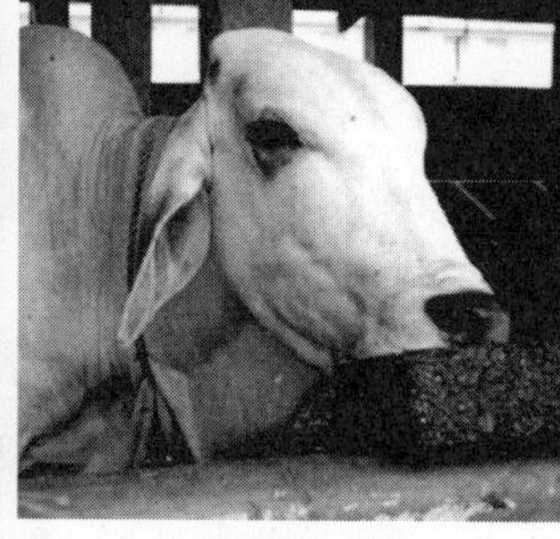

चित्र 6

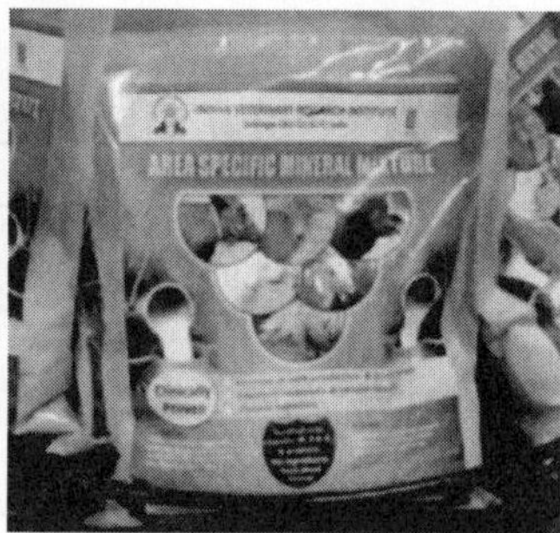

चित्र 7

ताम्र अल्पता (कॉपर डिफिसियेन्सी)

परिचय (एपीडेमियोलॉजी)

- अवयस्क रूमन्थी पशुओं में यह एक प्रचलित रोग है।
- प्रभावित पशुओं में यह रोग रक्तअल्पता, कंकालीय विकृतियों तथा हृदय सम्बन्धी अनेक लक्षणों के रूप में परिलक्षित होता है (चित्र 1)।

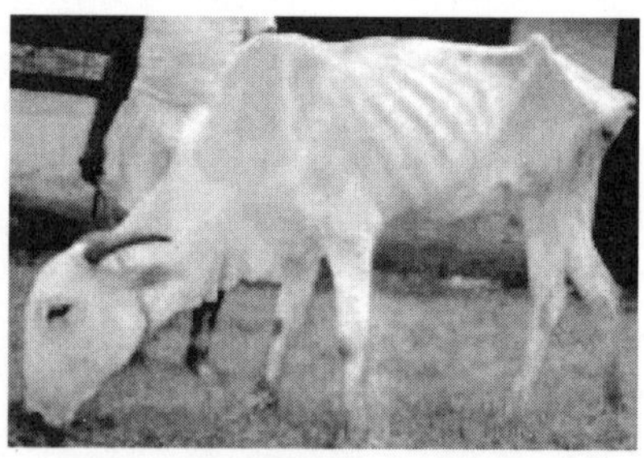

चित्र 1

- कॉपर अल्पता सामान्यतः पशु आहार में आवश्यक कॉपर की कमी के कारण देखा गया है तथापि आहार में मालिब्डेनम की अधिकता भी इस रोग की उत्पत्ति में भूमिका निभाती है।
- आहार में फाइटेट, कैल्शियम, लोहा, जस्ता, सीसा और कैडमियम की अधिकता भी इस रोग के लिए जिम्मेदार है (चित्र 2)।
- लक्षण विहीन ताम्र अल्पता सामान्यतः प्रचलित रोग है तथा पर्याप्त आर्थिक हानि के लिये उत्तरदायी है।

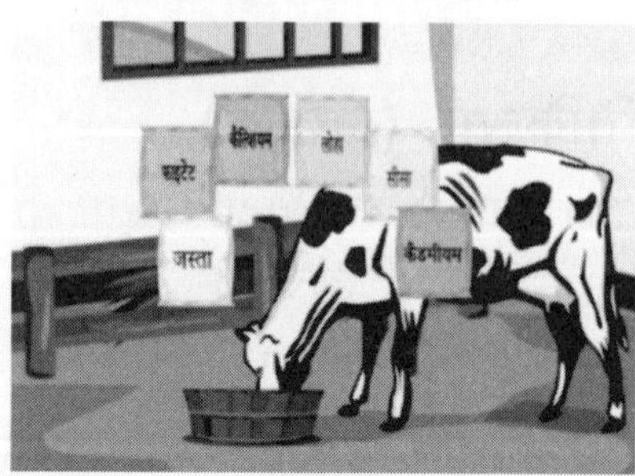

चित्र 2

रोग के लक्षण (सिम्पटम्स)

- रूमन्थी पशुओं में ताम्र अल्पता से उत्पन्न लक्षणों में रक्ताल्पता, दस्त तथा मन्द वृद्धि दर मुख्य है (चित्र 3)।
- प्रभावित पशुओं में रोम कवच का रंगहीन हो जाना तथा उसके रोम का स्टील के जैसे हो जाना प्रचलित है (चित्र 4)।
- नवजात मेमनों में गतिहीनता भी देखी जा सकती है।
- प्रभावित पशुओं में नेत्र की श्लेष्मा झिल्ली पीली हो जाती है तथा अस्थियों की भंगुरता बढ़ जाती है।
- रोगी पशु का दुग्ध उत्पादन भी कम हो जाता है।
- रोगी पशु का रोम कवच रूक्ष हो जाता है तथा पिछले पैरों पर उसका नियत्रंण नहीं रहता है (चित्र 5)।
- रोग से प्रभावित पशु में अनियमित ऋतु चक्र, सन्तान धारण दर की कमी, प्रसव की कठिनाई, प्रसवोपरान्त जेर का न गिरना एवं दुर्बल बच्चों का जन्म होना भी इस रोग में हो सकता है।
- कुछ अन्य प्रकार के विकार जैसे फॉलिंग रोग, स्वे–बैक या नवजात गतिहीनता देखी जा सकती है।

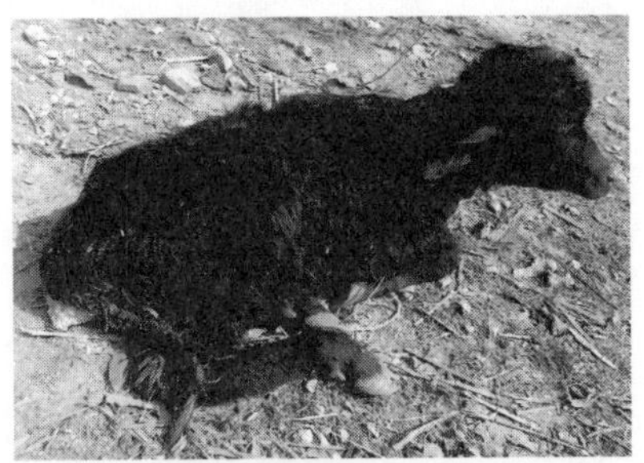
चित्र 3

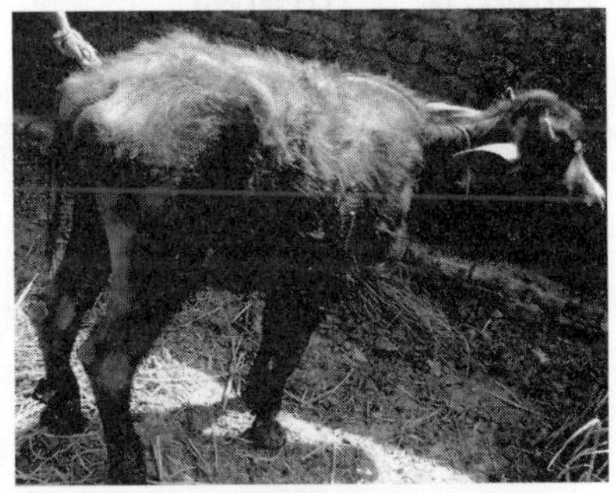
चित्र 4

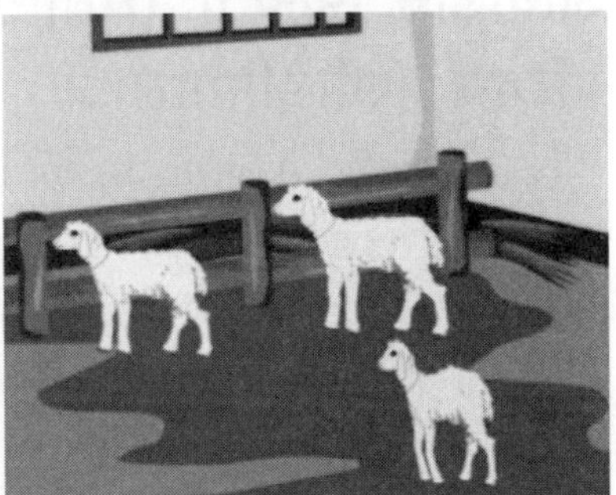
चित्र 5

चिकित्सा (ट्रीटमेंट)

- मुख द्वारा ताम्र सल्फेट का घोल पिलाना (कुल 2 ग्राम) लाभकारी होगा (चित्र 6)।

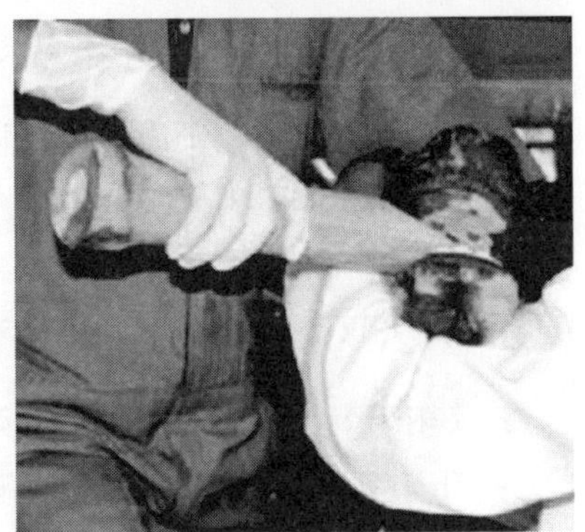
चित्र 6

- कॉपर–कोबाल्ट पूरित मन्द गति से उपलब्धता वाले बोलस या आन्त्रेतर मार्ग से कॉपर ग्लाईसिनेट इन्जेक्शन के रूप में देने पर सन्तोषजनक लाभ प्रदान करते हैं।
- हृदय एवं मस्तिष्क के प्रभावित होने की दशा में चिकित्सा से प्राप्त लाभ सीमित हैं।

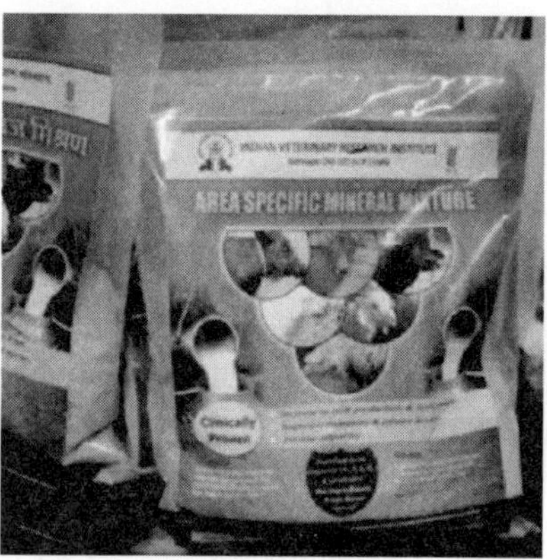

चित्र 7

रोकथाम (प्रीवेंशन)

- किसी भी प्रकार की कॉपर अल्पता से बचने के लिये आहार में खनिज लवणों की उचित आपूर्ति करें (चित्र 7)।
- सक्षम चिकित्साधिकारी की उपस्थिति में कॉपर सल्फेट को भी एक उत्तम औषधि के रूप में उपयोग में लाया जा सकता है (चित्र 8)।

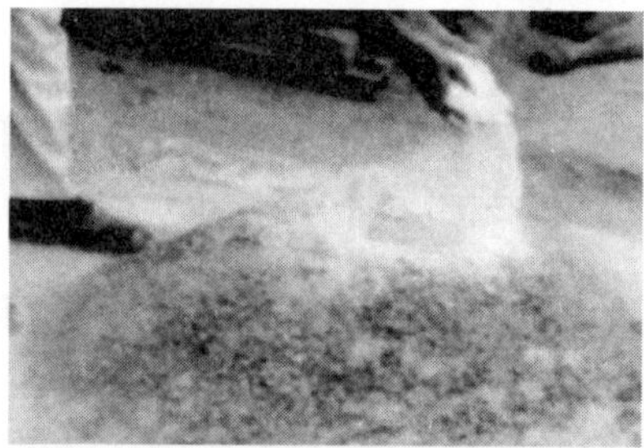
चित्र 8

आयोडीन अल्पता (घेंघा रोग)/ग्वाइटर

परिचय (एपीडेमियोलॉजी)

- पशु शरीर में आयोडीन की आपूर्ति कम होने से थाइराइड ग्रन्थि का आकार बड़ा हो जाता है जो दुधारू पशु में घेंघा रोग (ग्वाइटर) के रूप में प्रकट होता है (चित्र 1)।
- आयोडीन अल्पता पशु में रोम हीनता, गर्भपात, मृतजन्म तथा नवजात मेमनों की अधिक मृत्यु दर के रूप में देखी जाती है।

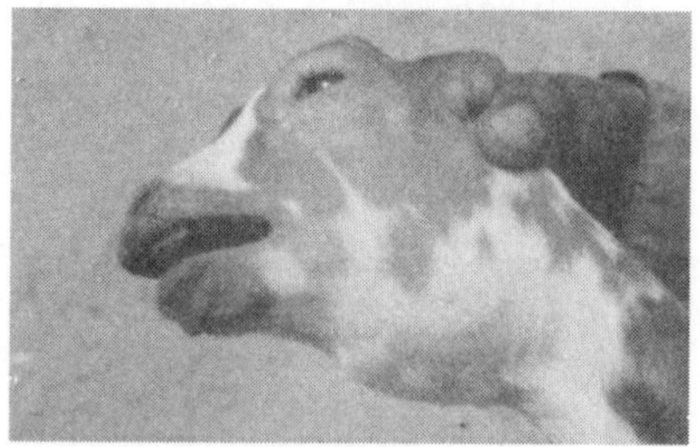
चित्र 1

- हमारे देश के अनेक स्थानों में आयोडीन की कमी पशुओं में देखी गयी है। इसका मुख्य कारण अधिक वर्षा होने से भूमि में आयोडीन का क्षरित हो जाना है (चित्र 2)।
- स्थानिक क्षेत्रों में आयोडीन की कमी के कारण गाय, बकरी एवं भेड़ में ग्वाइटर का रोग उल्लेखित है।

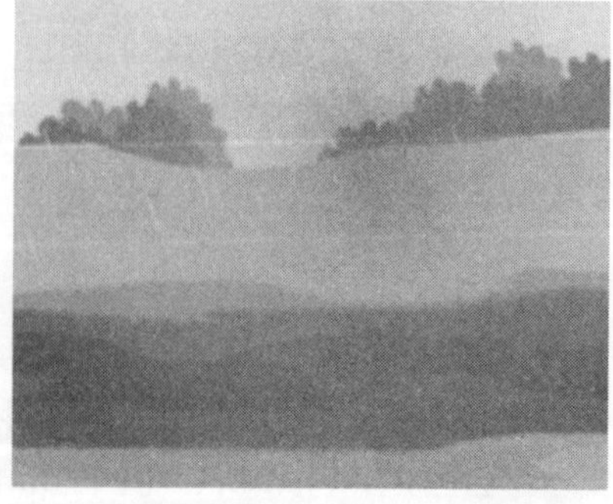
चित्र 2

रोग के लक्षण (सिम्पटम्स)

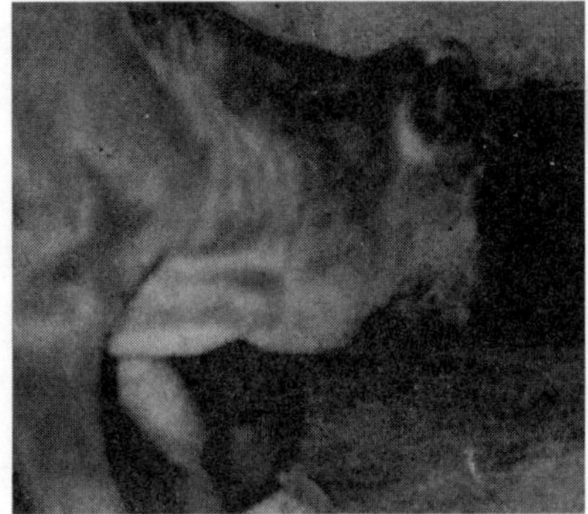

चित्र 3

- प्रभावित पशु कमजोर तथा आलसी पाये जाते हैं।
- उनका रोम कवच रूक्ष तथा शरीर के निचले हिस्सों में शोफ (पानी का जमा होना) देखा जा सकता है (चित्र 3)।
- गाय तथा भैंस में आयोडीन अल्पता उनके शारीरिक क्षरण से परिलक्षित होती है तथा उनमें दुग्ध उत्पादन की कमी हो जाती है।

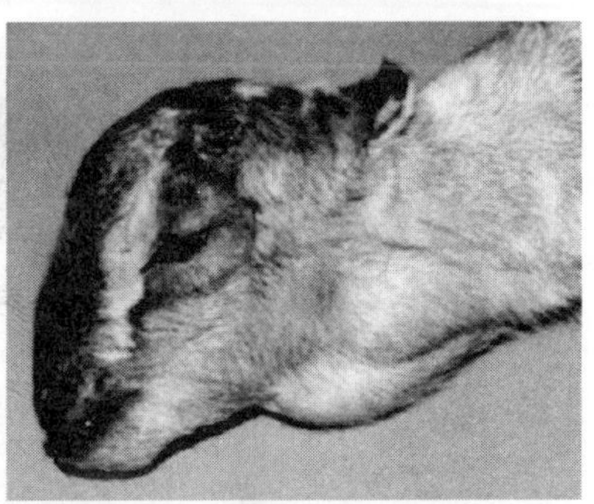

चित्र 4

- ऋतुकाल में पशु का रम्भाना बन्द हो जाता है। इसके साथ–साथ गर्भपात, मृतजन्म तथा जन्मोत्तर मेमनों में दुर्बलता भी आयोडीन अल्पता के कारण हो सकती है।
- थाइराइड ग्रन्थि का आकार बड़ा हो जाता है जिसे छूकर पता लगाया जा सकता है (चित्र 4)।

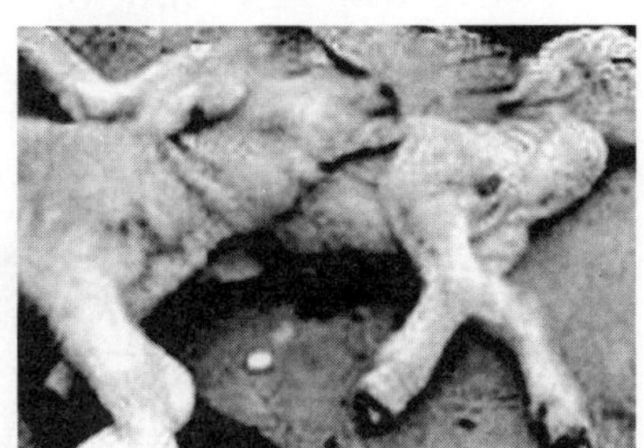

चित्र 5

- वयस्क नरों में कामोत्तेजना की कमी सामान्य लक्षण है।
- भेड़ एवं बकरियों में आयोडीन की कमी से घेंघा (ग्वाइटर) रोग काफी सामान्य रूप से पाया जाता है।
- नवजात भेड़ एवं बकरी मेमनें कम भार वाले, दुर्बल तथा रोमहीन होने के साथ–साथ उनमें वृह्ताकार थाइराइड ग्रन्थि देखी जाती है (चित्र 5)।

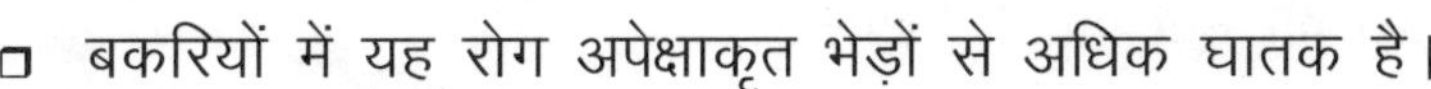

- बकरियों में यह रोग अपेक्षाकृत भेड़ों से अधिक घातक है।

चिकित्सा (ट्रीटमेंट)

- पोटेशियम आयोडाइड या पोटेशियम आयोडेट का प्रयोग इस रोग में प्रभावकारी होता है।

- आयोडीन युक्त प्रोटीन भी आयोडीन अल्पता से उत्पन्न रोग की चिकित्सा के लिये कारगर है।
- आयोडीन पूरित प्रोटीन का उपयोग करने से पहले इस बात की सावधानी करनी चाहिए कि इसका प्रयोग दुधारू पशुओं में दुग्ध उत्पादन को पशु शरीर की कीमत पर बढ़ाता है जिससे अगले ब्यांत में पशु का दुग्धोत्पादन कम हो सकता है और उसमें जनन सम्बन्धी विकार पैदा हो सकते हैं।
- आयोडीन अल्पता में थाइरोक्सीन हारमोन का प्रयोग भी लाभकारी होगा।

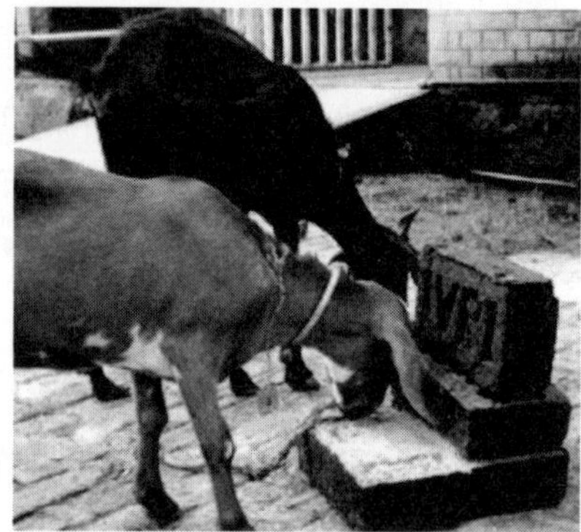

चित्र 6

रोकथाम (प्रीवेंशन)

- आयोडीन की कमी से प्रभावित क्षेत्रों में पशुओं को चारे में उपयुक्त मात्रा में पोटेशियम आयोडाइड लवण मिलाकर खिलाएं।
- पशुओं में खनिज आपूर्ति मिश्रण या खनिज ईंट, के रूप में की जा सकती है (चित्र 6)।
- ऐसा चारा एवं आहार जिसमें ग्वाइटर पैदा करने वाले तत्व पाये जाते हैं, उनके उपयोग को सीमित करें और लम्बे समय तक पशुओं को आहार के रूप में न दें।

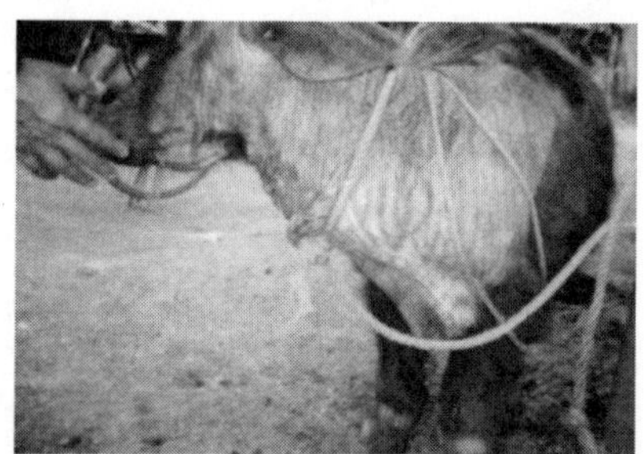

चित्र 1

जस्ता अल्पता (जिंक डिफीसियेन्सी)

परिचय (एपीडेमियोलॉजी)

- पशुओं में जस्ते की कमी रक्ताल्पता तथा त्वचीय रोग के रूप में प्रकट होती है (चित्र 1)।
- पशु की पाचन प्रक्रिया में जस्ते का महत्वपूर्ण योगदान है। यह पशु की भूख को भी नियमित करता है (चित्र 2)।
- जस्ते की कमी से भ्रूण वृद्धि भी प्रभावित होती है। जो अनेक जन्मों तक विकृतियों के रूप में प्रकट हो सकती है।

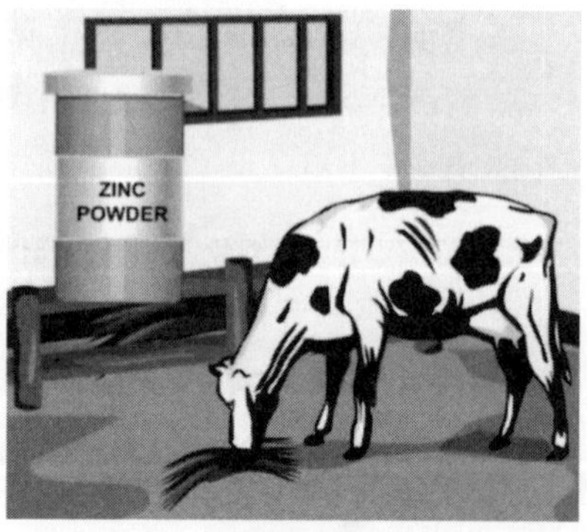

चित्र 2

- आहार में कैल्शियम की अधिकता जस्ते की अल्पता को बढ़ा सकती है (चित्र 3)।
- कॉपर, कैडमियम, लौह एवं मोलिब्डेनम भी जस्ते के चयापचय को प्रभावित करते है (चित्र 4)।

रोग के लक्षण (सिम्पटम्स)

- जस्ते की अल्पता से प्रभावित पशु में भूख एवं वृद्धि दर की कमी तथा जनन के विकार सामान्य लक्षण हैं।
- प्रभावित पशु में त्वचा एवं पैरों की विकृतियां तथा आहार उपयोग क्षमता की कमी देखी जा सकती है (चित्र 5)।

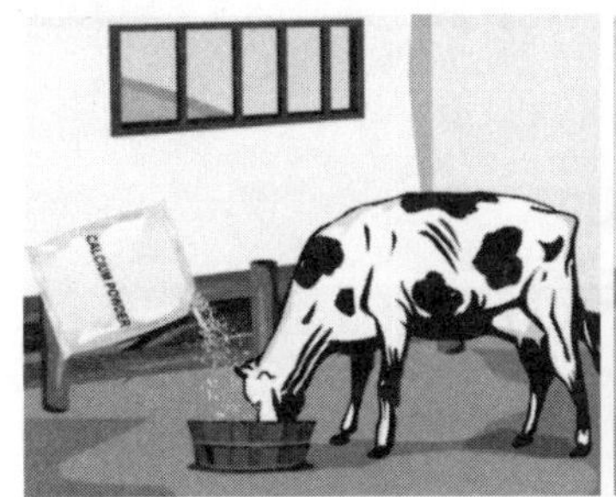

चित्र 3

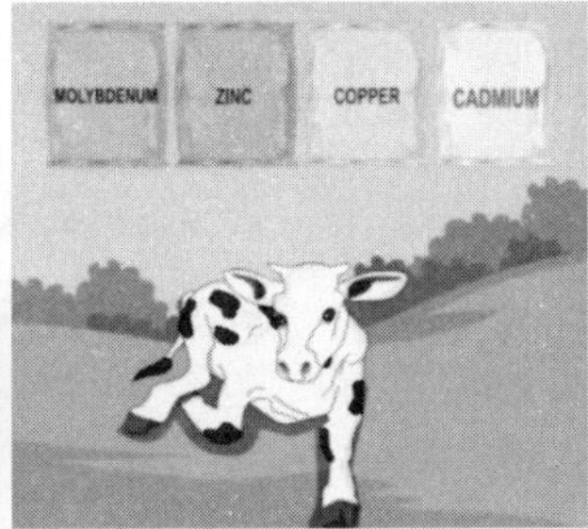

चित्र 4

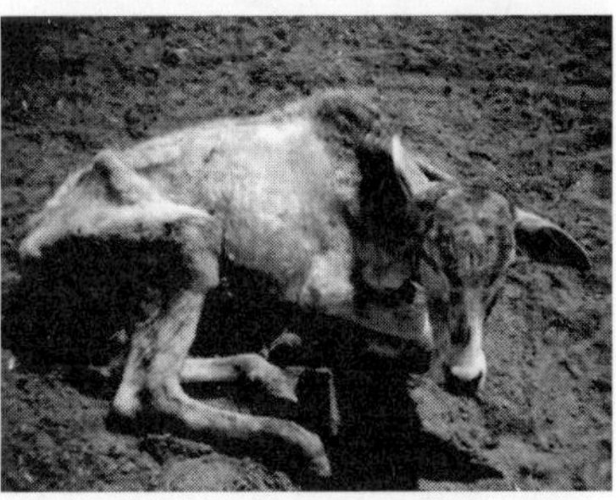
चित्र 5

- प्रभावित पशु की त्वचा कालांतर में मोटी, कठोर तथा दरारों वाली पैराकेरेटोसिस हो जाती है (चित्र 6)।
- गौवंशीय अवयस्क पशुओं में थूथन, गर्दन, कान, अण्डकोष तथा पिछले पाँव अति प्रभावित होते हैं।
- रोगी पशु में कठिन गमन, जोड़ों की सूजन, चमड़ी के नीचे जल का एकत्रितकरण (शोफ), घाव भरने में कमी आदि देखी जा सकती है (चित्र 7)।
- जस्ते की कमी से प्रभावित पशु की रोगरोधन क्षमता में कमी आ जाती है।

चिकित्सा (ट्रीटमेंट)

- अति प्रभावित अवस्था में जिंक लवण के घोल को इंजेक्शन के रूप में प्रयोग कर सकते हैं।
- गौवंशीय पशुओं में जिंक सल्फेट (2 ग्राम / सप्ताह) का प्रयोग प्रभावकारी होता है।

रोकथाम (प्रीवेंशन)

- पशु आहार में खनिज लवण आपूर्ति में जिंक लवण का प्रयोग करने से जस्ते की अल्पता से उत्पन्न विकृतियों को पशुओं में होने से रोका जा सकता है (चित्र 8)।
- पशु आहार में जस्ते की मात्रा 50 मि.ग्रा. प्रति कि.ग्रा. (शुष्क भार) प्रभावकारी होता है।

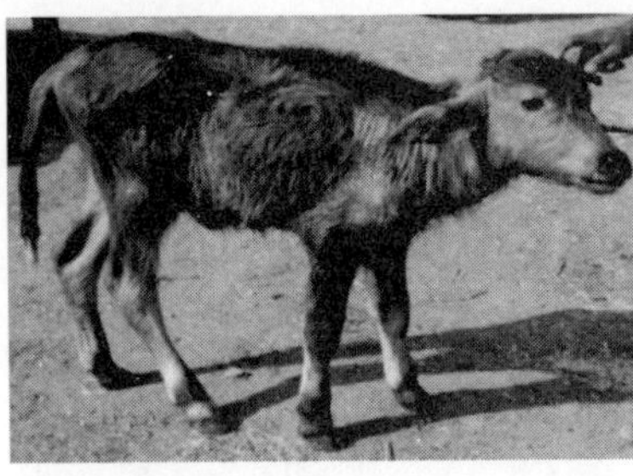

चित्र 6

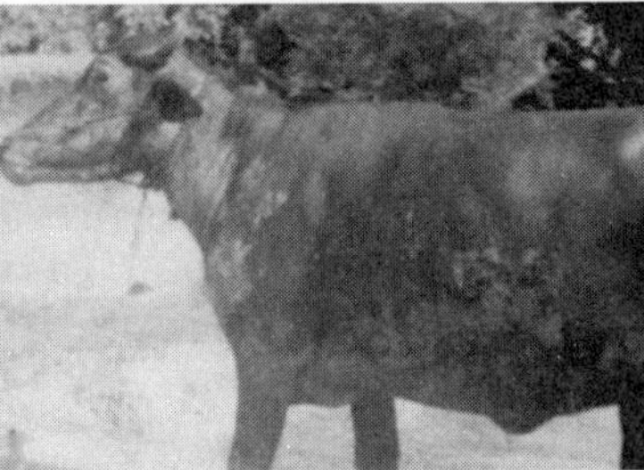

चित्र 7

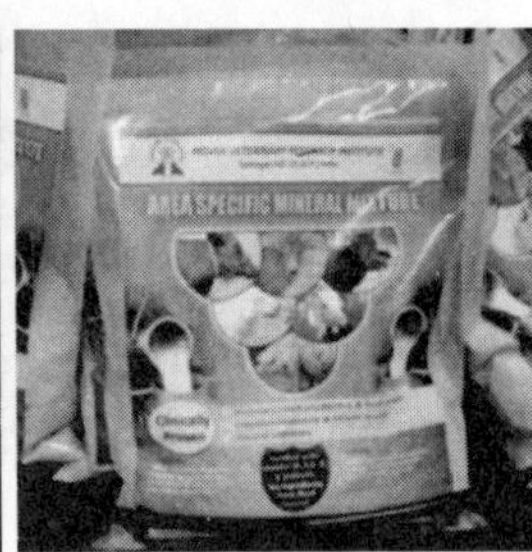

चित्र 8

सेलिनियम अल्पता (सेलिनियम डिफीसियेन्सी)

परिचय (एपीडेमियोलॉजी)

- सेलिनियम पशुओं के सामान्य वृद्धि, सन्तानोत्पत्ति और उनके अनेक बीमारियों से बचाने के लिये एक आवश्यक तत्व है।
- सेलिनियम की पशु शरीर में कमी होने से यह अनेक विकार के रूप में प्रकट होती है।
- सेलेनियम एवं विटामिन–ई पारस्परिक भागीदारी, पशु शरीर की प्रतिरोधी क्षमता को बढ़ाते हैं (चित्र 1) तथा शर्करा चयापचय, खून का थक्का जमना, कैंसर की प्रक्रिया को रोकना तथा अन्य जोड़ कंकाल तथा त्वचा की अनेक रोगों की चिकित्सा में सहायक हैं।
- पशु आहार में सेलिनियम एवं विटामिन–ई की कमी सेलिनियम अल्पता विकारों को जन्म देती है (चित्र 2)।

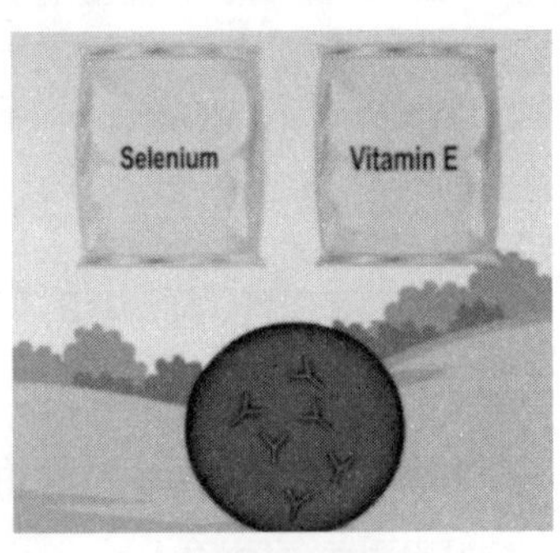

चित्र 1

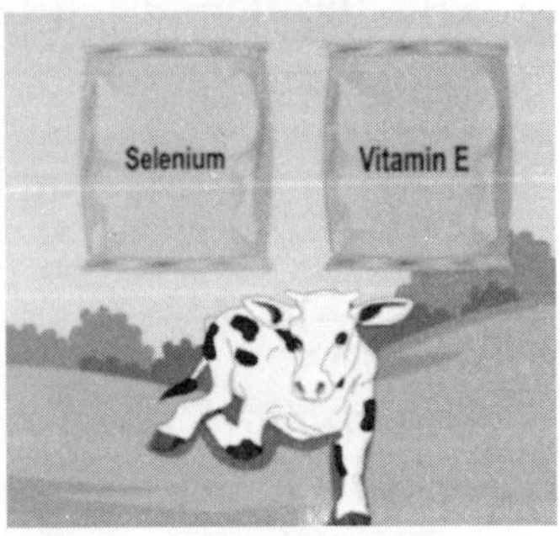

चित्र 2

- सल्फर युक्त ऐमिनो अम्ल की कमी भी सेलिनियम अल्पता के दुष्प्रभावों को बढ़ा देते हैं।
- आहार में असंतृप्त वसा अम्ल की अधिकता भी सेलिनियम अल्पता को जन्म दे सकती है।
- कभी–कभी आहार में सेलिनियम की पर्याप्त मात्रा होते हुये भी अगर कोबाल्ट, जिंक, बेनेडियम, सिल्वर तथा टेलोरियम की मात्रा अधिक है तो भी शरीर में सेलिनियम की उपलब्धता कम हो जाने से सेलिनियम अल्पता विकार उत्पन्न हो सकते हैं (चित्र 3)।

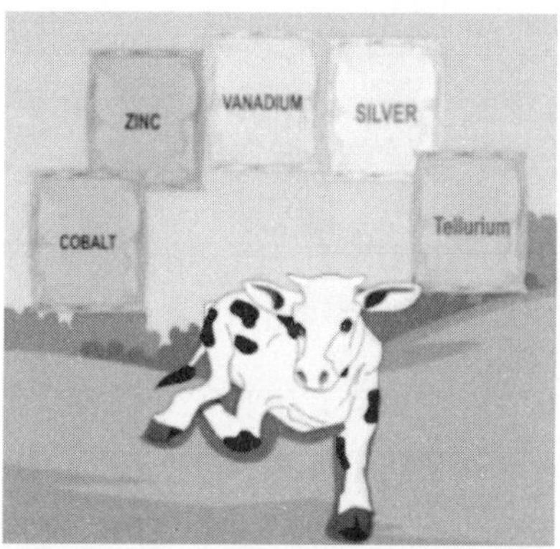

चित्र 3

रोग के लक्षण (सिम्पटम्स)

- सेलिनियम अल्पता नवोदित गौवंशीयों में सफेद मांसपेशी रोग उत्पन्न करती है जो एक मांसपेशियों को नष्ट करने वाली बीमारी है (चित्र 4)।
- मांसपेशियों की यह बीमारी सामान्यतः कमजोरी, अकड़न, मांसपेशियों का असमंजन तथा खड़े होने एवं चलने की कठिनाईयों के रूप में पशुओं में प्रकट होती है (चित्र 5)।
- बड़े रूमन्थी पशुओं में यह रोग जनन विकारों जैसे–गर्भित पशुओं में भ्रूण रोपण की कमी, जेर का न गिरना, बच्चेदानी शोथ तथा मृतजन्म के रूप में परिलक्षित हो सकता है।
- प्रभावित नर पशुओं में शुक्राणु संख्या तथा उनकी गति कम हो जाती है।
- प्रभावित पशु में पीलिया (चित्र 6), अंगों का नीला पड़ना, साँस की कठिनाई एवं दुर्बल नाड़ी देखे जा सकते हैं। ऐसे प्रभावित पशु कालान्तर में मृत्यु को प्राप्त हो सकते हैं।

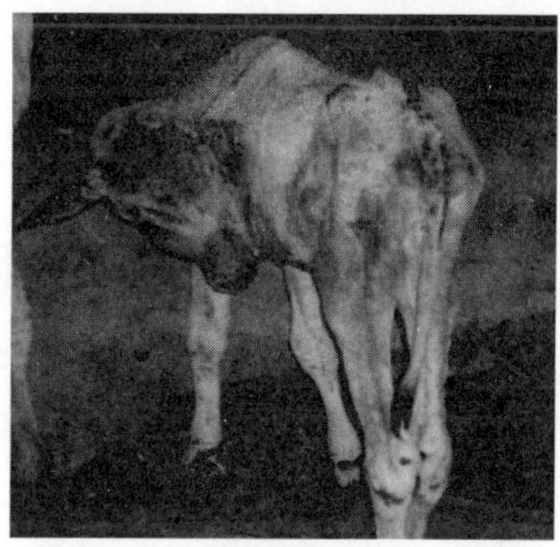
चित्र 4

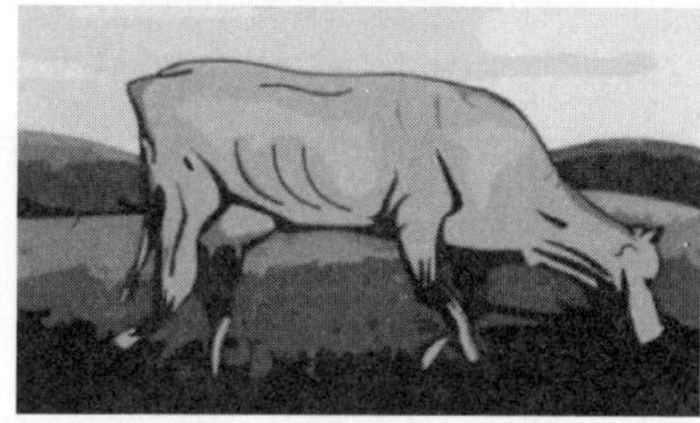
चित्र 5

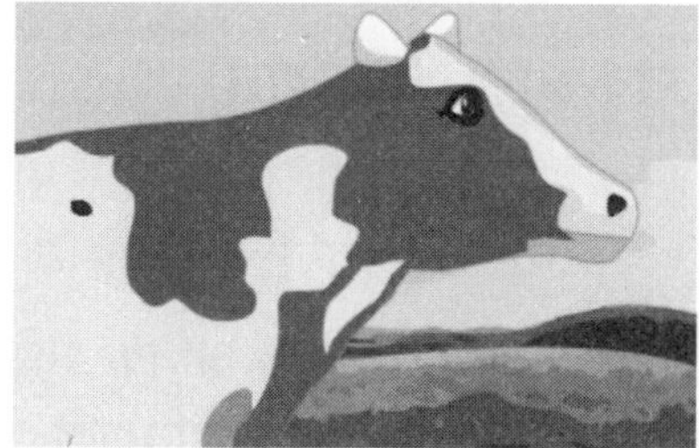
चित्र 6

- हृदय में उत्पन्न पतनकारी परिवर्तनों के कारण हृदय अताल्ता (कार्डियक इरीदिमा) भी देखी जा सकती है (चित्र 7)।
- विसर्जित मूत्र का रंग गहरा या कॉफी के रंग का हो सकता है।
- प्रभावित पशु में भूख की कमी, अल्प वृद्धि दर, मानसिक अवसाद, सुस्ती, मांसपेशियों की दुर्बलता तथा शरीर में पानी का जमाव (शोफ) भी सामान्य लक्षण है।
- अति प्रभावित स्थिति में मृत्यु से पहले प्रभावित पशु कोमा में जा सकता है।

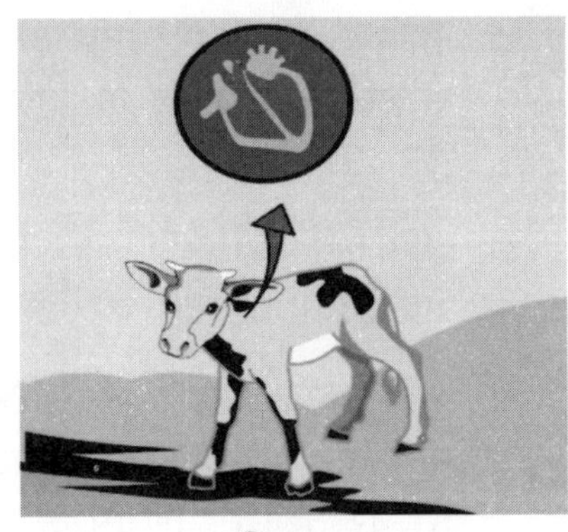

चित्र 7

चिकित्सा (ट्रीटमेंट)

- सेलिनियम अल्पता की चिकित्सा के लिये सेलिनियम एवं विटामिन ई का योग साथ–साथ तथा कभी–कभी सल्फर युक्त ऐमिनो अम्ल के उपयोग द्वारा की जाती है (चित्र 8)।
- इंजेक्शन के रूप में तीन मि.ग्रा. सेलिनियम सोडियम या पोटेशियम लवण के रूप में देना लाभकारी होगा। इसके साथ–साथ 150 आई. यू. एल्फा टोकोफेरोल ऐसिटेट प्रति मि.ली. का उपयोग भी किया जाना चाहिए।
- उपरोक्त चिकित्सा का प्रभाव अति शीघ्र होता है और तीन दिन के भीतर ही सुधार प्रारम्भ हो जाता है।

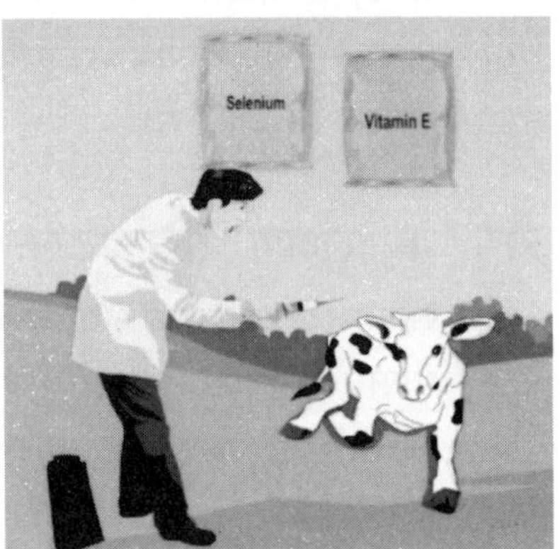

चित्र 8

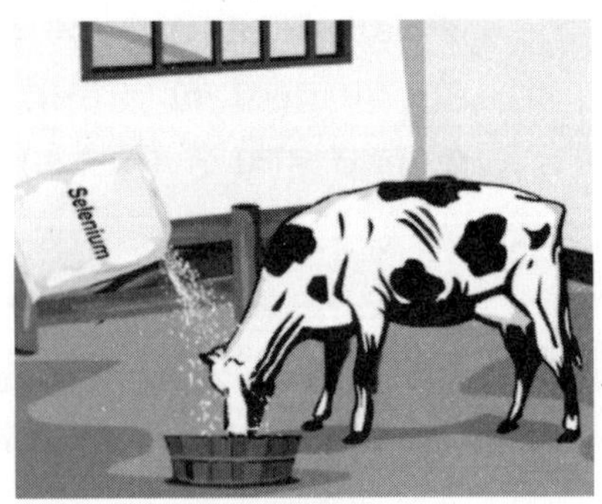

चित्र 9

रोकथाम (प्रीवेंशन)

- आहार आपूर्ति के रूप में सेलिनियम तथा विटामिन–ई का प्रयोग सेलिनियम अल्पता वाले भू–भागों में किया जाना चाहिए।
- सावधानी पूर्वक अधिक सेलिनियम मात्रा से बचें क्योंकि अति विषाक्त होने के कारण सेलिनियम की अधिकता पशुओं को ही नहीं मनुष्यों के लिये भी हानिकारक है (चित्र 9)।

- आहार में आपूर्ति बाधित होने पर इंजेक्शन का उपयोग आसानी से किया जा सकता है।

विटामिन–ए की अल्पता (विटामिन ए डिफीसियेन्सी)

परिचय (एपीडेमियोलॉजी)

- विटामिन–ए अल्पता पशुओं में मन्द प्रकाश में अंधता अथवा रतौंधी, शरीर में जल का इकट्ठा होना, चमड़ी का क्रेटिनिकरण, आंख की पुतली के अल्सर के रूप में प्रकट होती है। जिसकी कालान्तर में परिणति पूर्ण अंधापन होती हैं (चित्र 1)।

चित्र 1

- विटामिन–ए अल्पता आहार में विटामिन या उसके निर्मातक तत्व केरोटिन की कमी के कारण होती है।
- कभी–कभी आहार में विटामिन–ए की पर्याप्त मात्रा उपलब्ध होने के बाद भी शरीर में उसका पर्याप्त ग्रहण न होने से विटामिन ए की अल्पता विकार पैदा होते हैं।
- खनिज तेलों के अधिक दिये जाने पर भी पशु शरीर में विटामिन–ए की कमी हो जाती है (चित्र 2)।

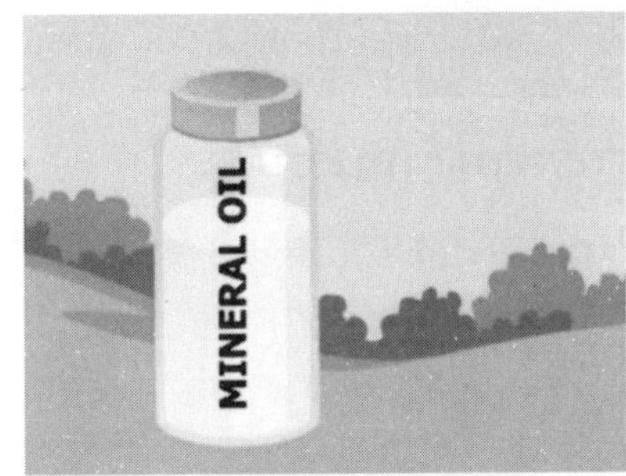

चित्र 2

रोग के लक्षण (सिम्पटम्स)

- प्रभावित पशु रतौंधी से ग्रसित हो जाता है, और मन्द प्रकाश में नहीं देख पाता। यह रोग की प्रारम्भिक स्थिति है।
- आंख से भूरे रंग का गाढ़ा स्राव निकलता है, पुतली में घाव हो जाते हैं, और पशु प्रकाश से दूर रहने की कोशिश करता है।

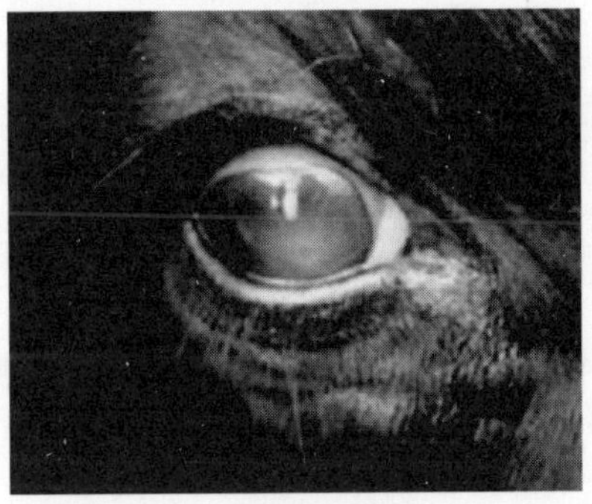
चित्र 3

- वयस्क पशुओं में पुतली का क्रेटिनिकरण (चित्र 3), खुरों का विकार, भार में कमी तथा जनन सम्बन्धी समस्यायें देखी जा सकती हैं।

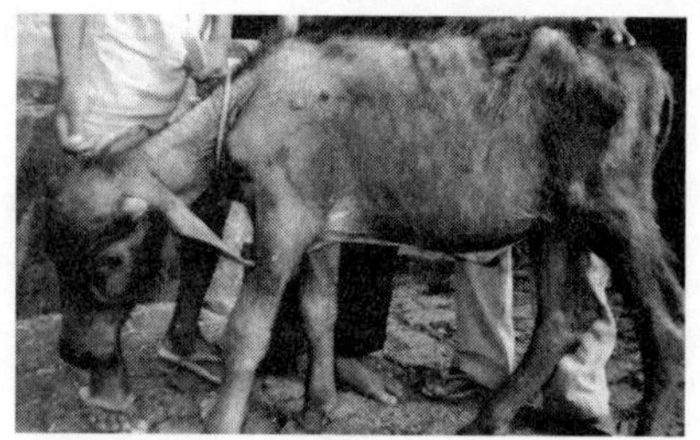

चित्र 4

- अधिक क्रेटिनिकरण के साथ–साथ त्वचा पर शल्क का बनना गौवंशीय पशुओं में सामान्य बात है (चित्र 4)।
- शारीरिक क्षय, भूख की कमी, कमजोरी तथा वृद्धि अवरोध इस अल्पता के सामान्य लक्षण हैं।
- प्रभावित गौ बछड़े, नवजात दस्त, निमोनिया तथा बुखार के लिए सुग्राही होते हैं और उनमें मृत्यु भी हो सकती है।

चिकित्सा (ट्रीटमेंट)

- सामान्यतः 440 आई.यू. प्रति कि.ग्रा. शरीर भार विटामिन–ए की मात्रा इंजेक्शन के रूप में लाभकारी होगी।
- आंख में अन्तरा पुतली द्रव के अधिक हो जाने की स्थिति में भी गौवंशीय नवजात शीघ्र ही चिकित्सा के लाभ को प्राप्त होते हैं।

रोकथाम (प्रीवेंशन)

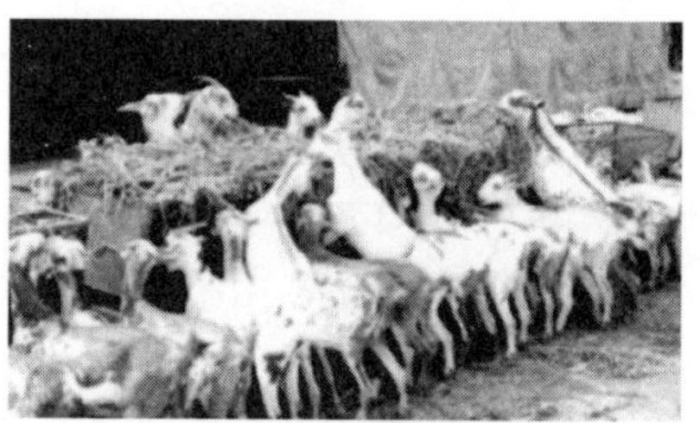

चित्र 5

- प्रत्येक पशु प्रजाति में विटामिन–ए की प्रति दिन आवश्यक मात्रा 40 आई.यू. प्रति कि.ग्रा. शरीर भार है, इसे आहार में बनाये रखें।
- आहार में विटामिन–ए की आपूर्ति न होने पर इंजेक्शन के रूप में 3000 से 6000 आई.यू. प्रति कि.ग्रा. शरीर भार की दर से प्रति 2 माह में देना चाहिए।
- हरी घास, गाजर, हरी पत्तियां और पीली सरसों को पशु आहार में शामिल करने से विटामिन–ए की पर्याप्त मात्रा पशुओं को प्राप्त होती है (चित्र 5)।

विटामिन डी अल्पता (विटामिन डी डिफिसियेन्सी)

परिचय (एपीडेमियोलॉजी)

- विटामिन डी 3, कैल्शियम और फास्फोरस के सामान्य अवशोषण एवं चपापचय के लिए आवश्यक है।
- आहार के मुख्य स्त्रोत मछली का तेल, अंडे की जर्दी, दूध इत्यादि हैं।

- पशुओं को अपर्याप्त सूर्य की रोशनी वाले स्थानों में अधिक समय तक रखने के कारण भी विटामिन डी की कमी हो सकती है।
- आहार में कैरोटिन की अधिकता के कारण भी द्वितीय रूप से विटामिन डी की अल्पता हो सकती है।
- गर्भवती बकरियों एवं प्रसवोन्मुख गायों में आयोनाइज्ड कैल्शियम की आवश्यकता भ्रूण के विकास एवं दुग्ध उत्पादन हेतु बढ़ जाती है, जिससे विशेषकर विटामिन डी की कमी हो जाती है।

रोग के लक्षण (सिम्पटम्स)

- युवा पशुओं की वृद्धिमान हड्डियों में दोषपूर्ण खनिज–कठोरता के कारण लंगड़ापन, कड़ापन, चलने की अनिच्छा, जोड़ों की सूजन, पीठ का धनुषाकार होना एवं कोस्टोकोन्ड्रल संधियों के बढ़े आकार (क्षीणमाला) सा प्रतीत होता है (चित्र 1)।

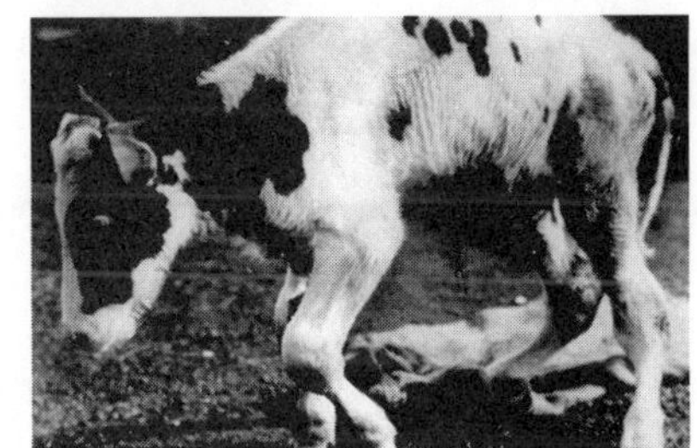

चित्र 1

- लम्बी हड्डियों में घुमाव, दंत–विस्फुटन में देरी, विचित्र एवं कम कैल्शियम युक्त दांत पाये जाते हैं।
- सामान्य कंकाल संरचनाओं की कुरूपता भी पाई जा सकती है (चित्र 2)।

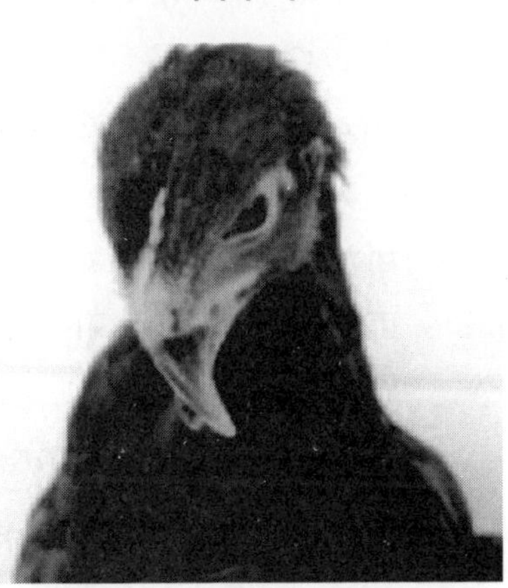

चित्र 2

- हड्डी बनने की सामान्य क्रिया में अवरोध भी एक्स–रे द्वारा सामान्यतः पाये जाते हैं।

चिकित्सा एवं रोकथाम (ट्रीटमेन्ट एण्ड प्रीवेंशन)

- आहार में कैल्शियम एवं फास्फोरस की पर्याप्तता के साथ–साथ विटामिन डी का सम्पूरण देना चाहिए।
- गौवंशीय पशुओं में विटामिन डी$_3$ का एक इंजेक्शन 1100 यूनिट/कि.ग्रा. शरीर भार की दर से देने पर 3–6 महीने तक बचाव होता है।
- मुख द्वारा विटामिन डी$_3$ को 20–45 यूनिट/कि.ग्रा. शरीर भार की दर से देना चाहिए।
- व्याने से एक सप्ताह पूर्व विटामिन डी$_3$ की 10 मिलियन आई.यू. देने से दुग्ध ज्वर से बचाव सम्भव है।

विटामिन ई अल्पता (विटामिन ई डिफिसियेन्सी)

परिचय (एपीडेमियोलॉजी)

- यह एक वसा में घुलने वाला विटामिन है एवं अल्फा–टोकोफिरोल के रूप में सबसे महत्वपूर्ण ऊतकीय प्रति–ऑक्सीकारक है।
- आहार में विटामिन ई एवं सेलेनियम की कमी तथा पॉलीअनसेचुरेटिड वसा अम्लों की अधिकता भी इसकी कमी का प्रमुख कारण है।
- इसके अतिरिक्त मांसपेशी विरुद्ध तत्वों जैसे वसा अम्ल (मछली का तेल, मत्स्य चूर्ण, अल्सी तेल, सोयाबीन एवं मक्का का तेल), आकस्मिक व्यायाम, लम्बी दूरी का परिवहन एवं अन्य तनाव कारक भी इसमें योगदान प्रदान करते हैं।

रोग के लक्षण (सिम्पटम्स)

- मेमनों में हृदय सम्बन्धी (तीव्र) एवं अस्थि सम्बन्धी (मध्यम) रूप में यह रोग पाया जाता है (चित्र 1)।
- अकड़न, कमजोरी, पैरों का लड़खड़ाना एवं खड़े होने में कठिनाई इसके प्रमुख लक्षण हैं।
- मांस पेशियां सख्त, रबर जैसी एवं फूली हुई प्रतीत होती है एवं प्रायः शरीर के दोनो ओर पाई जाती हैं।

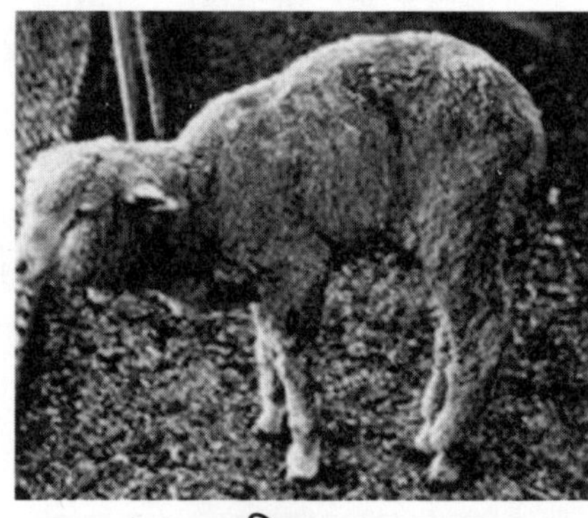

चित्र 1

- कभी–कभी बगैर कोई लक्षण प्रदर्शित किए भी जानवर मृत पाया जा सकता है।
- बछड़ों में अचानक शुरुआत के साथ–साथ अवसाद एवं श्वसन में तकलीफ के साथ–साथा झागदार एवं रक्त युक्त नासिका स्राव पाया जाता है तथा तेज एवं अनियमित हदय गति पायी जाती है।

चिकित्सा (ट्रीटमेंट)

- अल्फा–टोकोफिरोल एसीटेट 300–500 मि.ग्रा. की दर से मेमनों में एवं 750 मि.ग्रा. की दर से बछड़ों में 3–4 दिन तक देना लाभकारी है।
- सेलेनियम एवं अल्फा–टोकोफिरोल को साथ–साथ देना श्रेष्ठ चिकित्सा मानी गयी है।
- मेमनों में 1 मि.ग्रा. सेलेनियम अन्तःत्वचीय मार्ग द्वारा तथा शूकरों में 0.2 मि.ग्रा. प्रति कि.ग्रा. शरीर भार की दर से देना संस्तुत है।

रोकथाम (प्रीवेंशन)

- आहारीय अल्पता में विटामिन ई एवं सेलेनियम का सम्पूरण।
- अंकुरित गेहूं का तेल या आहार, गेहूं का चोकर अथवा अल्फा–टोकोफिरोल का आहार में सम्पूरण का एक अच्छा रोग निरोधी उपाय है।
- ब्याने के पहले गायों में 1 ग्राम एवं बछड़ों में ब्याने के पश्चात 150 मि.ग्रा. अल्फा–टोकोफिरोल दैनिक रूप में रोग निरोधी खुराक के रूप में देना चाहिए।
- मादा बकरियों में 75 मि.ग्रा. एवं मेमनों में 25 मि.ग्रा. खुराक रोजाना देनी चाहिए।

विकृत विभुक्षा (पाइका)

परिचय (एपीडेमियोलॉजी)

- विकृत विभुक्षा से तात्पर्य प्रभावित पशुओं द्वारा अखाद्य पदार्थों का भोजन करना है और आहार में पोषक तत्वों की कमी से होता है।
- गाय, भैंस, शूकर, अश्वीय पशु, भेड़, बकरियां, श्वान और बिल्लियां अधिक प्रभावित होते हैं।
- इस रोग के कई पौषणिक कारण है। विशेषकर आहार में रेशा, कोबाल्ट, नमक और फॉस्फोरस आदि की कमी द्वारा यह रोग होता है।
- इसके अन्य गौण कारण निठ्ठालापन, चिरकाली उदर पीड़ा और मानसिक विकार (रैबीज, तंत्रिकीय एसिटोनिमिया) आदि हैं।

रोग के लक्षण (सिम्पटम्स)

- प्रभावित पशु अखाद्य और विकृत खाद्य पदार्थ खाने एवं पीने की चेष्ठा करता है (चित्र 1)।
- प्रभावित पशु, हड्डियां (आस्टीयोफेजिया), मल (कोप्रोफेजिया) और नवजात शावक भक्षी (इन्फैन्टोफेजिया) हो सकता है (चित्र 2)।
- भेड़ प्रायः पेड़ों की छाल, लकड़ी एवं सड़ा हुआ मृत पशु का मांस खाने लगती हैं (चित्र 3)।

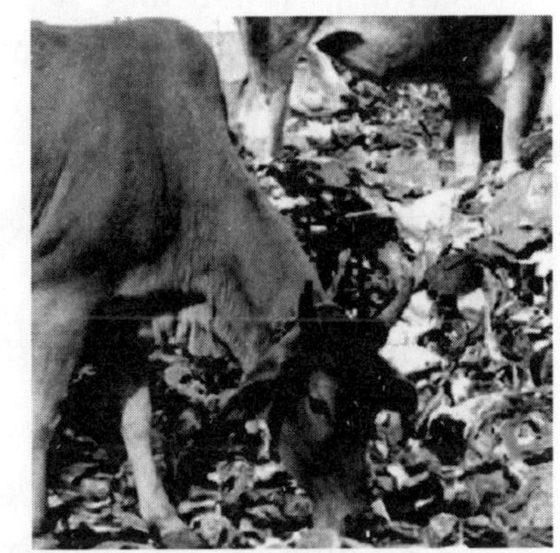

चित्र 1

- नमक की कमी के कारण गाय–भैंसों का एक दूसरे को चाटना, चमड़ा चबाना, मिट्टी खाना एवं मूत्र पीना इत्यादि पाया जाता है।

- विकृत विभुक्षा से अन्य दुष्परिणाम हो सकते हैं जैसे ग्रस्त मादा द्वारा नवजात् शावकों का भक्षण तथा विषाक्तता (सीसा विषाक्तता और बाटुलिज्म) आदि।

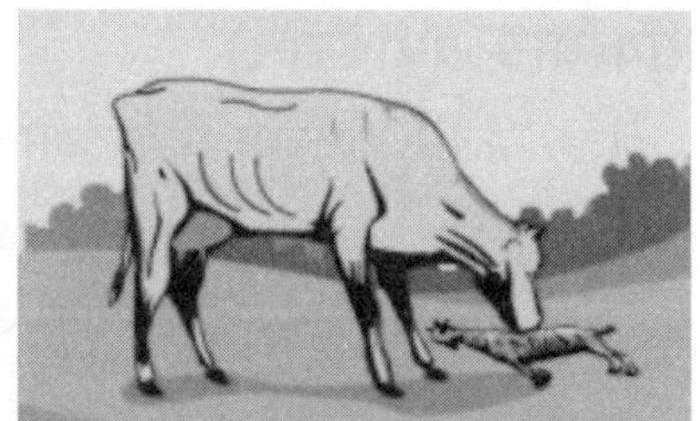

चित्र 2

- आहार नली में बाहरी हानिकारक वस्तुओं जैसे बाल, ऊन अन्य तन्तुओं के कारण रूकावट उत्पन्न हो सकती है।

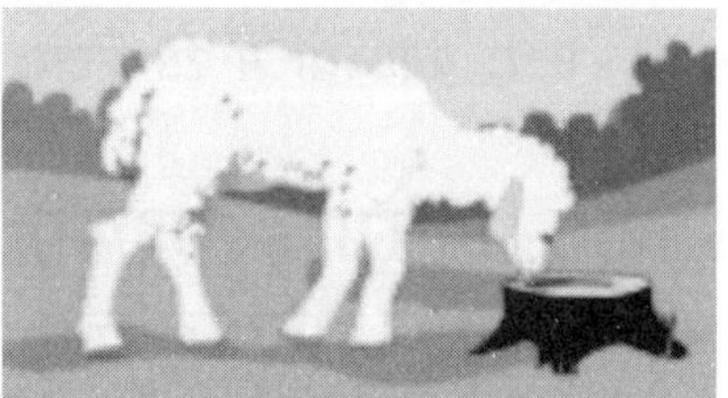

चित्र 3

- धारदार और नुकीली चीजों के निगलने से आहार–नलिका में अथवा पेट में छिद्र या आमाशयी कोष्टक में फंसने से प्रदाह (रेटीकुलाइटिस) उत्पन्न हो सकता है।
- पॉलीथीन की थैलियों और कूड़ा–कचरा ग्रहण करने से आहार नली, आमाशय अथवा आँतें अवरूद्ध हो जाती हैं, जिससे कई पाचन संबंधी समस्यायें जैसे कब्ज हो सकती है।

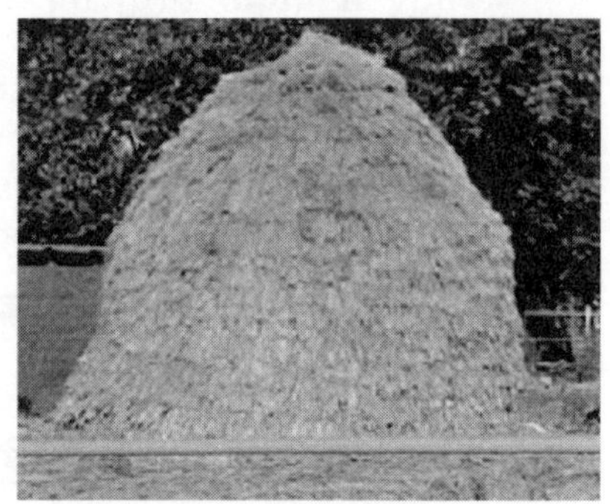

चित्र 4

- विकृत विभुक्षा से आहार भक्षण में विकार उत्पन्न होने के फलस्वरूप पोषकहीनता–जन्य रोग जैसे शारीरिक विकास, प्रजनन एवं उत्पादन क्षमता में कमी इत्यादि के कारण पशुपालकों को बहुत आर्थिक हानि होती है।

चिकित्सा (ट्रीटमेंट)

- विकृत विभुक्षा का उपचार करने के लिये पोषक तत्वों विशेषकर फॉस्फोरस का समावेश एवं असरदार कृमिनाशक दवाओं द्वारा कृमि नियन्त्रण आवश्यक है।

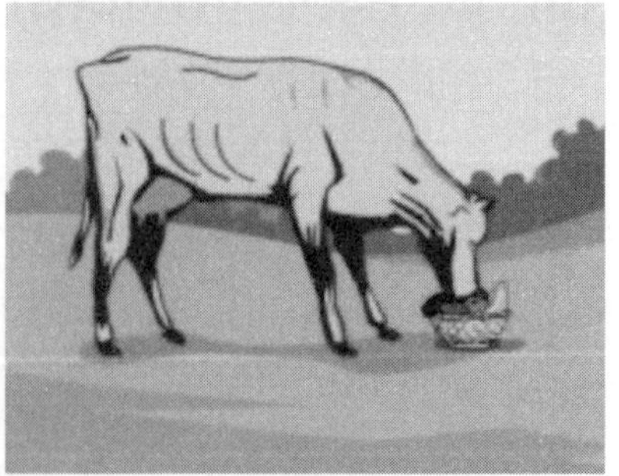

चित्र 5

- पशुओं को दिये जाने वाले आहार में खनिज तत्वों, नमक एवं सूखे चारे (चित्र 4) का समावेश करके विकृत विभुक्षा को रोका जा सकता है।
- पशुओं को उचित मात्रा में सूखा चारा (भूसा, हे) इत्यादि देना चाहिए एवं आहार में सब्जियों या फलों का गूदा भी प्रदान करना चाहिए (चित्र 5)।

- सूक्ष्म खनिजों की किसी भी प्रकार की कमी का पता रक्त विश्लेषण द्वारा कराकर आहार में उनका समावेश किया जाना चाहिए।

रोकथाम (प्रीवेंशन)

- प्रौढ़ पशुओं को 50 ग्राम प्रतिदिन एवं बढ़ते हुए पशुओं को 25 ग्राम प्रतिदिन की दर से क्षेत्र विशेष खनिज मिश्रण नियमित रूप से देना चाहिए।
- प्रौढ़ पशुओं को 30 ग्राम प्रतिदिन एवं बढ़ते हुए पशुओं को 15 ग्राम प्रतिदिन की दर से साधारण नमक खिलाना चाहिए (चित्र 6)।

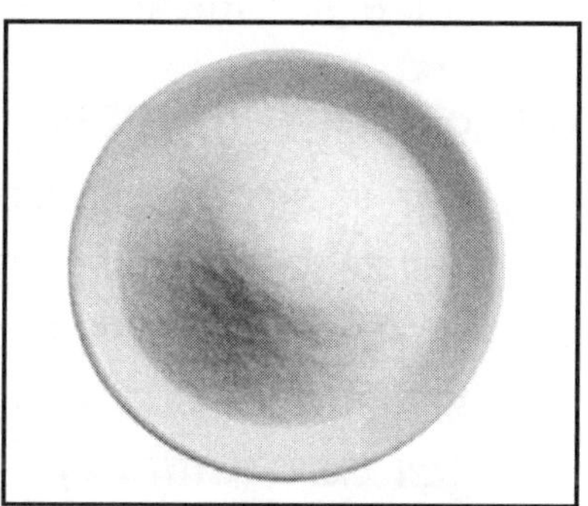

चित्र 6

- पशुओं को हरा चारा विशेषकर लूसर्न, बरसीम, लोबिया, काऊ–पी, मक्का इत्यादि भी खिलाना चाहिये।

शूकर शावकों में रक्ताल्पता (पिगलेट/एनीमिया)

परिचय (एपीडेमियोलॉजी)

- शूकर शावकों के शरीर में (मुख्यतः यकृत में) लौह की संचित मात्रा कम होने से और मादा शूकर के दूध में लौह की मात्रा कम होने से प्रारंभिक जीवन में ही रक्ताल्पता होने की संभावना रहती है। यह रोग पक्के आवासों में पाले जाने वाले शूकरों में अधिक होता है (चित्र 1)।

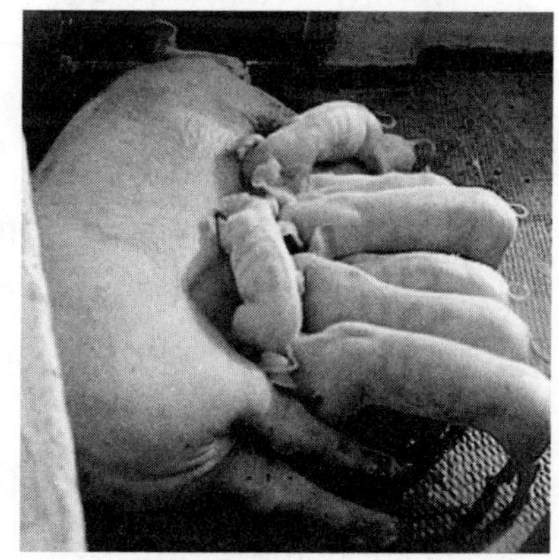

चित्र 1

- इसके अतिरिक्त तांबे और कोबाल्ट की कमी से भी रक्ताल्पता हो सकती है (चित्र 2)।
- स्वच्छंद विचरने वाले शूकर शावकों में रक्ताल्पता की संभावना कम होती है क्योंकि विचरण के समय मिट्टी, घास, मल व अन्य पदार्थो के चाटने से लौह व तांबा आदि की पूर्ति होती रहती है (चित्र 3)।
- द्वितीयक कारणों से शरीर में लौह की जैव उपलब्धि घटने से भी रक्ताल्पता होती है।

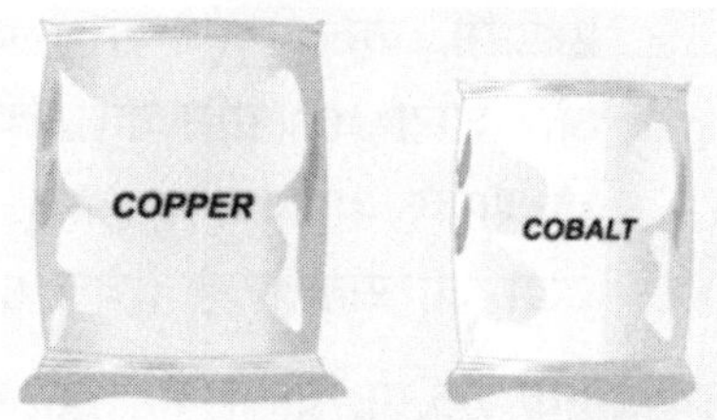

चित्र 2

- तीव्र शारीरिक विकास दर के कारण भी हीमोग्लोबिन निर्माण हेतु लौह की कम पूर्ति होने से भी रक्ताल्पता होती है।

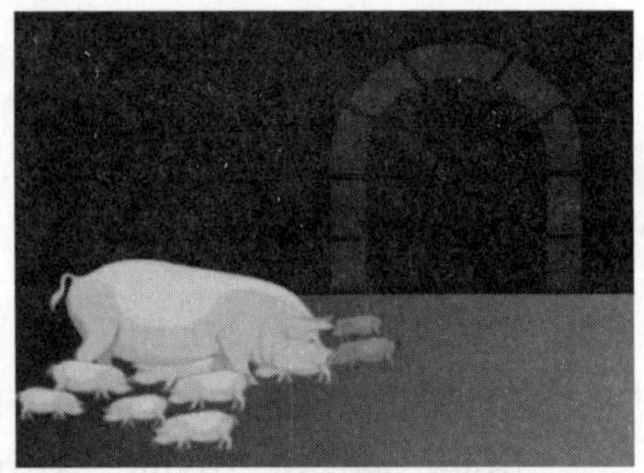
चित्र 3

रोग के लक्षण (सिम्पटम्स)

- दृश्य श्लेष्मल कलाओं (जैसे आंख) का रंग उतरकर हल्का पीलापन लिये हुये अथवा श्वेत हो जाता है। भूख मरना, साँस लेने में कठिनाई, आम दुर्बलता, अवसाद और अचानक मृत्यु इसके मुख्य लक्षण हैं (चित्र 4)।
- गाभिन शूकरी के आहार में लौहहीनता से मृत शावकों का जन्म होता है।
- नवजात शूकर शावकों में रक्ताल्पता के साथ अतिसार/दस्त होना सामान्य लक्षण है।
- रोगी पशु का खून पतला हो जाता है और मरणोत्तर परीक्षण पर बढ़ा हुआ यकृत (लीवर) धूसर पीले रंग का एवं फुटके युक्त होता हैं।

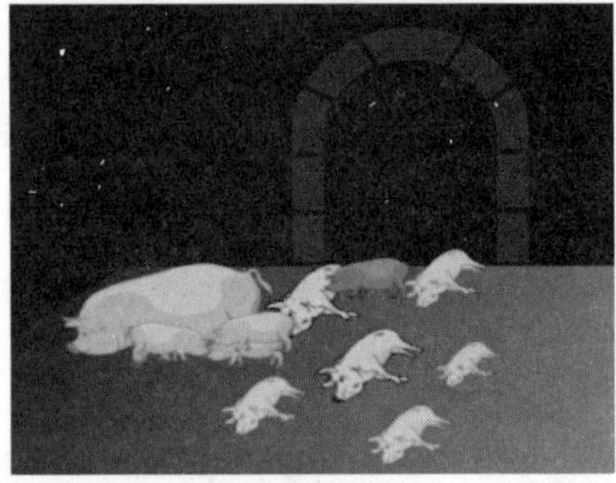
चित्र 4

चिकित्सा (ट्रीटमेंट)

- शूकर शावकों को रक्ताल्पता के उपचार हेतु लौह के लवण मुख से या इंजेक्शन से दिये जाते हैं। जन्म के तीसरे और 10वें दिन पर कार्बनिक लौह उत्पाद जैसे आयरन डेक्स्ट्रान (200 मि.ग्रा.) मांसपेशी में दिया जाता है।

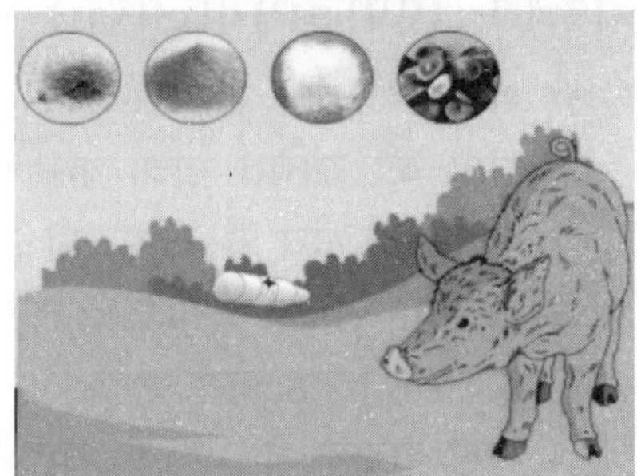
चित्र 5

- फेरस सल्फेट 5 ग्राम, कापर सल्फेट 0.3 ग्राम, मैग्नीशियम सल्फेट 5 ग्राम, कुचिला का पीसान 2 ग्राम, कुटकी (जेन्शन) का पीसान 2 ग्राम और शीरा 100 ग्राम को अच्छी प्रकार मिलाकर के शूकर शावकों के बाड़े में चाटने के लिये रखा जा सकता है (चित्र 5)।
- एक कि.ग्रा. शीरा में 150 ग्राम फेरस सल्फेट (हरा कसीस) और 75 ग्राम कापर सल्फेट

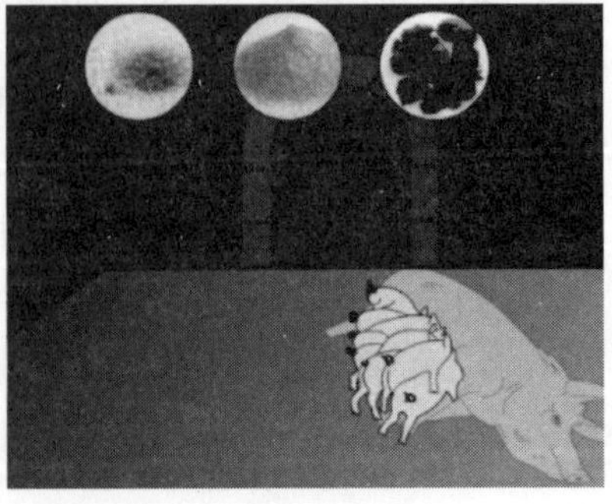
चित्र 6

(नीला थोथा) अच्छी प्रकार से मिलाकर के दूध पिलाने वाली शूकरियों के थनों पर प्रति दिन दो बार लेपा जाता है ताकि दूध पीते समय शावक उसे चाट करके लौह और तांबे की पूर्ति करते रहें (चित्र 6)।

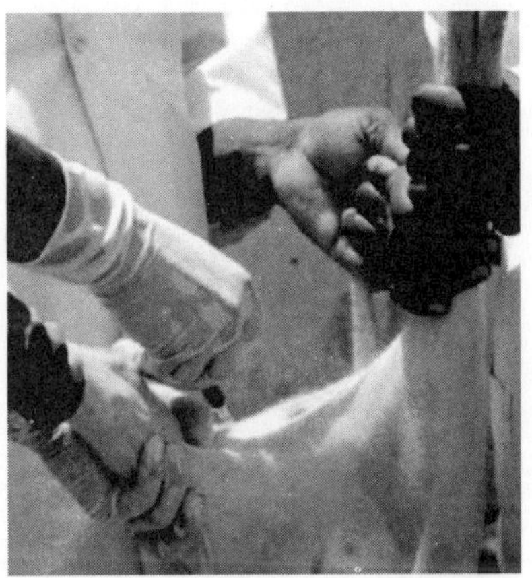

चित्र 7

रोकथाम (प्रीवेंशन)

- दुधारू शूकरी के आहार में प्रतिदिन 2 ग्राम लौह लवण देने से शावकों को मादा शूकरों के मल भक्षण से लौह प्राप्त होता है।
- जन्म से तीसरे और दसवें दिन लौह का इंजेक्शन अधिक प्रभावी होता है (चित्र 7)।
- शूकर शावक रक्ताल्पता निवारण हेतु दुधारू शुकरियों के थनों पर फेरस क्लोराइड का शीरे में घोल पोता जाता है ताकि शूकर शावकों को दूध पीने के समय मादा शूकरों के थन चाटने के दौरान लौह प्राप्त होता रहे (चित्र 8)।
- जन्म से चौथे और 11वें दिन विटामिन बी कॉम्पलेक्स का इंजेक्शन देना लाभदायक होता है।

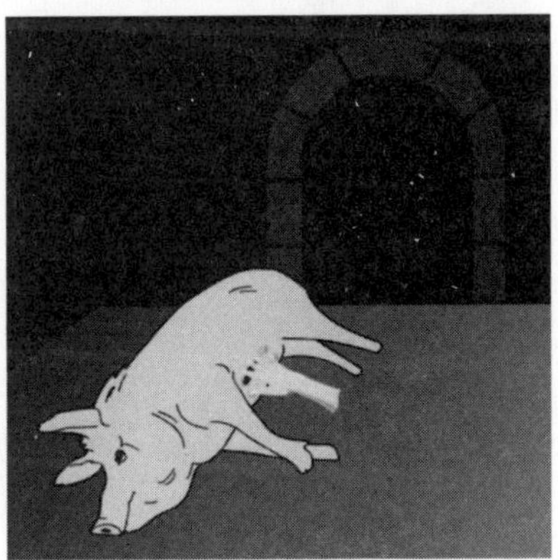

चित्र 8

❑❑❑

अध्याय 9

कुक्कुट रोग

(पोल्ट्री डिसीजिज)

ऐवियन इन्फ्लुऐंजा (बर्ड फ्लु)

परिचय (एपीडेमियोलॉजी)

- यह पालतू और जंगली चिड़ियों का एक छूत का रोग है जो उनमें श्वास की परेशानी और मानसिक लक्षणों के रूप में प्रकट होता है।

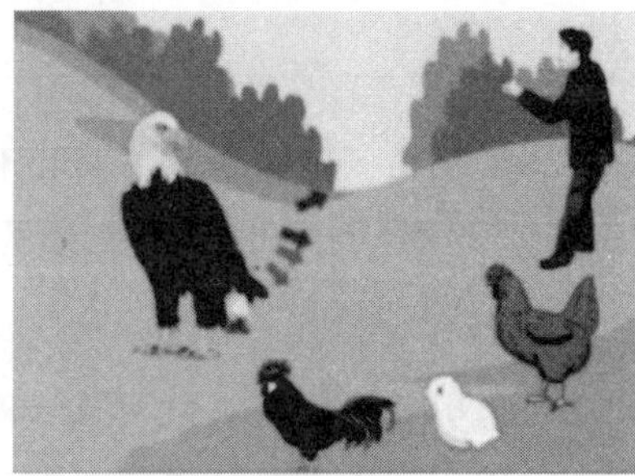

चित्र 1

- यह रोग मानव में पशुजन्य रोग है (चित्र 1)।

- बर्ड फ्लु का रोग विषाणु रोग है जो इन्फ्लुऐंजा ''ए'' विषाणु के कारण होता है। जिसके 16 एच.ए तथा 9 एन. ए. प्रकार है (चित्र 2)।

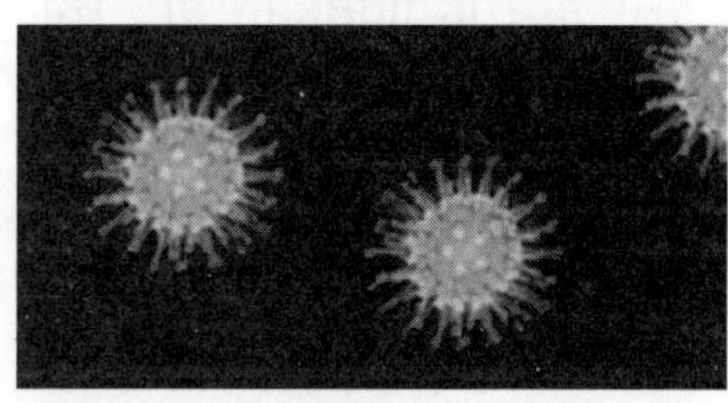

चित्र 2

- बर्ड फ्लु एक अत्यन्त घातक रोग है जिसमें मृत्यु दर 100 प्रतिशत तक उल्लेखित है।

- यह रोग ओ.आई.ई. की विज्ञाप्य रोगों की सूची में उल्लेखित है (चित्र 3)।

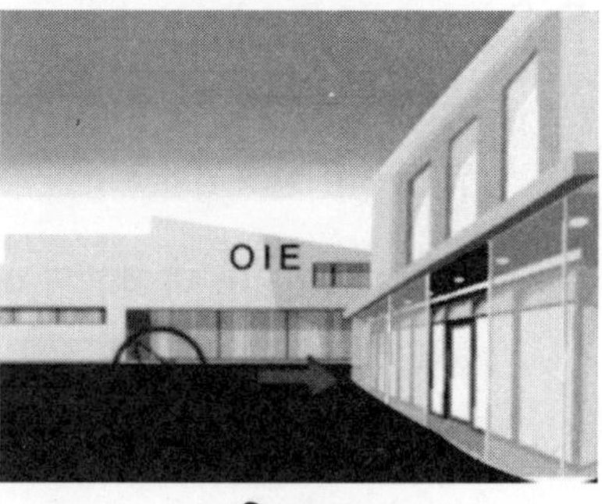

चित्र 3

- बर्ड फ्लु रोग के विषाणु का एच.5, एन.1 स्ट्रेन मानव में रोग पैदा करने में सक्षम है।
- इस रोग में विषाणु का संचरण हवा के द्वारा श्वांस के साथ होता है। रोगी चिड़ियों का मल, प्रदूषित जल, तीमारदारों के कपड़े, बाड़े के उपकरण आदि विषाणु को फैलाने में सहायक है (चित्र 4)।

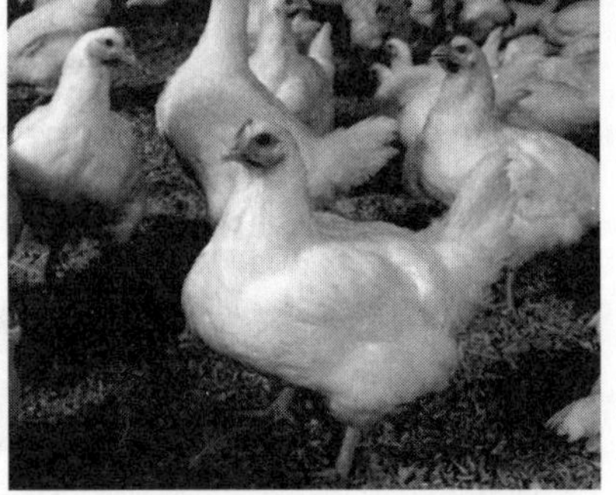

चित्र 4

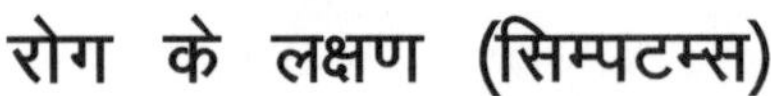

रोग के लक्षण (सिम्पटम्स)

- इस रोग की ऊष्मायन–अवधि कुछ घन्टों से लेकर 14 दिन तक हो सकती है।
- प्रभावित मुर्गियों या चिड़ियों में अंडों का उत्पादन कम हो जाता है तथा श्वास के और मानसिक लक्षणों के साथ उनमें मृत्यु दर बढ़ जाती है (चित्र 5)।

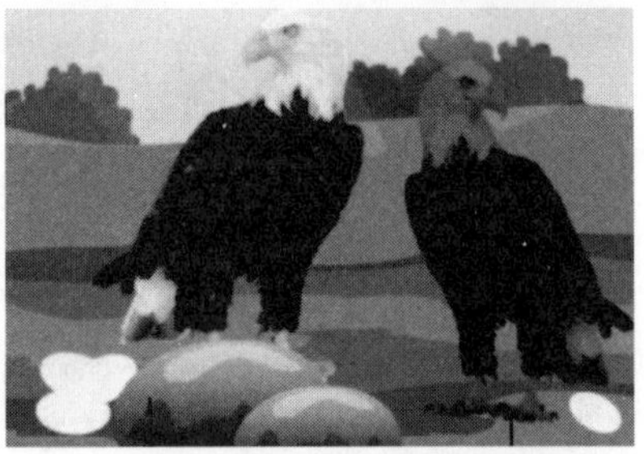

चित्र 5

- कभी–कभी चिड़िया बिना लक्षण दिखाए ही मृत पायी जा सकती है (चित्र 6)।
- कम प्रभावित मुर्गियों/चिड़ियों में रोग प्रभावन तथा मृत्यु दर कम होती है और श्वांस के हल्के–फुल्के लक्षण मिलते हैं (चित्र 7)।

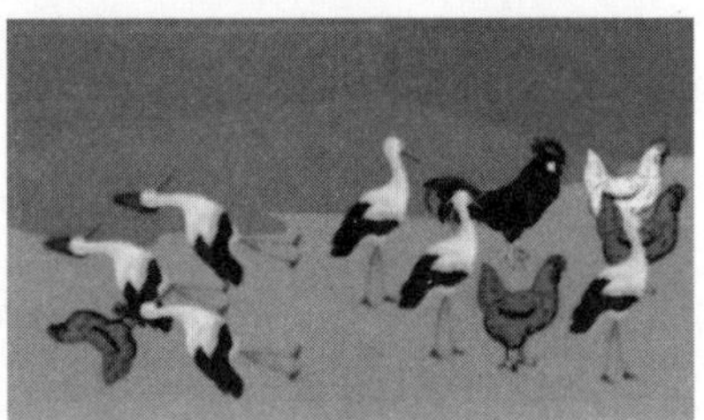

चित्र 6

- रोग ग्रस्त चिड़ियों में दस्त तथा शारीरिक क्षय भी पाया जा सकता है।

चिकित्सा (ट्रीटमेंट)

- रोग के निदान के लिए तत्काल पशुचिकित्सक से संपर्क करें (चित्र 8)।

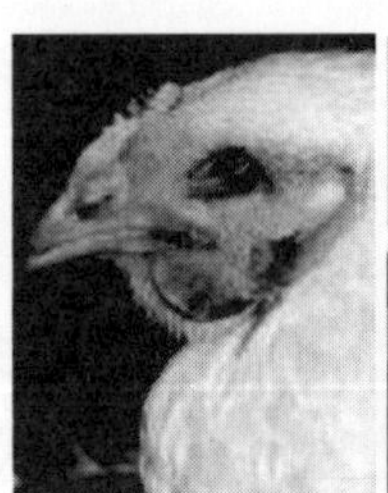

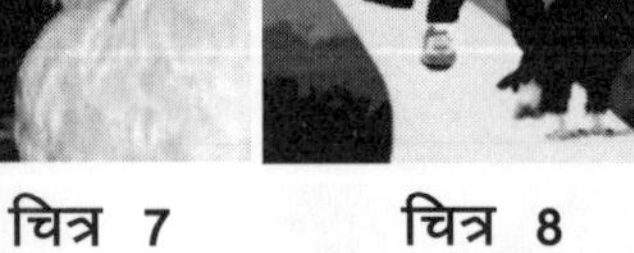

चित्र 7 चित्र 8

- विषाणु रोग होने के कारण कोई कारगर चिकित्सा इस रोग के लिए उपलब्ध नहीं है।
- रोगी चिड़ियों में अन्य दूसरे संक्रमण रोकने के लिए ऐन्टिबायोटिक्स का प्रयोग किया जा सकता है।

रोकथाम (प्रीवेंशन)

- जैव सुरक्षा नियमों का कठोरता से पालन करें।
- महामारी की स्थिति में तत्काल निदान कर चिड़ियों का सामूहिक वध कर मृत शरीर को गड्ढों में दबा कर निस्तारण करें (चित्र 10)।
- चिड़ियों और उनसे जुड़े सामान की आवा–जाही पर प्रतिबन्ध लगायें। संगरोध का कठोरता से पालन करें (चित्र 11)।
- बाड़े को विसंक्रमित करें।
- टीका लगवाऐं।

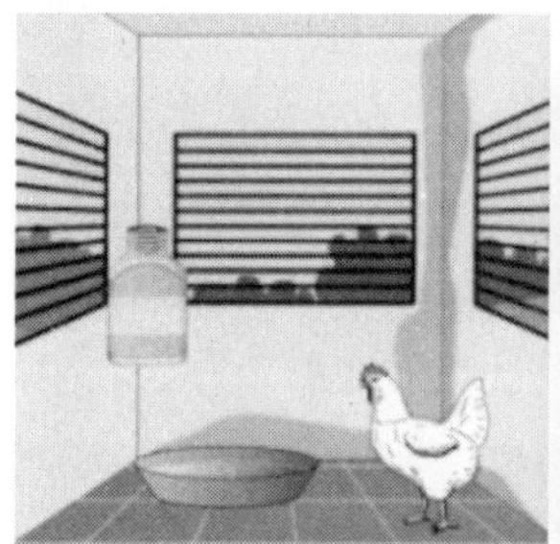

चित्र 9

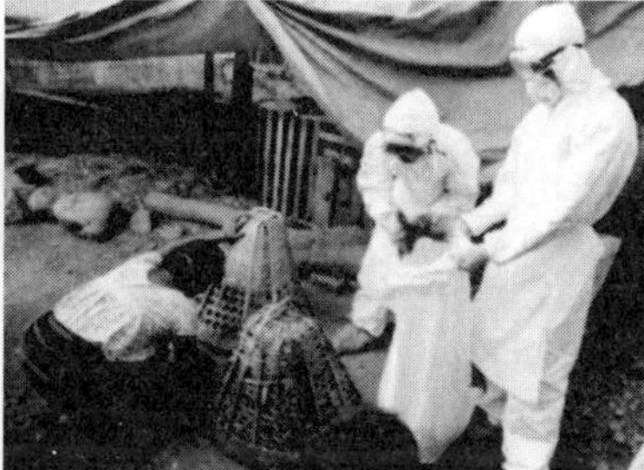

चित्र 10

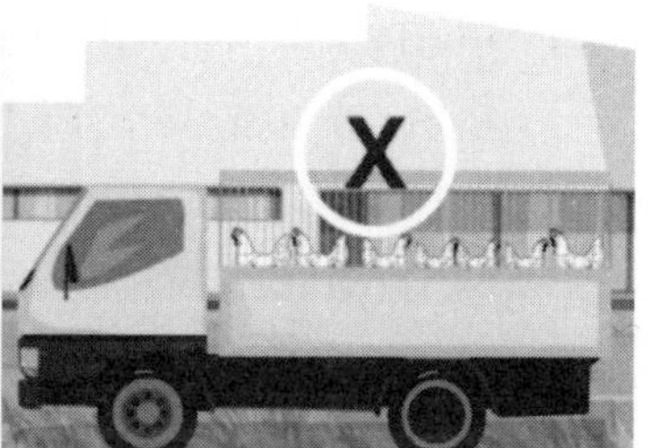

चित्र 11

रानीखेत रोग (न्यू कैसल डिसीज)

परिचय (एपीडेमियोलॉजी)

- पालतू और जंगली चिड़ियों में पाया जाने वाला यह एक घातक विषाणु रोग है (चित्र 1) जो रोग ग्रस्त चिड़ियों में श्वांस की कठिनाई और मस्तिष्कीय विकार के रूप में देखा जाता है।
- रोग के विषाणु का संचरण अस्वस्थ चिड़ियों के नासिका स्राव और अन्य संक्रमित वस्तुओं के द्वारा होता है (चित्र 2)।
- रानीखेत रोग में चिड़ियों की मृत्यु दर 60–80 प्रतिशत तक उल्लेखित है।

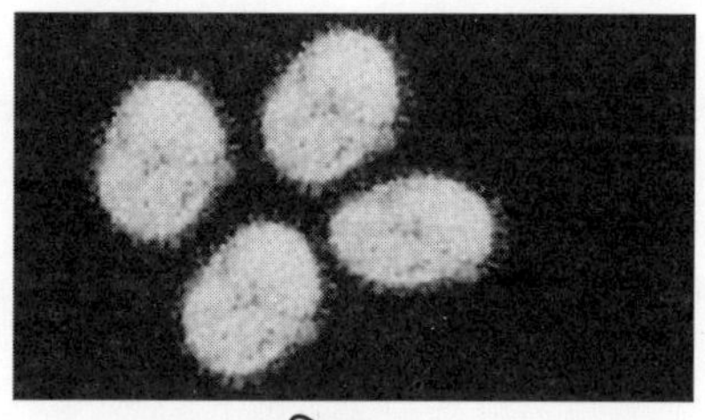

चित्र 1

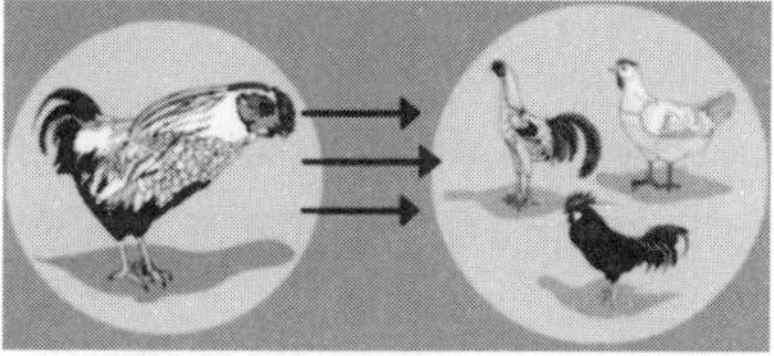

चित्र 2

रोग के लक्षण (सिम्पटम्स)

- यह रोग मुर्गियों/चिड़ियों में कई रूपों में मिल सकता है (चित्र 3)।
- विस्तृत रूप में प्रभावित मुर्गियाँ सुस्त, ज्वर से पीड़ित, बिखरे और रूक्ष पंखों वाली दिखाई पड़ती हैं। उनकी भूख समाप्त हो जाती है। वह उदासीन हो जाती है तथा उनकी कलंगी नीली पड़ जाती है।
- प्रभावित चिड़ियों में हरे रंग के दस्त इस रोग का खास लक्षण है।
- मस्तिष्क के प्रभावित होने की स्थिति में चिड़ियों में लटके पंख, पैरों का पक्षाघात से असन्तुलन, मांसपेशियों के झटके, दौरे, गर्दन की ऐंठन, निगलने की परेशानी आदि लक्षण देखने को मिल सकते हैं (चित्र 4)।
- फेफड़ों के प्रभावित होने की स्थिति में श्वांस की कठनाई मुख्य लक्षण होता है (चित्र 5)।
- अण्डा देने वाली मुर्गियों में अण्डों के उत्पादन में कमी, छोटे और कवच विहीन अण्डे भी पाये जा सकते हैं। अण्डों की गुणवत्ता का भी ह्रास होता है (चित्र 6)।

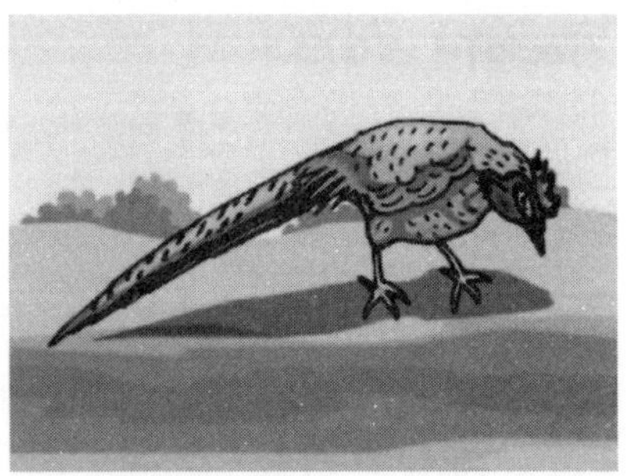
चित्र 3

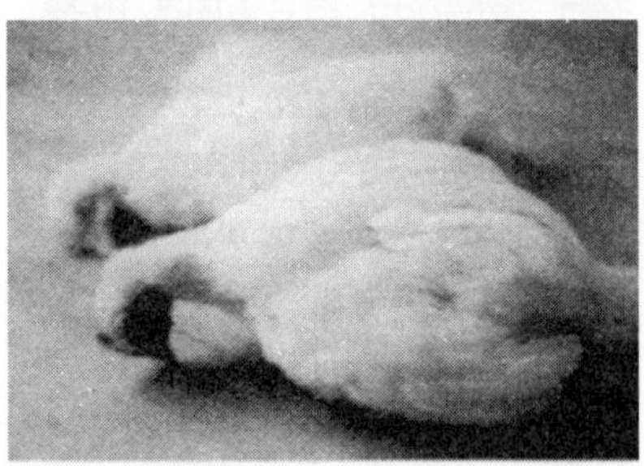
चित्र 4

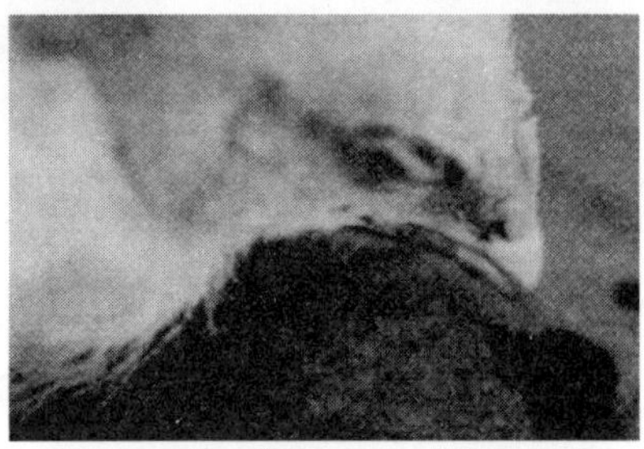
चित्र 5

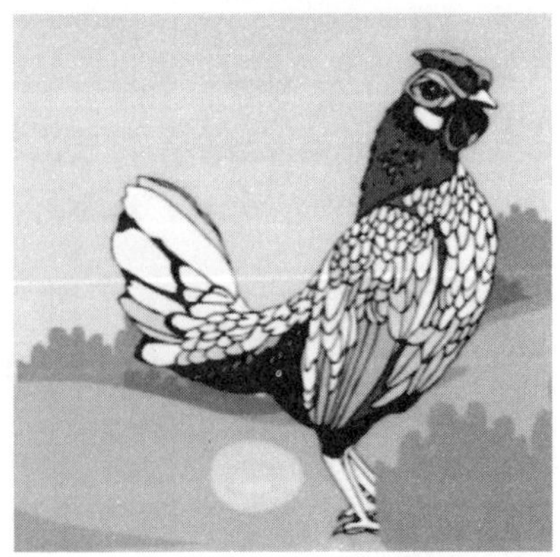
चित्र 6

चिकित्सा (ट्रीटमेंट)

- रोग की कोई कारगर चिकित्सा उपलब्ध नहीं है।
- नमक के पानी और विटामिन के द्वारा सहायक चिकित्सा आरामदायी होती है।
- दूसरे संक्रमण को रोकने के लिए ऐन्टिबायोटिक्स का प्रयोग करना चाहिए (चित्र 7)।

रोकथाम (प्रीवेंशन)

- जैव सुरक्षा नियमों का कठोरता से पालन करें।
- बाड़े में साफ–सफाई की समुचित व्यवस्था करें (चित्र 8)।
- रोग के संभावना की स्थिति में टीकाकरण कराऐं। एक दिन के चूजे में लेन्टोजेनिक–एफ स्ट्रेन और 6–8 सप्ताह की आयु में मीसोजेनिक–एम स्ट्रेन के टीके का प्रयोग करें (चित्र 9)।

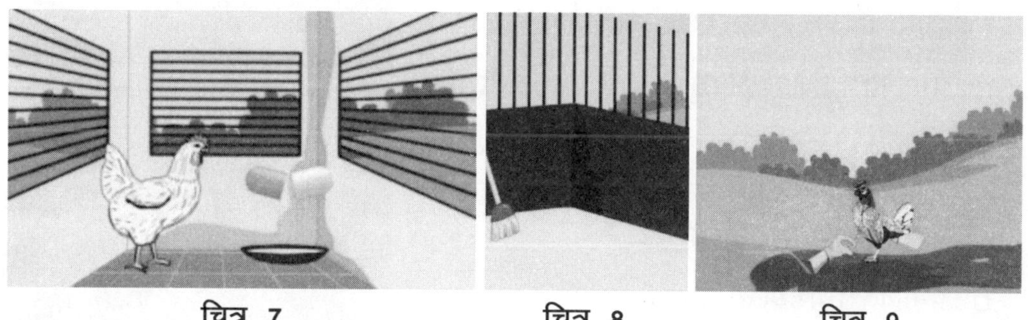

चित्र 7 चित्र 8 चित्र 9

संक्रामक बरसल ब्याधि (इन्फेक्सीयिस बर्सल डिसीज)

परिचय (एपीडेमियोलॉजी)

- संक्रामक बरसल ब्याधि (आई.बी.डी.) एक अतिघातक स्पर्शजन्य रोग है जो मुर्गी के चूजों की रोग प्रतिरोधन क्षमता को कम करने और उनमें लिम्फ कोशिकाओं को नष्ट करने के लिए उत्तरदायी है (चित्र 1)।
- इस रोग का कारक विषाणु एक द्वि–तन्तु आर.एन.ए. विषाणु है जो बिरना विरिडी परिवार के बिरना वंश से सम्बन्धित है (चित्र 2)।
- रोग से 3–6 सप्ताह के चूजे अधिक प्रभावित होते हैं। रोग का प्रसारण सामान्यतः प्रदूषित आहार, पानी तथा अन्य चीजों से होता है (चित्र 3)।

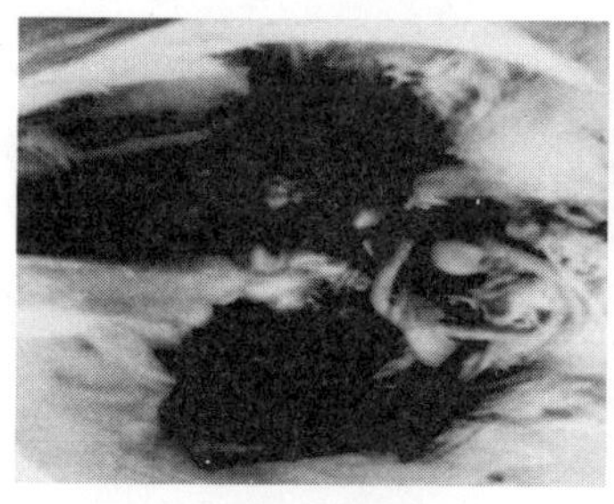

चित्र 1

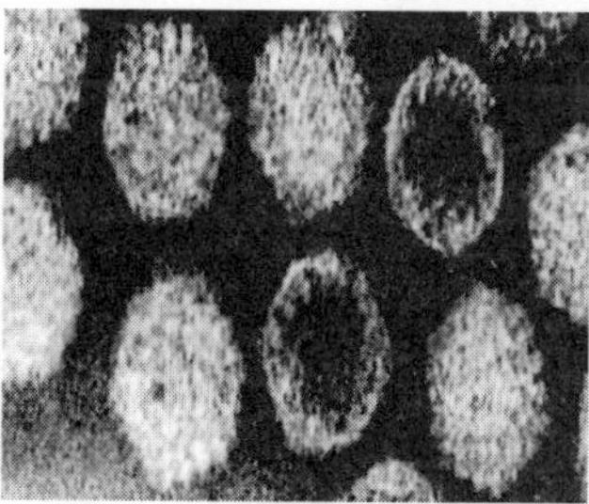

चित्र 2

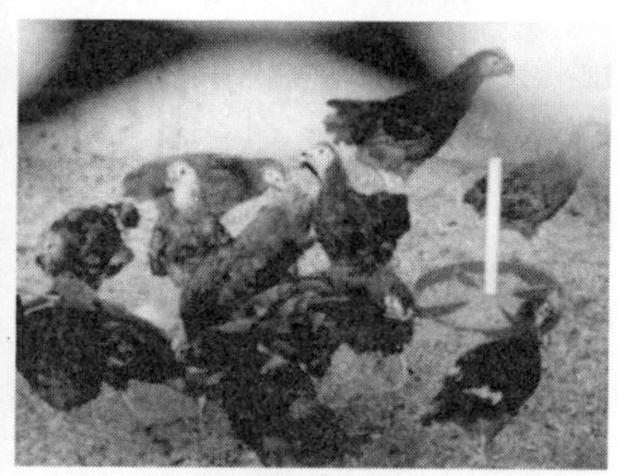

चित्र 3

रोग के लक्षण (सिम्पटम्स)

- इस रोग की ऊष्मायन अवधि 2–3 दिन है।
- प्रभावित चिड़ियाँ रोग के लक्षण प्रकट कर सकती हैं या लक्षणहीन भी बनी रह सकती हैं।
- सामान्यतः प्रभावित चिड़ियाँ अवसाद से ग्रसित होकर शांत बैठ जाती हैं। उसकी आँखें बन्द हो जाती हैं और पंख बिखर जाते हैं।
- प्रभावित चिड़ियां अपने डैने सिकोड़ लेती हैं।
- प्रभावित चिड़ियां अपनी चोंच मल द्वार पर मारती हैं तथा उनमें मल द्वार के आस–पास के पंख रंगे हुए हो सकते हैं।
- प्रभावित चिड़ियों में सफेद या पानी की तरह दस्त पाया जाता है और उनकी आहार ग्रहण करने की क्षमता कम हो जाती है।
- पीड़ित चिड़िया उकडू मारकर बैठ जाती है या धराशायी हो जाती है तथा उसमें मृत्यु से पूर्व मांसपेशियों की हलचल या कम्पन्न दिखाई पड़ती है (चित्र 4)।
- अति प्रभावित चिड़ियों में रोग की अस्वस्थता तथा मृत्यु दर अधिक होती है (चित्र 5)।
- पीड़ित चिड़िया में एक हफ्ते के भीतर स्वास्थ्य लाभ हो सकता है परन्तु रोग प्रतिरोधन क्षमता के कम होने के कारण वे अन्य दूसरे संक्रमण के प्रति सुग्राही हो जाती है (चित्र 6)।

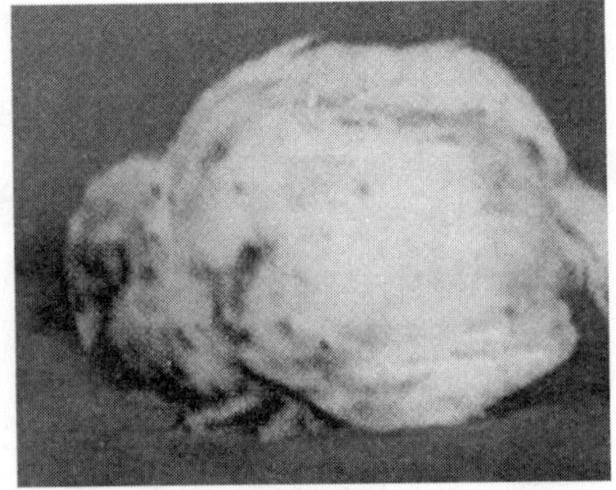

चित्र 4

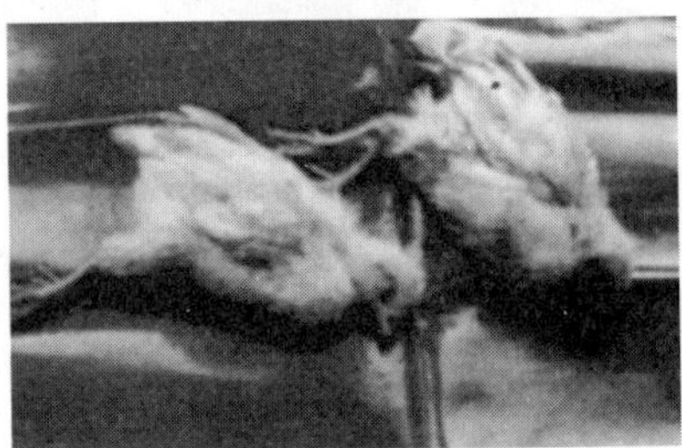

चित्र 5

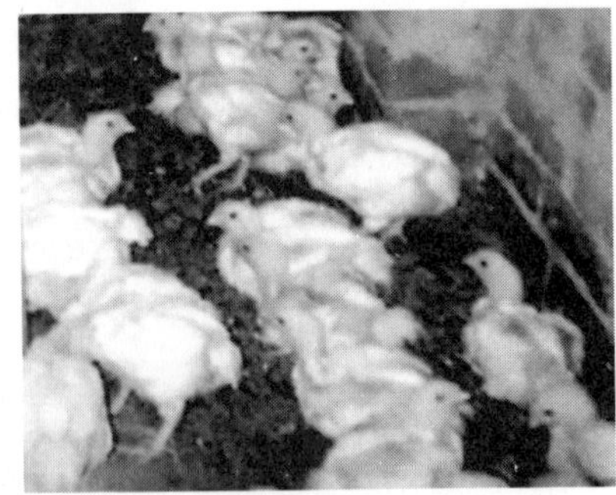

चित्र 6

- लक्षण रहित प्रभावित चिड़ियों में सामान्यतः सुस्ती और अवसाद देखा जा सकता है।

चिकित्सा (ट्रीटमेंट)

- इस रोग की कोई प्रभावी चिकित्सा उपलब्ध नहीं है।
- सहायक चिकित्सा के रूप में नार्मल सलाईन का प्रयोग लाभकारी होता है।

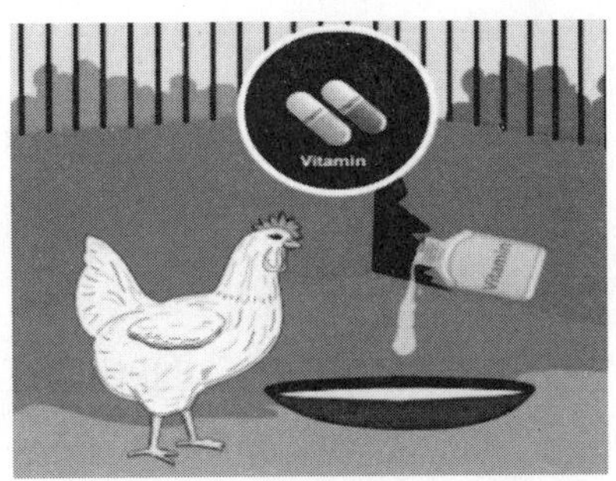

चित्र 7

- रक्त के बहने को रोकने के लिए विटामिन–के के प्रयोग की सलाह दी जाती है (चित्र 7)।
- द्वितीयक संक्रमण को रोकने के लिए प्रभावी एण्टीबायोटिक्स का प्रयोग निकटतम पशुचिकित्सा अधिकारी की सलाह से करें।

रोकथाम (प्रीवेंशन)

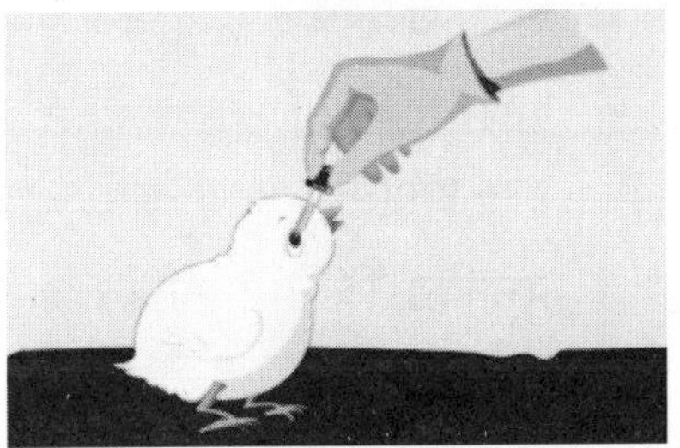
चित्र 8

- स्थाजन्य क्षेत्रों में रोग रोधन के लिए टीकाकरण करें।
- एक सप्ताह की आयु के भीतर पहला टीका दें तथा कालान्तर में 12–14, 19–21, 28–32 तथा 42–48 दिन पर क्रमिक रूप से मध्यवर्ती स्ट्रेन से टीकाकरण करें (चित्र 8)।
- बाड़े में पूर्ण रूप से स्वच्छ वातावरण पैदा करें।

संक्रामक श्वांस नली शोथ (इन्फेक्सीयस ब्रौंकाइटिस आई.बी.)

परिचय (एपीडेमियोलॉजी)

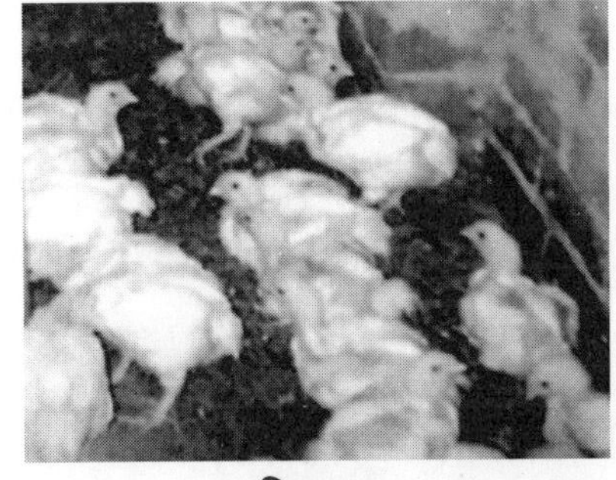
चित्र 1

- संक्रामक ब्रौंकाइटिस (आई.बी.) एक अति प्रभावी छूत का रोग है जो चिड़ियों के चूजों में श्वांस एवं श्वांस नली की खरखराहट की आवाज (रेल्स) के लक्षणों के रूप में प्रकट होता है (चित्र 1)।
- आर्थिक रूप से यह रोग अधिक महत्वपूर्ण है क्योंकि प्रभावित चूजों की सामान्य वृद्धि तथा अण्डे देने वाली मुर्गियों में अण्डा उत्पादन प्रभावित होता है। यह रोग एक आर.एन.ए. विषाणु (कोरोनावंश) के कारण होता है।
- इस रोग का प्रसारण वायु तथा अण्डों के द्वारा होता है।

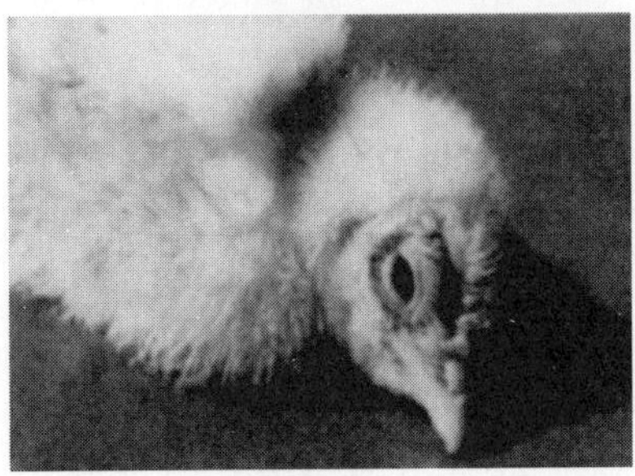
चित्र 2

रोग के लक्षण (सिम्पटम्स)

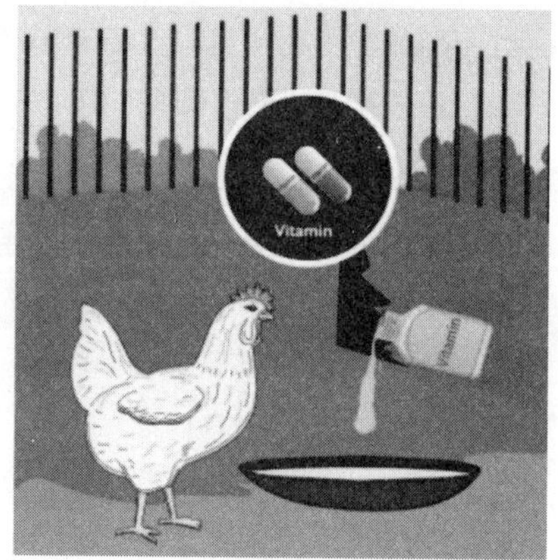

चित्र 3

- इस रोग की ऊष्मायन अवधि 18–36 घण्टे हैं।
- छः सप्ताह की आयु के चूजे इस रोग के प्रति अतिसुग्राही हैं।
- श्वांस सम्बन्धी लक्षण जैसे–हाँफना, छींकना और खाँसना आदि के साथ–साथ श्वांस नली की खरखराहट एवं नासिका स्त्राव इस रोग के सामान्य लक्षण हैं (चित्र 3)।
- सांस नली की खड़खड़ाहट, छींकना और खाँसी इस रोग में प्रभावी रूप से सुने जा सकते हैं।
- प्रभावित चिड़ियां भोजन कम कर देती हैं और उनका वजन कम हो जाता है।
- छः सप्ताह से अधिक आयु की चिड़ियों में सांस के लक्षण कम प्रभावी हैं।
- इसके अतिरिक्त मानसिक अवसाद, पंखों का छितर जाना और सामान्य दुर्बलता आदि लक्षण देखने को मिलते हैं।

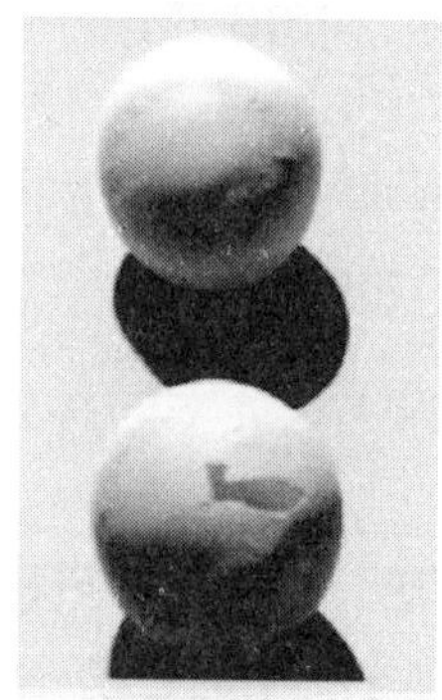

चित्र 4

- ब्रायलर मुर्गियाँ साँस के संक्रमण से उभर सकती हैं लेकिन दस्त, पानी की अधिक प्यास और छितरे पंख पाये जा सकते हैं।
- वयस्क चिड़ियों में अण्डा उत्पादन में कमी तथा अण्डों की गुणवत्ता प्रभावित होती है (चित्र 4)।

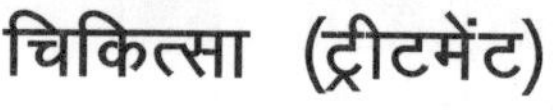

चिकित्सा (ट्रीटमेंट)

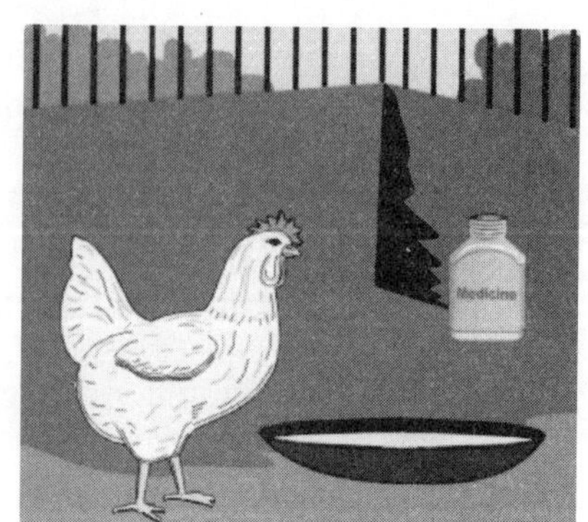

चित्र 5

- सामान्य रूप से इस रोग की कोई भी चिकित्सा उपलब्ध नहीं है।
- रोग की अवस्था में दूसरे संक्रमणों को रोकने के लिए पशुचिकित्सक की सलाह से एण्टीबायोटिक्स का प्रयोग करें (चित्र 5)।
- ब्रायलर हाउस में ताप की कमी ($5–10^0$ फा.) से चूजों में मृत्यु दर को कम किया जा सकता है।

रोकथाम (प्रीवेंशन)

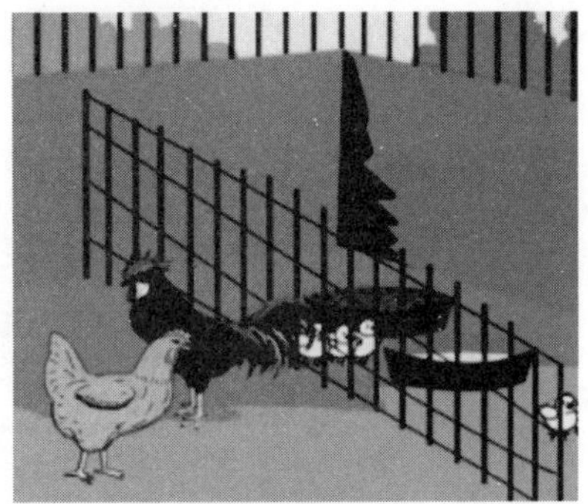
चित्र 6

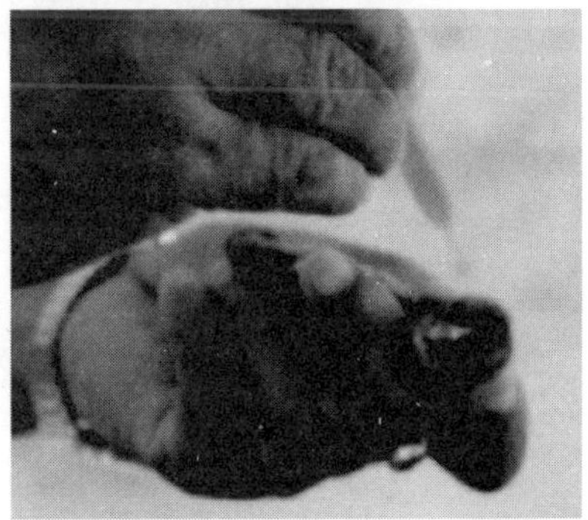
चित्र 7

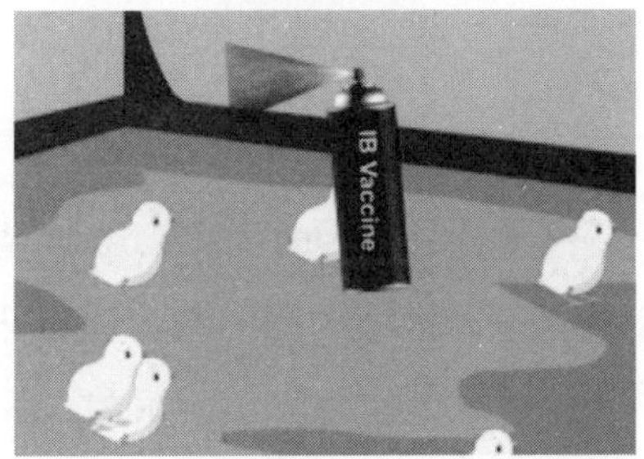

चित्र 8

- चिड़ियों के बाड़ों में पर्याप्त रूप से हवा एवं प्रकाश की व्यवस्था कर स्वच्छता एवं विसंक्रमण द्वारा इस रोग के संक्रमण को रोका जा सकता है।
- विभिन्न आयु वर्ग की चिड़ियों को अलग–अलग पालने का प्रयास करें तथा चिड़ियों के बाड़े में भीड़ को सीमित करें (चित्र 6)।
- कठोर जैव सुरक्षा का प्रबन्ध करें।
- सघन मुर्गी पालन में मुर्गियों को हिमीकृत सजीव टीके द्वारा सुरक्षा प्रदान करें।
- इस रोग के लिए प्रथम टीकाकरण 21 दिन पर आंख या नासिका मार्ग से करें तथा बाद में 6 एवं 14 सप्ताह पर पीने के पानी में डालकर करें (चित्र 7)।
- अण्डा देने वाली मुर्गियों की सुरक्षा उन्हें सजीव आई.बी. वैक्सीन दे कर करें।
- ब्रायलर चूजों में, विशेष रूप से स्थाजन्य क्षेत्रों में, टीकाकरण हवा में छिड़काव द्वारा किया जाता है। यह छिड़काव अण्डे से चूजे बाहर आने के एक से चार दिन के भीतर पहली बार तथा बाद में स्प्रे या पीने के पानी के द्वारा 15–20 दिन की आयु के बीच में किया जाना चाहिए (चित्र 8)।

संक्रामक लेरिन्गो ट्रेकियाइटिस (आई.एल.टी.)

परिचय (एपीडेमियोलॉजी)

- संक्रामक लेरिन्गो ट्रेकियाइटिस (आई.एल.टी.) चिड़ियों के श्वांस तंत्र का एक रोग है, जो उनमें श्वांस की कठिनाई, हॉफना तथा बलगम के रूप में प्रकट होता है (चित्र 1)।

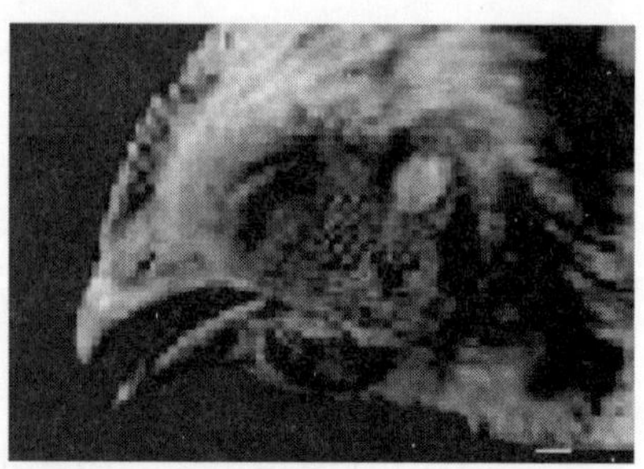

चित्र 1

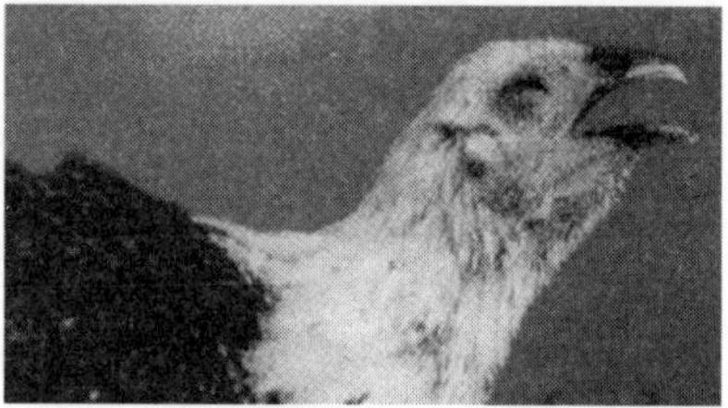

चित्र 2

- प्रभावित चिड़िया में बलगम के साथ रक्त भी स्रावित हो सकता है।
- यह रोग तीव्र तथा अनुतीव्र रूप में पाया जा सकता है।
- इस रोग का कारक आई.एल.टी. विषाणु है, जो संपर्क से फैलता है।
- तीव्र महामारी में इस रोग के द्वारा चिड़ियों में अस्वस्थता दर 100 प्रतिशत तथा मृत्यु दर 20 प्रतिशत तक पायी गयी है।

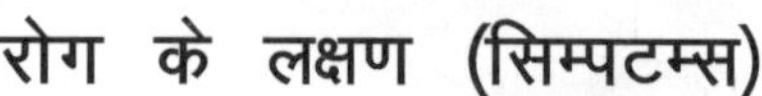

रोग के लक्षण (सिम्पटम्स)

- आई.एल.टी. रोग की ऊष्मायन अवधि प्राकृतिक संक्रमण में 6–12 दिन है।
- अति प्रभावित चिड़ियों में छींक, खाँसी, श्वांस की खड़खड़ाहट, आँख की सूजन, नासिका स्राव, हाँफना तथा बार–बार चिड़ियों द्वारा अपने सिर को ऊपर की ओर खींचकर श्वांस लेता देखा गया है (चित्र 2)।
- खाँसी के साथ श्लेष्मा या रक्त भी बाहर आ सकता है।
- प्रभावित चिड़ियों में कलंगी एवं तुर्रा नीले पड़ जाते हैं।
- अण्डे देने वाली चिड़ियों के प्रभावित होने पर अण्डा उत्पादन कम हो जाता है।
- पीड़ित चिड़ियां के श्वांस नली में रक्त एवं श्लेष्मा इक्ट्ठा हो जाने के कारण श्वांस के अवरूद्ध हो जाने की दशा में मर जाती हैं।
- अनुतीव्र अवस्था में खांसी, नासिका स्त्राव, सिर का बार–बार झटकना, कंजेक्टिबाइटिस और अण्डा उत्पादन में कमी देखी जा सकती है।
- हल्की महामारी की दशा में चिड़ियों में वृद्धि दर तथा उनकी खाद्य परिवर्तन क्षमता में कमी आ जाती है।
- सामान्यतः ब्रायलर चिड़ियों में कम या कोई मृत्यु नहीं होती।
- प्रभावित चिड़िया रोग मुक्ति के 3 सप्ताह के भीतर सामान्य अण्डा उत्पादन को प्राप्त कर लेती है।
- रोग से मुक्त हुई चिड़ियां विषाणु का संवहन करती हैं और 1 साल तक उसका विजर्सन कर सकती हैं।

चिकित्सा (ट्रीटमेंट)

- इस रोग की कोई कारगर चिकित्सा उपलब्ध नहीं है।
- अन्य प्रकार के संक्रमण की जटिलता को पशुचिकित्सक की सलाह से प्रभावित चिड़ियों में एण्टीबायोटिक का प्रयोग कर दूर किया जा सकता है (चित्र 3)।

रोकथाम (प्रीवेंशन)

- बाड़े में रोग ग्रस्त चिड़ियों के प्रवेश पर प्रतिबन्ध लगायें (चित्र 4)।
- रोग का शीघ्र निदान कर प्रभावित चिड़ियों को अलग करें (चित्र 5)।

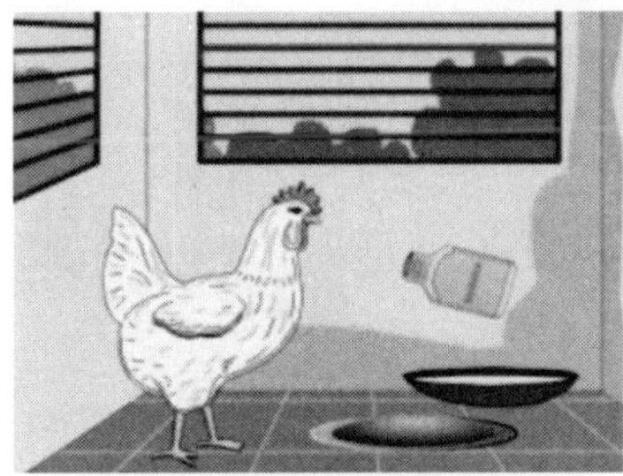

चित्र 3

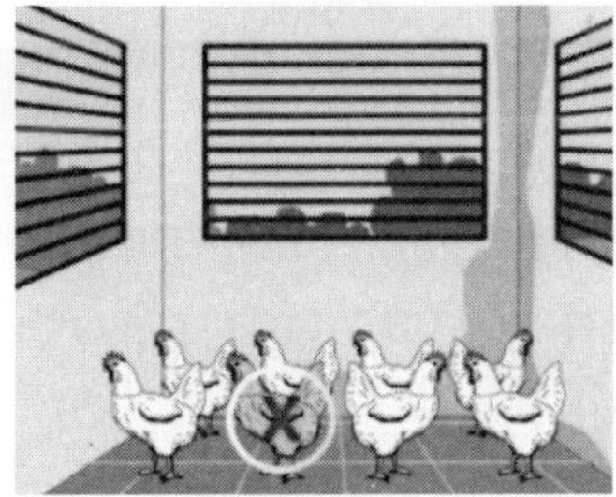

चित्र 4

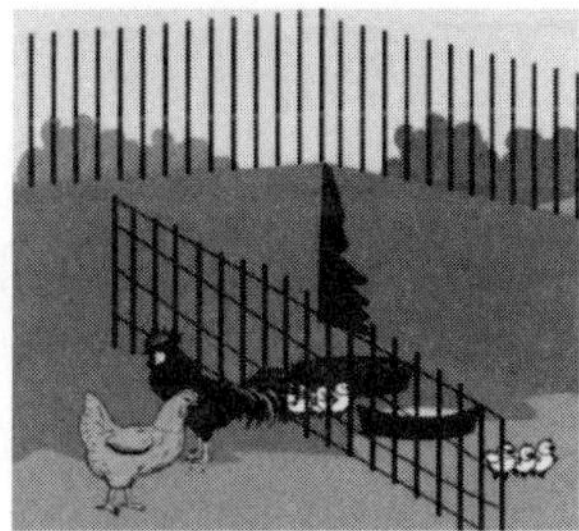

चित्र 5

- कठोर जैव सुरक्षा उपायों को लागू करें।
- विभिन्न आयु की चिड़ियों को एक ही स्थान पर रखना उचित नहीं है।
- रोग से मुक्त तथा टीकाकरण की गयी चिड़ियों को सुग्राही चिड़ियों में न मिलने दें (चित्र 6)।
- आई.एल.टी. रोग को परिष्कृत सजीव टीके जो मुर्गी भ्रूण या सेल कलचर में विकसित विषाणु से बनाया गया हो, का प्रयोग कर रोका जा सकता है (चित्र 7)।
- रोग के निर्मूलन के लिए चिड़ियों का 3–4 महीने के अन्तराल पर बार–बार टीकाकरण करें।
- रोग को आगे बढ़ने से रोकने के लिए तत्काल प्रभाव से टीकाकरण की सलाह दी जाती है, चाहे महामारी की जांच पक्की हो चुकी हो।

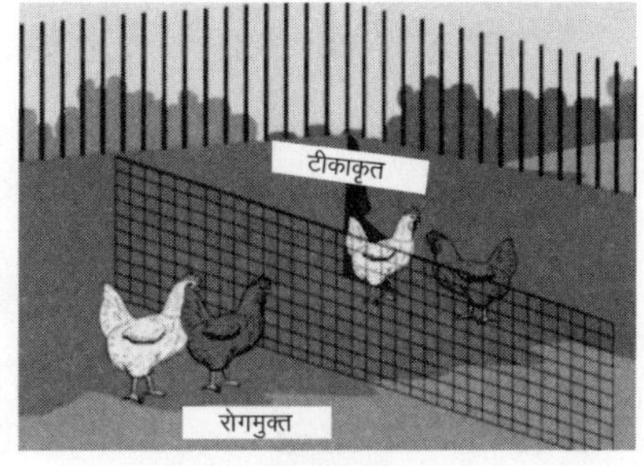

चित्र 6

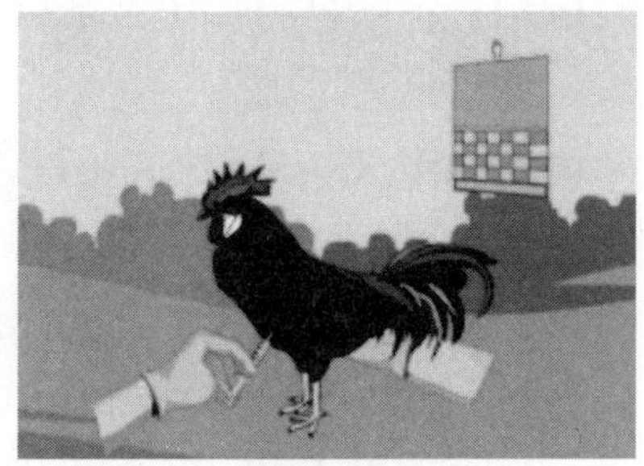

चित्र 7

चिड़ियों का माता रोग (फाउल पॉक्स)

परिचय (एपीडेमियोलॉजी)

- यह एक तीव्र विषाणु रोग है।
- घरेलू मुर्गी, तर्की, कबूतर, बत्तख तथा अन्य जंगली चिड़ियों में सामान्यतः इस रोग को देखा गया है (चित्र 1)।
- यह रोग चिड़ियों के पंखहीन हिस्सों पर विशेष प्रकार की त्वचा की गांठ जो प्रकृति में बढ़ने वाली होती हैं के रूप में दिखाई देती है (चित्र 2)।
- फाइब्रो–नेक्रोटिक एवं फैलने वाली विक्षिप्तियां श्वांस तंत्र के ऊपरी हिस्से, मुँह एवं भोजन नली में सामान्यतः पायी जाती हैं।
- इस रोग का प्रसारण प्रत्यक्ष संपर्क से या प्रदूषित भोजन–पानी के द्वारा होता है। रोग प्रसारण में रक्त चूसने वाले कीट भी अपनी भूमिका निभा सकते हैं (चित्र 3)।
- पीड़ित चिड़ियों में रोग से मृत्यु दर 20–50 प्रतिशत तक उल्लेखित है।

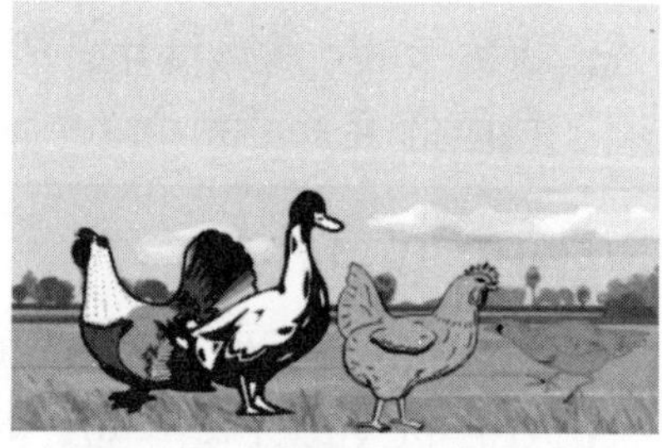
चित्र 1

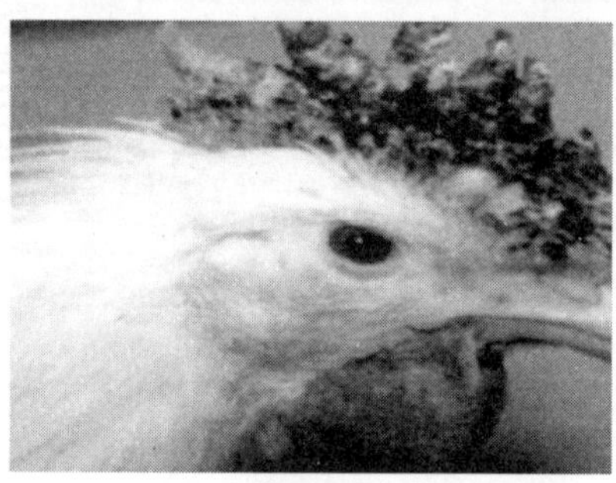
चित्र 2

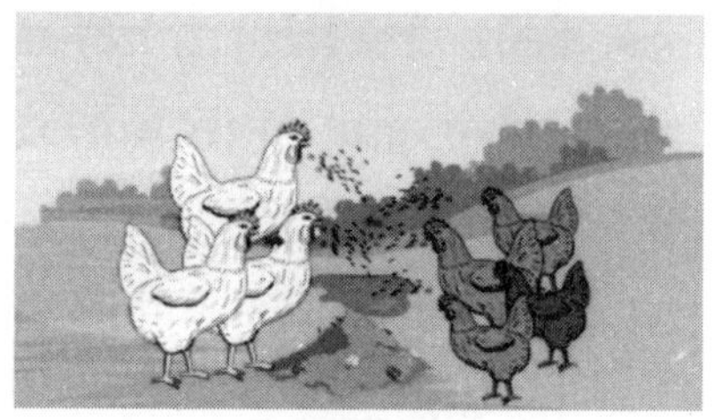
चित्र 3

रोग के लक्षण (सिम्पटम्स)

- इस रोग के 3 प्रकार प्रचलित हैं। त्वचा माता रोग, डिपथिरिया या नम माता रोग तथा नेत्र माता रोग।
- इस रोग की ऊष्मायन अवधि 4–10 दिन है तथा महामारी 2–3 सप्ताह तक चल सकती है।
- सामान्य रूप से प्रभावित चिड़ियों में भूख की कमी, अण्डा उत्पादन में गिरावट एवं वृद्धि दर में कमी देखी गयी है।
- त्वचा माता रोग में चिड़ियों के पंखहीन अंगो जैसे– सिर, पांव, कलंगी, तुर्रा, आँख की पलक, चोंच एवं पंखों के अन्दर की त्वचा आदि पर विशिष्ट प्रकार की त्वचा की विक्षिप्तियाँ पायी जाती हैं (चित्र 4)।

- रोग की शुरूआत सफेद पुटिकाओं के रूप में होती है। जो बाद में फफोले तथा थक्के में बदल जाते हैं (चित्र 5)।
- सूखे थक्के बाद में गिर जाने पर त्वचा में रिसते हुए घाव छोड़ देते हैं (चित्र 6)।

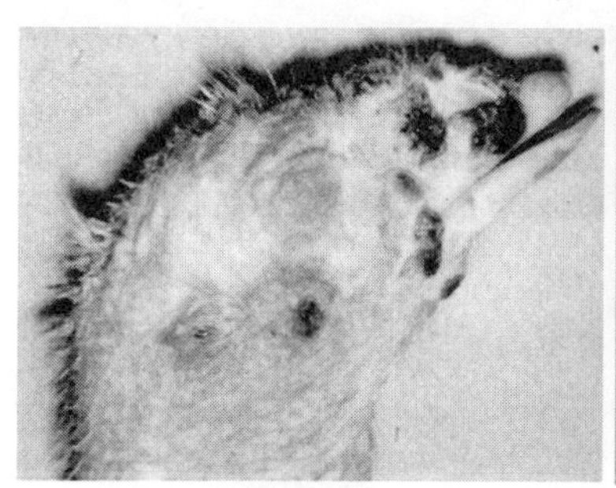
चित्र 4

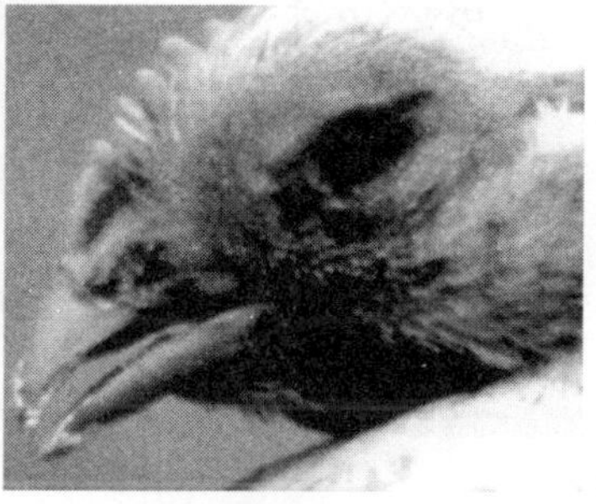
चित्र 5

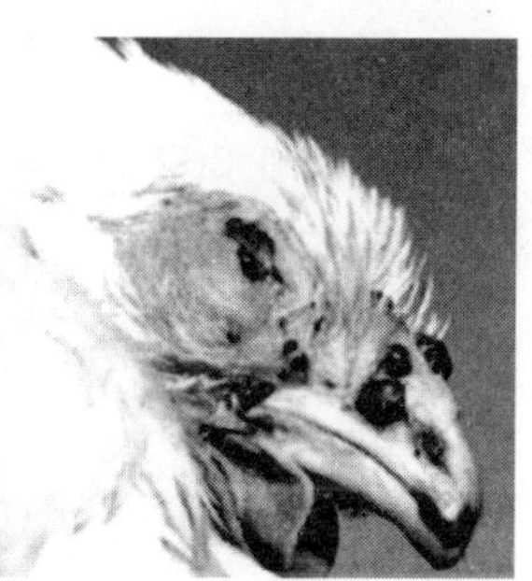
चित्र 6

- प्रभावित चिड़िया अन्य प्रकार का संक्रमण न होने पर शीघ्र ही स्वस्थ हो जाती है।
- डिपथिरिया माता में श्वांस नली, मुँह, जीभ के इधर–उधर, मुँह के तालू पर छोटे सफेद रंग की विक्षिप्तियां दिखाई देती हैं जो बाद में मिलकर बड़ी विक्षिप्तियों में परिवर्तित हो जाती हैं जिससे चिड़ियां का खाने की क्रिया अवरूद्ध हो जाती है (चित्र 7)।
- इस रोग से चिड़ियों में मृत्यु श्वांस रूकने के कारण होती है तथा मृत्यु दर 50 प्रतिशत तक जा सकती है (चित्र 8)।
- नेत्र माता रोग में अश्रुपातन और कंजक्टिबायटिस तथा आँख से गाढ़ा स्राव देखा जा सकता है।

चिकित्सा (ट्रीटमेंट)

- इस रोग की कोई चिकित्सा उपलब्ध नहीं है।
- पीने के पानी में अन्य प्रकार के जीवाणु संक्रमण रोकने के लिये एण्टीबायोटिक्स का प्रयोग किया जा सकता है (चित्र 9)।

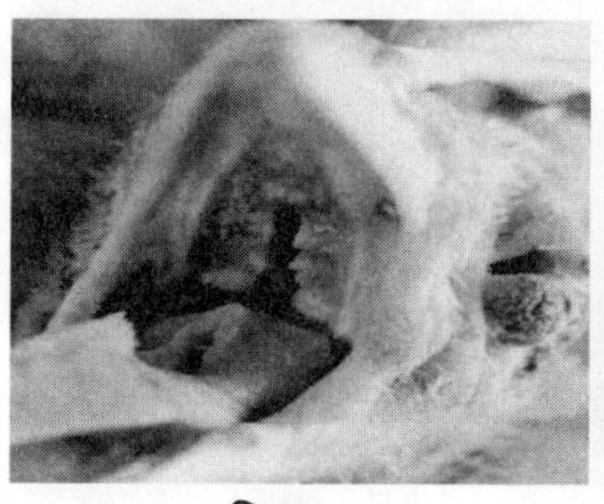
चित्र 7

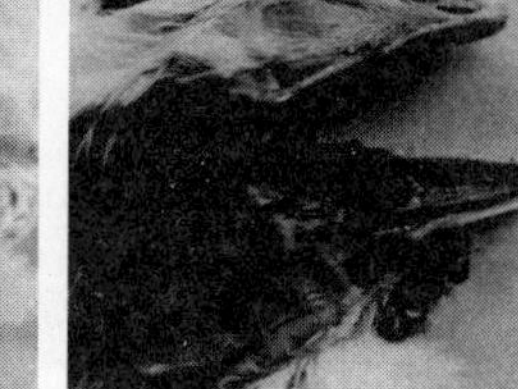
चित्र 8

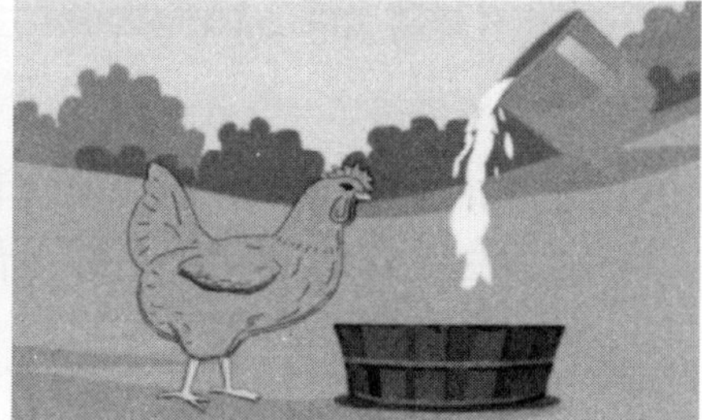
चित्र 9

- स्थानीय विक्षिप्तियों को साफ कर विसंक्रामक का लेप करें।
- श्वांस के अवरोध को रोकने के लिए श्वांस नली से बलगम को भी साफ कर सकते हैं।
- कलंगी और तुर्रा के स्थानीय घावों को जेनसन वायलेट लगायें।
- सान्द्र नमक का घोल या नीबू रस का प्रयोग भी थक्के को हटाकर करने से शीघ्र लाभ प्राप्त होता है (चित्र 10)।
- आँख के पलकों पर पेट्रोलियम जेली का प्रयोग आँख खोलने में मदद करता है।

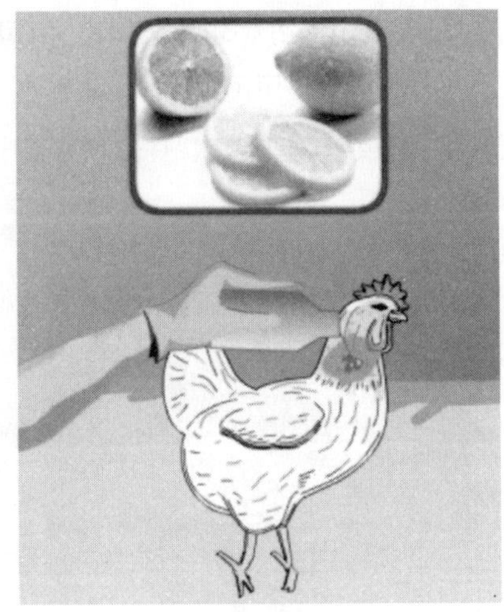

चित्र 10

रोकथाम (प्रीवेंशन)

- बाड़े में उचित स्वच्छता बना कर रखें।
- अण्डे में पोषित हिमीकृत फाउल पोक्स टीके का प्रयोग 4–6 सप्ताह की आयु पर करें (चित्र 11)।
- कालान्तर में 12–14 सप्ताह की अवधि पर पुनः टीकाकरण करें (चित्र 12)।
- अतितनु फाउलपोक्स विषाणु के द्वारा निर्मित सेल कल्चर टीके का प्रयोग मैरेक्स टीके के साथ एक दिन की आयु के चूजे में किया जा सकता है।
- बाड़े में नयी बीमार चिड़िया को लगातार देखते रहें।
- चिड़ियों में *माइकोप्लाज्मा* रोग की उपस्थिति में कबूतर के लिये निर्मित टीके का प्रयोग किया जा सकता है।

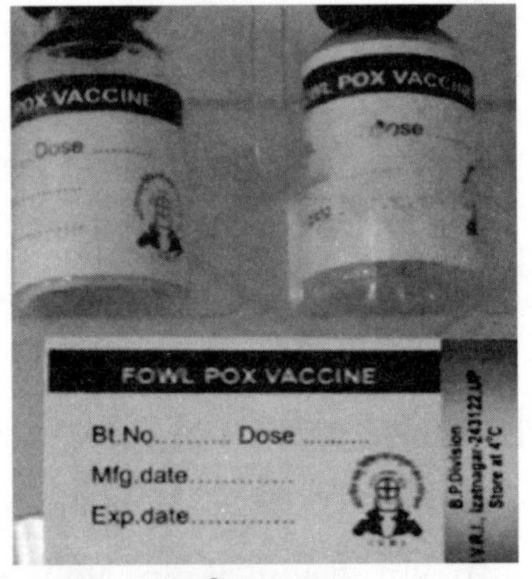

चित्र 11

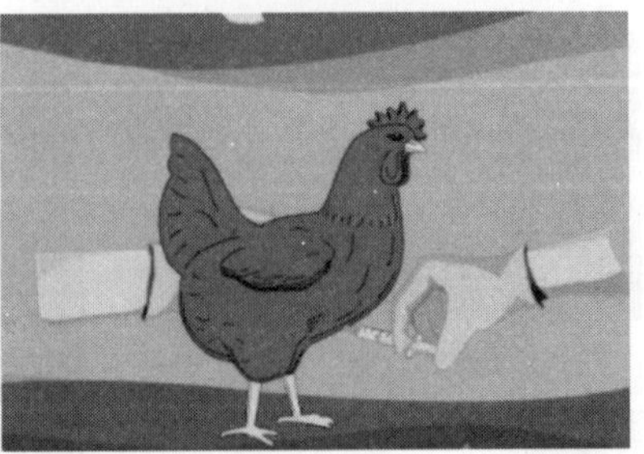

चित्र 12

मैरेक्स रोग

परिचय (एपीडेमियोलॉजी)

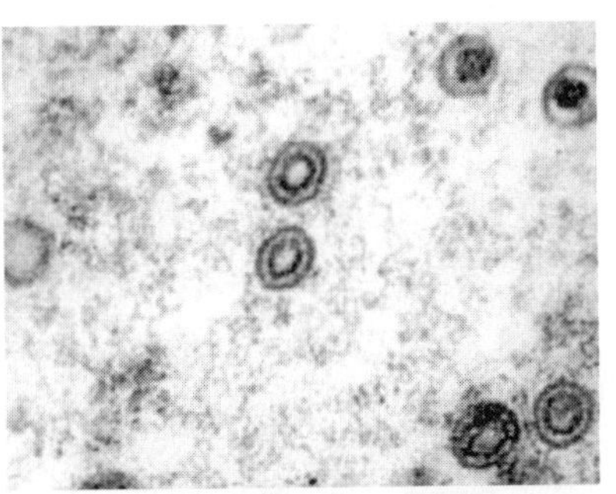
चित्र 1

- मैरेक्स (एम.डी.) लिम्फ ऊतकों को प्रभावित करने वाली चिड़ियों की एक सामान्य बीमारी है।
- कम आयु के चूजे इससे अधिक प्रभावित होते हैं परन्तु टर्की तथा बटेर में भी यह रोग होता है।
- यह रोग चिड़ियों में संकेन्द्रित प्रकार की नाड़ी, जनन अंग, आँख की पुतली, शरीर के आंतरिक अंगों, मांसपेशियों तथा त्वचा के शोथ के रूप में प्रकट होता है।
- यह एक प्रगतिशील रोग है जो विषाणु के संक्रमण की तीव्रता अनुसार देखा जा सकता है। (चित्र 1)
- रोग की तीव्रतम अवस्था 2–4 महीने के चूजे में देखी गयी है। जिनमें 50 प्रतिशत तक मृत्यु दर हो सकती है।
- प्रदूषित वातावरण इस रोग को फैलाने में सहायक है (चित्र 2)।

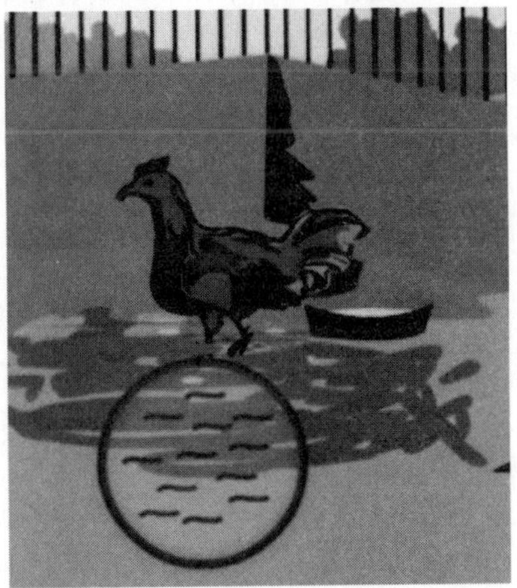
चित्र 2

रोग के लक्षण (सिम्पटम्स)

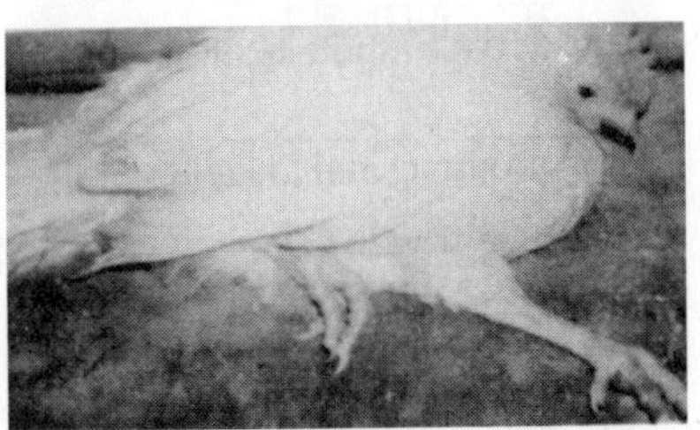
चित्र 3

- इस रोग में चिड़ियों की नाड़ियां प्रभावित होती हैं जिनमें पंखों और पैरों का पक्षाघात अक्सर देखा गया है।
- प्रभावित चिड़ियों में प्रगतिशील पक्षाघात जिसमें एक पांव आगे और एक पांव पीछे (खिलाडी मुद्रा) देखी गयी है (चित्र 3)।
- डैने लटक जाते हैं तथा गर्दन और सिर झुक जाता है (चित्र 4)।

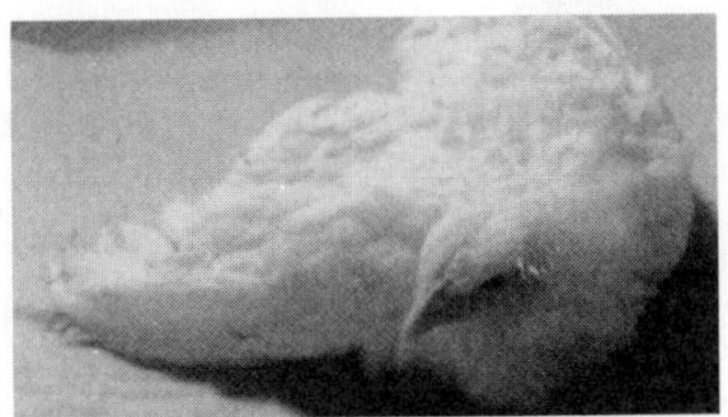
चित्र 4

- कभी–कभी गर्दन की नाड़ियां प्रभावित होने से गर्दन पीछे की तरफ ऐंठ जाती है।
- आँख की विक्षिप्तियों में, आँख मछली–आँख की तरह या मोती की तरह दिखाई पड़ती है तथा प्रभावित चिड़िया आशिंक या पूर्ण रूप से अंधी हो सकती है।
- त्वचा की विक्षिप्तियों को, पंखों को उखाड़ कर देखा जा सकता है, जिसमें पंख मूल में गोलाकार, एक से.मी. आकार की गांठें दिखाई पड़ती हैं (चित्र 5)।
- शरीर के आंतरिक अंगों में विभिन्न आकार की रसौलियां देखी जा सकती हैं (चित्र 6)।
- प्रभावित चिड़ियां सामान्यतः स्वास्थ्य लाभ प्राप्त नहीं करतीं। इसके अतिरिक्त वजन की कमी, मानसिक अवसाद तथा हरे रंग के दस्त भी देखने को मिल सकते हैं।
- पक्षाघात से प्रभावित चिड़िया खाने और पानी तक न पहुंच पाने के कारण भूख और प्यास से मर जाती हैं।

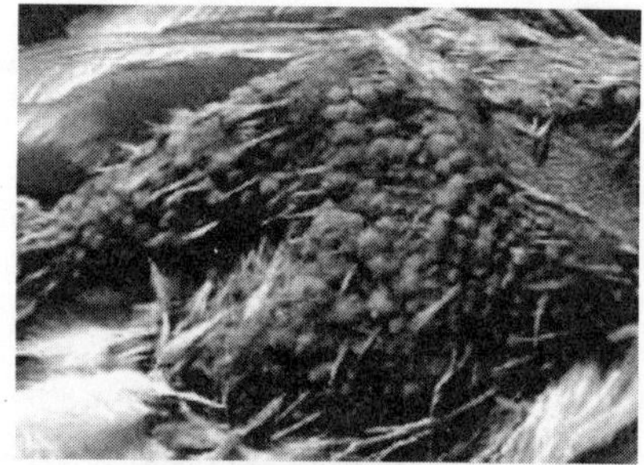

चित्र 5

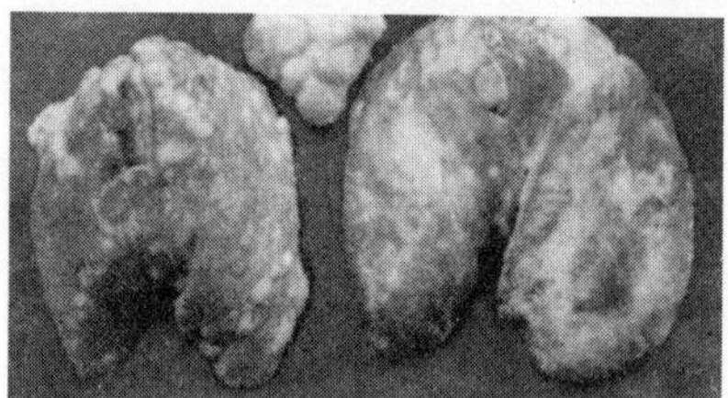

चित्र 6

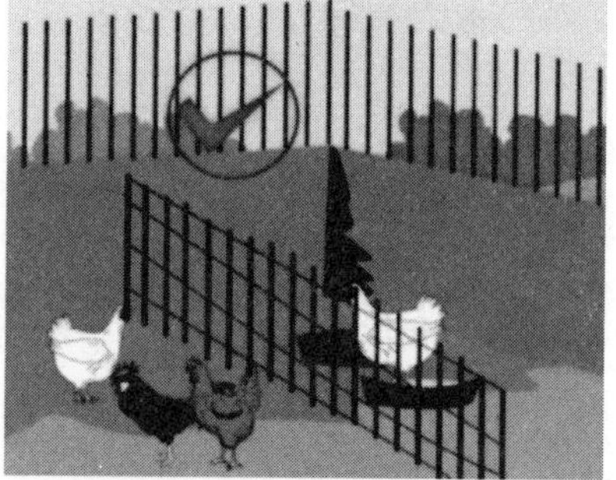

चित्र 7

चिकित्सा (ट्रीटमेंट)

- इस रोग की कोई भी चिकित्सा सामूहिक या व्यक्तिगत रूप से उपलब्ध नहीं है।
- स्वछता एवं प्रबन्धन का कठोरता से पालन करें तथा मरी हुयी चिड़ियों का उचित निस्तारण करें।
- बीमार चिड़ियों को तत्काल प्रभाव से अलग करें (चित्र 7)।
- भ्रूण या एक दिन की आयु के चूजों का टीकाकरण करें (चित्र 8)।

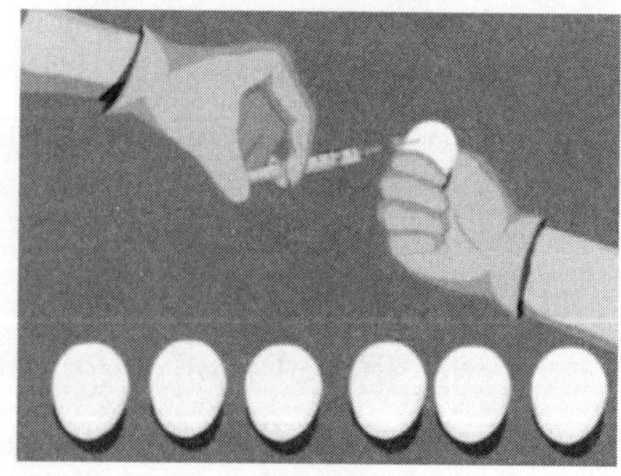

चित्र 8

- सामान्यतः चूजों को बेचने से पहले हैचरी में ही उनका टीकाकरण किया जाता है।

अण्डा उत्पादन की कमी (एगड्रोप सिनड्रोम/ई.डी.एस.)

परिचय (एपीडेमियोलॉजी)

- एगड्रोप सिनड्रोम (ई.डी.एस.) मुर्गियों का एक संक्रामक रोग है। जो मुख्यतः अण्डा उत्पादन में कमी तथा हल्के, गुणवत्ताहीन अण्डा कवच के रूप में प्रकट होता है (चित्र 1)।
- इस रोग से सिर्फ अण्डा देने वाली मुर्गियां ही प्रभावित होती हैं।
- इस रोग का प्रसारण अण्डे द्वारा होता है (चित्र 2)।

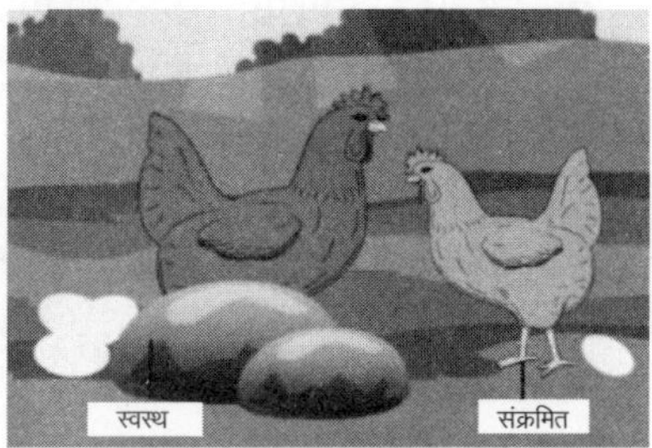

चित्र 1

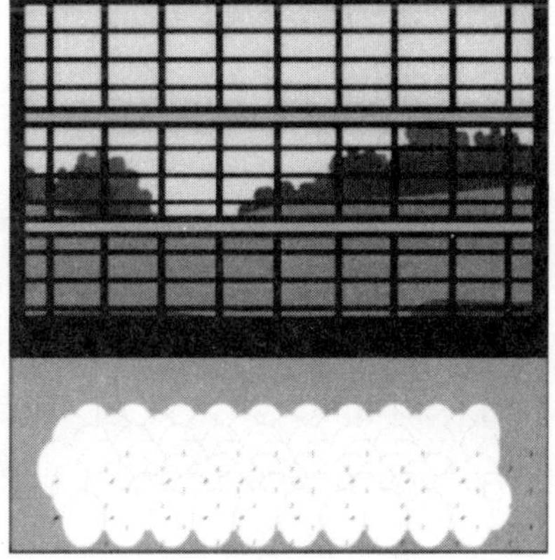

चित्र 2

रोग के लक्षण (सिम्पटम्स)

- इस रोग की ऊष्मायन अवधि 7–9 दिन है।
- प्रभावित चिड़ियों में अण्डा उत्पादन प्रारम्भ होने के समय दस्त होते हैं।
- अण्डा कवच के रंग तथा उसकी गुणवत्ता में कमी आती है तथा कवच हीन या टूटे, मुलायम, पतले कवच वाले अण्डे पैदा होते हैं (चित्र 3)।
- उत्पन्न अण्डे खड़िया के जैसे प्रतीत होते हैं ।
- अण्डों की आन्तरिक गुणवत्ता, उर्वरता तथा निषेचन अप्रभावित रहता है (चित्र 4)।
- 19 सप्ताह की आयु के प्रभावित चूजे में अण्डा उत्पादन देर से होता है (चित्र 5)।

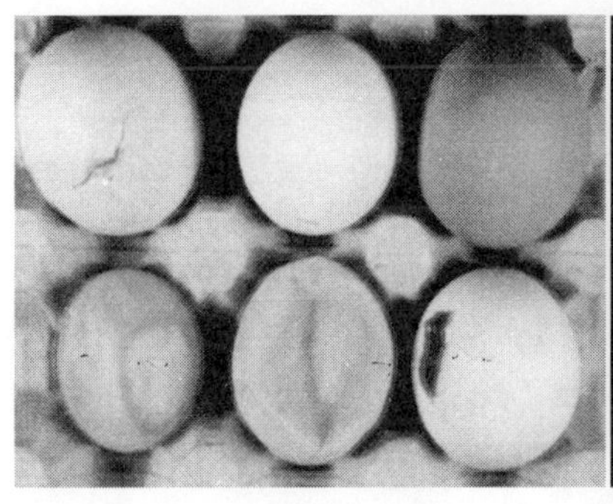

चित्र 3

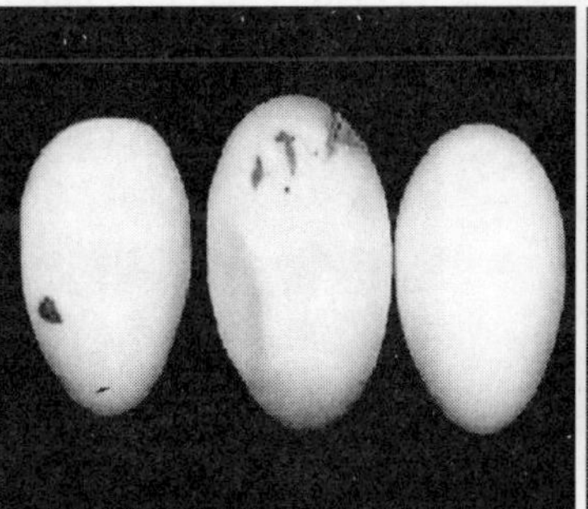

चित्र 4

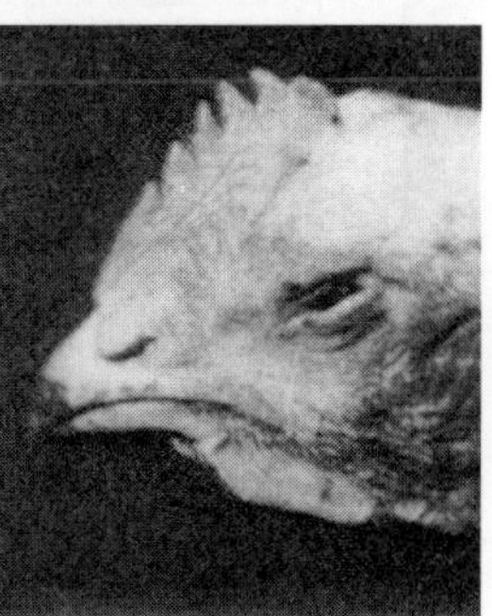

चित्र 5

- प्रभावित चिड़िया में भोजन के प्रति अरूचि देखी गयी है।
- पीड़ित चिड़ियों में अण्डा उत्पादन में 5–50 प्रतिशत की कमी आ सकती है।
- 26–47 सप्ताह की आयु के प्रभावित चिड़ियों में संक्रमण से उनका उत्पादन अप्रभावित रहता है।
- संक्रमित चिड़ियों में सीरम की कुल प्रोटीन, ग्लोब्यूलिन एवं कैल्शियम बढ़ जाते हैं।
- अण्डे के कवच की रासायनिक विशलेषण से पता चलता है कि उसमें कैल्शियम, मैग्नीशियम, लौह, जिंक, कॉपर की अधिकता होती है।

चिकित्सा (ट्रीटमेंट)

- कोई सफल चिकित्सा इस रोग के लिए उपलब्ध नहीं है।
- विटामिन, कैल्शियम तथा प्रोटीन से पूरित भोजन, अण्डा उत्पादन की पुर्नस्थापना के लिये आवश्यक है (चित्र 6)।
- पशुचिकित्सक की सलाह लें।

रोकथाम (प्रीवेंशन)

- अप्रभावित बाड़ों से ही चिड़ियों को खरीदें।
- बाड़े में स्वच्छता बनाये रखें (चित्र 7)।
- अवयस्क, प्रजनन योग्य और अण्डा देने वाली चिड़ियों का टीकाकरण करें, जो 14–16 सप्ताह की उम्र में किया जाता है (चित्र 8)।
- टीकाकरण 1 साल की सुरक्षा प्रदान करता है।

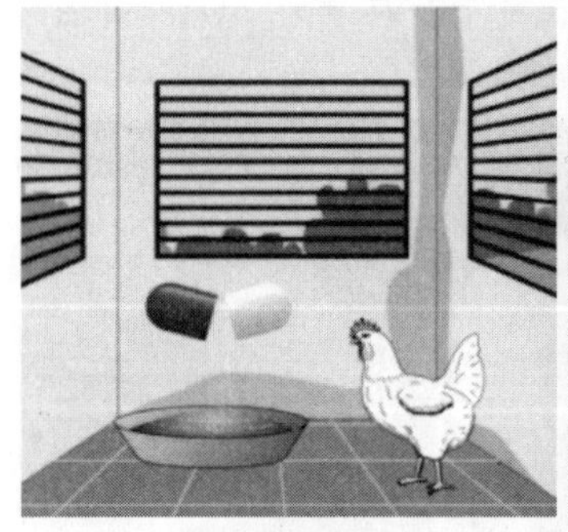

चित्र 6

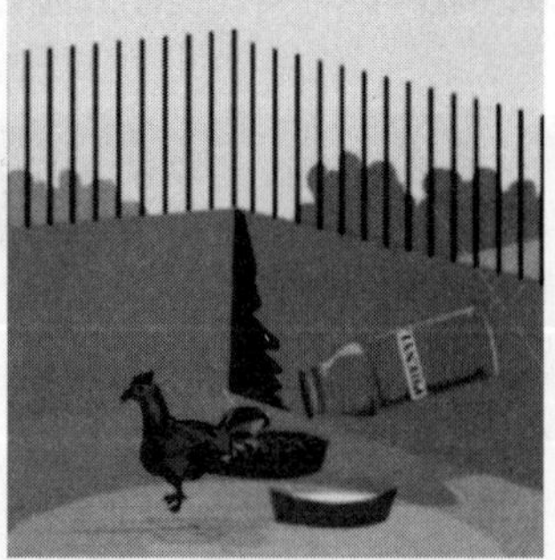

चित्र 7

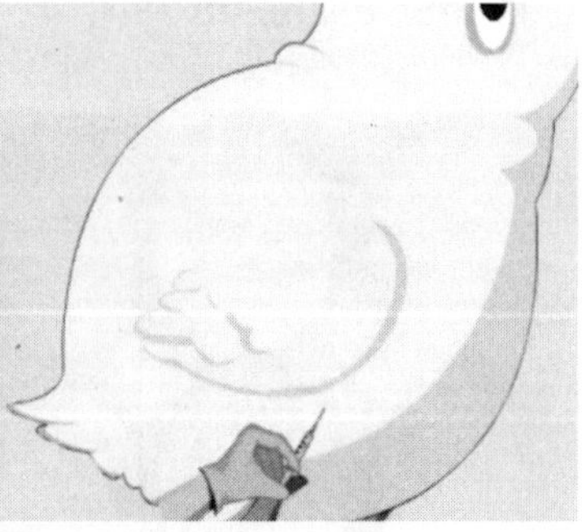

चित्र 8

लीची रोग (हाइड्रोपेरीकार्डियम–हिपेटाइटिस सिन्ड्रोम)

परिचय (एपीडेमियोलॉजी)

- लीची रोग (एच.एच.एस.) मुर्गी के चूजों का एक अतिसंक्रामक विषाणु रोग है (चित्र 1)।
- 3–5 सप्ताह आयु के ब्रायलरों में इस रोग से अस्वस्थता दर 10–70 प्रतिशत तथा मृत्यु दर 5–80 प्रतिशत देखी गयी है।
- वयस्क चिड़ियां भी इस रोग से प्रभावित हो सकती हैं।
- लाक्षणिक रूप से यह रोग भारी अस्वस्थता एवं मृत्यु दर के साथ–साथ अत्यधिक पेरिकार्डियल द्रव और बहुकेन्द्रित यकृत परिगलन के रूप में परिलक्षित होता है (चित्र 2)।
- इस रोग का प्रसारण, सम्पर्क तथा दूषित वातावरण में मुख मार्ग द्वारा होता है (चित्र 3)।

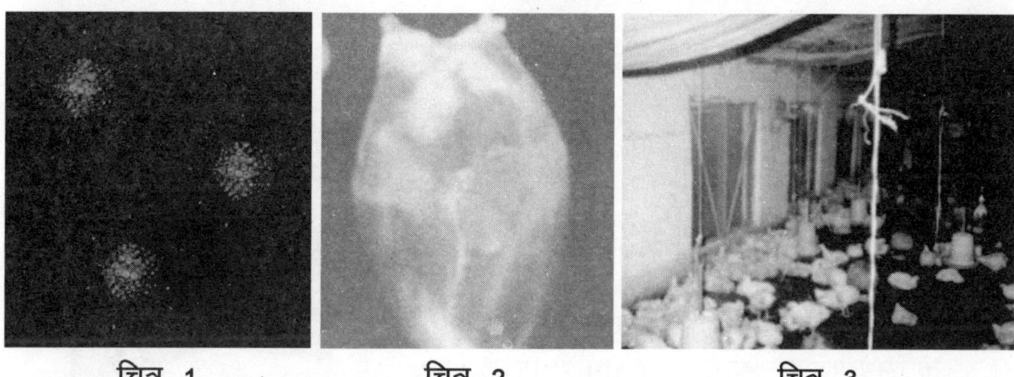

चित्र 1 चित्र 2 चित्र 3

रोग के लक्षण (सिम्पटम्स)

- इस रोग की ऊष्मायन अवधि 24–72 घण्टे है।
- लीची रोग से प्रभावित चिड़ियों में कोई विशेष लक्षण दिखाई नहीं देते।
- अचानक बाड़े में हुई मृत्यु; चिड़ियों में सुस्ती का दिखाई देना, छितरे पंख तथा एक जगह इक्ट्ठा हो जाने की प्रवृति के साथ नीले और म्यूक्स से भरा मल (चित्र 4) इस रोग के लक्षण हैं (चित्र 5)।
- प्रभावित चिड़ियों में हीमोग्लोबिन, पी.सी.वी., कुल लाल एवं श्वेत रक्त कणिकाओं की संख्या में कमी देखने को मिलती है।

चिकित्सा (ट्रीटमेंट)

- लीची रोग की कोई विशेष चिकित्सा उपलब्ध नहीं है।
- आईडोफोर के 2.5 प्रतिशत घोल को पीने के पानी में 0.07 से 0.01 प्रतिशत देने पर मृत्यु दर एवं रोग की तीव्रता को कम किया जा सकता है (चित्र 6)।
- लीवर टॉनिक की आपूर्ति से शीघ्र स्वास्थ्य लाभ मिलता है।
- रोग चिकित्सा के लिए पशुचिकित्सक की सलाह पर कार्य करें।

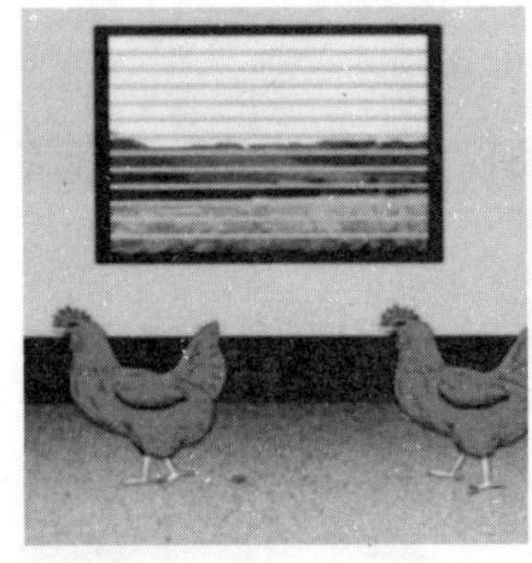

चित्र 4

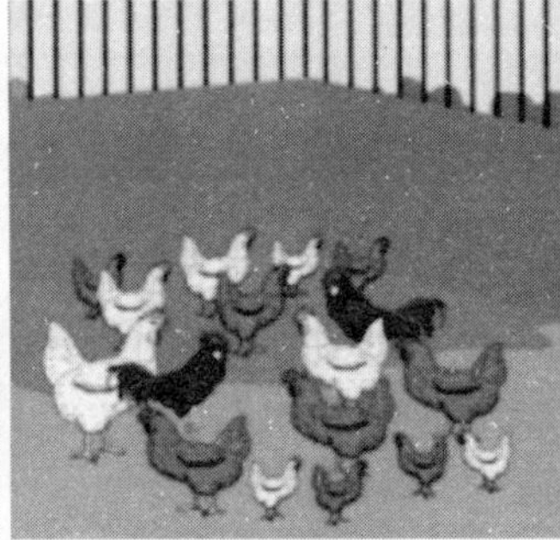

चित्र 5

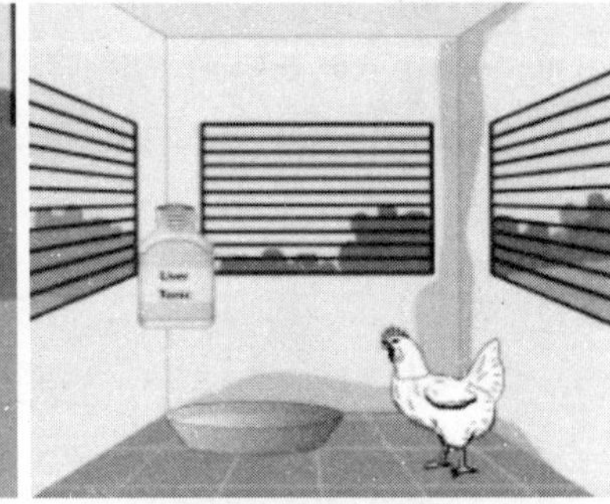

चित्र 6

रोकथाम (प्रीवेंशन)

- स्वच्छता हेतु उठाये गये कठोर कदम रोग रोधन में अति महत्वपूर्ण हैं (चित्र 7)।
- बीट/मल का समुचित निस्तारण, बाड़े में चिड़ियों के लिये पर्याप्त स्थान आदि रोग रोधन के लिए अति आवश्यक हैं।
- समुचित रूप से टीकाकरण कार्यक्रम को लागू करें (चित्र 8)।

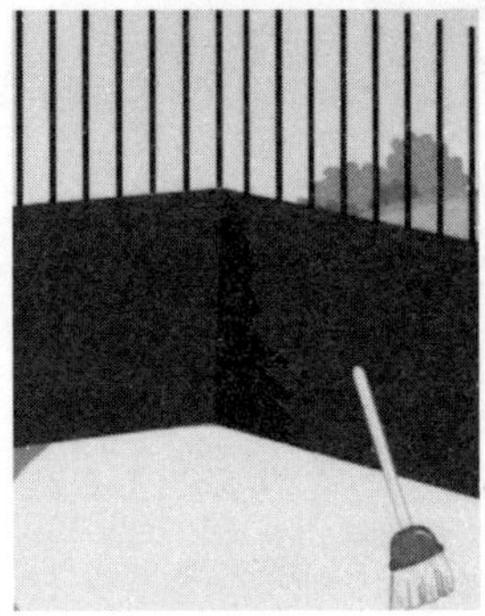

चित्र 7

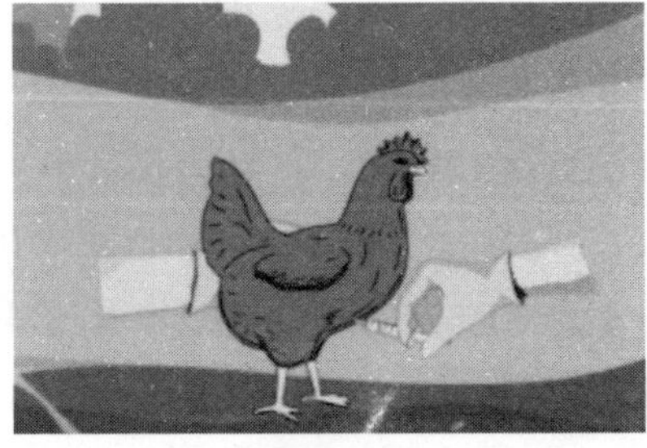

चित्र 8

माइकोप्लाजमयिता (माइकोप्लाज्मोसिस)

परिचय (एपीडेमियोलॉजी)

- यह चिड़ियों में पाये जाने वाला एक दीर्घकालीन श्वांस रोग है। जो उनमें एक विशेष कारक *माइकोप्लाज्मा* नामक जीवाणु के द्वारा होता है (चित्र 1)।
- इस रोग में प्रभावित चिड़िया श्वांस की खरखराहट, खाँसी, नाक से स्राव तथा साइनस के शोथ से प्रभावित होती है (चित्र 2)।
- माइकोप्लाज्मा रोग सभी आयु वर्ग की चिड़ियों को प्रभावित करता है।
- टर्की इस रोग के प्रति अपेक्षाकृत अधिक प्रभावित होती हैं।
- इस रोग का प्रसारण चिड़ियों द्वारा हवा में उपस्थित विषाणु को श्वांस के द्वारा ग्रहण करने से होता है।

रोग के लक्षण (सिम्पटम्स)

- इस रोग की ऊष्मायन अवधि 6–21 दिन है।
- *माइकोप्लाज्मा* रोग से प्रभावित चिड़ियां श्वांस रोग की तरह–असमान्य श्वसन, नासिका स्राव, खाँसी एवं छींक आदि के लक्षण प्रदर्शित करती हैं (चित्र 3)।

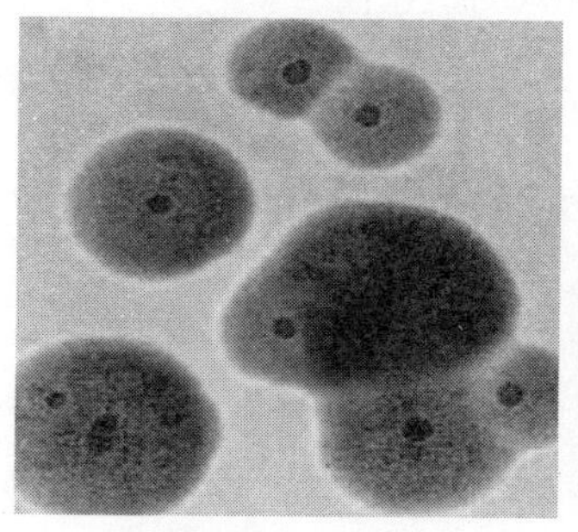

चित्र 1

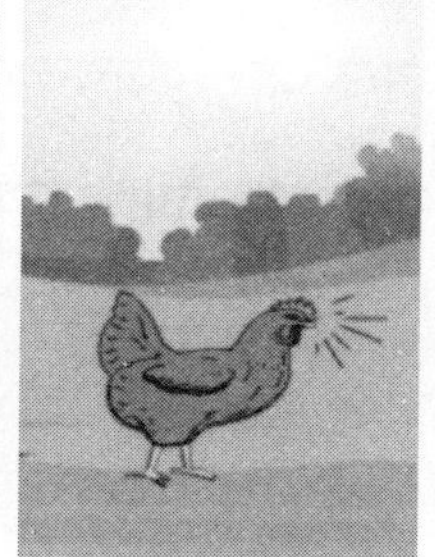

चित्र 2

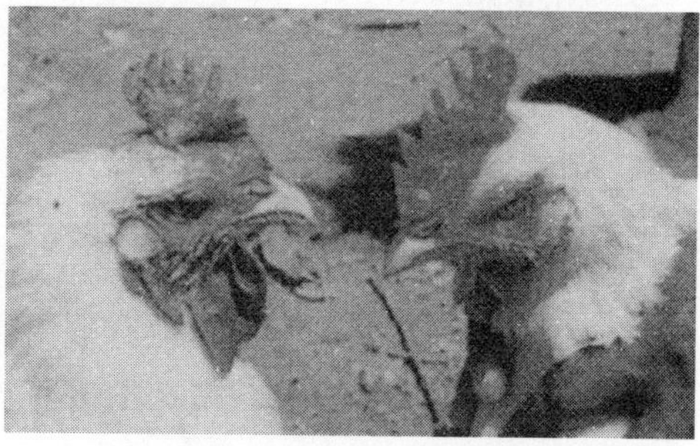

चित्र 3

- संक्रामक कोराइजा रोग की उपस्थिति से उत्पन्न जटिलता से इस रोग से प्रभावित पशुओं के चेहरे पर सूजन तथा आँख से अश्रुपातन देखा गया है।
- प्रभावित चिड़ियों में लंगड़ाहट भी पायी जा सकती है।
- अण्डे देने वाली मुर्गियों के उत्पादन में 20–30 प्रतिशत की कमी देखी गई है (चित्र 4)।

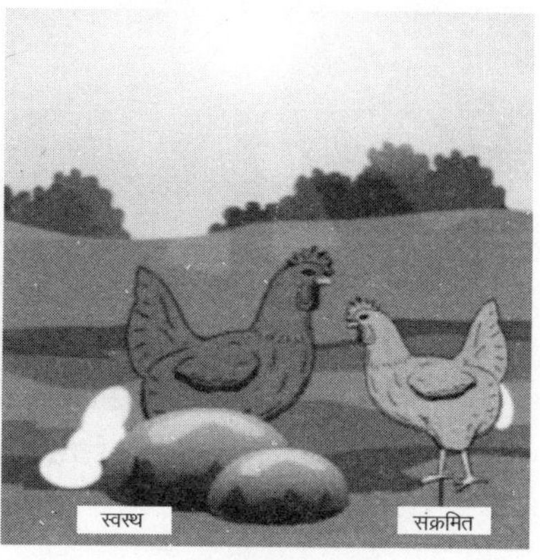

चित्र 4

चिकित्सा (प्रीवेंशन)

- टाइलोसिन, लिंकोमाइसिन, स्पाइरामाइसिन, सेलेनोमाइसिन एवं टेट्रासाइकिलिन प्रभावी औषधियां हैं जो पशुचिकित्सक की सलाह से दी जा सकती हैं (चित्र 5)।
- चिकित्सा से श्वांस स्राव में और अण्डों में विषाणु का विर्सजन तो बन्द हो जाता है, परन्तु प्रभावित चिड़ियां चिकित्सा के उपरान्त भी विषाणु के संवाहक का काम करती हैं।

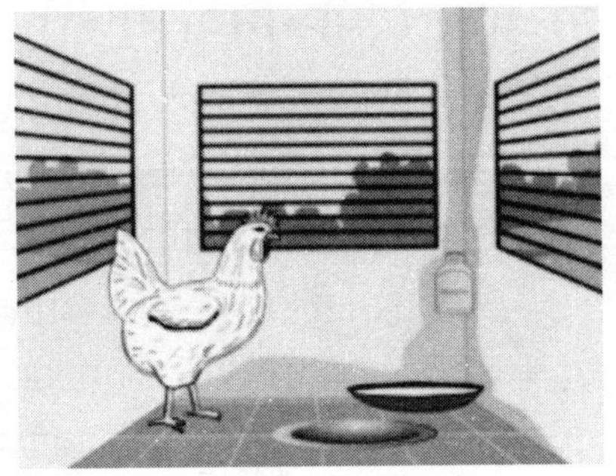

चित्र 5

रोकथाम (प्रीवेंशन)

- निष्क्रियित बैक्ट्रीन या सजीव कल्चर टीके के द्वारा टीकाकरण करें (चित्र 6)।
- रोग मुक्त चिड़िया समूह को ही आपस में मिलने दें तथा स्वच्छ वातावरण बनाये रखें।
- नियमित अंतराल पर चिड़ियों में एण्टीबाडी की जाँच कराते रहें।
- रोग से प्रभावित चिड़ियों को अलग करें और प्रजनन से दूर रखें (चित्र 7)।
- रोग का अण्डों द्वारा प्रसारण रोकने के लिए औषधि प्रयोग, अण्डा डिपिंग एवं अण्डा हीटिंग जैसी प्रक्रिया को लागू करें।
- बाड़े के वातावरण को स्वच्छ बनायें एवं संक्रामक कोराइजा, संक्रामक ब्रोंकाइटिस, अत्यधिक अमोनिया एवं धूल से दूर रखें।

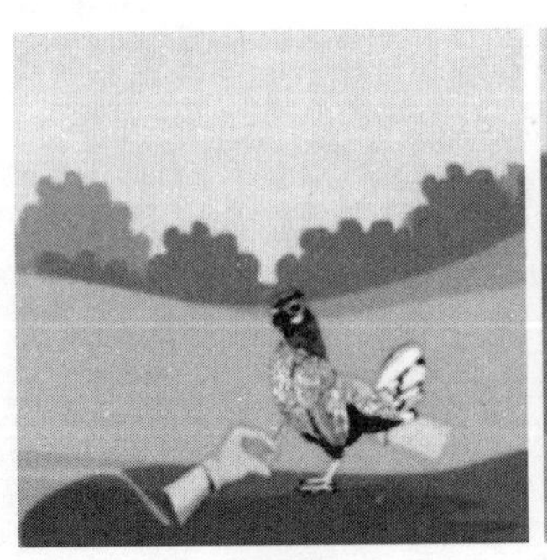

चित्र 6

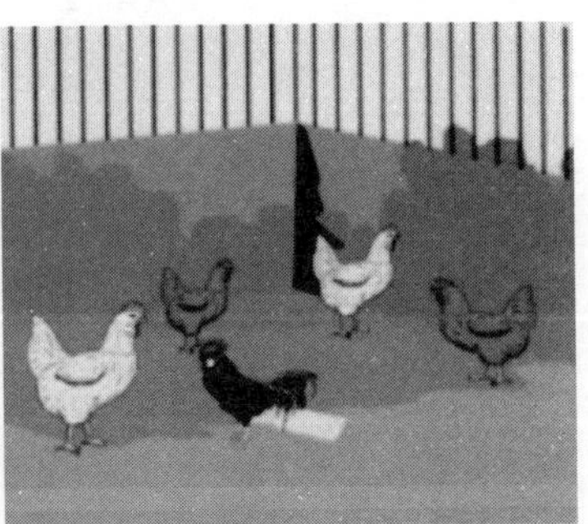

चित्र 7

एसपरजिलोसिस

परिचय (एपीडेमियोलॉजी)

- यह एक फफूंद से फैलने वाला चूजों एवं टर्की का रोग है (चित्र 1)।
- जन स्वास्थ्य की दृष्टिगत यह रोग महत्व रखता है क्योंकि यह मनुष्य को भी प्रभावित कर सकता है। यहां पर इसे कबूतर की संलिप्तता के साथ जोड़ा गया है (चित्र 2)।
- अवयस्क वर्ग में इस रोग के कारण भारी अस्वस्थता एवं मृत्युदर (90 प्रतिशत) देखी गयी है।
- रोग का प्रसारण संक्रमित चिड़ियों के संपर्क से होता है (चित्र 3)।

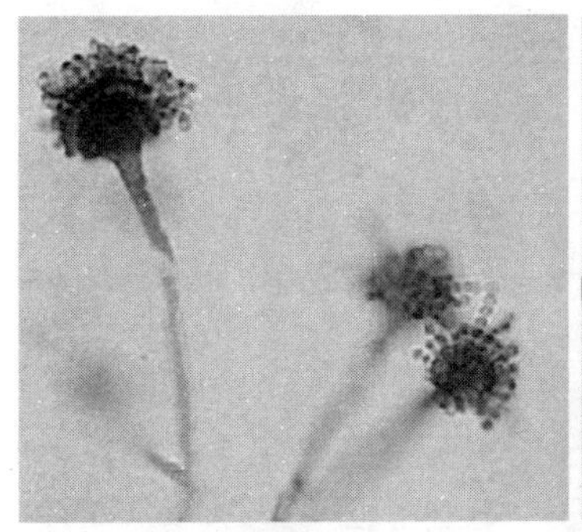

चित्र 1

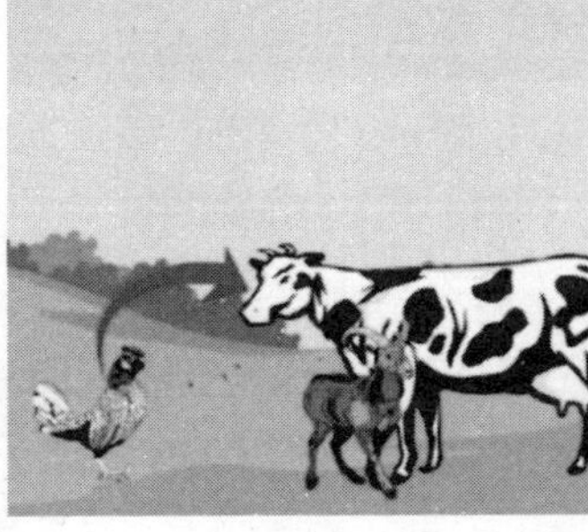

चित्र 2

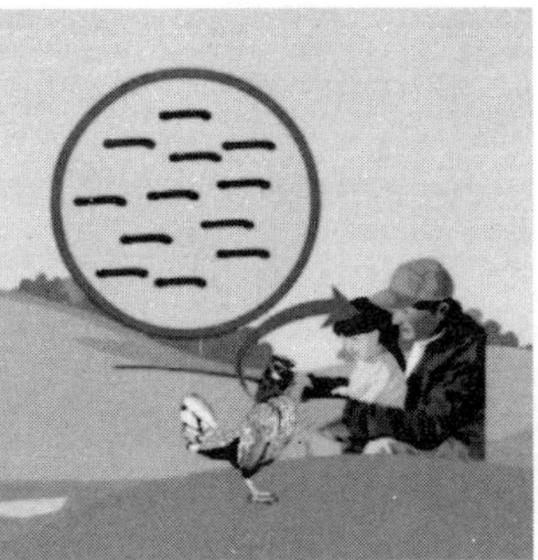

चित्र 3

रोग के लक्षण (सिम्पटम्स)

- इस रोग के लक्षण फफूँद द्वारा उत्पन्न विष एवं प्रभावित अंग पर आधारित है।
- अतितीव्र रोग की अवस्था में यह रोग अल्पायु चिड़ियों में ब्रूडर निमोनिया के नाम से जाना जाता है।

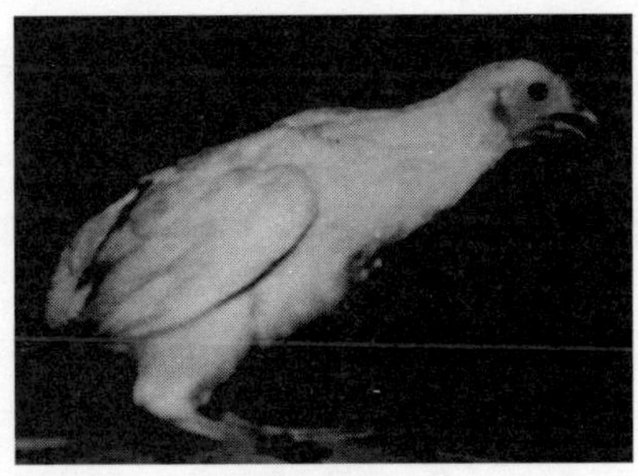

चित्र 4

- सामान्य रूप से सुस्ती, मानसिक अवसाद, क्षुधा ह्रास, शारीरिक क्षय, अति प्यास, तीव्र श्वसन दर, हाँफना तथा लेट जाना जैसे लक्षण प्रभावित चिड़ियों में देखने को मिलते हैं (चित्र 4)।
- दीर्घकालीन रोगावस्था में चिड़ियां, खून की कमी, क्षुदा ह्रास, हाँफना, खांसी एवं शरीर भार की त्वरित गिरावट से प्रभावित होती है।

- टर्की में उनकी आँख प्रभावित होती है, जिसमें पलकों के नीचे गाढ़ा पदार्थ इक्ट्ठा हो जाता है (चित्र 5)।
- रोग प्रभावित चिड़ियों में मस्तिष्क कभी–कभी ही प्रभावित होता है तथापि ऐसी स्थिति में करवट लेकर धराशायी होना, समन्वयन की कमी एवं मांसपेशियों की हलचल पायी जा सकती है।

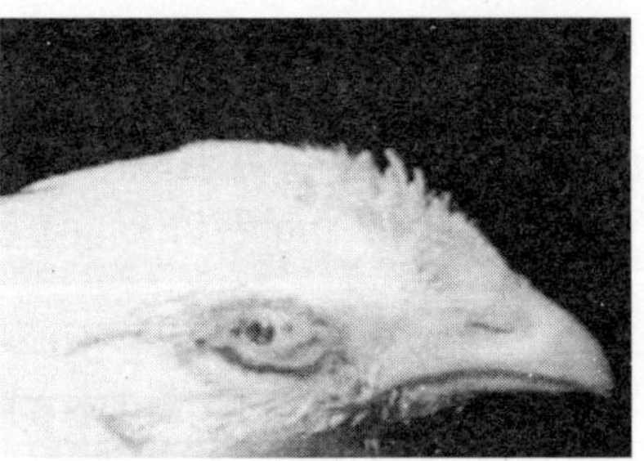

चित्र 5

चिकित्सा (ट्रीटमेंट)

- टेट्रासाइक्लिन सोरबेट एवं कॉपर सल्फेट के प्रयोग की सलाह दी जाती है (चित्र 6)।
- हेमाइसिन (20 मि.ग्रा. प्रति एम.एल.) पीने के पानी में 7 दिन तक तथा कीटोकोनाजोल (50 मि.ग्रा. प्रति कि. शरीर भार) तथा इट्राकोनाजोल (5–10 मि.ग्रा. प्रति कि.ग्रा. शरीर भार) मुख मार्ग से देने पर स्वास्थ्य लाभ प्राप्त होता है।
- कोट्रीमोक्साजोल चिकित्सा भी लाभकारी है (चित्र 7)।
- रोग की अवस्था में पशुचिकित्सक की सलाह से कार्य करें।

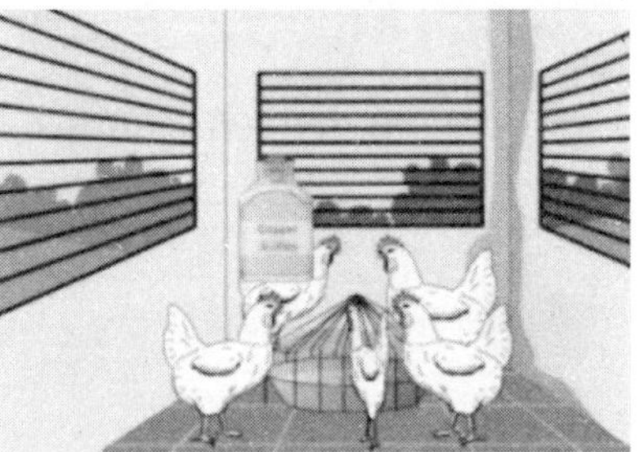

चित्र 6

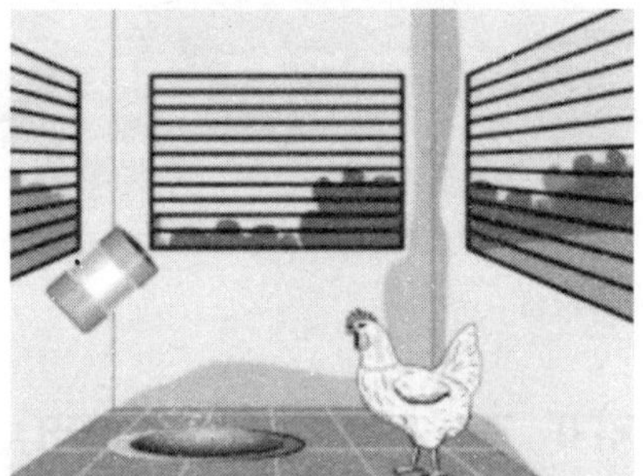

चित्र 7

रोकथाम (प्रीवेंशन)

- आहार में नमी की मात्रा की कमी एवं सूखा लिटर (ड्राई लिटर) की व्यवस्था को वरीयता दी जानी चाहिए।
- आवश्यक रूप से फफूँद से दूषित आहार को प्रयोग न करें (चित्र 8)।
- बाड़े एवं आहार के लिए प्रयोग किए जाने वाले बर्तनों की प्रतिदिन स्वच्छता एवं विसंक्रमण पर ध्यान दें।

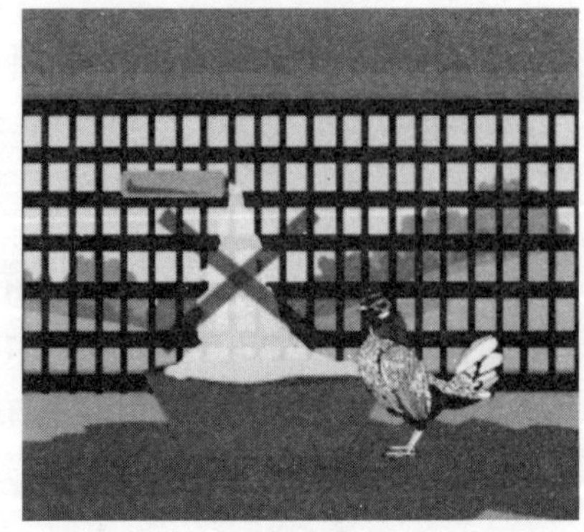

चित्र 8

- प्रभावित चिड़ियों को बाड़े से हटाकर नष्ट करें।
- चिड़ियों की बीट/मल को कॉपर सल्फेट से उपचारित करें (चित्र 9)।
- बाड़े से अण्डा एकत्रीकरण की आवृत्ति को बढ़ायें।
- अण्डों को धुंआ या फिनोलिक विसंक्रमणकारी औषधियों के प्रयोग से प्रदूषित होने से बचायें।
- प्रदूषित बीट/मल एवं आहार का निस्तारण करें। जिसके लिये जलाकर या कास्टिक सोडा घोल के प्रयोग को वरीयता दी जाये।
- एक ग्राम कॉपर सल्फेट को 2 लीटर पानी में घोलकर चिड़ियों को पीने के लिए दें।

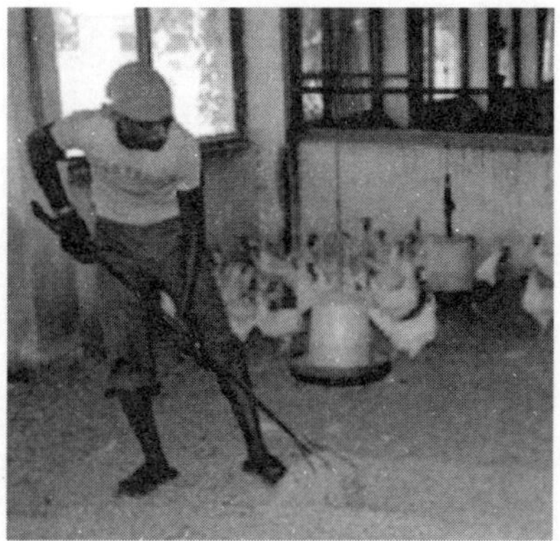

चित्र 9

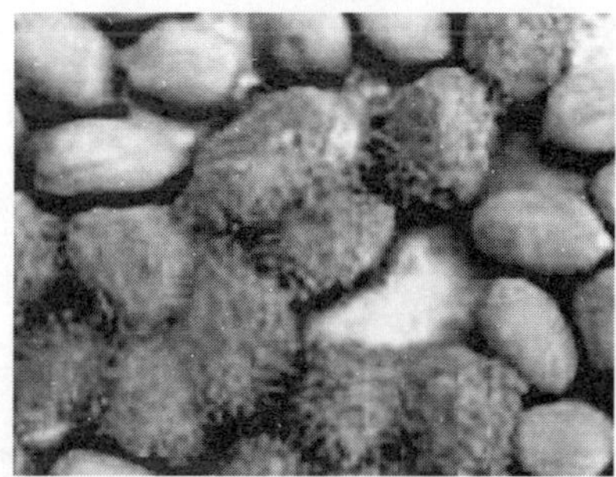

चित्र 1

एफलाटॉक्सिकोसिस

परिचय (एपीडेमियोलॉजी)

- यह एक विषाक्तता रोग है जो चिड़ियों में फफूंद द्वारा उत्पन्न विष से प्रदूषित आहार ग्रहण करने से होता है।
- ऐफ्लाटोक्सिकोसिस का रोग *ऐसपरजिलस फ्लेवस* एवं *एसपरजिलस पैरासिटिकस* नामक फफूँद द्वारा उत्पन्न विष के कारण होता है, जो सामान्यतः मूंगफली (चित्र 1) एवं बिनौले की खली तथा मक्का में अधिक नमी होने से पैदा होता है (चित्र 2)।
- सामान्यतः बी–1, बी–2, जी–1, जी–2 प्रकार के विष रोग का कारण होते हैं (चित्र 3)।
- यह रोग सामान्यतः भण्डारित किये गये प्रदूषित आहार को प्रयोग करने से अधिक होता है।

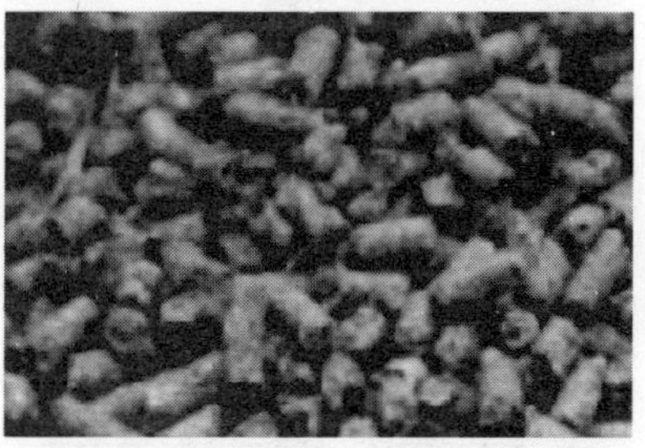

चित्र 2

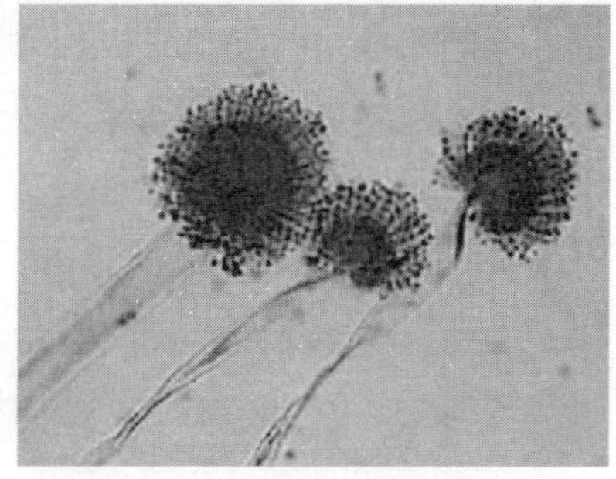

चित्र 3

रोग के लक्षण (सिम्पटम्स)

- चिड़ियों में एफलाटोक्सिकोसिस रोग के लक्षण कुछ विशेष नहीं हैं। चूजों में विष प्रदूषित आहार (0.2 पी.पी.एम.) को खाने पर 2 सप्ताह की उम्र के बाद ही लक्षण दिखाई देते हैं।
- अवरूद्ध वृद्धि एवं कम आहार परिवर्तन दर इस रोग के मुख्य लक्षण हैं।
- शरीर में पिगमेन्ट की क्षति एवं मल में अपचित आहार भी पाया जा सकता है (चित्र 4)।

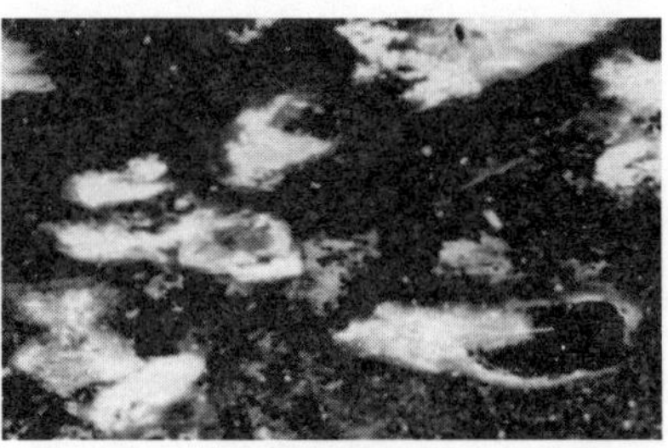

चित्र 4

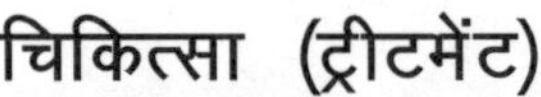

चिकित्सा (ट्रीटमेंट)

- संशय होने पर आहार को तत्काल बन्द करें (चित्र 5)।
- चिड़ियों को लाइपोट्रोपिक घटक, लीवर टॉनिक एवं बायोटिन से पूरित आहार प्रदान करें (चित्र 6)।
- चिड़ियों की विष निष्क्रिय करने की क्षमता को बढ़ाने के लिये सल्फर वाले अमिनो अम्ल जैसे लाइसिन (400 ग्राम), मिथियोनिन (200 ग्राम) एवं कोलिन क्लोराइड (50 प्रतिशत) के मिश्रण को प्रति 500 टन आहार में मिलाकर दें।
- विटामिन–बी, ई, सिलेनियम, यीष्ट एवं बैक्टीरिया द्वारा उत्पन्न एंजाइम तथा एण्टीआक्सीडेन्ट भी विष को निष्क्रिय करने के लिए प्रभावी हैं (चित्र 7)।

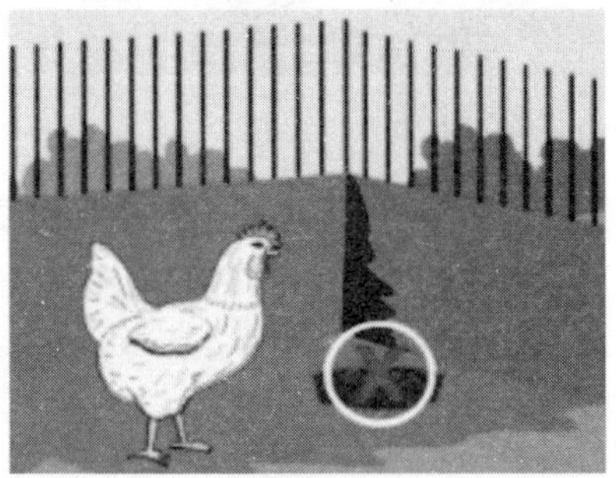

चित्र 5

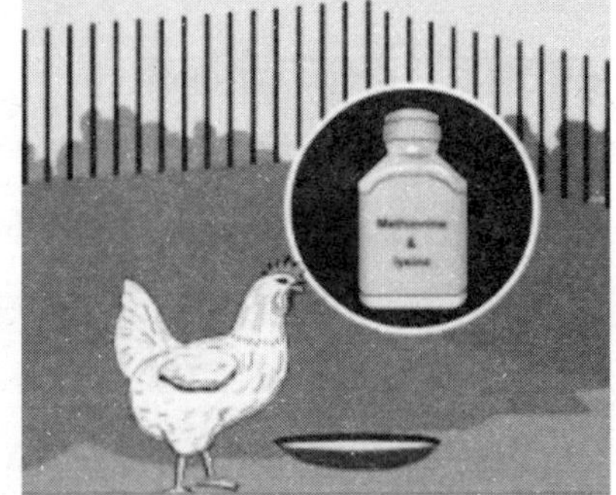

चित्र 6

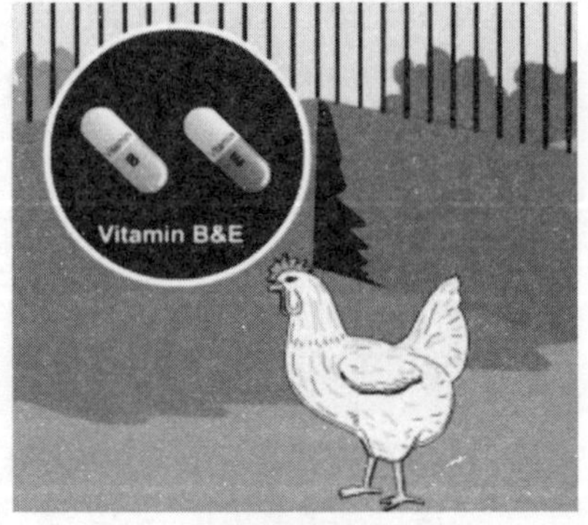

चित्र 7

रोकथाम (प्रीवेंशन)

- खेतों में खड़ी फसल में फफूँद की वृद्धि को रोककर एवं आहार के उपयुक्त भण्डारण तथा प्रसंस्करण पर विशेष ध्यान दें।

- कच्चे पदार्थ को भण्डारण से पहले सूखा कर नमी को निर्धारित स्तर से कम करें (चित्र 8)।
- भण्डारण के समय पर्याप्त स्थान दें जिससे वायु का विचरण समुचित हो।
- भण्डारित आहार का प्रयोग 2 सप्ताह के भीतर *'प्रथम आना–प्रथम जाना'* के सिद्धान्त पर करें।
- यद्यपि 3000 सेण्टीग्रेट का ताप भी ऐफ्लाटोक्सिन को नष्ट नहीं कर सकता, इस पर भी पतली सतह में आहार को 12–14 घण्टे तक सूर्य की रोशनी में सुखाने पर विष की क्षमता कम हो जाती है (चित्र 9)।
- एफ्लाटोक्सिन को नष्ट करने के लिए अमोनिया गैस का प्रयोग किया जा सकता है परन्तु यह आहार की पौष्टिकता को प्रभावित करती है।
- आहार में फफूँद नाशक का प्रयोग भी एफ्लाटोक्सिन की उत्पत्ति को कम करता है (चित्र 10)।

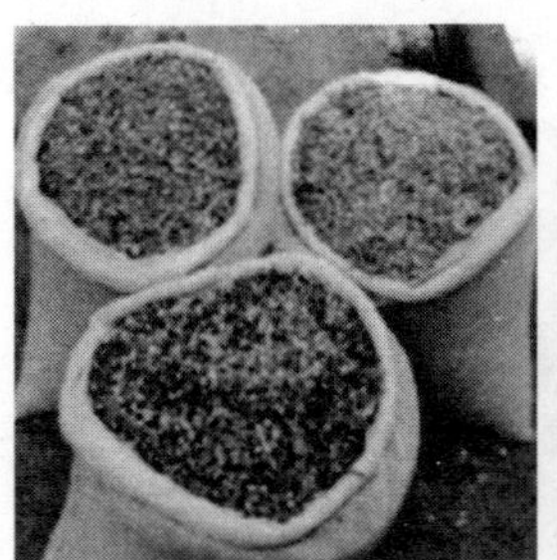
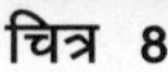
चित्र 8

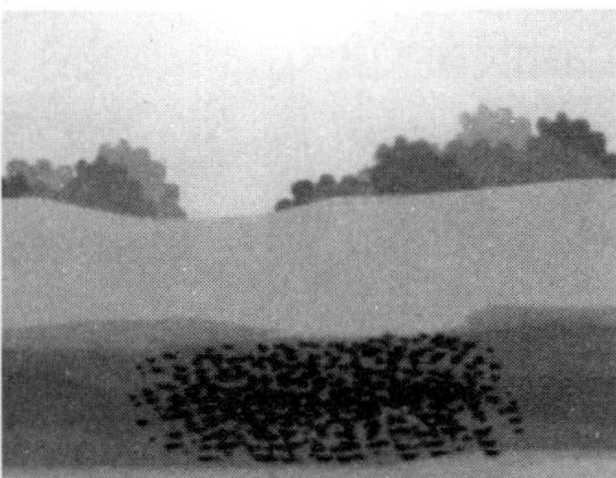
चित्र 9

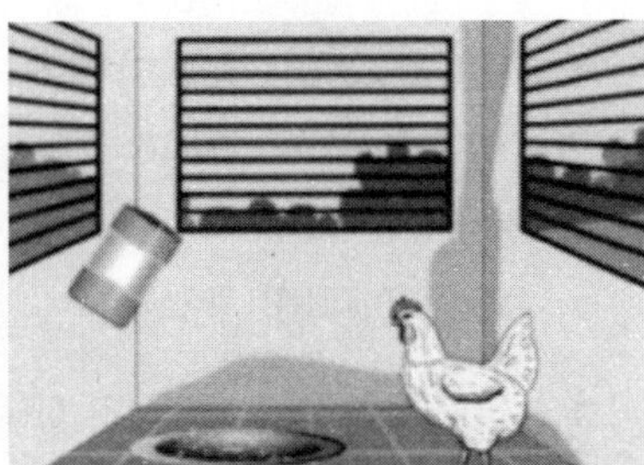
चित्र 10

चिड़ियों का हैजा रोग (फाउल कॉलरा)

परिचय (एपीडेमियोलॉजी)

- फाउल कॉलरा एक अतिसंक्रामक छूत का रोग है। जो मुर्गियों, उनके चूजों, टर्की, गिनी फाउल, कबूतर, मोर जैसी चिड़ियों एवं जंगली चिड़ियों को प्रभावित करता है (चित्र 1)।
- यह रोग *पाश्चुरिला मल्टोसिडा* नामक जीवाणु से होता है जो प्रकृति में ग्राम निगेटिव, नॉन मोटाइल एवं स्पोर न बनाने वाले, छड़ आकार के होते हैं (चित्र 2)।

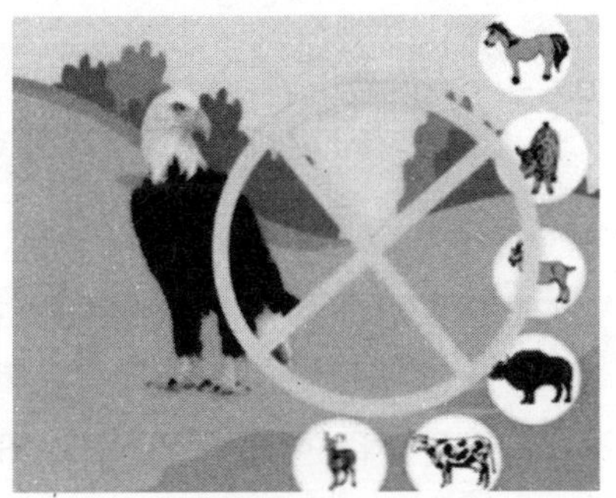
चित्र 1

- पशुओं से प्राप्त जीवाणु के सीरोटाइपस चिड़ियों में रोग पैदा नहीं कर सकते।
- रोग का प्रसारण सामान्यतः मुख, नाक, आँख या घाव के संक्रमित होने से चिड़ियों में होता है (चित्र 3)।

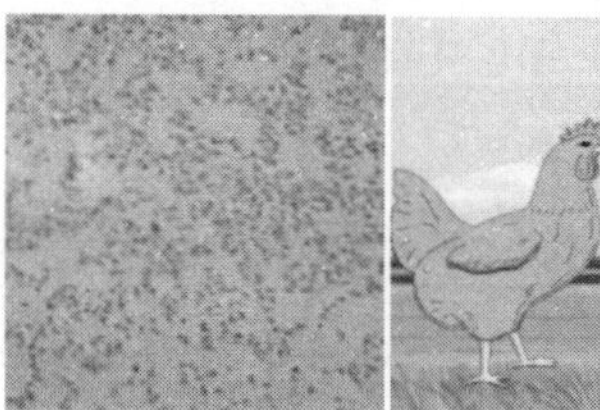
चित्र 2

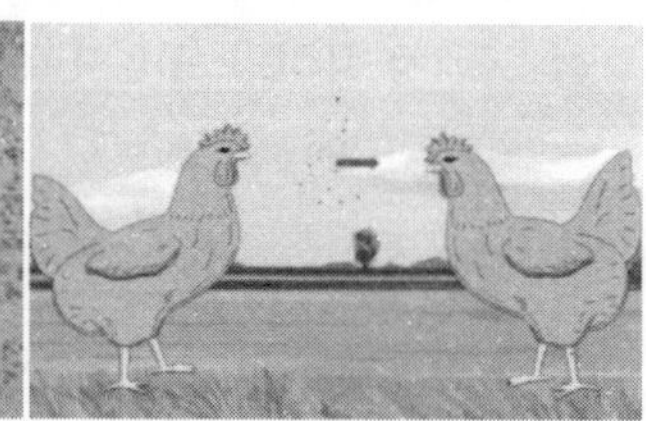
चित्र 3

रोग के लक्षण (सिम्पटम्स)

- प्रभावित चिड़ियों में यह रोग तीव्र या दीर्घगामी हो सकता है।
- रोग की अतितीव्र अवस्था में बाड़े में मौत इस रोग की ओर इशारा करती है। छः घण्टे के भीतर बड़ी संख्या में चिड़िया मर सकती हैं (चित्र 4)।

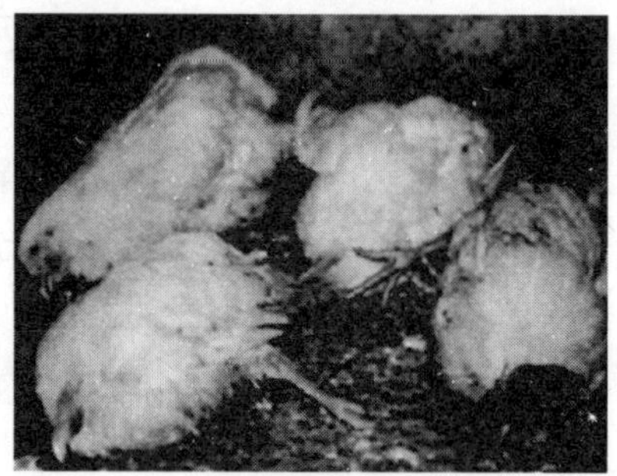
चित्र 4

- तीव्र अवस्था (चित्र 5) में रोग प्रभावित होने पर चिड़िया कुछ मिनट तक चक्कर लगा कर अचानक ऊपर की ओर छलांग लगाकर, गिर कर मर जाती है।
- दूसरी चिड़ियों में ज्वर, क्षुधा ह्रास, छितरे पंख, मुंह से म्यूक्स का बाहर आना, तेज दस्त जो शुरू में पानी की तरह सफेद और बाद में हरे रंग के होते हैं दिखाई देते हैं (चित्र 6)।

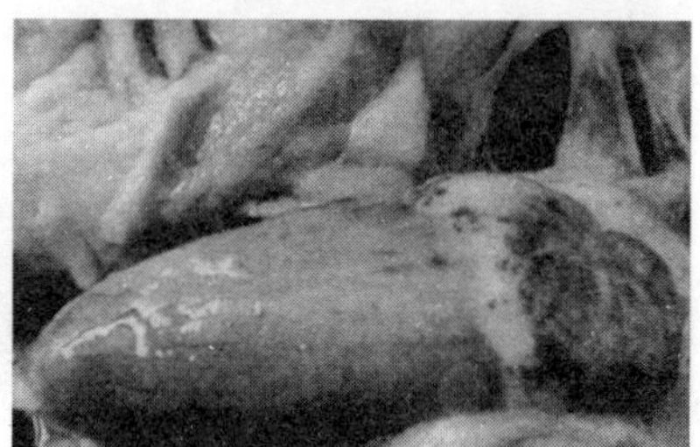
चित्र 5

- प्रारम्भ में प्रभावित चिड़िया तेज श्वांस लेती है जो बाद में (मृत्यु से पहले) काफी कम हो जाती है।
- प्रभावित चिड़िया का तुर्रा मौत के तत्काल बाद नीला पड़ जाता है।
- दीर्घकालीन अवस्था महामारी के अन्तिम चरण में देखी जा सकती है या कहीं–कहीं पर स्थानीय विक्षिप्तियां इस रोग में देखने को मिलती हैं।

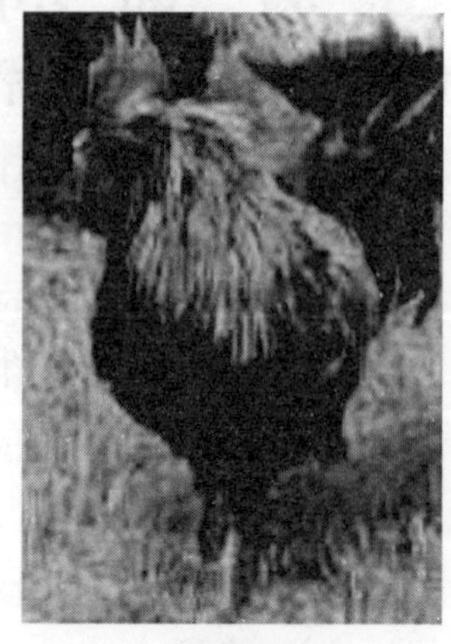
चित्र 6

- इस अवस्था में सामान्य लक्षण, कलंगियों एवं तुर्रा की सूजन (चित्र 7), आँख की पुतली का शोथ (चित्र 8), जोड़ों का दर्द आदि देखने को मिलते हैं।

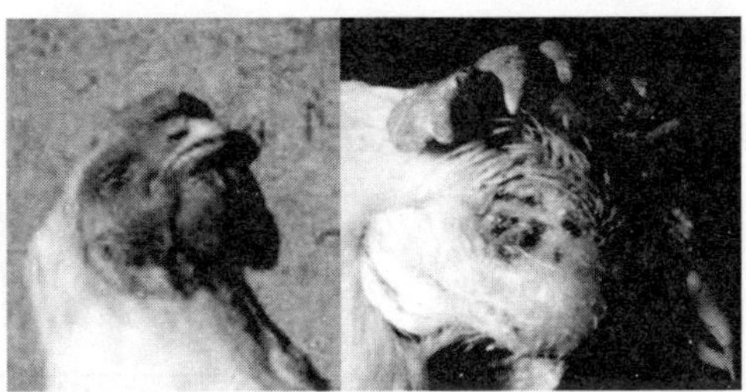
चित्र 7 चित्र 8

चिकित्सा (ट्रीटमेंट)

- पशुचिकित्सक की सलाह से सल्फोनामाइड तथा पेन्सिलिन, स्ट्रप्टोमाइसिन आदि एण्टीबायोटिक्स या दोनों का उपयोग एक साथ करने पर लाभ प्राप्त हो सकता है (चित्र 9)।

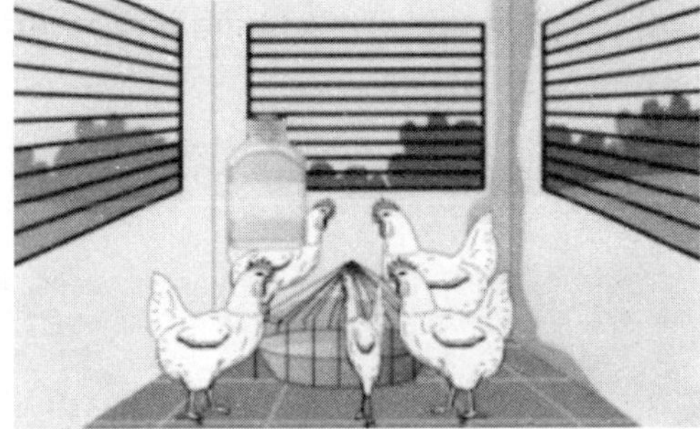
चित्र 9

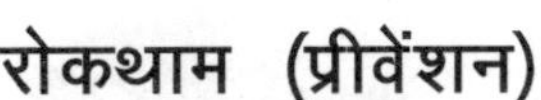

रोकथाम (प्रीवेंशन)

- प्रक्षेत्र में सामान्य स्वच्छता नियमों का कठोरता से पालन करें।
- मृत या प्रभावित चिड़ियों को यथा–सम्भव शीघ्रता से अलग करें।
- विभिन्न आयु वर्ग की चिड़ियों को अलग–अलग रखें (चित्र 10)।
- नयी चिड़ियों को पुराने भण्डार के निस्तारण के बाद ही प्रवेश करायें।
- किलनियों एवं चूहों को नष्ट करने हेतु पर्याप्त रूप से प्रबन्धन करें (चित्र 11)।
- उचित टीकाकरण करें।
- निष्क्रियित फाउल कॉलरा वैक्सीन देश में व्यवसायिक तौर पर उपलब्ध है। यह वैक्सीन प्रथम बार आठ सप्ताह की आयु में एवं तदुपरान्त छः सप्ताह बाद दोबारा दी जाती है (चित्र 12)।

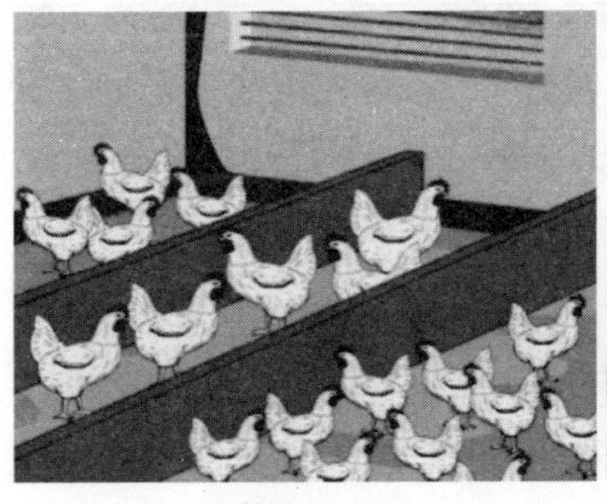
चित्र 10

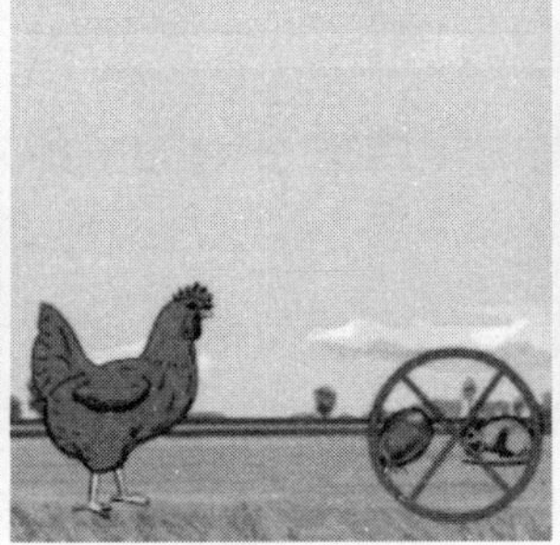
चित्र 11

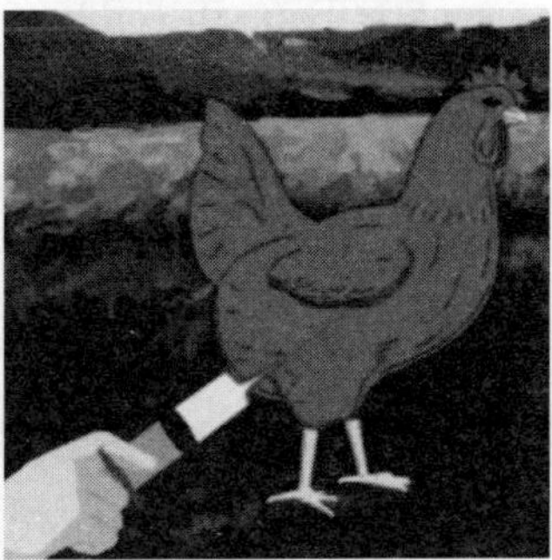
चित्र 12

पुलोरम रोग

परिचय (एपीडेमियोलॉजी)

- पुलोरम रोग चूजों एवं टर्की का प्रचलित रोग है। अन्य पक्षी जैसे–बटेर, बत्तख, गौरेया, मोर, गिनी फाउल आदि भी इस रोग से प्रभावित हो सकते हैं (चित्र 1)।
- यह रोग चिड़ियों में *सालमोनिल्ला पुलोरम* नामक जीवाणु के कारण होता है (चित्र 2)।
- चूजों में यह रोग अतितीव्र रूप में भारी मृत्यु दर तथा वयस्कों में दीर्घकालीन रूप में प्रकट होता है।
- संक्रमित चिड़ियाँ एवं अण्डे इस रोग के प्रसारण में सहायक हैं (चित्र 3)।

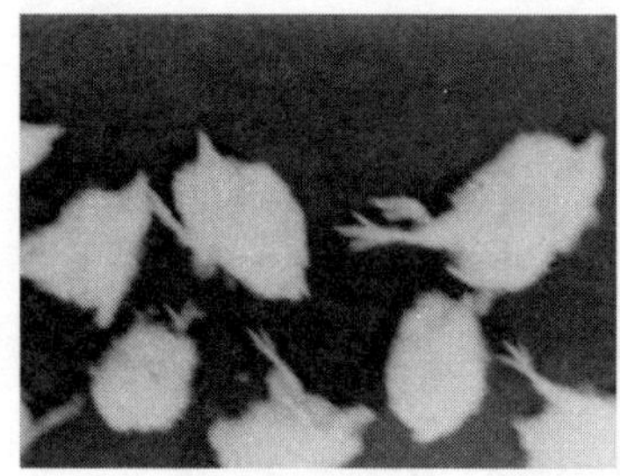

चित्र 1

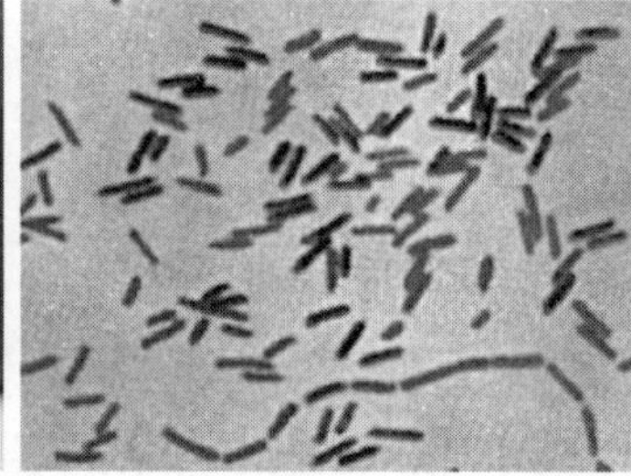

चित्र 2

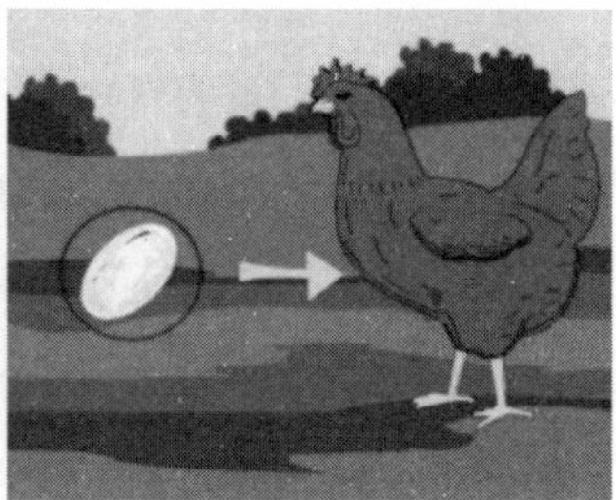

चित्र 3

रोग के लक्षण (सिम्पटम्स)

- चूजों में निरन्तर मृत्यु के रूप में रोग प्रकट होता है तथा मृत्यु दर 20–80 प्रतिशत तक देखी जा सकती है (चित्र 4)।
- सामान्यतः यह रोग 14–21 दिन की आयु के चूजों में पाया जाता है।
- प्रभावित चूजों में श्वांस की कठिनाई, छितरे पंख, डैनो का लटक जाना, खुमारी, शारीरिक कमजोरी, भूख की कमी, खड़िया जैसे सफेद दस्त, अति प्यास तथा लंगड़ाहट जैसे लक्षण देखे जा सकते हैं (चित्र 5)।
- मल विसर्जन करते समय चिड़ियों में अजीब प्रकार की आवाज तथा दर्द भरी चीख सुनाई देती है।
- वयस्क चिड़ियों में सामान्यतः यह लक्षण नहीं देखे जाते। परन्तु अण्डा उत्पादन, प्रजनन शक्ति तथा निषेचन की कमी, भूख की कमी, सुस्ती तथा तुर्रे का पीलापन, डैनो एवं सिर का लटक जाना, छीतरे पंख एवं हरे–भूरे रंग के दस्त पाये जा सकते हैं (चित्र 6)।

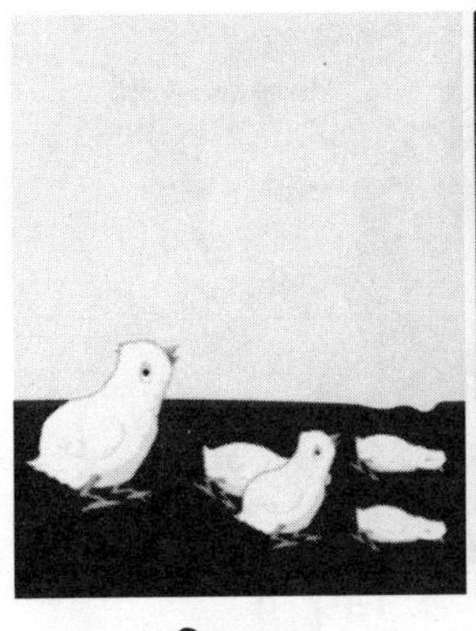

चित्र 4

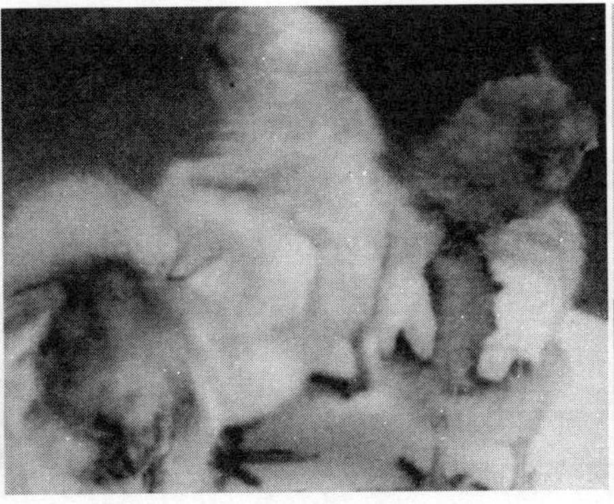

चित्र 5

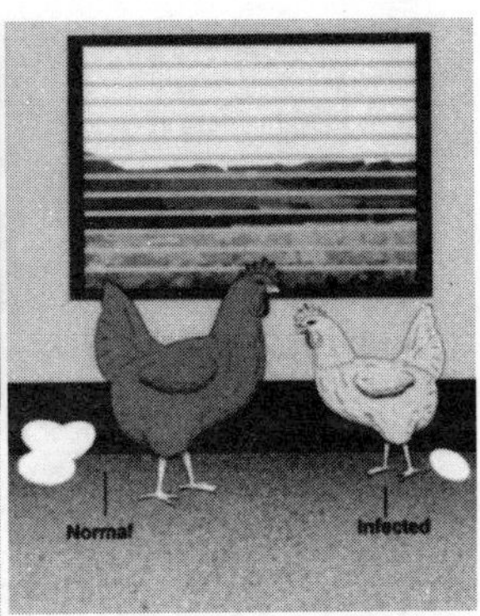

चित्र 6

चिकित्सा (ट्रीटमेंट)

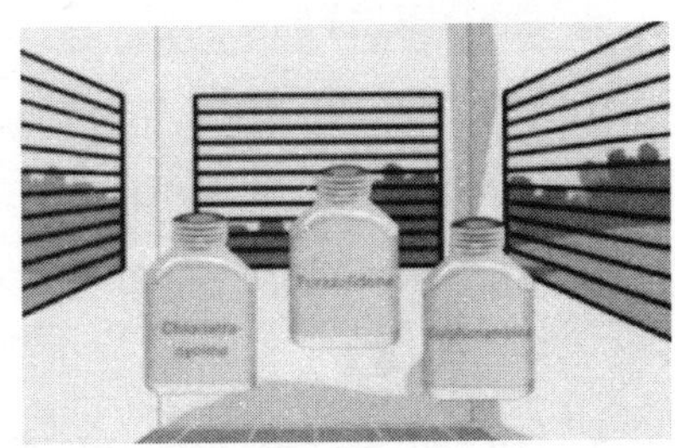

चित्र 7

- पशुचिकित्सक की सलाह से फ्यूराजोलिडोन, सल्फोनामाइड्स एवं क्लोरट्रेटासाइक्लीन का प्रयोग काफी प्रभावशाली है (चित्र 7)।
- कोट्रिमोक्साजोल, एम्पिसिलिन एवं सिप्रो–फ्लोक्सासिन को वर्तमान में इस रोग की चिकित्सा हेतु प्रयोग के लिए सलाह दी जाती है।
- आहार में विटामिन एवं खनिजों की आपूर्ति इस रोग के बाद शीघ्र स्वास्थ्य लाभ हेतु सहायक है।

रोकथाम (प्रीवेंशन)

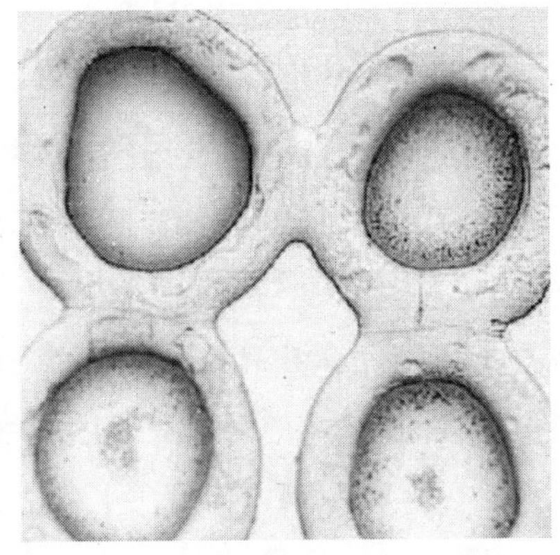

चित्र 8

- बाड़े में साफ–सफाई नियमों का पालन इस रोग की रोकथाम के लिए अति महत्वपूर्ण है।
- बाड़े में चिड़ियों की नियमित जाँच प्लेट एग्लूटिनेशन विधि (चित्र 8) द्वारा की जानी चाहिए तथा रोग प्रभावित चिड़ियों को अलग करें एवं प्रजनन के लिए प्रयोग न करें।
- जाँच में प्रभावित पाये गयी चिड़ियों को निस्तारित कर समुचित सफाई एवं विसंक्रमण करने के उपरान्त ही नयी चिड़ियों को जाँच कर प्रवेश करायें।

- संक्रमित अण्डों को निषेचक में प्रवेश न पाने दें तथा निषेचकों को धुंऐं से विसंक्रमित करने के बाद ही अण्डों का निषेचन करें।
- एक पूर्णरूपेण जैविक सुरक्षा कार्यक्रम का बाड़े में अनुपालन करें (चित्र 9)।

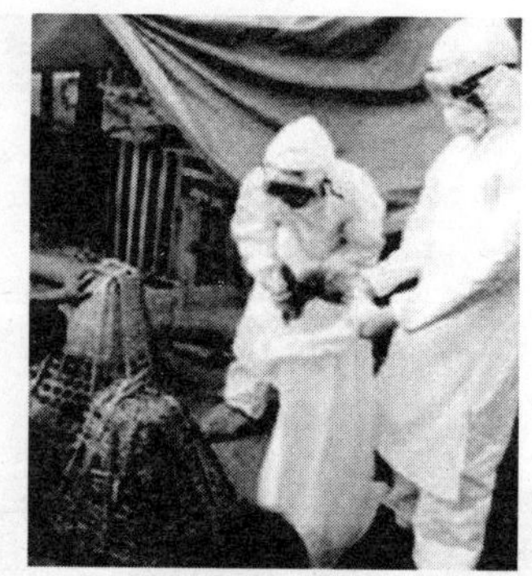

चित्र 9

फाउल टाइफाइड

परिचय (एपीडेमियोलॉजी)

- फाउल टाइफाइड का रोग चिड़ियों में पाया जाने वाला एक संक्रामक रोग है जो उग्र अवस्था में भारी मृत्यु दर के रूप में प्रकट होता है (चित्र 1)।
- इस रोग से मुर्गी पालकों को भारी आर्थिक नुकसान उठाना पड़ता है।
- यह रोग दीर्घकालीन रूप में भी प्रकट हो सकता है।
- चिड़ियों में इस रोग का कारण *साल्मोनिल्ला गैलिनेरम* जीवाणु है जो प्रकृति में ग्राम निगेटिव होता है।
- रोग का प्रसारण संक्रमित चिड़ियों के द्वारा देखा गया है (चित्र 2)।

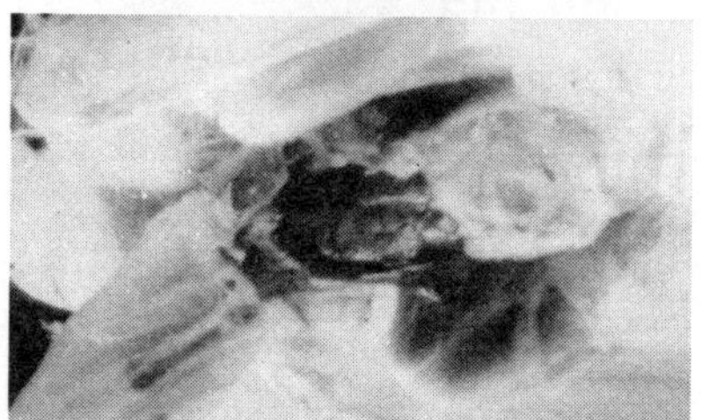

चित्र 1

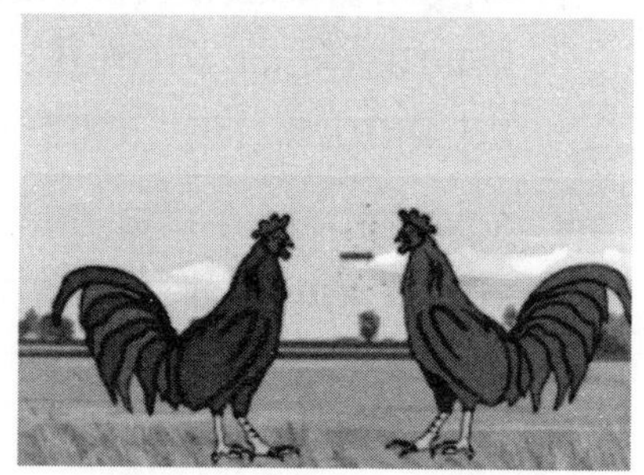

चित्र 2

रोग के लक्षण (सिम्पटम्स)

- यह रोग तीव्र या दीर्घकालीन रूप में पाया जा सकता है।
- तीव्र अवस्था में रोग से प्रभावित चिड़िया बिना किसी लक्षण को प्रकट किये मरी हुई पायी जा सकती है।
- पीड़ित चिड़िया में भारी दस्त जो हरे/पीले रंग के हो सकते हैं पाये जाते हैं।
- क्षुधा ह्रास, डैनो का लटक जाना, छितरे पंख, पीला तुर्रा एवं कलंगी पीड़ित चिड़ियों के सामान्य लक्षण हैं।
- वयस्क चिड़ियों में अण्डा उत्पादन (चित्र 3), भार वृद्धि एवं आहार ग्रहण करने की मात्रा में कमी देखी गयी है (चित्र 4)।

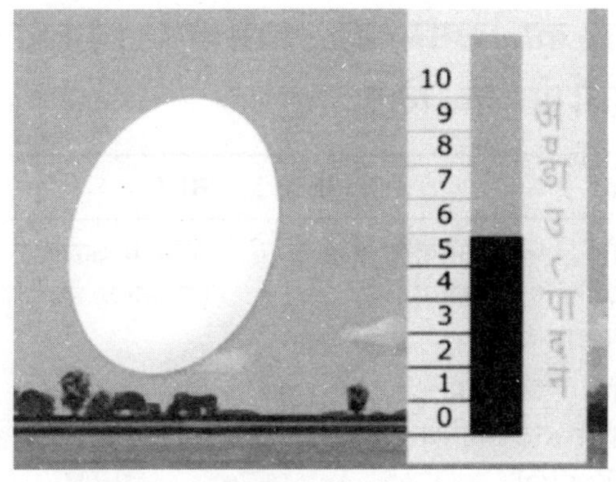

चित्र 3

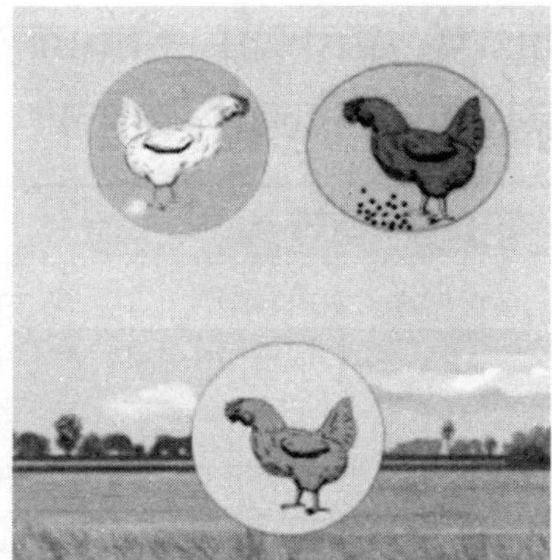

चित्र 4

चिकित्सा (ट्रीटमेंट)

- कोट्रिमोक्साजोल, क्लोरेम्फेनिकोल तथा एम्पिसिलिन इस रोग की प्रभावी औषधियाँ हैं जो पशुचिकित्सक की सलाह से पीने के पानी में प्रयोग की जा सकती हैं (चित्र 5)।
- आहार में खनिज एवं विटामिन की आपूर्ति शीघ्र स्वास्थ्य लाभ प्राप्त करने के लिए सहायक हैं (चित्र 6)।

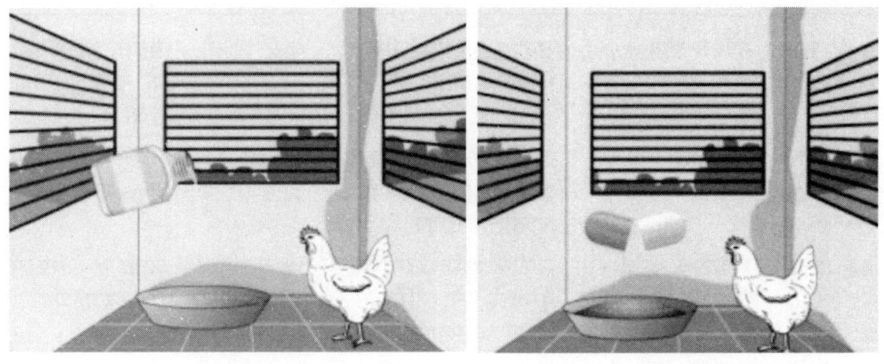

चित्र 5 चित्र 6

रोकथाम (प्रीवेंशन)

- सामान्य स्वच्छता के नियमों का पालन रोगरोधन में महत्वपूर्ण है।
- रोग संवाहक चिड़ियों को तत्काल बाड़े से अलग करें।
- चिड़ियों में तनाव के लिए उत्तरदायी कारकों को दूर करें।

मुर्गियों के प्रतिरक्षी टीकाकरण का समयबद्ध कार्यक्रम (वैक्सीनेशल शेड्यूल फॉर पोल्ट्री) ब्रायलर मुर्गियों के लिए

आयु	रोग	टीका	मात्रा	मार्ग
1–7 दिन	रानीखेत	सजीव शुष्क हिमीकृत आर.डी. (एफ अथवा लासोटा) टीका	2 बूंद	नाक व आंख में एक–एक बूंद
14 दिन	संक्रामक बर्सा रोग (आई.बी.डी.)	सजीव शुष्क हिमीकृत गुम्बोरो इन्टरमीडियेट विभेद टीका	2 बूंद	नाक व आंख में एक–एक बूंद
28 दिन	रानीखेत	सजीव शुष्क हिमीकृत आर.डी. (एफ अथवा लासोटा) टीका	2 बूंद	नाक व आंख में एक–एक बूंद
35 दिन	संक्रामक बर्सा रोग (आई.बी.डी.)	सजीव शुष्क हिमीकृत गुम्बोरो इन्टरमीडियेट विभेद टीका	2 बूंद	नाक व आंख में एक–एक बूंद

लेयर मुर्गियों के लिए

आयु	रोग	टीका	मात्रा	मार्ग
1 दिन	मेरेक्स रोग	सजीव शुष्क हिमीकृत मेरेक्स टीका (एच.बी.टी. –एफ.सी. 126 विभेद)	0.2 मि.ली.	गर्दन की चमड़ी के नीचे सुई द्वारा
5–7 दिन	रानीखेत	सजीव शुष्क हिमीकृत आर.डी. (एफ अथवा लासोटा) टीका	2 बूंद	नाक व आंख में एक–एक बूंद
14 दिन	संक्रामक बर्सा रोग (आई.बी.डी.)	सजीव शुष्क हिमीकृत गुम्बोरो इन्टरमीडियेट विभेद टीका	2 बूंद	नाक व आंख में एक–एक बूंद
28 दिन	रानीखेत	सजीव शुष्क हिमीकृत आर.डी. (एफ अथवा लासोटा) टीका	2 बूंद	नाक व आंख में एक–एक बूंद
35 दिन	संक्रामक बर्सा रोग (आई.बी.डी.)	सजीव शुष्क हिमीकृत गुम्बोरो इन्टरमीडियेट विभेद टीका	2 बूंद	नाक व आंख में एक–एक बूंद
6 सप्ताह	मुर्गी चेचक (फाउल पॉक्स)	सजीव शुष्क हिमीकृत मुर्गी चेचक जीव विषाणु टीका	1 से 2 बूंद	पंख की चमड़ी में या जांघ के पंख निकालकर चमड़ी में

8–10 सप्ताह	रानीखेत	सजीव शुष्क हिमीकृत आर.डी. (आर 2 बी) टीका	0.5 मि.ली.	मांसपेशी में सुई द्वारा
16–18 सप्ताह	ई.डी.एस.	ई.डी.एस.–76 (निर्जीव) टीका	0.5 मि.ली.	मांसपेशी में सुई द्वारा
18–20 सप्ताह	रानीखेत	निष्क्रियित आर.डी. टीका	0.5 मि.ली.	मांसपेशी में सुई द्वारा

❏❏❏

अध्याय 10

पशुओं में रोगों की रोकथाम हेतु व्यवहारिक पद्धतियां

(पैकेज ऑफ प्रैक्टीसीज)

महत्वपूर्ण संक्रामक रोगों से बचाव हेतु टीकाकरण की व्यवहारिक पद्धतियाँ (पैकेज ऑफ प्रैक्टीसीज फॉर वैक्सीनेशन अगेन्स्ट इमपोर्टेन्ट इन्फैसियस डिसीजिज)

सामान्य सूचना (जनरल कार्यक्रम)

- उपचार से उत्तम बचाव, एक पुरानी कहावत है। इसे समय से नियमित टीकाकरण द्वारा सत्यसिद्ध किया जा सकता है (चित्र 1)।

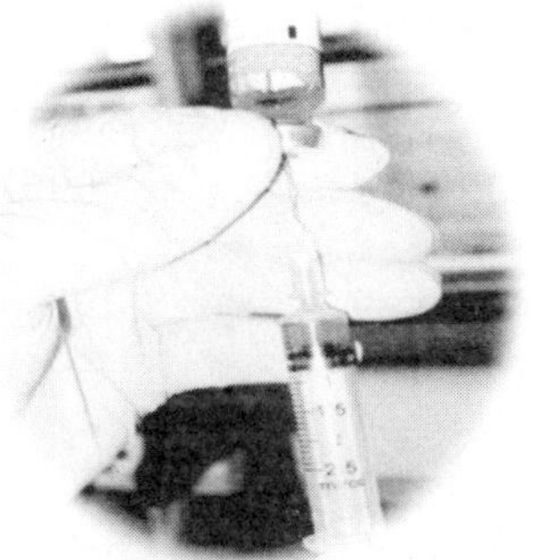

चित्र 1

- पशुओं की बीमारी से पशुपालकों को बहुत अधिक आर्थिक हानि होती है। समय से नियमित टीकाकरण द्वारा पशुओं को संक्रामक रोगों से मुक्त रख कर इस आर्थिक क्षति से बचा जा सकता है (चित्र 2)।

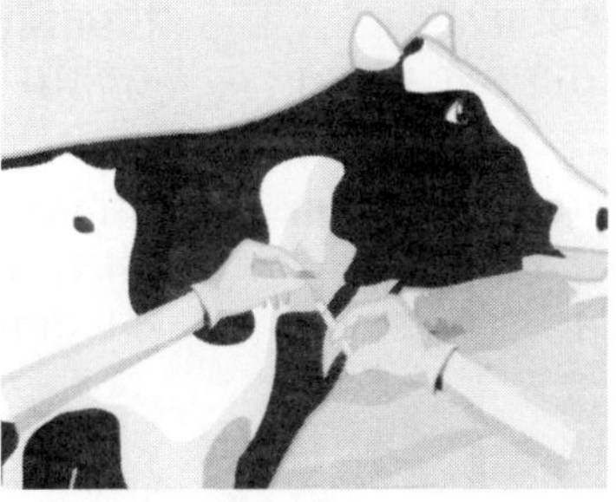

चित्र 2

- विभिन्न संक्रामक रोगों से बचाव के लिये रोग के संक्रमण के अनुसार विशेष आयु पर और निश्चित अंतराल पर प्रतिरक्षी टीकाकरण किया जाता है।

- टीकाकरण से न्यूनतम दो सप्ताह पहले पशुओं को आवश्यकतानुसार कृमिनाशक औषधि दे देनी चाहिये (चित्र 3)।

क्या करें (वॉट टू डू)

- टीकाकरण से न्यूनतम दो सप्ताह पहले पशुओं को कृमिनाशक औषधि अवश्य देनी चाहिये।

क्या न करें (वॉट टू अवायड)

- रोगी और दुर्बल पशुओं का टीकाकरण न करें (चित्र 4)।
- टीकाकरण के दो सप्ताह बाद तक पशुओं को तनावमुक्त रखें।

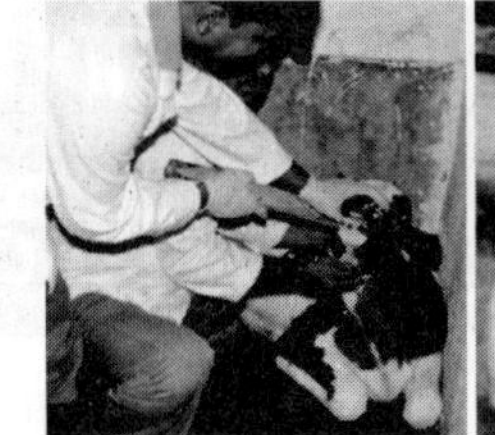

चित्र 3

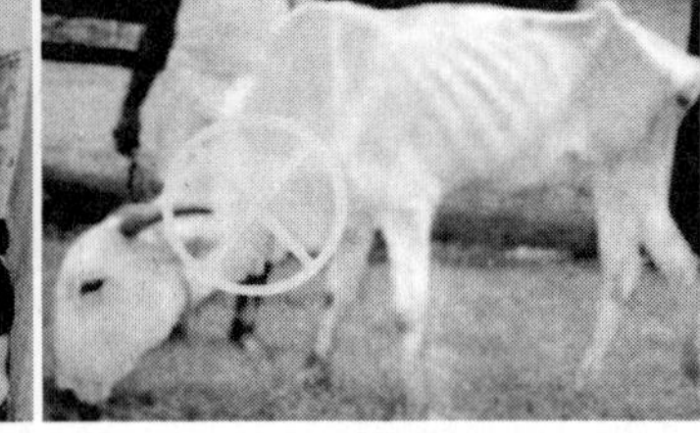

चित्र 4

- टीकाकरण के बाद दो सप्ताह तक पशुओं के उपचार हेतु ऐंटीबायोटिक, सल्फा औषधियाँ, कृमिनाशक और प्रतिरक्षा दमनक दवाओं का प्रयोग न करें।

पालतू पशुओं के प्रतिरक्षी टीकारण का समयबद्ध कार्यक्रम

संक्रामक रोग एवं पशु प्रजाति	टीका का नाम	मात्रा और विधि	पशु की आयु और टीकाकरण का समय
खुर–मुँहपका (एफ.एम.डी.) गाय, भैंस, भेड़, बकरी, शूकर, याक, मिथुन	अक्रियित एफ.एम. डी.बहुविभेदी टीका	प्रौढ़, पशुः 2 मि.ली. और बच्चेः 1 मि.ली., मांस पेशी में	प्रथम टीकाकरणः 1–2 माह की आयु पर; अनुवर्धक 6 माह की आयु पर और उसके बाद प्रत्येक 6 माह के अंतर पर जीवन भर। उपयुक्त समयः मार्च–अप्रैल और सितम्बर–अक्टूबर में।
पी पी आर बकरी और भेड़	तनुकृत सजीव पीपीआर टीका	भेड़ और बकरीः 1 मि.ली. चमड़ी के नीचे	प्रथम टीकाकरण 4 माह की आयु पर और पुनः 4 वर्ष के अंतराल पर।
रैबीज सभी पशु प्रजाति	निष्कृयित कोशिका संवर्धित टीका	सभी प्रजातियों में 1 मि.ली. मांस पेशी में	पागल श्वान, गीदड़, नेवला के काटने पर 0,3,7,14,28 और 90 दिन पर।
भेड़/बकरी का चेचक भेड़ और बकरी	तनुकृत सजीव भेड़ बकरी के चेचक का टीका	30 मि.ली. ग्लीसरीन में 0.3 ग्राम घोटा हुआ टीका, 100 पशुओं हेतु। चमड़ी के नीचे अथवा मांसपेशी में	प्रथम टीकाकरण 3 माह की आयु पर एवं उसके बाद प्रतिवर्ष अनुवर्धक।

संक्रामक रोग एवं पशु प्रजाति	टीका का नाम	मात्रा और विधि	पशु की आयु और टीकाकरण का समय
शूकर ज्वर (स्वाइन फीवर) शूकर	लैपीनीकृत स्वाइन फीवर वैक्सीन	शूकरः 1 मि.ली. मांसपेशी में	प्रथम टीका 2 माह की आयु पर एवं उसके बाद वार्षिक अनुवर्धक।
गलघोंटू (एच.एस.) गाय, भैंस भेड़, बकरी, शूकर	तेल संवर्धित एच. एस. वैक्सीन मांस पेशी में या चमड़ी के नीचे	गाय, भैंसः 3 मि.ली. भेड़, बकरी, शूकर और गाय–भैंस के बच्चेः 2 मिली.,	प्रथम टीका 4–6 माह की आयु पर फिर वार्षिक अनुवर्धक बरसात से पहले (मई–जून)।
एन्थ्रेक्स (तिल्ली रोग) सभी पालतू पशु	सजीव विषाणु (स्पोर) एन्थ्रेक्स वैक्सीन	गाय, भैंस व अश्वः 2 मि.ली., भेड़, बकरी, शूकरः 0.5 मिली., मांसपेशी में	प्रथम टीकाकरण 6 माह की आयु पर फिर वार्षिक अनुवर्धक बरसात से पहले (मई–जून में)।
संक्रामक गर्भपात (ब्रुसेलोसिस) गाय व भैंस	*ब्रुसेल्ला एबार्टस*–विभेद 19 का टीका	गाय और भैंसः 5 मि.ली., चमड़ी के नीचे, नर और गाभिन पशुओं का टीकाकरण नहीं होता है।	मात्र एक टीका मादाओं में 4–8 माह की आयु पर लगाया जाता है।
धनुष्तंभ (टिटनेस) सभी पालतू पशु	टिटनेस टाक्स्वायड वैक्सीन	गाय, भैंस व अश्वः 1500–3000 यूनिट, गाय, भैंस, घोड़े के बच्चे, भेड़, बकरी, शूकरः 500–1500 यूनिट, मांस पेशी में	प्रथम टीकाकरण 1 माह की आयु पर उसके बाद 6 माह के अंतराल पर संवर्धक टीका। गाभिन गाय, भैंस व घोड़ेः को 6–7 माह पर 2 टीके एक माह के अंतर से गाभिन शूकरी में 80–90 दिन पर एक टीका। गाभिन भेड़–बकरी मेंः 3–4 माह पर एक टीका।
आंत्रीय विषाक्तता (एंट्रोटॉक्सिमिया) भेड़ व बकरी	एंट्रोटॉक्सिमिया वैक्सीन	भेड़ ओर बकरीः 3–5 मि.ली. त्वचा के नीचे	दो टीके 2–3 माह की आयु पर तथा 21 दिन के अंतराल पर लगाये जाते हैं। प्रतिवर्ष टीकाकरण (दो टीके 21 दिन के अन्तराल पर) दोहराया जाना चाहिए।
अश्वीय गर्भपात (इक्वाइन एबार्शन) घोड़ी व अन्य अश्वीय मादायें	*साल्मोनेल्ला एबार्टस*–इक्वाई वैक्सीन	अश्वीय पशुः प्रथम 2 टीके 10 मि.ली. और तीसरा 20 मि.ली. को 10 दिन के अंतर पर मांस पेशी में लगाया जाता है।	वार्षिक संवर्धक टीकाकरण।

आँतरिक परजीवी नियंत्रण हेतु व्यवहारिक पद्धतियां (पैकेज ऑफ प्रैक्टीसीज फॉर कन्ट्रोल आफॅ एण्डो–पैरासाईट्स)

सामान्य सूचना (जनरल इन्फोरमेशन)

- सामान्यतः आंतरिक परजीविता से आहार भक्षण विकार, शारीरिक वृद्धि एवं उत्पादन में गिरावट, निषेचिता में कमी और तनाव के लक्षण प्रकट होते हैं (चित्र 1)।

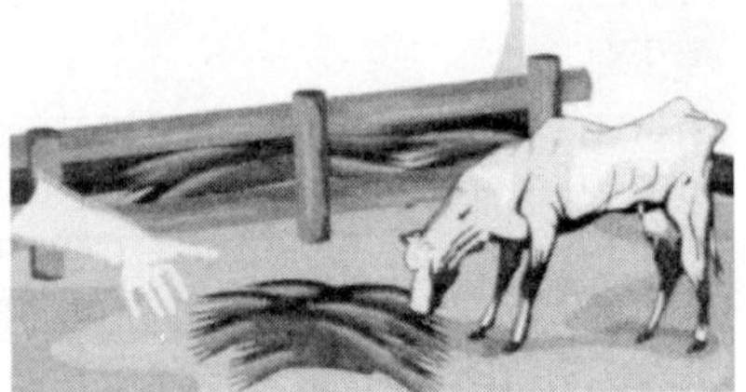

चित्र 1

- सक्षम कृमिनाशक औषधियों के उपयोग से आंतरिक परजीवियों का नियंत्रण संभव है।
- पशुओं की आयु, गर्भावस्था और प्रजाति को ध्यान में रख करके कृमिनाशक औषधियों का उपयोग करना चाहिये (चित्र 2)।

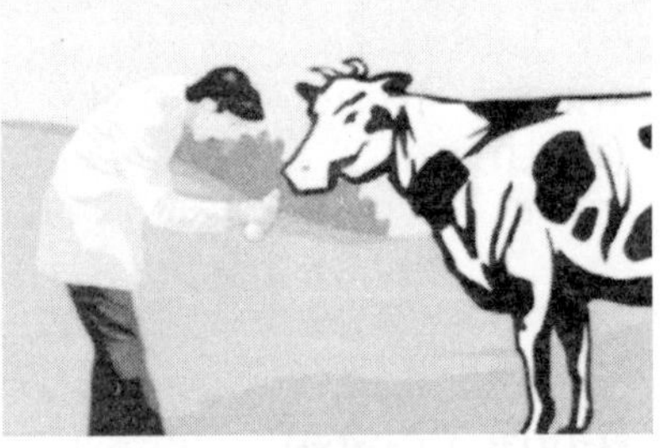

चित्र 2

- पशुओं में प्रतिरोध विकास रोकने के लिए कृमिनाशक औषधि को बार–बार बदलना आवश्यक है।
- मल की जाँच और मल में परजीवियों की प्रतिग्राम संख्या के आधार पर उपचार हेतु कृमिनाशक देना चाहिये (चित्र 3)।

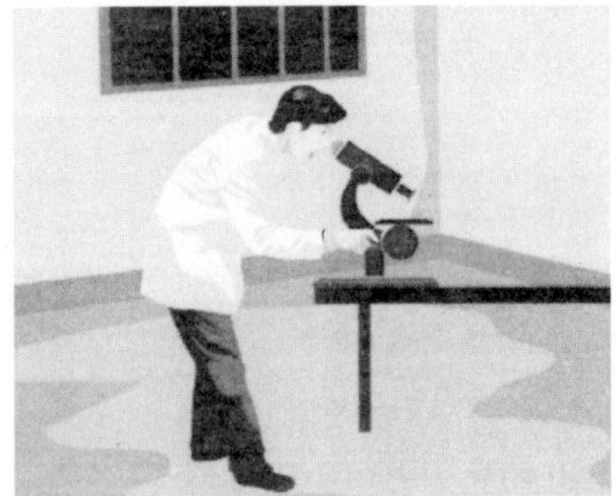

चित्र 3

- बाँधकर पाले जाने वाले पशुओं में परजीवियों के प्रभाव को नियंत्रित करने के लिये स्वच्छता एवं स्वास्थ रक्षा के उपाय बहुत ही आवश्यक है।
- चरने वाले पशुओं में परजीविता नियंत्रण हेतु चक्रीय चराई पद्यति (स्थान बदल करके चराई) महत्वपूर्ण है (चित्र 4)।

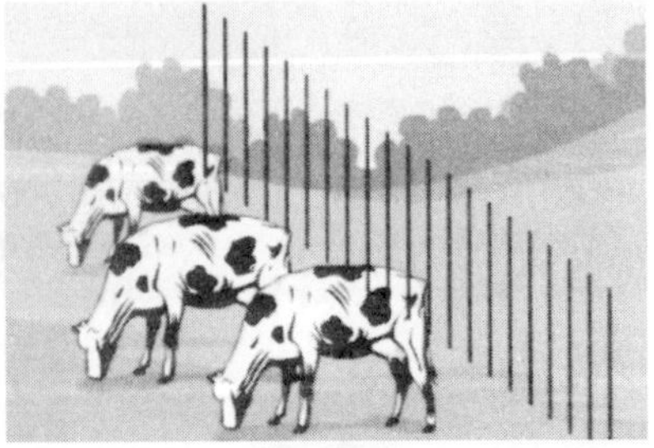

चित्र 4

- आंतरिक परजीवियों के नियंत्रण के लिये रोगवाहक (वेक्टर) और माध्यमिक धारकों (इंटरमीडिएट होस्ट) का नियंत्रण अति महत्वपूर्ण है।

परजीवी निवारण कार्यक्रम (डिवर्मिंग शेड्यूल)

क्रम	आंतरिक परजीवी	परजीवी का नाम	औषधि का नाम	मात्रा	देने का पथ	टिप्पणी
1.	गेडुए (गोलकृमि) एस्केरिस	निमेटोड	पीपराजिन (45 प्रतिशत भार आयतन	बड़े पशुओं (गाय, भैंस, घोड़ा, याक, मिथुन) में 100 मि.ली. छोटे पशुओं (भेड, बकरी, बछड़ा, पड्डा) 15–30 मि.ली.	मुँह से पिलाना चाहिए.	प्रथम खुराक जन्म के प्रथम सप्ताह में देकर 21 दिन बाद पुनः दें। उसके बाद 8 माह की आयु तक प्रति दो माह पर दें। तत्पश्चात वर्ष में 3–4 बार दें।
			टेट्रामिसाल	15 मि.ग्रा. प्रति किग्रा. शरीर भार	मात्र 1 खुराक मुँह से	
			मोरन्टेल साइट्रेट	10 मि.ग्रा. प्रति कि.ग्रा. शरीर भार	मुँह से	
			लेवामिसाल	7.5 मि.ग्रा. प्रति कि.ग्रा. शरीर भार	मुँह से 1 बार	
2.	चपटा–कृमि (फ्लूक)	लीवर फ्लूक और एम्फीस्टोम	ऑक्सीक्लोजानाइड	10–15 मि.ग्रा. प्रति किग्रा. शरीर भार	एक बार में मुँह से	प्रथम बार 3–4 माह की आयु पर। उसके बाद 6 माह के अंतर पर। परन्तु प्रभावित क्षेत्र में 4 माह के अंतर पर।
			फेन्बेन्डाजोल	5–7.5 मि.ग्रा. प्रति कि.ग्रा. शरीर भार	एक बार में मुँह से	
			एल्बेन्डाजोल	5–10 मि.ग्रा. प्रति कि.ग्रा. शरीर भार	एक बार में मुँह से	
			ट्राइक्लाबेन्डाजोल	10–12 मि.ग्रा. प्रति कि.ग्रा. शरीर भार	एक बार में मुँह से	
			रैफोक्सानाइड	7.5 मि.ग्रा. प्रति कि.ग्रा. शरीर भार	मुंह से	
3	फीता क्रीमी (टेप वर्म)	सेस्टोड	डाइक्लोरोफेन	0.5 मि.ग्रा. प्रति कि.ग्रा. शरीर भार	मुंह से	प्रथम खुराक 2–3 माह की आयु पर फिर 21 दिन पर ओर बाद में 4 माह के अंतर पर
			एल्बेन्डाजोल या फेन्बेडाजोल	5–10 मि.ग्रा. प्रति कि.ग्रा. शरीर भार	एक बार में मुंह से	

बाह्य परजीवी नियंत्रण की व्यवहारिक पद्धतियां (पैकेज ऑफ प्रैक्टीसीज फॉर कन्ट्रोल आफॅ एक्टो–पैरासाईट्स)

सामान्य सूचना (जनरल इन्फोरमेशन)

- बाह्य परजीवियों से पशुपालकों को आर्थिक हानि होती है (चित्र 1)।
- पशुओं को बाह्य परजीवी द्वारा परेशानी तथा खाल एवं रेशों के नष्ट होने से पशुपालकों को प्रत्यक्ष रूप से हानि होती है।

- परजीवियों द्वारा परेशानी से दूध उत्पादन एवं शारीरिक वृद्धि दर घटती है (चित्र 2)।
- बाह्य परजीवियों द्वारा अन्य रोग फैलाने से परोक्ष हानि होती है (चित्र 3)।
- ये परजीवी खाल, बाल एवं ऊन को सीधे हानि पहुँचा सकते हैं।
- पशु फार्म पर 4 माह के अंतराल पर कीटनाशक (पेस्टीसाइड) का प्रयोग करना चाहिये।
- सभी कीटनाशक औषधियां विषैली होती हैं। इसलिये उन्हें पशुओं एवं बच्चों की पहुँच से बाहर व सुरक्षित रखना चाहिए।
- खराब मौसम में कीटनाशक का उपयोग नहीं करना चहिये (चित्र 4)।
- कीटनाशक लगाने से पहले पशुओं को इच्छानुसार जल पिलाना चाहिये ताकि वे उपचार के बाद शरीर को न चाटें।

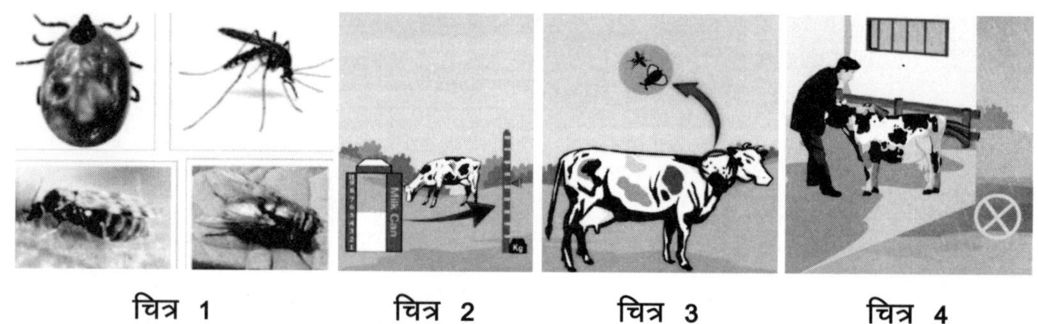

चित्र 1 चित्र 2 चित्र 3 चित्र 4

बाह्य परजीवियों द्वारा फैलाये जाने वाले महत्वपूर्ण रोग

क्रम सं.	बाह्य परजीवी	फैलाये जाने वाले महत्वपूर्ण रोग
1	चिचड़ी (अठई) / किलनी अथवा टिक्स	बबेसिओसिस, एनाप्लाज्मोसिस, थाइलेरियोसिस
2	मक्खियां	थनैला, नेत्रप्रदाह, ट्रीपैनोसोमिएसिस (सर्रा)
3	मीजेज	ब्लुटंग, अफ्रीकी अश्व ज्वर
4	मच्छर	हार्टवर्म रोग

पशुओं में बाह्य परजीवी नियंत्रण हेतु आम कीटनाशक

कीटनाशक	प्रभावित परजीवी	मात्रा एवं उपयोग
साइपरमेथ्रीन (10 प्रतिशत भार/आयतन)	किलनी (चिचड़ी/अठई), जुएं, मक्खियां, माइट, मीजेज व केड	एक लीटर जल में 1 से 2 मि.ली. घोल करके पूरे शरीर पर छिड़काव/स्नान। 15 दिन बाद नवजात परजीवियों को मारने के लिए पुनः दोहराएं। 1000 कुक्कुटों के लिए 60 लीटर जल में 1 मि.ली. औषधि मिलायें। पशुशाला के लिए एक लीटर जल में 20 मि.ली. औषधि मिलायें।
डेल्टामेथ्रीन (12.5 मि.ग्रा./मि.ली.	किलनी, जुएं, मक्खियां, माइट, व केड आदि	किलनी, मक्खी हेतु 2–3 मि.ली./लीटर जल माइट हेतु 4–6 मि.ली./लीटर जल जुएं हेतु 1–2 मि.ली./लीटर जल में मिलाकर छिड़काव करें।
अमितराज (12.5 प्रतिशत भार/आयतन)	किलनी, पिस्सू, जुएं, माइट आदि	प्रति लीटर जल में 2 से 3 मि.ली. के घोल का 15 दिन के अंतर पर 3 बार छिड़काव करें।
आइवरमेक्टिन (1 प्रतिशत भार/आयतन)	खुजली/माइट (विशेषकर सार्कोप्टिक मेन्ज)	शूकरों में (33 कि.ग्रा. भार हेतु) 1 मि.ली. तथा अन्य पशुओं में (50 कि.ग्रा. भार हेतु) 1 मि.ली. अन्तः त्वचा इंजेक्शन द्वारा।

दुधारू पशुओं (गाय और भैंस) में दूध सुखाने हेतु व्यवहारिक पद्धतियां (पैकेज ऑफ प्रैक्टिसीज फॉर ड्राईंग ऑफ लैक्टेटिंग काऊज)

सामान्य सूचना (जनरल इन्फोरमेशन)

- दुग्धोत्पादन चक्र में अगली ब्यांत में दुग्धोत्पादन को सकुशल रखने के लिये दूध सुखाई हुई गायों और भैंसों के थनों को स्वस्थ रखना अति आवश्यक है (चित्र 1)।

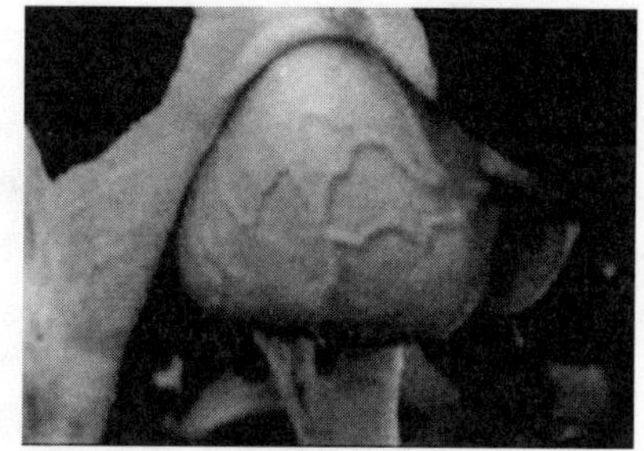

चित्र 1

- इस सुखाने की अवधि में पशुओं के शरीर में, पौषणिक और चयापचयी क्रियाओं में एवं थन में विशेष परिवर्तन होते हैं जिसका असर अगली ब्यांत के दूध उत्पादन पर पड़ता है (चित्र 2)।

- गायों और भैंसों में सुखाने की अवधि से अगली ब्यांत का दूध उत्पादन प्रभावित होता है। इसलिये इन्हें सुखाने के लिये उपयुक्त समय एवं आवश्यक औषधि अपनानी चाहिए जिससे अगली ब्यांत में अधिक मात्रा में दूध का उत्पादन हो। (चित्र 3)।
- गायों और भैंसों की दूध सुखाने की उपयुक्त अवधि ब्याने से पहले के 6 से 8 सप्ताह है। परन्तु इस अवधि में प्रोटीन और उर्जा समृद्ध आहार खिलाना आवश्यक है। आठ सप्ताह से अधिक समय तक सुखाई गाभिन पशुओं में स्थूलता/मोटापा होने की संभावना रहती है। इससे दूध उत्पादन भी घटने की संभावना रहती है।
- गर्भाधान की तिथि अज्ञात रहने पर गाभिन पशुओं को सुखाने की अवधि घट या बढ़ सकती है। इसलिये सही समय पर दूध सुखाने के लिये पशुओं का प्रजनन रिकार्ड रखना आवश्यक है (चित्र 4)।

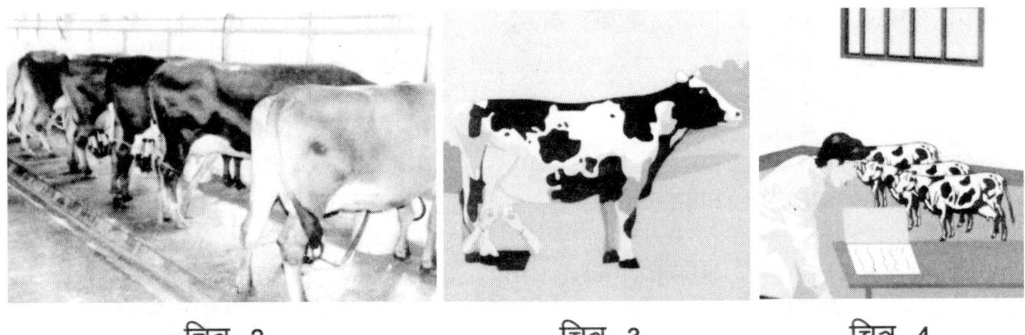

चित्र 2 चित्र 3 चित्र 4

क्या करें (वॉट टू डू)

- गाभिन पशुओं का प्रबंधन कार्यक्रम (संतुलित आहार, पशुशाला व पशु की स्वच्छता, शरीर और खुरों की सफाई, टीकाकरण आदि) सुव्यवस्थित होना आवश्यक है। इससे संक्रमण नियंत्रित होता है और पशुओं में चयापचयी रोग नहीं होते है।
- विसुखी दुधारू मादाओं में दीर्घकालिक प्रभावी एंटीबायटिक को चूचुकों के रास्ते थन में चढ़ाने की क्रिया को गाय विसुखावन उपचार कहते हैं। यह थन के संक्रमण को रोकने में सहायक होता है तथा दूध उत्पादन कायम रख करके आर्थिक हानि से बचाता है (चित्र 5)।

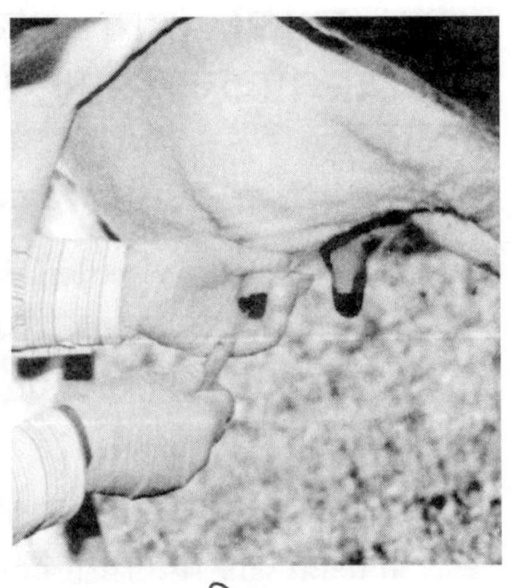

चित्र 5

- विसुखावन उपचार से पहले दुधारू पशुओं में दुहने का कार्य क्रमशः अनियमित और आंशिक करके लगभग एक सप्ताह में समाप्त करना चाहिये। पशुओं का दूध अचानक नहीं सुखाना चाहिये। इससे थनैला होने की संभावना रहती है (चित्र 6)।
- चूचुक और थन के संक्रमण को रोकने हेतु एंटीबायटिक उपचार के बाद चूचूक द्वार बंद करना बहुत ही लाभदायक होता है।

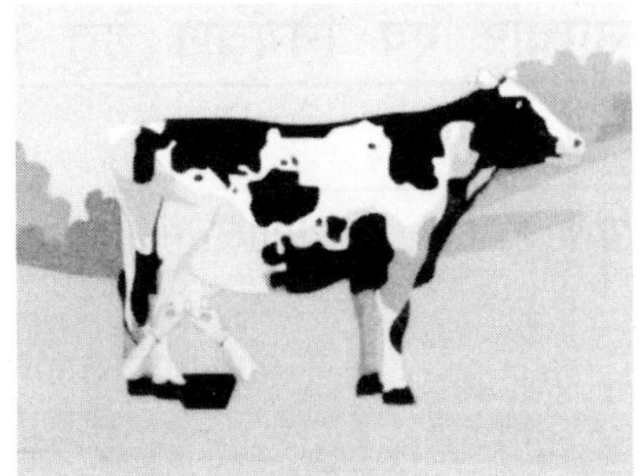

चित्र 6

काक्सीडिओसिस प्रबंधन हेतु व्यवहारिक पद्धतियां (पैकेज ऑफ प्रैक्टिसीज फॉर मैनेजमेंट ऑफ काक्सिडियोसिस)

सामान्य सूचना (जनरल इन्फोरमेशन)

- *इमेरिया प्रजाति* के प्रोटोजोआ द्वारा होने वाले रोग को काक्सीडिओसिस कहते है ।
- यह गाय भैंस के बच्चों (1–2 माह से 1 वर्ष तक) एवं कुक्कुटों का एक आम रोग है (चित्र 1)।
- यह प्रायः बरसात और शीत ऋतु में होता है और तनाव से रोग की संभावना बढती है (चित्र 2)।
- अवयस्क तरूण पशुओं में इसके संक्रमण से पतले दस्त या खूनी पेचिश, निर्जलन, शारीरिक भार में कमी एवं मृत्यु भी हो सकती है (चित्र 3)।
- प्रभावित कुक्कुटों में कमजोरी, रक्तमिश्रित मल एवं रूखे पंख के साथ ही मृत्यु भी हो सकती है (चित्र 4)।

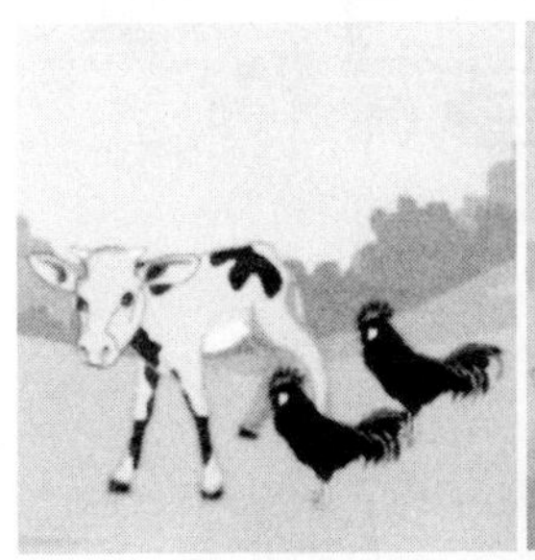

चित्र 1

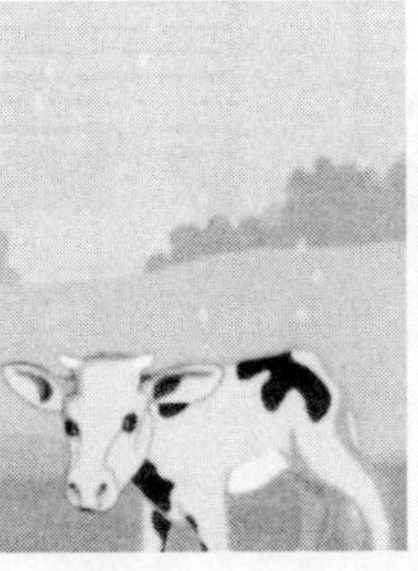

चित्र 2

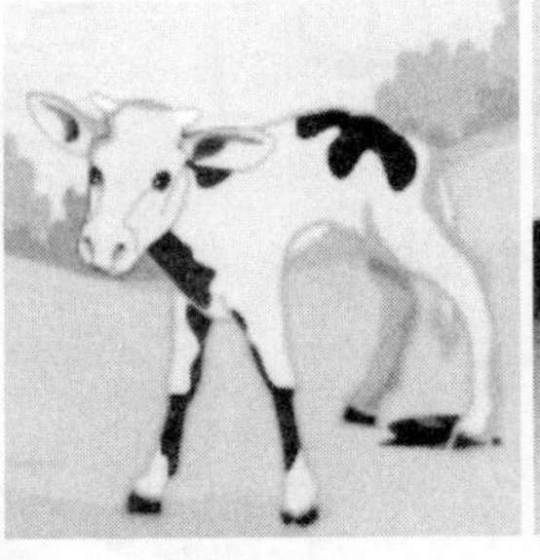

चित्र 3

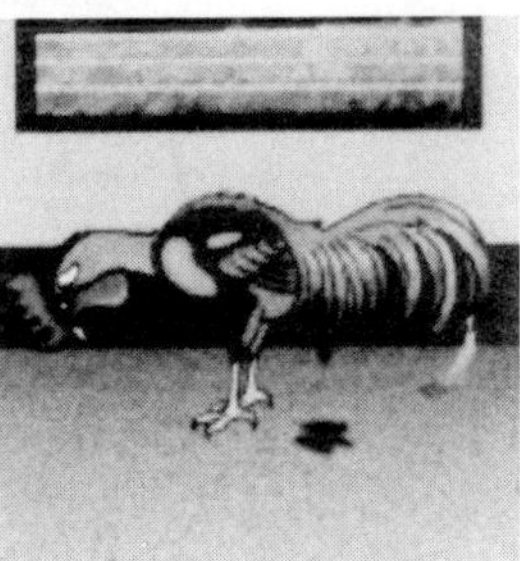

चित्र 4

उपचार एवं नियंत्रण हेतु औषधियों की उपयोग विधि

पशु प्रजाति	औषधि	उपचार हेतु मात्रा	नियन्त्रण हेतु मात्रा
गाय, भैंस	एम्प्रोलियम (चित्र 5)	10 मि.ग्रा. / कि.ग्रा. / दिन मुख से 5 दिनों तक	5 मि.ग्रा. / कि.ग्रा. / दिन मुंह से 21 दिनों तक
	सल्फाक्वीनॉक्सेलीन	10–15 मि.ग्रा. / कि.ग्रा. प्रति दिन मुख से 5 दिनों तक	
	लासालोसिड	13.2 मि.ग्रा. / कि.ग्रा. / दिन (3–5 दिन तक)	5–7 मि.ग्रा. / कि.ग्रा. / दिन (7–14 दिनों तक)
	मोनेन्सीन	2–5 मि.ग्रा. / कि.ग्रा. / दिन (3–5 दिन तक)	1–2 मि.ग्रा. / कि.ग्रा. / दिन (7–10 दिनों तक)
कुक्कुट (आहार में या पेय जल में)	एम्प्रोलियम	15 मि.ग्रा. / कि.ग्रा. / दिन	7.5 मि.ग्रा. / कि.ग्रा. / दिन (10–15 दिनों तक) पीने के पानी में
	सल्फाडिमीडीन (चित्र 6)	125–250 पी पी एम (दो सप्ताह तक)	50–125 पी पी एम (15–21 दिनों तक)
	मोनेन्सीन	2000 पी पी एम (मुंह से)	400 पी पी एम (पीने के पानी में)
	फ्यूराजोलीडोन	100–121 पी पी एम (5 दिनों तक दाने में) 50–200 पी पी एम (14 दिनों तक)	50–75 पी पी एम (पेय जल में) केवल ब्रायलर मुर्गियों को दें। अंडे देने वाली मुर्गियों में यह औषधि नहीं देनी चाहिए।

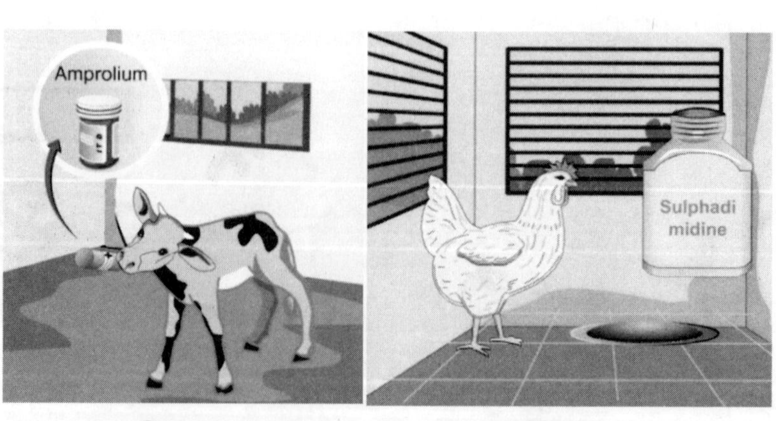

चित्र 5 चित्र 6

पशुओं के नवजात शिशुओं में ऐंटीबायोटिक द्वारा परिरक्षा हेतु व्यवहारिक पद्धतियां (पैकेज ऑफ प्रैक्टिसीज फॉर नियोनेटल ऐंटीबायोटिक कवरेज)

सामान्य सूचना (जनरल इन्फोरमेशन)

- गाय, भैंस, घोड़ा, भेंड़, बकरी और शूकरों के नवजात् शावक संक्रामक रोगाणुओं एवं वातावरण में पाये जाने वाले अवसरवादी जीवाणुओं के प्रति संवेदनशील होते हैं (चित्र 1)।
- इसका कारण उनका अविकसित प्रतिरक्षा तंत्र होता है। इसलिये नवजातों में संक्रमण के लिये ऐंटीबायोटिक द्वारा उपचार आवश्यक है।
- दस्त/अतिसार, निमोनिया, सेप्टीसीमिया, एन्डोटॉक्सिमिया, ओम्फैलोफ्लेबाइटिस, ऑस्टियोमाइलाइटिस, मस्तिष्क ज्वर और संक्रामक आर्थ्राइटिस आदि नवजातों के सामान्य संक्रामक रोग हैं।
- नवजातों में सेप्टिक तेजी से फैलता है। इसलिये सेप्टिक की संभावना होने पर शीघ्रातिशीघ्र एंटीबायोटिक से उपचार प्रारंभ कर देना चाहिये (चित्र 2)।
- प्रयोगशाला द्वारा पुष्टि और एंटीबायटिक की सुग्राहिता के परिणाम से पहले ही व्यापक रूप में प्रभावी ऐंटीबायोटिक से उपचार प्रारंभ कर देना चाहिये (चित्र 3)।
- नवजातों में प्रतिरक्षा तंत्र अविकसित होने के कारण जीवाणुघाती औषधियों को संक्रमण के उपचार हेतु प्राथमिकता दी जाती है (चित्र 4)।
- नवजातों में एंटीबायटिक उपचार की औषधीय दक्षता बढ़ाने के लिये सामान्यतः ऐंटीबायटिक की अधिक मात्रा अधिक अंतराल पर दी जाती है।

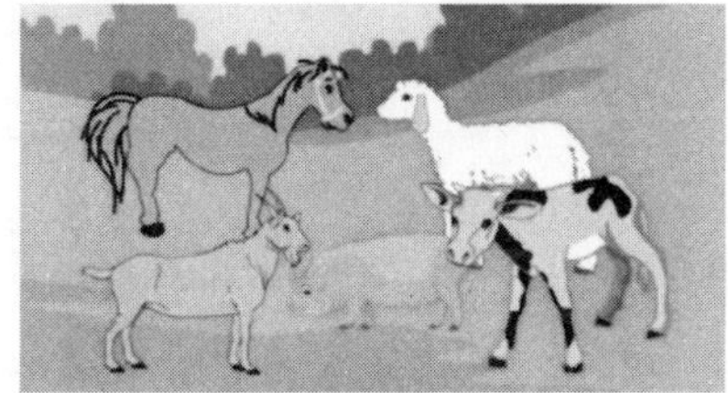
चित्र 1

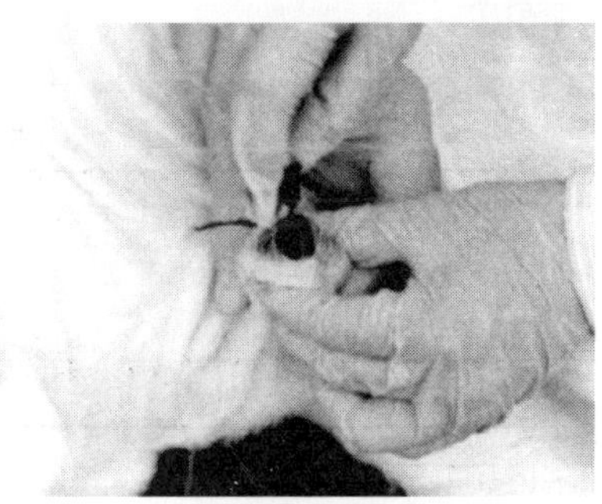
चित्र 2

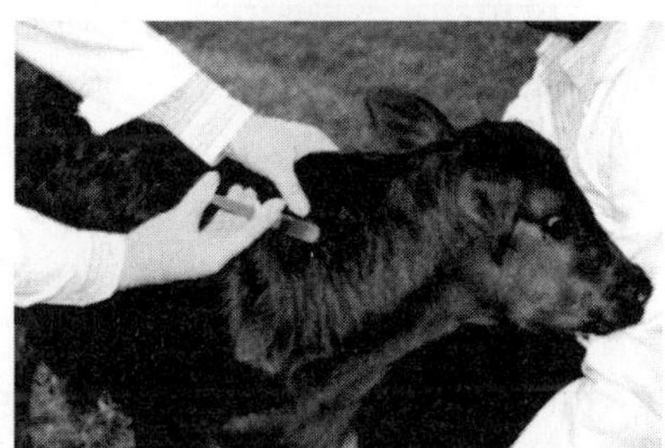
चित्र 3

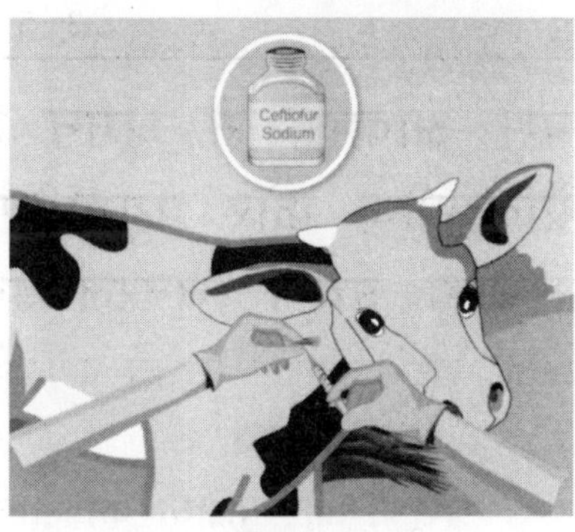

चित्र 4

नवजात पशु शावकों में उपयोग किये जाने वाले आम ऐंटीबायटिक

एम्पीसीलीन सोडियम	10 मि.ग्रा./कि.ग्रा. मुख से या रक्तशिरा द्वारा 12 घन्टें के अंतर पर 3 दिन तक
सेफ्टीओफर सोडियम	5–10 मि.ग्रा./कि.ग्रा. मुख या रक्तशिरा द्वारा 12 घन्टेके अंतर पर 3–5 दिन तक
एन्रोफ्लोक्सासिन	2.5–5 मि.ग्रा./कि.ग्रा. मुख से या रक्तशिरा द्वारा 12–24 घन्टें के अंतर पर 3–5 दिन तक
इरिथ्रोमाइसिन	2.2–4.4 मि.ग्रा./कि.ग्रा. मुख से 12–24 घन्टे के अंतर पर 3–5 दिन तक
जेन्टामाइसिन	4 मि.ग्रा./कि.ग्रा. मांसपेशी में या रक्तशिरा द्वारा 3–5 दिन तक
ट्राइमिथोप्रीम सल्फोनामाइड	15–30 मि.ग्रा./कि.ग्रा. रक्तशिरा द्वारा 12 घन्टें के अंतर पर 3–5 दिन तक

नोट : कोई भी एक ऐंटीबायोटिक नवजात पशुशावकों में चार सप्ताह की आयु से पहले 3–5 दिन तक मुंह से देना चाहिए।

नवजात अश्व शावकों में उपयोग किये जाने वाले ऐंटीबायोटिक

एमोक्सीसीलीन ट्राइहाइड्रेट	25 मि.ग्रा./कि.ग्रा. मुख द्वारा 6–8 घंटे के अंतर पर 3–5 दिनों तक
एमोक्सीसीलीन क्लेवुलानेट	15–25 मि.ग्रा./कि.ग्रा. रक्तशिरा द्वारा 6–8 घन्टे के अंतर पर 3–5 दिनों तक
एम्पीसीलीन सोडियम	10–20 मि.ग्रा./कि.ग्रा. रक्तशिरा द्वारा या मांसपेशी द्वारा 6–8 घन्टें पर 3–5 दिनों तक
सेफ्टीओफर सोडयम	10 मि.ग्रा./कि.ग्रा. शिरा पथ द्वारा 6–8 घन्टे के अंतर पर 3–5 दिनों तक
एन्रोफ्लोक्सासिन	5–7.5 मि.ग्रा./कि.ग्रा. मुख या रक्तशिरा द्वारा 12 से 24 घन्टे के अन्तर पर 3–5 दिनों तक
ट्राइमिथोप्रीम सल्फोनामाइड	15–30 मि.ग्रा./कि.ग्रा. रक्तशिरा द्वारा 12 घन्टें के अंतर पर 3–5 दिनों तक

पशु आवासों में धूमन हेतु व्यवहारिक पद्धतियां (पैकेज आफॅ प्रैक्टिसीज फॉर फ्यूमीगेशन ऑफ एनिमल शेड्स)

सामान्य सूचना (जनरल इन्फोरमेशन)

- पशु–शालाओं में नये पशुओं को रखने से पहले उनका धूमन करना प्रायः सामान्य क्रिया है (चित्र 1)।
- पशुओं और पक्षियों को लाने से पहले उनके आवासों में धूमन करने से वातावरण रोगमुक्त होगा तथा पशु–शालाओं में जीवाणुओं पर नियंत्रण होगा।

- पोटेशियम परमैंग्नेंट ओर फार्मेलीन के 3 : 5 के मिश्रण से धूमन किया जाता है (चित्र 2)।
- अल्प खर्च वाला लौदाहन भी प्रभावी होता है (चित्र 3)।
- पशुशालाओं के विसंक्रमीकरण हेतु ग्लुटेरलडिहाइड भी प्रभावी है।
- सामान्यतः संध्या के समय धूमन किया जाता है।
- सामान्यतः 6 माह के अंतर पर धूमन किया जाता है।

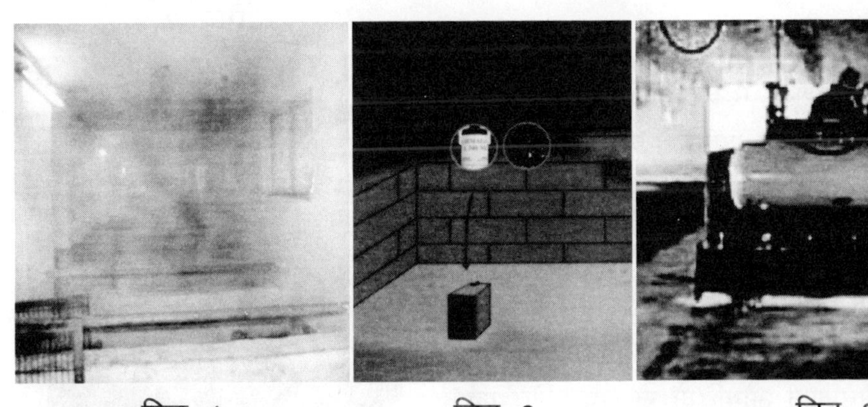

चित्र 1 चित्र 2 चित्र 3

चरने वाले पशुओं में आंतरिक परजीवी नियंत्रण हेतु चारागाहों का प्रबंधन (पैकेज ऑफ प्रैक्टिसीज फॉर कन्ट्रोल ऑफ एन्डो–पैरासाईट्स इन ग्रेजिंग एनिमल्स)

सामान्य सूचना (जनरल इन्फोरमेशन)

- विश्व भर में चरने वाले पशुओं के लिये, आंतरिक परजीवी, अस्वस्थता का एक प्रमुख कारण हैं।
- चरने वाले पशुओं को संक्रमित करने वाले मुख्य परजीवी लीवरफ्लुक (चित्र 1), आहार नली में रहने वाले गोलकृमि एवं काक्सीडिया हैं। इनसे पशुओं के स्वास्थ्य और उत्पादकता में गिरावट से बहुत आर्थिक हानि होती है।
- इनमें से अधिकांश परजीवी चारागाहों में पाये जाते हैं और चारागाहों की संदूषित घासों को चरने से इनका संक्रमण होता है (चित्र 2)।

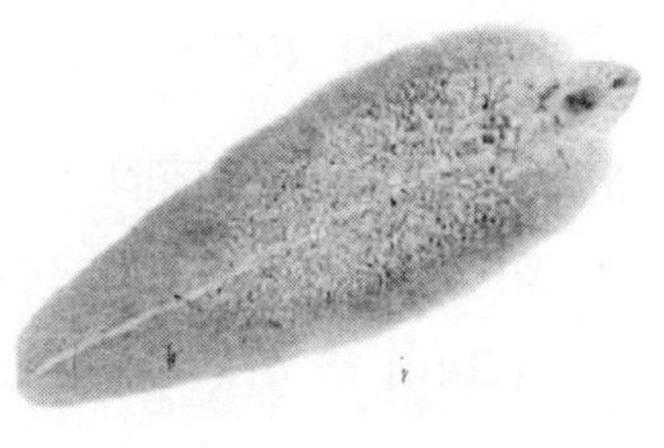

चित्र 1

- चरने वाले पशुओं में इन परजीवियों के नियंत्रण के लिये परजीवीघातक औषधियां देनी पड़ती हैं।
- चारागाह प्रबंधन से परजीवीनाशक औषधियों के उपयोग में कमी के कारण पशुओं में परजीवीघातक औषधि प्रतिरोध घटाया जा सकता है।

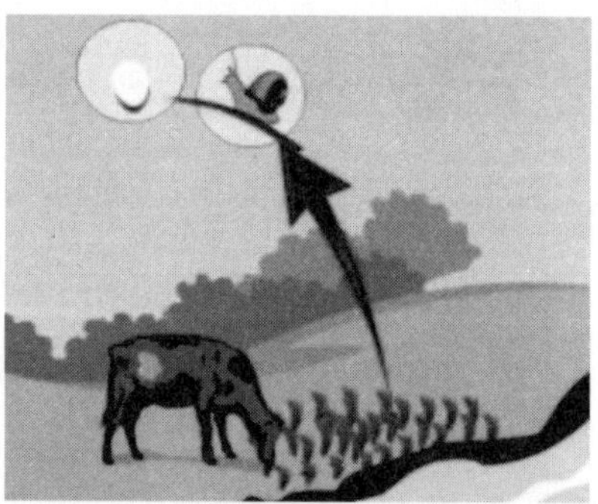

चित्र 2

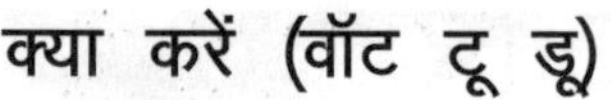

क्या करें (वॉट टू डू)

- चरने वाले पशुओं में परजीवी संक्रमण निवारण हेतु चराई के कई उपाय किये जा सकते हैं।
- चक्रीय या परिवर्तनी चराई को चारागाह प्रबंधन में शामिल करके चरने वाले पशुओं में कृमियों की संख्या घटाई जा सकती है। अगले चारागाह पर चराने से पूर्व पशुओं को कृमिरहित करने हेतु कृमिनाशक औषधियों से उपचारित करना चाहिये (चित्र 3)।

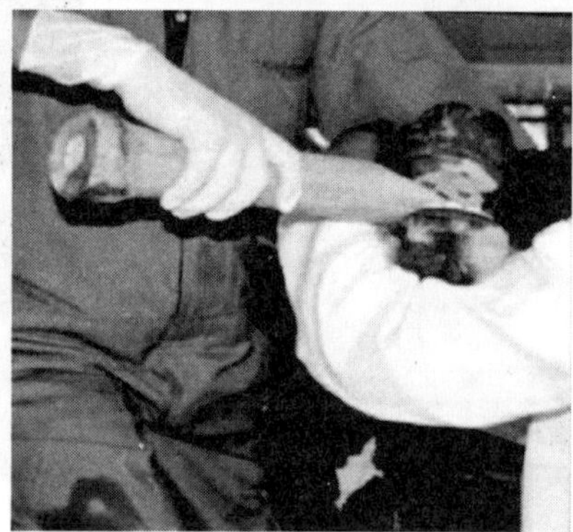

चित्र 3

- चरने वाले पशुओं की प्रजाति का अर्द्धवार्षिक या वार्षिक परिवर्तन करने से भी परजीवी नियंत्रण किया जा सकता है (चित्र 4)।
- साल भर सम शीतोष्ण जलवायु वाले क्षेत्र में चक्रीय चराई से परजीवियों पर प्रभावी नियंत्रण किया जा सकता है।

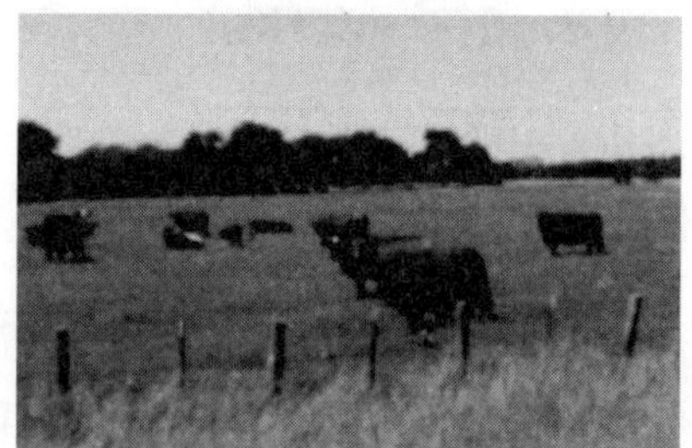

चित्र 4

- पट्टिका चराई विधि से परजीविता नियंत्रण हेतु चारागाह को कई पट्टियों में विभाजित करके घेराबंदी के बाद एक पट्टिका की चराई समाप्त होने के बाद पशुओं को क्रमशः दूसरी, तीसरी और आगे की पट्टियों में चराते है। इससे चरने वाले पशुओं में परजीविता कम करने में मदद मिलती है (चित्र 5)।

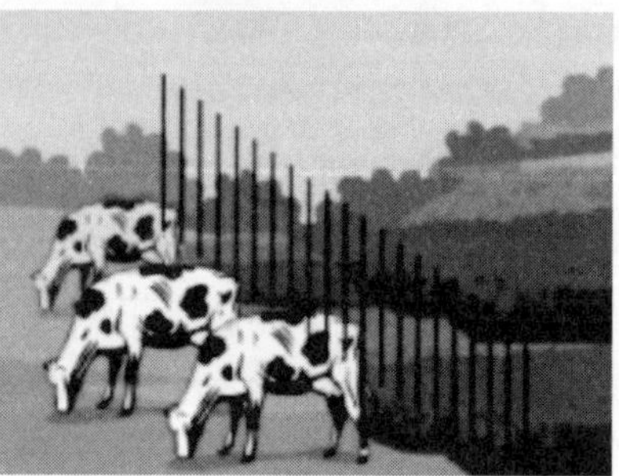

चित्र 5

- चारागाह पर तूतिया (कापर सल्फेट, 0.01 प्रतिशत) के छिड़काव से अनेकों प्रकार के कवकों और जीवाणुओं के अतिरिक्त घोंघे भी नष्ट हो जाते है और संक्रमण घटता है। इसके साथ ही पशुओं में ताम्रहीनता यानि कॉपर की कमी होने से बचाव होता है (चित्र 6)।

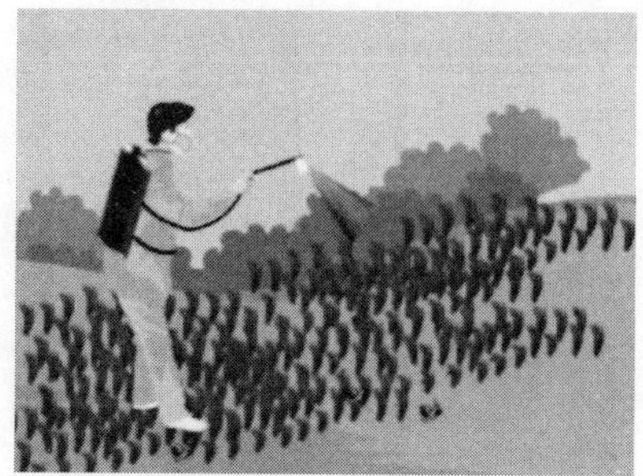

चित्र 6

❑❑❑

अध्याय 11

पशुओं में प्राथमिक एवं घरेलू उपचार

(फर्स्ट-ऐड इन एनिमल्स)

अधिकांश पशु पालकों के पास अपने रोगी पशु के उपचार के लिए बाजार में उपलब्ध दवाइयों को खरीदने की क्षमता नहीं होती है। साथ ही पशु को गैर सरकारी चिकित्सक के पास ले जाने के लिए भी शुल्क की आवश्यकता होती है जो वे वहन नहीं कर पाते हैं। इसलिए वे गाँव में ही उपलब्ध अनभिज्ञ चिकित्सकों से अपने पशु का उपचार कराते हैं जिसके कारण कई बार उनका बहुत नुकसान हो जाता है। पशुपालकों को साधारण बीमारियों की जानकारी स्वयं होनी चाहिए जिसके आधार पर वे अपने पशु को घरेलू चिकित्सा प्रदान कर सकें। साथ ही कुछ देशी दवाइयां जिनकी गुणवत्ता वैज्ञानिक रूप से परखी जा चुकी है उनकी भी जानकारी पशुपालकों को होनी चाहिए।

ज्वर (फीवर)

- ज्वर से पीड़ित पशु को साफ व हवादार पशु गृह में रखना चाहिए तथा फर्श को सूखा रखना चाहिए (चित्र 1)।
- अगर पशु गृह का फर्श पक्का हो तो पशु के नीचे भूसा अथवा घास बिछा देनी चाहिए।

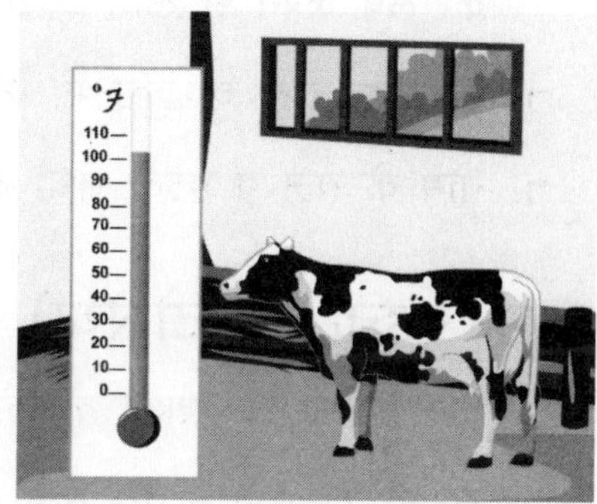

चित्र 1

- पशु को अधिक से अधिक जल पीने के लिए प्रेरित करना चाहिए।

- मीठा सोडा (सोडियम बाइकार्बोनेट) 15 ग्राम, नौसादर 15 ग्राम सेलीसिलिक एसिड 15 ग्रा., 500 मि.ली. पोटैशियम नाइट्रेट, 30 ग्राम चिरायता का महीन चूर्ण और गुड़ 100 ग्राम लगभग 200 ग्राम जल में घोलकर प्रौढ़ गाय या भैंस को 8 से 10 घंटे के अन्तर पर पिलाना चाहिए।

कब्ज (काँस्टिपेशन)

- पशु को 60 ग्राम काला नमक, 60 ग्राम सादा नमक, 15 ग्राम हींग, 50 ग्राम सौंफ लेकर 500 ग्राम गुड़ में मिलाकर दिन में दो बार देना चाहिए।
- इसके अलावा 500 ग्राम मैगसल्फ या 250 मि.ली. अरन्डी का तेल (केस्टर ऑयल) देना चाहिए।

नेत्रीय प्रदाह (कन्जंकटीवाईटिस)

- पानी निलकने पर आँखों को स्वच्छ जल से धोना चाहिए।
- गर्म स्वच्छ जल में बोरिक एसिड का एक प्रतिशत घोल मिलाकर उसे ठंडा करके आँखों को धोने से लाभ मिलता है।

बैलों के कन्धे की सूजन (योक–गॉल)

- बैल को कुछ दिन के लिए काम से हटा लेना चाहिए।
- कन्धे को अच्छी तरह ठंडे पानी से धोकर उस पर हल्दी, सरसों का तेल तथा गेरू का लेप करने से लाभ होता है।
- कन्धे पर तेल चुपड़ना भी फायदेमन्द होता है।
- नीम के तेल में हल्दी तथा कपूर डालकर लगाने से लाभ मिलता है।

कान बहना (आटोरिया)

- कान बहने पर पशुओं के कान की सफाई रुई से करनी चाहिए।
- सरसों के 50 ग्राम तेल में 5 ग्राम लहसुन पकाकर ठंडा करने के बाद कान में डालने पर लाभ होता है।
- सुदर्शन की पत्तियों का अर्क अथवा बकरी का कच्चा दूध कान में डालने से आराम मिलता है।

हल चलाने से उत्पन्न प्रभाव (प्लो इंजुरी)

- पैर में फाल लगने पर यदि खून बन्द नहीं हो रहा है तो आक का दूध लगाकर या बर्फ लगाकर खून को बन्द करने के बाद घाव को बबूल की छाल को उबालकर उसके ठंडे पानी से 15–20 मिनट तक धोयें।
- घाव पर नील खुरी का रस अथवा पेस्ट सुबह–शाम 5–7 दिन तक लगायें।
- नीम के तेल के साथ हल्दी को मिलाकर लगाने से भी लाभ मिलता है।
- सरसों के तेल में हल्दी तथा गुड़ की चासनी मिलाकर कटे हुए घाव पर बांधने से वह जल्दी ठीक हो जाता है।

फोड़ा (एबसेस)

- अक्संद के पत्ते को सरसों के तेल के साथ चुपड़कर फोड़े पर बांधने से वह फूट जाता है।
- उसके बाद या तो अक्संद के पत्ते या नीम या करंज का तेल अथवा धतूरे के पत्तों को पीस कर हल्दी मिलाकर लगाने से भी लाभ मिलता है।

रक्तस्त्राव (हिमोरेज)

- कटी हुई रक्त नलिका पर दबाव देना चाहिए ताकि रक्त का बहना रुक जाय।
- कटे हुए स्थान को 2–3 सें.मी. ऊपर व नीचे से बांध देना चाहिए।
- यदि ऐसा सम्भव न हो तो तहकर मोटा किये हुए कपड़े को फिटकरी के घोल में भिगोकर कटे हुए स्थान पर जोर से दबाकर रखना चाहिए।
- रक्तस्त्राव वाले स्थान पर बर्फ या ठंडे पानी को लगातार डालकर भी खून का बहना रोका जा सकता है।

घाव (वून्ड)

- प्रायः चोट लगने या दुर्घटनाग्रस्त होने पर शरीर पर घाव हो जाते हैं।
- घाव दो प्रकार के होते हैं। एक, जिनमें चमड़ी फटी न हो व दूसरी जिसमें चमड़ी फट गई हो।
- जब चमड़ी फटी हुई नहीं रहती है तो प्रायः चोट लगने पर उस जगह सूजन आ जाती है या फिर उसके नीचे खून का जमाव हो जाता है।

- दोनों ही हालत में बर्फ या ठंडे पानी से चोट की जगह सिकाई करने पर प्रायः फोड़ा नहीं बन पाता।
- जब चोट पुरानी हो जाती है तो गर्म पानी से सिकाई करना लाभप्रद होता है।
- खुली हुई चोट यदि साधारण हो तो उसे साफ करके कोई भी एंटीसेप्टिक क्रीम लगाना चाहिए।
- यदि खून बह रहा हो तो टिंचर बेंजोइन लगाना फायदेमन्द है।
- घाव में नील खुरी का रस या पेस्ट या नीम के पत्तों का पेस्ट या बबूल के पत्तों का पेस्ट या बबूल की छाल या नीम की छाल का पाउडर लाभदायक रहता है।
- गुमचोट में हल्दी, गुड़ तथा फिटकरी का पेस्ट लगाने से फायदा होता है।
- पशुओं को दूध के साथ गुड़ तथा हल्दी डालकर भी पिलाना चाहिए।
- किसी भी घाव को बिना इलाज का छोड़ना खतरनाक हो सकता है। इसलिए साफ कर उसका साधारण इलाज करना चाहिए।
- यदि घाव बड़ा हो, खून रिस रहा हो या पीव आ रहा हो तो चिकित्सक से आवश्यक सलाह लेनी चाहिए।

जलना (बर्न)

- सबसे पहले आग बुझाकर जले हुए भाग पर ठंडा पानी डालना चाहिए।
- ठंडे पानी से जलन कम हो जाती है। बाद में जैतून का तेल या नारियल के तेल का लेप लगाना चाहिए।
- जले हुए भाग पर बुझे चूने का पानी एवं अल्सी का तेल बराबर भाग में मिलाकर लगाना चाहिए जो अतिलाभदायक है।
- घावों को रगड़ने से बचाना चाहिए एवं अविलम्ब चिकित्सक को खबर देनी चाहिए।
- पशु को पानी खूब पिलायें यदि निर्जलीकरण अधिक है तो पानी में गुड़, नमक तथा नीबू का रस मिला कर पिलायें या फिर नार्मल सलाईन घोल को नस द्वारा चढ़ायें।

बेहोश (सिन्कोप)

- विभिन्न परिस्थितियों में पशु अचेत हो जाते हैं जैसे सिर में चोट लगना, पानी में डूबना, धुएं में दम घुटना, विद्युत करंट का झटका लगना, हृदय गति की धड़कन कम या ज्यादा होना, हृदय गति अवरूद्ध होना आदि।

- अधिकतर परिस्थितियों में कृत्रिम श्वसन देना अत्यधिक लाभकारी होता है। सिर में चोट लगने पर ठंडे पानी की पट्टियां सिर पर रखते हैं।
- विद्युत करंट लगने पर पैर व छाती की मालिस करना व पशु को गर्म रखना चाहिए।
- कृत्रिम सांस देना चाहिए व हृदय की मालिस करना चाहिए।
- यदि पशु कुछ समय पानी पीने की स्थिति में हो तब उसे नमक एवं गुड़ मिलाकर पिलाना अत्यन्त लाभदायक है।
- पशु के मुँह पर ठंडे पानी के छींटें मारने चाहिए।

सर्पदंश (स्नेक बाईट)

- शरीर में प्रायः पैरों पर ही सर्पदंश होता है।
- जिस भाग पर सांप ने काटा हो उसके तीन इंच छोड़कर पतली डोरी से कसकर बांध देना चाहिए।
- सांप काटे हुए स्थान पर नए ब्लेड से चीरा लगा देना चाहिए ताकि खून के साथ–साथ विष भी निकल जाएं।
- अगर पैर में काटा हुआ हो तो जानवर को खड़े अवस्था में रखने का प्रयास किया जाए एवं पशु को शान्त वातावरण में रखा जाए जब तक कि पशुचिकित्सक वहां पहुंचकर सर्पविष प्रतिरोधी दवा नहीं दे।
- पशु को सोने न दें। तुरन्त ही पशुचिकित्सक से सम्पर्क कर उचित इलाज कराएं।

योनिपथ या बेल निकलना (प्रोलैप्स ऑफ वैजाइना/यूटेरस)

- इसका मुख्य कारण कैल्शियम व फॉस्फोरस की कमी होता है।
- अतः गाभिन पशु को 50–100 ग्राम कैल्शियम नित्य ब्याने के 1 से 2 महीने पूर्व से देते रहना चाहिए, जिससे बेल निकलने की संभावना कम रहती है।
- इसमें खड़िया भी लाभप्रद है। अगर बेल निकल जाती है उसे डिटॉल या लाल दवा की 1: 100 के अनुपात वाले घोल से साफ करके उसे हाथ के दबाव से अन्दर कर देना चाहिए।
- अगले पैर नीचे स्थान पर व पिछले पैर ऊँचे स्थान पर रखने चाहिए जिससे उस पर जोर कम पड़े।

- कपड़े या रस्सी की इन्डरी बनाकर बच्चेदानी को बाहर रस्सियों की सहायता से बांध देते हैं।
- इसके लिए एक रस्सी पशु के उदर व दूसरी गर्दन के पास बांधकर इडरी वाली रस्सियों से इन्हें बांध देते हैं।
- पशु को कम मात्रा में पानी से युक्त चारा देना चाहिए।
- पशुओं को तनावयुक्त परिस्थितियों से बचाना जरूरी है।
- अधिक जानकारी के लिए नजदीकी पशुचिकित्सक से सम्पर्क स्थापित करना चाहिए।
- पशु को खनिज मिश्रण 50 ग्राम रोजाना देने से रोग की संभावना कम हो जाती है।

लू लगना (हीट–स्ट्रेस)

खुले स्थान पर गर्मी के दिनों में रखने से या गर्म तेज दवा के चपेट में आ जाने से पशु को लू लग जाती है।

- इसमें शरीर का तापक्रम सामान्य से बहुत ज्यादा हो जाता है।
- इस स्थिति में आवश्यक है कि सर्वप्रथम शरीर के तापमान को नियन्त्रित किया जाए। इसलिए आवश्यक है कि पशु को ठंडे स्थान पर रखा जाए व उसके शरीर को ठंडा किया जाए।
- ठंडा करने के लिए बर्फ या ठंडा पानी शरीर पर, विशेष रूप से सिर पर डालना चाहिए।
- पशु को ठंडे पानी में तैयार किया हुआ चीनी, भुने हुए जौ का आटा व थोड़ा नमक बराबर पिलाते रहना चाहिए।
- पशु को पोदीना व प्याज का अर्क बनाकर देना चाहिए जो लाभदायक है।
- यदि इन सबसे पशु ठीक न हो तो चिकित्सक को बुला लेना चाहिए।
- पशुचिकित्सा के लिए उपयोग होने वाले इन देशी औषधियों के सामान्य ज्ञान से पशुपालक अपने पालतू पशुओं के छोटी–छोटी बीमारियों का उपचार या प्राथमिक उपचार स्वयं ही कर सकते हैं।

❑❑❑

अध्याय 12

पशुपालन एवं पशु चिकित्सा विज्ञान में विधान

(लॉज़ एन्ड रेग्यूलेशन्स)

पशु चिकित्सा वैध–अधिकार में नागरिक एवं आपराधिक कानूनों के उद्देश्य पूर्ति हेतु पशु चिकित्सा औषधि के सैद्धान्तिक ज्ञान के उपयोग एवं पशु धारकों के अधिकार तथा पशु श्रति (पशु पीड़ा) अध्ययन के रूप में परिभाषित किया जा सकता है। पशु चिकित्सक को पशु चिकित्सा विज्ञान के नियम कानून की अच्छी जानकारी होनी चाहिए क्योंकि केवल पशु चिकित्सक ही एक साक्ष्य होता है जिसके आधार पर सम्बन्धित व्यक्ति के ऊपर कार्यवाही निर्भर होती है।

पशु चिकित्सक न्यायालय में गवाह या आपत्तिकर्ता के रूप में उपस्थिति हो सकता है। वह कानून की धारा से भली–भांति भिज्ञ होना चाहिए तथा उसे उसके अधिकार एवं कर्तव्य से भी भली–भांति परिचित होना चाहिए। वह अपराध न्यायालय से भली–भांति परिचित होना चाहिए। 1872 के आपराधिक एक्ट दस के सेक्शन 4 में आपराधिक न्यायालय को परिभाषित किया गया है कि प्रत्येक जज या मजिस्ट्रेट की समिति या मजिस्ट्रेट जो जाँच करता है या क्रिमिनल केस की जाँच करता है या क्रिमिनल केस के जाँच का प्रयास करता है या किसी न्यायायिक कार्यवाही में शामिल होता है।

आपराधिक कोर्ट तीन तरह के होते हैं – उच्च न्यायालय, सेशन न्यायालय एवं मजिस्ट्रेट न्यायालय। मजिस्ट्रेट मुख्य रूप से दो प्रकार के होते हैं – न्यायायिक मजिस्ट्रेट एवं अधिशासी मजिस्ट्रेट। न्यायायिक मजिस्ट्रेट के अन्तर्गत मुख्य न्यायायिक मजिस्ट्रेट एवं अतिरिक्त मुख्य न्यायायिक मजिस्ट्रेट, न्यायायिक मजिस्ट्रेट प्रथम या द्वितीय, उपखण्ड न्यायायिक मजिस्ट्रेट। अधिशासी मजिस्ट्रेट के अन्तर्गत जिलाधीश, अतिरिक्त जिलाधीश एवं विशेष अधिशासी मजिस्ट्रेट होते हैं।

भारतीय संघ में उच्चतम न्यायालय, नई दिल्ली सबसे ऊँची न्यायायिक सभा है तथा इसके द्वारा पारित कानून पूरे भारत में सभी न्यायालयों पर लागू होते हैं। उच्च न्यायालय राज्य में सबसे ऊँची, न्यायायिक सभा होती है। सेशन कोर्ट में केवल वहीं मुकदमें सुनवाई के लिए स्वीकार होते हैं जिनके फैसले मजिस्ट्रेट द्वारा हो चुके होते हैं। वे कोई भी दण्ड दे सकते हैं जो कि कानून के अधिकार क्षेत्र में होता है किन्तु मृत्युदण्ड के लिए उच्च न्यायालय की अनुमति की आवश्यकता होती है एवं तभी वह लागू हो पाता है। कानून सम्मत दण्ड के अन्तर्गत मृत्युदण्ड, आजीवन कारावास, कारावास के साथ एकान्तवास एवं सुधारपरक कैद आती है।

प्रथम, द्वितीय एवं तृतीय वर्ग मजिस्ट्रेट क्रमशः अधिकतम दो साल, छः माह एवं एक माह तक के कारावास की सजा दे सकते हैं तथा प्रथम, द्वितीय एवं तृतीय वर्ग मजिस्ट्रेट केवल एक हजार, दो सौ एवं पचास रूपये तक का अलग–अलग आर्थिक दण्ड दे सकते हैं। केवल मजिस्ट्रेट ही अपराध पर संज्ञान ले सकता है।

सम्मन वह पत्रक होता है जो कि गवाह की उपस्थिति को न्यायालय में कानून के समक्ष दण्डपूर्वक सुनिश्चित करता है। एक बार गवाही देने के बाद, गवाह को सम्यक बिना माफी के वैसा करना आवश्यक होता है। बिना सम्यक अनुमति के चूक होना उस गवाह को अर्थदण्ड या जेल दण्ड पाने का अधिकारी बनाता है।

एक बार कठघरे में आने पर गवाह को किसी भी साक्ष्य को देने से पूर्व शपथ लेनी आवश्यक होती है, जिसमें कानून द्वारा बनाई हुए सम्पूर्ण स्वीकारोक्ति शपथ न्यायालय द्वारा निर्धारित होती है एवं इसमें घोषणा आवश्यक होती है जो कि कानून द्वारा अधिकृत व्यक्ति को देनी होती है तथा जो साक्ष्य के रूप में प्रयोग होगा। यह भी शपथ लेनी होती है कि वह पूर्ण सत्य के अलावा और कुछ भी नहीं कहेगा।

दण्ड निर्धारण की प्रक्रिया में जब एक पशु मालिक न्यायालय में अपने पशु की चोट के आपराधिक पक्ष को रखता है, वह नज़दीकी पुलिस थाने में प्राथमिकी दर्ज कराता है। पशु चिकित्सक पशु को अस्पताल में या उसके स्थान पर जाकर पशु की जाँच करता है एवं नज़दीकी पुलिस थाने को अपनी रिपोर्ट प्रस्तुत करता है। वह पशु की मृत्यु के वास्तविक कारण एवं तरीके को ज्ञात करता है। साक्ष्य को भारतीय दण्ड संहिता की धारा 1872 में परिभाषित किया गया है जिसमें सभी कथन जिसकी कोर्ट अनुमति देती है या जिसकी गवाह से पूछने की आवश्यकता होती है एवं जिससे जाँच के तथ्यों का पता चलता है। वह मौखिक साक्ष्य या इससे सम्बन्धित सभी साक्ष्य होते हैं। लिखित साक्ष्य के अन्तर्गत पशु चिकित्सक का प्रमाण–पत्र एवं पशु चिकित्सक की जाँच रिपोर्ट होती है।

साक्ष्य लेखन में मुख्य परीक्षण, क्रास परीक्षण, एवं न्यायाधीश द्वारा रखे गये सवाल होते हैं। मुख्य परीक्षण प्रथम परीक्षण होता है जिसे अभियोग पक्ष लगाता है। क्रास परीक्षण वह

होता है जिसमें साक्ष्य के महत्व को गवाह छिपाना चाहता है एवं यह वकील द्वारा किया जाता है। समिति जो मुख्य परीक्षण करती है उसे पुनः परीक्षण का अधिकार होता है, जिससे यदि कोई गलत समझ है तो उसे दूर किया जा सके जिसका कि क्रास परीक्षण के दौरान पता चलता है। न्यायाधीश इस पूरी प्रक्रिया के दौरान तथ्य को स्पष्ट करने के लिए किसी भी समय कोई भी प्रश्न रख सकता है।

साक्ष्य चार प्रकार के होते हैं : सामान्य, विशेषज्ञ, दक्ष एवं होस्टाइल। एक सामान्य गवाह, जैसा वह देखता है उसे सत्यापित करता है। विशेषज्ञ गवाह अपने व्यावसायिक ज्ञान के आधार पर खुद या दूसरे के द्वारा देखे गये तथ्यों के आधार पर अपनी राय व्यक्त करता है या निष्कर्ष निकालता है।

साक्ष्य देने के लिए पशु चिकित्सक गवाह को निम्न बिन्दुओं पर केन्द्रित होना चाहिएः उसे न्यायालय जाने से पहले पूछे जाने वाले सभी सम्भव प्रश्नों एवं उनके उत्तरों पर विचार करना चाहिए, उसे न्यायालय में स्पष्ट, धीरे–धीरे एवं सुनाई देने लायक, सामान्य, सीधी भाषा को प्रयोग करना चाहिए एवं तकनीकी शब्दों के प्रयोग से बचना चाहिए। उसे कम से कम बोलना चाहिए तथा गुस्सा नहीं करना चाहिए। शान्त एवं स्थिर दिखना चाहिए तथा किताबी सूक्तियों से बचना चाहिए। ऐसी स्थिति में जब एक पशु चिकित्सक को दूसरे पशु चिकित्सक के विरूद्ध खड़ा होना हो तो उस स्थिति में यह सम्भव है कि विनम्रतापूर्वक असहमत हुआ जाय। पशु चिकित्सक गवाह को निश्चित रूप से कथन के लिए आगे आना चाहिए। भारतीय साक्ष्य अधिनियम 126 के तहत पशु चिकित्सक गवाह को किसी भी स्थिति में व्यावसायिक गोपनीयता को नहीं कहना चाहिए किन्तु जब न्यायालय द्वारा कहा जाय तो उसे अपनी नैतिक जिम्मेदारी प्रदर्शित करनी चाहिए तथा उसे विरोध में शामिल होना चाहिए।

शव परीक्षण एवं कानून (लीगल कंसीडरेशन फॉर पोस्ट–मार्टम एक्जामिनेशन)

शव परीक्षण का उद्देश्य यदि ज्ञात न हो तो मृत्यु का समय एवं मृत्यु के कारण का पता करना होता है। शव परीक्षण के निम्न नियम हैं– (1) शव परीक्षण कानून के अन्तर्गत पुलिस या जिलाधीश के लिखित आदेश पर होता है। (2) परीक्षण से पूर्व पुलिस की रिपोर्ट का अच्छी प्रकार से अध्ययन करना चाहिए। (3) शव परीक्षण दिन के उजाले में ठीक प्रकार से करना चाहिए। (4) शरीर के सतह का अच्छी तरह से वर्णन होना चाहिए तथा उसे पशु की सामान्य शरीर संरचना तथा कार्यिकी का अच्छी प्रकार से ज्ञान होना चाहिए। शव परीक्षण के दौरान शरीर के बाहय भाग एवं उसके सभी आन्तरिक अंगों का परीक्षण होना चाहिए। मुख्य भाग जिनके परीक्षण होने चाहिए वे हैं – फेफड़े, हृदय, पाचन नली, कोमल अंग, जननांग एवं चमड़ी आदि।

कानून की दृष्टि में मृत्यु (डैथ एण्ड लॉ)

मृत्यु के अन्तर्गत शरीर एवं कोशिकीय मृत्यु शामिल होती है। शारीरिक मृत्यु के अन्तर्गत मस्तिष्क, हृदय, फेफड़े की जीवन गतिविधियों का पूर्ण रूप से बन्द हो जाना तथा कोशिकीय मृत्यु के अन्तर्गत ऊतक एवं कोशिकाओं की मृत्यु, शरीर का तापमान कम होकर शरीर का ठंडा पड़ जाना आते हैं।

मृत्यु तीन प्राथमिक कारणों से होती है जैसे– कोमा, सिन्कोप एवं एसफिक्सिआ। कोमा, मस्तिष्कदंड के केन्द्रीय भाग की असंवेदना की वजह से होता है जो कि मुख्य रूप से चोट, रोग या विष (शरीर के बाहर या भीतर) की वजह से होता है। कोमा से पहले स्टूपर होता है तथा उसके बाद बेहोशी होती है। मांसपेशियों का ढीला पड़ जाना, आँखों की पुतलियों का प्रकाश के प्रति असंवेदनशील हो जाना, शरीर का तापक्रम सामान्य या सामान्य से कम हो जाना, नाड़ी का कमज़ोर एवं अनियमित हो जाना तथा साँस का अनियमित हो जाना होता है। शव परीक्षण पर खोपड़ी की हड्डियों या मस्तिष्क में चोट का होना तथा कपाल गुहा में खून का पाया जाना तथा मस्तिष्क एवं इसकी परा श्लेष्मिक झिल्ली में रक्त संकुलन (कंजेसन) का पाया जाना, इसके प्रमुख लक्षण हैं।

सिंकोप/बेहोशी एक प्रकार की मृत्यु है जिसमें हृदय गति रूकने के कारण से मृत्यु होती है जो कि खून की कमी, आघात (शॉक), अनॉक्सीरक्तता या एक्जास्टिंग (थका देने वाले) रोग के कारण से होती है। इसमें श्लेष्मकला का पीलापन होना, धुंधली दृष्टि, पुतलियों का खिंचा हुआ होना, बेचैनी, हाँफना एवं रक्त चाप में काफी कमी का पाया जाना होता है। शव परीक्षण में हृदय खिंचा हुआ पाया जाता है तथा अरक्तता की स्थिति में चैम्बर खाली होते हैं जबकि अनॉक्सीरक्तता में उनमें खून पाया जाता है।

हृदय गति बन्द होने से पहले जब श्वांस की गति रूक जाती है तो मृत्यु की इस स्थिति को दम घुटना (एसफिक्सिया) कहते हैं। यह यांत्रिक कारणों से वातावरणीय ऑक्सीजन की कमी, श्वसन मांसपेशियों का काम न करना, समावरोध (इम्बोलिज्म) की भांति श्वसन कोशिकाओं में घाव का होना जो कि फेफड़े में रक्त संचार न हो पाने के कारण से हो जाता है। सांस की तकलीफ में रक्त में कार्बन डाईआक्साइड की मात्रा काफी बढ़ जाने के कारण से मेरु–मज्जा के श्वसन केन्द्र का उद्दीपन होना है जिससे श्वसन गहरा, जल्दी–जल्दी एंव मुश्किल हो जाता है। मुर्छा की स्थिति में निःश्वास सम्बन्धित मांसपेशियों में अकड़न युक्त गति होती है तथा यह शरीर की सभी मांसपेशियों में फैल जाती है। थकावट की स्थिति में श्वसन केन्द्र में पक्षाघात हो जाता है एवं पुतलियाँ फैल सी जाती हैं तथा रक्तस्त्राव कम हो जाता है।

कानून की दृष्टि में मृत्यु का कारण महत्वपूर्ण क्रियाओं का बन्द हो जाना होता है जो कि निम्न चार प्रकार से प्राप्त होता है। (1) दोषपूर्ण ऑक्सीकरण, (2) ऑक्सीजन पहुँचाने

की क्षमता का कम पड़ जाना, (3) ऊतकीय अनॉक्सिक विषाक्तता एंव (4) ऊतकों द्वारा कम क्षमता से रक्त संचार।

आकस्मिक मृत्यु, प्राकृतिक एवं अप्राकृतिक दोनों कारणों से हो सकती है। चोट एवं रोग के साथ–साथ दोनों कारणों के संयुक्त प्रभाव द्वारा भी मृत्यु होने का ध्यान रखना चाहिए। प्राकृतिक कारण जिनके द्वारा आकस्मिक मृत्यु हो जाती है वह है हृदय वाहिकीय तंत्र के रोग (इंटेरिक फिवर, पेरीकार्डाइटिस, डिफ्थिरिया, हाइपोथाइरीडिज्म, दाहिना निलयी घात) आदि।

मृत्यु के लक्षणों में श्वांस व रक्त संचार का रूक जाना, चमड़ी एवं आँख में परिवर्तन, शरीर का ठंडा पड़ जाना, भावीय (कैडेवेरिक) परिवर्तन जैसे सड़न (पुट्रीफिकेशन), शवसिक्थ (एडिपोसियर) एवं ममीकरण हैं। मांसपेशियों में शवीय परिवर्तन जिसमें प्रथम विश्राम या शिथिलता, भाव की कठोरता या शवीय रिगर मोर्टिस एवं द्वितीय विश्राम या रिगर मोर्टिस, गर्म अकड़न एवं ठंडी अकड़न द्वारा प्रभावित होता है।

घुटन मृत्यु का एक प्रकार है जो कि फेफड़ों में हवा के प्राप्त न होने से होता है जो कि गर्दन दबाने के अलावा होता है। यह बल लगाकर मुख या नाक को बंद करके श्वांस को रोकना होता है जिससे सांस का आना–जाना रूक जाता है। मृत्यु प्रायः दम घुटने के द्वारा होती है किन्तु आघात द्वारा भी हो सकती है। औसत रूप से 10–15 मिनट तक हवा (सांस) के पूर्ण रूप से रुक जाने (फेफड़े में न पहुंचना) से मृत्यु हो जाती है। प्रायः किसी बाहरी वस्तु द्वारा साँस नली के बन्द हो जाने पर मृत्यु तुरन्त हो जाती है। यदि पाँच मिनट के अन्दर उपयुक्त उपचार दिया गया तो पशु पुनः ठीक हो सकता है।

शव परीक्षण का रूप आन्तरिक या बाह्य हो सकता है। बाह्य का तात्पर्य दम घुटने या एसफिक्सिया के कारण होना है जबकि आंतरिक में बाहरी पदार्थ का मुख, गले या श्वांसनली में पाया जाना है। जब बाहरी पदार्थ के फंसने से मृत्यु होती है, उस स्थिति में हवा के निकास के रास्ते में सूजन पायी जाती है।

डूबने के कारण से मृत्यु में फेफड़े में हवा नहीं पहुँच पाती है, क्योंकि श्वांस नली पानी में डूब जाती है। डूबकर मरने से शरीर बढ़ता है तथा तीन बार डूबता है, जब तक कि फेफड़ों से पूरी हवा बाहर नहीं निकल जाती है तथा उसका स्थान पानी नहीं ले लेता है। इसके बाद पशु असंवेदनशील हो जाता है तथा तली में पड़ जाता है, और मर जाता है। मृत्यु का कारण दम घुटना, भय, सिर में चोट, मिरगी या थकान हो सकता है।

भुखमरी या भूख की कमी में मृत्यु का कारण अत्यधिक कमजोरी, भोजन की नियमित उपलब्धता न होने के कारण होता है जो कि शरीर के पोषण के लिए आवश्यक होता है। भोजन के न मिलने पर तेज भूख का लगना एवं तीस से अड़तालीस घंटे में समाप्त हो जाना

पाया जाता है तथा इसके चार से पाँच दिन बाद उपत्वचीय वसा का अवशोषण प्रारम्भ हो जाता है। शव परीक्षण पर शरीर बाह्य रूप से निर्बल, आँख की पुतली का सिकुड़ जाना, जीभ का शुष्क हो जाना, अधोत्वचीय वसा का बहुत कम या अनुपस्थित होना प्रमुख हैं। आन्तरिक रूप से फेफड़े का पीला पड़ जाना तथा उसका पिचक जाना तथा उसको काटने पर बहुत कम रक्त का निकलना, आँत में किसी भी प्रकार का अपच पदार्थ का न होना तथा उसका सिकुड़ जाना, यकृत, प्लीहा, वृक्क एवं अग्नाशय का छोटा व सिकुड़ जाना, मूत्राशय में मूत्र का न होना तथा पित्ताशय का आकार में बड़ा हो जाना भी पाये जाते हैं। भुखमरी के कारण मृत्यु को सुनिश्चित करने के लिए इसका क्षय जैसे अपक्षयी रोगों की पहचान करनी भी नितांत आवश्यक होगी।

गर्मी, बिजली गिरने एवं विद्युत द्वारा चोट, लपट के द्वारा जलना, विकिरण गर्मी, बिजली गिरना, बिजली लगना आदि को कानून की दृष्टि में जलने के तहत ही रखा जाता है। खौलते पानी या भाप से जलना, नमीयुक्त गर्मी जैसे भाप के कारण से चोट का होना भी इसी के अन्तर्गत आता है। खौलते पानी से व भाप द्वारा जलने से जलना अधिक घातक होता है।

गरम पानी से जलना सामान्य रूप से बहुत खतरनाक नहीं होता है, इससे हाइपरिमिया एवं वैसिकुलेशन हो जाता है। तेल या दूसरे चिपकने वाले पदार्थ पानी से अधिक तापमान पर खौलते हैं तथा वह लगभग जलने के समरूप होते हैं।

क्ष–किरणों से जलने पर त्वकशोथ के लक्षण उत्पन्न होते हैं तथा बाल गिर जाते हैं। लम्बी अवधि तक क्ष–किरणों के प्रभाव में रहने पर व्रण (अल्सर) उत्पन्न हो जाते हैं। सूर्य के प्रकाश के दीर्घकालीन प्रभाव से जलने से एक्जिमायुक्त त्वचा शोथ हो जाता है। रसायन द्वारा जलने में कोई स्पष्ट विभाजन रेखा नहीं है। जलने को निम्न प्रकार से विभाजित किया जा सकता है–

- प्रथम श्रेणी के बर्न जो कि प्रदाह कारक के बाह्य सम्पर्क के कारण से होता है तथा इस अवस्था में दाग/घाव चिन्ह नहीं बने हुए होते हैं।
- जलने (प्रदाह) की द्वितीय अवस्था प्रदाह कारक के लम्बे समय तक सम्पर्क के कारण से होता है एवं इसमें ऊपरी उपकला की परत प्रभावित होती है इसलिए दाग नहीं बन पाते हैं।
- तृतीय अवस्था के प्रदाह में दाग/घाव चिन्ह बन जाते हैं जिससे कि त्वचा की रक्षा हो सके।
- चतुर्थ श्रेणी में प्रदाह में सम्पूर्ण त्वचा ही नष्ट हो जाती है तथा दाग/घाव चिन्ह बचे रह जाते हैं जो घने एवं तन्तु ऊतकों के बने होते हैं।

- पंचम श्रेणी के प्रदाह में गहरी मांसपेशियों पर प्रभाव पड़ गया होता है तथा उसमें दाग चिन्ह एवं विरूपता विकृति उत्पन्न हो जाते हैं।
- षष्ठम् श्रेणी के प्रदाह में या तो मृत्यु हो जाती है या सम्पूर्ण अंग की झुलसन तथा लगे हुए अंगों में सूजन उत्पन्न हो गई होती है।

प्रदाह एवं जलन की सघनता, गर्मी के स्तर, प्रभावित समय, बाह्य परत की मात्रा एवं स्थान पर निर्भर करती है। इस अवस्था में मृत्यु का कारण आघात, श्वांस रोध एवं अंतर्रांगों में शोथ के कारण एवं प्रोटीन की कमी से होते हैं। मृत्यु साधारणतया प्रथम सप्ताह में हो जाती है या मवाद बनने की स्थिति में मृत्यु एक से डेढ़ माह की अवस्था में हो सकती है। शव परीक्षण पर दीप्तिमान गर्मी से प्रदाह में त्वचा सफेद हो जाती है। लौ से जलने पर त्वचा काली पड़ जाती है, पिघले धातु से प्रदाह होने पर शरीर के भाग भुन जाते हैं एवं जल के काले हो जाते हैं। किरोसिन तेल से जलने पर विशेष प्रकार की महक होती है। आन्तरिक रूप से मस्तिष्क एवं इसकी आवरण झिल्लियों में रक्त संकुलन एवं फुस्फुसावरण की सूजन हो जाती है।

मृत्यु पूर्व एवं मृत्योपरान्त प्रदाहों में उनकी लालिमा, फफोलों (जलस्फोट) एवं विलगन क्रिया में अन्तर होता है। दो से तीन घंटे में फफोलों का होना, दो से तीन दिन में मवाद का बनना एवं पन्द्रह दिनों के अन्दर कुंचुली अलग हो जाती है। इसके बाद बर्न सतह पर ग्रेनुलेशन हो जाता है। कई सप्ताह या महीनों के बाद व्रण चिन्ह या विकृति उत्पन्न हो जाती है।

आँधी तूफान के समय ऊँची वस्तुओं के समीप बिजली गिरने की सम्भावना अधिक रहती है, इसलिए बिजली गरज–चमक के समय इन स्थानों के पास पशु को नहीं रखना चाहिए। बिजली गिरने से प्रभावित होने पर संघट्टन तथा मूर्छा के कारण मृत्यु अचानक होती है तथा तंत्रिका पक्षाघात या जलने के कारण से कुछ दिन बाद मृत्यु हो जाती है। त्वचा पर लाल भूरे झुरमुट निशान बन जाते हैं जो त्वचा पर बिजली के शाखाकृत मार्ग प्रदर्शित करते हैं। पशु को बचाने के लिए हृदयोद्दीपक औषधियों के साथ ऑक्सीजन प्रदान की जाती है। शव परीक्षण पर मृत्योपरान्त कड़ापन दिखाई देता है जो कि शीघ्र ही लुप्त भी हो जाता है।

मृत्यु, विद्युत के कारण मुर्छा से भी हो सकती है। स्पर्श करने वाले स्थान पर प्रदाह होता है। इसके इलाज में विद्युत स्त्रोत का हटाना, कृत्रिम ढंग से श्वांस प्रदान करना, तथा हृदयी एवं श्वासोद्दीपक औषधियाँ प्रदान करना लाभकारी होता है। शव परीक्षण पर विद्युत सम्पर्क पर घाव पाये जाते हैं तथा अंतर्रांगों पर रक्त संकुचन पाया जाता है। यांत्रिकी चोट में भोथरे अथवा कुल्हाड़ी द्वारा चोट शामिल होती है। चोट के समय की पहचान चोट के

रंग परिवर्तन के आधार पर होती है जोकि इकियोमोसिस अवशोषण के दौरान होती है। त्वचा का रंग प्रारम्भ में रंग लाल होता है, प्रथम तीन दिन तक नीला, पाँचवे और छठे दिन हरा, सातवें से बारहवें दिन तक पीला तथा चौदह से पन्द्रह दिन पर त्वचा सामान्य रंग रूप में आ जाती है। ऐंटी शव परीक्षण घावों (ब्रूज) में सूजन तथा रंग परिवर्तित होता है जो कि पोस्टमार्टम ब्रूज में अनुपस्थित होता है।

घाव, बलपूर्वक मुलायम ऊतकों की सतत्ता का भंग होना होता है जैसे त्वचा, श्लेष्मा झिल्ली एवं कॉर्नियां आदि। चीरा लगाना, छेद होना, फाड़ना एवं आग्नेयास्त्र के घाव, घाव के मुख्य प्रकार हैं। चीरा लगना या कटना तेज धार वाले हथियार से होता है तथा यह हमेशा हथियार की धार से ज्यादा होता है तथा चीरे का भीतरी भाग चीरे के बाहरी भाग से हमेशा पतला होता है। कटने या चीरा लगने में खून ज्यादा मात्रा में बाहर निकलता है। छेद किये हुए घाव में हथियार उदर या छाती के ऊतकों में प्रवेश कर जाता है। इस घाव में घाव का घेरा (गोलाई) प्रयोग किये गये हथियार से कम होता है। फाड़े हुए घाव छुटपुट बिना धार वाले हथियार या मिसाइल के प्रयोग से होते हैं एवं इसमें कम मात्रा में खून बाहर निकलता है। आग्नेयास्त्र घाव, आग्नेयास्त्र के प्रयोग से होता है जैसे बन्दूक, रायफल आदि। इसमें प्रयोग की गई गोली यदि बड़ी होती है तो घाव बड़ा होता है तथा यदि गोली छोटी होती है तो घाव छोटा होता है। तीव्र गति की गोली से साफ, गोलाकार छेद होता है।

पशु चिकित्सक को परीक्षण के समय जो बात ध्यान रखने की है वह है, घाव की प्रकृति, हथियार का प्रकार तथा घाव का समय। घाव के द्वारा मृत्यु मुख्य रूप से खून के बहने, जीवन के महत्वपूर्ण अंगों में घाव या मूर्छा के कारण से हाती है। मृत्यु पूर्व घाव के के प्रमुख लक्षणों में खून का बहना, घाव के किनारे पर प्रत्याहार या प्रतिगमन तथा सूजन का होना होता है।

जीवित होने में हड्डी के टूटने पर खून का उत्सर्ग होता है, मांसपेशियों के फटे स्थान पर लसिका (लिम्फ) निकली होती है तथा घट्टा (कैलस) भी बनता है जबकि मरे हुए पशु में हड्डी के टूटने पर ये लक्षण अनुपस्थित होते हैं।

पशुधन एवं उसके उत्पाद की बिक्री में कदाचार (मालप्रैक्टिस इन सेल ऑफ लाइवस्टॉक एण्ड देअर प्रोडक्ट्स)

पशुधन की बिक्री में घपला सेक्शन 420 के तहत दंडनीय अपराध है। पशु की बिक्री से पूर्व पशु के इतिहास के आधार पर उसका परीक्षण किया जाना चाहिए। सामान्य परीक्षण के तहत श्वसन तंत्र, पाचन तंत्र, तंत्रिका तंत्र, जनन तंत्र, रक्त परिसंचरण तंत्र एवं ब्रुसेल्लोसिस के लिए संयुजता (एग्लुटिनेसन) परीक्षण, क्षयरोग के लिए ट्यूबरकुलीन परीक्षण, घोड़े में ग्लैन्डर्स के लिए मेलीन परीक्षण, शरीर के उत्सर्जन एवं स्रवण की जाँच एवं किसी भी प्रकार के रोग पैदा करने वाले रोगाणुओं के लिए जाँच की जानी चाहिए।

पशु की बिक्री में छेड़छाड़ करना एक अपराध है, इसमें पशु की पहचान बदल दी जाती है। यह बधियाकरण, पूँछ एवं अयाल (गले के बाल) की काट–छांट, पूँछ कतरन, बालों को डाई से रंगना तथा बिशापिंग द्वारा की जाती है। विशापिंग पशु के युवा दिखाने के लिए की जाती है।

दूध में अपमिश्रण उसमें वसा कम करके, परिरक्षक मिला करके या आकस्मिक अपमिश्रण के द्वारा होता है। वसा की मात्रा में कमी दूध से वसा निकालने, पानी मिलाने या दोनों द्वारा की जाती है। दूध में पानी के अपमिश्रण को दूध की विशिष्ट गुरूत्व एवं कुल ठोस की मात्रा या नाइट्रेट की उपस्थिति द्वारा करते हैं, क्योंकि नाइट्रेट पानी में पाया जाता है किन्तु शुद्ध दूध में नहीं होता है। दूध की स्किमिंग की पहचान दूध में वसा की मात्रा (गर्बर विधि द्वारा), विशिष्ट गुरुत्व तथा कुल ठोस (वसा को छोड़कर) की मात्रा द्वारा करते हैं क्योंकि वसा निकाले दूध का विशिष्ट गुरुत्व अधिक होता है, जिसमें वसा की मात्रा कम तथा ठोस की अधिक मात्रा (वसा को छोड़कर) पायी जाती है। स्किमिंग के तहत वसा निकाल ली जाती है तथा आवश्यक मात्रा में पानी मिला दिया जाता है जिससे कि विशिष्ट गुरुत्व सामान्य दूध के बराबर हो जाए। इसकी पहचान दूध में वसा की मात्रा तथा विशिष्ट गुरुत्व परीक्षण से करते हैं। दूध में ठोस की मात्रा की माप भारात्मक (ग्रेविटीमेट्रीक) विधि से करते हैं।

दूध में कुल ठोस प्रतिशत (कु.ठो.) एवं वसा रहित ठोस की गणना निम्न सूत्र से करते हैं:

1. वैबकाक सूत्र (कु.ठो.) $= \frac{ग}{4} \times 1.2\ ब$
2. फ्लेइस्चमैन सूत्र (कु.ठो.) $= \frac{ग}{4} \times 1.2\ ब + 0.25$
3. रिचमण्ड्स सूत्र (कु.ठो.) $= \frac{ग}{4} \times 1.2\ ब + 0.14$

जहाँ पर

ग सुधारा लैक्टोमीटर माप

ब वसा की मात्रा

वसा निकालने या पानी मिलाने पर दूध कम गाढ़ा हो जाता है तथा इसका गाढ़ापन बढ़ाने के लिए स्टार्च, जिलेटिन एवं चीनी मिलाते हैं जिसकी पहचान आयोडीन घोल (5 प्रतिशत), एसिड मरक्यूरिक नाइट्रेट घोल एवं हाइड्रोक्लोरिक अम्ल द्वारा अलग–अलग करते हैं। कलरिंग एजेन्ट की पहचान के लिए एन्नाटो टेस्ट एवं कोलतार डाई द्वारा करते हैं।

दूध को सड़न से बचाने के लिए उसमें बोरिक अम्ल, फार्मलिन, सैलिसिलिक अम्ल, बेंजोइक अम्ल, हाइड्रोजन परऑक्साइड एवं सोडियम बाईकार्बोनेट मिलाया जाता है।

गलती से दुर्घटनावश दूध में गोबर, मूत्र एवं बाल मिल जाते हैं। दूध की गुणवत्ता की जाँच मिथाइलिन ब्लू रिडक्सन परीक्षण द्वारा की जाती है जिसमें अच्छा, संतोषजनक, खराब एवं बहुत खराब की श्रेणी (ग्रेड) दी जाती है।

गरम किये हुए दूध का अपमिश्रण ताजे दूध में होने का पता आयोडीन परीक्षण द्वारा पता किया जाता है। घी का अपमिश्रण, वेजिटेबल आयल (तेल), हाइड्रोजेनेटेड तेल या पशु की चर्बी द्वारा किया जाता है। फाइटोस्टेराल एसिटेट परीक्षण द्वारा देशी घी में तेल के अपमिश्रण का पता करते हैं। तिल के तेल का सामान्य रूप से हमारे देश में अपमिश्रण के लिए प्रयोग होता है तथा तिल के तल के अपमिश्रण का पता करने के लिए बोइडिन परीक्षण का प्रयोग किया जाता है। घी में तिल के तेल का पाया जाना घी के अपमिश्रण का सूचक होता है।

मांस के अपमिश्रण के तहत मांस में दूसरी प्रजाति के पशु का मांस या श्रेष्ठ गुणवत्ता के मांस में खराब गुणवत्ता का मांस मिला दिया जाता है। इसमें गौमांस (बीफ) में घोड़े का मांस मिलाना, भेड़ के मांस में बकरी का मांस मिलाना, ख़रगोश के मांस में बिल्ली का मांस मिलाना शामिल है। इसकी जांच भौतिक, रासायनिक या रक्तोदकीय (सेरोलोजिकल) परीक्षण द्वारा की जाती है।

मटन का रंग गहरा लाल होता है। अमोनिया की दुर्गंध, सफेद एवं कड़ा वसा, हल्की लाल अस्थि–मज्जा, मांसपेशियों के बीच की वसा घनी तथा सघन मांसपेशिय घनत्व इसकी पहचान है। बकरी का मांस (चिवन) भेड़ के मांस (मटन) से पीला होता है, कम मांसलीय वसा तथा नर बकरे की महक के साथ होता है। शूकर मांस (पोर्क) की पहचान सफेदीयुक्त धूसर तथा मुलायम बनावट दानेदार वसा जो मांसपेशियों में फैली होती है, लाल गुलाबी अस्थि–मज्जा तथा मूत्र की भांति महक से की जाती है। कुत्ते के मांस में वसा का मांसपेशियों में वितरित होना तथा गहरा लाल रंग का होना महत्वपूर्ण है।

गौमांस का रंग गहरा लाल होता है तथा इसकी वसा द्रुतशीतन (चिलिंग) करने पर मजबूत हो जाती है। घोड़े के मांस का रंग गहरा लाल होता है तथा हवा के सम्पर्क में आने

पर काला पड़ जाता है। वसा सुनहरे से लेकर गहरे पीले रंग की होती है तथा वसा युक्त चिकनी अस्थि–मज्जा पाई जाती है।

कुक्कुट मांस में मांसपेशियाँ ऊतक मजबूत होते हैं एवं महीन तथा रेशेदार होते हैं तथा वसा मांसपेशियों में वितरित होती है। मछली का मांस सफेद होता है एवं वसा अच्छी प्रकार से मांसपेशियों में वितरित होती है पानी की मात्रा अधिक होती है। रसायनिक परीक्षण के तहत ग्लाइकोजन परीक्षण, वसा का परीक्षण (आयोडीन वैल्यू) तथा अपवर्तक सूची (रिफ्रेक्टिव इंडेक्स) की जाँच की जाती है। रक्तोदकीय (सेरोलोजिकल) जाँच का उद्देश्य विभिन्न प्रकार के पशु प्रजातियों के मांस को अलग–अलग पहचानना होता है। इसके अंतर्गत, अवक्षेपण (प्रेसिपिटेशन) परीक्षण, अगार जैल विसरण परीक्षण, वर्णलेखन (क्रोमोटोग्रैफिक) परीक्षण, वैद्युतकणसंचलन (इलेक्ट्राफोरेटिक) परीक्षण आते हैं।

संघीय विनियमन संहिता (फेडरल रेग्यूलेशन कोड), यूएन (1970) ने मांस परीक्षण के लिए निम्न नियम बनाये जाते हैं। मृत्युपूर्व परीक्षण के अन्तर्गत वध किये जाने वाले सभी पशुओं का वध के दिन वधशाला में परीक्षण किया जाना चाहिए, जिसमें कोई पशु जिसके किसी भाग को रदद करने की आवश्यकता हो उसके उस भाग पर संदिग्ध अंकित कर देना चाहिए। उन पशुओं को रद्द करना चाहिए जिनके शरीर का तापक्रम ऊँचा हो, जो मरने वाले हों, जो मर गये हों या जिनमें रैबीज, स्क्रैपी, टीटैनस, ऐनथ्रैक्स आदि हो। सावधानीपूर्वक सभी पशुओं के शरीर का परीक्षण एवं उनके अंगों का जैसे सिर, पूँछ, जीभ थाइमस एवं पूरे अंतर्रांगों (विसरा) का वध के बाद तुरंत परीक्षण करना चाहिए। अच्छे पशु–शव पर ''निरीक्षित एवं पारित'' लिखना चाहिए। वह भाग जो कि अस्वस्थ हो तथा ऐनथ्रैक्स, क्षय रोग व लंगड़ी रोग एवं या एक्टिनोमाइकोसिस या एक्टिनोबैसिलोसिस की स्थिति में प्रभावित भाग को निकाल देना चाहिए।

घोड़े जिनमें अस्थि–मोच, संधिशोथ स्पैविन, बोड टेन्डन, कर्ब, कैंकर, कार्न, कैप्ड एलबो, कैप्ड हाक, कैटेरैक्ट, गुप्त वृक्षण, हाइड्रोसील, हीब्ज, हर्निया, घुटने का स्प्रंग, लंगड़ापन, नैविकूलर रोग, ओवररीचिडा, तोतामुँह क्वीटर, रींगबोन, रोरिंग, स्पीलिंट्स, साइडबोन, कंपन, स्ट्रींग हाल्ट, स्वीनी, थ्रोपिन सैन्डक्रैक्स, मुखव्रण या वीन्डगाल्स को परीक्षण में अच्छा नहीं माना जाता है।

घोड़े के मुख्य अच्छे रंगों में काला–भूरा, मटमैला, काला बे, चेस्टनट, ब्ल–दून, पीला–दून, क्रीम, मेंली, विटेनग्रे, रेड रोन, ब्लू रोन, स्ट्राबेरी या चेस्टनट रोन, पी बाल्ड एवं स्की बाल्ड हैं।

पशुओं की आयु का निर्धारण (ऐज़ डिटरमिनेशन)

कानूनन एक पशु चिकित्सक को पशु की आयु की पहचान करने की आवश्यकता होती है, जो पशु के दाँत की आकृति, सींग में छल्लों की संख्या एवं हड्डियों की बाह्य आकृति

से हो सकती है। उम्र की पहचान अस्थाई एवं स्थाई दाँतों की आकृति एवं घिसाव से भी होती है। अस्थाई दाँत स्थाई दाँत से अधिक सफेद एवं छोटे होते हैं। आयु के निर्धारण के लिए अस्थाई तथा स्थाई दाँतों के सूत्र का ज्ञान, उनके निकलने का समय तथा आकृति में भिन्नता का ज्ञान होना आवश्यक होता है। घोड़ा, म्यूल एवं गधा (ऐस) में सामान्यतया छः इन्सीजर दाँत होते हैं (दो केन्द्र में, दो लेटरल तथा दो कोने में)। अस्थाई दाँत का सूत्र 2 (डी.आई. 3/3, डी.सी. 0/0, डी.पी. 3/3) = 24, जबकि स्थाई दाँत का सूत्र 2 (आई 3/3सी 1/1 पी 3–4/3 एम 3/3) = 40–42. अस्थाई दाँत निकलना डी.आई. 1 जन्म से प्रथम सप्ताह, डी.आई. 4–6 सप्ताह, डी आई 3, 6–9 सप्ताह में निकलते हैं। डी.पी. 1 जन्म से 2 सप्ताह एवं डी.पी. 3 जन्म से 2 सप्ताह में निकलते हैं। स्थाई दाँतों का निकलना आई 1 2.5 साल, आई 2 3.5–4 साल, आई 3 4.5 साल, सी 3.5–5 साल, पी 1 5–6 महीने, पी 2 2.5, आई 3, 3 साल, पी 4 4 साल, एम 9 12 महीने, एम 2 2 साल, एम 3 3.5 से 4 वर्ष में उगते हैं।

गौ पशु में ऊपरी जबड़े में इन्सीजर अनुपस्थित होता है तथा उसके स्थान पर डेंटल पैड पाया जाता है। गाय में कैनाईन अनुपस्थित होता है। गाय के अस्थाई दाँत का सूत्र 2 (डीआई 0/4, डीसी 0/0 डी पी 3/3) = 20 एवं स्थाई दाँत का सूत्र 2 (आई 0/4, सी 0/0, पी 3/3 एम 3/3)= 32, डी.आई. 1 एवं डी.आई. 2 जन्म से पहले, डी.आई. 3 जन्म से 1 सप्ताह, डी.आई. 4 जन्म से दो सप्ताह, डी.पी. 1, डी.पी. 2 एवं डी.पी. 3 जन्म से 3 सप्ताह तक निकल जाते हैं। स्थाई दाँत निकलना आई 1 1.5–2 साल, आई 2 दो से ढाई साल, आई 3 सप्ताह तक निकल जाते हैं। स्थाई दाँत निकलना आई 1 1.5–2 साल, आई 2 दो से ढाई साल, आई 3 तीन साल, आई 4 तीन से चार साल, पी 1 दो से ढाई साल, पी 2 डेढ़ से ढाई साल, पी 3 ढाई से तीन साल, एम 1 5–6 महीने, एम 2 एक से डेढ़ साल एवं एम 2, दो से ढाई साल में निकल जाते हैं।

भेड़ और बकरियों का अस्थाई दाँत सूत्र 2 (डी1 0/4, डी.सी. 0/0, डी.पी. 3/3) = 20 एवं स्थाई दाँत डी.आई. 1 जन्म से एक सप्ताह में, डी.आई. 2 एक से दो सप्ताह, डी. आई. 3 दो से तीन सप्ताह, डी.आई. 4 तीन से चार सप्ताह तक निकल जाते हैं। स्थाई दाँत निकलना आई 1 एक से डेढ़ साल, आई 2 डेढ़ से 2 साल, आई 3 ढाई से 3 साल, आई 4 तीन से चार साल, पी 1, पी 2 एवं पी 3 डेढ़ से दो साल में, एम 1 तीन से पांच महीने, एम 2 नौ से बारह महीने, एम 3 डेढ़ से दो साल में निकल जाते हैं।

शूकर में अस्थाई दाँत का सूत्र 2 (डीआई 3/3, डीसी 1/1, डीपी 3/3) = 28 तथा स्थाई दाँत का सूत्र 2 (आई 3/3, सी 1/1, पी 4/4, एम 3/3) = 44, अस्थाई दाँत निकलना डीआई 1 दो से चार सप्ताह, डीआई 2 छः से बारह सप्ताह, डीआई 3 एवं डीसी जन्म से पहले, डीपी 1 डीपी 2 पाँच से सात सप्ताह एवं डीपी 3 एक से चार सप्ताह में

निकल जाते हैं। स्थाई दाँतों का निकलना इस प्रकार शुरू होता है आई 1 एक साल में, आई 2 सोलह से बीस महीने, आई 3 आठ से दस महीने, सी छः से दस महीने, पी 1 पाँच महीने, पी 2 एवं पी 3 बारह से पन्द्रह महीने में निकल जाते हैं एवं एम 1 चार से छः महीने में निकल जाते हैं।

श्वान में अस्थाई दाँत का सूत्र 2 (डीआई 3/3, डीसी 1/1, डीपी 3/3) = 28 एवं स्थाई दाँत का सूत्र 2 (आई 3/3, सी1/1, पी 4/4, एम 2/3) = 42 । दाँतों के निकलने के क्रम में डीआई 1 एवं डीआई 2 चार से पाँच सप्ताह, डीआई 3 पाँच से छः सप्ताह, डीसी तीन से चार सप्ताह, डीपी 1, डीपी 2 चार से छः सप्ताह, डीपी 3 तीन से आठ सप्ताह में निकलते हैं। स्थाई दाँतों के निकलने के क्रम में आई 1 एवं आई 2 दो से पाँच महीने, आई 3 चार से पाँच महीने, पी 2 एवं पी 3 एवं एम 1 पाँच से छः महीने, पी 4 चार से पाँच महीने, एम 2 एवं एम 3 छः से सात महीने में निकलते हैं।

बिल्ली का अस्थाई दाँत सूत्र 2 (डीआई 3/3, डीसी 1/1, डीपी 3/2) = 26 जबकि स्थाई दाँत सूत्र 2 (आई 3/3, सी 1/1 पी 2/3 एम 1/1) = 30 अस्थाई दाँत निकलने के क्रम में डीआई 1 दो से तीन सप्ताह, डी.आई. 2 एवं डी.आई. 3 और डीसी तीन से चार सप्ताह, डीपी 1 दो महीने के बाद, डी 2 चार से पाँच सप्ताह, डी.पी. 3 चार से छः सप्ताह में निकल जाते हैं। स्थाई दाँत निकलने के क्रम में आई 1 साढ़े तीन से चार महीने, आई 3 चार से साढ़े चार महीने (पाँच महीने), पी 1 ऊपरी साढ़े चार से पांच महीने, पी 2 एवं पी 3 पाँच से छः महीने एवं एम 1 चार से पाँच महीने में निकल जाते हैं।

ऊँट का अस्थाई दाँत सूत्र 2 (डी.आई. 1/3, डी.सी. 1/1, डीपी 3/2) = 22 एवं स्थाई दाँत सूत्र 2 (आई 1/3, सी 1/1 पी 3/2 एम 3/3) = 34

एकीकृत हड्डियों के अस्थि–निर्माण (ओसिफिकेशन) के केन्द्र एवं ओसिफिकेशन की प्रगति से पशुओं की उम्र का आभास हो जाता है। इस प्रकार एक्स–रे–चित्रण की मदद से भी जानवर की उम्र का अन्दाज़ा लगाया जा सकता है।

सींग के छल्लों से भी उम्र का अनुमान लगाया जा सकता है। गाय में पहला छल्ला तीन साल की उम्र में निकलता है तथा इसके बाद प्रतिवर्ष एक छल्ला जुड़ता चला जाता है। इस प्रकार से पशु की उम्र की जानकारी उसके सींग के छल्लों की संख्या में दो जोड़कर ज्ञात किया जा सकता है।

दर्द रहित मृत्यु (यूथनेसिया)

कानूनी रूप से पशु चिकित्सक की उस समय भी आवश्यकता होती है जब पशु असाध्य रोगों से पीड़ित होते हैं एवं उस समय दर्द रहित मृत्यु के अलावा कोई दूसरा उपाय

नहीं होता है। इसी प्रकार से कुत्तों के रैबीज से पीड़ित होने पर दर्द रहित मृत्यु का प्रयोग किया जा सकता है। मानवीय दृष्टिकोण के कारण दर्द रहित मृत्यु से एक हद तक पशु को दर्द रहित मृत्यु दी जाती है। दर्द रहित मृत्यु देने की विधि विश्वसनीय, कम से कम एवं अनावश्यक मानसिक तनाव, आर्थिक रूप से कम खर्चीला होना चाहिए तथा उसका कम से कम वातावरणीय प्रभाव हो तथा वह मनुष्य के लिए हानिरहित हो। दर्द रहित मृत्यु निम्न किन्हीं सामग्रियों से किया जा सकता है।

सुंघाने वाले पदार्थ (इनहेलेन्ट्स)

- बेहोशी के लिए सुंघाया जाने वाला क्लोरोफार्म, ईथर, हैलोथेन एवं मिथाक्सिफ्लूरेन
- कार्बन मोनोऑक्साइड
- कार्बन डाई ऑक्साइड
- हाइड्रोजन सायनायड गैस
- सायनायड गैस

न सुंघाने वाले पदार्थ (नॉन इनहेलेन्ट्स)

- बार्बीच्यूरेटस
- क्लोरल हाइड्रेट
- स्ट्रिचनाइन
- हाइड्रोसाइनिक अम्ल
- मैग्नीशियम सल्फेट
- कुरेरिफार्म दवाएं

भौतिक विधियां (फिजीकल मैथड्स)

- इलैक्ट्रोक्यूशन, गोली मारना।

दर्द रहित मृत्यु से पहले पशु स्वामी से अनिवार्य रूप से अनुमति ले ली जानी चाहिए।

जानवरों पर क्रूरता से बचाव का अधिनियम (धारा–1960) (दी प्रीवेन्शन ऑफ क्रुएलिटी टू एनिमल्स एक्ट)

यह कानून जम्मू एवं कश्मीर राज्य को छोड़कर सम्पूर्ण देश में लागू है। इस धारा के अन्तर्गत (अ) पशु से तात्पर्य मनुष्य के अलावा कोई भी जीवित प्राणी से है (जब तक कि बताया न गया हो)। (ब) बंधक पशु से तात्पर्य घरेलु पशु से नहीं है बल्कि वे पशु जो कि बंधक या वार्ड में हों चाहे वह स्थाई या अस्थाई बाड़ा हो या जो किसी भी साधन से बना हो, इस उद्देश्य के लिए कि वह भाग न सके या अन्वेषण के लिए जिसका रखना आवश्यक हो। (स) पालतू पशु से तात्पर्य–जो पाला जाता है या जो पाला गया है या जो पर्याप्त रूप

से पाला गया है, जिससे किसी उद्देश्य की पूर्ति हो एवं मानव के प्रयोग में आए। यद्यपि जो न तो पाला गया था, न तो उस पशु को पालना उसका उद्देश्य था या वास्तव में उसे सम्पूर्ण अथवा आंशिक रूप से पाला गया हो। (द) स्थानीय प्राधिकारी से तात्पर्य म्युनिसिपल समिति, जिला बोर्ड या दूसरा निदेशालय जिसे कुछ समय के लिए कानून के नियंत्रण व प्रशासन के अधिकारी दिए गए हों, इसमें किसी संबंधित कार्य या विशिष्ट स्थानीय क्षेत्र जिसमें केवल उसका मालिक/पालनकर्ता ही नहीं बल्कि कोई भी व्यक्ति कुछ समय के लिए जो अपने संरक्षण में रखता है, चाहे वह उसके मालिक की सहमति से हो या बिना सहमति के हो। (य) फूका अथवा धूमदेव के अन्तर्गत वे विधियाँ आती हैं जिससे हवा या किसी पदार्थ को दूध देने वाले पशु के जनन अंग में दिया जाता है जिससे उसका दूध बनना रूक जाए। (र) निर्धारित का अर्थ जो नियम के हिसाब से इस धारा में नीयत किया गया है। (ल) गली के अन्तर्गत कोई रास्ता, सड़क अथवा खुला स्थान आदि शामिल है, जहाँ पर पर्याप्त रूप से जन सामान्य की पहुँच हो।

यह प्रत्येक व्यक्ति का कर्तव्य होता है कि वह पशु की देख–रेख करे तथा वे सभी कदम उठाए जिससे पशु का कल्याण हो सके एवं पशु को अनावश्यक दर्द या कष्ट (तकलीफ) से बचाया जा सके।

यदि कोई पशु को पीटता है, अधिक सामान लादता है, अधिक कार्य कराता है, शारीरिक कष्ट देता है, या इस प्रकार का व्यवहार करता है जिससे पशु को अनावश्यक दर्द या कष्ट पहुँचता है, उसका इलाज एवं उपचार किया जाना चाहिए या किसी ऐसे पशु को काम लेना जो कि उम्र या बीमारी के कारण कार्य करने में अक्षम हो या उस अक्षम पशु को काम में लगाना। जानबूझकर अथवा बेवजह उसे दवा देना, चोट पहुँचाना अथवा हानि करना। कोई भी अनावश्यक दर्द या कष्ट देना, किसी पशु को ऐसी जगह में रखना जहां पर उसकी आवश्यक गतिशीलता बाधित हो। किसी पशु को बिना किसी कारण से सीकड़ में लम्बे समय तक बांधे रखना या एक मालिक होकर पशु को पर्याप्त मात्रा में भोजन, पानी व आवास न देना। बिना किसी वजह पशु को त्याग देना जिससे उसे भूख प्यास एवं दर्द सहना पड़े। जानबूझकर अपने बीमार पशु जो कि संक्रामक रोग से पीड़ित हो उसे गली में मरने के लिए छोड़ देना। पशु अंगच्छेदन या अंग भंग की वजह से दर्द से पीड़ित हो, भूखा प्यासा हो, बहुत अधिक भीड़ या किसी दूसरे खराब उपचार के द्वारा परेशान हो, मनोरंजन प्रदान करने के लिए उसे किसी दूसरे जीव का शिकार बनाना या किसी पशु को काटने के लिए प्रेरित करना या किसी दूसरे पशु का शिकार बनाना या गोली मारने के खेल को बढ़ावा देना या प्रतियोगिता के लिए पशु को गोली मारने के लिए बन्धन युक्त करना। वह व्यक्ति प्रथम दृष्टया दण्ड का अधिकारी होता है तथा अर्थ दण्ड कम से कम 10 रूपये, जिसे 50 रूपये तक बढ़ाया जा सकता है एवं दूसरे या बार–बार के अपराध में जो कि तीन साल के अन्दर हो उसे कम से कम 25 रूपये का अर्थ दण्ड जिसे 100 रूपये तक बढ़ाया

जा सकता है या उसे कारावास की सज़ा जो तीन महीने की हो सकती है या दोनों साथ–साथ हो सकती है।

यदि कोई व्यक्ति फूका में शामिल है तो वह भी दण्ड का अधिकारी है। अर्थदण्ड जो कि 1000 रूपये तक या कारावास की सज़ा जो कि दो साल बढ़ाई जा सकती है या दोनों का भागी होगा तथा प्रभावित पशु जिस पर फूका किया गया, वह सरकार को हस्तान्तरित होगा।

यदि पशु मालिक कोई अपराध करता है, न्याय की दृष्टि में वह कानूनी रूप से अपराध है। यदि न्यायालय सन्तुष्ट है कि पशु को जीवित रखना क्रूरता पूर्ण कृत्य है तो वह पशु को निर्दयता से बचाने के लिए निर्देश दे सकता है कि पशु को नष्ट कर दिया जाये जिसके लिए उसे किसी दूसरे सक्षम या उपर्युक्त व्यक्ति को हस्तान्तरित कर दिया जाये तथा निर्दिष्ट व्यक्ति जिसे नामित किया गया है जल्दी से जल्दी पशु को नष्ट करे जिससे उसे कम से कम कष्ट हो तथा इसमें जो भी खर्च आता है उसके लिए न्यायालय आदेश पारित कर सकता है कि वह पशु मालिक से वसूल किया जाये यदि यह अर्थदण्ड के रूप में था।

भारतीय पशु कल्याण बोर्ड (एनीमल वैलफेअर बोर्ड ऑफ इंडिया)

यह पशु को अनावश्यक दर्द या कष्ट से बचाने के लिए एवं पशु कल्याण को बढ़ावा देने के लिए स्थापित किया गया था। बोर्ड एक कारपोरेट संस्था होगी, सनातन उत्तराधिकार, सामान्य उत्तराधिकार की धारा 26, 1982 के तहत उसके पास अधिकारी होंगे जिसमें सम्पत्ति प्राप्त करने, रखने, बनाये रखने एवं बेचने का अधिकारी होगा। इस बोर्ड में निम्न व्यक्ति शामिल होगें– (क) महानिरीक्षक वन, भारत सरकार (पदेन) (ख) पशु पालन आयुक्त, भारत सरकार (पदेन) (ग) दो व्यक्ति गृह मंत्रालय एवं शिक्षा मंत्रालय जिसे केन्द्रीय सरकार नियुक्त करेगी (घ) एक व्यक्ति जो भारतीय वन्य जीव बोर्ड का प्रतिनिधि या भारत सरकार द्वारा नियुक्ति प्राप्त (ड़) तीन व्यक्ति जो कि केन्द्रीय सरकार की दृष्टि में पशु कल्याण में शामिल हों तथा जाने माने मानवतावादी हों, केन्द्रीय सरकार द्वारा नियुक्ति प्राप्त (च) एक व्यक्ति आधुनिक एवं देशी दवा तंत्र (सिस्टम) का प्रतिनिधि होगा (छ) एक व्यक्ति जो म्यूनिसिपल कॉरपोरेशन का प्रतिनिधि (ज) एक व्यक्ति जो कि तीनों समितियां जो कि पशुओं के प्रति क्रूरता से बचाने में शामिल हो (झ) भारत सरकार के तीन नामित सदस्य एवं संसद के छः सदस्य (चार लोक सभा से तथा दो राज्य सभा से)।

बोर्ड का कार्यकाल जो कि सेक्शन 5 (अ) के तहत गठित हुआ है 3 साल का होता है तथा उसका पुर्नगठन उस दिन से लागू होगा जिस दिन से चेयरमैन एवं मैम्बर का बोर्ड में पुर्नगठन होगा तथा उसका कार्यकाल बोर्ड के कार्यकाल के पूर्ण होने तक होगा।

आय के स्त्रोतों में बोर्ड को समय–समय पर सरकार एवं सहयोगियों से अनुदान, सहयोग रूप में प्राप्त होता है तथा स्थानीय व्यक्तियों या अधिकारियों द्वारा प्राप्त दान इत्यादि।

बोर्ड के कार्य– (क) नियम को निर्धारित एवं लागू करना तथा सरकार को समय पर कानून में संशोधन की सलाह देना। (ख) पशु कल्याण के लिए पशुओं से सम्बन्धित नियम बनाने के लिए सरकार को सलाह देना (ग) भारवाही पशुओं पर भार कम करने के लिए यंत्र बनाने की सलाह देना (घ) पशुगृह, पानी व्यवस्था एवं चिकित्सा सहायता में सुधार के लिए आवश्यक कदम उठाना। (ड़) अवांछित पशुओं को हटाने की व्यवस्था करना। पशु गृहों के बारे में एवं उसे अधिक मानवीय बनाने के लिए सलाह देना।

1. अनिच्छित पशुओं को हटाने के लिए आवश्यक कदम उठाना।
2. पशु बचाव गृह का निर्माण या उसे आर्थिक सहायता देना या अन्य प्रकार से मदद करना।
3. पशुओं के कल्याण (बचाव) में शामिल अन्य संगठनों को मदद करना।
4. पशु कल्याण से सम्बन्धित संगठनों को आर्थिक मदद या सलाह देना।
5. चिकित्सा सेवाओं में सुधार के लिए सलाह देना।
6. पशुओं के मानवीय उपचार के लिए लोगों को शिक्षित करना।
7. सरकार को पशुओं से सम्बन्धित किसी भी बात के लिए सलाह देना।

पशु जन्म नियन्त्रण कार्यक्रम (एनिमल बर्थ कन्ट्रोल प्रोग्राम/ ए.बी.सी.)

महानगरों में गली के कुत्तों को पकड़ना एवं उनकी पहचान करना, क्षेत्रीयता के आधार पर उनको रेबीजरोधी टीके (एन्टीरेबीज वैक्सीन) एवं पेट के कीड़ों की दवा देना। नर को बधिया करना तथा मादा की नसबंदी करना तथा उन्हें पुनः उसी क्षेत्र में छोड़ देना, उन्हें प्रत्येक वर्ष पकड़ना तथा टीका लगाना।

पशु प्रयोग (एनीमल एक्सपैरीमेन्टेशन)

1982 की धारा 26, एस 512 के अन्तर्गत पशुओं पर प्रयोग, नये खोज या विकास के लिए, कार्यिकी ज्ञान अर्जित करना, जो कि पशुओं के जीवन बचाने या विस्तार करने में सहायक होगा या किसी रोग के उपचार में सहायक होगा या पीड़ा दूर करने में सहायक हो चाहे वह मानव पशु या पौधे व दोनों से सम्बन्धित हो। भारत सरकार पशु कल्याण बोर्ड की सलाह पर सरकारी राजपत्र में अधिसूचना के द्वारा सरकारी एवं गैर सरकारी सदस्यों की एक कमेटी का गठन करती है। इस कमेटी के लिए धन जो कि पशु प्रयोग पर खर्च

होता है वह भारत सरकार द्वारा समय–समय पर अनुदान द्वारा प्राप्त होता है तथा किसी भी व्यक्ति द्वारा दिये गये दान, सहयोग आदि से प्राप्त होता है। कमेटी की यह जिम्मेदारी होती है कि वह सभी उपाय करे जिससे यह सुनिश्चित हो सके कि पशु को प्रयोग के दौरान या बाद में अनावश्यक रूप से अधिक दर्द या पीड़ा न दी जाये तथा व पूर्व के नियमों के साथ इस प्रकार के नये नियम बनाये जिससे पशुओं पर क्रूरता से रक्षा हो सके, उसे सरकारी राजपत्र में अधिसूचित कराये जो कि इस प्रकार के प्रयोगों के लिए आवश्यक होता है।

यदि किसी अधिकारी या दूसरे व्यक्ति द्वारा दिया गया प्रतिवेदन जो कि अनुच्छेद 18 के तहत जाँच पर आधारित हो या अन्य के तहत अनुच्छेद 17 में वर्णित नियम का पालन नहीं किया जा रहा है, चाहे वह कोई व्यक्ति हो या संस्थान, कमेटी उस व्यक्ति या संस्था को स्थिति को स्पष्ट करने का एक अवसर देगी एवं आवश्यक होने पर आदेश पारित करके उस व्यक्ति या संस्था को पशु प्रयोग पर कुछ समय के लिए या स्थाई रूप से रोक लगा सकती है या व्यक्ति या संस्था को विशिष्ट परिस्थितियों के लिए पशु प्रयोग की अनुमति प्रदान कर सकती है यदि समिति की राय में उचित हैं। यदि कोई व्यक्ति (अ) समिति द्वारा पारित किसी आदेश की उपेक्षा करता है या (ब) संस्था द्वारा किसी शर्त को तोड़ा जाता है तो संस्था का प्रभारी अपराधी माना जायेगा तथा उस अपराध के लिए वह दण्ड का भागी होगा।

प्रदर्शन/खेल दिखाने वाले पशु (परफार्मिंग एनिमल्स)

इसके तहत 'प्रदर्शन' का अर्थ प्रदर्शन या कोई मनोरंजन जिसमें लोग टिकट खरीदकर देखने के लिए प्रवेश करते है, प्रशिक्षण से तात्पर्य सीख से है जो इस प्रकार के प्रदर्शन के लिए किया जाता है 'प्रदर्शक' एवं 'सिखाने वाले' शब्द का उपयोग अलग–अलग अर्थों के लिए किया गया है।

किसी भी व्यक्ति को प्रदर्शन या पशु को सिखाने का काम नहीं करना चाहिए। (अ) यदि वह किसी विशिष्ट अधिनियम के तहत पंजीकृत न हो (ब) यदि कोई पशु जिसे केन्द्रीय सरकार ने किसी राजपत्र में अधिसूचना के द्वारा निर्दिष्ट किया हो कि यह विशिष्ट पशु सर्कस के लिए सिखाने या सर्कस में काम में नहीं लाया जाना चाहिए।

भारवाही एवं बोझा ढोने वाले पशु को क्रूरता से बचाना अधिनियम, 1965

अनुच्छेद 38 के उपखण्ड (2) में दिये गये अधिकार का प्रयोग करके पशु निर्दयता निवारण अधिनियम 1960 (1960 का 59) के अन्तर्गत केन्द्रीय सरकार ने भार खींचने एवं बोझा ढाने वाले पशु को निर्दयता से बचाने के लिए नियम 1965 का निर्माण किया। किसी भी व्यक्ति द्वारा नीचे दी हुई सारणी में दिये गये से अधिक भार उस पशु द्वारा नहीं ढोया जाना चाहिए।

भारवाही पशुओं के लिए निर्धारित अधिकतम भार

	पशु	गाड़ी का प्रकार	अधिकतम निर्धारित भार
1.	छोटा बैल या भैंसा	दो पहिये वाली गाड़ी	
		(अ) बाल बियरिंग युक्त	1000 किग्रा
		(ब) हवा टायर युक्त	750 किग्रा
		(स) बिना हवा टायर के	500 किग्रा
2.	मध्यम आकार का बैल या भैंसा	दो पहिये वाली गाड़ी	
		(अ) बाल बियरिंग युक्त	1400 किग्रा
		(ब) हवा टायर युक्त	1050 किग्रा
		(स) बिना हवा टायर के	700 किग्रा
3.	बड़ा बैल या बड़ा भैंसा	दो पहिये वाली गाड़ी	
		(अ) बाल बियरिंग युक्त	1800 किग्रा
		(ब) हवा टायर युक्त	1350 किग्रा
		(स) बिना हवा टायर के	900 किग्रा
4.	घोड़ा या खच्चर	दो पहिये वाली गाड़ी	
		(अ) हवा टायर युक्त	750 किग्रा
		(ब) बिना हवा टायर के	500 किग्रा
5.	पोनी	दो पहिये वाली गाड़ी	
		(अ) हवा टायर युक्त	600 किग्रा
		(ब) बिना हवा टायर के	400 किग्रा
6.	ऊँट	बिना हवा टायर के दो पहिए युक्त	1000 किग्रा

भार खींचने वाले एवं बोझा ढोने वाले पशु के लिए सामान्य परिस्थितियां (स्टैन्डर्ड्स फॉर ड्रॉट एनिमल्स)

कोई भी व्यक्ति पशु द्वारा बोझा ढोने, भार गाड़ी खींचने में निर्धारित समय से अधिक पशु का प्रयोग नहीं करना चाहिए।

1. एक दिन कुल मिलाकर नौ घंटे।
2. लगातार पाँच घंटे से अधिक बिना किसी रुकाव या ठहराव के।
3. जहाँ 37 डिग्री सेंटीग्रेट (99 डिग्री फारेनहाइट) से अधिक तापक्रम हो जाता हो वहाँ पर दोपहर 12 एवं 3 के बीच।

पशुओं की क्रूरता से बचाव (प्रीवेंशन ऑफ क्रुएलिटि टू एनिमल्स)

अश्व चिकित्सक का अनुज्ञापत्र बनाने का नियम : फेरियर का अनुज्ञापत्र प्राप्त करना नियम 1965 लागू होने के बाद किसी भी व्यक्ति को बिना अनुज्ञापत्र के अश्व चिकित्सा का

व्यवसाय नहीं करना चाहिए। इस नियम के लागू होने के बाद वह अनुज्ञापत्र प्राप्त करके ही अश्व चिकित्सक का व्यवसाय कर सकता है एवं कोई भी व्यक्ति जो इस व्यवसाय को कर रहा है लाइसेंस समाप्त होने के तीन महीन से ज्यादा अश्व चिकित्सक का काम नहीं कर सकता है तथा पुनः लाइसेंस मिलने पर ही पशु चिकित्सक का काम कर सकता है।

कोई भी व्यक्ति जो निम्न शर्तों को पूरा करता है वह अनुज्ञापत्र के लिए आवेदन के योग्य या अधिकारी हैं – (अ) उसकी उम्र 18 साल की हो। (ब) वह इस प्रकार की ट्रेनिंग प्राप्त जो कि किसी अनुज्ञप्ति प्राधिकरण से संस्तुति प्राप्त किया हो या (स) इस नियम के लागू होने से पहले कम से कम दो साल से इस अश्व चिकित्सक का व्यवसाय कर रहा हो।

पशु परिवहन नियम 1978 (ट्रांसपोर्ट ऑफ एनिमल्स रूल)

श्वान एवं बिल्ली का परिवहन

श्वान एवं बिल्ली स्वस्थ हैं तथा परिवहन की स्थिति में हैं, उन्हें कोई संक्रामक रोग नहीं हैं, यह प्रमाण पत्र किसी मान्यता प्राप्त पशु चिकित्सक से लेना होता है। इस प्रमाण पत्र की अनुपस्थिति में परिवाहक उन्हें ले जाने से मना कर देगा। परिवहन किया जाने वाला पशु गर्भावस्था की उच्च्य अवस्था में नहीं होने चाहिए, भूखे तथा प्यासे पशु परिवहन के लिए गाड़ी में नहीं लादे जाने चाहिए, परिवहन के समय किसी गर्म मादा को नर के साथ परिवहन नहीं कराना चाहिए, परिवहन के कंटेनर पर भेजने वाले का पता, दूरभाष संख्या निश्चित रूप से अंकित होना चाहिए।

बन्दरों का परिवहन (ट्राँसपोर्ट ऑफ मन्कीज़)

परिवहन के लिए मान्य स्वास्थ्य प्रमाण पत्र आवश्यक होता है, जिस पर यह अंकित होना चाहिए कि बन्दर परिवहन के योग्य है, वे किसी भी संक्रामक या छुआछूत के रोग से मुक्त हैं, इस प्रमाण पत्र की अनुपस्थिति में परिवाहक उन्हें ले जाने से मना कर देगा। रोग संक्रमण से बचाव के लिए विभिन्न क्षेत्रों से एकत्र किये गये बन्दरों को आपस में नहीं मिलाना चाहिए, तनाव पैदा करने वाले कारकों को न्यूनतम कर देना चाहिए। माँ के साथ रहने वाले छोटे बच्चे एवं गाभिन बन्दर का परिवहन केवल तभी किया जा सकता है, यदि केन्द्र सरकार से उसके लिए अनुमति ले ली गई हो। बन्दर सहित पिंजड़े का वजन 45 कि.ग्रा. से अधिक नहीं होना चाहिए एवं भूखे एवं प्यासे बन्दरों का परिवहन नहीं किया जाना चाहिए।

गौपशु का परिवहन (ट्राँसपोर्ट ऑफ कैटल)

परिवहन के लिए मान्य स्वास्थ्य प्रमाण पत्र आवश्यक होता है जिस पर अंकित होना चाहिए कि पशु परिवहन के योग्य है एवं वे किसी संक्रामक एवं छुआछूत के रोग से पीड़ित

नहीं हैं, इस प्रमाण पत्र की अनुपस्थिति में परिवाहक उन्हें ले जाने से मना कर देगा, रेल के डिब्बे में प्रति पशु कम से कम दो वर्ग मीटर का स्थान अवश्य देना चाहिए। भूखे तथा प्यासे पशुओं का परिवहन नहीं किया जाना चाहिए। गर्भावस्था की उच्च अवस्था की ग्याभिन गायों को छोटे बच्चों के साथ मिश्रित नहीं करना चाहिए, जिससे परिवहन के दौरान भगदड़ (स्टैम्पीड) से बचा जा सके।

घोड़े का परिवहन (ट्राँसपोर्ट ऑफ हॉर्स)

परिवहन के लिए आवश्यक है कि पशु का मान्य स्वास्थ्य प्रमाण पत्र हो जिस पर अंकित हो कि घोड़ा परिवहन के योग्य है तथा वह किसी भी संक्रामक एवं छुआछूत रोग से मुक्त है। इस प्रमाण पत्र की अनुपस्थिति में परिवाहक माल ले जाने से मना कर देगा। गाभिन एवं छोटे बच्चों को एक साथ नहीं मिलाना चाहिए। पशु चिकित्सा के प्रथम स्वास्थ्य सहायता के उपकरण प्रत्येक बैच के साथ होनी चाहिए। विभिन्न श्रेणियों के घोड़ों का अलग–अलग परिवहन होना चाहिए।

भेड़ एवं बकरी का परिवहन (ट्राँसपोर्ट ऑफ शीप एण्ड गोट)

परिवहन के लिए मान्य स्वास्थ्य प्रमाण पत्र का होना आवश्यक होता है जिस पर यह अंकित हो कि पशु परिवहन की स्थिति में है एवं किसी भी संक्रामक तथा छुआछूत के रोग से मुक्त है। इस प्रमाण पत्र की अनुपस्थिति में परिवाहक माल लेने से मना कर देगा। प्रथम स्वास्थ्य सहायता (फर्स्ट ऐड) से सम्बन्धित उपकरण यात्रा के समय अवश्य होने चाहिए एवं नर तथा मादा पशुओं को एक साथ एक ही डिब्बे में नहीं रखना चाहिए।

पशुओं का क्रूरता से बचाव (अर्थदण्ड का प्रावधान) नियम, 1978 (प्रीवेन्शन ऑफ क्रुएलिटी टू एनीमल्स/एप्लीकेशन आफॅ फाईन्स)

इस कानून के तहत अर्थदण्ड का देना तथा उसको वसूल करना शामिल है। प्राप्त धन बोर्ड को दे दिया जाएगा, यदि राज्य सरकार ने कोई नियम बनाया है तो उसके अनुसार लागू किया जाएगा। बोर्ड को दिया गया अर्थदण्ड पशु कल्याण से सम्बन्धित कार्य के लिए प्रयोग होगा। जिस राज्य से फाइन वसूल की गई है उसे उस राज्य में खर्च किया जायेगा।

पशुओं का क्रूरता से बचाव (पशु परिसर का पंजीकरण) नियम, 1978 प्रोवेन्शन ऑफ एनिमल्स (रजिस्ट्रेशन ऑफ कैटल प्रीमाइसिस) रूल्स

इस नियम के अन्तर्गत यदि पंजीकरण संस्था प्रदान की गई सूचना (जानकारी) से संतुष्ट है कि पशु–कल्याण को पर्याप्त सुरक्षा दी गई है तथा किसी भी प्रकार की अनावश्यक पीड़ा से बचाव की व्यवस्था है तो वह उस परिसर का पंजीकरण करेगा तथा उसे इससे सम्बन्धित प्रमाण पत्र प्रदान करेगा।

पशुओं को क्रूरता से बचाव (पशु को पकड़ना) नियम, 1972 (प्रीवेंशन ऑफ क्रुएलिटि टू एनिमल्स (कैप्चर) रूल)

कोई भी पशु बिक्री या निर्यात एवं किसी अन्य उद्देश्य के लिए केवल सैक एवं लुक विधि से पकड़ना चाहिए।

पशु एवं पशु रोग से सम्बन्धित अधिनियम (एक्ट्स रिलेटिड टू एनीमल्स एन्ड एनीमल डिसीजिज)

ग्लैण्डर्स एवं फार्सी अधिनियम, 1899

इस नियम की गवर्नर जनरल की अनुशंसा 20 मार्च, 1889 को प्राप्त हुई, तथा यह घोड़े, गधे एवं खच्चर पर लागू होती है। इस अधिनियम के तहत रोगी पशु से तात्पर्य ग्लैण्डर से पीड़ित, फार्सी या किसी दूसरी खतरनाक महामारी रोग का घोड़ों में होना, जिसको गवर्नर जनरल परिषद में, भारत सरकार के राजपत्र में अधिसूचना द्वारा इसके संदर्भ में बताएगा – जो सामान्य रूप से या किसी विशिष्ट क्षेत्र के लिए संदर्भित होगा। जब किसी क्षेत्र में यह अधिनियम लागू हो जाता है, तो स्थानीय सरकार किसी सरकारी राजपत्र में इसका प्रकाशन करती है तथा इस अनुच्छेद के तहत निरीक्षक नियुक्त करती है, जो निरीक्षण करवायेगा तथा इस अधिनियम को लागू करेगा। यह अधिनियम उस सम्पूर्ण या स्थानीय क्षेत्र में या उस भाग में लागू होगा जहाँ के लिए कहा गया है। नियुक्त अधिकारी को इस अनुच्छेद के तहत निर्धारित सभी अधिकार दिए गये होते हैं एवं कर्तव्य भी निर्धारित किये गये होते हैं।

निरीक्षक उस क्षेत्र में कोई भी घोड़ा जिस पर शक हो कि वह रोगी है उसे पकड़वा लेगा तथा यह सुनिश्चित करेगा कि उस पूरे क्षेत्र में किसी भी क्षेत्र, भवन या किसी भी स्थान पर कोई रोगी घोड़ा तो नहीं है। निरीक्षक स्थानीय सरकार द्वारा नियुक्त किसी भी स्थानीय पशु चिकित्सक से जल्दी से जल्दी उसकी जाँच करवायेगा। यदि निरीक्षक स्वयं एक पशु चिकित्सक है तो वह खुद भी जाँच कर सकता है। यदि पशु चिकित्सक सत्यापित (लिखित रूप से) करता है कि घोड़ा ग्लैण्डर रोग से पीड़ित है तो निरीक्षक को तुरन्त उस घोड़े का वध या नष्ट करवाने का आदेश देगा। घोड़े का मालिक या घोड़े का प्रबन्धक जिसके पास वह घोड़ा होगा, तुरन्त निरीक्षक को पशु या घोड़े के रोगी होने की सूचना देगा।

यदि कोई मना करता है या इसके पालन करने में लापरवाही करता है तो उसे कारावास की सजा मिल सकती है, जिसे एक महीने तक बढ़ाया जा सकता है या अर्थदण्ड दिया जा सकता है या साथ–साथ भी दिये जा सकते हैं।

डाउरिन एक्ट, 1910 (1910 की एक्ट संख्या पाँच)

इस कानून का 1 जनवरी 1957 को सुधार किया गया जिससे कि डाउरिन के विस्तार को रोका जा सके। यह कानून पूरे भारत में लागू होगा केवल उन संघीय क्षेत्रों को छोड़कर

जो 1 नवम्बर, 1956 को पार्ट (बी) राज्य में शामिल थे तथा शेष क्षेत्रों में वह तभी लागू होता है जब राज्य सरकार सरकारी राजपत्र में इसका प्रकाशन करवाए। इस अनुच्छेद में शब्द 'निरीक्षण' एवं 'पशु चिकित्सक' से तात्पर्य है जो अधिकारी इस अनुच्छेद के तहत नियुक्त किए गए हैं तथा उस निर्धारित क्षेत्र में कार्य करते हैं। राज्य सरकार नोटिफिकेशन के द्वारा निरीक्षक एवं योग्य पशु चिकित्सक की नियुक्ति इस अधिनियम के तहत करेगी, जो उन अधिकार एवं कर्तव्यों का पालन करेंगे जो कि उस निर्धारित क्षेत्र के लिए होगा। कोई भी निरीक्षक रोगी पशु की खोज में किसी भी भवन या स्थान में यह निर्धारित करने के लिए प्रवेश कर सकता है, कि कोई घोड़ा डाउरिन रोग से प्रभावित तो नहीं है। जब तक पशु चिकित्सक द्वारा उसकी जाँच का परिणाम प्राप्त नहीं होता है एवं यदि उसकी राय में घोड़ा डाउरिन रोगी है तथा उसके प्रयोग से रोग फैलने की संभावना है तो वह लिखित आदेश द्वारा घोड़े के मालिक या संरक्षणकर्ता को प्रजनन से मना कर सकता है, इसके अलावा वह लिखित में आदेश जारी कर सकता है, यदि उसकी राय में घोड़ा डाउरिन रोग से पीड़ित है, जिससे उसे अलग किया जा सके तथा निर्धारित स्थान पर कैद में रखा जाय। उसके आदेश में (उसे अलग करने या कैद में रखने) पर्याप्त शक्ति सन्निहित होगी। सम्बन्धित निरीक्षक इस सम्बन्ध में आदेश की प्रति पशु चिकित्सक को जारी करेगा। आदेश की प्रति प्राप्त होने के बाद पशु चिकित्सक जल्दी से जल्दी पीड़ित घोड़े की जाँच करेगा तथा इस उद्देश्य के लिए किसी भी भवन या सम्बन्धित स्थान में प्रवेश करेगा। यदि पशु चिकित्सक पाता है कि कोई घोड़ा डाउरिन रोग से पीड़ित है तो उसे बधिया कर दिया जाएगा तथा घोड़ी की स्थिति में राज्य सरकार के पूर्व के आदेश द्वारा संस्तुति के बाद घोड़ी को नष्ट कर दिया जायेगा।

पशु आयात अधिनियम, 1898 (1898 की एक्ट संख्या 9) (लाईवस्टॉक एम्पोर्टेशन एक्ट)

एक सितम्बर, 1952 को इसे संशोधित किया गया, जिससे आयात की बेहतर नीति निर्धारित हो सके। इस अधिनियम में जब तक कि इस विषय में कुछ भी असंगत न हो (अ) 'संक्रामक एवं छुआछूत रोग' के अन्तर्गत किलनी एवं दूसरे परजीवी, एन्थ्रैक्स, ग्लैण्डर रोग, फार्सी रोग, स्केबीज, या दूसरे रोग जो कि केन्द्र सरकार के सरकारी राजपत्र में दिये गये हों एवं (ब) 'पशुधन' के अन्तर्गत घोड़े, ऊँट, भेड़ एवं कोई भी पशु प्रजाति जिसे केन्द्र सरकार के सरकारी राजपत्र में प्रकाशित किया गया हो उसे रोकना, अधिनियमित करना या पूरे तौर पर रोकना या जो जितना उचित हो करना, उन्हें थल या जल मार्ग से लाना, उन राज्यों में जहाँ पर कि यह कानून लागू होता है, कोई भी पशुधन जिसे कि किसी संक्रामक या छुआछूत के रोग के होने की संभावना हो, कोई चारा, गोबर, अस्तबल की गन्दगी कपड़े या अन्य पदार्थ जो कि रोगी पशुधन से सम्बन्धित हो जो पशु के सम्पर्क में आ रहे हों। इस धारा के अन्तर्गत कोई भी मुकद्मा या अभियोजन इस व्यक्ति पर नहीं लगाया जा सकेगा

जिसके द्वारा स्वस्थ भावना के अन्तर्गत अथवा ऐसा प्रतीत होने वाला कोई अन्य कदम उठाया गया हो।

विष अधिनियम, 1919 (1919 की धारा संख्या 12) (दी पॉयजन एक्ट)

प्रथम जनवरी 1960 को संशोधन के अनुसार, इस धारा के तहत विष का आयात करना, रखना तथा बिक्री, अधिनियमित की जाती है। केन्द्र सरकार, सरकारी राजपत्र में अधिसूचना के द्वारा आयात को रोक सकती है तथा केवल अनुज्ञापत्र की शर्तों के अनुपालन होने पर ही आयात नियमानुसार होगा, किसी निर्धारित विष का सीमा प्रवेश पर कस्टम द्वारा इस अधिनियम द्वारा नियमन होगा तथा अनुज्ञापत्र (लाइसेंस) प्राप्त करना भी इसी से अधिनियमित होता है।

राज्य सरकार किसी विष को किसी स्थान या क्षेत्र विशेष में रखने पर रोक लगा सकती है। यदि उसे इस बात का भय हो कि यह विष किसी की हत्या करने, पशुओं को जहर देने में दुरुपयोग होगा तो उसके रखने पर प्रतिबंध भी लागू कर सकता है। जिलाधिकारी या उपमंडलीय पुलिस आयुक्त विष को ढूंढ़ने के लिए किसी भी स्थान की तलाशी का आदेश जारी कर सकता है (यदि उसे विश्वास करने का उचित आधार है)। किसी विष को छिपाकर रखने, या बेचने पर इस नियम द्वारा रोक लगायी जा सकती है। व्यक्ति जिसे वारन्ट में निर्देशित किया गया हो, वह तलाशी लेने के लिए उस स्थान में प्रवेश करेगा तथा तलाशी लेगा। इसमें आपराधिक प्रक्रिया संहिता (कोड ऑफ क्रिमनल प्रोसीजर), 1898 अधिनियम (एक्ट) लागू होगी।

घातक औषधि अधिनियम 1930 (1930 की एक्ट संख्या 2) (दी डेन्जरस ड्रग एक्ट)

इस एक्ट का उद्देश्य खतरनाक ड्रग्स से सम्बन्धित संचालन को नियंत्रित एवं केन्द्रीयकृत करना तथा उसे केन्द्र सरकार के अधिकार क्षेत्र में लाना तथा एक सामान्य सजा का निर्धारण करना एवं इसे बढ़ाना है। खतरनाक ड्रग्स के तहत कोका की पत्तियाँ, भाँग एवं अफीम तथा अन्य सभी निर्मित की गयी औषधियाँ शामिल हैं।

किसी को भी निम्न में से कुछ नहीं करना चाहिए (क) कोका पौधे को उगाना या उसके किसी भाग को एकत्रित करना/रखना, अफीम तैयार करना या उसे रखना इस अपवाद के साथ कि वह विधान/अनुज्ञापत्र के तहत तैयार की गई हो तथा जिस व्यक्ति के पास है उसे रखने या खाने की अनुमति हो। भारत में आयात करना, यहाँ से निर्यात करना, तैयार अफीम भेजना या बेचना/अन्यथा सरकार की तरफ से कोका पौधे की खेती करना या पौधे के किसी भाग को रखना इसमें शामिल नहीं है। राज्य सरकार कोका से अफीम बनाने जो कि ऊपर वर्णित खण्ड (ख) के तहत आता है में अफीम बनाने, रखने आदि के लिए नियम बना सकती है तथा उसका नियन्त्रण कर सकती है। किसी भी व्यक्ति को खतरनाक

ड्रग खाने या उसके व्यापार के नियन्त्रण में शामिल नहीं होना चाहिए जिसमें यह देश के बाहर से लाने तथा विदेश में किसी भी व्यक्ति को भेजा जाता हो। यह राज्य सरकार द्वारा जारी किये गये लाइसेंस के प्रावधानों के तहत ही होना चाहिए।

कोई भी व्यक्ति (अ) किसी कोका पौधे की खेती नहीं करेगा न ही उसके भाग को रखेगा (ब) निर्माण या तैयार अफीम को रखना (यदि यह नियम के तहत रखी गई हो यदि व्यक्ति के पास इसे रखने का अधिकार हो) या (स) उसका भारत में आयात, बाहर को निर्यात या तैयार अफीम को बेचना दण्डनीय अपराध है जिसमें कारावास की सजा जो कि तीन वर्ष तक बढ़ाई जा सकती है या अर्थदण्ड या कारावास तथा अर्थदण्ड दोनों सजा साथ–साथ भी हो सकती है।

कलेक्टर या कोई भी अधिकारी जिसे कि राज्य सरकार द्वारा अधिकृत किया गया हो या सूबाई (प्रेसीडेंसी) मजिस्ट्रेट या प्रथम श्रेणी मजिस्ट्रेट या द्वितीय श्रेणी मजिस्ट्रेट जिसे कि विशेष रूप से अधिकृत किया गया हो, किसी भी व्यक्ति की गिरफ्तारी के लिए वारन्ट जारी कर सकता है, यदि उसे विश्वास हो कि किसी व्यक्ति ने अपराध किया है जो कि दण्डनीय है या तलाशी के लिए वारन्ट जारी कर सकता है चाहे दिन हो या रात हो, कोई भी भवन हो, स्थान हो, यदि उसे विश्वास करने का पर्याप्त कारण हो कि खतरनाक ड्रग को छिपा कर दण्डनीय अपराध किया गया है।

औषधि एवं प्रसाधन सामग्री (ड्रग एवं कास्मेटिक्स) एक्ट 1940 (1940 की एक्ट संख्या 23)

इस धारा का उद्देश्य ड्रग एवं प्रसाधन सामग्रियों के आयात, निर्माण, वितरण एवं बिक्री को अधिनियमित एवं नियंत्रित करना है। इस धारा का लागू होना अतिरिक्त रूप से होता है न कि बदले में (खतरनाक ड्रग्स एक्ट 1930 एवं कोई और कानून जो कि कुछ समय के लिए लगाया गया हो)।

इस एक्ट में यदि कोई कुछ भी असंगति के सन्दर्भ में हो : (अ) आयुर्वेदिक (सिद्धा) या यूनानी ड्रग्स जिसमें सभी ड्रग्स शामिल हैं जो कि बाहरी या आन्तरिक प्रयोग के हों या जो कि डायग्नोसिस (पहचान), उपचार करने या मनुष्यों में रोग से बचाव के काम आती हो। यह उसी प्रकार संवर्धित की गई हो, बनाई गई हो जैसा कि फार्मूला में वर्णन है जो कि आयुर्वेद की मान्य किताब में वर्णन हो (इसमें सिद्धा तथा यूनानी भी शामिल हैं), जिसका वर्णन प्रथम सूची में है। 'कास्मेटिक' का अर्थ कोई भी पदार्थ जो पोतने में, लगाने में, छिड़कने में या स्प्रे करने में प्रयुक्त होता है, या प्रस्तावित हो, या मनुष्य के शरीर पर सफाई, सौन्दर्यीकरण या आकर्षण बढ़ाने के लिए या दिखावट में बदलाव के लिए एवं कोई पदार्थ जो कास्मेटिक के अपघटक के रूप में उपयोग होने वाला हो (किन्तु इसमें साबुन शामिल नहीं है)।

ड्रग में सम्पूर्ण तौर पर एक भाग के रूप में कोई सड़ा हुआ पदार्थ केवल इसलिए नहीं मिलाया गया होना चाहिए कि वह पदार्थ किसी प्राकृतिक पदार्थ से एक अवधि में तैयार हुआ है। यदि ड्रग में कोई भी इस प्रकार का पदार्थ मिला हुआ है तो उसे ड्रग पर अंकित किया जाना चाहिए तथा उसे कब तक प्रयोग में लाया जा सकता है यह भी अंकित होना चाहिए। यद्यपि यह सड़न निर्माण करने वाले द्वारा या ड्रग डीलर की लापरवाही के कारण से नहीं हुई हो, तथा उसके कारण से वह दवा स्वास्थ्य के लिए हानिकारक न हो।

राज्य सरकार द्वारा निर्धारित तारीख से जो कि सरकारी गजट में प्रकाशित की जाती है से कोई भी व्यक्ति खुद या कोई दूसरा व्यक्ति उसकी तरफ से उस ड्रग को बेचने या स्टॉक रखने या प्रदर्शनी लगाने एवं बेचने एवं वितरण नहीं कर सकता यदि वह दवा आयुर्वेदिक या यूनानी दवा के निर्माण करने वाले निर्माता के द्वारा निर्मित नहीं है।

औषधि एवं प्रसाधन सामग्री (ड्रग एवं कास्मेटिक्स) नियम 1945

खण्ड एफ (1) भाग–प्रथम वैक्सीन

(अ) जीवाणुओं से बनने वाली वैक्सीन उत्पादन का नियम

एक योग्य जीवाणु विज्ञानी जिसे कि जीवाणुणीय (जैविक) उत्पादन एवं मानकीकरण का पर्याप्त अनुभव हो वह जीवाणु वैक्सीन उत्पादन का प्रभारी होगा तथा वैक्सीन के उत्पादन एवं मानकीकरण की आवश्यक जाँच, प्रयोगशाला स्टाफ की मदद से की जाती है।

वैक्सीन उत्पादन में जो कल्चर प्रयोग किया जाना है उसे वैक्सीन के लिए प्रयोग करने से पूर्व उसकी अच्छी प्रकार से जाँच की जानी चाहिए जो कि किसी विशिष्ट जीवाणु के लिए की जाती है।

वैक्सीन को प्रयोग करने से पूर्व, उसकी शुद्धता, निर्जीवीकरण, प्रभावशीलता एवं हानिरहित है, इसकी जाँच करनी होती है। कुछ सामान्य वैक्सीन हैं – एन्थ्रैक्स स्पोर वैक्सीन (सजीव), लंगड़ी रोग वैक्सीन, *ब्रुसेल्ला एबार्टस* (स्ट्रेन 19) वैक्सीन (सजीव), भेड़–चेचक वैक्सीन (सजीव), रैबीज वैक्सीन (अक्रियित)/रेबीज वैक्सीन (सजीव), रिण्डरपेस्ट लैपीनाइज्ड वैक्सीन (सजीव)।

भारतीय दंड संहिता (इंडियन पीनल कोड/आई.पी.सी.)

अनुच्छेद 44 : इसके अन्तर्गत किसी पशु के शरीर के मस्तिष्क, इज्जत या धन को अवैधानिक रूप से हानि पहुँचाना।

अनुच्छेद 47 : इसमे पशु से तात्पर्य कोई भी जीवित प्राणी जोकि मनुष्य नहीं है।

अनुच्छेद 51 : बताता है कि –'शपथ' जिसमें शामिल होती है पवित्र स्वीकारोक्ति जिसे कानून द्वारा शपथ के रूप में स्वीकार किया गया है एवं कोई भी घोषणा जिसकी आवश्यकता होती है या कानून के द्वारा निर्देशित होता है, जो कि साक्ष्य के रूप में किसी लोक सेवक के समक्ष या न्यायालय में दिया जाता है।

अनुच्छेद 52 : जो भी बिना पर्याप्त ध्यान एवं सावधानी के किया गया है उसे 'गुड फेथ' में नहीं कहा जायेगा।

अनुच्छेद 53 : इस धारा के तहत दोषी को दण्ड जैसे मृत्यदण्ड, यातायात, हवालात, सम्पत्ति की नीलामी एवं अर्थदण्ड शामिल है।

अनुच्छेद 80 : यह बताती है कि – वह सब कुछ अपराध नहीं है जो दुर्घटनावश या संयोगवश हो गया हो, जिसका कोई भी अपराध का इरादा नहीं हो या ज्ञान में करना नियमयुक्त कार्य नियमयुक्त तरीके से कानून सम्मत, पर्याप्त देखभाल एवं सावधानीपूर्वक।

अनुच्छेद 81 : इस अनुच्छेद के तहत कुछ भी अपराध नहीं है केवल इस कारण से कि वह जानकारी में हुआ कि इससे नुकसान पहुँचने की सम्भावना है, यह बिना अपराध के इरादे से हुआ हो, बचाव के उद्देश्य से जिससे कि दूसरे व्यक्ति या सम्पत्ति के नुकसान को बचाने के लिए हुआ हो।

अनुच्छेद 172 : यदि कोई सम्मन नोटिस या आदेश जो कि किसी लोक सेवक द्वारा जारी होता है जो कि कानूनी रूप से उसे जारी करने के लिए अधिकृत होता है एवं यदि कोई व्यक्ति उस सम्मन नोटिस या आदेश को लेने से बचने के लिए भागता है तो दण्ड का अधिकारी होता है। उसे सामान्य कारावास जो कि एक महीने तक हो सकता है या अर्थदण्ड का भागी होगा जो कि पाँच सौ रूपये तक हो सकता है या दोनों, अर्थदण्ड एवं कारावास की सजा का भागी होगा। यदि सम्मन या नोटिस या आदेश जो कि व्यक्तिगत रूप से, एजेन्ट के द्वारा या न्यायालय में अभिलेख जमा करता है तो सामान्य कारावास जिसे छः माह तक का कारावास या अर्थदण्ड जिसे एक हजार रूपये तक बढ़ाया जा सकता है।

अनुच्छेद 173 : यदि कोई खुद जानबूझकर कोई सम्मन या नोटिस या आदेश लेने से बचता है या किसी अभिकर्ता द्वारा जो कि किसी सूक्ष्म जन अधिकारी द्वारा सुनवाई के बाद जारी होता है, उसे सामान्य कारावास जिसे एक माह तक बढ़ाया जा सकता है या अर्थदण्ड जिसे कि पाँच सौ रूपये तक बढ़ाया जा सकता है या दोनों सजा एक साथ भी हो सकती है या यदि सम्मन नोटिस या इस उद्घोषणा के बाद व्यक्तिगत रूप से या अभिकर्ता द्वारा उपस्थित होना है, तो उसे कारावास की सजा जिसे छः माह तक बढ़ाया जा सकता है या एक हजार रूपये का अर्थदण्ड या दोनों प्रकार की सजा हो सकती है।

अनुच्छेद 178 : यदि कोई शपथ को स्वीकार नहीं करता है या सत्य कहने के लिए सहमति नहीं देता है, यदि कोई जन अधिकारी करने के लिए कहता है जो कि विधिवत रूप से उसके लिए सक्षम होता है किन्तु वह वैसा नहीं करता है तो उसे सामान्यतः कारावास जो कि छः माह तक बढ़ाया जा सकता है या अर्थदण्ड जो कि एक हजार रूपये तक का हो सकता है दोनों प्रकार की सजा का अधिकारी होगा।

अनुच्छेद 192 : इस सेक्शन के तहत, यदि कोई व्यक्ति परिस्थितिवश या किसी किताब या दस्तावेज/अभिलेख में गलत प्रविष्टि करता है या कोई अभिलेख गलत कथन से बनाता है, इस उद्देश्य से कि गलत प्रविष्टि या कथन न्यायायिक प्रक्रिया में प्रमाण के रूप में प्रयुक्त होगा या जन अधिकारी या न्यायकर्ता के समक्ष न्यायायिक प्रक्रिया में प्रमाण के रूप में प्रयुक्त हो जिससे किसी भी पदार्थ या प्रक्रिया के परिणाम या तथ्य को गलत साक्ष्य निर्माण करना कहेंगे।

अनुच्छेद 193 : इस सेक्शन में कोई भी व्यक्ति जानबूझकर न्यायायिक प्रक्रिया में गलत साक्ष्य देता है या निर्माण करता है उसे कारावास की सजा का प्रावधान है जो कि सात साल की अवधि तक का हो सकती है तथा वह अर्थदण्ड का भी अधिकारी होगा एवं यदि कोई व्यक्ति किसी दूसरे केस में जानबूझकर गलत साक्ष्य देता है या बनाता है तो वह कारावास की सजा का भागी होगा जो कि तीन साल की अवधि की हो सकती है तथा अर्थदण्ड का भी भागी होगा।

अनुच्छेद 197 : यदि कोई व्यक्ति जारी करता है या प्रमाण पत्र पर हस्ताक्षर करता है जो कि न्यायालय में साक्ष्य के रूप में प्रयुक्त होता है, जानते हुए या विश्वास करते हुए कि वह प्रमाण पत्र गलत है। वह भी उसी सजा का भागी होगा जैसा कि गलत साक्ष्य देने वाले को दण्ड का विधान है।

अनुच्छेद 204 : कोई भी व्यक्ति जानबूझकर किसी दस्तावेज़ को या उसके किसी भाग को नष्ट करता है या अदृश्य करता है जो कि किसी न्यायालय या जन अधिकारी के समक्ष साक्ष्य के रूप में प्रयुक्त होता हो या उसे उद्देश्य के लिए बुलाया गया हो या सम्मन किया गया हो वह दो साल तक की कारावास की सजा या अर्थदण्ड या दोनों का भागी होगा।

अनुच्छेद 269 : यदि कोई भी व्यक्ति कानून के विरुद्ध या लापरवाही से कुछ भी करता है जिससे कि किसी भी रूप में जीवन के लिए खतरनाक संक्रामक रोग़ों का प्रसार होता है, वह कारावास का भागी होगा जो कि छः माह तक हो सकता है या अर्थदण्ड या दोनों का भागी होगा।

अनुच्छेद 270 : यदि कोई भी व्यक्ति बुरे इरादे से कुछ भी करता है जिससे कि किसी भी रूप में जीवन के लिए खतरनाक संक्रामक रोगों का प्रसार होता है, वह कारावास का भागी होगा जो कि दो साल तक की हो सकती है या अर्थदण्ड या दोनों।

अनुच्छेद 271 : कोई व्यक्ति जानबूझकर संगरोधन से सम्बन्धित सरकारी कानून का पालन नहीं करता है वह कारावास की सजा का जो कि छः माह तक की हो सकती है या अर्थदण्ड या दोनों का भागी होगा।

अनुच्छेद 272 : यदि कोई भी व्यक्ति बिक्री के लिए भोजन या पेय पदार्थ में स्वास्थ्य के लिए हानिकारक पदार्थ को मिलाता है वह कारावास का भागी होगा जो कि छः माह तक की हो सकती है या अर्थदण्ड जो कि एक हजार रूपये हो सकता है या दोनों सजाओं का भागी होगा।

अनुच्छेद 273 : कोई भी व्यक्ति यदि स्वास्थ्य के लिए हानिकारक किसी पदार्थ की बिक्री में शामिल है तो वह छः माह तक के कारावास या एक हजार रूपये तक के अर्थदण्ड या दोनों या दोनों सजाओं का भागी होगा।

अनुच्छेद 274 : यदि कोई भी व्यक्ति बिक्री वाली किसी औषधीय पदार्थ में अपमिश्रण करता है उसके मानक अपघटन में परिवर्तन करता है वह छः माह तक का कारावास, एक हजार रूपये तक के अर्थदण्ड या दोनों का भागी होगा।

अनुच्छेद 275 : यदि कोई व्यक्ति जानबूझकर किसी अपमिश्रित औषधीय पदार्थ की बिक्री में शामिल है किन्तु उपयोगकर्ता को उस अपमिश्रण के बारे में ज्ञान नहीं है वह छः मास तक के कारावास या एक हजार रूपये तक के अर्थदण्ड या दोनों सजाओं का भागी होगा।

अनुच्छेद 276 : कोई भी व्यक्ति जो कि दवा सामग्री के स्थान पर भिन्न दवा सामग्री की बिक्री में शामिल होता है, वह कारावास की सजा का भागी होगा जो कि छः माह तक की हो सकती है या अर्थदण्ड जो कि एक हजार रूपये हो सकता है या दोनों सजाऐं एक साथ भी दी जा सकती है।

अनुच्छेद 284 : कोई भी व्यक्ति किसी भी विषयुक्त पदार्थ से इस प्रकार कार्य करता है जो कि किसी जीव या किसी व्यक्ति के जीवन के लिए नुकसानदायक हो वह कारावास की सजा का भागी होगा जो कि छः माह तक की हो सकती है या अर्थदण्ड का भागी होगा जो कि एक हजार रूपये की हो सकती है या दोनों सजाऐं एक साथ भी दी जा सकती है।

अनुच्छेद 289 : कोई भी व्यक्ति अपने उत्तराधिकार में रखे पशु के साथ किसी आदेश की अवमानना करता है जो कि उसके जीवन के लिए खतरनाक हो या दूसरे व्यक्ति की भावना को कष्ट पहुँचाता है तो वह कारावास की सजा का भागी होगा जो कि छः माह तक हो सकती है या दोनों सजा एक साथ भी दी जा सकती है।

अनुच्छेद 304 : यदि किसी की लापरवाही के द्वारा किसी भी व्यक्ति की मृत्यु होती है वह नरहत्या के बराबर दोषी नहीं होगा, उसे दो वर्ष तक की कारावास की सजा या एक हजार रूपये तक का अर्थदण्ड या दोनों सजा साथ में दी जा सकती है।

अनुच्छेद 326 : यदि कोई गोली मारने, किसी भी हथियार से काटने में या धारदार हथियार घोंपने में शामिल हो जिससे कि व्यक्ति की मृत्यु हो सकती है या आग लगाने या किसी गर्म की हुई वस्तु से या किसी विष से घातक पदार्थ या किसी ज्वलनशील पदार्थ जो कि निगलने, श्वांस लेने या रक्त में मिलने पर मनुष्य जीवन के लिए खतरनाक हो या किसी जानवर के द्वारा इच्छापूर्वक खतरनाक घाव पहुँचाना, वह सश्रम कारावास की सजा जो कि दस साल तक अवधि की हो सकती है तथा अर्थदण्ड का भागी होगा।

अनुच्छेद 377 : कोई भी व्यक्ति अप्राकृतिक रूप से किसी पशु के साथ इच्छापूर्वक संभोग करता है वह सश्रम कारावास का भागी होगा जो कि दस साल तक की हो सकती है। उसे अर्थदण्ड भी दिया जा सकता है। केवल लिंग भेदन भी कामुक संभोग की श्रेणी में आता है।

अनुच्छेद 415 : कोई व्यक्ति धोखे से किसी व्यक्ति को ऐसा कार्य करने के लिए प्रेरित करता है जिससे वह किसी व्यक्ति के शरीर पर या मस्तिष्क पर या सम्मान या सम्पत्ति को नुकसान पहुँचाती है, अन्यथा वह व्यक्ति इस प्रकार का कार्य नहीं करता तो इस क्रिया को धोखा देना/जालसाज़ी कहेंगे।

अनुच्छेद 420 : यदि कोई व्यक्ति धोखे से किसी व्यक्ति कोई सम्पत्ति देने के लिए प्रेरित करता है या किसी महत्वपूर्ण सम्पत्ति या उसमें भाग को परिवर्तित या नष्ट करता है या कोई भी वस्तु जो कि हस्ताक्षरित है या मुहरबन्द है तथा महत्वपूर्ण प्रतिभूति में परिवर्तित होने की सम्भावना है, वह कारावास की सजा का दोषी होगा जो कि सात साल तक की हो सकती है तथा वह अर्थदण्ड का भी भागी होगा।

अनुच्छेद 427 : यदि कोई भी व्यक्ति दुष्टतापूर्वक पचास रूपये या उससे अधिक का नुकसान करता है या खोता है वह कारावास की सजा जो कि दो साल तक की हो सकती है या अर्थदण्ड या दोनों का भागी होगा।

अनुच्छेद 428 : किसी व्यक्ति द्वारा दुष्टतापूर्वक पशु की जान लेना, जला देना या दस रूपये या अधिक मूल्य के पशु को अनुपयोगी बनाना, वह दो साल तक की कारावास की सजा या अर्थदण्ड या दोनों सजाओं का भागी होगा।

अनुच्छेद 429 : यदि कोई भी व्यक्ति दुष्टतापूर्वक किसी पशु की जान लेता है या विष देता है या किसी हाथी, घोड़े, खच्चर, भैंस या गाय को अनुपयोगी बनाता है, चाहे उसका मूल्य कुछ भी क्यों न हो या किसी दूसरे पशु जिसका मूल्य पचास रूपया या अधिक हो उसे पाँच वर्षों की कारावास की सजा या अर्थदण्ड या दोनों सजा हो सकती है।

धार्मिक कार्य के लिए छोड़े गये सांड़ के लिए मालिकाना हक का प्रश्न ही उत्पन्न नहीं होता है क्योंकि जो वास्तविक मालिक होता है उसको कहीं भी जाने के लिए छोड़ देता है तथा उसका सभी प्रकार का मालिकाना अधिकार समाप्त हो जाता है। इस प्रकार से वह किसी की भी सम्पत्ति नहीं होता है इसलिए उसके साथ कोई भी शैतानी नहीं कर सकता है। यदि उस पर से पूरा नियंत्रण समाप्त नहीं किया गया होता है तो उस पर मालिक की निजी सम्पत्ति होने पर रोक नहीं होगी।

अनुच्छेद 430 : यदि कोई कृषि कार्य, पशु के खाने–पीने के लिए, सफाई के लिए, किसी उत्पाद बनाने में प्रयुक्त पानी की आपूर्ति को जानबूझकर रोकता है या कम करता है तो उसे पाँच वर्ष तक के कारावास की सजा या अर्थदण्ड दोनों हो सकती है।

अनुच्छेद 76 : वह सब अपराध की श्रेणी में नहीं आयेगा यदि वह उस व्यक्ति के द्वारा किया जाता है जो कि वास्तविक रूप में या किसी कारणवश वास्तविकता में गलती होने से होता है न कि कानून की गलती से तथा यह विश्वास करता है कि ऐसा करना उसके लिए वह कानूनन बाध्य है।

अनुच्छेद 92 : वह कार्य (हानि) अपराध की श्रेणी में नहीं आयेगा यदि वह विश्वासपूर्वक उस व्यक्ति की भलाई के लिए किया जाता हो, चाहे उससे व्यक्ति की अनुमति प्राप्त भी नहीं की हो क्योंकि यदि परिस्थितियाँ इस प्रकार की रही हों जिसमें कि उस व्यक्ति से अनुमति प्राप्त करना सम्भव न रहा हो, या वह व्यक्ति की अनुमति देने में सक्षम न हो या कानूनन संरक्षक हो किन्तु समय से उसकी अनुमति प्राप्त न हो सकी हो जिससे कि उस कार्य को लाभपूर्वक समय से किया जा सके, यदि वह जानबूझकर जान से मारने के लिए या जान से मारने के प्रयास के किया गया हो जिसमें इच्छापूर्वक चोट की गई हो जिससे उसकी मृत्यु हुई हो या चोट लगी हो।

अनुच्छेद 93 : कोई भी संचार यदि अच्छी भावना से किया जाता है वह अपराध की श्रेणी में नहीं आता है यदि वह व्यक्ति के लाभ के लिए किया गया हो न कि उसके नुकसान के लिए।

अनुच्छेद 162 : यदि कोई व्यक्ति किसी व्यक्ति द्वारा उपहार स्वीकार करने में शामिल है या प्राप्त करता है जो कि गलत या अवैधानिक कार्य के लिए दिया गया हो जिससे किसी

केन्द्रीय सरकार या राज्य सरकार के अधिकारी, संसद या किसी राज्य, सांसद या पार्षद या किसी जनसेवक के सरकारी व्यवहार में बदलाव आता हो वह तीन वर्ष तक के कारावास की सजा या अर्थदण्ड या दोनों सजाओं का भागी होगा।

अनुच्छेद 163 : यदि कोई व्यक्ति उपहार स्वीकार करने या प्राप्त करने में शामिल हो जो कि व्यक्तिगत प्रभाव का प्रयोग करके किसी जनसेवक के सरकारी व्यवहार में परिवर्तन के लिए दिया गया हो उसे एक साल तक का सामान्य कारावास या अर्थदण्ड या दोनों सजा एक साथ दी जा सकती हैं।

अनुच्छेद 164 : यदि कोई जनसेवक धारा 162 व 163 के तहत वर्णित अपराध करता है तो उसे तीन साल तक की कारावास की सजा या अर्थदण्ड या दोनों सजा का भागी होगा।

अनुच्छेद 169 : कोई भी जनसेवक अमुक परिसम्पत्तियों के खरीदने या बोली लगाने का कार्य करता है जिसकी खरीद या बोली लगाने की कानूनी रूप से मनाही हो, चाहे अपने नाम में हो या दूसरे के नाम से या संयुक्त रूप से दूसरे के साथ हिस्सेदारी में खरीदता है या बोली लगाता है वह सजा का भागी होगा तथा उसे तीन वर्ष तक की साधारण कारावास की सजा या अर्थदण्ड या दोनों सजा का भागी होगा तथा यदि सम्पत्ति खरीदी जा चुकी है तो वह जब्त कर ली जाएगी।

अनुच्छेद 170 : यदि कोई जानबूझकर किसी सरकारी दफ्तर को जनसेवक के रूप में धारण करने से इनकार करता है या छलपूर्वक दूसरा व्यक्ति बनकर गलत तरीके से दूसरे व्यक्ति का पद धारण करता है जो कि खुद उस पद पर नहीं होता है तथा इसे धारण करके कोई कार्य करता है वह कारावास की सजा का भागी होगा जो कि दो वर्ष की हो सकती है या अर्थदण्ड या दोनों सजाओं का भागी होगा।

अनुच्छेद 193 : यदि कोई जानबूझकर न्यायालय की कार्यवाही के लिए गलत साक्ष्य का निर्माण करता है वह कारावास की सजा का भागी होगा। जो कि सात साल तक की हो सकती है तथा वह अर्थदण्ड का भी भागी होगा तथा यदि जानबूझकर किसी दूसरे केस में गलत साक्ष्य देता है या गलत साक्ष्य बनाता है, वह कारावास की सजा का भागी होगा जो कि तीन वर्ष तक की हो सकती है तथा अर्थदण्ड का भी भागी होगा।

अनुच्छेद 483 : यदि कोई जाली व्यवसाय चिन्ह् (ट्रेडमार्क) या सम्पत्ति चिन्ह् (प्रापर्टीमार्क) का प्रयोग करता है वह कारावास की सज़ा जो कि दो साल तक की हो सकती है या अर्थदण्ड या दोनों सजाओं का भागी होगा।

अनुच्छेद 484 : जब जनसेवक द्वारा प्रयोग होने साले किसी प्रापर्टी मार्क का जाली रूप से उपयोग होता है यह दर्शाने के लिए कि अमुक सम्पत्ति किसी अमुक व्यक्ति द्वारा अमुक स्थान या समय पर निर्मित की गई या अमुक सम्पत्ति अमुक गुणवत्ता की है या अमुक कार्यालय द्वारा स्वीकृत किया गया है या वह किसी छूट का अधिकारी है या उसका प्रयोग सही है इत्यादि प्रकार के चिन्ह् (मार्क) का जाली प्रयोग होता है, वह कारावास की सजा का भागी होगा जो कि तीन साल तक की हो सकती है तथा अर्थदण्ड का भी भागी होगा।

संक्रामक रोगों से ग्रस्त पशुओं को अन्य से अलग करना (संगरोध) तथा प्रमाणीकरण (एनीमल क्वारेंटाईन एण्ड सर्टिफिकेशन)

पशुओं के विदेशी रोगों से बचाव के लिए एक प्रभावी पशु संगरोध संगठन बहुत ही आवश्यक है। भारत में एक प्रभावी संगरोध सेवा की अत्यंत आवश्यकता है। विदेशी बीमारियां जैसे अफ्रीकन अश्व रोग, शूकर ज्वर, मैरैक्स रोग के प्रवेश से देश में बहुत अधिक पशुधन की हानि हुई थी।

अफ्रीकन अश्व रोग बीमारी का शायद राजस्थान सीमा से प्रवेश हुआ तथा इसका विशाल क्षेत्र में फैलाव हो गया। बहुत सारे बचाव व उपचार के साधन अपनाने के बाद भी इसके द्वारा सेना, पुलिस एवं दौड़ (रेस) के कीमती 28,230 घोड़ों की मृत्यु हो गयी थी, (इसके पहले कि इसको समूल नष्ट किया जा सका)। शूकर ज्वर से शूकरों में बहुत अधिक मृत्यु हुई। मैरेक्स रोग देश में आया तथा देश के बहुत से भागों में जड़ें जमा लीं तथा उसका नियंत्रण एवं उन्मूलन एक बहुत बड़ी समस्या हो गई। यह माना जाता है कि बिना उपयुक्त पशु विलगाव पर ध्यान दिये मुर्गियों के आयात से देश में विभिन्न मुर्गियों की बीमारियां जैसे – एवियन माइकोप्लाज्मा, संक्रामक ब्रोंकाइटिस, एवियन लिस्टिरियोसिस का देश में प्रसार हुआ।

समुद्र के रास्ते देश में पशुधन का आयात मुम्बई, चेन्नई, कोलकाता एवं कोचीन के रास्ते एवं वायुमार्ग से दिल्ली, मुम्बई, चेन्नई, कोलकाता, कोचीन एवं त्रिचुरापल्ली के हवाई अड्डों से करने की अनुमति है। पड़ोसी देशों से आयात भारत–पाकिस्तान सीमा के अटारी स्टेशन से करने की अनुमति है। प्रत्येक बन्दरगाह एवं हवाई अड्डे पर कस्टम विभाग के अधिकारियों को उसी प्रकार के अधिकार प्राप्त होते हैं जैसा कि अन्य वस्तुओं की स्थिति में होता है। इसे आयात कानून के अनुसार विनियमित, प्रतिबन्धित एवं वर्जित किया जाता है।

कानून के अन्तर्गत आयात किये गये पशुधन के साथ मान्य स्वास्थ्य प्रमाण पत्र भी आवश्यक होता है। बन्दरगाहों पर आयातित पशुधन की जाँच स्वास्थ्य प्रमाणन के लिए कस्टम अधिकारियों की सहायता के लिए सम्बन्धित प्रदेश के पशुपालन विभाग के द्वारा नामित अधिकारी सम्बन्धित राज्य के पशुधन आयात कानून के अन्तर्गत नियुक्त होता है। यदि मान्य स्वास्थ्य प्रमाण पत्र साथ में न हो तो सभी आयातित पशुओं को संगरोध में रोक लेना चाहिए। यदि संगरोध के समय किसी बीमारी का उदय होता है तो पशुओं को जब्त कर लिया जाएगा तथा उन्हें संगरोध में नब्बे दिनों तक बन्द रखा जाएगा।

भारत में पशुधन सम्पदा के हिसाब से पशुधन एवं पशु उत्पाद के निर्यात से होने वाली आय नगण्य है। इस प्रकार से अच्छी मात्रा में निर्यात की पर्याप्त सम्भावनाएं हैं, यदि आयात करने वाले देश को यह विश्वास दिलाया जा सके कि निर्यात होने वाले पशु एवं पशु उत्पाद संक्रमण के खतरे से मुक्त हैं।

सभी संगरोध केन्द्रों पर संगरोध में पशुओं को रखने के लिए तथा प्रयोगशाला जाँच के लिए पर्याप्त सुविधा उपलब्ध होनी चाहिए। कई देश भारत से पशुधन एवं पशु उत्पाद का आयात कर सकते हैं यदि उन्हे भरोसा हो कि भारत में उपस्थित पशु रोगों का विस्तार उनके देश में नहीं होगा। विश्व बाजार में हमारे पशु उत्पाद की काफी हिस्सेदारी हो सकती है यदि यह सुनिश्चित किया जा सके कि निर्यात होने वाले पशु तथा उस क्षेत्र जहाँ से आये हैं, संसर्गज या संक्रामक रोगों से मुक्त हैं तथा निर्यात से पहले अच्छी प्रकार से संगरोध किया गया था। इस लक्ष्य की प्राप्ति तभी हो सकती है यदि कुछ पूर्व–निर्यात संगरोध इकाईयों की स्थापना अलग किये हुए क्षेत्रों में स्थापित की जा सके जैसे अलग–अलग द्वीपों पर संगरोध करना। इस प्रकार के कई द्वीप हैं जहाँ पर इस प्रकार की सुविधा का विकास किया जा सकता है।

विभिन्न प्रदेशों में स्वास्थ्य प्रमाण पत्रों की जाँच के लिए निर्धारित अधिकारी निम्न हैं–

- नई दिल्लीः उप निदेशक, पशुपालन विभाग, दिल्ली प्रशासन, दिल्ली या उसका प्रतिनिधि।
- अटारीः निदेशक, पशुपालन, पंजाब, चण्डीगढ़ या उसका प्रतिनिधि।
- मुम्बईः प्रधानाचार्य, मुम्बई पशु चिकित्सा महाविद्यालय, परेल, मुम्बई या उसके प्रतिनिधि।
- कोलकाताः निदेशक पशु चिकित्सा सेवाऐं, पश्चिम बंगाल, कोलकाता या उसका प्रतिनिधि।

- चेन्नईः निदेशक पशुपालन, तमिलनाडु
- कोचीनः प्रधानाचार्य, पशु चिकित्सा महाविद्यालय, त्रिचूर, केरल या उसका प्रतिनिधि।

संगरोधन के नियम एवं पद्धति को सुव्यवस्थित करने के लिए पेरिस स्थित कार्यालय में अन्तर्राष्ट्रीय डेस इपीजुटिस (ओ.आई.ई.) एक अन्तर्राष्ट्रीय संगठन है जिसकी स्थापना 1924 में की गई थी। यह संसार भर में पशु रोगों के नियंत्रित करने के लिए जबाबदेह है।

ओ.आई.ई. द्वारा पशु संगरोधन के लिए विभिन्न रोगों के लिए निम्न समयावधि निर्धारित की गई है।

रोग	प्रजाति	संगरोध काल
संक्रामक श्वांसनलिकाशोथ (ब्रोकाइटिस)	चूजे	28 दिन
रेबीज	श्वान, बिल्ली	4 माह
जीवाणु संक्रमण	जेब्रा	2 सप्ताह
फाउल कॉलरा	मुर्गी	14 दिन
फाउल टायफाइड	मुर्गी	28 दिन
अफ्रीकन शूकर ज्वर	अफ्रीकन जंगली शूकर	40 दिन
ग्नाथोस्टोमियासिस	एर्माडिलोस	30 दिन
रानीखेत रोग	पक्षी	21 दिन
मुर्गी प्लेग	जंगली पक्षी	21 दिन
क्लामाइडिओसिस	मोर	45 दिन
एस्परजिलोसिस	सिटासिन पक्षियाँ	45 दिन
रिन्डरपेस्ट	गौवंश	21 दिन
सांसर्गिक गौजातीय फुस्फुसावरण निमोनिया	गौवंश	180 दिन
एनाप्लाज्मोसिस	गाय प्रजाति + जंगली रोमंथी पशु	100 दिन
तपैदिक/क्षय रोग	गौवंश प्रजातियाँ (नकारात्मक परिणाम के साथ)	3 महीना
पशुस्थानिक (इंजूटिक) गौजातीय ल्यूकोसिस	गौवंश प्रजातियाँ	4 माह
मिक्सोमैटोसिस	खरगोश	28 दिन
गलघोंटू	गौवंश	28 दिन
संक्रामक गौजातीय श्वांसनलिकशोथ	गौवंश	30 दिन

थिलेरियोसिस	गौवंश	28 दिन
औजेस्जकी रोग	शूकर	30 दिन
शूकर ज्वर	शूकर	6 हफ्ते
शूकर ब्रुसल्लोसिस	शूकर	30 दिन
शूकर संक्रामक जठरांत्रशोथ	शूकर	28 दिन
ब्रुसल्लोसिस	भेड़, बकरी	30 दिन
चेचक	भेंड़, बकरी	21 दिन
ब्लू टंग (नील जिह्वा)	भेंड़	40 दिन
संक्रामक बकरी फुस्फुसावरण निमोनिया	बकरी	180 दिन
पशुस्थानिक (इन्जूटिक) गर्भपात	भेंड़	3–6 सप्ताह
डाउरिन	घोड़ा	28 दिन
ग्लैन्डर्स	घोड़ा	30 दिन
अश्वीय साल्मोनेल्लोसिस	घोड़ा,	30 दिन
	गाभिन घोड़ी	6 सप्ताह
अश्वीय जुकाम (इंफ्लुऐंजा)	घोड़ा	28 दिन
जापानी मस्तिष्कशोथ (इनसेफिलाइटिस)	घरेलू एवं जंगली	28 दिन
संसर्गीय अश्वीय गर्भाशयशोथ	घोड़ा	30 दिन

डोपिंग

डोपिंग में कई पदार्थों का प्रयोग पशु का प्रदर्शन सुधारने के लिए किया जाता है एवं इसका हजारों साल पुराना इतिहास है, कम से कम ग्रीक एवं रोमन ओलम्पिक काल से, जब घुड़सवार धावक मशरूम एवं ओपियाड्स का प्रयोग करते थे। धावक घोड़े की धावक क्षमता बढ़ाने के लिए पूरे संसार में विभिन्न औषधियों एवं संपूरकों का प्रयोग होता रहा है। ड्रग्स एवं पोषक संपूरकों का प्रयोग कई कारणों से किया जाता है जैसा अच्छा महसूस होने की आशा, अच्छे स्वास्थ्य में बढ़ोत्तरी के लिए, रोग से बचाव के लिए, पुरानी बीमारी में सुधार के लिए, थकान कम करने या मांसपेशीय विकास में सुधार के लिए तथा शक्ति व सुन्दरता के लिए। इन पदार्थों के उत्पादक बताते हैं कि उनके रसायन से शरीर भार एवं शक्ति में सुधार होता है जबकि वसा में कमी होती है, ऊर्जा में वृद्धि, मोटर कौशल में वृद्धि, आक्सीरोधी प्रभाव प्रदान करते हैं तथा अन्य क्षमता में भी वृद्धि करते हैं।

इनके अंतर्गत उपचयी (एनाबोलिक) स्टेरॉयड जैसे आक्सीमेथलोन, स्टैनोजोलॉल, नैंड्रोलोन डेकानोएट एवं मेथैन्ड्रोस्टेनोलोन आते हैं। ऐसा विश्वास किया जाता है कि इनके

प्रयोग से मांसपेशीय विकास में सुधार होता है। इनका उच्च स्तर पर प्रयोग ताकत व बाह्य स्वरूप में सुधार प्रदान करता है। दूसरे रसायनों के अन्तर्गत बीटा–हाइड्राक्सी बीटा–मेथाइल ब्यूटारेट, कैफीन, कैल्शियम, कार्निटिन, क्रोमियम, क्लीन ब्यूटेराल, क्रीएटिन, डाइयूरेटिक्स, इफिड्रिन, नॉन–स्टेरायड शोथरोधी औषधियों जैसे (आइब्रूफेन, मेफेनेमिक् अम्ल, नैप्रोक्सेन, विटामिन एवं खनिज, एल्कोहल, मेथेम्फेटामाइन, मतिभ्रामक औषधियाँ एवं बार्बीचुरेट आदि आते हैं।

रक्त–डोपिंग एक प्रक्रिया है जिसमें अपने ही रक्त का प्रयोग कसरती क्षमता को बढ़ाने के लिए किया जाता है। इसके प्रयोग में तथाकथित लाभ एवं खतरों की जानकारी का होना आवश्यक होता है।

❐❐❐

अध्याय 13

प्रयोगशाला परीक्षण हेतु जैवपदार्थ का एकत्रीकरण, संरक्षण एवं परिवहन

(कलेक्शन, प्रीजरवेशन एन्ड ट्रांसपोर्ट ऑफ बॉयो–सैम्पल्स फॉर लैबोरेट्री एक्जामिनेशन)

पशुचिकित्सा में वैधानिक मुकद्‌मों की स्थिति में पशु चिकित्सक को रोग/विकार/चोट/कुअभ्यास से बचाव, नियंत्रण/चिकित्सा या न्यायालय के लिए जैवपदार्थ को आवश्यक निदान के लिए भेजना होता है। इसके लिए पशु चिकित्सक को रोगी/मृत पशु से जैव पदार्थ लेकर प्रयोगशाला को परीक्षण एवं निदान के लिए भेजना होता है।

इस बात का भी ध्यान रखना आवश्यक होता है कि निदान के लिए भजे जाने वाले नमूने एवं प्रयोग होने संरक्षक सम्यक है या नहीं क्योंकि इसके बिना प्रयोगशाला में ठीक–ठाक निदान नहीं हो सकता है। इससे पशु चिकित्सक एवं जांचकर्ता अनावश्यक समय एवं धन व्यय से बचेंगें। इस प्रकार से प्रयोगशाला–जांच के लिए एकत्र किये गये नमूने रोगी/मृत पशु शरीर का सम्यक प्रतिनिधि होना चाहिए तथा उसका संरक्षण एवं परिवहन इस प्रकार से होना चाहिए कि वह जब प्रयोगशाला मे निदान के लिए पहुंचे तो वह ठीक स्थिति में हो, जिससे ठीक से निदान किया जा सके।

इस बात का भी ध्यान रखना चाहिए कि प्रयोगशाला जांच के लिए भेजे जाने वाले नमूने रोगी पशु से बिना कोई उपचार दिये एकत्र किये जाने चाहिए, विशेष रूप से एंटीबायोटिक्स उपचार देने से। नमूने के साथ रोगी पशु का पूरा इतिहास एवं निम्न जानकारी अवश्य भेजना चाहिए।

1. नैदानिक इतिहास के साथ रोग के महत्वपूर्ण लक्षण।
2. रोगी पशु की (अ) जाति, (ब) नस्ल, (स) लिंग (द) उम्र।

3. रोगी पशुओं की संख्या एवं प्रभावित पशुओं की कुल संख्या।
4. बीमारी की अवधि।
5. बीमारी की अवधि या रोग लगने का समय।
6. मृत पशुओं की संख्या।
7. बीमार या चोटिल पशु की स्थिति तथा पशु के साथ किये गये अपराध का प्रकार।
8. भोजन की प्रकृति, दिये गये पानी का स्त्रोत, प्रबन्धन एवं आवास इत्यादि (किसी प्रकार किये गये परिवर्तन का वर्णन)।
9. टीके का प्रकार एवं लगाये जाने की तिथि।
10. दिये गये उपचार के बारे में।
11. शव परीक्षण में दिखाई देने वाले घाव इत्यादि।
12. मृत्यु एवं नमूने लेने के बीच की अवधि।
13. सही नामांकन एवं पहचान।

    (अ) मालिक का नाम एवं पता।

    (ब) अनुमानित निदान ।

    (स) एकत्रित किए गये नमूने का प्रकार, नमूने का नम्बर, नमूने का स्त्रोत, मुकद्में का नम्बर इत्यादि।

उपयुक्त पैकिंग (सुटेबल पैकिंग)

विशिष्ट वाहक के द्वारा नमूने को भेजना चाहिए विशेष रूप से उस समय जब बर्फ में भेजा जाता है। इस स्थिति में उस पर ऊपर वर्णित सूचना लिखी होनी चाहिए तथा एक पत्र अलग से डाक द्वारा भेजा जाना चाहिए।

नमूने का एकत्रीकरण (कलेक्शन ऑफ सैम्पल)

(अ) बीमार पशु से विशेष रूप से तीव्र अवस्था वाले पशु से जल्दी से जल्दी नमूने एकत्र करना चाहिए।

(ब) मृत पशु से मृत्यु के तुरन्त बाद। एवं,

(स) वध किये पशु से वध के तुरन्त बाद।

सारणी 1: प्रयोगशाला निदान को भेजे जाने वाले पशु–चिकित्सा वैधानिक (वेटेरोलीगल) नमूने का एकत्रीकरण, उसका उद्देश्य एवं संरक्षण

नमूना	उद्देश्य	प्रयुक्त परिरक्षक
मल	अ. हेलमिंथिक अण्डे	4–10 प्रतिशत फार्मलिन
	ब. काक्सिडिया के अण्डे	2.5 प्रतिशत पोटेशियम डाइक्रोमेट
	स. साल्मोनेल्ला कल्चर आदि	अच्छी प्रकार से इमल्सीफाइड विलयन
परजीवी नमूने	अ. सामान्य रूप से सभी परजीवियों के लिये	20 ग्राम मल का निर्जिवीकृत डिब्बे में 5–10 प्रतिशत फार्मलिन सैलाइन या 70 प्रतिशत एल्कोहल, 5 प्रतिशत ग्लिसरिन को भी मिलाया जा सकता है जिससे नमूने सूखे नहीं।
	ब. बाह्य परजीवी (किलनी, जूॅ, एवं मध्यस्थ परपोषी)	70 प्रतिशत एल्कोहल या क्लोरोफार्म मिश्रण में या बिना कुछ मिलाये हुये ही कागज पर एकत्र करके 70 प्रतिशत एल्कोहल या 50
	स. कीट, पतंगे, जूॅ, मक्खी एवं लार्वा	प्रतिशत फार्मलिन में
मूत्र	अ. जीवाणुओं की जांच के लिये ब. रासायनिक जांच के लिये	बिना संरक्षक मिलाये, बर्फ में, टोल्यूईन (पर्याप्त मात्रा) जिससे नमून पर एक मोटी सतह बन सके। फार्मलिन (40 प्रतिशत, 2 बूंद प्रति औस मूत्र के लिय, यह शर्करा के लिये गलत रूप से धनात्मक क्रिया दे सकता है)।
	i. अमोनिया, क्रिएटिन, एल्फा एमीनो नाइट्रोजन	थाइमोल (0.1 ग्राम / 100 मि.ली. मूत्र) एल्ब्यूमिन के लिये गलत रूप से धनात्मक क्रिया दे सकता है।
	ii. हार्मोन्स के लिये	कोई परिक्षक प्रयोग नहीं होता है।
	iii. कैल्शियम एवं फारफोरस के लिये	सान्द्र हाइड्रोक्लोरिक अम्ल
	iv. साइटोलोजिकल परीक्षण के लिये	30 मि.ली. मूत्र के साथ 30 मि.ली. 40 प्रतिशत एथेनाल
	iv. कीटोस्टीरायड्स के लिये	5 मि.ली. क्लोरोफार्म मिलाना चाहिये।
	vi. लेप्टोस्पाइरा	पशु से मूत्र एकत्र करने से पहले 24 घंटे पशु को एल्केनाइज करना चाहिये एवं 20 मिनट के अन्दर परीक्षण (डार्क फिल्ड इलुमिनेशन) करना चाहिये।

नमूना	उद्‌देश्य	प्रयुक्त परिरक्षक
रक्त		
(क) रक्त का लेप	1. जीवाणुओं के लिये (एंथ्रैक्स, पास्चुरेल्ला इत्यादि) 2. प्रोटोजोआ एवं डी.एल.सी. के लिये	स्लाइड के पिछले हिस्से को आग की लौ पर तीन–चार बार रखते है। मिथाइल एल्कोहल (3–5 मिनट) एवं एब्सलूट एल्कोहल (एथाइल एल्कोहल) में 15 मिनट
(ख) रक्त	1. हिमेटोलोजी के लिये	कोई थक्कारोधी जैसे इडीटीए, सोडियम साइट्रेट, चार भाग पोटेशियम आक्सलेट एवं छः भाग अमोनियम ऑक्सीलेट का मिश्रण एवं हिपैरिन आदि।
	2. कल्चर (जीवाणु एवं संचरण परीक्षण)	कोई भी संरक्षक नहीं मिलाना चाहिये तथा नमूने को बर्फ मे रखकर विशेष संदेश वाहक द्वारा भेजना चाहिये।
	3. विषाणु पृथक्कीकरण	बर्फ में रखकर बिना परिरक्षक मिलाये या बफर ग्लिसरिन या 50 प्रतिशत ग्लिसरिन सैलाईन (बराबर मात्रा में ग्लीसिरन + नार्मल सैलाइन)
	4. जैविक परीक्षण	
	रक्त यूरिया	2 मि.ली. रक्त को पोटेशियम ऑक्सलेट के साथ
	रक्त शर्करा	2 मि.ली. रक्त को सोडियम फ्लुराइड या पोटेशियम ऑक्सलेट
	कैल्शियम मैग्नीशियम	हिपेरिन मिलाया हुआ रक्त में ऑक्सलेट नहीं मिलाया जाता है।
	हिस्टामिन	5 मि.ली. ऑक्सलेट युक्त रक्त
	कीटोन	2 मि.ली. रक्त में आक्सलेट या सोडियम फ्लुराइड
	थाईमिन	2 मि.ली. हिपैरिन मिलाया हुआ रक्त
	ट्रांसकिटोलेज उत्प्रेरक	10 मि.ली. हिपैरिन मिलाया हुआ रक्त
	पाइरूवेट	सिट्रेट या 10% ट्राईक्लोरोएसिटिक अम्ल या 3% परक्लोरिक अम्ल में 5 मि.ली. रक्त
(ग) सीरम नमूना (युग्मित)	1. सीरोलोजिकल परीक्षण	फिनोल या मेर्थियोलेट (1 भाग 5 प्रतिशत फिनोल या 1 भाग 0.1 प्रतिशत मेर्थियोलेट विलयन को 9 भाग सिरम में) यदि इसे विशेष परिवहन या व्यक्ति के हाथों भेजना हो तो रक्त को बर्फ में रखकर बगैर परिरक्षित किये भेजना चाहिये।
	2. जैवरासायनिक परीक्षण	धातु के संसर्ग से बचाना चाहिये। 2 मि.ली. सिरम या 1 ग्राम शुष्क यकृत के ऊतक
	3. इम्यूनोफ्लुरोसेंट परीक्षण	सीरम (ताजा एकत्रिम या हिमीकृत ऊतक)

नमूना	उद्देश्य	प्रयुक्त परिरक्षक
	4. कैल्शियम, लोहा, कीटोन, लाइपेज, मैग्नीशियम, आयोडीन	1–2 मि.ली. सीरम।
प्लाज्मा एवं सिरम	1. एल्केलाइन फास्फेटेज, एसिड फास्फेटेज, एमाइलेज, बिलरूबिन, कोलेस्टेराल, पोटेशियम ट्रांसमिनेज	1 मि.ली. हिपैरिन मिला हुआ प्लाज्मा या 1 मि.ली. सिरम, सिरम या प्लाज्मा अविघटित रक्त से प्राप्त होना चाहिए (संदेश वाहक द्वारा)।
	2. इलेक्ट्रोफोरेसिस	0.5 मि.ली. हिपैरिन मिलाया हुआ प्लाज्मा एवं सिरम।
	3. क्रिएटिनीन, अकार्बनिक फास्फोरस कुल प्रोटीन, सोडियम	2 मि.ली. हिपेरिन मिलाया प्लाज्मा एवं सीरम।
	4. विटामिन ए	3 मि.ली. हिपैरिन मिला हुआ प्लाज्मा जिसमें 3 मि.ली. पूर्ण एल्कोहल मिला हो (प्रकाश से दूर रखना चाहिये)।
	5. विटामिन ई	10 मि.ली. सीरम (जिसे–200 सेन्टीग्रेड पर संरक्षित किया गया हो) एवं 20 ग्राम ऊतक, 5 मि.ली. सीरम या 1 ग्राम यकृत को 4–10 प्रतिशत फार्मलिन में।
	6. विटामिन बी$_{12}$	5 मि.ली. सीरम या 1 ग्राम यकृत।
सेरेब्रोस्पाइनल द्रव	अ. ल्यूकोसाइट	इ.डी.टी.ए.
	ब. ग्लुकोज	सोडियम फ्लोराइड।
दूध	अ. जीवाणु से उत्पन्न होने वाले रोग (थनैला या दूसरे जीवाणु)	बगैर संरक्षक के बर्फ में।
	ब. तपैदिक वाले जीवाणु	0.1 प्रतिशत बोरिक अम्ल या 2 प्रतिशत बौरैक्स (100 मि.ली. दूध)।
बलगम	अ. जीवाणु या परजीवियों का परीक्षण	संरक्षण का उपयोग नहीं करना चाहिए। लौ पर फिक्स करके।
	ब. तपैदिक के लिये	
मवाद, गाढ़ा स्त्राव (इक्सुडेट)	अ. सूक्ष्मजीव परीक्षण	स्लाइड की साफवाली सतह पर मवाद का लेप जिसे लौ पर फिक्स किया गया हो।
	ब. कल्चर परीक्षण	फोड़े से सीधे किसी निर्जीवीकृत बर्तन (डिब्बी) में या निर्जलीकृत स्वेब पर
बायोप्सी नमूने	अ. रक्त से सम्बन्धित बीमारी	अस्थि मज्जा का लेप (स्मीयर)
	ब. ट्यूमर (लिम्फोसारकोमा के समान)	लिम्फनोड का एक भाग या ट्यूमर को 10 प्रतिशत फार्मल सलाईन में।
	स. यकृत में तॉबा एवं विटामिन ए की मात्रा की माप	0.5 ग्राम यकृत के ऊतक में 5 मि.ली. पूर्ण एक्कोहल या 3.3 प्रतिशत हाइड्रोक्यूनोन में (तुरन्त भेजना चाहिये)।
	द. चमड़ी की बायोप्सी या किसी भी अंग की बायोप्सी	10 प्रतिशत फार्मल सलाईन

नमूना	उद्देश्य	प्रयुक्त परिरक्षक
ऊतक	अ. जीवाणु परीक्षण एवं संचरण परीक्षण	कीटाणु विहीन एकत्रित नमूने को बर्फ में (परिरक्षित न करें)।
	ब. विषाणु परीक्षण	5 प्रतिशत ग्लिसरिन सलाईन।
	स. हिस्टौपैथेलोजिकल परीक्षण	लगभग 0.5 सेमी मोटाई के ऊतक को 10 प्रतिशत फार्मल सलाईन (10 से 25 गुना मात्रा) में। लिये गये ऊतक में रोगी एवं स्वस्थ ऊतक दोनो ही होने चाहिये।
रक्तोदकीय गुहा द्रव (प्लुरल, पेरिकार्डियल)	जीवाणु एवं साइटोलोजिकल परीक्षण	कोई भी परिरक्षक प्रयोग नहीं होना चाहिये।
साइनोवियल द्रव	जीवाणु एवं साइटोलोजिकल परीक्षण	थक्का बने हुये (2–3 मि.ली.) नमूने एवं दूसरे बिना थक्का बने हुये (2 मि.ली.) को इ डी.टी.ए. या सोडियम साइट्रेंट के साथ
वीर्य / योनिश्राव	अप्राकृतिक सम्भोग के लिये	बर्फ में बिना किसी परिरक्षक के

नोटः क्लोरोफार्म–फार्मलिन मिश्रण की तैयारीः अधिक मात्रा में क्लोरोफार्म को 10 मिली. फार्मलीन में मिलाकर उसे अच्छी प्रकार मिश्रित करना होता है। क्लोरोफार्म को सतह में बैठने देना होता है। ऊपरी विलयन क्लोरोफार्म, फार्मलिन विलयन है। इसमें किलनी एवं माइट अपने प्राकृतिक रंग में बने रहते है।

प्रयोगशाला परीक्षण को भेजे जाने वाले नमूने

(अ) पोषण की कमी वाले रोग

प्रोटीन की कमी	5 मि.ली. सीरम (एवं साथ में 10 मिली रक्त में एक बूँद टोलून आक्सलेट मिलाकर)
कैल्शियम, फास्फोरस	5 मि.ली. सीरम (उसमें एक बूँद मिलाकर) अमोनियम आक्सलेट का प्रयोग नहीं होना चाहिये। 50–100 ग्राम हड्डी जैसे कास्टोकान्ड्रल जंक्सन वर्टिब्रो की लम्बी हड्डी, दॉत (यकृत, वृक्क, प्लीहा) को 10 प्रतिशत फार्मल सलाईन में।
मैंग्नीज की कमी	10 मि.ली. आक्सलेट मिलाया हुआ रक्त, 20 ग्राम यकृत आसवित स्प्रीट में।
आयोडिन	20 मि.ली. रक्ल प्लाज्मा, थायराइड ग्रंथि को आसवित स्प्रीट एवं फार्मल सैलाईन में।
फ्लोरिन	100 मि.ली. ताजा मूत्र, 500 मिली संदेह वाला पानी, हड्डी (पेल्विक बोन) के हिस्से, मोलर दॉत, एवं हड्डी के टुकड़े, कोस्टोकोंड्रल जंक्सन एवं रीढ़ की हड्डी को 10 प्रतिशत फार्मल सलाईन में डालकर

विटामिन ए	15 मि.ली. सीरम, 10 ग्राम यकृत को 40 मिली 10 प्रतिशत पोटेशियम हाइड्राइड विलयन में, पैरोटिड ग्लैण्ड, आप्टिक नर्व एवं मुलायम विसरा को 10 प्रतिशत फार्मल सलाईन में।
हरा चारा दाना एवं चारे के नमूने	250 ग्राम, प्रत्येक को लिफाफे में बन्द करके।
किटोसिस	50 मि.ली. आक्सलेट मिला हुआ रक्त, 100 मि.ली. ताजा मूत्र।

(ब) जहर एवं विषाक्तता : सामान्य रूप से नियमानुसार कोई परिरक्षक प्रयोग नहीं किया जाता है।

सामान्य रूप से दिया हुआ जहर	सिरम (5 मि.ली.), सम्पूर्ण रक्त (10 मि.ली. प्राथमिक रूप से हिपेरिन में परिरक्षित), मूत्र (50 मि.ली.), यकृत, वृक्क, प्लीहा, आमाशयिक पदार्थ (50 ग्राम प्रत्येक), ऊतक को बर्फ में जमाकर या एल्कोहल या फार्मलिन में परिरक्षित, आहार एवं पानी के नमूने (बिना परिरक्षक मिला हुआ), सूखा गोबर।
अंतु विषाक्तता	यकृत एवं आमाशयिक पदार्थ को तुरन्त (24 घंटें के अन्दर)
अमोनिया	पूरा रक्त जिसमें कम से कम एक इंच ऊपर तक मिनरल तेल पड़ा हुआ हो (बारह घंटे के अन्दर)
आर्सेनिक	यकृत, प्लीहा एवं मूत्र।
कार्बन मोनो आक्साइड	पूरा रक्त (चार घंटे के अन्दर)।
साइनाइड	चारा, आमाशय एवं रूमेन कान्टेन्ट, पूरा रक्त, यकृत एवं मॉसपेशियों को 1 प्रतिशत मर्क्युरिक क्लोराइड का घोल।
उर्वरक	अमाशय एवं रूमेन के पदार्थ, पूरा रक्त।
सीसा	यकृत, रक्त (ई.डी.टी.ए.), साट्रेट को प्रयोग नहीं, क्रोनिक में हड्डी
पारा	यकृत, वृक्क, आमाशय एवं आंत के पदार्थ को फार्मल सैलाइन में डालकर।
नाइट्रेट एवं नाइट्राइट	सीरम, आहार एवं पानी, ऊतक की ज्यादा उपयोगिता नहीं है।
आक्जलेट	सिरम, अपरिक्षित एक वृक्क, वृक्क के भाग को फार्मल सलाईन में।
कार्बनिक जीव विष (आर्गेनोफास्फेट)	शरीर की वसा एवं हिपैरिन मिला हुआ रक्त।
फिनोल	अमाशय या रूमेन के पदार्थ।
फिनोथीयाजीन	मूत्र, सीरम एवं रक्त।
सेलेनियम	रक्त, यकृत प्लीहा, वृक्क, बाल एवं खुर, चिरकालीक अवस्था में 10 मि.ली. सम्पूर्ण रक्त, 1 ग्राम बालएवं 1 ग्राम प्रत्येक ऊतक।
फास्फोरस	अमाशय या रूमेन के पदार्थ, सीरम।

स्ट्रीकनीन	अमाशय के पदार्थ, मूत्र।
यूरिया	पूर्ण रक्त को मिनरल तेल में, चारे के नमूने (12 घन्टे के अन्दर)।

स. कवक से एवं कवक विष जनित रोग'

एक्टिनोमाइकोसिस एवं एक्टिनोवेसिलोसिस	घाव के गहराई से मवाद का लेप। प्रभावित अंग को बर्फ एवं फार्मल सैलाइन में।
एस्परजिलोसिस	यकृत एवं फेफड़े के प्रभावित भाग को 20 प्रतिशत ग्लिसरिन एवं फार्मल सलाईन विलयन में डालकर।
दाद	चमड़ी की खुरचन एवं बाल के नमूनों को 5 प्रतिशत फार्मलिन विलयन में या अपरिरक्षित।
एफ्लाटाक्सिकोसिस	शक वाले आहार का नमूना (50 ग्राम), यकृत, वृक्क एवं दूसरे अंग जिस पर घाव हो, उसे फार्मल सैलाईन में रखकर।
डेग्नाला रोग	शक वाले घाव का एवं पुआल तथा प्रभावित अंग (कान का किनारा, पूंछ एवं खुर आदि) को फार्मल सलाईन में।

द. परजीवि रोग

एनाप्लाजमयिता	साइट्रेट या ऑक्सलेट मिले हुए बीमार पशु के रक्त की पतली फिल्म, हिमीकृत सिरम या 2 प्रतिशत वीटा–प्रोपिओनेट में परिरक्षित।
बबेसियता	फार्मलिन में गोबर डालकर एवं या पोटेशियम डाइक्रोमेट विलयन में। आंत के उस भाग को जिसमें घाव दिखाई दे रहा हो उसे 100 प्रतिशत फार्मल सलाईन में।
काक्सीडियोसिस	पतली रक्त की स्मीयर, हृदय से प्राप्त रक्त, प्लीहा एवं मरे हुए पशु के वृक्क का स्मीयर।
फाइलेरियता	माइक्रोफिलेरिया के प्रदर्शन के लिए रक्त की गाढ़ी लेप, सम्पूर्ण रक्त या विघटित रक्त (एसिटिक अम्ल के साथ) रक्त को सेंट्रीफ्यूज करके उपयुक्त होता है।
थाइलेरियता	साइट्रेट या आक्जलेट मिले हुए रक्त की पतली लेप। प्रीकैप्सुलर लसिका ग्रन्थि की बायोप्सी द्वारा प्राप्त पदार्थ। लिम्फनोड, यकृत, वृक्क, अमाशय (एबोमेजम) के भाग को बर्फ एवं फार्मल सैलाइन में डालकर।
ट्राइकोमोनिएसिस	योनि श्राव जिसे गर्भपात के 24 घंटे तक या मद काल के समय, प्रीप्यूसियल वाशिंग।
खाज	चमड़ी की खुरचन को बिना किसी परिरक्षक के एवं 5 प्रतिशत फार्मल सैलाइन विलयन में।

य. विषाणु जनित रोग

नील जिह्वा (ब्लू टंग)	हिपैरित, ई.डी.टी.ए. एवं सोडियम साइट्रेट में परिरक्षित रक्त

खुरपका एवं मुंहपका, वेसिकुलर स्टोमैटाइटिस वेस्कुलर इक्थिमा	वेसिकुलर द्रव एवं इपिथिलियम जिसे 50 प्रतिशत बफरीकृत जिर्नमीकृत ग्लिसरिन सलाईन में परिरक्षित।
मैलिग्नैन्ट कैटराह	बर्फ में लिम्फनोड एवं प्लीहा या 50 प्रतिशत ग्लिसरिन सलाईन या सोडियम साइट्रेट या हिपेरीन एवं सभी प्रभावित अंग को फार्मल सलाईन में।
म्यूकोजल रोग एवं वाइरल डायरिया	नसिका फाहा, ऊतक या बर्फ में रक्त के नमूने, लसिका ग्रन्थि, प्लीहा, यकृत फेफड़ों के टुकड़े को 50 प्रतिशत ग्लिसरिन सलाईन एवं 10 प्रतिशत फार्मल सलाईन में।
दानेदार त्वचा शोथ (पस्चुलर डर्मेटाइटिस	50 प्रतिशत में स्वैब या अपरिरक्षित पाक लेसन को 10 प्रतिशत फार्मल सलाईन में।
रैबीज	पूरे सिर को बर्फ में बन्द करके या 50 प्रतिशत ग्लिसरिन सैलाइन में आधा ब्रेन (लम्बवत काटा हुआ) या डाइक्रोमेट विलयन में (पोटेशियम डाइक्रोनेट 3 ग्राम, 5 मि.ली. ग्लैशयल एसिटिक अम्ल एवं आसवित जल 95 मि.ली.)
रिंडरपेस्ट	फाइब्रीन पृथकीकृत रक्त या डी.डी.टी.ए. में 100 मि.ली. रक्त या सोडियम साइट्रेट एंव 50 मि.ली. सिरम, जब पशु उच्च तापकम (बुखार) से पीड़ित हो। बर्फ या बलरीकृत प्लीहा के टुकड़े या बफरीकृत ग्लीसरिन सलाईन में।
संक्रामक गौवंशीय श्वांसनलिका शोथ (आई.बी.आर.)	प्रभावित श्वांसनलिका शोथ एवं टर्बिनेट हड्डी को 10 प्रतिशत फार्मल सलाईन 0.5 मि.ली. सीरम को सीरम न्यूट्रेलाइजेशन टेस्ट हेतु।

* 50 प्रतिशत बफरीकृत ग्लीसरिन सलाईन सामान्य परिरक्षक के रूप में प्रयोग होता है एवं विलगाव तथा पशु संरोपण (इनोकुलेशन) जाँच के लिए भी प्रयोग किया जाता है। विलगाव (ऊतक संवर्धन) के लिए ताजा ऊतक या शीतीकृत होना चाहिए न कि हिमीकृत (जमा हुआ)। रक्त के नमूने ई.डी.टी.ए. में (यदि बिना ठंडा किये हुए भेजना हो) एवं 50 प्रतिशत ग्लीसरिन सैलाईन में एकत्रित किये जाने चाहिए)। विषाणु जनित के नमूनों को ओ.सी.जी. विलयन (पोटेशियम आक्सलेट 50 ग्राम, कार्बोलिक 50 मि.ली., ग्लिसरिन 5 लीटर आसवित जल 8240 मिली) में 1 मि.ली. प्रति 2 मि.ली. रक्त हेतु एकत्र किया जाना चाहिए परन्तु यह कम विश्वसनीय है।

र. जीवाणु जनित रोग

एंथ्रेक्स	गाढ़ा रक्त लेप (स्मीयर) एवं रक्त, कान की नस से प्राप्त रक्त का फाहा, चमड़ी (कान) के टुकड़े एवं द्रव संदेह की स्थिति में लिम्फनोड का लेप या पेरिटोनियल द्रव एवं ऊतक के टुकड़े। ऐंथ्रेक्स की स्थिति में शव परीक्षण नहीं करना चाहिए।

बैसिलरी हिमोग्लोबुनेरिया	घाव प्रदर्शित करने वाले यकृत के हिस्से को बर्फ में एवं फार्मल सलाईन में अलग–अलग।
ब्लैक रोग	परिगलित ऊतक (यकृत) के नमूने को बर्फ एवं फार्मल सलाईन।
लंगड़ी एवं असाध्य शोफ	रक्तस्त्रावित मांसपेशी का लेप, मृत्यु के तुरंत बाद गाढ़ा स्त्राव, प्रभावित मांसपेशी का हिस्सा, हवा में सूखी हुई या बर्फ में एवं फार्मल सलाईन से भीगे कपड़े में अलग से
बाटुलिज्म	संदेहयुक्त भोजन, आंत के हिस्से को बर्फ में रखकर
ब्रुसेल्लोसिस	रक्त एवं सीरम के नमूने, परीक्षण के लिए दूध, गर्भपात की अवस्था में गर्भ शिशु या गर्भ शिशु की आमाशय एवं हृदय एवं गर्भनाल को बर्फ में, योनि का श्लेष्मा, मादा का दूध।
क्लास्ट्रीडियल आंत्र विषाक्तता (इंटेरोटाक्सिमिया)	रक्त स्मीयर, 2–3 मि.ली. रक्त, हृदय का रक्त 1–2 मि.ली. या शोफ द्रव या स्वेब, यकृत फेफड़े, वृक्क एवं प्लीहा के टुकड़ों को 10 प्रतिशत फार्मल सैलाइन में लम्बी हड्डी को चारकोल में बन्द करके।
गल घोंटू (हिमोरेजिक सेप्टीसीमिया)	रक्त स्मीयर (लेप), 2–3 मि.ली. रक्त, हृदय रक्त 1–2 मि.ली., शोफ द्रव या फाहा यकृत, फेफड़े, वृक्क, एवं प्लीहा के टुकड़े को 100 प्रतिशत फार्मलिन में, लम्बी हड्डी को चारकोल के साथ बन्द करके।
जोन्स रोग	जल्दी का निकला हुआ अधिक मात्रा में नमूना, मलाशय से हाथ द्वारा निकाला गया नमूना, मलाशय की श्लेष्मा के खुरचन का लेप, बर्फ में लहवान्त्र एवं मेसेंट्रीक लिम्फनोड्स के टुकड़े या 25 प्रतिशत ग्लीसरिन या फार्मल सलाईन में अलग–अलग।
लेप्टोस्पाइरोसिस	वृक्क एवं यकृत के भाग को बर्फ में एवं फार्मल सलाईन में। रक्त (जिसे बुखार के दौरान लिया गया हो) को बर्फ में। ताज़े मूत्र को बर्फ में, रक्तोदक (सीरम) अलग से।
लिस्टेरियोरिस	इनसिफेलाइटिस (चक्रीय रोग या सेप्टीसिमिया), मस्तिष्क, यकृत, प्लीहा एवं वृक्क को बर्फ में या फार्मल सलाईन में अलग–अलग।
गौवंशीय संस्पर्शक फुस्फसावरण निमोनिया	सीरम, फेफड़े एवं लिम्फनोड्स के प्रभावित भाग, प्लुरोन्यूमोनिया (सी . बी.पी.पी.) बर्फ में एवं लिम्फनोड्स को बर्फ में एवं फार्मल सलाईन में।
अन्य संक्रामक कारणों से निमोनिया	फेफड़े एवं प्रभावित लिम्फनोड्स के रोग से प्रभावित हिस्से, ग्लीसरिन सलाईन एवं रोग प्रभावित फेफड़े के भाग को फार्मल सैलाईन में एवं सीरम।
पायोसेप्टिसिमिया नेकोनेट्रम (पूतिजीवरक्तता नवजात बछड़े में एवं पशुओं में पैराटाइफाइड)	मेसेन्ट्रीक लिम्फनोड एवं वृक्क प्लीहा एवं यकृत के हिस्से को बर्फ में। आंत के भाग को फार्मल सलाईन में।

तपैदिक/क्षय रोग	छालों वाला भाग (लिम्फनोड, फेफड़ा, यकृत, प्लीहा, गर्भाशय, वृक्क इत्यादि) बर्फ में बिना परिरक्षक के या 25 प्रतिशत ग्लीसरिन सलाईन एवं फार्मल सलाईन। थूक–लेप गर्म करके, फिक्स करके।
विब्रीओसिस	योनि श्लेष्मा शिश्न त्वचा मार्जन द्रव गर्भस्थ शिशु या उसके अमाशय का भाग बर्फ में।
थनैला (जीवाणुक)	गर्भाशयी श्राव निर्जलीकृत बर्तन में 5–10 मि.ली. दूध, 5 प्रतिशत बोरिक अम्ल विलयन मिलाना चाहिए (1 मि.ली./9 मि.ली. दूध की दर से)
गर्भपात	शीतीकृत गर्भपातित भ्रूण (बर्फ में जमा हुआ न हीं होना चाहिए)। ब ड़े आकार के गर्भ की स्थिति में– हृदय का रक्त, अमाशय के पदार्थ (10–20 मि.ली.) शरीर का द्रव, फेफड़ा, यकृत, वृक्क, प्लेसेन्टा, प्लीहा एवं भ्रूण का सीरम बिना परिरक्षक के। उपर्युक्त अंग, मस्तिष्क, लार ग्रंथि एवं अन्य कोई भी अंग जिसमें छाले दिखें, को 10 प्रतिशत फार्मल सलाईन में। सभी स्थितियों में गर्भपात हुई मादा से गर्भपात के समय एकत्रित किया गया रक्तोदक (सीरम) तथा 1–2 सप्ताह बाद में एकत्रित किया गया रक्तोदक भेजना चाहिए। (यदि गर्भपात के प्रथम सप्ताह में प्राप्त रक्तोदक ब्रुसेल्लोसिस के लिए नकारात्मक हो तो गर्भपात के तीन सप्ताह के बाद पुनः परीक्षण करवाना चाहिए)।

❑❑❑

अध्याय 14

सामान्य विष एवं उनका उपचार

(कॉमन पॉयजन्स एन्ड देअर ट्रीटमेन्ट)

सामान्य विष एवं उनका उपचार

विष का प्रकार (विषैला पदार्थ)	विष का स्रोत	मुख्य लक्षण	उपचार का तरीका
अम्ल (सल्फयूरिक, नाइट्रिक एवं हाइड्रोक्लोरिक)	1. दुर्घनावश मिश्रित चारा 2. आमाशयिक पी. एच. में परिवर्तन (अपच) या इंजेक्शन आदि, 3. उपचारात्मक दवा के मिश्रण की गलती से।	ओकाई, पेट में दर्द, दस्त, दौरा, लड़खड़ाई चाल, बेचैनी, सांस लेने में तकलीफ, अफारा, ऊपरी पाचन नली की श्लेष्मा झिल्ली में घाव	1. चाक या केवलिन पाउडर को खिलाना (150–200 ग्राम) 2. सोडा बाई कार्बोनेट 15–30 ग्राम एवं 3.2 प्रतिशत सोडियम बाईकाबोनेट को मुख द्वारा देना 3. चूने का पानी उसके बाद सेडेरिन एवं उद्दीपक / जलने की स्थिति में पहले पानी से धोना उसके बाद पानी मिले क्षार से धोना, 4. दूसरे कमज़ोर क्षार, दूध एवं पानी।
क्षार (कास्टिक सोडा, कास्टिक पोटाश एवं दूसरे कमज़ोर क्षार)	1. दुर्घटानावश मिश्रित चारा 2. आमाशयिक पी.	ज्यादा या कम तौर पर ऊपर वर्णित लक्षण	1. 5 प्रतिशत एसिटिक अम्ल / साइट्रिक अम्ल / ग्लैशियल

विष का प्रकार (विषैला पदार्थ)	विष का स्रोत	मुख्य लक्षण	उपचार का तरीका
सोडियम कार्बोनेट, बाईकार्बोनेट	पी.एच. में परिवर्तन (अपच) या इंजेक्शन आदि, 3. उपचारात्मक दवा के मिश्रण की गलती से।		एसिटिक अम्ल को शरीर भार के अनुसार एवं जो विष की सघनता के ऊपर निर्भर करती है। सामान्यतया आधा से एक लीटर मुख द्वारा देना चाहिए। 2. कमज़ोर अम्ल जैसे एसिटिक अम्ल / साइट्रिक अम्ल / ग्लैशियल एसिटिक अम्ल / हाइड्रोक्लोरिक अम्ल (10–20 मि.ली. को) एक लीटर पानी में मिलाकर मुख द्वारा या रूमेन में देना चाहिए। 3. सिरका 100–250 मिली मुख द्वारा। 4. खट्टी शराब 150–300 मि.ली. में पानी मिलाकर मुख द्वारा। 5. दूध, डिमुलेसेंट्स एवं तेल।
अमोनिया (सल्फेट या नाइट्रेट फर्टिलाइजर)	1. उर्वरक मिश्रित आहार 2. उपचार में अत्यधिक मात्रा का होना या 3. यूरिया खाने से।	सांस लेने में कठिनाई, दौरा, बेचैनी, फेफडों का शोफ जिसके परिणाम स्वरूप साँस लेने में परेशानी, पेट में दर्द, उच्च नाड़ी दर एवं संघर्षपूर्ण मृत्यु।	1. क्षार विष की भांति उपचार। जब सांस का रास्ता प्रभावित होने लगे, उस समय पानी मिले हुए एसिटिक अम्ल या साइट्रिक अम्ल न कि पानी की भाप को अन्दर लेना। जब अमोनिया विष का प्रभाव हो उस

विष का प्रकार (विषैला पदार्थ)	विष का स्रोत	मुख्य लक्षण	उपचार का तरीका
			समय 2 लीटर, 5 प्रतिशत एसिटिक अम्ल को किसी प्रभावी विष–प्रतिरोधी के साथ।
आर्सेनिक	1. संक्रमित आहार जिसमें आर्सेनिक का छिड़काव हुआ हो। 2. दुर्घनावश आर्सेनिक विष का प्रयोग। 3. सान्द्र आर्सेनिक डिपर जिसे पशुओं में बाह्य परजीवी के नियंत्रण के लिए छिड़काव किया गया हो। आर्सेनिक उत्पाद द्वारा खरपतवार नियंत्रण, कीट विष एवं लकड़ी संरक्षक के रूप में प्रयोग।	तेज पेट दर्द, लड़खड़ाती चाल, पक्षाघात अत्यधिक लार का निकलना एवं प्यास तथा उल्टी। उपतीब्र परिस्थिति में सांस लेने में परेशानी, पिछले दौरा, शरीर के भाग में पक्षाघात, एम्बोलिक इक्सट्रिमिटिज का ठंडा पड़ जाना, दस्त, बेहोशी एवं मृत्यु।	1. पेट की गर्म पानी या तैलीय धुलाई या क्षारीय धुलाई। 2. शीघ्र वमनकारी औषधि 3. प्रेसिपिटेटिड आयरन ऑक्साइड को इमरजेन्सी स्थिति में। फेरिक क्लोराइड एवं धुलाई के सोडा को मस्लिन या पतले कपड़े से छानकर हल्के गर्म पानी में मिलाकर 5–10 मिनट के अन्तराल पर देना चाहिए या 3 भाग फैरिक क्लोराइड को 17 भाग पानी में मिलाकर 5–9 मि.ली. मात्रा का 5–9 मिनट के अन्तर पर देना चाहिए। 4. सोडियम थायोसल्फेट 10 ग्राम को (15 प्रतिशत विलयन को) आई/वी या मुख मार्ग द्वारा 25 ग्राम मात्रा को 4 लीटर पानी में प्रतिदिन। 5. डिमरकैप्रोल (बीए. एल.) 3 मि.ग्रा./कि.ग्रा. शरीर भार मांसपेशी

विष का प्रकार (विषैला पदार्थ)	विष का स्रोत	मुख्य लक्षण	उपचार का तरीका
			द्वारा दो दिनों तक प्रति चार घंटे पर बार–बार देना। तीसरे दिन चार बार एवं दस दिनों तक प्रतिदिन दो–दो बार।
ऐंटीमनी (टारटार इमेटिक)	1. संक्रमित चारा 2. सींग के कैंसर, पैर की सड़न एवं अन्य कई उपचार में प्रयोग।	आर्सेनिक विष की भांति	1. अमाशयी धुलाई। एवं रेचक औषधि 2. चाय, टैनिक अम्ल, डिमुलसेंट्स दूध, कम मात्रा में सोडा एवं पानी मिले हुए अम्ल से धुलाई। 3. मरीज़ को गर्मी दी जानी चाहिए तथा कुछ उद्दीपक औषधि देनी चाहिए। 4. डिमेरकैप्रोल (बी.ए. एल.) का प्रयोग आर्सेनिक विषाक्ता की भांति ही। 5. मैग्निशिया का दूध एवं चूने का पानी
कार्बन मोनोऑक्साइड	1. कोयला की गैस, 2. स्टोव का धुआं	दम घुटना एवं सांस में तकलीफ रूक–रूककर ह्रदय की धड़कन, कोमा एवं मृत्यु, श्लेष्मा झिल्लियों का गुलाबी रंग का होना एवं रक्त का रंग लाल हो जाना।	1. 5–10 प्रतिशत कार्बनडाईआक्साइड मि.ली. ऑक्सीजन द्वारा उपचार। 2. गम्भीर अवस्था या बेहोशी की स्थिति में श्वांसएनालेप्टिक औषधियां जैसे कि निकेथामाइड या लेप्टाजोल।
सायनाइड (*प्रूनस* प्रजाति, *अकेसिया* प्रजाति, *यूफोर्बिया* प्रजाति, *यूकेलिप्टस*	1. अपमिश्रित आहार में यदि किसी प्रकार की लापरवाही	अधिक लार निकलना आंख की नेत्र गोलकों का झटकेदार घूर्णन, कुछ ही सेकेंड में	1. सोडियम थायोसल्फेट 15 ग्राम +सोडियम नाइट्राइट को 20

विष का प्रकार (विषैला पदार्थ)	विष का स्रोत	मुख्य लक्षण	उपचार का तरीका
प्रजाति एवं *नेरियम ओलिएन्डर* प्रजाति के पौधे)	के चलते एचसीएन मिल गया हो। कैल्शियम सायनाइड का उर्वरक रूप में प्रयोग कुछ सायनोजेनिक पौधे।	मृत्यु, दौरे एवं पक्षाघात, ह्रदय गति रूकने से पहले ही सांसों का रूक जाना। खतरनाक मात्रा में होने पर कई बार अफरा हो जाता है। रक्त का रंग चमकीला लाल हो जाता है।	मि.ली. आसवित जल में मिलाकर चमड़ी के अन्दर (एस / सी) इंजेक्शन से दे देना चाहिए। 2. 25–35 ग्राम सोडियम थायोसल्फेट को 1–2 घंटे के अंतराल पर मुख द्वारा देना चाहिए।
मोनोसोडियम डाईकोबाल्ट			ई.डी.टी. साल्ट (लवण) को पशु को देना चाहिए। भेड़ एवं बकरी 2.5 ग्राम सोडियम थायोसल्फेट एवं एक ग्राम सोडियम नाइट्रेट को 15 मि.ली. आसवित जल में मिलाकर पशु को नाड़ी के अन्दर (आई / वी) इंजेक्शन द्वारा देना चाहिए। बिटामिन बी–12 का इंजेक्शन भी लाभकारी होता है।
ताँबा	1. आहार में कापर सल्फेट के अपमिश्रण हो जाने से। 2. मृदा में तांबे की मात्रा अधिक होने पर तांबे की चिरकालीक विषाक्तता की सम्भावना रहती है।	**तीव्र लक्षणः** अत्यधिक मात्रा में लार का निकलना, उल्टी का होना, विरेचन उदर में दर्द, दौरे का पड़ना, लकवा एवं अन्ततः मृत्यु **चिरकालीक लक्षणः** पीलिया, हिमोग्लोबीनुरिया (मूत्र में रक्त का आना) तथा नाकों से खून मिला हुआ म्यूकस का	1. तीव्र लक्षण की स्थिति में पशु का उपचार खुजली मचाने (चिड़चिड़ाहट पैदा करने) वाले विष की भांति करना चाहिए जैसे रेचक, वमनकारी एवं अमाशय की धुलाई–सफाई करने वाली दवाओं का उपयोग करना

विष का प्रकार (विषैला पदार्थ)	विष का स्रोत	मुख्य लक्षण	उपचार का तरीका
	3. पैर की सड़न, घोंघा नियंत्रण एवं परजीवी संक्रमण के इलाज में अधिक मात्रा में तांबे के प्रयोग हो जाने की स्थिति में। 4. तांबे के छिड़काव या तांबे के जल में नहलाने से।	निकलना आदि।	चाहिए। 2. बी.ए.एल. का भी प्रयोग किया जा सकता है। 3. चिरकालीक रोग की स्थिति में पशु के उपचार हेतु 50—500 मि.ग्रा. अमोनियम मालिब्डेट एवं 0.6 ग्राम सोडियम सल्फेट को लगातार बीस दिन तक आहार में मिलाकर देना चाहिए।
कार्बोनिक अम्ल (फिनोल एवं क्रिसोल)	1. विसंक्रामक के रूप में अधिक मात्रा में प्रयोग का होना 2. अपमिश्रित / दूषित आहार का उपयोग 3. दुर्घटनावश प्रयोग हो जाने के कारण। 4. लकड़ी के परिरक्षक के रूप में प्रयोग होने पर लकड़ी के चाटने के उपरान्त	मतली (नौसिया), उल्टी, दौरे का पड़ना, लड़खड़ाती चाल, बैचेनी, कमज़ोरी, पीलिया एवं खून की कमी का हो जाना।	1. वमनकारी (इमेसिस), गुदावस्ति (एनीमा) इपसम या ग्लेबर लवण, अंडे की सफेदी, दूध एवं उद्दीपक का प्रयोग। चर्म शोथ की दशा में साबुन तथा पानी या अल्कोहल द्वारा धुलाई 2. वमन (उल्टी) के लिए सान्द्र विलयन या धुलाई वाले सोडा का बड़ा ढेला (ढोका) या सरसों एवं पानी का प्रयोग। 3. छोटे पशुओं में 0.9 मि.ग्रा. / किग्रा शरीर भार की दर से एफोमार्फिन हाइड्रोक्लोराइड को पशु को चमड़ी के नीचे (एस / सी) देना चाहिए।

विष का प्रकार (विषैला पदार्थ)	विष का स्रोत	मुख्य लक्षण	उपचार का तरीका
आयोडीन	1. लम्बे समय तक उपचार के लिए आयोडीन उत्पाद का प्रयोग। 2. दुर्घटनावश प्रयोग	अश्रुपात, नाक से म्यूकस निकलना खुरंट होना, चमड़ी पर विभिन्न प्रकार के निशान का बन जाना, क्षुधा ह्रास, अधिक मात्रा एवं लम्बे समय तक आयोडीन द्वारा इलाज से अण्डकोश का अपक्षय, अंधापन एवं शरीर को लकवा मार जाना। हृदय का स्पंदन एवं पसीना आना।	1. आयोडीन का प्रयोग बन्द कर देना चाहिए। 2. दूध एवं स्टार्च गोंद का स्निग्धकारी के रूप में प्रयोग। 3. निकिथामाइड या लेप्टाजोल का भी प्रयोग किया जा सकता है। 4. मुख से सोडियम बाइकार्बोनेट देना।
फ्लोरीन	1. जल में फ्लोरीन की अधिकता 2. अधिक मात्रा में घुलनशील फ्लोरीन यौगिक का प्रयोग। 3. फ्लोरीन से दूषित आहार का प्रयोग। 4. कुछ क्षेत्र विशेष में चारे में अधिक मात्रा में फ्लोरीन का होना।	**तीव्रः** जठरान्त्र शोथ, दस्त, उल्टी, उदर पीड़ा, मांसपेशीय कमज़ोरी एंव अन्ततः मृत्यु **चिरकारी लक्षणः** पैर से लंगड़ाना, हड्डियों की असामान्यता, दाँत में छाले/घाव जिसमें गहरा पिगमेंट जमा हो जाना। पहचाने पशु के दांतों में गड्ढे के लक्षण पाये जाते हैं।	1. एल्यूमीनियम 23–35 ग्राम/प्रतिदिन मुख द्वारा देना चाहिए। 2. 200–300 मि.ली. कैल्शियम बोरोग्लुकोनेट को अन्तः शिरीय इंजेक्शन (आई/वी)। 3. खनिज लवण जिसमें कैल्शियम, फास्फोरस तथा विटामिन डी हो उसे पशु को देना।
सीसा (लेड)	1. सीसे के पेन्ट एवं पाइप के चाटने से। 2. सीसे के छिड़काव युक्त, प्रदूषित आहार, पानी एवं चारागाह के उपयोग से। 3. फल वृक्षों पर सीसे के	**तीव्र विषाक्तताः** लड़खड़ाकर चलना एवं गले तथा सिर की मांसपेशियों में खिंचाव, आंख की पुतली में चक्कर एवं मुख मार्ग से झाग आना। मांसपेशीयों में ऐंठन एवं अतिपेशी उत्तेजना (टीटैनी)। दौरे के दौरान पशु अंधा हो सकता है एवं	1. सलाईन से पेट की धुलाई के पश्चात रेचक एवं वमनकारी औषधियां देना चाहिए। 2. सीक्यूल या लार्जेक्टिल जैसी शामक औषधि देनी चाहिए। 3. दूध,अण्डे की सफेदी या टैनिक अम्ल देना चाहिए।

विष का प्रकार (विषैला पदार्थ)	विष का स्रोत	मुख्य लक्षण	उपचार का तरीका
	छिड़काव करने से। 4. उपचार में लोशन के प्रयोग से जिसमें लेड एसिटेट मिला हो।	पशुशाला की दिवाल के एवं पेड़ पर चढ़ने का प्रयास करता है। बहुत ही गहरी विषाक्तता की स्थिति में उदर में दर्द एवं पशु का रूक–रूककर विभिन्न दिशाओं में गोल–गोल घूमना। मलावरोध (कब्ज) एवं उसके बाद अतिसार का होना। **चिरकारी विषाक्तताः** बगैर किसी दौरा एवं उत्तेजना के पशु जमीन पर गिर जाता है। भेड़ एवं बकरी में मसूढ़े नीले एवं काले पड़ जाते हैं।	4. सोडियम सल्फेट या मैग्नीशियम सल्फेट या दोनों देना चाहिए। 5. सोडियम कैल्शियम इडीटीए सबसे उपयोगी औषधि है। जिसे 70–80 मि.ग्रा./ कि.ग्रा. शरीर भार (12.5 प्रतिशत घोल) पर प्रतिदिन (पाँच दिनों) तक देना चाहिए 5 प्रतिशत डेक्सट्रोज भी देना चाहिए। 6. कैल्शियम लवण एवं विटामिन दिये जा सकते है। 7. बी.ए.एल. दिया जा सकता है।
पारा (मर्करी)	पशुओं में बहुत कम पाया जाता है केवल कभी–कभी 1. प्रदूषित आहार के सेवन से, 2. दुर्घटनावश प्रयोग होने पर 3. अनाज में कवकरोधी के रूप में प्रयोग होने से।	गंभीर जठरांत्रशोथ, अतिसार, मुखपाक एवं गम्भीर वृक्कशोथ के लक्षण, सांस लेने में परेशानी, खांसी, नाक बहना, पेट दर्द एवं सामान्य से कम शरीर तापमान।	1. पेट से सारा पदार्थ निकाल देना चाहिए। 2. कच्चे अण्डे की सफेदी देनी चाहिए उसके बाद इसके रेचक देना चाहिए। 3. बी.ए.एल. का प्रयोग आर्सेनिक उपचार की भाँति देना चाहिए। 4. 30 मि.ली., 20 प्रतिशत थायोसल्फेट का अन्तः शिरा (आई/वी) इंजेक्शन देना चाहिए।

विष का प्रकार (विषैला पदार्थ)	विष का स्रोत	मुख्य लक्षण	उपचार का तरीका
कवक विष (एफ्लाटाक्सिकोसिस)	*एस्पर्जिलस फ्लेवस* कवक द्वारा संक्रमित आहार खाना	सभी पशुओं में प्रथम लक्षण रोग का प्रकोप होता है। बढ़वार कम हो जाना, भूख कम हो जाना, देखने में पशु बीमार एवं कमजोर सा दिखता है। 7–14 दिन के बाद या पहले मत्यु एवं इक्टेरस एवं रक्तस्त्रावी आंत्रशोथ के लक्षण शव परीक्षण पर देखे जा सकते हैं।	कोई भी संक्रमित चारा या दाना जिसमें कवक हो या किसी भी आहार जिसमें कवक की आशंका हो पशु हो नहीं देना चाहिए। सड़ा हुआ आहार पशु को नहीं देना चाहिए।
फफूंदी युक्त मक्का विषाक्तता	आहार जिसमें फफूंदी युक्त मक्का मिली हुई हो, के खाने से।	ग्रास इक्टेरस एवं ऊतक में रक्तस्त्राव। रोग की तीव्र अवस्था में अधिकांश ऊतकों में काफी अधिक मात्रा में रक्त का बहना पाया जाता है तथा चिरकालीक अवस्था में वृहद इक्टेरस एवं कैचेक्सिया मुख्य लक्षण हैं। अन्य लक्षणों में अवसोद (डिप्रेशन) एवं सांस लेने में परेशानी मुख्य है।	कोई उपचार नहीं केवल फफूंदी लगी मक्का को पशु को खाने देने से बचाकर इससे बचाव किया जा सकता है।
एस्पराजिलोसिस विषाक्तता	*एस्परजिलस* प्रजाति का आहार का खाना	हिपैटिटाइटिस, निदान इतिहास एवं क्लीनिकल लक्षणों के आधार पर किया जा सकता है।	आहार एवं चारा जो कि फफूंदी युक्त हो उसका प्रयोग नहीं किया जाना चाहिए। फफुंदीरोधी दवाइयां एवं लक्षणों आधार पर उपचार।
यूरिया	1. यूरिया की अधिक मात्रा का आहर में प्रयोग 2. दुर्घटना यूरिया उर्वरक को पशु द्वारा खा लेना।	तेज पेट दर्द, कंपकपी, लड़खड़कार चलना, तेजी से सांस का चलना, जुगुलर नाड़ी का चलना एवं मृत्यु।	1. 2–5 लीटर वयस्क पशु में 5 प्रतिशत एसिटिक अम्ल तथा छोटे पशुओं में 1–2 लीटर 5 प्रतिशत एसिटिक अम्ल। 2. एड्रीनार्जिक ब्लाकिंग अभिकर्ता का सुई।

विष का प्रकार (विषैला पदार्थ)	विष का स्रोत	मुख्य लक्ष्ण	उपचार का तरीका
नाइट्रेट्स एवं नाइट्राइट्स	1. नाइट्रेट एवं नाइट्राइट की अधिकता वाले पौधे जैसे जई, सुगरबीट, *ब्रेसिका*, धतूरा प्रजाति, *सोलेनम* प्रजाति, ज्वाद एवं मक्का इत्यादि के खाने से। 2. नाइट्रेट एवं नाइट्राइट उर्वरक का उपयोग 3. कुएं के जल में नाइट्रेट एवं नाइट्राइट से प्रदूषित कुएं का जल। अत्यधिक क्लोवर का उपयोग।	सांस लेने में तकलीफ, दस्त एवं उदर दर्द, मांसपेशीय कमजोरी, संतुलन की कमी तथा बाद में दौर का पड़ना एवं श्लेष्मा झिल्ली की नीलिमा, शिरा का रक्त निकालने पर वह गहरा बदरंग टैरी रंग का दिखायी देता है तथा कुछ पशुओं में अफरा हो जाता है।	1. मिथाइलीन ब्लू (1:1000 घोल),20–30 मि.ली. अन्तःशिरीय (आई / वी) इंजेक्शन तथा गम्भीर विषाक्तता में कई बार उपचार देना चाहिए। 2. थाइमिन या एस्कार्बिक अम्ल भी दिया जा सकता है। 3. सहयोगी उपचार (सपोर्टिव थिरैपी) ।
विषयुक्त पौधे (पीली स्वीट क्लोवर *(मोलिओलोटस)*, सफेद स्वीट क्लोवर (एम.एल्वा))	फफूंदी युक्त पौधों को पशु को खिलाना जिससे डायकोमेरोल बन जाता है।	पूरे शरीर से रक्त स्त्राव। रक्त में थक्का बनने के समय में वृद्धि। पैरों के प्रमुख उभारों से एवं रक्त श्राव के कारण पैर से लंगड़ाना। बार–बार रक्तयुक्त दस्त का होना	1. विष के श्रोत का समाप्त करना। 2. पशु को विटामिन से उपचार देना।
धतुरा स्ट्रोमोनियम (जिसमें एट्रोपाइन, हायोसियामिन एवं हायोसीन एल्केलायड पाया जाता है)	दुश्मनी वश	सांस लेने में दिक्कत, चक्कर आना, गले का सूखना, पुतलियों का फैल जाना तथा तुरन्त मृत्यु।	1. पेट का प्रक्षालन, केवलिन या टैनिक अम्ल वजन के हिसाब से। 2. श्वांस उद्दीपक देना चाहिए। 3. हृदय के उद्दीपक जैसे अ. एमिनोफाइलिन 5–7 मि.ग्रा. / कि.ग्रा.

विष का प्रकार (विषैला पदार्थ)	विष का स्रोत	मुख्य लक्ष्ण	उपचार का तरीका
			शरीर भार पर दिन में तीन बार। ब्र कैल्शियम ग्लुकोनेट का 20 प्रतिशत घोल के 10–15 मि.ली./कि.ग्रा. शरीर भार पर अंतःशिरीय (आई/वी) को तब तक देना चाहिए जब तक ह्रदय गति सामान्य न हो जाय, स. डिजोक्सीन टेबलेट 0.075 मि.ग्रा./कि.ग्रा. शरीर भार के हिसाब से मुख द्वारा देना चाहिए जिसे दो दिन से ज्यादा देना पड़ेगा। घोल 1:1000, 0.1–1.0 मि.ली. अन्तः पेशीय या 0.01 मि.ली. अन्तः शिरीय (आई/वी) बछड़ों में तथा वयस्क में 5–10 मि.ली.।
लतरा/भारतीय मटर *(लैथेरस सटाइवस)*	पशु आहार में प्रयोग करने से।	सूर्य किरणों के प्रति संवेदीकरण, लैथेरिज्म, हड्डी में परिवर्तन एवं स्नायु से सम्बन्धित लक्षण का प्रकट होना, तीव्र उदर पीड़ा	1 रिसरप्रीन एवं कैल्शियम साल्ट, 2 विष के स्रोत को समाप्त करना।
ओंक/बांझ *(क्वेरकस प्रजाति)*	पौधे की पत्तियों को खिलाने से।	जुगाली बन्द हो जाना, मलावरोध (कब्ज) एवं उसके बाद दस्त हो जाना। गहरे रंग की पेशाब का अत्यधिक होना। गोबर में रक्त पाया जा सकता है, सुस्ती आंख, नाक एवं मुख से स्त्राव।	1 पैराफिन तरल पशु को प्रक्षालक/विरेचक के रूप में देना चाहिए, सलाईन प्रक्षलक देना अच्छा होता है। 2 चीनी को दूध के साथ, म्यूसिलेज

विष का प्रकार (विषैला पदार्थ)	विष का स्रोत	मुख्य लक्ष्ण	उपचार का तरीका
			(गोंद) एवं उद्दीपक के साथ देना चाहिए। 3. रूमेन जन्तुओं को पुर्नस्थापित करने के लिए यीस्ट देना चाहिए।
केल *(ब्रेसिका ओलेरेसिया)*	केल पौधे की अत्यधिक खिलाई	मूत्र में रक्तकणरंजकता (हिमोग्लोबिनुरिया) केल पौधे की अत्यधिक खिलाई से 8–10 मिनट के भीतर उत्पन्न हो जाती है। रक्ताल्पता एवं दूध का उत्पादन कम हो जाना। यकृत अपर्याप्तता एवं असंतुलन। शरीर भार में कमी एवं रक्त में थक्का निर्माण हो सकता है।	1. पौधे को खिलाना बन्द कर देना चाहिए। 2. एलर्जीरोधी दवा जैसे एविल, फेनारगन इत्यादि देना चाहिए। 3. पर्याप्त मात्रा में हे एवं भूसा देना चाहिए जिससे पशु प्रतिदन 14 किग्रा. से अधिक केल पौधा न खा सके। ये पौधे जाड़े में ज्यादा खतरनाक हो जाते हैं। 4. लौह–टॉनिक प्रदान करना चाहिए।
लैन्टाना *(लैन्टाना कैमारा)*	पर्वतीय क्षेत्रों में पौधों के खाने से अधिकांशतः या जब घासों की कमी हो जाती है।	गम्भीर कब्ज, रक्तस्त्रावी, जठरांत्र शोथ, कमजोरी, लड़खड़ाती चाल एवं यकृत जनित संवेदीकरण के परिणाम स्वरूप डायरिया एवं इक्टेरस।	1. पशु को सीधे धूप से बचाना चाहिए। छायादार स्थान ठीक होता है। 2. आहार का परीक्षण करना चाहिए तथा लैन्टाना खिलाना पूर्ण रूप से बन्द कर देना चाहिए। 3. सलाईन प्रक्षालक देना चाहिए। 4. ग्लुकोज सलाईन प्रदान करना चाहिए।

विष का प्रकार (विषैला पदार्थ)	विष का स्रोत	मुख्य लक्षण	उपचार का तरीका
			5. सूर्य करणों के प्रति संवेदनशीलता के कारण त्वचा के घावों का उचित इलाज करना चाहिए। 6. दूसरी जटिलताओं हेतु से बचाव के लिए सहयोगी उपचार करना चाहिए। 7. प्रतिहिस्टामिनिक दवाएं देनी चाहिए।
आर्गट	आर्गट एल्कलायड का राई, टिमोथी, जई, घास या अर्गट से प्रदूषित राई के बीज आदि के अंतग्रहण से।	सामान्यतया यह विषाक्तता चिरकारी प्रकार की होती है। अकस्मात कमजोरी, लीथार्जी, गतिभंग, श्वसन केन्द्र को लकवा जिससे सांस लेने में परेशानी का होना। सूक्ष्म रक्त वाहिनियों में शुष्क कोथ (ड्राई गैंगरीन) होना। वयस्क पशु में परिगलन भी पाया जाता है। चिरकारी अवस्था में पैंर में लंगड़ापन एवं निचले जोड़ों में कड़ापन तथा शरीर के सिरों का ठंडा पड़ जाना। पूंछ, कान, एवं पैर पर शुष्क कोथ भी पाया जाता है। बाद की अवस्था या गम्भीर अवस्था इन भागों का बिना दर्द के अलग होना, पैर, नथुनों एवं कान पर गोलाकार परिगलन विक्षिप्तियां	1. इस फफूंदी के स्त्रोत को नष्ट करना। 2. इसका कोई उपयुक्त इलाज नहीं है। पशु को आराम देन ा चाहिए तथा ताकत प्रदान करने वाली उपचार देना चाहिए।

विष का प्रकार (विषैला पदार्थ)	विष का स्रोत	मुख्य लक्षण	उपचार का तरीका
		क्षतियां का पाया जाना। गर्भवती पशु में गर्भपात का होना भी पाया जा सकता है।	
ब्रेकन फर्न *(टैरीडियम एक्यूलिनम)*	पर्वतीय क्षेत्रों में पाये जाने वाले ब्रेकन फर्न के खाने से।	गौवंश, भैंस, भेड़, एवं बकरीः मुख एवं नाक से अत्यधिक मात्रा में श्लेष्मा का स्त्राव, भूख का पूरे तौर पर खत्म हो जाना, सुस्ती, शरीर की खराब स्थिति। गोबर में रक्त के थक्कों को पाया जाना तथा मूत्राशय नली में रक्तश्राव। कुछ पशुओं में गला भी प्रभावित हो जाता है तथा गले में सूजन आ जाती है। रक्त के थक्का बनने के समय में वृद्धि हो जाती है। घोड़े एवं अन्य रोमन्थी पशुओं में लड़खड़ाकर चलना, पीठ का धनुषाकार हो जाना तथा चलने पर संतुलन का अभाव। बाद में चिरकालीक ऐंठन एवं गर्दन को आगे की ओर ऐंठन (ओपिस्थोटोनस) जो कि थाइमिन की कमी से हो जती है। गो पशुओं में यदि लम्बे समय तक खिलाया जाय तो मूत्राशय का कैंसर हो जाता है।	1. ब्रेकन फर्न खिलाना बन्द कर देना चाहिए। 2. डिस्टाबोन 4 मि.ली. प्रैडनीसोलोन 20 मि.ग्रा., मेपिरेमाइन 100 मि.ग्रा. को अन्तःशिरीय इंजेक्शन (आई/वी) द्वारा देना चाहिए। टोलुडिन ब्लू 260 मि.ग्रा. को 260 मिली सलाईन में ट्वीन द्वारा घोल कर अंतः शिरीय देना चाहिए। 3. 1 ग्राम ब्यूटाइल एल्कोहल को 10 मि.ली. जैतून के तेल में पांच दिनों तक चमड़ी के नीचे (एस/सी.) इंजेक्शन लगाना चाहिए। **गैर रोमंथी पशुओं में:** 1. 100 मि.ग्रा. थाइमिन प्रतिदिन मांस पेशीय (आई/एम) इंजेक्शन लगाना चाहिए। 2. ब्रेकन फर्न खिलाना बन्द कर देना चाहिए।
स्ट्रीचनिन *(नक्स वोमिका)*	दुर्घटनावश खा लेना या दुश्मनी वश	घबड़ाहट, बैचेनी, स्केलटल मांसपेशियों में फड़कना, गर्दन में	1. बाहय उद्दीपन एंव शोरगुल को रोकना चाहिए।

विष का प्रकार (विषैला पदार्थ)	विष का स्रोत	मुख्य लक्षण	उपचार का तरीका
		एवं रीढ़ की हड्डी में ऐंठन। किसी भी प्रकार के हल्के बाह्य उद्दीपक जैसे छूना, बात करना एवं अचानक का शोरगुल होने पर दौरे पड़ने लगते हैं। आंख की पुतली फैल जाती है तथा दम घुटने या श्वसन तंत्र की लकवा के कारण मृत्यु हो जाती है।	2. उद्दीपक जैसे मार्फिन या एपोमार्फिन को सामान्य आमाशय नली से उस समय देना चाहिए जब पशु में दौरे पड़ रहें हैं जिससे अमाशय खाली हो सके। एपोमार्फिन 3–6 मि.ग्रा. को अन्तःमांसपेशीय (आई/एम) इंजेक्शन से देना चाहिए या तैयार किये हुए टेबलेट को नेत्र श्लेष्मा–कोष में देना चाहिए। 3. (अ) पैंटाबार्बिटाल सोडियम दौरे पड़ने पर अच्छा होता है। यह एनेस्थेटिक खुराक की आधी होती है। 10–15 मि.ग्रा./कि.ग्रा. शरीर भार के अनुसार अंतःशिरीय (आई/वी) इंजेक्शन देना चाहिए। (ब) गार्डेनल (फिनोबार्विटोन टैबलेट) 30–300 मि.ग्रा. को शरीर भार अनुसार छोटे पशुओं में तथा 1–15 ग्राम बड़े पशुओं में। थायोपेन्टोन सोडियम, 15

विष का प्रकार (विषैला पदार्थ)	विष का स्रोत	मुख्य लक्षण	उपचार का तरीका
			मि.ग्रा. / कि.ग्रा. अन्तःशिरीय सुई द्वारा (आई / वी)। 4. हल्का गर्म अतिपरासारी सलाईन घोल से अमाशय की धुलाई या पोटेशियम परमैगनेट (1:1000) अम्ल के घोल का भी प्रयोग किया जा सकता है। हल्के गर्म सलाईन के साथ गुदवस्ति (एनीमा) लाभकारी होगा।
आर्गेनोक्लोरिन (क्लोरिनेटेड कीटनाशक हाइड्रोकार्बन जैसे बीएचसी, डीडीटी, डाइएल्ड्रीन, एल्ड्रीन मैकाक्सीक्लोर, हेप्टाक्लोर, क्लोरोडेन, टाक्सोफीन स्ट्रोबेन इंडोसल्फान)	1. दुर्घटनावश खा लेना 2. चारा, फसल एवं पशुओं के ऊपर छिड़काव।	**तीव्र विषाक्तताः** पशु 24 घंटे के अंदर लक्षण प्रदर्शित करता है। चेहरे, सर्वाईकल, फोर क्वार्टर एवं हाइन्ड क्वार्टर मांस–पेशियों में अत्यधिक संवेदनशीलता, अत्यधिक उत्तेजना। इसके बाद लार निकलना बढ़ सकता है साथ में जबड़े के चबाने की गति में वृद्धि, होंठ एवं नथूने पर झाग का लगा होना। इसके बाद असंतुलन, लड़खड़ाहट के साथ आभासी बस्तु पर कूदना एवं गोलाई में घूमना। असामान्य पॉस्चर दौरे, बुखार, दांत पीसना, बेहोशी एवं मृत्यु।	1. केवल सलाईन विशुद्धक देना चाहिए, विष का देना रोकना चाहिए, तैलीय विशुद्धक देना चाहिए। 2. क्लोरोहाइड्रेटस को बड़े पशुओं में तथा फीनोबार्विटोन सोडियम को छोटे पशुओं में। 3. कैल्शियम बोरोग्लुकोनेट सोडियम। 4. यदि विष का कारण छिड़काव हो तो शरीर की धुलाई करके विष को निकाल देना चाहिए। 5. छिड़काव एवं मुख द्वारा विषाक्तता की स्थिति में एट्रोपीन सल्फेट

विष का प्रकार (विषैला पदार्थ)	विष का स्रोत	मुख्य लक्ष्ण	उपचार का तरीका
			0.5 मि.ग्रा. / कि.ग्रा. शरीर भार की दर से अन्तः पेशीय (आई / एम) इंजेक्शन लगाना चाहिए। 6. आक्षेपरोधी दवाएं जैसे मेथाडोन सभी पशुओं में प्रभावी होती है किन्तु कुत्तों में टाक्सीफेन विषाक्तता में प्रभावी नहीं होती है। 7. डीडीटी विषाक्तता में राइबोफ्लेबिन देना चाहिए। 8. डिआक्सीरथगुनोन 0.1 ग्रा. / कि.ग्रा. शरीर भार की दर से विलयन के रूप में दो बार प्रतिदिन एवं ग्लुकोज उपचार देना चाहिए।
ऑर्गेनोफास्फोरस कीटनाशक (जैसे थिमेट, टीईपीपी, डीडी,वीपी, मैलाथियान कार्बोफिनोथियान डाइक्लोरीवोसडियामेटान, डियामेथोएट डियाक्लोरोफोएट ट्राइक्लोरोफास कोमोफोस)	1. दुर्धटनावश खा लेने से। 2. फसल, पशु या पशु के चारे पर छिड़काव द्वारा।	**तीव्र विषाक्तताः** आंखों से आंसू निकलना स्वैछिक मांसपेशियों में कमजोरी एवं फड़कना, अत्यधिक लार निकलना। सांस लेने में कठिनाई, आंखों की पुतली का सिकुड़ जाना, उदर पीड़ा के साथ जीभ का बाहर निकलना एवं बाद में नाक से पानी का निःस्त्राव एवं अतिसार का होना। श्वांसनलियों का स्त्राव एवं ऐंठन। अनियमित संकुचन। **चिरकारी विषाक्तताः** पाचन नली में	1. मुख के अन्तःग्रहण द्वारा विषाक्तता होने पर सलाईन विशुद्धक देना चाहिए। 5 प्रतिशत डैक्सट्रोज को अन्तःशिरीय (आई / वी) द्वारा देना चाहिए। 2. चारकोल हाइड्रेट या फीनोबार्विटोन इंजेक्शन। 3. एसिटाइल कोलीन इस्टरेज उत्प्रेरक सुई का देना। प्रोडाक्जाइम 5 मि.ग्रा. / कि.ग्रा. शरीर भार अंतःशिरीय इंजेक्शन।

विष का प्रकार (विषैला पदार्थ)	विष का स्रोत	मुख्य लक्षण	उपचार का तरीका
		अत्यधिक स्त्राव एवं गतिशीलता। शरीर के मस्कुलर भागों में टवीचिंग एवं बाद में श्वसन अवरोध के कारण मृत्यु।	4. एट्रोपीन सल्फेट (एंटीडोट) 0.25–0.40 मि.ग्रा. / कि.ग्रा. शरीर भार पर अंतःशिरीय या अंतःपेशीय इंजेक्शन। 5. 2 पीएएमः हाइड्राक्सी एमिनोमेथाइल–एन मेथाइल पाइरिडिनियम प्रायोगिक महत्व की दवा है। 20 मि.ग्रा. / कि.ग्रा. शरीर भार पर अन्तःपेशीय इंजेक्शन (आई / एम) 6. टीएमबी4 भी काफी अच्छी है।
चूहा विष (वारफेरिन, 3–डी, एसिटोनिल, फिनाइल हाइड्राक्सी काउमेरिन)	1. वारफेरिन को मैलेसियसनेस क्रिया के लिए पशु के आहर में लिा जा सकता है। 2. श्वान एवं बिल्लियों में चूहों के खाने से विषाक्तता हो सकती है जो वारफेरिन खाये हुए चूहे यदि खा लें तो।	रक्त बहना सामान्य लक्षण है। रक्त आन्तरिक अंगों से निकलता है किन्तु यह बाह्य रूप से रक्त बहने के रूप में दिखता है जैसे रक्त की उल्टी के कारण से बाहर खून का दिखना या अन्त में घातक रूप से शरीर की बाहय छिद्रों द्वारा रक्त का निकलना। दूसरे लक्षणों में पीला या नीलिमायुक्त श्लेष्मा, तेज गति से किन्तु कमजोर नाड़ी का चलना। आघात, सामान्य से कम तापक्रम। साष्ठांग एवं घरासायी एवं मृत्यु।	

विष का प्रकार (विषैला पदार्थ)	विष का स्रोत	मुख्य लक्षण	उपचार का तरीका
एल्फानैफ्थाइल थायोयूरिया (ए.एन.टी.यू.)	1. दुर्घटनावश खाने से। 2. दुश्मनीवश खाने से, 3. विषाक्तता उन चूहों के खाने से हो जाना जो कि ए.एन.टी.यू. विषाक्तता से मरे हों।	सांस लेने में परेशानी, फेफड़ों का शोफ, उल्टी, वायुमार्ग में झाग निर्माण	पेट को तुरन्त खाली कराना चाहिए। 10 प्रतिशत सिलिकान एअरोसोल देना चाहिए जिससे कि घातक झाग का हवा में बनना जिसके कारण फेफड़ों का शोफ होता है, रूक सके।
जिंक फास्फेट	1. दुर्घटनावश खाने से 2. दुश्मनीवश खाने से 3. श्वान या बिल्ली में ज्यादा संख्या में उन चूहों को खा लेना जो कि जिंक फास्फेट विष खा लेने से मरे हों।	बारम्बार कम मात्रा में जिंक फास्फाइड के अंतःग्रहण परिणाम स्वरूप मृत्यु जो कि अंतःग्रहण के पश्चात तुरन्त हो सकती है। अधिक मात्रा में अंतःग्रहण की स्थिति में चिरकारी लक्षण सामान्य रूप से प्रदर्शित नहीं होते हैं। क्षुधा ह्रास एवं आलस्य के बाद तेज–तेज गहरी सांस चलना, उल्टी जिससे गहरे रंग का रक्त होता है। कमजोरी और अन्ततः पशु मृत्यु का इंतजार करता है। दौरे हो सकते हैं। क्षतियां, तीव्र रक्त संकुचन एवं यकृत परिगलन, गहरे रंग का रक्त एवं ह्रदय गति का बढ़ जाना। अमाशय के पदार्थों में कार्बाइड की महक (एसिटलीन) पाया जाना। यह जिंक फास्फाइड से फास्फेन के बनने के कारण होता है।	पेट को तुरन्त खाली कराना चाहिए। चिरकालीक रोग की स्थिति में लक्षण के आधार पर उपचार लाभदायक हो सकता है किन्तु तीव्र विषाक्तता में उपचार उतना प्रभावी नहीं होता है। 5 प्रतिशत सोडियम कार्बोनेट विलयन से अमाशय का विशुद्धीकरण, फास्फाइड देना चाहिए, पूरे पाचन नाल को साफ करना चाहिए, कैल्शियम ग्लुकोनेट 1/6 मोलर सोडियम लैक्टेट अम्लता के प्रभाव को कम करने में मददगार साबत हो सकती है। सोडियम थायोसल्फेट 10 प्रतिशत विलयन यकृतपोषी अभिकर्ता एवं डेक्सट्रोज यकृत के नुकसान को रोक सकता है।

विष का प्रकार (विषैला पदार्थ)	विष का स्रोत	मुख्य लक्षण	उपचार का तरीका
सर्पदंश	पशुओं में सर्पदंश द्वारा जहर घुलना	पिट वाइपर सांप के काटने पर स्थानीय ऊतकों को गंभीर नुकसान, कुछ ही मिनटों के भीतर स्पष्ट रूप से ऊतकों का बदरंगपन, दंश–घाव से गहरे खूनी द्रव्य का स्त्राव (यदि उसे बहने से नहीं रोका गया तो), ऊपरी चर्म त्वचा का अलग होना एवं एकमात्र दंश का चिन्ह जबकि एलापाइन सर्प दंश के कारण कम से कम दर्द एवं सूजन होती है तथा सर्वांगीय तांत्रिकीय लक्षण पाये जाते हैं।	पिट–वाइपर द्वारा काटे जाने पर उपचार, आघात /सदमे को रोकने एवं नियन्त्रित करने, विष को निष्क्रिय करने, प्रसारित अन्तर्वाहिनीय स्कन्दन (डी.आई.सी.) को रोकने एवं नियन्त्रित करने, परिगलन को सीमित करने एवं द्वितीयक संक्रमण की रोकथाम की ओर निर्देशित होना चाहिए। जबकि एक एलापन सांप द्वारा काटे गए पशुओं का विषरोधी एवं सहायकीय चिकित्सा एवं यदि आवश्यक हो एवं प्रतिआक्षेपी (ऐंटीकंनवल्सेंट) औषधियों द्वारा उपचार किया जाना चाहिए।
मकड़ी दंश	मकड़ी द्वारा पशुओं के काटे जाने पर	व्यग्रता के साथ स्पष्ट रूप से उत्कंठा/आशंका, तीव्र एवं उथला अनियमित श्वसन, आघात, पेट की कठोरता अथवा कोमलता, दर्द–पूर्ण मांसपेशीय कड़ापन और कभी–कभी आन्तरायिक शिथिलता (जो अवमोटन/ऐंठन तथा अंततः श्वसन पक्षाघात में अग्रसर हो सकता है) तथा कभी–कभी आंशिक रूप से पक्षाघात काली विधवा मकड़ी *(लैट्रोडैक्टस मैक्ट्न्स)* के काटने पर वर्णित	उच्च जोखिम वाले मामलों में जहां काली विधवा मकड़ी के दंश की पुष्टि हो चुकी हो, उसके लिए ही प्रतिविष का उपयोग आरक्षित होना चाहिए। लाक्षणिक अथवा रोगसूचक उपचार के लिए कैल्शियम ग्लूकोनेट अन्तःशिरा मार्ग द्वारा, मैप्रीडिन हाईड्रोक्लोराइड या अफीम (अन्तःशिरा मार्ग द्वारा) अथवा मांसपेशियों को शिथिल करने वाली औषधियां, डाइजीपाम एवं टिटनेस विषरोधी का उपयोग

विष का प्रकार (विषैला पदार्थ)	विष का स्रोत	मुख्य लक्ष्ण	उपचार का तरीका
		है। जबकि भूरी मकड़ियों *(लैक्सोसीलस प्रजाति)* के द्वारा काटे जाने पर काटे जाने वाली जगह पर असतत् लालिमायुक्त, अत्यन्त खुजलीदार चर्मघाव, पुटिका एवं ''बैल चक्षु'' निर्माण, पुटिका के अधःपतन के परिणामस्वरूप अल्सर एवं दाना निर्माण हो सकता है जिससे वहां एक काला एवं व्यापक तन्द्रिल (इन्डोलेंट) ऊतक दोष रह जाता है जिसे भरने में कई महीने लग सकते हैं कभी–कभार सर्वांगीय / प्रणालीगत लक्षण जैसे कि रक्त पतन (हीमोलाइसिस), बिम्बाणु अल्पता, प्रसारित अंतर्वाहिनीय स्कन्दन (डी.आई.सी.), ज्वर, वमन, शोफ, रक्तकण –रंजकद्रव्यमेह, रक्तसन्लाई अरक्तता, गुर्दे की विफलता आदि पाये जा सकते हैं।	किया जाना चाहिए। भूरी मकड़ियों के काटे जाने पर शीत–पैक का तत्काल अनुप्रयोग, कार्टिकोस्टेरॉएड एवं डेप्सोन (श्वेत कोशिकाओं के कार्य में अवरोधी), व्यापक वर्णक्रमीय प्रतिजैविक औषधियों तथा प्रतिरोधात्मक–प्रतिषेधोपचार (इम्यूनोप्रोफालैक्सिस) का प्रयोग निहित है।
बिच्छू दंश	बिच्छू का डंक	गंभीर दर्द, जलन संवेदना, कमजोरी एवं छोटे पशुओं में प्राणघातकता। डंक के 4–6 घंटे के ही भीतर विपुल पसीना आना, फेफड़ों में शोफ निर्माण, रक्त–वमन एवं 2–3 दिनों के भीतर (आकस्मिक) मृत्यु हो सकती है।	डंक को निकालने के पश्चात् अफीमीय औषधि, एट्रोपिन, कोर्टिशोन एवं ग्लूकोज सलाईन का उपयोग।

विष का प्रकार (विषैला पदार्थ)	विष का स्रोत	मुख्य लक्षण	उपचार का तरीका
कीट दंश (मधुमक्खी, ततैया, लखेरी/भिंड)	पशुओं द्वारा अनजाने में ही घोंसले अथवा झुंड को छेड़ने पर कीट–दंश के प्रति सुगम्यता।	हिस्टामिन एवं सिरोटोनिन के प्रभाव के कारण स्थानीय शोथ एवं चकत्तों का स्फुटन, होठों, पलकों, जीभ एवं मस्तिष्क क्षेत्र में सूजन एवं दर्द तथा पुरोभागीय–स्थानीय सूजन के कारण सांस लेने में कठिनाई।	दंश वाले स्थान की क्षारीय–घोल (जैसे अमोनिया एवं सोडियम बाईकार्बोनेट) द्वारा धुलाई , काटे गए स्थान से डंक को हटाना एवं एलर्जीरोधी तथा कोर्टिकोस्टीरायड औषधियों द्वारा उपचार। स्नायु –विषाक्तता से ग्रस्त पशुओं के आहार में कोलीन एवं स्नायु–पुष्टिकारक औषधियों जैसे–विटामिन बी$_1$, बी$_6$ एवं बी$_{12}$ का शीघ्र स्वास्थ्य पुनर्प्राप्ति हेतु अतिरिक्त अनुपूरण तथा गंभीर रक्तहानि की अवस्था में रूधिराधान के साथ–साथ मौखिक रक्तवर्धक औषधियों का उपयोग किया जाना चाहिए।
मेंढक –विषाक्तता	कई प्रकार के मेंढक की मौखिक अरक्षितता। मेंढक विष मस्से सहित अन्य त्वचीय संरचनाओं द्वारा पृष्ठीय एवं आँखों के पीछे स्थित ग्रन्थियों द्वारा स्रावित, एक मोटी मलाईदार, श्वेत एवं अत्यधिक तकलीफदेह पदार्थ है।	विषाक्तता के लक्षण परिवर्तनीय हैं एवं स्थानीय प्रभावों से लेकर आक्षेप एवं मृत्यु तक अनुक्रमित हैं। विपुल एवं कभी–कभार फेनिल राल निकलना, जोरदार तरीके से सिर हिलाना, मुँह पर लात फेंकना एवं मितली होना इसके तात्कालिक स्थानीय प्रभाव हैं। अधिक गंभीर विषाक्तता होने पर, जीवन–संतर्जक हृदय की अतालता,	मेंढक –विषाक्तता में कोई भी विशिष्ट विषरोधी /मारक उपलब्ध नहीं है। प्रचुर मात्रा में पानी द्वारा मुख की धुलाई एवं विषयुक्त लार एवं पानी के वतिलयन (एरौसॉल) को सांस द्वारा अन्दर जाने से रोकना तथा लार की अधिकता एवं उसके चूषण को नियंत्रित करने हेतु एट्रोपिन का उपयोग करना चाहिए। अधिक गंभीर

विष का प्रकार (विषैला पदार्थ)	विष का स्रोत	मुख्य लक्षण	उपचार का तरीका
		श्वांस में कठिनाई, नीलिमा एवं दौरे पाये जा सकते हैं।	रूप से प्रभावित पशुओं में अधिक सघन चिकित्सा की आवश्यकता होती है ताकि हृदय की निम्नतालता (एट्रोपिन तथा डोपामिन) एवं अतितालता (लिडोकेन, फैनीटॉयन, प्रोपैनौल या प्रोकेनामाईड हाइड्रोक्लोराइड) तथा केन्द्रीय –स्नायु –तंत्र की उत्तेजना (पैंटोबारबिटल संज्ञाहरण, डाइजीपाम अथवा दोनों) को ठीक किया जा सके। अनुपूरक ऑक्सीजन एवं यांत्रिकी श्वांस भी प्रदान की जानी चाहिए यदि निलिमा एवं सांस लेने में तकलीफ प्रमुखता से है।
कैंथारिडिन विषाक्तता (भौंरा – विषाक्तता)	आमतौर पर घोड़ों द्वारा ब्लिस्टर भृंगों (भौंरों) *(एपीकोटा प्रजाति)* के खाये जाने पर।	क्षुधा ह्रास, मौखिक श्लेष्मावरण का क्षरण, अक्सर पेशाब आना, पेट दर्द, अवसाद एवं आघात के पश्चात् अत्यन्त गंभीर मामलों में मृत्यु।	कोई विशिष्ट विषरोधी / मारक उपलब्ध नहीं है। अतः केवल सहायकीय एवं लाक्षणिक उपचार ही प्रदान किया जाना चाहिए।
छिपकली विषाक्तता	आकस्मिक रूप से छिपकली *(हैलोडर्मा होरिडम)* एवं गीला –राक्षस *(हैलोडर्मा सस्पैक्टम)* का दूध द्वारा सेवन।	उल्टी (वमन) तथा आघात एवं गंभीर मामलों में मृत्यु भी हो सकती है।	तुरन्त ही रेचक औषधियों का प्रयोग करना लाभकारी होता है। इसके साथ –साथ एलर्जीरोधी दवाओं एवं सहायकीय चिकित्सा प्रदान की जानी चाहिए।

विष का प्रकार (विषैला पदार्थ)	विष का स्रोत	मुख्य लक्षण	उपचार का तरीका
किलनी–पक्षाघात (स्नायु विषाक्तता)	*डर्मासेन्टर वेरियाबिलिस* (लकड़ी किलनी) की वजह से।	परिवर्तनीय स्तर का पक्षाघात जिसमें जानवर उत्तरोत्तर कमजोर होता जाता है एवं पूर्ण–शिथिल–पक्षाघात से ग्रस्त होता है। आमतौर पर 1–3 सप्ताह के भीतर रोग निवृत्ति होती है।	स्नायु –विषाक्तता से ग्रस्त पशुओं के आहार में कोलीन एवं स्नायु –पुष्टिकारक औषधियों जैसे–विटामिन बी$_1$, बी$_6$, एवं बी$_{12}$ का शीघ्र स्वास्थ्य पुनर्प्राप्ति हेतु अनुपूरण किया जाना चाहिए।

कुछ मुख्य औषधी विषाक्तताऐं जो कि अधिक मात्रा में देने से या गलती से दुर्घटना के कारण होती है।

दवा	विषरोधक
एल्कोहल या मेथाइलेटेड स्प्रीट	सोडियम बाइकार्बोनेट या सोडियम साइट्रेट (1 प्रतिशत), अमाशय की धुलाई या 100 मि.ग्रा. / कि.ग्रा. शरीर भार पर प्रतिदिन मुख के रास्ते देना।
एअरोकोलीन	एट्रोपीन सल्फेट 0.2–0.5 मि.ग्रा. / कि.ग्रा. शरीर भार पर आई / वी, एस / सी या आई / एम।
एस्प्रीन	मूत्र का पीएच 8 से अधिक होने पर सोडियम बाइकार्बोनेट, इमेटिक्स द्वारा एल्केलीनाइजेशन / श्वसन उद्दीपक जैसे कोरामाइन।
बार्बीटुरेट	एम्फेटेमाइन सल्फेट 0.5–10 मि.ग्रा. / कि.ग्रा. शरीर भार पर एस. सी, / आई.वी. / आई.एम., डोक्साप्राम 3–5 मि.ग्रा. / कि.ग्रा. शरीर भार पर आई / वी,लैप्टाजोल, ग्लूकोज भी लाभदायक हैं।
बेरियम	मैग्नीशियम सल्फेट।
वेल्लाडोना	छोटे पशुओं में टैनिक अम्ल 200–500 मि.ग्रा. को 20–60 मि.ली. पानी में मिलाकर मुख द्वारा देना तथा बड़े पशुओं को 1–2 ग्राम टैनिक अम्ल को आधा लीटर पानी में मिलाकर मुख द्वारा देना।
बेन्जोइक अम्ल	शामक जैसे सिक्यूल, लार्जेक्टिल एवं डेक्सट्रोज का भी प्रयोग किया जाना चाहिए।
वेजाइल बेंजोएट	साबुन या डिटर्जेंट द्वारा धुलाई ट्रांक्वीलाइजर्स एवं डेक्सट्रोज का प्रयोग।

ब्रोमाइड	क्लोराइड्स (सोडियम या अमोनियम साल्ट) को 0.5–100 ग्राम / दिन की दस से।
कैम्फर (कर्पूर)	सीक्वील, लार्जेक्टिल जैसे शामक एवं सलाईन डायूरैमिक्स का प्रयोग।
अरण्डी का तेल	अमाशय की धुलाई, एट्रोपाइन सल्फेट, ट्रांक्यूलाइजर का प्रयोग।
इफिड्राइन	आमाशयिक धुलाई करने, इमेटिक्स।
क्लोरोफार्म	आक्सीजन, कोरामइन, कैल्शियम बोरो ग्लुकोनेट (आई / वी)
फार्मलडिहाइड	अमाशय की धुलाई 1 प्रतिशत सोडियम एवं अमोनियम कार्बोनेट विलयन से
मार्फिन	नैलोरफीन 5–100 मि.ग्रा. (आई / वी) छोटे पशुओं में 25–50 मि.ग्रा. बड़े पशुओं।
डिजिटालिस	प्रोपैनोलोल 0.5 मि.ग्रा. / कि.ग्रा. शरीर भार, अमाशय की धुलाई, (आई / एम) सोडियम सल्फेट या मैग्नीशियम सल्फेट
काउमेरिन एंटी–कोएगुलैट्स	विटामिन के या मेनाइपोन 1 मिग्रा / किग्रा शरीर भार पर (आई / वी,आई / एम) एवं मुख द्वारा।
एनालेटिरक	पेन्टीलीन टेट्राजोल (10 प्रतिशत विलेय) को 10–20 मि.ग्रा. / कि. ग्रा. की दर से।
नारकोटिक एनालजेसिक	डेमरोल 20 मि.ग्रा. / कि.ग्रा. शरीर भार पर (एस / सी)।
आयरन विषाक्तता	डेफेरोक्सेमाइन 20 मि.ग्रा. / कि.ग्रा. शरीर भार पर।
अकार्बनिक फास्फोरस	कापर सल्फेट 0.2–0.4 प्रतिशत विलेय, 20–100 मि.ली. को मुख द्वारा छोटे पशुओं में तथा 150–500 मिली मुख द्वारा बड़े पशुओं में।

❑❑❑

अध्याय 15

प्राणिरूज्जा रोग

(ज़ूनोटिक डिसीजिज)

पशुचिकित्सा विज्ञान की दिशाऐं वृहद हैं। अभ्यास तथा अनुसंधान क्षेत्रों का परिक्षेत्र वास्तविक रूप में दृष्टिगोचर होने से भी अधिक परे है। इसका बोध पशुचिकित्सकों की जनस्वास्थ्य में सहभागिता की उपयुक्तता से ही सिद्ध होगा।

पशुचिकित्सा विज्ञान एक तुलनात्मक औषधिशास्त्र है, अतः इसका मानव औषधि विज्ञान में योगदान है। पशुचिकित्सा विज्ञान को विकृतीय जन्तुविज्ञान भी कहा जाता है। यह वृहद परिमाण मनुष्यों व पशुओं दोंनो के संक्रमणों को आगार के रूप मे बिना पूर्वाग्रह से प्रेरित होकर देखता है। यह सभी पशुओं के साथ मनुष्यों के रोगों को समझकर मूलभूत अनुसंधान को प्रोत्साहित करता है। अतः सामान्य औषधि तथा जन्तु विज्ञान सम्बन्धित हैं। पूर्वक सभी पशुओं के साथ–साथ मानव होमोसेपीयन के रोग कारणों से प्रबन्धन से सम्बद्ध हैं। अभ्यास में, 'मानव' व 'पशुचिकित्सा' औषधि सामान्य औषधि के दो पूरक अवयवों का निर्माण करता है। मानव औषधि का सम्बन्ध लगभग उसी प्रकार है जैसे कि मानव शास्त्र का सामान्य जन्तु विज्ञान से होता है। पशुचिकित्सा एवं मानव औषधि प्राणिरूज्जा रोग प्रबन्धन, जानपदिकरोग विज्ञान, असंक्रामक रोगों व पर्यावरण में समान रूचि के सहभागी हैं।

पशुचिकित्सा विज्ञान सीधे पालतू, पशु एवं वन्य पशुओं के प्रबन्धन, उत्पादन, स्वास्थ्य एवं रोगों से सम्बन्धित है। कृषि के एक अवयव (विस्तृत अभिप्राय में) के रूप में यह कृषकों के सामाजिक–आर्थिक स्तर को सुधारने में सहायता करता है। यह पशु मूल के लाभदायक उत्पादों के उत्पादन से सम्बन्ध रखता है। बहुमूल्य पशु प्रोटीन जैसे, मांस, दूध

एव अण्डा कुपोषण को दूर करते हैं। इसका पशुचिकित्सीय निरीक्षण उपभोक्ताओ की सुरक्षा सुनिश्चित करता है। साथ ही पालतू पशुओं की देखभाल मनुष्यों की इच्छित सहभागी बनकर, एकाकीपन से सम्बन्धित मानसिक व मनोवृत्ति समस्याओं को दूर करता है। वन्य जीव संरक्षण परिस्थितिकीय असंतुलन व उनमें होने वाली क्षतियों को रोकता है।

पशुचिकित्सा जन स्वास्थ्य तथा मनुष्यों से सम्बन्धित कार्य (वेटेरिनरी पब्लिक हैल्थ एण्ड ह्यूमन बियिंग्स)

द्वितीय विश्वयुद्ध के तुरन्त बाद, जनस्वास्थ्य प्रशासकों को जनस्वास्थ्य के लिए पशुचिकित्सकों की विशिष्ट उपयुक्तता का बोध हुआ। उन्होंने पशुचिकित्सा जनस्वास्थ्य शब्द का परिचय प्रविष्ट कर स्वास्थ्य के उन क्षेत्रों में चयनित किया जहां पशुचिकित्सा विशिष्ट कार्य से सहभागी हो सकें। इसमे विविध क्रियाएं सम्मिलित हैं जिसके द्वारा पशुचिकित्सा विज्ञान की विशिष्टता समुदाय की स्वास्थ्य समस्याओं एवं मनुष्यों में रोगों के निवारण में उपयोग हो सके।

पशुचिकित्सा जनस्वास्थ्य को क्षेत्रीय क्रियाओं के रूप में परिभाषित किया गया है जो मानव का संरक्षण और कल्याण ज्ञान की वृद्धि करती है। ऐसा मानव और पशु स्वास्थ्य के मिश्रित ज्ञान व संसाधनों की उपयोगिता और उनके आपसी सम्बन्धों के कारण होता है। जनस्वास्थ्य मनुष्य अथवा समुदाय से सम्बन्धित हैं तथा मनुष्य जनस्वास्थ्य औषधि शास्त्र भी कहलाता है। ऐसे जनस्वास्थ्य के क्षेत्र जहां पशुचिकित्सीय युक्तियां, ज्ञान तथा संसाधन उपयोगी हो सकें पशुचिकित्सा जनस्वास्थ्य के अन्तर्गत आते हैं जैसे, ब्रूसेल्लता, क्यू ज्वर, टयूबरकुलोसिस, एन्थ्रैक्स, लेप्टोस्पाइरोसिस, लीस्टीरिएसिस, रैबीज तथा अन्य प्राणिरूज्जा रोग, मांस एव दुग्ध–जन्य रोग। इस प्रकार मनुष्य संक्रमणों का नियंत्रण पशुचिकित्सीय युक्ति एवं ज्ञान पर निर्भर करता है। इसके विपरीत जनस्वास्थ्य समस्यायें जैसे परिवार नियोजन, यौन संचरित रोग, पोलियों आदि पूर्णतया जनस्वास्थ्य सम्बन्धी समस्याएें हैं। केवल पशुओं के आर्थिक उपयोगी रोग जैसे खुरपका मुंहपका, गलघोंटू पशुचिकित्सा औषधि के अन्तर्गत विस्तार से चर्चित है।

प्राणि रूज्जा में मानव स्वास्थ्य के उद्देश्य ये हैं:–

1. प्राणिरूज्जा रोगों का रोकथाम व नियंत्रण।
2. भोजन सुरक्षा।
3. पर्यावरणीय प्रदूषण खतरे, रोकथाम व नियंत्रण।

4. तुलनात्मक चिकित्सा सम्बन्धी अनुसंधान।
5. स्वास्थ्य शिक्षा।
6. स्वास्थ्य प्रशासन।
7. मानसिक एवं भावनात्मक स्वास्थ्य।
8. आकस्मिक चिकित्सीय सुविधाएं।
9. पशु उत्पादों द्वारा मनुष्य स्वास्थ्य।

सामान्य औषधि के तीन प्रत्यक्ष उद्देश्य हैं:

(क) मनुष्य का स्वास्थ्य ।

(ख) आर्थिक महत्व के आवश्यक घरेलू व साथी पालतू पशुओं का स्वास्थ्य और

(ग) पशु प्रजातियों में रोगों, रोग प्रक्रियाओं आदि के विषय में नवीन ज्ञान।

पुनः कहना है, अंतिम दोनों पशुचिकित्सा औषधि के अंग है अथवा पशुचिकित्सा विज्ञान कहलाते हैं। जन्तुओं से प्रेम और उनके पालन की चिंता तथा प्रबन्धन, उनके प्रति कोमलता एवं दयालुता की भावना को बढ़ाते है। अतः आज समाज में तीव्र गति से नष्ट हो रहे मानव मूल्यों की वृद्धि करते हैं।

पशुचिकित्सा विज्ञान के मुख्य कार्य हैं: अ. पशु उत्पादन, ब. पशु स्वास्थ्य प्रबन्धन तथा स. मनुष्य स्वास्थ्य सम्बन्धी क्रियाकलाप। प्रथम दोनों प्रत्यक्ष तथा दृश्य कार्य हैं जबकि तीसरा, अपरोक्ष तथा अदृश्य है। विकसित देशों में, प्रथम दोनों कार्य एक दूसरे में समाहित व अपृथक हैं केवल दो मुख्य कार्यों को छोड़कर जोकि 1. पशु तथा 2. मनुष्य सम्बन्धित हैं।

ऐसे देशों में पशुपालन एक मुख्य उद्योग की स्थिति पर पहुंच चुका हैं। पशु रोगों से सामाजिक हानि अत्यधिक हैं। ये निम्न क्षति को प्रस्तुत करती हैं:–

(क) पशुपालक की आय।

(ख) पशु खाद्य की अनुपलब्धता जिससे प्रोटीन–कैलोरी, कुपोषण (पी.सी.एम.) उत्पन्न होता है जिससे उपनैदानिक संक्रमण से नैदानिक रोग उत्पन्न होता है।

(ग) प्राणिरूज्जा अथवा पी.सी.एम. के कारण फसल तथा अन्य वस्तुओं के उत्पादन में कमी हो रही है। सन् 1889 में इथोपिया में रिंडरपेस्ट महामारी ने यह प्रदर्शित किया। वि. स्वा. सं. के एक वृत्तचित्र से निष्कर्ष निकलता है कि एक पशु की मृत्यु बंगाली परिवार

को शोकान्त कर देती है। गौवंशीय संस्पर्शक फुस्फुसावरण निमोनिया से ग्रसित गौमांस का निर्यात करने पर इंग्लैंड ने यू.एस.ए. से आर्थिक दण्ड के रूप में कुल एक मिलियन अमेरिकी डालर वसूले। इस प्रकार यू.एस. पशु उद्योग ब्यूरो की स्थापना हुई तथा इसके वैज्ञानिकों ने पांच वर्षों में 1.5 मिलियन डालर खर्च कर सी.सी.पी.पी. को उन्मूलन करने में सफलता प्राप्त की। इससे स्पष्ट है कि रोगों द्वारा पशु क्षति मनुष्यों पर भी प्रभाव डालती है। यूरोपीय देशों ने ट्राइकिनोसिता के भय से यू.एस.ए. से सुअर मांस आयात करना निषेध कर दिया। सन् 1996 में, इन उत्पादों में गौवंशीय स्पंजीफार्म मस्तिष्करूगणता (पागल गाय रोग से मनुष्यों में क्रस्जफील्ड जैकॉब रोग) के भय को संपूर्ण विश्व में रोकने के कारण, इंग्लैंड का 860 मिलियन अमेरिकी डालर का मांस उद्योग लगभग बंद हो गया था।

ये दो उदाहरण पशुचिकित्सा विज्ञान/औषधि के दो महत्वपूर्ण कार्यों को जो पशु व मनुष्य से सम्बन्धित हैं, को वर्णित करते हैं।

पशुचिकित्सकों का जनस्वास्थ्य कार्यों में सहभागिता का तर्क (जस्टीफिकेशन फॉर रोल ऑफ वेटेरिनेरियन इन पब्लिक हैल्थ)

जनस्वास्थ्य, क्रियाकलाप प्रकृति में विविध हैं, और उसे व्यवसायिक कार्यकर्ता दल की आवश्यकता है जो मनुष्यों की सामुदायिक स्वास्थ्य में सहायता करे। यह चिकित्सा के अतिरिक्त दल में अन्य व्यवसायियों, पशुचिकित्सक, जनस्वास्थ्य अभियन्ता, दन्त चिकित्सक, नर्सों एवं सामाजिक कार्यकर्ताओं को आकर्षित करता है। इनमें से पशुचिकित्सक व्यवसायिक रूप में चिकित्सा व्यवसाय के समीप है एवं चिकित्सक के तुरन्त बाद का पद धारण करता है। दोनों व्यवसायों में आम तथ्यों के कारण पशुचिकित्सकों की सहभागिता न्यायोचित है।

1. जनस्वास्थ्य मनुष्य समूह की चिकित्सा है जबकि पशुचिकित्सक विज्ञान पशु समूह चिकित्सा है।
2. जनस्वास्थ्य एवं पशुचिकित्सा दोनों के द्विउद्देश्य समान हैं यथा अवश्यंभावी मृत्यु को विलम्बित करना एवं प्रत्याशित के जीवन की आकांक्षाओं को बढ़ाना (पशुओं के उत्पादक जीवन को बढ़ाना)।
3. उद्देश्यों को प्राप्त करने की उपगमनता तथा उपयोगी संयन्त्र समान हैं अर्थात संक्रमण की रोकथाम, स्वास्थ्य एवं पूर्वावस्था में प्रोन्नति।
4. जनस्वास्थ्य कार्यकर्ता तथा पशुचिकित्सकों के पाठ्यक्रम में बहुत सामान्य विषय हैं।

पूर्व होमो सेपियन्स को जबकि बाद का पशुओं की प्रजातियों को आच्छादित करता है (जैसे कि पालतू पशु, घरेलू व अन्य)

5. पशुचिकित्सा व्यवसाय में रोग का जानपदिक विज्ञानी अनुगमन, जनसंख्या चिकित्सा एवं रोकथाम की अवधारणा पर बल दिया जाता है न कि पशु की वैयक्तिक सुरक्षा पर। ये जनस्वास्थ्य क्रियाशीलता के सार स्थापित करते हैं।

6. जनस्वास्थ्य के लिए आर्थिक विचार–विमर्श बहुत आवश्यक है। जनस्वास्थ्य क्रियाएं रोग के कारण मानव काल की क्षति को कम करने में प्रयत्न करता है। सामुदायिक रोग समस्याओं का बचाव बहुत ही आर्थिक महत्व का व प्रायः केवल व्यावहारिक पहलू माना जाता है। यह विचार पशुचिकित्सा व्यवसाय में निहित है।

7. शरीर क्रिया विज्ञान व जैवरसायनिक स्तर पर पशुओं की आम जातियाँ मनुष्य के बहुत समीप हैं। पशुओं की कुछ पर्यावरणीय कारकों की प्रतिक्रिया प्रायः मनुष्य के समान है। तुलनात्मक विकृति विज्ञान एवं औषधि विज्ञान का ज्ञान (जो पशु चिकित्सक रखते हैं) ऐसे रोग कारकों को पूर्व में पहचानने और मानवों को ऐसे खतरे से बचाने में सहायता करता है। अतः पशु पर्यावरण प्रदूषण के संकेतक का कार्य करते हैं। यहां तक कि आहार की न्यूनता सर्वप्रथम श्वानों में, या अन्य पालतू पशुओं में ज्ञात की जाती है जिसकी पालकों के मध्य भविष्यवाणी हो सकती है। कुछ श्रेष्ठ उदाहरण निम्न हैं:

अ. नाइट्रोजन ट्राइक्लोराइड से धुले आटे के कारण श्वानों में अकस्मात् दौरे। मनुष्य स्वास्थ्य में ऐसे खतरे को रोकने के लिए अभ्यास समाप्त कर दिया गया।

ब. कृषिशाला के स्नेहक में अत्यधिक क्लोरीकृत नेथ्थलीन के कारण अतिकिरेटिनता गौवंशीय पशुओं में पाई गई। 1/3 ग्रा./40 किलो शरीर का भार गाय को मारता है। इसे देखकर मानव पीड़ा रोकी जा सके।

स. डी. डी. टी., कैल्शियम चयापचय को प्रभावित करती है जिसके कारण अण्डों के आवरण में पतलापन एवं चूजो के भ्रूणों की मृत्यु हो गई। डी. डी. टी., के प्रयोग पर प्रतिबन्ध लग चुका है।

8. कुछ संक्रामक कारक जन्तु विज्ञान और मनुष्यों को अलग और विशिष्ट प्रजाति में नहीं विभेदित करते हैं तथा प्राणिरूज्जा होती है। यह चिकित्सा एवं पशुचिकित्सा वैज्ञानिकों दोनों को पृथक करने वाली काल्पनिक सीमा पार कर एक दूसरे क्षेत्र में स्वतन्त्रतापूर्वक सहायता का मार्ग प्रशस्त करती है।

दोनों व्यवसायों के वैज्ञानिकों के कुछ अवधि निर्मित योगदान सदैव रहेंगे। वैक्सीन विज्ञान की त्रिति में एडवर्ड जेनर (चिकित्सक), लुईस पाश्चर (रसायनी), गेस्टॉन रेमन (पशुचिकित्सक) एवं डेनियल ई. सॉलमॉन (पशुचिकित्सक) का आदर किया जाता है। जेनर की छोटी चेचक वैक्सीन गाय, घोड़ा, कलहंस चेचक एवं उसकी छोटी चेचक के साथ सम्बन्ध में उनकी रूचि व अध्ययन का परिणाम थी। लुईस पाश्चर को उनकी रैबीज़ प्रतिरोधी वैक्सीन के कारण स्मरण किया जाता है। गेस्टॉन रेमन (पशुचिकित्सक) द्वारा विकसित आविशाभ के कारण डिप्थीरिया एवं धनुषटंकार रोग से मृत्यु में तीव्र कमी हुई। डेनियल ई. सॉलमॉन (सालमोनेला जीनस उनके नाम पर पड़ा) ने मृत जीवाणुयीय वैक्सीन विकसित की जोकि कॉलरा, प्लेग, टाइफाइड आदि के विरूद्ध वैक्सीन के लिए आधार सिद्ध हुई। जे.बी.ए. चाऊवेएउ (पशुचिकित्सक), विषाणु क्षीणता पर कार्य कर प्रारम्भिक अन्वेषक हुए एवं प्रतिरक्षा विज्ञान में प्रथम सैद्धान्तिक थे। बरनार्ड बैंग (पशुचिकित्सक) की ट्यूबरकुलीन की अतिसंवेदी अभिक्रिया की खोज और इस प्रकार क्षयरोग निदान तथा रॉबर्ट कॉक (चिकित्सक) की खोज *माइक्राबैक्टीरियम ट्यबरकुलोसिस* का गौवंश एवं मनुष्यों के मध्य संचरण ने बौंग विधि से गौवंशीय क्षय रोग के उन्मूलन का मार्ग दिखाया। शीघ्र ही डेनमार्क व जर्मनी गौवंशीय क्षयरोग से मुक्त हुए। यह सफलता अनेक देशों में दोहराई गई। बी.सी.जी. (बैसिलस काल्मेट और गुयेरिन) चिकित्सा–पशुचिकित्सा वैज्ञानिक दल का परिणाम है।

सन् 1700 में फ्रांस में पशुचिकित्सक, प्रसव, विकलांग चिकित्सा और ग्रामीण क्षेत्रों में मनुष्य की मृत्यु के प्रमाणीकरण के कार्य करने के लिए नियत किये गये थे। फ्रांस में पशुचिकित्सक स्वास्थ्य परिषद के सदस्य तथा स्वीडन में शहरी स्वास्थ्य सभा के सदस्य मनोनीत होने लगे। विकसित राष्ट्रों में जनस्वास्थ्य पशुचिकित्सकों को प्रशासनिक पदों का उत्तरदायित्व दिया। न्यूजीलैंड में राश्ट्रीय जनस्वास्थ्य विभाग के दो सामान्य आयुक्त थे जिसमें एक थे मुख्य पशुचिकित्सा सर्जन जॉन ए. गिलरूथ। वर्तमान में जर्मनी में डॉ. डी. ग्रॉसक्लाउस फेडरल स्वास्थ्य अथारिटी के अध्यक्ष हैं।

पशुजन स्वास्थ्य की इकाई (यूनिट ऑफ वेटेरिनरी पब्लिक हैल्थ)

पशुजन स्वास्थ्य की आधुनिक प्रसार की सेवाएं, जनस्वास्थ्य विभाग की स्थानीय/राज्य/केन्द्रीय मूलभूत संरचना प्रारूप खाद्य संरक्षण से बहुत परे है। पशुचिकित्सा जनस्वास्थ्य इकाई, जनस्वास्थ्य पर दृष्टि रखने के लिए संपूर्ण पशुचिकित्सा व्यवसाय

उपलब्ध कराती है एवं जनस्वास्थ्य कल्याण के कार्यक्रमों एवं अन्य पशुचिकित्सा/पशु सम्बन्धी कल्याण एवं कार्यक्रमों का सम्बन्ध स्थापित कराती है। विश्व स्वास्थ्य संगठन में पशुजन स्वास्थ्य इकाई संचारीय रोग प्रभाग में स्थित हैं। इसकी प्राथमिक रूचि हैं जानपदिक विज्ञान, सामाजिक और आर्थिक दुष्परिणाम एवं प्राणिरूज्जा रोगों पर नियंत्रण, खाद्यजनित संक्रमण तथा मादकता एवं तुलनात्मक औषधि जिसमें प्रयोगशाला पशुचिकित्सा भी सम्मिलित है।

मांस निरीक्षण (मीट एग्जामिनेशन)

मांस निरीक्षण कार्य संपूर्ण पशुचिकित्सा सेवा का एक मुख्य भाग है। मांस पशु एवं पक्षी का वध, पशु उत्पादन का प्राकृतिक बाह्य द्वार है इसलिए निरीक्षण इसे बढ़ाता है। निरीक्षण कार्य उपभोक्ता की सुरक्षा, उद्योग तथा रोग निवारक पशुचिकित्सा औषधि एवं रोग नियंत्रण में आवश्यक सहायता देता है। इससे मांस पशु उत्पादक उत्साह एवं उपभोक्ता विश्वास प्राप्त करते हैं।

मांस निरीक्षण में मुख्यतः दो कार्य होते हैं यथा मृत्यू पूर्व तथा मृत्योपरान्त परीक्षण जिनके पूरक प्रयोगशाला परीक्षण होते हैं। मांस निरीक्षण के मुख्य उद्देश्य निम्न हैं:

1. वध के लिए सामान्य स्वस्थ, सुपोषित पशु एवं पक्षी का चयन।
2. रोगी एवं अस्वस्थ पशुओं की पहचान।
3. दयालुतापूर्ण हस्तकरण एवं वध का विश्वास।
4. गहन व विस्तृत मृत्योपरान्त परीक्षण।
5. वधशाला के उपकरणों और स्थान की स्वच्छता पौष्टिक मांस के उत्पादन की आवश्यकता है।
6. पशुओं द्वारा फैलने वाले संक्रमण के दूषण को रोकना, और
7. विचार /निर्णय का अभिलेखन तथा उद्भव के कृषि क्षेत्रों के अनुरूप रोगनिवारक तथा नियंत्रक मानक सूचनाओं का निर्णय व प्रेषण।

मृत्युपूर्व मांस का निरीक्षण (ऐंटीमोर्टम एग्जामिनेशन ऑफ मीट)

मृत्युपूर्व निरीक्षण के दौरान दुर्बलता, अवयस्क, कमज़ोर, अपंग, घायल, अस्थिभंग या सामान्य फोड़े इत्यादि अवस्थाएं ज्ञात होने पर अनिवार्य अस्वीकृतियां होती हैं। मृत्युपूर्व

परीक्षण के दौरान उत्पत्ति क्षेत्र से प्रारंभ होता है। कुछ देशों में पशुओं का प्रतिदिन परीक्षण तथा वध से 24 घंटे पहले पूर्व परीक्षण करने की व्यवस्था है। संचारी एवं प्राणिरूज्ज रोगों के विरूद्ध सीरमी परीक्षण लाभप्रद होते हैं। फार्म पशुशाला से पशुचिकित्सीय परीक्षण व प्रयोगशाला परीक्षण के आलेख के साथ केवल स्वस्थ पशुओं को औपचारिक मृत्युपूर्व परीक्षण के दौरान अनुमति देने से पशु वधशाला में अस्वीकृत की संख्या कम होगी तथा अस्वस्थ पशुओं के वध की संभावना कम होती है। मृत्यु पूर्व निरीक्षण के उद्देश्य हैं – अ. प्राणिरूज्जा रोगों से ग्रसित पशुओं को ज्ञात करना, ब. रोग प्रकट व सूचक लक्षण, मांस को प्रयोग के लिए अयोग्य सिद्ध करता है तथा स. खुली जनसंख्या में थके हुए एवं अशान्त पशुओं का गहन मृत्युपूर्व परीक्षण आवश्यक है। ईईसी अधिनियम के अन्तर्गत पशुओं का दो बार परीक्षण किया जाता है प्रथम बार आने के समय व द्वितीय बार पशु के वध से तुरन्त पहले, यदि उन्होंने 24 घंटों से अधिक विश्राम किया है तो।

संचारी एवं प्राणिरूज्जा रोगों को विदित करने के पशु पार्श्व परीक्षण जैसे डॉट एलाइजा (रूपांतरितएन्जाइम लिंक्ड इम्यूनोसोरबेंट ऐसे) भी करना चाहिए। मृत्युपूर्व परीक्षण पशुओं को चार भागों में विभाजित करता है:

(क) स्वस्थ को निरन्तर वध हेतु उत्तीर्ण करना।

(ख) वध हेतु प्रतिकूल को, उपचार व रोग विमुक्ति के लिए भेजना।

(ग) आकस्मिक वध हेतु उत्तीर्ण करने पर प्राणिरूज्जा रोगों जैसे दाद की स्थिति की पूर्ण क्रियात्मक जानकारी रखना एवं मृत्योपरांत मांस परीक्षकों व पशु शव में संभावित क्षतियों को ढूढ़ना।

(घ) जीवित पशुओं को पुनः परीक्षण के लिए एकत्रित करना।

इन्हीं सिद्धान्तों पर पक्षियों के झुंड एवं पिंजड़ों में पक्षियों का परीक्षण होता है। आकस्मिक वध पीड़ित पशु जैसे अस्थिभंग के कारण तीव्र पीड़ा, अत्यधिक चोट के समय को कम करने के लिए किया जाता है। वध में देरी पशु कल्याण के विरूद्ध होती है। एक गहन सावधानीपूर्वक एवं क्रांतिक मृत्योपरान्त परीक्षण आवश्यक है क्योंकि नियमित निरन्तर वधीय पशुओं की अपेक्षा आकस्मिक वध किये पशु के मांस में भोज्य विष की संभावना बहुत अधिक रहती है।

पशु एवं मानव स्वास्थ्य अंतर मंत्रालीय आयुक्त

कृषि मंत्रालय	स्वास्थ्य मंत्रालय	पर्यावरण संरक्षण	अभिकरण
पशुचिकित्सा जनस्वास्थ्य इकाई			
पशुचिकित्सा सेवा	मुख्य कार्य पशुजन्य रोग जानपदिक विज्ञान और सामाजिक आर्थिक निर्धारण	सेवा के अन्य सामान्य क्षेत्र प्रयोगशाला सेवाएं पर्यावणीय खतरे व सुरक्षा पशु सूचक व निर्देशक पशु आहार एवं व्यज निष्पादन तथा पुनः उपयोग प्राकृतिक वास में परिवर्तन, पशु का काटना जहरीले एवं अन्य	उपभोक्ता समूह मानवोचित संस्थायें
	निरीक्षण नियंत्रण	 औषधि जैविक मानकीकरण, प्रशासनिक और सामान्य कार्य ग्रामीण स्वास्थ्य मनुष्य पोषण	खतरनाक व्यवसाय, पशु जीवविज्ञानी
पशुधन उत्पादक खाद्य उत्पादक	खाद्य सुरक्षा निरीक्षण विधायन व मानक सम्पर्क क्रियाकलाप		
पशुचिकित्सा शिक्षण कार्यक्रम पशुचिकित्सक			 ग्रामीण जनसंख्या वन्य जीवन संरक्षण
पालतू पशुपालक			
	क्षेत्र जिनमें प. जन. स्वा. प्रविष्टी दिलाता है। तुलनात्मक औषधि मनुष्य रोगों हेतु पशु प्रतिरूप तुलनात्मक व्यवहार मूलभूत जैव चिकित्सीय अनुसंधान		क्रियाकलाप के उद्गामित क्षेत्र औषधि मूल्यांकन व परीक्षण मानसिक स्वास्थ्य आपदा औषधि प्रयोगशाला पशु औषधि

पशुचिकित्सा जनस्वास्थ्य इकाई (वेटेरिनरी पब्लिक हैल्थ यूनिट)

अस्वीकृत रोगों को पशु प्रजाति के अनुसार समूहित करते हैं।

दुग्ध–जन्य रोग (मिल्क–बार्न डिसीजिज)

दुग्ध एवं दुग्ध उत्पादों के उपभोक्ताओं में रोगाणु मनुष्यों, दुधारू पशुओं, वायु, मृदा तथा पशुशाला के पानी से उत्पन्न हो सकते हैं (सारणी 1)

सारणी 1 : दुग्ध जन्य रोगों के कारण तथा उनके स्त्रोत

रोगजन्य				संभावित स्त्रोत
जीवाणुवीय	**विषाणुयीय**	**कवक**	**परजीवी**	
म. ट्यूबरकुलोसिस, स्टेफाइलोकोकोई, स्ट्रेप्टोकोकाई, *वी. कॉलेरा, सिंजेला, सा. टायफी, सा. पैराटायफी, को. डिफ्थीरिया, ई. कोलाई*	पोलियो, आंत्रीय संक्रामक यकृतशोध		अमीबा	ग्वाला
ब्रूसेला, *मा. ट्यूबरकुलोसिस,* स्टेफाइलोकोकस, *स्ट्रेप्टोकोकस, साल्मोनेला, ई. कोलाई, लिस्टीरिया, लेप्टोस्पाइरा, बै. एन्थ्रेसिस*	किलनी जन्य मस्तिष्कशोथ चेचक समूह	*नोकार्डिया, कैन्डिडा, क्रिप्टोककस*	*टाक्सोप्लाज्मा,* गोल कृमि	दूधारू पशु
बै. एन्थ्रेसिस, ई. कोलाई, साल्मोनेला, क्लोस्ट्रीडिया				मृदा
बै. एन्थ्रेसिस, मा. ट्यूबरकुलोसिस, साल्मोनेला, क्लॉस्ट्रीडिया				वायु

सारणी 2 : खाद्य जन्य संक्रमणों और विषाक्ताओं के कारक

कृमि

ट्राइकिनेला स्पाइरेलिस | *टीनिया सोलियम*
टीनिया सेजीनाटा | हाइडेटिड *(ई. ग्रेन्यूलोसस)*

प्रोटोजोआ

एन्टअमीबा | *बेलेन्टीडियम कोलाई*
जिआर्डिया लेम्बिलिया | *टॉक्सोप्लाज्मा गोन्डाई*
सार्कोस्पोरिडिया

जीवाणु

साल्मोनेला | *ई. कोलाई*
क्लेबसियेला | *कैम्पाइलोबेक्टर*
यरसीनिया इन्टेरोकोलाइटिका | *सिजैला*
विब्रियो पैराहीमोलाइटिक्स | *विब्रियो कॉलेरा*

एरोमोनाज हाइड्रोफिला
स्ट्रेप्टोकोकस फेसेलिस
क्लॉस्ट्रीडियम परफ्रिन्जेंस
माइकोबैक्टीरियम ट्यूबरकुलोसिस
ब्रुसेल्ला एर्बोटस
ब्रू. मिलीटेन्सिस, ब्रू. सूईस
इरीसिफेलोथ्रिक्स इन्सीडिओसा

स्टेफाइलोकोकस ऑरियस
बैसीलस सीरियस
क्लॉ. बाटुलाइनम
फ्रैकीसेला टुलारेनसिस
लेप्टोस्पाइरा इन्टेरोगेन्स
स्ट्रेप्टोबेसीलस मोनिलीफोरमिस
एस. माइनस

विषाणु
पोलिओ
इन्टेरो
संक्रामक यकृतशोध

सारणी 3 : बाटूलिज्म एवं स्टै. ऑरियस में भिन्नता

मानदण्ड	बॉटूलिज्म	स्टै. ऑरियस
उष्मायनकाल (घं)	24–48	2–6
अवधि (घं)	दिनों में	6–24
सामान्य साधन	कम अम्ल (4.6 पीएच) डिब्बाबंद मांस, मछली, केकड़ा, फलियां विशेषकर घरों में हुई डिब्बाबंदी	डेयरी उत्पाद, पका हुआ मांस, मुर्गी आम उत्पाद
आम लक्षण	द्वि–दृष्टि, शुष्क जीभ, बोलने व निगलने में कठिनाई, श्वसन मांसपेशियों का पक्षाघात, चूषक निमोनिया के कारण मृत्यु	मतली, वमन, अतिसार
प्रक्रिया	ऊष्मा परिवर्ती तंत्रिका विष	विषाक्तता, वमन के केन्द्रों को प्रभावित करने वाले उष्मा स्थिर आंत्रीय विष
आघटन के आम स्थान	घर की रसोई	प्रायः घर की रसोई
रोगियों की संख्या	कुछ से कम	प्रायः कुछ
नैदानिक परीक्षण	जीवाणुविज्ञानी संवर्धन	जीवाणुविज्ञानी संवर्धन
अ–कोशिकाओं के लिए		फेज विभेदन
ब–आंत्रविष के लिए	मूसक घातकता और विशिष्ट संरक्षण	बन्दर / बिल्ली वमन, ए.जी.पी.टी., पी.एच.ए., ई.आई.ए.
आवश्यक उपचार	सघन देखभाल इकाई सुविधा और विशिष्ट प्रतिपिंड (सीरम) चिकित्सा	सहायक
पुर्नस्वास्थ्य	स्व–सीमित	स्व–सीमित
मृतकता	अत्यधिक	––

सारणी 4 : प्रमुख खाद्यजनित रोगों के विभेदात्मक लक्षणों का सार

लक्षण	साल्मोनेलता	*क्लॉस्ट्रीडियम परफ्रिजेंस*	*बेसीलस सिरियस*	
			अतिसारी प्रकार	वमनकारी प्रकार
उष्मायन काल (घं)	6–48	8–14	8–16	1–5
अवधि (घं)	48–96	12–24	12–24	6–24
सामान्य पदार्थ	मांस, दुग्ध एवं उनके उत्पाद	गौ, शूकर, टर्की, कुक्कुट, पका हुआ मांस तथा भोजन से पहले कई घंटे भाप में छोड़ा हुआ	मांड युक्त भोजन, रसा, सब्ज़ियाँ, मांस उत्पाद	तला अथवा उबला हुआ चावल
आम लक्षण	ज्वर, सिरदर्द, मतली, वमन, उदर ऐंठन, अतिसार	कम आम ज्वर व सिरदर्द, तेज़ अतिसार, उदर पीड़ा तथा वमन नहीं	उदर पीड़ा, कुछ रोगियों में अति तीव्र अतिसार, जी मिचलाना	मिचली और वमन, विरले ही दस्त
प्रक्रिया	अंतः विषाक्त, आक्रामक, कुछ सीरमी प्रकार में विषाक्त संक्रमण	विषाक्त संक्रमण, ऊष्म परिवर्तनशील आन्त्रीयविष, जो सोडियम–पोटेशियम एटीपेज कोशिका, झिल्ली बाधित प्रतिकारकों को (सोडियम–पोटेशियम पम्प) प्रभावित करते हैं	विषाक्त संक्रमण, ऊष्म परिवर्तनशील आन्त्रीयविष, विशिष्ट प्रक्रिया अस्पष्ट	विषाक्तता, ऊष्मस्थिर आन्त्रीयविष
आघटन के आम स्थान वृत्तांतों की संख्या	घर की रसोई से होटलों तक थोड़े से अधिक	प्रायः होटलों, समारोहों में प्रायः बहुत	घरेलू रसोईघर से होटलों में प्रायः कुछ	घर की रसोई से होटलों में प्रायः कुछ
नैदानिक परीक्षण				
अ. कोशिका के लिए	जीवाणुवीय संवर्धन और	जीवाणुविज्ञानीय जीवाणुसिन,	जीवाणुविज्ञानी संवर्धन, जैव	जीवाणुविज्ञानी संवर्धन, समूहन

लक्षण	साल्मोनेलता	*क्लॉस्ट्रीडियम परफ्रिजेंस*	*बेसीलस सिरियस*	
			अतिसारी प्रकार	वमनकारी प्रकार
	समूहन परीक्षण, एफएटी, ईआईए, डीएनए प्रोब	जैवविभेदन और समूहन परीक्षण, एफएटी	विभेदन, समूहन परीक्षण	परीक्षण
ब. आन्त्रीय विष के लिए	सिरनी परीक्षण, खरगोश, शेषांत्र बंधन पाश (आरएलआईएल)	आरएलआईएल, शिरा पारगम्यता, (वीपीआर) ईआईए, एजीपीटी, पीएचए, आरआईए	वीपीआर, मूषक घातकता, ईआईए	बंदर वमन, पीएचए, एजीपीटी
आवश्यक उपचार	विशिष्ट	सहायक	सहायक	सहायक स्वमिपादी
रोगविमुक्ती	–	स्व–सीमित	स्व–सीमित	स्व–सीमित

सारणी 5 : मांसजन्य रोगों के तीन सामान्य नियंत्रण उपायों की सार्थकता

महत्वपूर्ण रोग/कारक कारण	निरीक्षण	स्वच्छता	परीक्षण
साल्मोनेल्लता	+	+++	+
क्लॉ परफ्रिनजेंस	+	+++	+
टिनीयसता	+++	–	++
ट्रिकीनोसता	+++	–	++
स्टैफाइलोकोकीय	–	+++	+
बाटुलिज्म	–	+++	+++
इरोसिफेलोथ्रिकोसता	+++	+	–
शिजेलता	–	+++	–
एंथ्रक्स	+++	+	–
क्षयरोग (गौवंश प्रकार)	+++	+	–
ब्रूसेल्लता	–	+	–

+++ अत्यधिक सार्थक, ++ अधिक सार्थक, + सार्थक

प्राणिरुज्जा रोग (जूनोटिक डिसीजिज)

दीर्घ अर्थ में प्राणिरुज्जा रोग *होमो सेपियंस* सहित पशुओं के रोग हैं। इनके संक्रमणकारी अभिकर्ता क्रमिक विकास के दौरान कुछ विशिष्ट पशु प्रजाति के अनुकूल हो गये हैं तथा इन पशुओं द्वारा अविरत संक्रमण श्रृंखलाओं में पाये जाते हैं। संकीर्ण अर्थ में (जानपदिक विज्ञानी) एक पशु रोग के रोगकारक अभिकर्ता का मनुष्य में स्थानान्तरण प्राणिरुज्जा रोग है।

संक्रमणकारी अभिकर्ताओं को एकलहारी (एकल परपोषी प्रजाति में सीमित) तथा बहुलकारी (एक से अधिक परपोषी प्रजाति को संक्रमित कर सकते हैं) जो इस पर निर्भर करता है कि कितनी प्रजातियों को संक्रमित कर सकता है। प्राणिरुज्जा रोग के रोग अभिकर्ता बहुलकारी होते हैं। संक्रमणकारी कारकों का यह व्यवहार सामान्य औषधि की अवधारणा को प्रबलता देता है।

प्राणिरुज्जा रोग ऐसे संक्रमक रोग हैं जिनके कारक कशेरूकधारी प्राणियों से मनुष्य में प्राकृतिक रूप से संचरित होते हैं। इसमें वे संक्रमण भी समाहित होते हैं जो सहकारी होता है किन्तु प्राकृतिक रूप से संचारित नहीं होते हैं।

सभी मानव संक्रमण के 4/5 भाग प्राणिरुज्जा रोग होते हैं। इनमें से कई विश्वस्तरीय महत्वपूर्ण रोग हैं। विश्व स्वास्थ्य संगठन ने अपने विशेष उष्णीय रोग कार्यक्रम में सात संक्रमण को विशेष महत्व दिया है और 45 मानव रोगों के सम्बन्ध में विश्व स्वास्थ्य संगठन अपने अन्तर्राष्ट्रीय यात्रियों को विशेष सलाह देता है।

वर्गीकरण (क्लासीफिकेशन)

प्राणिरुज्जा रोग कई प्रकार से वर्गीकरण हैं। वर्गीकरण निम्नलिखित एवं उल्लिखित कक्षाओं के आधार पर हैं।

प्रकृति में संक्रामक कारक के रखरखाव चक्र के आधार पर, प्राणिरुज्जा निम्न प्रकार में वर्गीकृत हैं।

(अ) प्रत्यक्ष – प्राणिरुज्जा जैसे अलर्क

(ब) चक्रीय – प्राणिरुज्जा , जैसे – टीनियसता

(स) मृतजीवी – प्राणिरुज्जा, जैसे हिस्टोप्लाज्मयिता

(द) मोआ – प्राणिरुज्जा – जैसे जापानी मस्तिष्क शोथ।

सारणी 6 : कुछ महत्वपूर्ण प्राणिरूज्जा के प्रमुख गुणधर्म

रोग	मुख्य गैर मानव परपोषी पशु	कारण	संक्रमण के प्रकार	लक्षण
एन्थ्रेक्स	गौवंश, भेड़, बकरी, घोड़ा, वन्य शाकाहारी	*बेसीलस एन्थ्रेसिस*	सम्पर्क, वायुजनित वाहक मांस द्वारा व्यवसायिक अनावरण	उ.का. 2–5 दिन त्वचीय प्रकार : जलस्फोटिका काले दबेग रूप में उपचार न होने पर पूतिजीवरक्तता तथा मृत्यु हो जाती है। श्वसनी प्रकार : ऊन चयनक रोग, ऊपरी श्वसन तंत्र जैसा आम संक्रमण होता है। उ.का. 3–5 दिनों का तीव्र ज्वर, आघात और मृत्यु। जठरांत्रीय प्रकारण उष्मायन काल का 4 दिन, जठरांत्रीयशोथ, मल में रक्त, मृत्यु।
ब्रूसेलता	गौवंश, बकरी, भेड़, सुअर, हिरण, कुत्ता	*ब्रुसेला एबार्टस, ब्रू. मेलीटेन्सिस ब्रू. सुईस, ब्रू. केनिस*	वायु, सम्पर्क से व्यवसायिक अनावरण, संक्रमित दूध/भोजन से अधिग्रहण	उष्मायन काल (उ.का.) 1–3 सप्ताह अथवा माह, पूतिजीवरक्तता, क्रमित अंतराकालिक अथवा नियमित ज्वर, ठिठुरन, अत्यधिक पसीना, कमज़ोरी, थकावट, प्रातः रोगी सामान्य होता है। दोपहर पश्चात् अधिक तापमान पर बिस्तर पकड़ लेता है। अनिद्रा, सिरदर्द, प्लीहावृद्धि, रोग कई सप्ताहों या वर्षों तक रहता है।
इरीसिफेलायड अथवा इरीसिफेलोट्राइकसता	शूकर, समुद्री स्तनपायी, मछली	*इरीसिपेलोथ्रिक्स रयूसियोपेथी (इ. इंसीडियोसा)*	सम्पर्क द्वारा व्यवसायिक अनावरण	त्वचीय विक्षत 'इरिसिप्लाइड' कहलाती है जिसे रक्तसंलयक स्ट्रेप्टोकोकाई द्वारा उत्पन्न इरिसिपलास' से विभेदित करते हैं।

रोग	मुख्य गैर मानव परपोषी पशु	कारण	संक्रमण के प्रकार	लक्षण
				जलने की संवेदनशीलता स्वतः स्पंदन पीड़ा, तीव्र कंडु कदाचित पूतिजीवरक्तता, अन्तः हृद्शोथ, घातक।
लेप्टोस्पाइरयिता (वील्स रोग)	(मूषक प्रजाति) घरेलू और वन्य स्तनपायी	*लेप्टोस्पाइरा इन्ट्रोस्पारा इन्ट्रोजेंस*	व्यवसायिक और मनोरंजनीय द्वारा संक्रमित जल अधिग्रहण, मृदासंक्रमित, उदासीन से क्षारीय पी.एच. युक्त	उ.का. 1–2 सप्ताह लघुतम दो दिन से कम, पूतिजीवरक्तता, अवस्था (1–10 दिन), लेप्टोस्पाईरूरिया (1 सप्ताह से कई महीने), पीलिया (वील्स रोग), यकृतवृक्कीय प्रकार ज्वर, सिरदर्द, नेत्रश्लेष्माशोथ, वमन, अतिसार तथा कब्ज़
लिस्टीरियता	घरेलू पशु एवं पक्षी	*लिस्टीरिया मोनोसाइटोजेनीस*	दूषित कच्चे दूध, पनीर, सब्ज़ियों के खाने से	सामान्यतः गर्भावस्था के दूसरे अर्धकाल में गर्भपात होना, नवजात पूतिजीवरक्तता से पीड़ित होते हैं, स्थानिक यकृतीय गलन, नवजात में मस्तिष्कावरण–मस्तिष्क शोथ, अन्तः हृदयशोथ, त्वचीय विस्फोटों तथा संक्रमित भ्रूणों को हस्तगत करने वाले पशुचिकित्सकों में नेत्रश्लेष्माशोथ।
***केम्पाइलोबैक्टर* आंत्रशोथ**	गौवंश, भेड़, कुत्ता, कुक्कुट तथा जन्य पक्षी	*कै. जेजुनी*	दूषित भोजन, जल के अधिग्रहण से	तीव्र आंत्रशोथ, पूतिजीवरक्तता, दीर्घकालिक ज्वर, रक्त, मेरूश्लेष्कद्रय से जीवाणु पृथक करना संभव है। गर्भपात, अपरिपक्व जन्म होना, नवजात अतिसार से पीड़ित, कभी–कभी कष्ट श्वसन, पीलिया, मस्तिष्कावरणशोथ।

रोग	मुख्य गैर मानव परपोषी पशु	कारण	संक्रमण के प्रकार	लक्षण
प्लेग	कृंतक	*यरसीनिया पेस्टिस*	पिस्सुओं के काटने, सम्पर्क तथा वायुबुंदक	उ.का. 2–5 दिन, अधिक तापमान, पीड़ाकारी लसीय ग्रंथिशोथ (गिलटी), पूतिजीवरक्तता प्रकार घातक निमोनिया प्रकार, उत्पादक, बलगम, अश्वसन, श्लेष्मिक रक्त के साथ थूक, मृत्यु।
टुॅलेरीमिया	वन्य खरगोश, कुत्ते, बिल्ली, भेड़	*फ्रैन्सीसेला टुलोरनसिस*	चीचड़ों के काटने, सम्पर्क श्वसन अधिग्रहण के द्वारा व्यवसायिक तथा मनोरंजनीय अनुवारण	उ.का. 3–5 दिन, तीव्र उदय, तरंगित ज्वर, मांसपेशी एवं संधि दर्द, वमन, शीर्षता। पूयोय तथा व्रणता प्रकार तथा व्रणता संक्रामक संधिपादों के काटने के कारण आम लसिका पर्व का पुयीकरण, अवधि 3–5 सप्ताह लंबा उल्लाघ, अंतरकालिक ज्वर लेत्रीय ग्रंथीय प्रकारः लसीका ग्रंथिशोथ के साथ निचली पलक में व्रणीय पिटिका। प्राथमिक श्वसनी प्रकार : श्वसनी–निमोनिया, टायफायड प्रकार : जठरांत्रशोथ ज्वर, विषाक्तता, मुंह ग्रसनी में व्रण के साथ लसीकाग्रंथशोथ, उपचार के अभाव में रोग घातक।
ट्यूबर-कुलोसिस	गौवंश	*माइकोबैक्टी–रियम बोविस*	व्यवसायिक सम्पर्क द्वारा अनावरण कच्चे दूध का अधिग्रहण, अंतःश्वसन	बाह्य श्वसनी प्रकार अधिक आम ग्रीवाग्रंथि शोथ, जनेप्द्रसूत्रीय, अस्थि, संधि–संक्रमण, मस्तिष्कावरणशोथ। व्यवसायिक समूहों में श्वसनी प्रकार गौवंश में विपरीत संचरित

रोग	मुख्य गैर मानव परपोषी पशु	कारण	संक्रमण के प्रकार	लक्षण
	बन्दर, गैर–मानव प्राइमेट्स	*माइको बैक्टीरियम ट्यूबर–कुलोसिस*	व्यवसायिक और मनोरंजनीय अंतःश्वसन, सम्पर्क, दोनों प्रकार से संक्रमण	मनुष्य में श्वसनी प्रकार आम, जोकि गौवंश को अस्थायी संक्रमित व ट्यूबरकुलिन के प्रति
क्यू ज्वर	भेड़, गौवंश, बकरी, वन्य स्तनपायी, किलनियां	*काक्सीयेल्ला बर्नेटाई*	वायु, दूध तथा किलनियों के व्यवसायिक अनावरण माध्यम से	उ.का. 4–14 सप्ताह, ज्वर, ठिठुरन, अत्यधिक पसीना आना, भोजन के प्रति अरूचि, पेश्यार्ति, मतली, वमन, तीव्र शीषार्ति, प्रत्येक नेत्रगुहा पीड़ा, मध्यम खांसी, अवधि 9–14 दिन, 1 प्रतिशत कम मृत्यु, चितकारी प्रकार, हृदवहनी तंत्र को प्रभावित करता है।
विब्रियो खाद्य विषाक्तता	समुद्री जल, समुद्री मछली, शेल मछली	*विब्रियो पैराहीमो लिटिकस*	अधो प्रसंस्करित दूषित मछली के अधिग्रहण से	अतिसार के दो प्रकार (अ) जलीय दस्त (ब) पेचिस।
जापानी –बी मस्तिष्क शोथ	वन्य पक्षियों (इगरेटस), बत्तखें शूकर, घोड़े	फलेवी विषाणु समूह बी	क्यूलेक्स ट्राईटीनी आरटीनिक्स, अन्य क्यूलेक्स प्रजातियों के मच्छरों के काटने से	उ.का. 4–14 दिन, उपनैदानिकों का निदान केवल रक्तोदकीय परीक्षण से, अति ताप, शीर्षता, वमन, मन्या दृढ़ता, प्रलाप आंशिकघात, पक्षाघात, अनुगमन : : मृत्यु / विरूपता / पुर्नस्वास्थ।
क्यासनुर वन रोग	बंदर, काले चेहरे वाले लंगूर *(प्रीबाइटिस इन्टेलस),* दक्षिण भारतीय मकाका *(मकाका रेडीयाटा),* सेहियां, गिलहरियां रैटस रैटस, रफटोन,	केएफडीवी (आरएनए समूह बारबोविषाणु) रूसीबसन्त ग्रीष्म मस्तिष्कशोथ विषाणु से प्रतिजन्यता से संबंधित	किलनी *हीमाफाइसेलिस स्पाइनीगेरा* (पारअंडाशय द्वारा भी संचरित)	उ.का. 3–8 दिन, ज्वर, पेश्यार्ति, शीर्षता, अवसन्नता, द्विअवस्थीय, 7–12 दिनों अज्वरीय काल पश्चात् ज्वर का अनुगमन होता है। मान्या दृढ़ता, भ्रमित (कं) रूप असमान्य प्रतिवर्त, रोग दर घातकता 5–10

रोग	मुख्य गैर मानव परपोषी पशु	कारण	संक्रमण के प्रकार	लक्षण
	आर.ब्लैन फोडाई बनाये रखता है। वन्य मुर्गी तथा लाल स्पिर मुर्गी में विषाणुरक्तता।			प्रतिशत, पीड़ित और मृत्यु।
रैबीज	मांसभक्षी वन्यजीवी (उदा. गीदड़ नेवला, लोमड़ी, शंकुक, भेड़िये) कुत्ता, बिल्ली, चमगादड़	लइसा विषाणु	काटने से, वायुजन्य व्यवसायिक भी	उ.का. 2–8 सप्ताह अथवा 10 दिन से 8 माह अथवा और लंबा, चिड़चिड़ापन, शीर्षता, दर्द, प्रारंभ में काटने के स्थान पर, अतिसंवेदनशील, प्रकाश ध्वनि के प्रति अति संवेदनशीलता, पुतली का विस्फारित होना, अधिक लार बहना, निगलने वाली मांसपेशियों में ऐंठन, संकुचन, जलत्रांस द्रव के स्थान पर ध्वनियंत्र ग्रहणी में ऐंठन, संकुचन, श्वसनीपेशियों की ऐंठन, आक्षेप, सार्वदैहिक पक्षाघात, मृत्यु।
दाद अथवा त्वक कवकता	कुत्ते, बिल्ली, गौवंश, शूकर, घोड़ा जन्तु रागी, मनुष्य, मृदा	माइक्रोस्पोरम प्रजाति, *ट्राइकोफाइटॉन* प्रजाति	प्रत्यक्ष संपर्क	मानव संचारी की अपेक्षा सामान्यतः जन्तुरागी व भू–जन्तुरागी अधिक तीव्र होते हैं। उ.का. 1–2 सप्ताह, टीनिया केपीटिस (स्कैल्प) बच्चों में आम, एक छोटी पिटिका से प्रारंभ व परिधि में फैलते हैं, बाल भंगुर, शल्क युक्त, बाल रहित, पूयीय क्षतियाँ, टीनिया कॉरपोरिस–पिटिकीय स्क्वेमस छालेनुमा जैसी क्षतियां जिनके लाल किनारे सूक्ष्म स्फोटिकाय

रोग	मुख्य गैर मानव परपोषी पशु	कारण	संक्रमण के प्रकार	लक्षण
				या शल्क मिले हुये टीनिया पेडिस (खिलाड़ी पैर)
कॉक्सीडियोडोमाइकोसता	मृदा	*कॉक्सीडियो–आईडस इमीटिस*	वायुजन्य	उ.का. 1–4 सप्ताह, त्वचा परीक्षण द्वारा लक्षणहीन का केवल निदान, तीव्र श्वसनीय लक्षण, तन्तुमयी, पृथक्कीकृत बहु रक्तवहनीय कणिकामयी क्षतियां (फेफड़े, श्वसनी, मध्यस्थानिका, लसीका ग्रंथि में)।
क्रिप्टोकोकसता	मल बुंदकों से सक्रंमित मृदा	*क्रिप्टोकोकस नियोफॉरमैंस*	वायुजन्य	मस्तिष्कावरणशोथ, यह फेफड़ों, वृक्कों, यकृत, हड्डी, त्वचा क्षतियों में रसौली जैसी जिलेटिन की तरह घनता वाली। गौवंश में क्रिप्टोकोकीय स्तनग्रंथिशोथ भी होती है।
हिस्टोप्लाजमियता	पक्षियों (कबूतर) विष्ठाबहुल मृदा	*हिस्टोप्लाजमा केंपस्यूलेटम*	वायुजन्य	उ.का. 5–18 दिन, अधिकांशतः अलाक्षणिक, तीव्र श्वसनी प्रकारः ज्वरीय लक्षण, इनफ्लूयेंजा जैसा, एक दिन से कई सप्ताहों तक, ध्यानाकर्षित नहीं करते, चिरकारी श्वसनी प्रकारः अत्यधिक गंभीर, प्राथमिकता, युवा अथवा वृद्धावस्था में, युवाओं में तीव्र, बृहदाकार यकृत, अवसादन, चिरकारी निमोनिया, यकृतशोथ, अर्न्तहृदशोथ, जोकि कवक की स्थिति पर निर्भर है, सामान्यतः युवाओं में होती है।

रोग	मुख्य गैर मानव परपोषी पशु	कारण	संक्रमण के प्रकार	लक्षण
प्राचीन व्रण (त्वचीय लीसमेनी–यता)	भारतीय रेगिस्तानी गेरबिल (मेरियोन्स हरीयेनी), कुत्ते	*लीसमेनिया ट्रॉपिका*	डांस मक्खी के काटने से *(सरजेन्टोमाइया क्लाई डीआई, फ्लीबोटोमस स्पिनडेल, फ्ली. सलेटी, फ्ली. पापाटासी)*	उ.का. 4 माह, दर्द रहित पिटिका, तीव्र शोथ, प्रायः बहु गीले संगमित व्रण और 2–8 माह में गर्म होने के साथ स्थायी अविकृत क्षत–चिन्ह
क्लोनॉर–कियसिता	कुत्ते, बिल्लियां, शूकर, मछली	*क्लोनॉरकिस साइनेनसिस*	मेटासरकेरिया युक्त अधपकी मछली खाने से	अलाक्षणिक, ज्वर, ठिठुरन, भोजन के प्रति अरूचि, अतिसार, मंद पीलिया, यकृतशोथ, चिरकारी यकृतशोथ प्रतिश्यायिक, पित्ताशय शोथ से, अर्बुद, जलोदर।
पैरागोनि–मियता	कुत्ते, बिल्लियां, शूकर	*पैरागोनिमस वेस्टरमैनाई*	मेटासरकेरिया युक्त सवंमित अधपके कच्चे ताजे पानी के क्रस्टेशियनों के खाने से	ज्वर, खांसी, कभी–कभी रक्त के साथ, अरक्तता, खांसी, कष्टश्वसन, रक्तथूक, वक्ष पीड़ा, इओसिनरागिता, मस्तिष्क प्रकार में: अपस्मार, मान्या कठोरता।
हाइडे–टिडता	कुत्ते, भेड़, गौवंश, शूकर	*इकाइनोकोक स ग्रेन्यूलोसस*	संपर्क / रोगवाहक के द्वारा फीताकृमि अण्डे खाने से	पेशीसिस्टीसरकोसताः मांसपेशी में दर्द, ऐंठन, थकावट आलक्षणिक, स्थिति का असम्बद्ध शल्य चिकित्सा पर ज्ञान, लक्षणा पुटी की स्थिति पर निर्भर करते हैं, जलोदर, दर्द, सूखी खांसी और रक्त थूक, प्राग्ज्ञान, कपाल में स्थिति के कारण घातक। सुग्रहिता के कारण घातक।
ट्रिकीने–लियता	शूकर, कृन्तक, वन्य मांसभक्षी, समुद्री स्तनपायी	*ट्रिकनेला स्पाईरेलिस*	ट्रिकिनोसयुक्त अधो प्रसंस्कृत शूकर मांस को खाने	उ.का. 10 दिन (1–43 दिन), अविशिष्ट जठरांत्रशोध, मतली, वमन, उदर पीड़ा,

रोग	मुख्य गैर मानव परपोषी पशु	कारण	संक्रमण के प्रकार	लक्षण
				अतिसार, अधिग्रहण के बाद 7–11 दिन, मांसपेशीय आक्रमणक प्रकटीकरण ऊपरी पलकों में शोफ, पेश्यार्ति, सिर दर्द, ज्वर, पसीना आना, ठिठुरन बाद में पित्ती, उद्भेदन, श्वसनीय, तंत्रकीय लक्षण अवधि 10 दिनों से कई माह, मृत्यु 1 प्रतिशत
टीनीएसता	गौवंशीय, शूकर	*टीनिया सेजीनाटा टी. सोलियम*	सिस्टीसरकाई युक्त अधपके गौमांस/शूकर के मांस को खाने से। टी. सोलियम के संदर्भ में स्व–संक्रमण भी	टीनियताः प्रायः उपनैदानिक, भारक्षय, दुर्बलता, उदरपीड़ा, आध्मान, अतिसार, कब्ज़। सिस्टीसर्कसताः पुटी की स्थिति पर निर्भर, असितपटलशोथ, परितारिकाशोथ, नेत्रीय दृष्टिपटलशोथ, नेत्रच्छद नेत्रश्लेष्माशोथ।
टॉक्सोप्लाजमियता	बिल्लियां, पक्षी	*टॉक्सोप्लाज्मा गोंडाई*	सक्रमित भोजन (बिल्लियों के मल में ऊसिस्ट) का अधिग्रहण पुटियों युक्त मांस खाने से	उपनैदानिक, आनुवांशिकः गर्भावस्था के दूसरे सत्र के दौरान अत्यधिक खतरा, गर्भपात, अल्प विकसित जन्म, नवजात में मस्तिष्कशोथ, जलशीर्षता, कोरियोदृष्टिपटलशोथ, ज्वर, वृहदाकार यकृत, प्लीहा। उपार्जितः सामान्यतः गंभीर ज्वरीय या ज्वररहित, लसिका ग्रंथिरूग्णता, गंभीर प्रकार अवस्था में घनीकुल्ली उद्भव,

रोग	मुख्य गैर मानव परपोषी पशु	कारण	संक्रमण के प्रकार	लक्षण
				पेश्यार्तित, संधिआर्ति, निमोनिया, हृदयपेशीशोथ, मांस कोशाशोथ, मस्तिष्कावरण शोथ, नेत्रीय प्रकार–रजत नेत्रपटल कोरायडशोथ, विर्यक दृष्टि कंप, सूक्ष्मनेत्रनिष्यंद।
रोटा–विषाणुयीय संक्रमण (शिशुओं में आंत्रीय शोथ, बच्चों में तीव्र जठर आंत्रीय शोथ)	बछड़े, भेड़, शूकर शावक, बन्दर	आरएनए विषाणु	दूषित भोजन को खाने, सम्पर्क से	उ.का. 1–3 दिन, वमन, जलीय हरा अथवा पीला अतिसार, ज्वर, उदर पीड़ा, निर्जलीकरण, नवजातों एवं बच्चों में 2–16 दिन व वयस्कों में 24 घंटे की अवधि।

परिशिष्ट

(अपेन्डिक्स)

परिशिष्ट-I: सामान्य शरीर क्रिया के मानक
(Normal Physiological Values)

पशु (Animal)	तापमान (Temperature)		नब्ज (Pulse/ min.)	श्वसन (Respiration /min.)	रोमान्थ गतिविधियां (Ruminal Movement/ 5 min.)
	^{0}C	^{0}F			
गाय (Cows)	38.3-38.9	101.0-102.0	40-60	12-16	5-8
भैंस (Buffaloes)	38.3-38.9	101.0-102.0	40-60	12-16	5-7
घोड़ा (Horses)	37.8-38.3	100.0-101.0	30-40	8-12	-
भेड़ (Sheep)	39.4-40.0	103.0-104.0	55-75	20-30	6-9
बकरी (Goats)	39.4-40.0	103.0-104.0	55-75	20-30	6-9
शूकर (Pigs)	38.9-39.4	102.0-103.0	60-75	20-30	-
श्वान (Dogs)	38.3-38.9	101.0-102.0	80-100	15-25	-
बिल्ली (Cats)	38.3-38.9	101.0-102.0	110-120	20-40	-
कुक्कुट (Fowl)	41.1-41.7	106.0-107.0	120-160	15-50	-

परिशिष्ट-II: विभिन्न पशुओं में रक्त निकालने के स्थान
(Site for Blood Collection in Different Animals)

जातियां	स्थान
घोड़ा (Cattle/Buffaloes)	जुगलर नस, कान का नस (Jugular vein, ear vein)
घोड़ा (Horses)	जुगलर नस (Jugular vein)
भेड़ (Sheep)	जुगलर नस (Jugular vein)
बकरी (Goats)	जुगलर नस (Jugular Vein)
शूकर (Pigs)	अग्र वैना कैवा (Anterior vena cava)
श्वान (Dogs)	सिफैलिक नस, रिक्रेन्ट टारसल नस (Cephalic vein, recurrent tarsal vein)
खरगोभा (Rabbits)	कान का नस, हृदय से (Ear vein, directly from heart)
चूहा (Rats)	हृदय से, पूंछ से (Directly from heart, cutting of tail)

परिशिष्ट - III : सामान्य रक्त मानक (Normal Blood Values (Mean Values))

रक्त–तत्व	गाय	भैंस	घोड़ा	भेड़	बकरी	श्वान	बिल्ली	शूकर	मुर्गी	खरगोश	गिन्नी पिग
हीमोग्लोबिन् Haemoglobin (g/dl)	11.5	12.5	10.8	14.8	10.9	13.0	12.8	11.0	13.5	10.0	14.25
पैक्ड सैल वाल्यूम Packed-cell volume (%)	33.7	44.3	65.4	32.0	34.0	55	40.0	41.5	45.0	41.5	43.4
सम्पूर्ण लाल रुधिर संख्या Total erythrocyte count (x10^6/μl)	5.95	6.8	6.9	8.6	13.9	6.2	7.2	7.4	3.24	5.9	5.8
सम्पूर्ण श्वेत रुधिर संख्या Total leukocyte count (x10^3/μl)	7.03	6.7	5.11	4.10	5.17	12	-	7.3	9.8	7.9	10.8
अन्तरीय श्वेत रुधिर संख्या Differential leukocyte count (%)											
न्यूट्रोफिल Neutrophil (%)	29.1	28.7	62.0	41.0	40.0	70	50	35.0	27.0	43.0	42.0
इस्नोफिल Eosinophil (%)	9.87	2.9	4.0	5.7	2.5	2-14	8	6.0	19.0	2.0	5.0
लिम्फोसाइट् Lymphocyte (%)	51.4	60.6	20.0	50.0	48.0	22	35	32.0	59.0	42.0	45.0
मोनोसाइटस Monocyte (%)	8.32	7.8	8.0	3.0	2.0	5	7	5.0	10.0	9.0	8.0
प्लेटलेट संख्या Platelet count (x10^3/μl)	350	-	176.0	441.0	2500.0	155.0	422.0	40.3.0	254.0	536.0	608.0
औसत कारपसकुलर आयतन (फिमटो ली0) Mean corpuscular volume (femto lit)	57.1	37.6	42.52	33.0	19.0	67.0	57.63	58.0	127.0	70.0	71.0

औसत कारपसकुलर हिमोग्लोबिन (पीको ग्राम) Mean corpuscular haemoglobin (pico gram)	19.2	15.7	13.18	13.0	8.0	24.0	15.17	19.0	37.0	21.22	22.0
औसत कारपसकुलर हिमोग्लोबिन सांद्रता Mean corpuscular haemoglobin concentration (%)	33.7	41.6	33.34	35.0	32.0	33.0	27.31	33.0	29.0	33.34	31.0
औसत कारपसकुलर व्यास Mean corpuscular diameter (μ)	5.75	-	5.5	5.6	5.0	4.1	5.9	5.11	1.2	6.7	-
रक्त का पी0एच0 (pH of blood)	7.37 - 7.5	-	7.20 - 7.55	7.2 - 7.55	7.68	7.32 - 7.68	7.32 - 7.68	-	7.56	7.56	-
सम्पूर्ण रक्त की विशिष्ट घनत्व Specific gravity of whole blood	1.052	1.052	1.058	1.058	1.051	-	1.052	1.051	1.046	1.046	1.050
सम्पूर्ण रक्त की सापेक्ष गाढ़ापन (विस्कोसिटी) Relative viscosity of whole blood	6.09	-	-	4.1	4.3	4.0	4.7	4.2	5.9	1.4	3.4
क्लाटिंग टाइम (Clotting time (min.)	5.0	-	6.75		-	-	-	-	-	-	-
इरिथ्रोसाइट फ्रेजिलिटी Erythrocyte fragility (NaCl)	0.474	-	0.59	0.45	0.62	0.45	0.69	0.74	0.40	0.50	-
इरिथ्रोसाइट सेडिमेन्टेशन रेट (Erythroctye sedimentation rate) (mm/hr)	2.4	30	6.0	15.08	0.55	-	5.25	-	1.41	3.75	2.0

परिशिष्ट - IV : औसत सम्पूर्ण श्वेत रक्त कोशिका संख्या (Average Absolute Leukocyte Count (/µL of Blood))

पशु (Animal)	बैंड न्यूट्रोफिल (Band Neutrophil)	सेगमेंटेड न्यूट्रोफिल (Segmented Neutrophil)	लिम्फोसाइट् Lymphocytes	मोनोसाइटस Monocytes	इस्नोफिल Eosinophils	बेसोफिल Basophils
श्वान (Dogs)	88	7,700	2,550	570	440	0
बिल्ली (Cats)	85	10,000	5,540	510	935	0
गाय (Cows)	45	2,240	4,640	320	720	40
भेंड़ (Sheep)	45	2,700	4,480	225	400	45
बकरी (Goats)	60	4,380	6,600	300	600	60
'ठंडा' घोड़ा (Cold' Horse)	42	4,590	2,975	425	425	42
'गर्म' घोड़ा ('Hot' Horse)	40	4,900	4,400	200	400	50
शूकर (Pigs)	160	5,920	8,489	800	460	80

परिशिष्ट - V : पशुओं में सामान्य जीवरसायन मानक (Normal Biochemical Values in Animals)

	गौवंशीय पशु (Cattle)	भेंड (Sheep)	बकरी (Goat)	शूकर (Pig)	घोड़ा (Horse)	श्वान (Dog)	बिल्ली (Cat)	खरगोश (Rabbit)	चूहा (Rat/ Mouse)	बंदर (Monkey)
बाईकार्बोनेट Bicarbonate (mmol/litre)	17-29	20-25	-	18-27	20-28	18-24	17-21	-	-	-
पीसीओ 2 PCo_2 (mmHg)	35-44	-	-	-	38-46	-	-	-	-	-
टीसीओ 2 TCo_2 (mmHg)	21.2-32.2	21-28	25.6-29.6	-	24-32	17-24	17-24	-	-	9.6-25.9
कोलेस्ट्राल Cholestrol (mg/dl)	58-88	52-76	80-130	36-54	75-150	135-270	95-130	6-71	5-110	97-186
किएटीनीन Creatinine (mg/dl)	1.0-20	1.2-1.9	1.0-1.8	1.0-2.7	1.2-1.9	0.5-1.5	0.8-1.8	0.8-2.5	0.4-3.7	0.8-2.3
फाइब्रीनोजेन Fibrinogen (mg/dl)	300-700	100-500	100-400	100-500	100-400	200-400	50-300	-	-	-
ग्लूकोज Glucose (mg/dl)	45-75	50-80	50-75	85-150	75-115	65-118	70-110	50-93.2	50-94	85-131
हिमोग्लोबिन Hb (g/dl)	8-15	9-14	8-12	10-16	11-19	1.2-1.8	0.814	-	-	-
सम्पूर्ण प्रोटीन Total protein (g/dl)	6.74-7.4	6.0-7.9	6.4-7.0	7.9-8.9	5.2-7.9	5.4-7.1	5.4-7.8	6.4	6.2-7.5	8.7
एलब्यूमिन Albumin (g/dl)	3-3.5	2.4-3.0	2.7-3.9	1.9-3.9	2.6-3.7	2.6-3.3	2.1-3.3	2.7	3.4-4.5	4.2
ग्लोब्यूलिन Globulin (g/dl)	3-3.4	3.5-5.7	2.7-4.1	5.2-6.4	2.6-4.0	2.7-4.4	2.6-5.1	-	-	3.0-5.9
ά	0.7-0.8	0.3-0.6	0.5-0.7	-	-	-	-	-	-	-
ά 1	-	-	-	0.3-0.4	0.6-0.7	0.2-0.5	0.2-1.1	-	-	0.1-0.4
ά 2	-	-	-	1.2-1.5	0.3-1.3	0.3-1.1	0.4-0.9	-	-	0.2-0.8

क्रमशः

	गौवंशीय पशु (Cattle)	भेंड (Sheep)	बकरी (Goat)	शूकर (Pig)	घोड़ा (Horse)	श्वान (Dog)	बिल्ली (Cat)	खरगोश (Rabbit)	चूहा (Rat/ Mouse)	बंदर (Monkey)
ß 1	-	0.7-1.2	0.7-1.2	0.1-0.3	0.4-1.5	0.7-1.3	0.3-0.9	-	-	-
ß 2	-	0.4-1.4	0.3-0.6	1.2-1.6	0.2-0.8	0.6-1.4	0.6-1	-	-	-
γ	1.6-2.2	-	0.9-3.0	2.2-2.4	0.5-1..9	-	-	-	-	-
γ 1	-	0.7-2.0	-	-	-	0.5-1.3	0.3-2.5	-	-	0.7-2.8
γ 2	-	0.2-1.1	-	-	-	0.4-0.9	1.4-1.9	-	-	-
कैलशियम Calcium (Ca) (mg/dl)	9-12	11-12	8.9-11.7	7.1-11.6	11.2-13.6	9.0-11.3	6-10	5.8-14.4	4.8-10.6	9.1-11.8
क्लोराइड Chloride (C l) (mmol/l)	97-111	95-103	99-110.3	94-106	99-109	105-115	117-123	85-105	79-111	97-113
तांबा / कॉपर Copper (Cu) (µg/dl)	32.8-35.2	58-160	-	133-278	-	100-200	-	-	-	-
कोबाल्ट Cobalt (Co) (µg/dl)	115-127	-	-	-	-	-	-	-	-	-
आयोडिन Iodine (I) (µg/dl)	-	-	-	-	5-12	5-20	-	-	-	-
आयरन Iron (Fe) (µg/dl)	57-162	166	-	91-199	73-140	30-180	68-215	202	-	-
सीसा / लैड Lead (Pb) (µg/dl)	0-24	222	5-25	-	5-25	0-50	-	-	-	-
मैग्नेशियम Magnesium (mg/dl)	1.8-2.3	5-25	2.8-3.6	2.7-3.7	2.2-2.8	1.8-2.4	2.2	2.25	3.1	1.6
मैंगनीज Manganese (µg/dl)	-	2.2-2.8	-	-	-	3.15	-	-	-	5.0
इनआरगेनिक फासफोरस Inorganic Phosphate (mg/dl)	5.5-6.5	-	4.2-9.1	5.3-9.6	3.1-5.6	2.6-6.2	4.5-8.1	4.16	6.2-7.1	-

क्रमशः

	गौवंशीय पशु (Cattle)	भेंड (Sheep)	बकरी (Goat)	शूकर (Pig)	घोड़ा (Horse)	श्वान (Dog)	बिल्ली (Cat)	खरगोश (Rabbit)	चूहा (Rat/ Mouse)	बंदर (Monkey)
पोटाशियम Potassium (mmol/l)	3.9-5.8	5.0-7.3	3.5-6.7	4.4-6.7	2.4-4.7	4.3-5.3	4.0-4.5	5.3-5.4	5.4-6.5	4.7
फॉसफोरस Phosphorus (mg/dl)	4.87	3-9-5.4	-	-	2.4-4.0	2.2-4.0	-	-	-	-
सोडियम Sodium (mmol/l)	132-152	5.21	142-155	135-150	132-146	107	104	-	-	-
सल्फेट Sulphate (mEq/)l	-	139-152	-	-	-	2.0	-	-	-	-
जिंक Zinc (µg/dl)	420-488	-	-	-	170	-	-	-	-	12.1
एसीटाइलकोलीन इस्टरेज Acetylcolinesterese (U/I)	1270-2430	90	270	930	450-790	270	540	-	-	-
एएसटी AST (U/I)	27	640	-	45	3-23	21-100	6-83	79	19-35	27-82
एमाइलेज Amylase (U/I)	-	30	-	-	75-150	185-700	-	-	-	-
अर्जीनेज Arginase (U/I)	1-30	-	-	0-14	0-14	0-14	0-14	-	-	-
एएलटी ALT (U/I)	78-132	0-14	167-513	32-84	226-366	23-66	26-43	47	37-42	13-35
ब्यूटाइराइल कोलीनइस्टेरेज Butyryl cholinesterase (U/I)	70	62-280	110	400-430	2000-3100	1210-3020	640-1400	-	-	523-1711
ग्लूटामेट डीहाइड्रोजिनेज Glutamate dehydrogenase (U/I)	31	0-70	-	0	0-11.8	3	-	16	4-9	40

क्रमशः

	गौवंशीय पशु (Cattle)	भेंड (Sheep)	बकरी (Goat)	शूकर (Pig)	घोड़ा (Horse)	श्वान (Dog)	बिल्ली (Cat)	खरगोश (Rabbit)	चूहा (Rat/ Mouse)	बंदर (Monkey)
γ- ग्लूटामाइल ट्रांस्फेरेज Glutamyl transferase (U/I)	6.5-17.4	20-52	20-56	10-60	4.3-13.4	1.2-6.4	1.3-5.8	-	-	-
ग्लूटाथियान Glutathione (GSH) mmol/l	2.4-3.6	-	-	-	-	2.07	1.97	-	-	-
ग्लूटाथियान रिडक्टेज Glutathione reductase (U/100gHb)	19.5	34.3	98	68.2	33.3	137	405	-	-	-
आइसोसिट्रेट डिहाइड्रोजिनेज Isocitrate dehydrogenase (U/I)	9.4-21.9	0.4-8.0	-	-	4.8-18	0.4-7.3	2.0-11.7	137	4-32	28
लैक्टेट डिहाइड्रोजिनेज Lactate dehydrogenase (U/I)	692-1445	238-440	123-392	380-634	162-412	45-233	63-273	94.3	46-366	173-275
मैलेट डिहाइड्रोजिनेज Malate dehydrogenase (U/I)	-	-	-	-	-	199	132	1000	118-419	109
फास्फेट अलकेलाइन Phosphate alkaline (U/I)	0-488	68-387	93-387	118-395	143-395	20-156	25-93	120	133	100-277
सारबिटाल डिहाइड्रोजिनेज Sorbitol dehydrogenase (U/I)	4.3-15.3	5.8-27.9	14-23	1-5.8	1.9-5.8	2.9-8.2	3.9-7.7	-	-	-

क्रमशः

	गौवंशीय पशु (Cattle)	भेंड (Sheep)	बकरी (Goat)	शूकर (Pig)	घोड़ा (Horse)	श्वान (Dog)	बिल्ली (Cat)	खरगोश (Rabbit)	चूहा (Rat/ Mouse)	बंदर (Monkey)
सम्पूर्ण–बाइल एसिड Bile acid (total) µmol/l	20-80	-	-	-	5-28	0-5	0-5	-	20-39	5-14
बिलीरूबीन कान्जूगेट Bilirubin conjugate (mg/dl)	0.04-0.4	0-0.2	-	0-0.3	0-0.4	0.06-0.12	-	-	-	0.04-0.3
सम्पूर्ण बिलीरूबीन Total Bilirubin (mg/dl)	0.01-0.5	0.1-0.5	0-0.1	0-10	1-2	0.1-0.5	0.1-0.5	0.4	-	0.1-0.5
कार्टिसाल Cortisol (µg/dl)	0.61	2.24	2.315	2.97	1.3-2.9	0.96-6.8	0.33-2.5	-	0.3	30.8
इक्टेरस इंडेक्स Icterus index (Unit)	5-15	2-5	2-5	2-5	5-20	2-5	2-5	-	-	-
इंसूलिन Insulin (µU/ml)	0-5	-	-	-	-	12	-	-	-	-
टोटल आयरन बाइडिंग केपासिटी Total Iron Binding Capacity (µg/dl)	230	-	-	417	330	165-418	290	270	-	445
थायराक्सिन Thyroxine (µg/dl)	4.2-8.6	-	-	-	0.9-2.8	3.53	-	-	368	-
ट्राइआयडोथाइरोनीन Triiodothyronine (µg/dl)	-	-	-	-	0.85	82-138	15-50	-	-	-
यूरिया Urea (mmol/l)	7.14-10.7	2.8-7.14	3.57-7.1	3.5-10.7	3.5-8.5	1.6-3.3	3.3-5.0	2.3	-	2.5

क्रमशः

	गौवंशीय पशु (Cattle)	भेंड (Sheep)	बकरी (Goat)	शूकर (Pig)	घोड़ा (Horse)	श्वान (Dog)	बिल्ली (Cat)	खरगोश (Rabbit)	चूहा (Rat/ Mouse)	बंदर (Monkey)
यूरिया नाइट्रोजन Urea nitrogen (mg/dl)	20-30	8-20	10-20	10-30	10-24	10-28	20-30	14.3	2.8-3.4	15
विटामिन ए Vitamin A (Carotene µg/dl)	25-950	0-20	-	-	20-175	35-90	-	-	16-20	-
कैरोटिनाल Carotenol (µg/dl)	10-30	20-45	-	10-35	9-16	0-5	50-194	-	-	-

□□□

अनुक्रमणिका (INDEX)

B/ब,बा,बि,बी,बु,बू,बे,बै,बो

BH/भ,भा,भु,भू,भे,भै

C/स,सा,सि,सी,सु,सू,से,सै,सो,सौ,सं

SH / श,शा,शि,शे,शै,शो

CH / च,चि,चू,चे,चो,चं

CHH / छ,छि,छु,छौ

KSH / क्ष,क्षा,क्षु,क्षे

D/द,दा,दि,दी,दु,डि,डा,डु,डू,डे,डो,डौ

DH / ध,धु,धू,धं

I,E / इ,इं,ई

PH,F / फ,फा,फि,फे,फु,फू,फे,फै,फो,फौ

G / ग, गु, गि, गी, गे, गै, गो, गौ, गं

GH / घ,घा,घि,घु

H / ह,हा,हृ,हि,हे,है,हाँ

J,Z / ज,जा,जि,जु,जू,जो

JH / झ,झु

C,K / क,का,कि,की,कु,कू,के,कै,कं,कश,को

KH / ख,खा,खु,खू,खं

L / ल,लि,ली,लू,ले,लै,लो,लौ,लं

M / म,मा,मि,मी,मृ,मं,मु,मे,मै,मो,मौ

N / न,ना,नि,नी,नो,ने,नै

P / प,पा,पि,पु,पू,पे,पै,प्र,पो,पौ,पं

R / र,रि,री,रू,रे,रै,रो,रौ

T / ट,टि,ट्री,ट्रा,टी,टु,टे,त्रि

TH / थ,था,थो,थ्री,तं,ती,ता,ते,ठि

U / उ,ऊ

V / व,वा,वि,वी,वृ,वे,वै

Y / य,या,यी,यू,यो,यौ

❐❐❐

लेखकों के विषय में

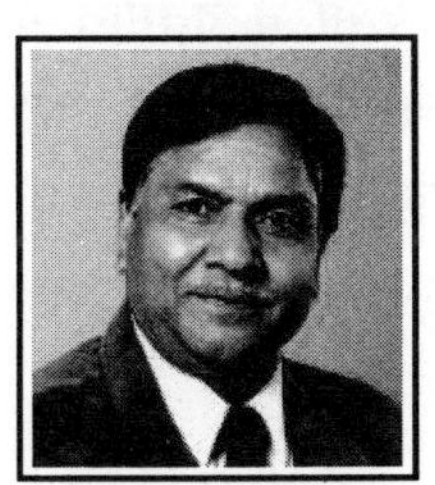

प्रोफेसर महेश चन्द्र शर्मा, पी.एच.डी. (पशुचिकित्सा औषधि) वर्तमान में भारतीय पशुचिकित्सा अनुसंधान संस्थान, इज्जतनगर के निदेशक एवं कुलपति के रूप में कार्य कर रहे हैं। डा. शर्मा जाने–माने अन्तरराष्ट्रीय ख्याती प्राप्त वैज्ञानिक और पशुचिकित्सा विज्ञान के प्रतिष्ठित एवं गणमान्य शिक्षाविद् हैं। अपनी 36 वर्ष की दीर्घावधि की सर्विस के दौरान शोध, शिक्षण एवं प्रसार गतिविधियों में अनुपम व अविस्मरणीय योगदान के कारण इन्होंने अपने सफल कार्यकाल में 64 प्रतिष्ठित पुरस्कार/सम्मान (अन्तर्राष्ट्रीय 5, राष्ट्रीय 26, उत्कृष्ट लेख/पोस्टर 19, राष्ट्रीय संस्थानों की समितियों की फेलोशिप एवं अध्यक्ष व सदस्य 14) प्राप्त किये हैं। इन्हें भारतीय पशुचिकित्सा औषधि संघ के अध्यक्ष के रूप में कार्य करने का भी अवसर मिला है। डा. शर्मा ने केन्द्रीय बकरी अनुसंधान संस्थान, मकदूम के निदेशक के रूप में कार्य करते हुए एक बेहद एवं कुशल प्रशासक की भूमिका निभाई और 6 प्रतिष्ठित राष्ट्रीय पुरस्कार प्राप्त करके एक नया कीर्तिमान स्थापित किया। इसके बाद भारतीय पशुचिकित्सा अनुसंधान संस्थान, इज्जतनगर के निदेशक के रूप में कार्य करते हुए डा. शर्मा ने वर्ष 2009–2010 में संस्थान को 8 राष्ट्रीय पुरस्कार पाने में महती भूमिका निभाई। इन पुरस्कारों में सरदार पटेल उत्कृष्ट आई.सी.ए.आर. संस्थान 2009 भी सम्मिलित है। सन् 2010 से 2011 में 10 राष्ट्रीय पुरस्कार एवं सन् 2011–2012 के शुरू में ही 6 राष्ट्रीय पुरस्कार संस्थान ने प्राप्त किये हैं। इन्होंने अनेक देशों की यात्रा की है जिनमें संयुक्त राज्य अमेरिका, मलेशिया, सिंगापुर, वियतनाम, मोरिशस एवं रोड्रीग्स, नेपाल, श्रीलंका एवं थाईलैंड सम्मिलित हैं। इन देशों की यात्रा का ध्येय देश में किये जा रहे शोध कार्यों में विदेशी सहयोग को बढ़ावा देना रहा है। विभिन्न प्रतिष्ठित पदों एवं स्थलों जिनमें नेशनल फेलो (आइ.सी.ए.आर.) संयुक्त निदेशक (प्रसार–शिक्षा) पन्तनगर विश्व विद्यालय एवं आई.वी.आर.आई., इज्जतनगर सम्मिलित हैं, पर कार्य करते हुए प्रो. शर्मा 34 से भी अधिक अन्तर्राष्ट्रीय (विश्व बैंक, एन.आई.एच. एवं एन.ए.आई.पी. वित्त पोषित) एवं राष्ट्रीय एवं अन्तर्राष्ट्रीय परियोजनाओं का संचालन किया है। 18 पेटेन्ट, 5 कॉपीराईट, एवं 5 सॉफ्टवेयर विकसित किये हैं और 12 औद्योगिक घरानों को 3 लोकप्रिय प्रौद्योगिकियों को बेचा गया है। इनके 300 से भी अधिक शोध पत्र राष्ट्रीय एवं अन्तर्राष्ट्रीय पत्रिकाओं में प्रकाशित हुए हैं और इन्हें 300 से अधिक लीड/की नोट/आमन्त्रित (प्राधिकृत/सम्पादित/समीक्षा), 100 से अधिक पुस्तकों के अध्याय, 18 पुस्तकें, 02 मोनोग्राफ, 5 मैनुअल, 7 बुलेटिन, 10 सार संग्रह/स्मारिका का श्रेय भी प्रो. शर्मा को जाता है। इन्होंने 24 छात्रों (14 पी.एच.डी. एवं 10 एम.वी.एस.सी.) के छात्रों को गाइड किया है। डा. शर्मा कई राष्ट्रीय संगठनों द्वारा गठित 80 से भी अधिक महत्वपूर्ण समितियों के अध्यक्ष व सदस्य रहे हैं। भारत का औषधि नियन्त्रक, ए.एस.आर.बी., आई.सी.ए.आर., बी.आई.एस. बी., एन.एच.एस., राष्ट्रीय कृषि विश्वविद्यालय, संघ लोक सेवा आयोग, नई दिल्ली, उ.प्र. एवं

राजस्थान, उत्तरांचल के लोक सेवा आयोग के सदस्य रह चुके हैं। डा. शर्मा इण्डियन सोसाइटी फोर मेडीसिन के अध्यक्ष एवं ट्रोपकिल वैटरीनरी मेडिसन के सार्क कण्ट्रीज के कॉर्डीनेटर भी रह चुके हैं।

राष्ट्रीय निर्माण एवं नियोजन के लिए अनवरत् रूप से कार्य करते हुए प्रो. शर्मा ने वर्तमान में परियोजना प्रमुख, राष्ट्रीय रिजीलिएन्ट कृषि पहल के (एन.ए.आई.पी.) अध्यक्ष कार्यकारी समूह, पशु स्वास्थ्य एवं जलवायु परिवर्तन एवं सदस्य कार्यकारी समूह, पशुपालन एवं डेयरी के विकास के लिए 12वीं पंचवर्षीय योजना का ई.एफ.सी. दस्तावेज के रूप में कार्य करते हुए बहुमूल्य योगदान दिया है।

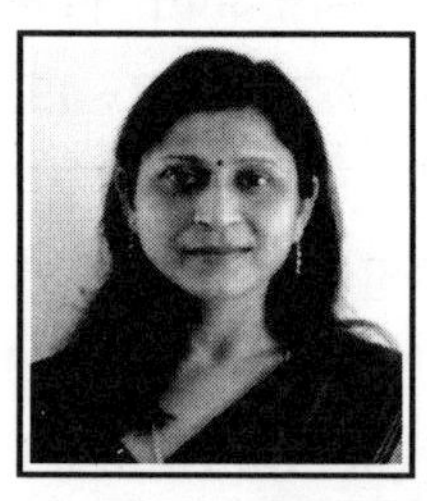

डा. रूपसी तिवारी, पी.एच.डी. (प्रसार शिक्षा) वर्तमान में भारतीय पशुचिकित्सा अनुसंधान संस्थान, इज्जतनगर में वरिष्ठ वैज्ञानिक एवं प्रभारी, कृषि प्रौद्योगिकी सूचना केन्द्र (एटिक) के रूप में कार्य कर रही हैं। इन्हें शोध, स्नात्तकोतर छात्रों को शिक्षण एवं गाइड करने का 15 वर्ष का दीर्घ अनुभव है। इन्होंने एटिक की स्थापना करने एवं इसे सुदृढ़ करने में उल्लेखनीय भूमिका अदा की है। इन्ही के सुप्रयासों से संस्थान के एटिक को सर्वोत्तम एटिक का दर्जा प्राप्त हुआ है। इन्हें 39 वैयक्तिक पुरस्कार एवं सम्मान प्राप्त हुए है जिनमें भारतीय प्रसार शिक्षा समिति (आई.एस.ई.ई.) एवं मोबेलाइजेशन का युवा वैज्ञानिक पुरस्कार, मोबालाइजेशन समिति का रिकगनीशन पुरस्कार एवं आई.वी.आर.आई. का उत्तम शिक्षक पुरस्कार, तथा आई.सी.ए.आर. का स्वामी सहजानन्द सरस्वती बेस्ट एक्सटेंशन वर्कर एवार्ड सम्मिलित है। अपने बेहतर कार्यकाल के दौरान 9 टीम पुरस्कार भी प्राप्त किये है। इन्होंने 12 शोध परियोजनाओं (3 बाह्य वित्त पोषित एवं 9 संस्थान की) का संचालन किया है। इनके 73 शोध/समालोचना पत्र प्रकाशित हुए हैं, 2 शिक्षण मैनुअल, 4 पुस्तकों एवं 10 बुलेटिनों के संकलन का कार्य किया है। इसके अतिरिक्त इनके 114 पुस्तक अध्याय, 42 लोकप्रिय लेख, 12 मिनीकिट्स/तकनीकी बुलेटिन, 09 फोल्डर प्रकाशित हुए हैं और 71 से अधिक शोध पत्र प्रस्तुत किये हैं। इन्होंने 13 छात्रों (6 पी.एच.डी. एवं 7 एम.वी.एस.सी.) के छात्रों को गाइड किया है, 2 कॉपीराठट का उन्हें श्रेय है और एक को पेटेन्ट के लिए प्रस्तुत किया गया है। संस्थान में प्रत्येक छः माह में प्रकाशित होने वाली हिन्दी की प्रतिष्ठित पत्रिका 'पशुचिकित्सा विज्ञान' का शुभारम्भ डा. रूपसी तिवारी ने ही किया है और ये इस पत्रिका की मुख्य संपादक हैं। इस पत्रिका को वर्ष 2011 में 'श्री गणेश शंकर विद्यार्थी सर्वश्रेष्ठ हिन्दी पत्रिका' का पुरस्कार भी प्राप्त हुआ है। डा. तिवारी मोबालाईजेशन समिति के जनरल की एडीटोरियल समिति की सदस्य भी हैं।

अभी हाल ही में इन्होंने पशुमालिकों के लिए 5 ई–लर्निंग प्रणालियां विकसित की हैं। इनमें अंग्रेजी में विकसित लजाइवस्टॉक एण्ड पोल्ट्री डिजीज इनफार्मेशन सिस्टम हिन्दी में पशुधन एवं कुक्कुट रोग सूचना प्रणाली एवं पयसुस्वास्थ्य एवं पशुपालन प्रश्नोत्तरी और अंग्रेजी व मराठी में स्वास्थ्य सूचना प्रणाली सम्मिलित हैं। पाँचों प्रणालियों के कॉपीराइट के लिए आवेदन किया गया है। इसके

अतिरिक्त विभिन्न कार्यक्रमों जैसे – फार्म स्कूल ऑन एयर, किसान गोष्ठियों, कृषक भ्रमणों, किसान मेलाओं, स्वास्थ्य केम्पों/कार्यशालाओं के आयोजन में अहम् भूमिका अदा की है। इनकी बहुत सी रेडियो एवं दूरदर्शन वार्ताएं प्रसारित हो चुकी हैं। डा. तिवारी ने भारती प्रसार शिक्षा समिति के काउन्सलर के रूप में कार्य किया है और भारतीय प्रसार शिक्षा समिति की सन् 2009 में आयोजित राष्ट्रीय संगोष्ठी में आयोजन सचिव की भूमिका भी निभाई है। डा. तिवारी ने केन्द्रीय बकरी अनुसंधान संस्थान, मकदूम, मथुरा के प्रबन्धन बोर्ड के सदस्य, भारतीय पशुचिकित्सा अनुसंधान संस्थान, इज्जतनगर के निदेशक के वैज्ञानिक सचिव, आई.पी.आर., आई.वी.आर.आई., किसान कॉल सेन्टर एवं हेल्पलाईन के समन्वयक, छात्रावास वार्डन, केन्द्रीय विद्यालय प्रबन्धन समिति के सदस्य, की भूमिका अदा की है।

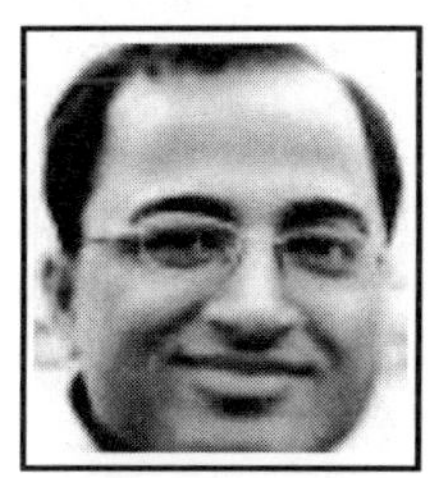

डा. के.के. मिश्रा, पी.एच.डी. (पशुचिकित्सा औषधी) वर्तमान में वेटरिनरी कॉलेज, रीवा, मध्य प्रदेश में सह–प्रध्यापक (पशुचिकित्सा औषधी) के रूप में कार्य कर रहे हैं। इन्होंने एम.वी.एससी की डिग्री मद्रास वेटरिनरी कॉलेज, चैन्नई से 2004 में प्राप्त की जहाँ इन्हें स्वर्ण पदक से सम्मानित किया गया। इन्होनें पी.एच.डी. की डिग्री भारतीय पशु–चिकित्सा अनुसंधान, संस्थान, इज्जतनगर, बरेली, यू.पी. से प्राप्त की। इनके भारतीय पशु–चिकित्सा अनुसंधान संस्थान में सिनीयर वेटरिनरी ऑफिसर के पद पर कार्य करते हुए, 10 से अधिक शोध पत्र राष्ट्रीय एवं अन्तराष्ट्रीय पत्रिकाओं में प्रकाशित हुए। इसके अतिरिक्त इनके 15 लोकप्रिय लेख तथा 3 फोल्डर भी प्रकाशित हुए हैं। इन्होंने विभिन्न कार्यक्रमों जैसे– पशु चिकित्सा, किसान गोष्ठियाँ, स्वास्थ्य कैम्पों, कार्यशालाओं, किसान कॉल सेन्टर एवं हेल्पलाईन के संचालन में भी अहम भूमिका अदा की है।